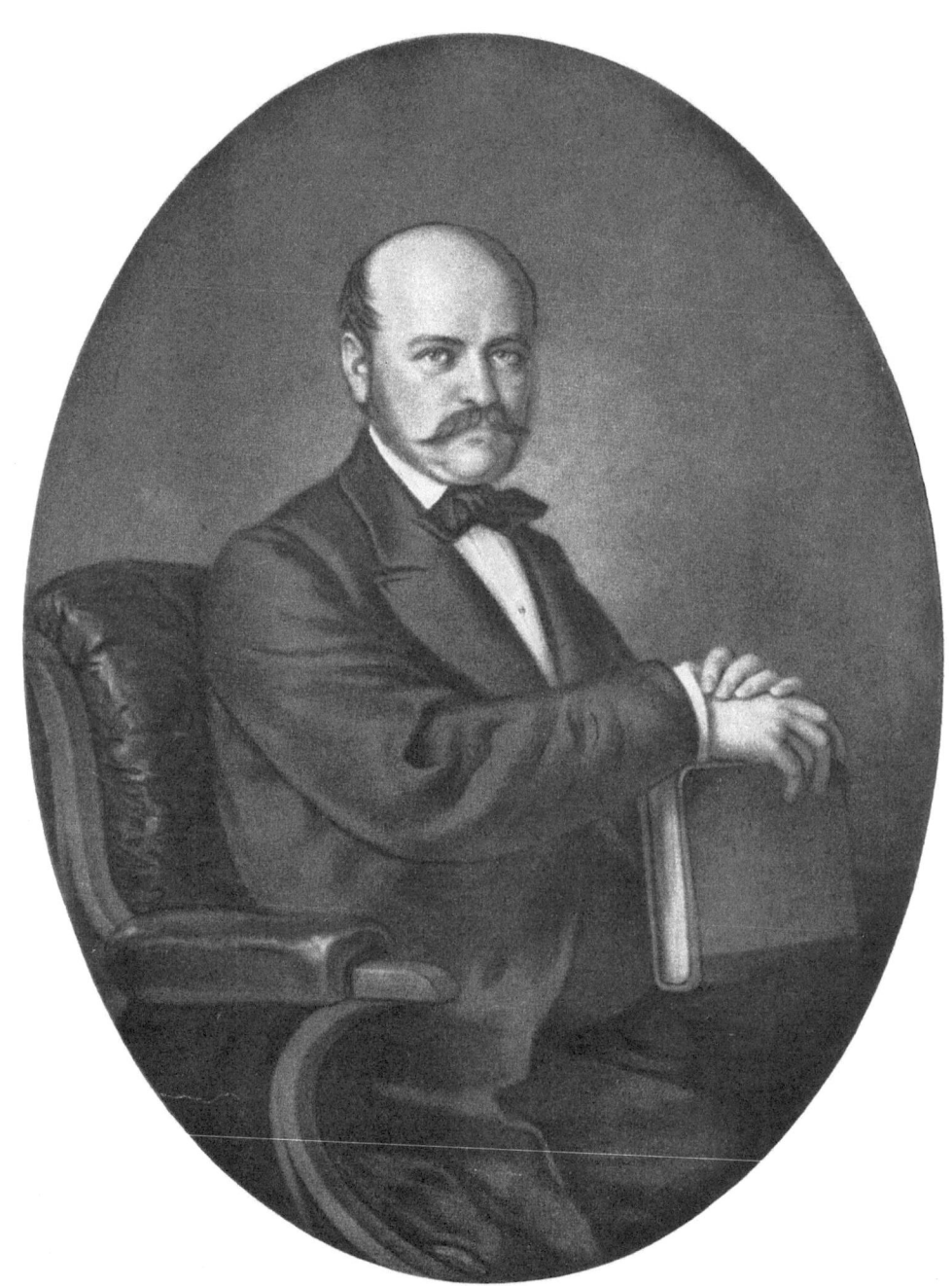

IGNAZ PHILIPP SEMMELWEIS

LEHRBUCH DER GEBURTSHILFE

VON

PROFESSOR DR. KARL BURGER
DIREKTOR DER UNIVERSITÄTS-FRAUENKLINIK WÜRZBURG

MIT 500 ZUM GROSSEN TEIL FARBIGEN ABBILDUNGEN
UND EINEM BILDNIS

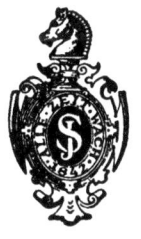

SPRINGER-VERLAG
BERLIN · GÖTTINGEN · HEIDELBERG
1950

ISBN-13: 978-3-642-94563-2   e-ISBN-13: 978-3-642-94562-5
DOI: 10.1007/978-3-642-94562-5

ALLE RECHTE, INSBESONDERE DAS DER ÜBERSETZUNG
IN FREMDE SPRACHEN, VORBEHALTEN

COPYRIGHT 1950
BY SPRINGER-VERLAG OHG. IN BERLIN, GÖTTINGEN AND HEIDELBERG

SOFTCOVER REPRINT OF THE HARDCOVER 1ST EDITION 1950

DRUCK DER UNIVERSITÄTSDRUCKEREI H. STÜRTZ AG., WÜRZBURG

Vorwort.

Bei der Bearbeitung des vorliegenden Werkes war ich bestrebt, dem Studierenden ein Lehrbuch zu geben, das auch dem praktischen Arzt bei seiner verantwortungsvollen Tätigkeit als Ratgeber dienen kann. In den einzelnen Abschnitten habe ich nicht nur meinen eigenen Standpunkt vertreten, um den einheitlichen Charakter des Buches zu wahren, sondern auch die Auffassung anderer Autoren berücksichtigt. Ich war bemüht, das Material möglichst übersichtlich und, wie aus der Einteilung hervorgeht, den logischen Zusammenhängen entsprechend zu ordnen. Die Literatur wurde nur soweit herangezogen, als es für das allgemeine Verständnis und die Kenntnisse des Lesers notwendig erschien. Durch das verhältnismäßig häufige Verweisen auf eigene Publikationen sowie auf Veröffentlichungen meiner Mitarbeiter wollte ich meine Auffassung unterstreichen. Auf die Darstellung der geburtshilflichen Operationen wurde verzichtet, da ihre ausführliche Behandlung das Werk zu umfangreich gestaltet und eine kurze Zusammenfassung ihrer Bedeutung nicht genügend Rechnung getragen hätte. Daher sollen die geburtshilflichen Operationen in einem eigenen Band beschrieben werden. Zur Erläuterung des Textes und zum besseren Verständnis habe ich das Buch reich illustriert und zum Teil mit farbigen, schematischen Abbildungen ausgestattet.

Die Zeichnungen wurden mit viel Verständnis und beachtlichem Können von Herrn Josef Korntner ausgeführt; ein kleinerer Teil stammt noch von meinem früheren Mitarbeiter Dr. Ludwig Tannhofer. Ihnen möchte ich an dieser Stelle danken. Die Makro- und Mikrophotographien sind fast ausschließlich Originalaufnahmen, die während meiner klinischen Tätigkeit angefertigt wurden. Das Material stammt teils aus meiner jetzigen, teils aus meiner früheren Klinik.

Besonderer Dank gebührt auch meinen Mitarbeitern Dr. Ludwig v. Végh, Dr. Viktor Dubrauszky und Dr. Theo Berwind, die mir bei der Sichtung und Zusammenstellung des Materials zur Seite standen. Die Bearbeitung des Literatur- und Sachverzeichnisses danke ich den jüngeren Assistenten meiner Klinik. Zum Schluß möchte ich noch dem Verlag für seine Bereitwilligkeit, mit der er meinen Wünschen entgegenkam, danken.

Würzburg, Frühjahr 1950.

Burger.

Inhaltsverzeichnis.

	Seite
I. Das Becken und die weiblichen Geschlechtsorgane	1
Das knöcherne Becken	1
Anatomie	1
Die Durchmesser des Beckens	6
Die Beckenebenen	8
Die Gelenke des Beckens	9
Der Beckenboden	10
Die weiblichen Geschlechtsorgane und die Blase	14
Die äußeren Geschlechtsorgane	14
Die inneren Geschlechtsorgane	16
Die weiblichen Harnorgane	26
Das Bindegewebe des Beckens	29
Die Blut- und Lymphversorgung der weiblichen Geschlechtsorgane	31
Die nervöse Versorgung des weiblichen Genitale	35
II. Die Bedeutung der Hormone und Vitamine in der Geburtshilfe	36
Die Hormone	37
Die Hormone der Hypophyse	37
Die Hormone des Vorderlappens	38
Die Hormone des Mittellappens	40
Die Hormone des Hinterlappens	40
Die Hormone des Eierstockes	40
Das Follikelhormon	41
Das Gelbkörperhormon	42
Die Vitamine	43
Das Vitamin A	44
Die B-Vitamine	45
Das Vitamin B_1	45
Das Vitamin B_2	45
Das Nicotinsäureamid	45
Das Vitamin C	46
Die D-Vitamine	47
Das Vitamin E	47
Das Vitamin K	48
III. Die Grundlagen der Fortpflanzungsvorgänge	49
Die Entwicklung der Eizelle	49
Die Menstruation	55
Die Zusammenhänge zwischen Eireifung und Menstruation	63
Die Wanderung des Eies	64
Die Befruchtung und die Geschlechtszellen	66
IV. Die Entwicklung der Frucht	72
Die frühe Entwicklung	72
Die Decidua, die Placenta, die Nabelschnur, die Eihäute und das Fruchtwasser	79
Das Problem der Geschlechtsbestimmung	90
Die spätere Entwicklung der Frucht	92
Der Schädel der reifen Frucht	97
Der Blutkreislauf der Frucht	99
Die Durchlässigkeit der Placenta	102
Die Lebensäußerungen der Frucht im Uterus	105
V. Die normale Schwangerschaft	106
Die Schwangerschaftsveränderungen des Organismus	106
Die Veränderungen an den Geschlechtsorganen	107

Die Veränderungen an der Brust 113
Die Veränderungen an der Haut 117
Die Veränderungen am endokrinen System 118
Die Veränderungen an anderen Organen 120
Die Veränderungen im Stoffwechsel 123
Die Veränderungen am Nervensystem und an der Psyche 125
Schwangerschaftsdiagnose, Schwangerschaftszeitrechnung, Schwangerschaftsdauer,
Leben oder Tod der Frucht 126
   Die Schwangerschaftszeichen 126
      Die unsicheren oder Verdachtszeichen 126
      Die wahrscheinlichen Zeichen 126
      Die sicheren Zeichen 129
   Die Frühdiagnose der Schwangerschaft 131
   Die Schwangerschaftszeitrechnung 135
   Die Dauer der Schwangerschaft 139
   Leben oder Tod der Frucht 140
Die Lage der Frucht im Uterus (Lage, Stellung, Haltung) 142
Die äußere Untersuchung und Beckenmessung (Unterschiede zwischen Erst- und
Mehrgebärenden) 144
   Die äußere Untersuchung 144
   Die Beckenmessung 148
   Unterschiede zwischen Erst- und Mehrgebärenden 159
Schwangerenberatung, Schwangerschaftsschutz und Lebensregeln für die Schwangere 162

VI. Die normale Geburt 170
Die Ursachen des Geburtsbeginnes 171
Die Geburtswehen 173
Die Perioden der Geburt 176
   Die erste oder Eröffnungsperiode 176
   Die zweite oder Austreibungsperiode 180
   Die dritte oder Nachgeburtsperiode 181
Der Durchtritt der Frucht durch den Geburtskanal, die Wirkung des Geburts-
verlaufes auf die Frucht 184
Der Geburtsmechanismus 191
Die Asepsis in der Geburtshilfe 197
   Die Erreger des Kindbettfiebers 202
   Der Bakteriengehalt des Geburtskanales 203
Die Vorbereitungen zur Geburt 204
Die geburtshilflichen Untersuchungen 211
Die Aufgaben des Geburtshelfers während der drei Geburtsperioden (Versorgung
des Neugeborenen) 220
   Die Aufgaben des Geburtshelfers während der Eröffnungsperiode 220
   Die Aufgaben des Geburtshelfers während der Austreibungsperiode 222
   Die Versorgung des Neugeborenen 228
   Die Aufgaben des Geburtshelfers in der Nachgeburtsperiode 232
Die Schmerzlinderung in der Geburtshilfe 240

VII. Das normale Wochenbett (Die Pflege des Neugeborenen) 245
Die Rückbildung der Schwangerschaftsveränderungen 245
Der klinische Verlauf des Wochenbettes 248
Die Pflege der Wöchnerin 249
Die Pflege des Neugeborenen 251

VIII. Die regelwidrige Schwangerschaft 259
Die Veränderungen und Krankheiten des mütterlichen Organismus 260
   Die Infektionskrankheiten 260
      Masern 260
      Scharlach 260
      Pocken 261
      Diphtherie 261
      Tetanus 261
      Typhus abdominalis 261
      Cholera 261
      Grippe 261

	Seite
Malaria	262
Lobäre Pneumonie	262
Tonsillitis	262
Der akute Gelenkrheumatismus	263
Wundrose	263
Tuberkulose	263
Gonorrhoe	266
Lues	268
Anderweitige Erkrankungen	272
Erkrankungen des Herzens	272
Varicenbildung	274
Erkrankungen der Niere	275
Augenerkrankungen	278
Erkranknngen des Ohres	279
Erkrankungen der Zähne	279
Hautveränderungen	279
Die Kreuzschmerzen der Schwangeren	281
Gallenblasenentzündung	282
Appendicitis	282
Hernien	283
Schwangerschaftsileus	283
Bluterkrankungen	284
Erkrankungen der innersekretorischen Organe	285
Neuro- und Psychopathien	288
Chronische Vergiftungen	290
Krankheiten und Mißbildungen des weiblichen Genitale	290
Bildungsanomalien	290
Entzündliche Erkrankungen	297
Lageveränderungen des Uterus	300
Geschwülste und Gravidität	309
Das Fibromyom	309
Ovarialtumoren	312
Das Uteruscarcinom	**314**
Andersartige Geschwülste	316
Die Schwangerschaftstoxikosen	316
Die Toxikosen in der ersten Schwangerschaftshälfte	321
Hyperemesis gravidarum	321
Ptyalismus	326
Lebererkrankungen in der Schwangerschaft	326
Die Toxikosen in der zweiten Schwangerschaftshälfte	327
Schwangerschaftshydrops	327
Schwangerschaftshypertension	328
Nephropathie	329
Präeklampsie	331
Eklampsie	332
Veränderungen und Erkrankungen des Eies	343
Anomalien des Fruchtwassers und der Eihäute	343
Hydramnion	343
Oligohydramnie	345
Extramembranöse Gravidität	345
Extraamniotische Gravidität	345
Der vorzeitige Blasensprung	347
Der frühzeitige Blasensprung	349
Der verzögerte Blasensprung	350
Der hohe Blasensprung	351
Die Blasenmole	351
Das Chorionepitheliom	356
Anomalien der Placenta	359
Anomalien der Nabelschnur	364
Anomalien des Feten	372
Entwicklungsanomalien	372
Hydrops fetus universalis et placentae	380
Überentwicklung und Übertragung	383
Der intrauterine Fruchttod	387

	Seite
Die Fehlgeburt	393
Wesen und Ursachen	393
Einteilung	396
Behandlung	398
Der habituelle Abort	406
Der kriminelle Abort (Fruchtabtreibung)	408
Der künstliche Abort	411
Die Extrauteringravidität	414
Vorkommen	414
Ursachen und Klassifikation	414
Erkennung und Krankheitsverlauf	418
Die selteneren Formen der Extrauteringravidität	425
Behandlung der Extrauteringravidität	426

IX. Die Zwillingsschwangerschaft ... 429

Vorkommen	429
Einteilung	430
Praktische Bedeutung	437
Diagnose	439
Verlauf	440
Behandlung	441
Kollision der Zwillinge	443

X. Die regelwidrige Geburt ... 445

Drehungsanomalien	445
Hintere Hinterhauptslage	445
Tiefer Querstand	451
Haltungsanomalien	452
Vorderhauptslage	453
Stirnlage	455
Gesichtslage	458
Einstellungsanomalien	462
Asynklitismus	463
Hoher Geradstand	467
Lageanomalien	470
Beckenendlage	470
Querlage	480
Vorliegen und Vorfall kleiner Teile	489
Anomalien der Wehentätigkeit	492
Wehenschwäche	492
Primäre Wehenschwäche	492
Sekundäre Wehenschwäche	495
Zu starke Wehen	497
Tetanus uteri	497
Strictura uteri	498
Trismus uteri	498
Anomalien der Geburtswege	499
Der Widerstand der weichen Geburtswege	499
Entwicklungsanomalien	499
Regelwidrigkeiten entzündlichen Ursprungs	500
Regelwidrigkeiten durch Geschwülste	500
Erhöhter Widerstand der Weichteile	500
Die Geburt bei alten Erstgebärenden	501
Die Geburt bei alten Mehrgebärenden	503
Die Geburt bei später Zweitgeburt	504
Die Geburt bei übergewichtigen Frauen	504
Die Geburt junger Erstgebärender	504
Der Widerstand der knöchernen Geburtswege. Das enge Becken	505
A. Gleichmäßig verengte Becken	510
1. Das allgemein gleichmäßig verengte Becken	510
2. Das infantile Becken	510
3. Das Zwergbecken	511
4. Das Liegebecken	512

B. Nicht gleichmäßig verengte Becken 512
  1. Das platte Becken 512
    a) Das einfache platte Becken 512
    b) Das Luxationsbecken 514
    c) Das rachitisch platte Becken 514
    d) Das allgemein verengte platte Becken 515
  2. Das schräg verengte Becken 517
    a) Das koxalgische Becken 517
    b) Das skoliotische Becken 517
    c) Das ankylotische oder NAEGELEsche Becken 518
  3. Das quer verengte Becken 518
    a) Das ankylotische oder ROBERTsche Becken 518
    b) Das kyphotische Becken 518
  4. Das spondylolisthetische Becken 519
  5. Das osteomalacische Becken 519
  6. Das im Ausgang verengte Becken 527
    a) Das trichterförmige Becken 527
    b) Das Assimilationsbecken 527
    c) Das gleichmäßig verengte Becken 527
    d) Das kyphotische Becken 529
  7. Das Geschwulstbecken 530
  8. Das Spaltbecken 530
Die klinische Bedeutung des engen Beckens 531
  Diagnose 531
  Prognose 534
  Verlauf 536
Der Geburtsmechanismus bei engem Becken 540
Die Behandlung des engen Beckens 542

XI. Blutungen während der Schwangerschaft und Geburt 548
  Blutungen vor der Geburt des Kindes 549
    Placenta praevia 549
      Einteilung 549
      Ursache 551
      Symptome und Diagnose 552
      Die Behandlung im Privathaus 555
      Die Behandlung in der Klinik 560
    Die vorzeitige Lösung der richtig sitzenden Placenta 563
      Ursache 563
      Verlauf 565
      Diagnose 567
      Behandlung 567
  Blutungen nach der Geburt des Kindes 569
    Von der Lösungsstelle der Placenta stammende (atonische) Blutungen 569
      Ursache 570
      Verlauf 571
      Behandlung 572
    Inversio uteri 578
      Ursache 579
      Diagnose 579
      Behandlung 580
  Blutungen, die vor und nach der Geburt des Kindes auftreten können 582
    Verletzungsblutungen 582
    Die Uterusruptur 588
      Einteilung 588
      Ursache 589
      Die drohende Uterusruptur 592
      Die erfolgte Uterusruptur 594
      Behandlung 595
  Akute Anämie und Schock 598

XII. Regelwidrigkeiten im Wochenbett 600
  Blutungen im Wochenbett 600
  Die Luftembolie 602

	Seite
Die Mastitis puerperalis	602
Das Puerperalfieber	604
SEMMELWEIS, sein Leben und seine Lehre	605
Pathologie und Klinik des Kindbettfiebers	612
A. Bakterielle Intoxikation	613
B. Bakterielle Infektion	615
Pathologie und Klinik der bakteriellen Infektion	615
Infektion entlang der Schleimhaut	615
Endometritis	615
Salpingitis, Pyosalpinx	615
Oophoritis, Ovarialabsceß	615
Douglasabsceß	616
Pelveoperitonitis, Peritonitis	616
Ulcus puerperale, Endometritis septica	616
Infektion über die Blutbahn	617
Infektiöse Thrombophlebitis	617
Pyämie	619
Sepsis	620
Infektion über die Lymphbahn	620
Metritis	622
Parametritis, Parakolpitis	622
Peritonitis	623
Verlauf der Allgemeininfektion	624
Untersuchung bei Fieber im Wochenbett	626
Prognose der bakteriellen Infektion	628
Behandlung der bakteriellen Infektion	629
Behandlung der Lokalinfektion	629
Behandlung der Allgemeininfektion	631
Symptomatische Behandlung	633
Operative Behandlung	635
Prophylaxe des Kindbettfiebers	636
XIII. Verletzungen des Kindes während der Geburt	637
Durch das knöcherne Becken verursachte Verletzungen	638
Verletzungen der äußeren Weichteile	638
Verletzungen des knöchernen Schädels	639
Verletzungen des Schädelinhaltes	640
Durch die Beckenweichteile verursachte Verletzungen	642
Durch geburtshilfliche Eingriffe verursachte Verletzungen	642
Verletzungen der kindlichen Weichteile	642
Verletzungen des kindlichen Skelettes	645
Die Asphyxie des Neugeborenen	646
XIV. Die Aufgaben des Geburtshelfers in der Prophylaxe von geburtshilflichen Regelwidrigkeiten und von Genitalerkrankungen der Frau	647
Literaturverzeichnis	654
Sachverzeichnis	672

I. Das Becken und die weiblichen Geschlechtsorgane.

Das knöcherne Becken.

Anatomie.

Die Frucht passiert während der Geburt einen ganz bestimmten Weg, den sog. Geburtskanal. Er besteht aus dem *knöchernen Becken* und den entsprechenden *Weichteilen*. Das knöcherne Becken *(Pelvis ossea)* wiederum wird eingeteilt in das *kleine Becken (Pelvis minor)* und das *große Becken (Pelvis major)*. Geburtsmechanisch ist das kleine Becken von ausschlaggebender Bedeutung, da die Raumverhältnisse zwischen ihm und dem kindlichen Schädel annähernd gleich sind, während der Größenunterschied zwischen kindlichem Kopf und großem Becken ein für die Geburt entscheidendes Mißverhältnis nicht entstehen läßt. Man kann jedoch aus Weite und Form des großen Beckens Rückschlüsse auf die Raumverhältnisse des kleinen Beckens ziehen. Die Grenzen des Pelvis major werden seitlich von den beiden Darmbeinschaufeln (Alae ossis ilei), vorne von der Bauchwand und hinten von den unteren Lendenwirbeln gebildet.

Das *kleine Becken* erstreckt sich von der Grenzlinie (Linea terminalis seu Linea innominata) nach unten bis zu der Ebene, die wir uns in der Verbindungslinie beider Sitzbeinhöcker zu denken haben. Man unterscheidet drei Teile: den *Beckeneingang* (Apertura pelvis cranialis seu Introitus pelvis), die *Beckenweite* (Cavum pelvis) und den *Beckenausgang* (Apertura pelvis caudalis seu Exitus pelvis). Der Beckeneingang wird vorne und seitlich von der Linea terminalis begrenzt. Die hintere Grenze bildet die Zwischenwirbelscheibe zwischen letztem Lenden- und erstem Kreuzbeinwirbel. Sie ragt etwas über das Niveau und wird deshalb Promontorium (Promunturium) genannt. Der Beckenausgang ist nach vorne begrenzt durch die absteigenden Schambeinäste (Ramus inf. ossis pubis) bzw. durch die aufsteigenden Sitzbeinäste (Ramus inf. ossis ischii), seitlich durch die beiden Sitzbeinhöcker (Tubera ossis ischii) und nach hinten durch das untere Ende des Steißbeines (Os coccygis). Schon jetzt möchte ich darauf aufmerksam machen, daß die den Beckenausgang begrenzenden Knochen nicht in einer Ebene liegen, wie man aus dem Namen Beckenausgangsebene entnehmen könnte. Wir finden vielmehr zwei Dreiecke, die sich in verschiedenen Ebenen befinden. Von der Verbindungslinie zwischen beiden Sitzbeinhöckern als gemeinsamer Basis ausgehend erstreckt sich das eine Dreieck, dessen Schenkel von den absteigenden Schambeinästen gebildet werden, zur Symphyse, das andere zur Spitze des Steißbeines. Zwischen Ein- und Ausgang des kleinen Beckens liegt die bereits erwähnte Beckenweite, die vorne durch die beiden Schambeinhälften, seitlich von der inneren Fläche des rechten und linken Acetabulum und hinten von der Auswölbung des Kreuzbeines umschlossen wird. Bei Messung des Beckenausganges ist statt der Spitze des Os coccygis das Sacrococcygealgelenk als hinterer Punkt der Messung zu nehmen, denn bekanntlich weicht das Steißbein beim Durchtritt des Kopfes nach rückwärts aus.

Das *Kreuzbein (Os sacrum)* hat die Form eines Dreiecks, dessen Spitze nach unten gerichtet ist. Seine Basis ist mit dem untersten Lendenwirbel, die Spitze mit dem Steißbein gelenkig verbunden.

Das *Steißbein (Os coccygis)* besteht beim Menschen aus 3—5 rudimentären Wirbeln. Geburtshilflich wichtig ist die Tatsache, daß es sich beim Andrängen des Kopfes in seiner Gelenkverbindung mit dem Kreuzbein nach hinten abbiegen kann. Damit wird der Abstand Symphyse—Os coccygis vergrößert. Liegt jedoch (durch eine vorangegangene Geburt oder durch einen Unfall) eine mit starker Callusbildung verheilte Fraktur des Steißbeins vor, so mag dadurch bisweilen eine Erschwerung der Geburt eintreten.

Schon REALDUS COLUMBUS, ein Schüler VESALS, lehrte die Zusammensetzung des Hüftbeins (Os coxae) aus drei Teilen bzw. seine Bildung von drei Ossifikationszentren her: aus dem *Darmbein (Os ilei)*, aus dem *Schambein (Os pubis)* und aus dem *Sitzbein (Os ischii)*. Eine vollständige Verschmelzung der drei Knochen erfolgt erst in der Pubertät. Etwa vom 20. Lebensjahre an gewinnt es seine

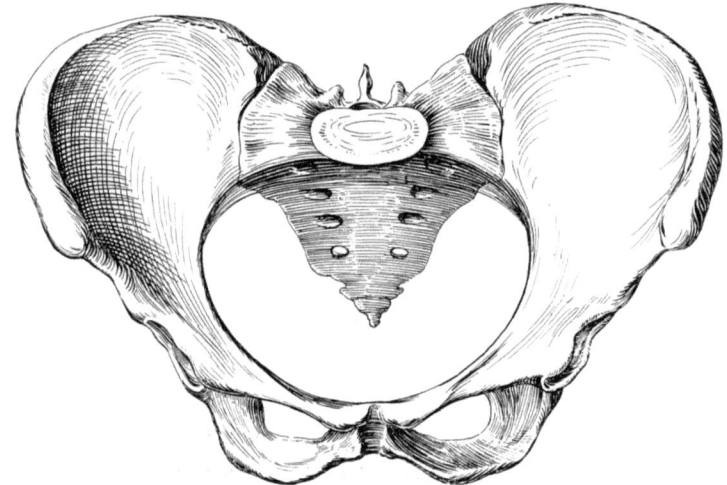

Abb. 1. Weibliches Becken.

statische Festigkeit, die ungefähr nach dem 24. Jahre voll ausgebildet ist. Wird also das Becken vorher ungleichmäßig belastet, wie z. B. durch eine Beinverkürzung oder eine Wirbelsäulenverbiegung (Skoliose), so tritt eine Beckendeformierung ein, ein Ereignis von großer praktischer Bedeutung.

Um diese Verhältnisse besser übersehen zu können, ist es zweckdienlich, einmal das *Becken eines Neugeborenen* näher zu betrachten (Abb. 3). Sein Beckeneingang ist im Gegensatz zu dem des Erwachsenen rund. Das Kreuzbein weist keine Aushöhlung der beckenwärts gerichteten Fläche auf; es ist vielmehr eben. Ein Promontorium existiert praktisch nicht, da die typische Abknickung zwischen letztem Lenden- und erstem Kreuzbeinwirbel erst später erfolgt. Die Schambeinäste bilden keinen Arcus pubis; sie laufen in einem Winkel zusammen. Die Beckenneigung ist größer (s. S. 9), und eine Unterteilung in großes und kleines Becken ist noch nicht vorhanden. Man kann vielmehr eine gleichmäßige trichterförmige Verjüngung nach unten beobachten.

Die *endgültige Beckenform des Erwachsenen* (Abb. 1) entwickelt sich unter dem Einfluß statischer und mechanischer Faktoren; daneben spielt jedoch Geschlecht und Rasse eine nicht unbedeutende Rolle.

In erster Linie sind es also *statische Einwirkungen*, die das Becken des Neugeborenen zum Becken des Kindes und später zu dem des Erwachsenen umformen und ihm so die endgültige Gestalt verleihen. Als Beweis hierfür kann man jene Fälle anführen, bei denen diese statischen Einflüsse nicht wirksam werden konnten, weil der betreffende Mensch nie zur aufrechten Haltung und nie zum Gehen und Stehen kam. Einen derartigen Fall beschreibt GURLT: Das Becken einer 31jährigen mit Wasserkopf behafteten Frau, die seit ihrer Geburt immer im Bett gelegen hatte, glich in seiner Form vollkommen dem Becken eines Neugeborenen.

Wenn das Kind von der horizontalen Lage zum aufrechten Gang übergeht, dann beginnt sich infolge besonderer, *von der Wirbelsäule weitergeleiteter Druck- und Spannungsverhältnisse* der Lendenteil gegen das Kreuzbein hin abzuwinkeln. Damit bildet sich das Promontorium, und die Basis des dreieckigen Kreuzbeins

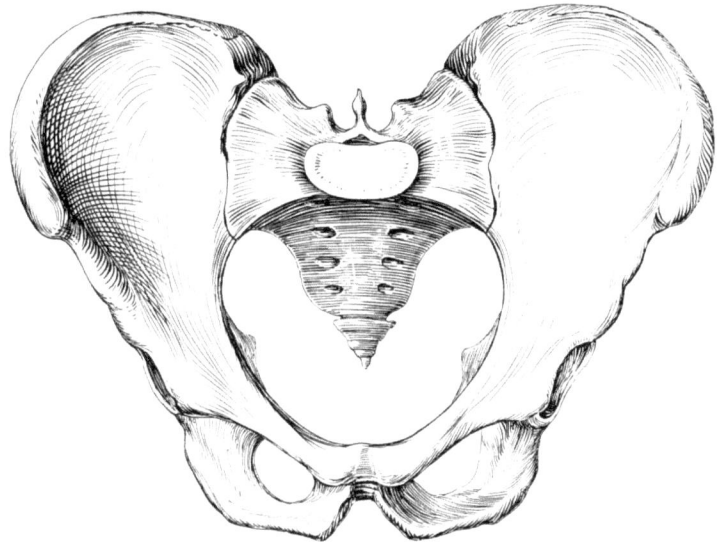

Abb. 2. Männliches Becken.

wird dabei mehr und mehr nach vorne zwischen beide Hüftbeine (Ossa coxae) hineingeschoben (Abb. 3 und 4). Nach den Gesetzen der Mechanik müßte jetzt das untere Ende des Kreuzbeins nach rückwärts ausweichen, d. h. sich vom Schambein entfernen. Dies verhindern jedoch zwei mächtige Bänderzüge, nämlich das Ligamentum sacrospinosum (Ligamentum sacrospinale) und das Ligamentum sacrotuberosum (Ligamentum sacrotuberale) (Abb. 5). Beide Bänder halten den unteren Teil des Kreuzbeins wie zwei kräftige Zügel fest. Auf diese Weise entsteht eine Verbiegung des Kreuzbeins, nämlich jene oben erwähnte Konkavität nach vorne. Je weiter sich nun die Basis des Kreuzbeins in den Beckeneingang hineinschiebt, desto mehr verliert dieser seine ursprüngliche runde Form. Er wird elliptisch. Die *Querspannung* des Beckens nimmt also zu, wie aus der schematischen Zeichnung (Abb. 6) hervorgeht. Sie manifestiert sich dem Auge durch Auseinanderweichen beider Beckenhälften, sobald eine Durchtrennung ihrer Kontinuität erfolgt, z. B. bei einer Symphyseotomie (Durchtrennung der Schambeinfuge) oder bei einer Hebosteotomie (Durchtrennung des Schambeinbogens). Die eben erwähnten Verhältnisse kann man an der Leiche studieren (FREUND).

Wie durch die Wirbelsäule von oben, so wird auch von unten her eine Kraft auf das Becken übertragen: der *Druck der beiden Femurköpfe*. Er wird über die rechte und linke Gelenkpfanne (Acetabulum) auf das Becken fortgeleitet.

Normalerweise spielt dieser Umstand für den Geburtshelfer nur eine untergeordnete Rolle. Verlieren jedoch die Knochen ihre normale Festigkeit (Rachitis,

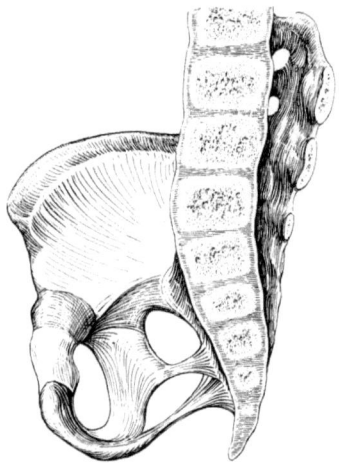

Abb. 3. Becken eines Neugeborenen.

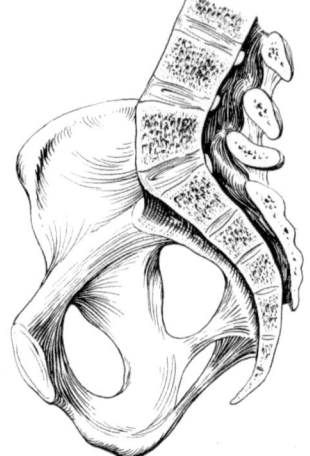

Abb. 4. Formveränderungen des Beckens durch statische Einflüsse.

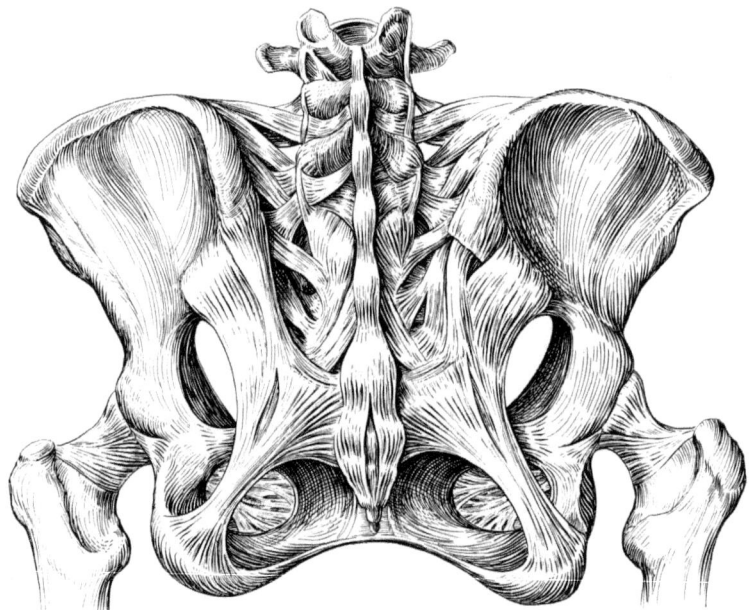

Abb. 5. Die Ligamente des knöchernen Beckens (Rückansicht).

Osteomalacie), dann gibt die seitliche Beckenwand dem Druck des Oberschenkelkopfes nach und weicht nach innen aus. Das Becken verliert dann seine biologische ovale Form (s. Kapitel X).

Nicht nur die erwähnten statischen Einflüsse bewirken die charakteristische Form des weiblichen Beckens, denn es müßte sonst dem männlichen (Abb. 2) völlig gleichen. *Geschlechtliche* (u. a. hormonale) *Bedingungen* spielen eine sehr wesentliche Rolle. Sie verursachen den spezifischen Unterschied zwischen beiden Beckenformen. Das männliche Becken ist höher, seine Knochen sind dicker und fester, es verjüngt sich trichterförmig nach unten. Das weibliche Becken dagegen ist niedriger, breiter, sein Eingang ist queroval, und die seitlichen Wände des kleinen Beckens konvergieren weniger als die des männlichen Beckens, weswegen Beckenweite und Beckenausgang geräumiger sind. Sein flacherer Schambogen verläuft so, daß ein Winkel von etwa 100° entsteht. Ferner ist die Neigung des weiblichen Beckens größer.

Alle diese unterscheidenden Beckenmerkmale sind nicht nur auf direkte Einwirkung des Ovarium zurückzuführen, sondern auch auf eine stärkere Durchblutung, wie sie während der Menstruation in sämtlichen Unterleibsorganen und auch im Becken stattfindet. Wie überhaupt die Form des weiblichen Beckens mit der Funktion der Eierstöcke zusammenhängt, ist bei Frauen mit

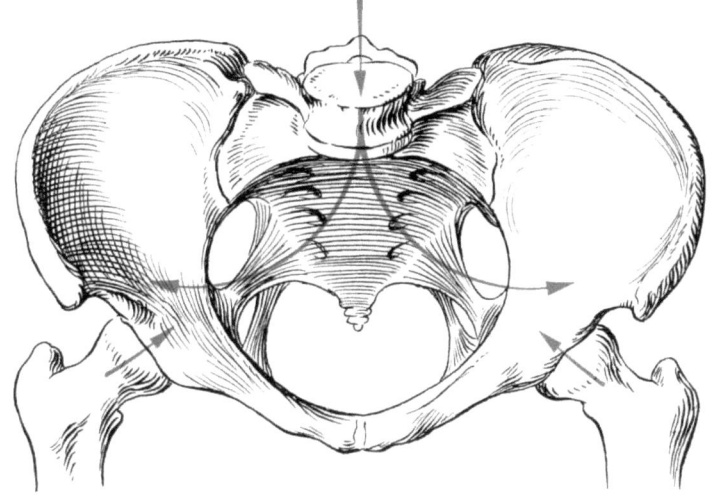

Abb. 6. Veranschaulichung der auf das Becken einwirkenden Kräfte (Ursache der Querspannung).

insuffizienten Ovarien (Genitale der Hypoplastischen) zu sehen. Ihr Becken ähnelt in seiner Form dem männlichen.

Darüber hinaus spiegeln sich *rassische Faktoren* in der Beckenform wieder. Das Becken einer der weißen Rasse angehörigen Frau zeigt einen querovalen Eingang (nach TURNER „pl(type)Nic"). Im Gegensatz dazu finden wir bei Negern. Buschleuten und Hottentotten einen mehr runden Eingang (mesatipellic), während bei primitiven Menschen, z. B. bei den Ureinwohnern Australiens, das Becken nicht selten in sagittaler Richtung weiter ist (dolichopellic).

Selbst innerhalb der weißen Bevölkerung werden je nach Rassezugehörigkeit (nordische, mediterrane, baltische Rasse usw.) und Konstitutionstyp kleine Formunterschiede beobachtet. Kreuzen sich solche verwandte Rassen, so kommt es trotz Zugehörigkeit zu verschiedenen Beckentypen meist nicht zu einer Geburtsbehinderung. Mischen sich dagegen Angehörige nichtverwandter Rassen, z. B. Europäer und Japaner, dann treten zuweilen Geburtskomplikationen durch das knöcherne Becken auf. Beim Geburtsverlauf spielen neben den rassebedingten Eigentümlichkeiten der Mutter auch die des Kindes eine Rolle. In dieser Hinsicht kann man in den Vereinigten Staaten (besonders in den Nordstaaten), wo die Neger Domestikationserscheinungen zeigen, interessante Beobachtungen machen. Dort findet man unter den Negern das enge Becken häufiger als bei den Weißen. Trotzdem ist bei dem gleichen Grad von Beckenverengerung die Zahl der operativen Entbindungen bei der weißen Bevölkerung größer als bei den Schwarzen, weil der Schädel von Negerkindern kleiner, weicher und besser konfigurabel ist.

Über die Anatomie des knöchernen Beckens im einzelnen ist in den entsprechenden Fachbüchern nachzulesen. Hier seien lediglich einige anatomische Begriffe genannt, die in der praktischen Geburtshilfe von Bedeutung sind (Abb. 7). Die Spina iliaca anterior superior (Spina ilica ventralis), die Crista iliaca (Crista ilica) und die Vertiefung zwischen Dornfortsatz des letzten Lenden- und ersten Kreuzbeinwirbels spielen bei der Beckenmessung eine Rolle und werden in diesem Zusammenhange später erwähnt. Für die Beurteilung des Geburtsverlaufes sind die räumlichen Verhältnisse, die durch das Promontorium, die Linea terminalis, das Schambein (Dicke und Höhe) und die Spinae ischiadicae (Spinae ossis ischii) bestimmt werden, von Wichtigkeit. Oberhalb der Spina ischiadica liegt die Incisura ischiadica major, unterhalb davon die Incisura ischiadica minor. Die erstgenannte wird durch das Ligamentum sacrospinosum (Ligamentum sacrospinale) zu dem Foramen ischiadicum majus, die zweite durch das Ligamentum sacrotuberosum (Ligamentum sacrotuberale) und zum Teil durch das Ligamentum sacrospinosum (Ligamentum sacrospinale) zum Foramen ischiadicum minus ergänzt. Die praktische Bedeutung der Spinae ischiadicae liegt darin, daß man mit ihrer Hilfe den Geburtsstand bestimmen kann. Fühlt man die Leitstelle des vorangehenden

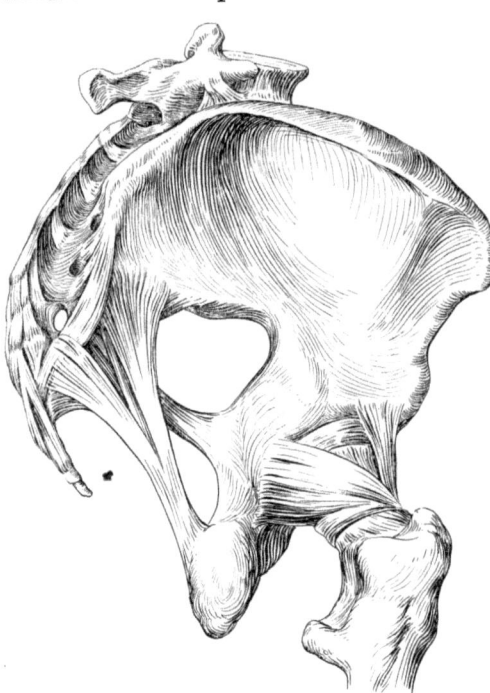

Abb. 7. Das knöcherne Becken und dessen Ligamente (Seitenansicht).

Teiles in Höhe der zwischen den beiden Spinae gedachten Verbindungslinie (Interspinallinie), so ist er in die Beckenweite eingetreten. Am Beckenboden steht die Leitstelle dann, wenn der tastende Finger die Spinae nicht mehr erreichen kann.

Die Durchmesser des Beckens.

Mit den Beckenmaßen, die die verschiedenen Durchmesser des Beckens zahlenmäßig angeben, und mit der Technik der Beckenmessung muß jeder Geburtshelfer vertraut sein. In sämtlichen Etagen des Beckens, im Beckeneingang, in der Beckenweite und im Beckenausgang unterscheidet man jeweils den geraden, den schrägen und den queren Durchmesser (Abb. 8). *Der gerade Durchmesser des Beckeneinganges* stellt die Entfernung zwischen dem Promontorium und dem oberen Rande der Symphyse dar und heißt *Conjugata vera anatomica* (Diameter mediana). In der praktischen Geburtshilfe spielt er eine geringere Rolle als die *Conjugata vera obstetrica, die das Promontorium mit dem am meisten ins Becken vorspringenden Punkte der Symphyse verbindet* und schlechthin mit dem Namen *Conjugata vera* bezeichnet wird. Sie gibt an, wie groß die engste Stelle des vom kindlichen Kopfe zu passierenden Beckeneingangs ist und beträgt normalerweise ungefähr 11 cm.

Die Conjugata vera anatomica und die Conjugata vera obstetrica können nicht mit dem in die Scheide eingeführten Finger bestimmt werden; wohl kann aber auf diese Weise eine andere leicht zu erreichende Entfernung gemessen werden (s. S. 152), nämlich der Abstand des unteren Symphysenrandes (des Ligamentum arcuatum pubis) vom Promontorium. Diese sog. *Conjugata diagonalis* mißt 12,5—13 cm.

Der quere Durchmesser des Beckeneingangs (Diameter transversa) verbindet die beiden am weitesten entfernten Punkte der Linea innominata und beträgt *13,5 cm.* Als *schrägen Durchmesser* (Diameter obliqua) des Beckeneingangs

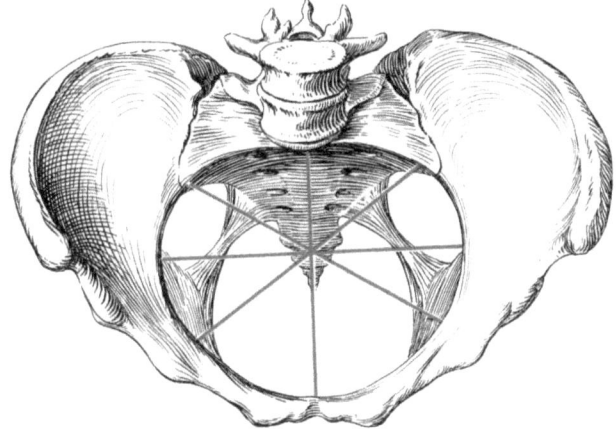

Abb. 8. Die Durchmesser des Beckeneinganges.

bezeichnet man den Abstand zwischen der Articulatio sacroiliaca (Articulus sacrolicus) der einen Seite und der Eminentia iliopectinea der anderen Seite. Die schrägen Durchmesser *betragen ungefähr 12,75 cm* und werden nach dem Sacroiliacalgelenk, von dem sie ihren Ausgang nehmen, als rechter bzw. linker schräger Durchmesser bezeichnet.

Die Durchmesser des Beckeneingangs sind an einem knöchernen Becken ohne Schwierigkeiten festzustellen, da sie durch feste Punkte des geschlossenen Beckenringes markiert werden. Sehr schwierig ist es dagegen, die schrägen Durchmesser der Beckenweite zu bestimmen; denn hier ist die Kontinuität des knöchernen Beckenringes unterbrochen. *Der quere Durchmesser der Beckenweite* kann im Gegensatz hierzu leichter angegeben werden, nämlich als die Entfernung zwischen den Innenflächen der beiden Acetabula. *Er beträgt 12 cm.* Genau so bequem feststellbar ist der gerade Durchmesser der Beckenweite (12 cm). Er erstreckt sich von der Mitte des dritten Kreuzbeinwirbels zur Mitte der Symphyse. Die Maße der Beckenweite zu bestimmen ist jedoch nicht üblich.

Von größerer Bedeutung sind wiederum die *Durchmesser des Beckenausgangs* (Abb. 9). Sein *gerader Durchmesser* stellt die Entfernung zwischen Unterrand der Symphyse und Steißbeinspitze dar und beträgt ungefähr 9—10 cm. Beim Durchtritt des Kopfes kann sich diese Entfernung durch Zurückweichen des Steißbeins in seiner Gelenkverbindung mit dem Kreuzbein um 2 cm vergrößern. *Der quere Durchmesser des Beckenausgangs* (der Abstand zwischen beiden Tubera ossis ischii) hat eine Länge von 11 cm.

Die Beckenebenen.

Abb. 10 und 11 veranschaulichen die Beckenebenen im Sagittalschnitt. Abb. 10 (LEVRET) zeigt die geraden Durchmesser der drei Etagen des kleinen Beckens,

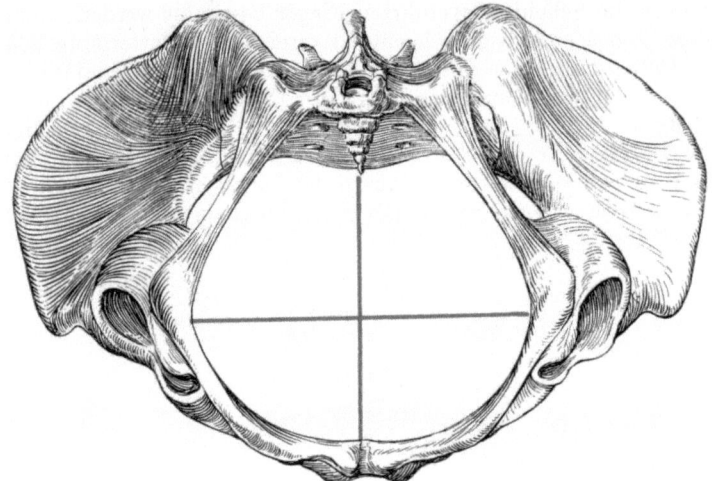

Abb. 9. Die Durchmesser des Beckenausganges.

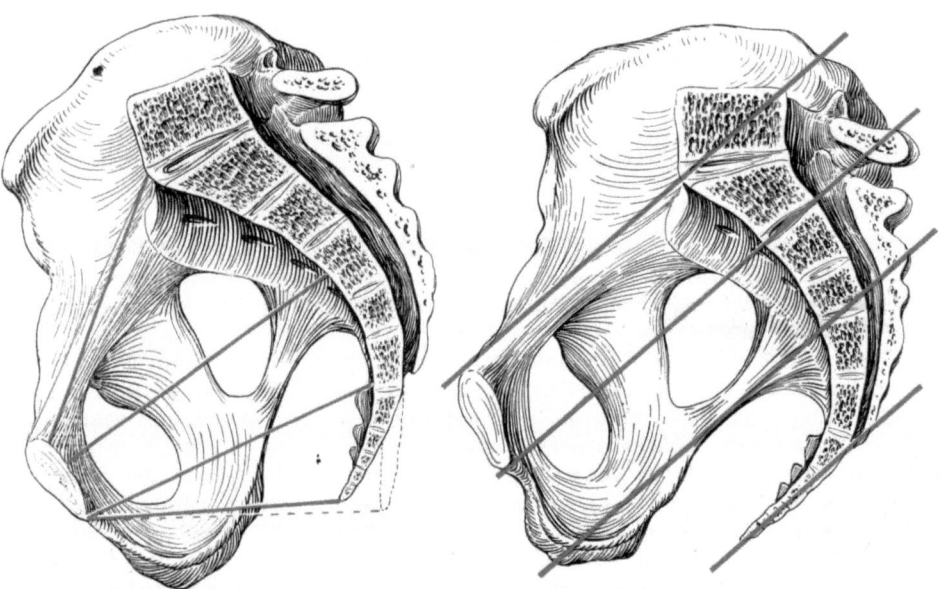

Abb. 10. Die Beckenebenen (LEVRET).   Abb. 11. Die Beckenebenen (HODGE).

nämlich des Eingangs, der Beckenmitte und des Beckenausgangs. Als vierter Durchmesser sei noch die Verbindung zwischen Kreuzbeinspitze und unterem Rande der Symphyse erwähnt, die der vierten Beckenebene angehört und den Namen Beckenenge (Angustiae pelvis) führt (besonders bei deutschen Autoren). Die gedachte Verbindungslinie der Mittelpunkte sämtlicher geraden Durchmesser des kleinen Beckens bildet die sog. *Beckenachse* (Axis pelvis). Sie gleicht einem Parabelast.

In Abb. 11 verlaufen die Beckenlinien parallel (HODGE). Die oberste Linie entspricht der Beckeneingangsebene. Die zweite Linie läuft am unteren Rande der Symphyse vorbei, die dritte durch die Spinae ischiadicae (Spinae ossis ischii), und die vierte verläuft mit dem Steißbein am sog. knöchernen Beckenboden. Das HODGE-Schema erscheint vom wissenschaftlichen Standpunkt aus sehr zweckmäßig, weil sich die Leitstelle des vorangehenden Teiles bei dieser Betrachtungsweise geradlinig nach unten bewegt und sich erst in Höhe der Spinae ischiadicae nach vorne zu drehen beginnt (s. S. 194). Für die Praxis ist jedoch das LEVRETsche, auch dem Anfänger leicht verständliche Schema, günstiger.

Bei aufrechter Haltung bildet die Beckeneingangsebene mit der Horizontalen einen Winkel von ungefähr 60°. Diese sog. *Beckenneigung* (Inclinatio pelvis) ist individuell und dem Konstitutionstyp entsprechend verschieden (Abb. 12) und kann besonders in pathologischen Fällen stark von der Norm abweichen. Liegt bei einer Frau die Spina ilica anterior superior (Spina ilica ventralis) und das Tuberculum pubicum jeder Seite in einer senkrechten Ebene, so kann man ohne besondere Messungen und Bestimmungen die Beckenneigung als normal erachten. Die Feststellung der Beckenneigung hat eine praktische Bedeutung, z. B. für die Bestimmung des Konstitutionstyps. Die Beckenneigung einer pyknischen Frau ist eine andere als die einer Asthenika oder einer Frau vom intersexuellen Typ. Auch geburtsprognostisch ist die Feststellung der Beckenneigung von Wichtigkeit, denn der Geburtsverlauf ist bei einer großen Beckenneigung ein anderer als bei einer kleinen.

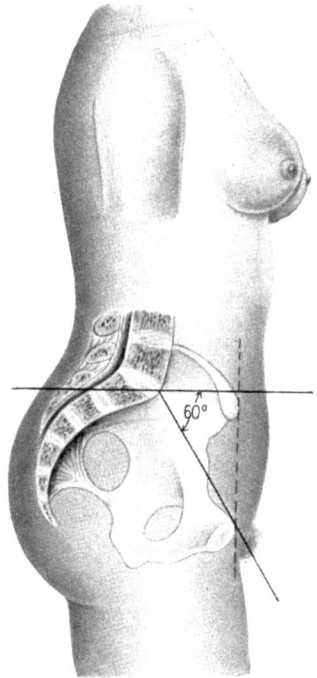

Abb. 12. Die Beckenneigung.

Die Gelenke des Beckens.

Die Articulatio sacroiliaca (Articulus sacroilicus) bildet zwischen Kreuz- und Hüftbein ein sog. straffes Gelenk (Amphiarthrose). Ihr Bandapparat ist außerordentlich fest, so daß die Beweglichkeit der Gelenkflächen auf das äußerste eingeschränkt wird.

Die *Symphysis ossium pubis* verbindet die beiden Schambeine. Sie stellt eine kontinuierliche Verbindung, genauer gesagt, eine Synchondrosis dar. Normalerweise sind die beiden Schambeine gegeneinander kaum beweglich; anders ist es jedoch in der Gravidität. BUDIN kam zu dieser Feststellung, indem er bei einer gehenden Schwangeren den Finger an den Unterrand der Symphyse legte. Die weitere Bedeutung dieser Tatsache gehört in das Gebiet der Pathologie (siehe Symphysendehnung, Symphyseolyse).

In früherer Zeit war man der Meinung, die Symphyse öffne sich während der Geburt. Selbst AMBROISE PARÉ (16. Jahrhundert) hielt an dieser Meinung noch fest, obwohl VESALIUS dies bezweifelte und sogar an Hand anatomischer Präparate widerlegt hatte. Nach neueren Untersuchungen öffnet sich die Symphyse während der Geburt nicht, sondern wird nur aufgelockert (LUSCHKA). Dasselbe gilt für das Sacroiliacalgelenk. Diese Auflockerung entsteht bereits während der Schwangerschaft und ist hormonal bedingt. Wegen der so entstandenen größeren Beweglichkeit kann sich der gerade Durchmesser des Beckeneingangs um 0,5 bis

1,5 cm verlängern, wenn man die Beine der Gebärenden frei herabhängen läßt. Auf diese Tatsache machte WALCHER aufmerksam, der bei plattem Becken die nach ihm benannte Lage empfahl. Dagegen verlängert sich der gerade Durchmesser des *Beckenausganges* (nach WILLIAMS 1—2,5 cm), wenn man die Schenkel der Gebärenden hochhebt, d. h. dem Bauche nähert.

Der Beckenboden.

Der Beckenausgang wird von zwei kräftigen Muskelschichten abgeschlossen. Die eine wird vom *M. levator ani* und seiner starken Fascie gebildet, genannt *Diaphragma pelvis*, die andere vom *Diaphragma urogenitale*.

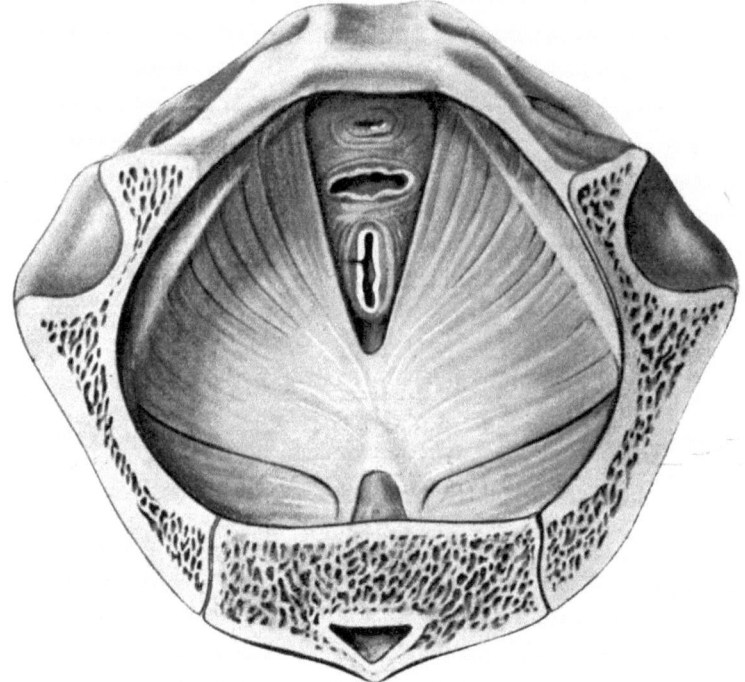

Abb. 13. M. levator ani (von oben gesehen).

Am Levator ani unterscheidet man drei Teile. Der erste Muskelzug nimmt seinen Ursprung am Os pubis (Pars pubica), der zweite am Os ilei (Pars ilica), der dritte an der Spina ossis ischii (Pars ischiadica) (Abb. 13). Die Fasern der Pars ilica nehmen ihren Ursprung jedoch nicht am Os ilei sondern am Arcus tendineus, der mit der Fascie des M. obturator internus zusammenhängt. Diese an der Fascie sichtbare hellere Linie nennen die Engländer „white line". Die Fasern des Levator ani bilden nur einen Teil des Beckenbodens; sie vereinigen sich hinter dem Rectum am Hinterdamm in einer sehnigen Raphe und inserieren am Steißbein und am unteren Ende des Kreuzbeines. Vor das Rectum gelangen nur wenige Muskelfasern, die sich im Sphincter ani verlieren und so schwach sind, daß man sie beim anatomischen Präparieren nur sehr schwer auffindet.

Der Teil des Beckenausganges, der nicht vom Levator ani abgeschlossen wird (Abb. 14), findet im *Diaphragma urogenitale* seinen Abschluß (Abb. 15). Diese trapezförmige Platte spannt sich zwischen den absteigenden Schambeinästen aus und enthält neben Muskeln auch Bindegewebe. Ihr schmälerer Anteil entspringt unter der Symphysis ossium pubis, der hintere breite Rand endet im Centrum tendineum vor dem Rectum (nur der hintere Abschnitt nimmt an der Bildung des Dammes teil). Das Diaphragma urogenitale setzt sich aus drei Schichten zusammen: aus zwei Bindegewebsplatten *(Fascia diaphragmatis urogenitalis interna seu superior und externa seu inferior)* und einer Muskelplatte, dem *M. transversus perinei profundus.* Die beiden straffen Bindegewebsplatten überziehen die Ober- und Unterfläche des Muskels.

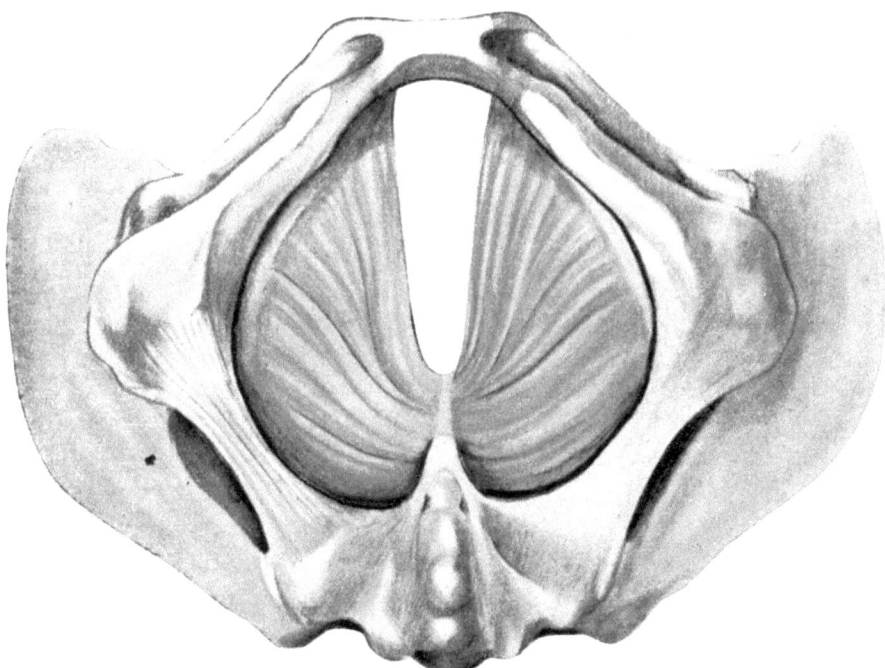

Abb. 14. Diaphragma pelvis (von unten gesehen).

Das Diaphragma urogenitale wird, von vorne nach hinten betrachtet, von folgenden Gebilden durchsetzt: Unmittelbar unter der Symphyse wird es von den Gefäßen und Nerven der Klitoris durchbohrt. Sie perforieren teilweise den vorderen Anteil des Diaphragma, teilweise ziehen sie auch durch den zwischen Symphyse und Vorderrand des Diaphragma urogenitale gelegenen Schlitz (Hiatus subarcuatus). In der Mitte wird das Diaphragma urogenitale von der Harnröhre und unmittelbar dahinter von der Scheide durchbrochen. Scheidenwand und Diaphragma sind an dieser Stelle fest verwachsen. Unter dem Diaphragma urogenitale und mit ihm eng zusammenhängend liegt der *M. bulbocavernosus,* der von der Fascie der Klitoris seinen Ursprung nimmt, sich vor dem Sphincter ani mit den Sphincterfasern teilweise vereinigt und im Centrum tendineum inseriert. Seitlich von dem eben erwähnten Muskel liegt der *M. ischiocavernosus,* der vom unteren Ast des Os ischii zur Klitoris zieht. Einen *M. transversus perinei superficialis* besitzen nur 20—30% aller Frauen. Wenn er tatsächlich vorhanden ist, liegt er ebenso dicht unter der Haut wie das Platysma.

Der *Sphincter ani externus* umgibt das Rectum und steht in enger Beziehung mit den Fasern der im Centrum tendineum endenden Muskeln.

Die *Muskulatur des Beckenbodens besteht demzufolge eigentlich aus drei Schichten.* Es sind dies, von innen nach außen, folgende:
1. der Levator ani (Diaphragma pelvis),
2. der M. transversus perinei profundus (Diaphragma urogenitale),
3. der M. bulbocavernosus, M. ischiocavernosus, M. transversus perinei superficialis, M. sphincter ani.

Die geburtshilfliche Bedeutung dieser drei Muskelschichten besteht darin, daß sie sich intra partum, sobald der vorangehende Teil den Damm vorzuwölben

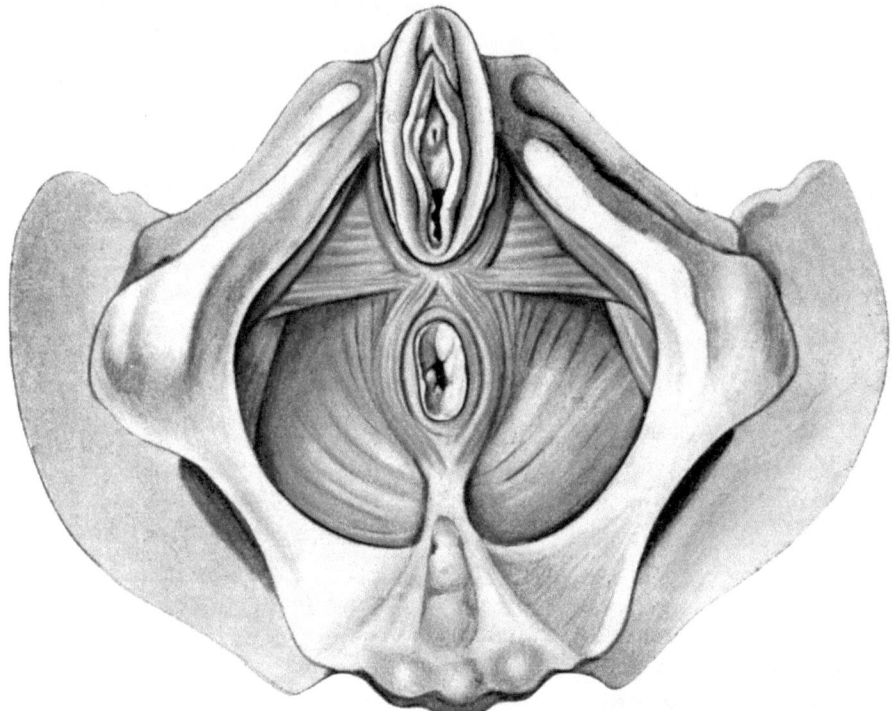

Abb. 15. Die Muskulatur des Beckenbodens (von unten gesehen). Der Levatorspalt ist durch das Diaphragma urogenitale verdeckt.

beginnt, dachziegelartig übereinander schieben und so das Weichteilansatzrohr bilden (Abb. 16). Weiterhin ist die feste Verbindung des Diaphragma urogenitale mit der Scheide, insbesondere mit dem Scheideneingang erwähnenswert. Der Levator dagegen zieht an der Vagina vorbei und legt sich ihrem unteren Drittel nur lose an. Die Stärke des Levator ist verschieden und bei Frauen im allgemeinen nicht sehr groß. Häufig genug ist diese Muskelplatte derartig dünn, daß sie bei der Sektion nur als eine durchscheinende Schicht imponiert. Die Festigkeit des Beckenbodens ist ja nicht allein durch den Levator garantiert, sondern außerdem durch seine mächtigen Fascien mitbedingt. Sie bilden mit ihm anatomisch und funktionell eine Einheit. Untersuchungen von POWER haben gezeigt, daß in das zwischen Beckenperitoneum und Levator liegende Bindegewebe ein weiteres aus glatten Muskelfasern bestehendes, jedoch unvollkommenes Diaphragma eingebettet liegt.

Bei der Besprechung der Anatomie des Beckens müssen wir noch zwei Hohlräume erwähnen, die von großer klinischer Bedeutung sind. Der eine ist das

Cavum pelvis subperitoneale, der andere das *Cavum pelvis subcutaneum seu ischiorectale* (Abb. 17). Der erstere liegt oberhalb des Levator zwischen Bauchfell und oberer Beckenbodenfascie. Hier sich sammelnde Blut- oder Exsudatflüssigkeit kann das Beckenperitoneum abheben und sich so bis in die Nierengegend erstrecken.

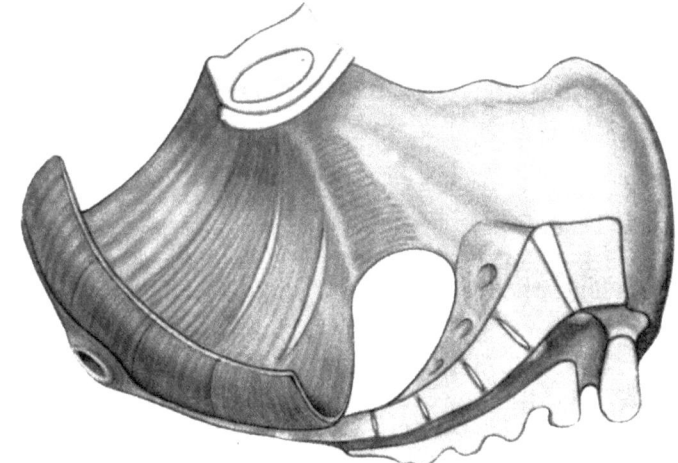

Abb. 16. Das Weichteilansatzrohr.

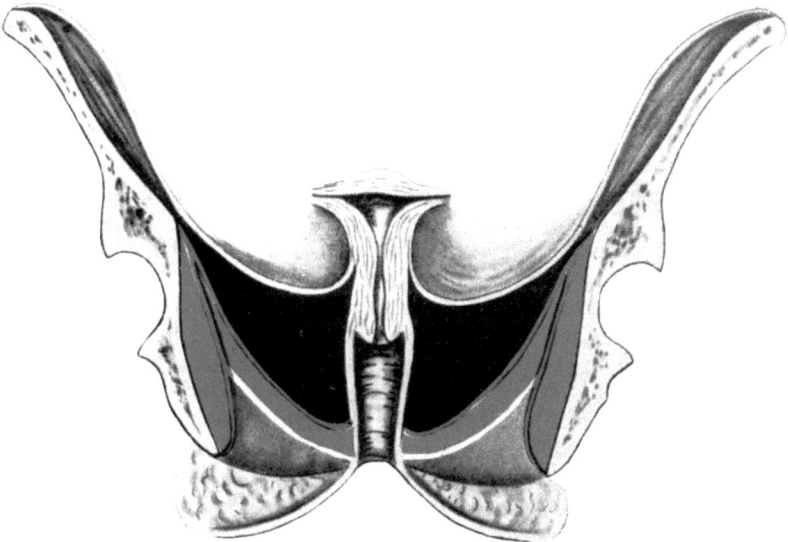

Abb. 17. Das Cavum pelvis subperitoneale und das Cavum pelvis subcutaneum.

Das Cavum ischiorectale, unterhalb des Levator gelegen, wird begrenzt vom M. obturator internus, von der Fascie des Levator ani und vorne, d. h. unten, also vom Damm her, durch den M. transversus perinei profundus. Dieser Raum ist mit Fettgewebe ausgefüllt. Den jungen Geburtshelfer versetzt es meist in Schrecken, wenn er nach Dammverletzungen oder geburtshilflichen Operationen entlang den Wundrändern Fettpfropfen hervorquellen sieht. Klinisch wichtig ist, daß sich in diesem Raum ansammelnde Blut- oder Exsudatmassen gegen die Gesäßgegend hin ausdehnen und hier eine Vorwölbung verursachen können, ja sogar durch Perforation sich bisweilen entleeren. Hat eine seitlich von Vagina oder Uterus gelegene Resistenz eine schärfere untere und eine verwaschene obere Begrenzung, so kann man in Kenntnis der topographischen Verhältnisse mit Sicherheit sagen, eine derartige Resistenz muß im Cavum pelvis subperitoneale liegen, wogegen ein scharfer oberer Rand eine Resistenz im Cavum ischiorectale anzeigt.

Die weiblichen Geschlechtsorgane und die Blase.

Im kleinen Becken, das von unten her durch das Diaphragma pelvis, durch das Diaphragma urogenitale und die darunter liegenden Weichteile begrenzt wird, liegt das innere weibliche Genitale. Man unterscheidet zwei Gruppen von Geschlechtsorganen: die inneren und die äußeren. Im Verlaufe der Geburt bildet der untere Abschnitt der Gebärmutter, zusammen mit der Scheide und dem aus den Dammuskeln bestehenden Weichteilansatzrohr, den sog. Geburtskanal (s. dort).

Die äußeren Geschlechtsorgane.

Im weitesten Sinne des Wortes gehört hierher (Abb. 18) auch der *Schamberg (Mons veneris)*. Es ist dies der reichlich mit Fettgewebe unterpolsterte Teil der Haut, der der Symphyse aufliegt. Von der Pubertät ab trägt er Schamhaare. Die Behaarung ist bei der Frau jedoch von anderem Typ als beim Mann. Charakteristisch für die weibliche Behaarung ist ihre waagerecht verlaufende scharfe Begrenzung nach oben. Beim männlichen Typ hingegen reichen die Haare nach oben in sanftem Bogen bis zum Nabel und gehen nach unten in die Behaarung der Schenkel über. Zwischen beiden Typen gibt es reichlich Übergangsformen. Männlicher Behaarungstyp bei einer Frau ist eines der Symptome regelwidriger, d. h. intersexueller Veranlagung (Habitus intersexualis).

Unter *Vulva* versteht man die unterhalb des Schamberges liegenden äußeren Genitalorgane. Im engen Sinne bezeichnet man damit lediglich die Schamspalte.

Diese wird durch den *Damm (Perineum)* vom Rectum getrennt. In der Mitte des Dammes verläuft eine Naht (Raphe). Diesen Teil des Dammes bezeichnet man als Vorderdamm, den Teil des Beckenbodens jedoch, der zwischen Rectum und Steißbeinspitze gelegen ist, als Hinterdamm.

Die Schamspalte wird beiderseits von einer abgerundeten, ungefähr 7—8 cm langen, 2—3 cm breiten Hautfalte, den *großen Schamlippen (Labia majora)* umgeben. Deren Außenfläche ist von der Pubertät an behaart; die Innenseite nimmt allmählich einen schleimhautähnlichen Charakter an und ist reich an Talgdrüsen. Unter der Haut der Labia majora liegt ein reichlich elastische Fasern enthaltendes Bindegewebsnetz, in dessen Maschen üppig Fett eingelagert ist. Die großen Schamlippen legen sich je nach Fettreichtum mehr oder weniger aneinander. Mit zunehmendem Alter und steigender Geburtenzahl werden sie schlaffer.

Die *kleinen Schamlippen (Labia minora)* sind von den großen Schamlippen umschlossen. Sie bestehen aus einer Bindegewebe enthaltenden Hautduplikatur. Ihre Außenfläche ist mehr oder weniger pigmentiert (besonders in der Schwangerschaft), während die Innenseite eine blaßrote Farbe und schleimhautartigen Charakter zeigt. Sie laufen nach vorne in je zwei Schenkel aus, die die Klitoris umfassen. Das obere Schenkelpaar bildet das Praeputium, das untere das Frenulum clitoridis. An der Grenze von mittlerem und unterem

Drittel der Labia majora gehen die kleinen Schamlippen in die großen über, setzen sich von hier gemeinsam nach unten fort und bilden dann die untere Grenze der Vulva. Bei Frauen, die noch nicht geboren haben, findet man an dieser Stelle eine kleine quere Hautfalte, *Frenulum* genannt. Darüber, ob dieses Frenulum eine Vereinigung der großen oder der kleinen Schamlippen darstellt, herrscht keine einheitliche Auffassung.

Der Kitzler (Klitoris) entspricht entwicklungsgeschichtlich dem Penis des Mannes. Man unterscheidet an ihm die Schenkel (Crura clitoridis), den Körper (Corpus clitoridis) und die Eichel (Glans clitoridis). Durch Zusammenschluß der beiden Schenkel entsteht das Corpus clitoridis, das in der Glans endet.

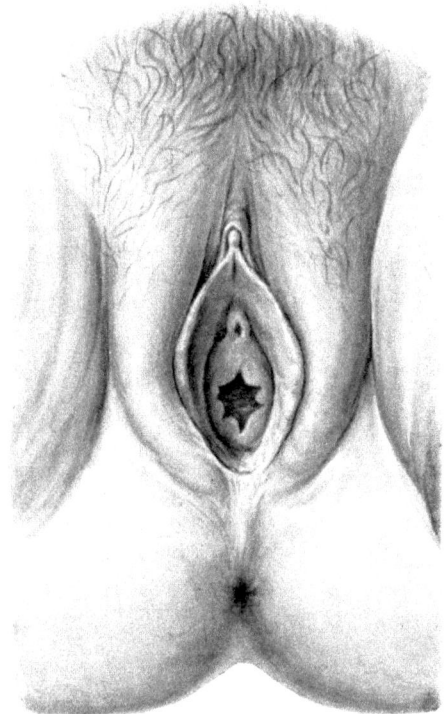

Abb. 18. Die äußeren Geschlechtsorgane.

Die Klitoris tritt normalerweise kaum über das Niveau heraus. Nur ausnahmsweise ist sie einige Zentimeter lang. Sie ist ein erektiles, nervös außerordentlich gut versorgtes und deshalb sehr empfindliches Organ. Das Corpus cavernosum clitoridis zeigt eine ähnliche Beschaffenheit wie das Corpus cavernosum des Penis. Es besteht aus einem blutgefüllten kavernösen System, dessen Wandungen von glatten Muskelzellen und Bindegewebe gebildet werden. Zuführendes Gefäß ist die A. clitoridis, ein Ast der A. pudenda (pudendalis) interna. Die Gefäße der Klitoris stehen mit denen des Bulbus vestibuli in Verbindung. Verletzungen des Kitzlers bringen, der reichlichen Blutversorgung wegen, starke Blutungen mit sich.

Manche wilden Volksstämme führen noch heutzutage die Klitoridektomie sowie die Vernähung der kleinen Labien nach Anfrischung ihrer Ränder (Infibulatio) aus, so daß nur eine kleine Öffnung zurückbleibt, die eben zur Entleerung des Blaseninhaltes und des Menstruationsblutes ausreichend ist. Die so verschlossene Vulva wird vor der Hochzeit durch eine neue Operation eröffnet.

Durch Auseinanderspreizen der kleinen Labien kann der *Vorhof (Vestibulum)* sichtbar gemacht werden. Er ist vorne durch die Klitoris, seitlich von den kleinen Labien, weiter unten von den großen Labien und rückwärts durch das Frenulum begrenzt. Den untersten Abschnitt des Vestibulum nennt man *Fossa navicularis*. Unterhalb der Klitoris ist die äußere Öffnung der Harnröhre gelegen. Ihr zu beiden Seiten liegt der Bulbus vestibuli, ein aus dichtem, venösem Geflecht bestehendes Corpus cavernosum. Von außen her umgibt den Bulbus vestibuli der M. bulbocavernosus, auch Constrictor cunni genannt. Beiderseits der äußeren Harnröhrenöffnung, etwas mehr nach unten, sieht man die paraurethralen Gänge *(Skene)*. Werden diese Gänge beim Katheterisieren mit der Harnröhre verwechselt, so können dadurch Verletzungen entstehen. Andererseits halten sich in ihnen Gonokokken über lange Zeit virulent. An der Innenfläche der kleinen

Labien, unter dem Bulbus vestibuli, ist beiderseits der nadeldicke Ausführungsgang der im unteren Drittel der großen Schamlippen eingebetteten BARTHOLINIschen Drüsen *(Glandulae vestibulares majores)* zu sehen. Diese Drüsen von Bohnengröße entsprechen den COWPERschen Drüsen beim Manne und haben die Aufgabe, den Scheideneingang mit schleimigem Sekret zu befeuchten. Bei entzündlicher Erkrankung oder Verlegung und Erweiterung des Ausführungsganges können sie zur Größe eines Hühnereies anschwellen.

Der *Hymen* stellt ein aus reichlich elastischen Fasern bestehendes Häutchen dar, dessen äußere und innere Oberfläche von einem mehrschichtigen Plattenepithel überzogen ist. Seine Form und Dicke sind recht unterschiedlich. Meist hat er eine halbmondförmige Gestalt (semilunaris), kann aber auch ringförmig (annularis) oder gefenstert sein (fenestratus) und bisweilen ein medianes Septum aufweisen (subseptus).

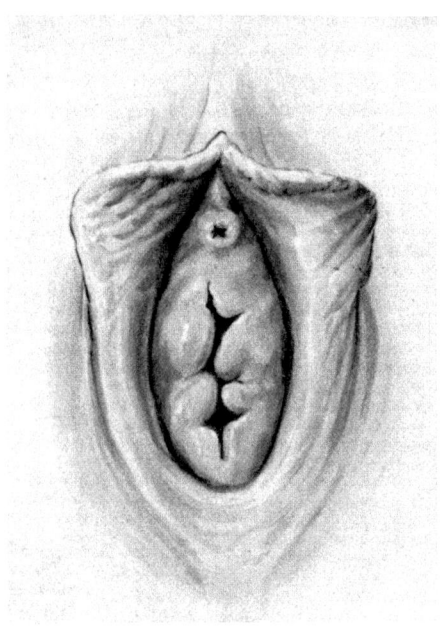

Abb. 19. Hymen einer Frau, die noch nicht geboren hat.

Manchmal besitzt er viele kleine Öffnungen (cribriformis) oder ist auch vollkommen verschlossen (imperforatus) usw. Beim ersten Geschlechtsverkehr zerreißt er in der Regel, erkenntlich an bis zur Basis reichenden Rissen und Narben (Abb. 19). In Ausnahmefällen jedoch bleibt er infolge außerordentlicher Dehnbarkeit und Elastizität erhalten. Die Defloration geht mit einer Blutung einher, die unter Umständen so stark sein kann, daß sie zu einer akuten Anämie führt. Bei der Geburt wird der Hymen zerstört, so daß nur kleine Knötchen übrig bleiben (Carunculae myrtiformes, Abb. 20).

Die inneren Geschlechtsorgane.

Durch den Hymen vom Introitus getrennt, liegt zwischen Harnblase und Rectum die *Scheide (Vagina)*. Sie ist ein dehnbarer Schlauch von etwa 10 cm Länge und dient dreierlei Aufgaben:

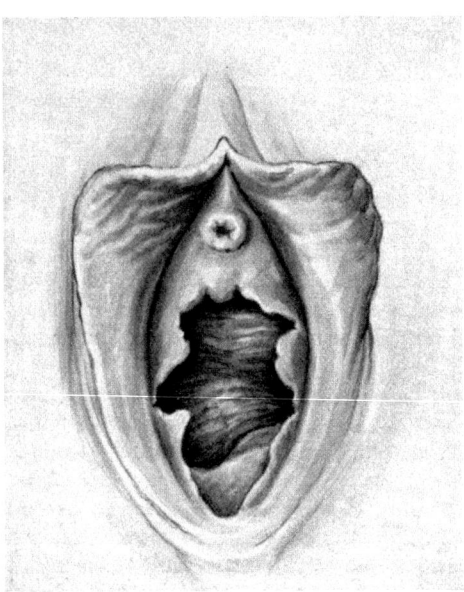

Abb. 20. Hymen einer Frau, die schon geboren hat.

1. Es entleert sich durch sie das Sekret der Gebärmutter sowie das Menstruationsblut.

Die inneren Geschlechtsorgane.

2. Sie nimmt bei der Kohabitation den Penis auf. Aus ihr wandern die Spermatozoen aufwärts in die Gebärmutter.

3. Bei der Geburt bildet sie einen Teil des Geburtskanales.

Ihre beiden Wände, die Vorder- und Rückwand, tragen eine große Anzahl von Querfalten (Columna rugarum anterior et posterior). An der Stelle, die der Harnröhre entspricht, findet man einen dicken Wulst. Dieser sog. Harnröhrenwulst ist besonders in der Schwangerschaft deutlich sichtbar und sehr bald livide verfärbt. Mit steigender Geburtenzahl flachen sich die Querfalten mehr und mehr ab. Die Scheide bildet nicht (wie man vielleicht annehmen möchte) einen Längsspalt sondern einen Querspalt. Er kommt dadurch zustande, daß die vordere und hintere Scheidenwand dicht aneinander liegen. Der Querschnitt der Scheide ist also ├────┤-förmig, was bereits Henle festgestellt hat.

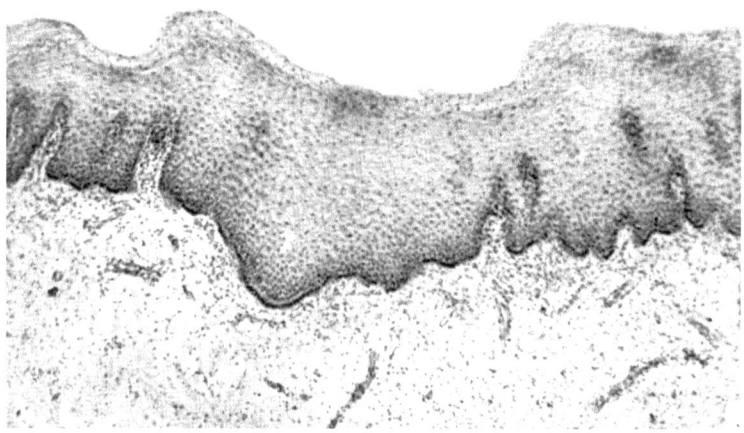

Abb. 21. Das histologische Bild der Scheidenwand.

Aufgebaut ist die Scheidenwand (Abb. 21) aus drei Gewebsschichten, nämlich aus einer Schleimhaut, einer Muskelschicht und einer Adventitia. Die Schleimhaut wiederum setzt sich aus einer oberflächlichen Epithelschicht und einem darunter gelegenen subepithalialen Bindegewebe (Tunica propria) zusammen. Bei der geschlechtsreifen Frau finden wir in der Scheide ein geschichtetes, nicht verhornendes Plattenepithel, dessen unterste Lage, das Stratum germinativum, aus 3—4 übereinanderliegenden, kubischen Zellschichten besteht. Ihr Protoplasma färbt sich dunkel. Auf dieser ersten Schicht liegt eine ebenfalls kubische oder polygonale Zellage, deren Einzelreihen sich in Richtung auf die Oberfläche mehr und mehr abflachen. Die Tunica propria besteht aus einem gefäßreichen Bindegewebe, welches hohe, stellenweise sehr schlanke, in das Epithel hineinragende Papillen trägt. In diesem Bindegewebe liegen außerdem zahlreiche, netzförmig angeordnete elastische Fasern. Bei der geschlechtsreifen Frau enthält das Scheidenepithel sehr viel Glykogen, am meisten in den obersten Zellschichten.

Das Scheidenepithel der Nagetiere verändert sich, dem menstruellen Cyclus entsprechend, auf sehr charakteristische Weise. Die einzelnen Phasen dieser Veränderung lassen sich an Abstrichen des Vaginalsekrets nachweisen. Einige Autoren sind der Meinung, auch die menschliche Vagina weise derartige cyclische Änderungen auf. Wird diese Ansicht auch nicht allgemein anerkannt, so kann man doch zweifellos im Prämenstruum eine Verdickung der Vaginalschleimhaut feststellen.

In der Scheidenwand findet man unter normalen Verhältnissen keine Schleimdrüsen, so daß in strengem Sinne von einer Schleimhaut nicht die Rede sein kann. Das Scheidensekret der gesunden Frau ist ein Transsudat, das mit von der Oberfläche abgeschilferten Zellen vermengt ist und infolge seines Milchsäuregehaltes sauer reagiert. Im Sekret der gesunden Frau findet man vom Kindesalter an grampositive, sog. DÖDERLEINsche *Bacillen* (Abb. 22), die durch Produktion von Milchsäure aus dem Glykogen des Scheidenepithels dem Sekret die normale Acidität sichern. Das subepitheliale Bindegewebe der Scheide wird von einer Muskelschicht umgeben, und zwar von einer inneren zirkulären und einer äußeren

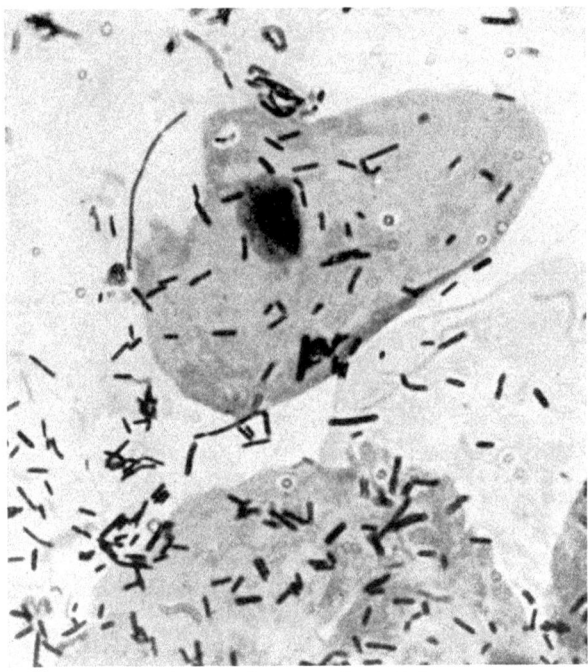

Abb. 22. DÖDERLEINsche Stäbchen.

longitudinalen Schicht, die nur schwer voneinander zu trennen sind. Die Muskelfasern werden von elastischen Bindegewebsanteilen durchflochten und hängen mit der Adventitia vaginae zusammen.

Das innere Ende der Scheide ist sackartig blind verschlossen und endet mit dem *Scheidengewölbe* (Fornix vaginae). In dieses ist die Portio vaginalis uteri eingelassen; dadurch wird es in ein vorderes und hinteres Gewölbe und in zwei seitliche Partien unterteilt.

Das hintere Scheidengewölbe ist länger und reicht höher an der Portio hinauf (Receptaculum seminis) als das vordere.

Die Gebärmutter (Uterus) ist ein birnförmiges, abgeplattetes Hohlorgan, das ungefähr 7—8 cm lang, 4 cm breit und in sagittaler Richtung 3 cm dick ist. Wir unterscheiden zwei Teile: das schmalere untere, als *Gebärmutterhals (Cervix uteri)* bezeichnete Drittel, dessen in die Vagina ragenden Teil man Portio vaginalis nennt, und die oberen zwei Drittel, die den *Gebärmutterkörper (Corpus uteri)* bilden. An der Übergangsstelle von der Cervix zum Korpus liegt der *innere Muttermund* (Ostium anatomicum internum). Der Cervicalkanal stellt einen durchgängigen Verbindungsweg zwischen innerem und äußerem Muttermund dar, ist spindelförmig und mündet mit dem *äußeren Muttermund* (Ostium anatomicum externum) in das Scheidengewölbe. Geburtshilflich betrachtet gibt es noch einen dritten Gebärmutterabschnitt: den *Isthmus uteri* (Abb. 23). Dieser erstreckt sich vom inneren Muttermund nach außen bis zum Ostium histologicum und unterscheidet sich im histologischen Aufbau seiner Schleimhaut von dem der Cervix. Das obere verbreiterte Ende des Gebärmutterkörpers ist der *Gebärmuttergrund (Fundus uteri)*. Während die starke Wandung des Gebärmutterkörpers von kompliziert angeordneten Muskelfasern gebildet wird, ist die Muskulatur des Halsteiles wesentlich schwächer. Hier tritt die bindegewebige Struktur deutlich hervor, und der Gehalt an elastischen Fasern ist stark erhöht. Dieser Bau entspricht auch der Aufgabe, die während der Geburt zu leisten ist. Im Gegensatz zum Gebärmutterkörper, der durch Kontraktion aktive Arbeit vollbringt, wird der dem Uterushals entsprechende Teil lediglich passiv gedehnt und eröffnet. Interessant ist die Rolle des Isthmus uteri. Während er außerhalb der Schwangerschaft einen Teil der Cervix bildet, erweitert er sich vom dritten Graviditätsmonat an, wird in die Gebärmutterhöhle miteinbezogen und hat so an der Bildung des Fruchthalters teil. Unter der Geburt stellt er einen Teil des unteren Uterinsegmentes dar.

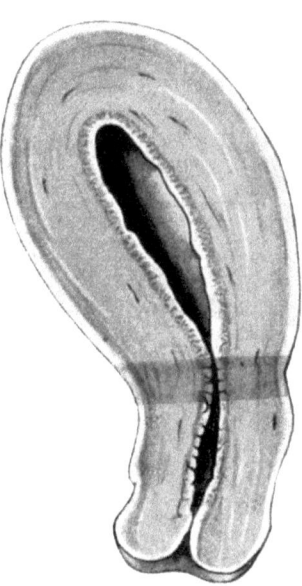

Abb. 23. Isthmus uteri (rot bezeichnet).

Die Anordnung der Uteruskörpermuskulatur ist äußerst kompliziert, und man muß zugeben, daß wir auch heute noch nicht genau orientiert sind. Der Franzose HÉLIE hat hierüber 14 und der Deutsche BAYER 20 Jahre gearbeitet. Bis in die neueste Zeit war man der Ansicht, die Muskulatur des Uteruskörpers bestehe aus drei Schichten, einer äußeren, die kappenartig den Gebärmutterkörper bedeckt, einer inneren mit sphincterartiger Anordnung um die Einmündungsstellen der Tuben und des Cervicalkanals und einer dritten, zwischen beiden gelegenen Schicht eines dicht verflochtenen Fasersystems. Auf Grund der GOERTTLERschen Untersuchungen steht man heute auf dem Standpunkt, die Muskulatur des Corpus uteri weise nicht die oben beschriebene Struktur auf, sondern sei aus zwei sich spiralig kreuzenden, gitterartigen Fasersystemen aufgebaut (Abb. 24). Sphincterartig angeordnete Fasern hat GOERTTLER weder an der Tubenmündung noch um den inneren Muttermund herum gefunden.

Die *Schleimhaut (Endometrium)* des Gebärmutterkörpers ist anders gebaut als die Auskleidung des spindeligen Cervicalkanals. An der Vorder- und Hinterwand des Cervicalkanals bildet sie zur Mitte gerichtete, nach unten konvergierende *palmenartige Falten (Plicae palmatae seu Arbor vitae)*. Die Drüsen des Halsteiles erzeugen ein alkalisches, klebriges, glasiges Sekret, das den Cervicalkanal vollkommen ausfüllt und das Uteruscavum dadurch bis zu einem gewissen Grade vor dem Aufsteigen von Krankheitserregern schützt. Die Schleimhaut (Abb. 25) ist relativ zellarm, jedoch faserreich. An der Oberfläche findet man ein hohes, zylindrisches, reichlich schleimerzeugendes Epithel mit basal liegendem Zellkern. Eben dieses Epithel kleidet auch die tubulösen, wenig verzweigten, hirschgeweihähnlichen, etwa 1 mm in die Tiefe reichenden Drüsen aus. In ihren Hohlräumen findet sich viel Schleim. Die Schleimhaut ist nur unscharf von der Muskelschicht abgesetzt, und manche Drüsenschläuche dringen zwischen die oberflächlichen Muskelbündel ein. An den cyclischen Veränderungen nimmt die Cervixschleimhaut nicht teil.

Der äußere Muttermund hat die Form einer rundlichen Vertiefung (grübchenförmig, Abb. 26), oder ist quergespalten, je nachdem, ob eine Frau geboren hat oder nicht (Abb. 27). Das Epithel, das die Portio vaginalis von außen bekleidet, stellt die Fortsetzung des Scheidenepithels dar und ist deshalb ein mehrschichtiges, normalerweise drüsenloses Plattenepithel. Manchmal reichen jedoch die Verästelungen der cervicalen Drüsen bis unter das Oberflächenepithel der Portio. Verstopfen sich die Ausführungsgänge, so entstehen kleine Retentionscysten, die die Oberfläche der Portio vorbuckeln und ihrem Epithel ein dünnes, durchscheinendes Aussehen verleihen. Diese Vorwölbungen werden als *Nabothseier (Ovula Nabothi)* bezeichnet. Das Zylinderepithel des Cervicalkanals setzt sich scharf vom mehrschichtigen Plattenepithel der Portio ab. Bisweilen reicht es aber auch über den äußeren Muttermund hinaus *(Pseudoerosion)*.

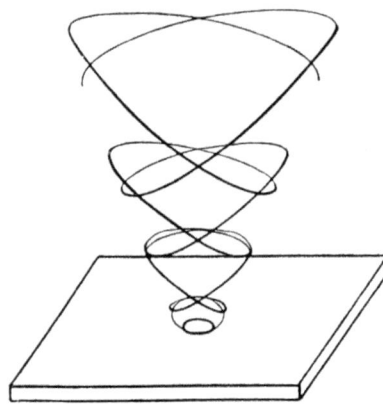

Abb. 24. Schematische Darstellung der Gebärmuttermuskulatur (nach GÖRTTLER).

Die Muskulatur des Gebärmutterkörpers schließt einen sagittal abgeplatteten Hohlraum (Cavum uteri) ein, der auf dem Frontalschnitt dreieckig erscheint. Seine Schleimhaut (Endometrium corporis) weist keine Falten auf. Von einer ruhenden Korpusschleimhaut kann man lediglich außerhalb der Geschlechtsreife (Kindesalter, Menopause) sprechen, da sie zur Zeit der Geschlechtsreife cyclischen Veränderungen unterworfen ist. Das Endometrium corporis besteht im Kindesalter aus einem dichten Stroma mit schlauchförmigen, gelegentlich etwas geschlängelten Drüsen. Diese sowie die Schleimhautoberfläche sind mit einem einschichtigen Zylinderepithel bedeckt. Im Stroma breitet sich ein Gefäßsystem aus, dessen senkrecht zur Oberfläche verlaufende Äste unmittelbar unter ihr ein feines capilläres Netz bilden. Die Grenze Schleimhaut-Muskulatur ist ziemlich scharf ausgeprägt; eine Submucosa fehlt. Ähnlich ist der Aufbau des Endometrium corporis in der Menopause, wobei aber manchmal cystisch erweiterte Drüsenlumina zu finden sind.

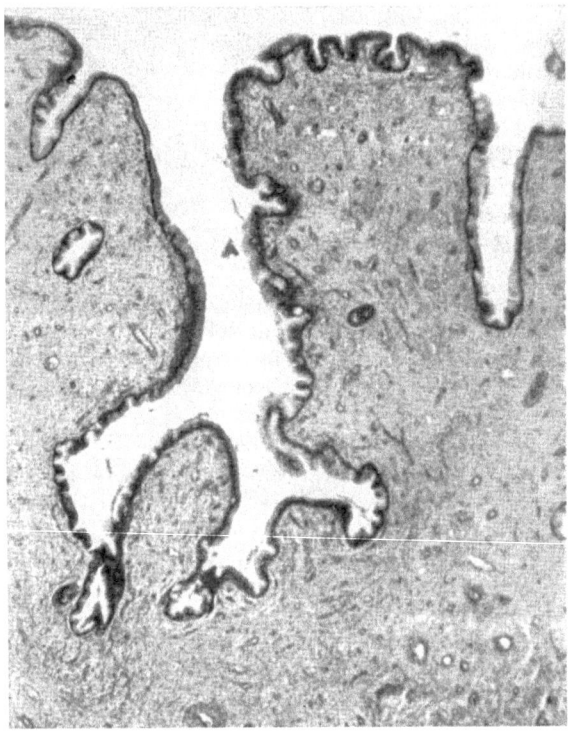

Abb. 25. Das histologische Bild der Cervixschleimhaut.

Die inneren Geschlechtsorgane. 21

Demgegenüber unterliegt die Korpusschleimhaut — wie erwähnt — zur Zeit der Geschlechtsreife (also von der Pubertät bis zur Menopause) dem Rhythmus des ovariellen Cyclus entsprechend laufenden Veränderungen (s. S. 56).

Betrachtet man die Mucosa des Isthmus uteri makroskopisch, so gleicht sie der Cervicalschleimhaut. Unter dem Mikroskop jedoch zeigt sie ähnlichen Aufbau wie die Schleimhaut des Corpus uteri. Von ihr unterscheidet sie sich allerdings durch geringere Dicke, relative Armut an Drüsen und durch unscharfe

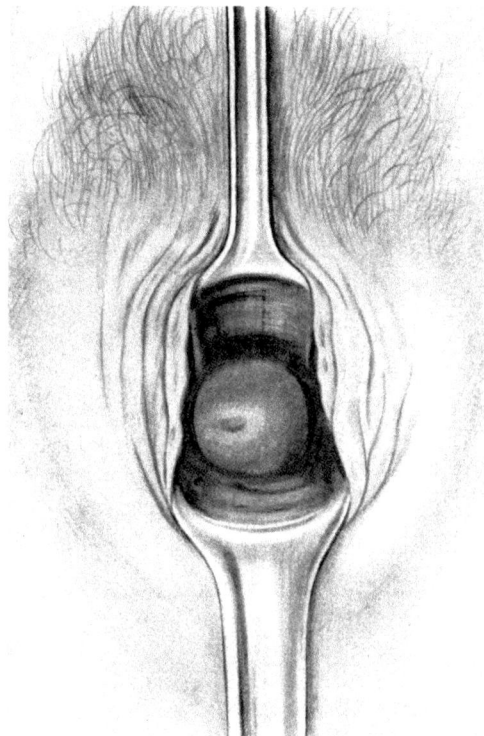 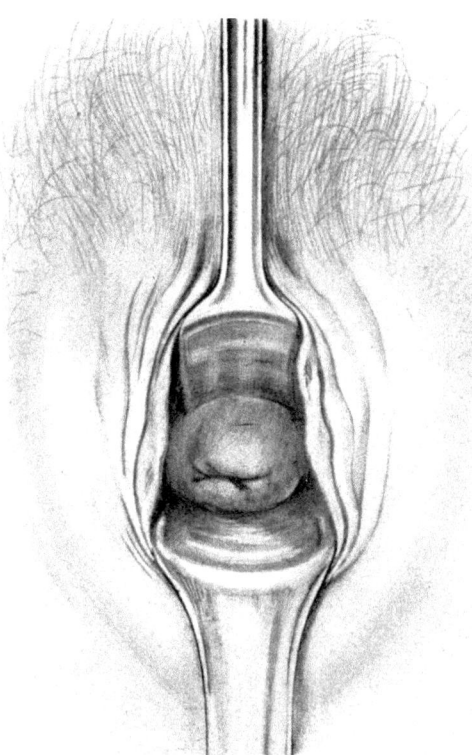

Abb. 26. Muttermund einer Frau, die noch nicht geboren hat.

Abb. 27. Muttermund einer Frau, die schon geboren hat.

Grenzziehung zwischen drüsigen und muskulären Elementen. Die Schleimhaut des Isthmus nimmt an den cyclischen Prozessen nur in geringem Ausmaße teil. In den unteren cervixnahen Abschnitten der Isthmusschleimhaut wird bereits etwas Schleim gebildet. Die Muskulatur des Isthmus ist lockerer, wird von vielen Bindegewebselementen durchsetzt und enthält zahlreiche, starkwandige Gefäße. Während der Schwangerschaft bildet der Isthmus, wie erwähnt, einen Teil des Fruchthalters; bei der Geburt wird er dem unteren Uterinsegment zugerechnet.

Die Gebärmutterschleimhaut trägt in inselartiger Anordnung einen Flimmerbesatz (es wechseln also Stellen mit und ohne Flimmerepithel ab). Der Flimmerstrom ist vom Fundus nach dem äußeren Muttermund zu gerichtet und in den Drüsen vom Drüsengrund zur Drüsenöffnung hin.

Das Bauchfell (Peritoneum seu Serosa uteri), das die Gebärmutter überzieht (subperitoneale Lage des Uterus), ist mit der Muskulatur des Corpus uteri fest verwachsen, während es an allen übrigen Stellen nur eine lockere Verbindung aufweist. An der Vorderseite schlägt sich das Peritoneum in Höhe des inneren

Muttermundes auf die Blase um, hinter der Gebärmutter jedoch reicht es bis zum Scheidengewölbe hinab, um dann erst auf das Rectum überzugreifen. Die vordere Umschlagfalte des Bauchfells wird *Excavatio vesicouterina*, die hintere, tiefere *Excavatio rectouterina* (DOUGLASscher Raum) genannt (Abb. 28). Aus diesem Verlauf des Bauchfells ergibt sich, daß die vordere und die beiden seitlichen Cervixwände sowie beide Seitenkanten des Uteruskörpers nicht unmittelbar vom Peritoneum bedeckt sind. Das Bauchfell ist über die rechte und linke Tube wie über eine Leine geschlagen, fällt mit einem vorderen und hinteren Blatt nach

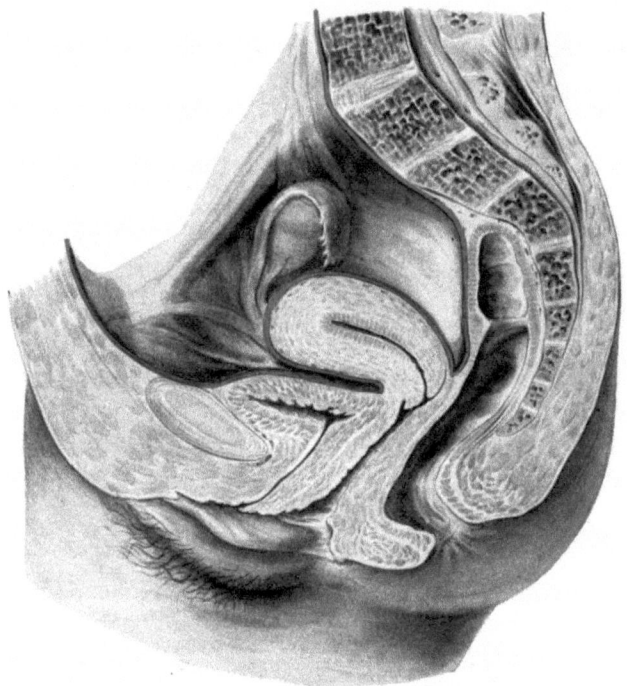

Abb. 28. Die vordere und hintere Umschlagsfalte des Peritoneum.

unten und bildet somit eine Bauchfellduplikatur (das *breite Gebärmutterband, Ligamentum latum, Plica lata uteri*). Nach Bildung der erwähnten Duplikatur gehen die zwei Bauchfellblätter zu jeder Seite sowie vorne und hinten in das Beckenperitoneum über. Was zwischen vorderem und hinterem Blatt liegt, wird als intraligamentär, was unterhalb davon liegt, als sub- oder extraperitoneal bezeichnet.

Histologisch besteht das Bauchfell aus faserigem, zellarmem Bindegewebe, dessen Oberfläche mit Endothel überkleidet ist.

Von der rechten und linken Fundusecke nehmen je drei strangartige, rundliche Gebilde ihren Ausgang: die beiden *Ligamenta rotunda (Chordae uteroinquinales)*, die beiden *Ligamenta ovarii propria (Chordae uteroovaricae)* und die beiden *Eileiter (Tubae uterinae)*.

Die Ligamenta rotunda haben ihren Ursprung unterhalb der Fundusecken, ziehen von hier aus intraligamentär weiter, indem sie das vordere Blatt des Ligamentum latum faltenartig abheben und wenden sich in leichtem Bogen neben der Blase zur Beckenwand. Sie treten durch den inneren Leistenring in den Leistenkanal ein, durchziehen diesen und verlieren sich im Unterhautbindegewebe der großen Schamlippen. Die runden Bänder bestehen aus Bindegewebe und glatten, der Gebärmutterwand entstammenden Muskelbündeln. Sie sind individuell verschieden stark entwickelt und erreichen während der Schwangerschaft infolge der dann herrschenden Blutfülle besondere Mächtigkeit. Sie haben die Aufgabe, den Uterus in Anteflexion zu halten.

Unter dem hinteren Blatt des Ligamentum latum zieht beiderseits je ein Ligamentum ovarii proprium und fixiert den uterinen Pol des Eierstockes an die Gebärmutter. Im histologischen Bau ist es dem Ligamentum rotundum gleich.

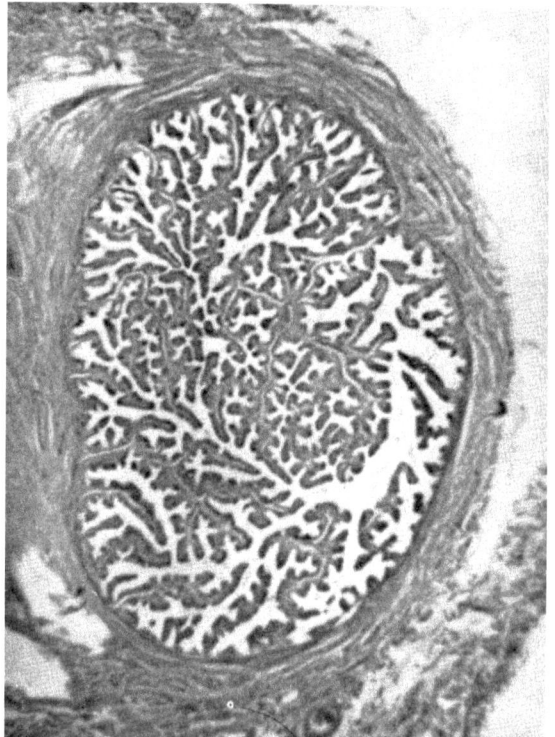

Abb. 29. Querschnitt aus dem ampullären Tubenteil.

Ebenfalls unter dem hinteren Blatt des Ligamentum latum, jedoch erst in Höhe des inneren Muttermundes, setzt beiderseits das *Ligamentum sacrouterinum* an. Es zieht den Gebärmutterhals etwas nach hinten. Auch dieses Band besteht aus Bindegewebe und glatten Muskelfasern.

Zwischen Ligamentum rotundum und Ligamentum ovarii proprium, und zwar etwas höher als diese verläuft in der oberen Falte des Ligamentum latum beiderseits ein *Eileiter (Tuba uterina Fallopii)*. Sie entspringen an den Tubenecken des Gebärmutterkörpers und ziehen in sanftem Bogen seitwärts. Ihr uterines Ende ist eng und kaum sondierbar; ihr abdominales dagegen ist trichterförmig erweitert und mündet frei in die Bauchhöhle (Ostium abdominale seu Infundibulum tubae). Das Ostium abdominale ist mit Fransen (Fimbriae tubae) besetzt, deren längste dem Ovarium als Fimbria ovarica aufliegt.

Am Eileiter unterscheidet man drei Teile: die Pars interstitialis oder intramuralis, den engsten Teil der Tube, der innerhalb der Uteruswand gelegen ist; daran anschließend die etwas dickere Pars isthmica, welche nach außen zu in die immer weiter werdende Pars ampullaris übergeht. Die Pars interstitialis durchzieht in leicht nach oben konvexem Bogen die Uteruswand. Der Verlauf des isthmischen Teiles ist waagerecht, während der ampulläre Teil gleich dem interstitiellen eine Biegung aufweist; er neigt sich dem vorderen Rande des Eierstockes zu. Stärkere Schlängelung des Eileiters bei einer erwachsenen Frau ist ein Zeichen von Infantilismus.

Die Schleimhaut des Eileiters ist im ampullären Teil locker, gut verschieblich und bildet eine Unmenge Falten (Labyrinthus tubae) (Abb. 29). Im isthmischen

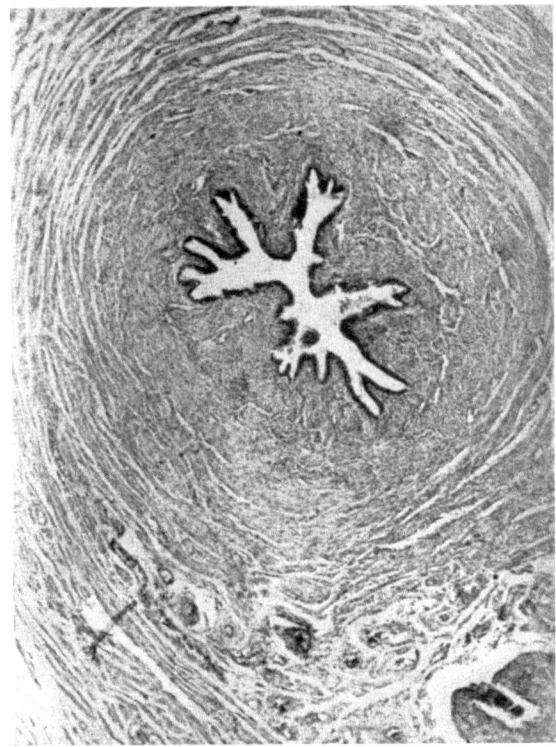

Abb. 30. Querschnitt aus dem isthmischen Tubenteil.

Teil hingegen ist sie dünner, straffer und weniger faltenreich (Abb. 30), während sie schließlich im intramuralen Abschnitt abgeflacht und glatt wird. Im histologischen Bild zeigt der Tubenquerschnitt einen Aufbau aus drei Schichten: Außen ist das Bauchfell (Tunica serosa), bestehend aus einer Bindegewebsplatte mit endothelialem Überzug. In der Mitte sieht man eine Muskelschicht, die leicht eine äußere longitudinale von einer inneren zirkulären Schicht unterscheiden läßt. Die erstere ist im ampullären Teil, die zirkuläre im isthmischen stärker entwickelt. Als letzte Schicht findet man, zugleich als Innenauskleidung unmittelbar der Tubenwandung aufliegend, die Schleimhaut. Ihre Falten tragen ein einreihiges Zylinderepithel mit Flimmerbesatz, der nach Ansicht mancher Autoren über die ganze Innenfläche der Tube ausgebreitet ist, nach Meinung anderer hingegen nur in inselförmiger Ausbreitung gefunden werden soll. In der Bindegewebsschicht liegt ein reich verzweigtes Capillarsystem. Nach Ansicht von NOVAK-EVERETT nimmt die Tubenschleimhaut an den cyclischen Veränderungen teil, allerdings nicht in so ausgesprochener Weise wie die Uterusschleimhaut.

Die Eierstöcke (Ovarien) sind pflaumengroße, abgeflachte Organe mit einem lateralen tubaren und einem medialen uterinen Pol. Ihre hintere gewölbte freie Fläche wird als Margo liber bezeichnet, der vordere, in eine Tasche des hinteren Ligamentblattes eingefügte flache Teil als Margo mesovaricus. Ein

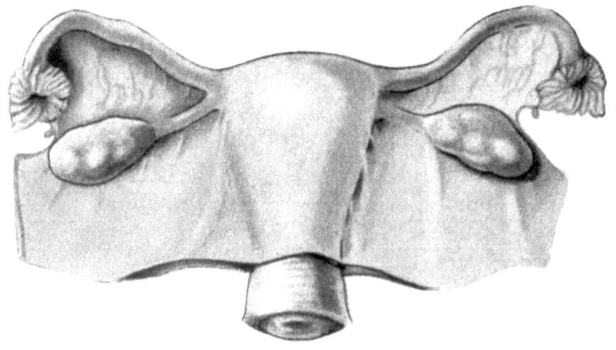
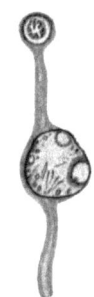

Abb. 31. Das Verhältnis des Peritoneum zu den inneren Geschlechtsorganen.

Abb. 32. Das Verhältnis des Peritoneum zu Tube und Ovar (Sagittalschnitt).

kleiner Teil des Ovarium liegt also intraligamentär (Abb. 31 und 32). Zu diesem intraligamentär gelegenen Teil (Hilus ovarii) führen in einer Bauchfellduplikatur (Mesovarium) die ernährenden Gefäße. An der Grenze des intraligamentär

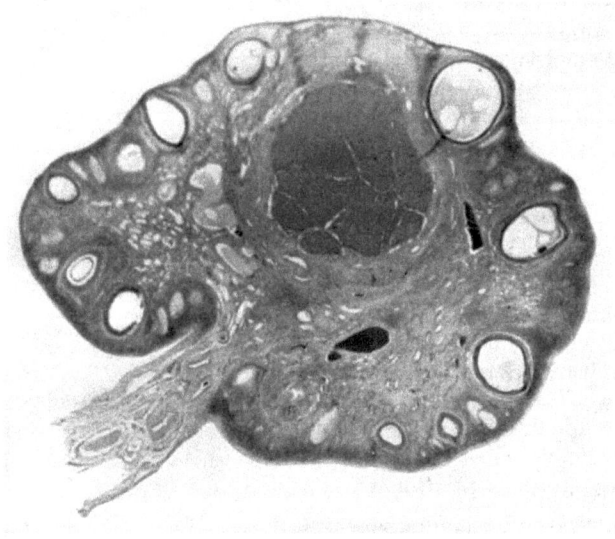

Abb. 33. Lupenaufnahme des Ovar.

gelegenen Teiles endet das Bauchfell in einer scharfen Linie, der FARRÉ-WALDEYERschen Linie. Der uterine Pol des Ovarium ist durch das Ligamentum ovarii proprium am Gebärmutterkörper, sein tubarer Pol mittels des Ligamentum infundibulopelvicum (Ligamentum suspensorium ovarii, Plica suspensoria ovarii) an der seitlichen Beckenwand aufgehängt. Das Ligamentum suspensorium ovarii enthält neben glatten Muskelbündeln auch die A. und V. ovarica sowie den Plexus ovaricus. Das Ligamentum latum wird durch das Ligamentum suspensorium ovarii, durch die Grenzlinie des Mesovarium und durch das Ligamentum ovarii proprium in einen oberen (Mesosalpinx) und einen unteren Abschnitt (Mesometrium) unterteilt. Die einander berührenden Blätter der Mesosalpinx halten die Tube in ihrer Lage fest. An der seitlichen Beckenwand findet sich rechts und links je eine kleine Nische (Fossa ovarica), in der die Eierstöcke liegen

Die Oebrfläche der Ovarien ist bis zum Einsetzen ihrer Funktion in der Pubertät glatt. Später wird sie allmählich uneben, und nach Sistieren der ovariellen Tätigkeit ist sie mit Narben bedeckt und zusammengeschrumpft.

Die Schnittfläche des Eierstockes ist von grauer Farbe und läßt eine äußere Rinden- und eine innere Markschicht unterscheiden. Die Rindenschicht wird nach außen zu vom Keimepithel überzogen. Das lockere Bindegewebe der Marksubstanz stellt eine Fortsetzung des Mesovar dar und enthält Gefäße, Nerven und glatte funktionstüchtige Muskelbündel. Im Rindengebiet findet man Follikel sämtlicher Reifestadien (Abb. 33). Außerdem können die verschiedenen Stufen der Gelbkörperentwicklung beobachtet werden.

Kurz erwähnt sei fernerhin der rudimentäre Überrest der Urniere, das *Epoophoron oder Parovarium* und das *Paroophoron*. Das erste ist ihr kranialer, das zweite ihr caudaler rudimentärer Abschnitt. Das Epoophoron liegt zwischen Ovar und Eileiter innerhalb der Blätter des Ligamentum latum. Im durchfallenden Licht gleicht es einem Kamm, dessen Zähne (Ductus epoophori transversi) den Urnierenkanälchen entsprechen. Der sie verbindende längliche Strang (Ductus epoophorus longitudinalis) ist ein Überbleibsel des WOLFFschen Ganges. Der WOLFFsche Gang kann gelegentlich persistieren. In solchen Fällen findet man ihn seitlich vom Uterus bis zur Portio, eventuell sogar bis in das paravaginale Bindegewebe hinunterreichend (GARTNERscher Gang). Das Paroophoron, der caudale Anteil der Urniere, ist zwischen den Verästelungen der A. ovarica, in der Nähe des vorderen Blattes des Ligamentum latum zu finden (RIELÄNDER). Es besteht aus einigen leicht gewundenen Röhrchen, deren Epithelauskleidung im Gegensatz zum Epoophoron keinen Flimmerbesatz aufweist.

Die weiblichen Harnorgane.

Die *Harnblase (Vesica urinaria)* liegt innerhalb des kleinen Beckens zwischen Symphyse und Gebärmutter. In leerem Zustande ist sie flach; Hinter- und Vorderwand liegen aneinander. Die gefüllte Blase hingegen nimmt eine eiförmige, in sagittaler Richtung leicht abgeplattete Gestalt an. Bei Überfüllung jedoch wird sie kugelförmig. Die Blasenkapazität, die normalerweise etwa 300 cm^3 beträgt, kann bei Harnverhaltung auf 600 cm^3 und mehr gesteigert werden. In gefülltem Zustande drängt die Blase den Uterus nach oben und hinten; bei Überfüllung überragt sie selbst die Symphyse.

Man kann die Blase in drei Abschnitte unterteilen:
1. den Blasengrund (Fundus vesicae), 2. den Blasenkörper (Corpus vesicae), 3. den Blasenscheitel (Vertex vesicae). Der vordere Teil des Blasengrundes wird durch das Blasendreieck (Trigonum *Lieutaudi*) gebildet. Es ist dies der Raum, der zwischen den beiden Ureterenostien und der inneren Harnröhrenöffnung liegt. Während der hintere Teil des Blasengrundes auf dem vorderen Scheidengewölbe ruht und mit der Cervix nur durch das lockere präcervicale Gewebe verbunden ist, sitzt das Trigonum fest der vorderen Scheidenwand auf.

Die Innenfläche ist bei gefüllter Blase glatt, bei halbgefüllter oder leerer hingegen bilden sich *zahlreiche Falten*, die jedoch im Gebiet des Blasendreieckes vermißt werden, weil hier die Submucosa fehlt. Die Schleimhaut ist durch straffes Bindegewebe an die Muskulatur geheftet.

Die Harnröhrenöffnung (Orificium internum urethrae) ist rundlich. Von ihr gehen radiäre Falten aus.

Die *Harnleiter (Ureteren)* durchsetzen die Muskulatur des Blasengrundes auf beiden Seiten in schräger Richtung. In die Submucosa eingebettet heben sie die Schleimhaut in je einer schräg verlaufenden Längsfalte (Plica ureterica) ab, die allmählich flacher werdend in das Trigonum übergeht. Am vorderen Ende dieser Falten befindet sich beiderseits die Ureteröffnung. Die obere Begrenzung des Trigonum wird durch die Plica interureterica, eine Falte, die von einem Ostium zum anderen verläuft, gebildet. Im Bereich des Trigonum liegen zerstreut einige Schleimdrüsen (Glandulae trigonales, vesicales), während die übrige Blasenschleimhaut von Drüsen frei ist. Die Blasenwand ist aus drei Schichten zusammengesetzt. Die Hauptmasse der Wandung besteht aus Muskelgewebe (Tunica muscularis, Detrusor vesicae), quer und längs verlaufenden, sich innig durchflechtenden, glatten Muskelbündeln. Eine Submucosa trennt die Muskulatur von der Schleimhaut (Tunica serosa), welche ein sog. Übergangsepithel trägt. Das Bauchfell (Tunica serosa) bedeckt nur den Blasenscheitel und den obersten Teil der Blasenhinterwand. Bei starker Füllung, wenn sich die Blase hebt, werden größere Partien vom Bauchfell überzogen.

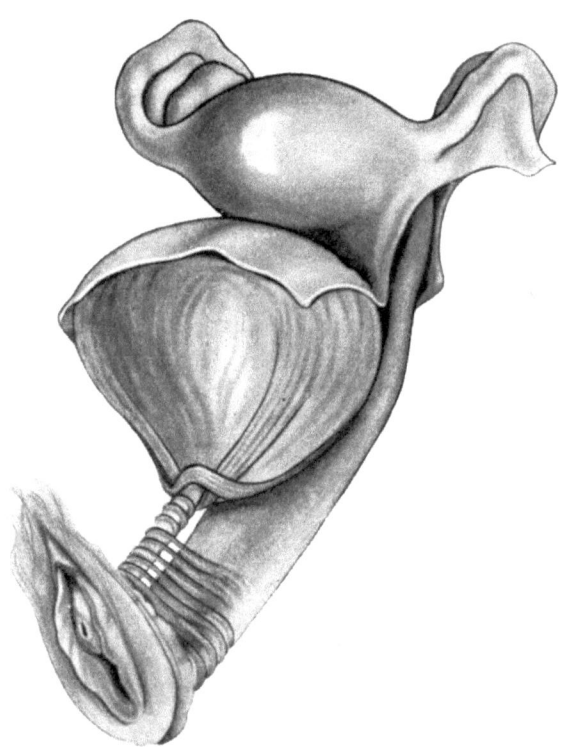

Abb. 34. Schließapparat der Blase und Urethra.

Die Entleerung der Blase wird durch eine konzentrische Kontraktion der Muskulatur bewirkt. Dabei nähert sich die Hinterwand allmählich der vorderen. Die Lage des Trigonum ändert sich aber dadurch nicht; denn dieses sitzt, wie bereits erwähnt, mittels des Septum vesicovaginale fest dem vorderen Scheidengewölbe auf. Den Verschluß der Blase regelt der das Orificium internum umfassende Sphincter vesicae (M. urethrotrigonalis) (Abb. 34). Abweichend von anderen Schließmuskeln (wie z. B. dem Sphincter ani externus) sind seine Fasern nicht ringförmig angeordnet, sondern bilden, wie HEISS und LÜDINGHAUSEN festgestellt haben, zwei hufeisenförmige, glatte Muskelschlingen (Lissosphincter seu Leiosphincter). Der den Blasenhals von *vorn* umgreifende, stärkere Muskelstrang zieht mit seinen beiden Schenkeln nach hinten, verästelt und verliert sich schließlich in der longitudinalen Muskelschicht der Blasenhinterwand. Bei Kontraktion der Muskelschlinge nähert sich die vordere Wand der Harnröhre der hinteren. Diese eben beschriebene Schlinge stellt den eigentlichen (früher so benannten) Sphincter trigonalis (KALISCHER) dar. Die andere, etwas schwächere Muskelschlinge umfaßt — ebenfalls hufeisenförmig — die Hinterwand des Orificium urethrae internum und nähert diese bei ihrer Kontraktion der Vorderwand. Die Muskelfasern dieser zweiten Schlinge laufen nach vorne und verästeln sich in der Muskulatur der Blasenvorderwand.

Die Blase wird durch das Diaphragma urogenitale und durch die vordere Partie des M. levator ani gestützt. An die Symphyse und an das Schambein ist sie durch lockeres Bindegewebe fixiert (Cavum praevesicale Retzii). Die Blasenhinterfläche steht mit der vorderen Scheidenwand in inniger Verbindung.

Die weibliche Harnröhre (Urethra muliebris) ist ein 3,5—5 cm langes muskuläres Rohr mit eng aneinander liegenden Wänden. Mittels einer inneren Öffnung (Orificium urethrae internum) in die Harnblase eingelassen, verläuft sie unter der Symphyse in sanftem Bogen parallel der Scheidenvorderwand und endet in einer äußeren Öffnung (Orificium urethrae externum) im Vestibulum vaginae. Bei der liegenden Frau verläuft die Urethra in horizontaler, bei der stehenden in vertikaler Richtung. Die Urethrawand besitzt in der Gegend der Einmündungsstelle in die Blase ein cavernöses Gewebe, dessen Blutfülle wechselnd ist und dadurch (neben dem Lissosphincter) für den Blasenverschluß eine Rolle spielt.

Der Verschluß der inneren Harnröhrenöffnung wird durch die Schlingen des bereits besprochenen, aus glatten Muskelfasern bestehenden Lisso- seu Leiosphincters bewerkstelligt. Ein aus quergestreiften Muskelfasern (daher Rhabdosphincter genannt) bestehender ringförmiger Muskel umkleidet die Harnröhre an ihrer Durchtrittsstelle durch das Diaphragma urogenitale, und zwar umgibt der Rhabdosphincter, wie aus Abb. 34 zu ersehen ist, die Harnröhre auf einer größeren Strecke, indem er sie teils ringförmig umschließt, teils durch seine Fasern an der Scheidenwand befestigt.

Die Wand der weiblichen Harnröhre ist dreischichtig: zwischen der Mucosa und der Muscularis liegt die Submucosa.

Die blaßrosa Harnröhrenschleimhaut weist Längsfalten auf. Hier und da findet man blinde Taschenbildungen (Lacunae urethrales Morgagni), die in seltenen Fällen drüsenähnlichen Charakter haben (Glandulae urethrae) und mit einer kalkähnlichen Masse ausgefüllt sind. An der Hinterwand der Harnröhre, fast in ganzer Ausdehnung vom Orificium internum bis zum Orificium externum, verläuft ziemlich konstant eine Längsfalte (Crista urethralis) (TANDLER).

Das geschichtete Plattenepithel des Vestibulum setzt sich in den unteren Teil der Harnröhre fort. Der Mittelabschnitt ist mit mehrreihigem Zylinderepithel ausgekleidet. Weiter nach innen folgt sog. uropoetisches Epithel, das auch die Harnblaseninnenfläche bedeckt. In Nähe der äußeren Harnröhrenöffnung findet man einzelne zylinderepitheltragende Drüsen. In der Schleimhaut der Urethra liegt ein kavernöses Gewebe, das — wie oben schon erwähnt — in der Gegend des Lissosphincters am ausgesprochensten ist und gemeinsam mit diesem Muskel für den Blasenverschluß eine wichtige Rolle spielt.

Die Muskulatur der Urethra setzt sich aus einer äußeren longitudinalen und einer inneren zirkulären Schicht zusammen. Die äußere longitudinale Schicht besteht aus quergestreifter Muskulatur; die innere ist aus zwei Lagen aufgebaut, nämlich aus einer inneren Schicht glatter und einer äußeren Schicht quergestreifter Muskelfasern. Letztere stammen vom M. sphincter urogenitalis ab (siehe Rhabdo-(sprincter).

Zu beiden Seiten der äußeren Harnröhrenmündung finden wir zwei punktförmige Öffnungen, die in 1,5 cm tiefe, enge Kanäle führen (Ductus paraurethrales, SKENEsche Gänge). In diese Gänge mündet ein Teil der Harnröhrendrüsen Glanduhae plaraurethrales).

Das Bindegewebe des Beckens.

Durch das Diaphragma pelvis und durch das Diaphragma urogenitale wird die Gebärmutter von unten her gestützt. Diese Platten werden deshalb im Gegensatz zum *Aufhängeapparat* (Ligamenta rotunda und Perimetrium) und *Halte-* oder *Verankerungsapparat* (Ligamentum cardinale seu Retinaculum uteri,

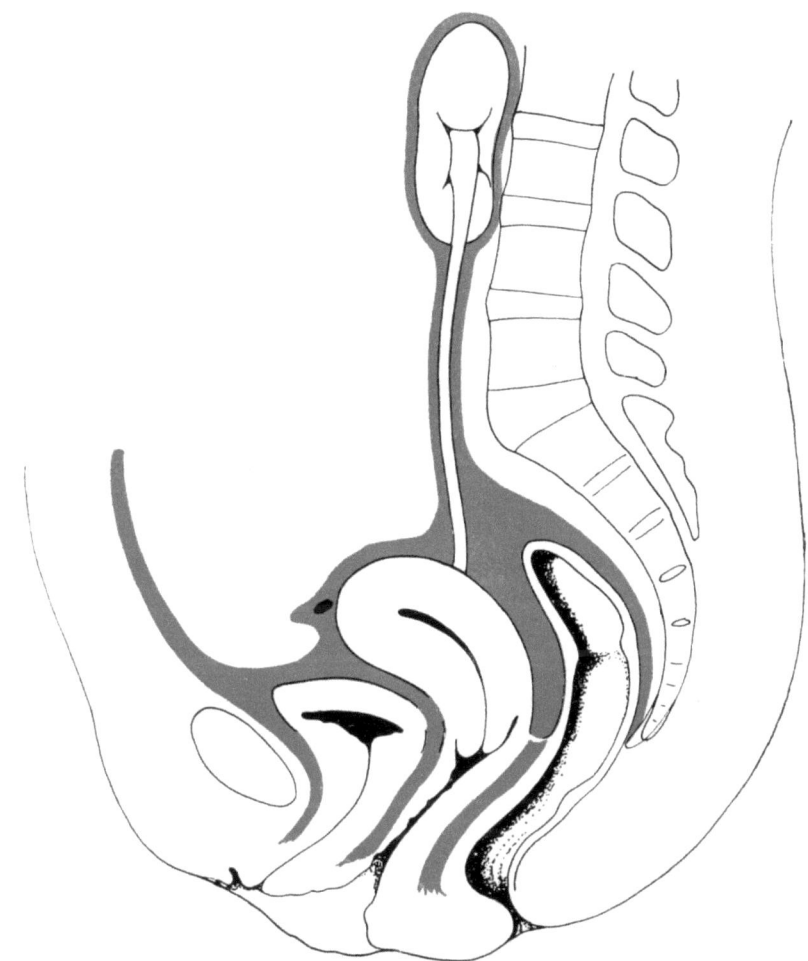

Abb. 35. Ausdehnung des Beckenbindegewebes.

Parametrium, Ligamenta sacrouterina usw.) als *Stützapparat* bezeichnet. Diese Mechanismen haben die Aufgabe, die richtige Lage der Gebärmutter zu sichern. Ihre Lage, verglichen mit der der Scheide, weist eine leichte Neigung nach vorne auf (Anteversio). An der Grenze von Korpus und Cervix findet man außerdem eine leichte Abbiegung nach vorne (Anteflexio). Früher — hauptsächlich auf Grund der Arbeiten von HALBAN-TANDLER — war man der Ansicht, die Lage der Gebärmutter werde in erster Linie durch den Beckenboden gesichert. Heutzutage mißt man jedoch auf Grund der MARTINschen Forschungsergebnisse dem Halteapparat der Gebärmutter, insbesondere dem umgebenden Bindegewebe, immer größere Bedeutung zu.

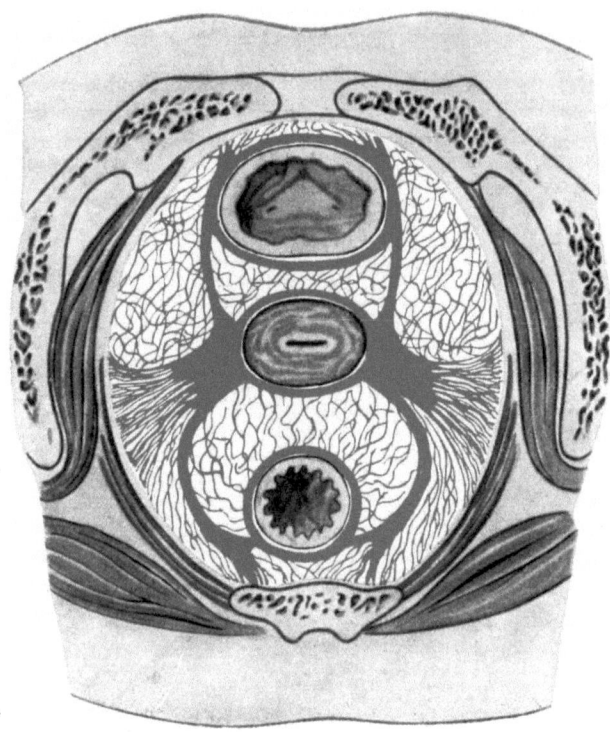

Abb. 36. Verdichtungen des Beckenbindegewebes (Fascien und Ligamente) (nach PEHAM-AMREICH).

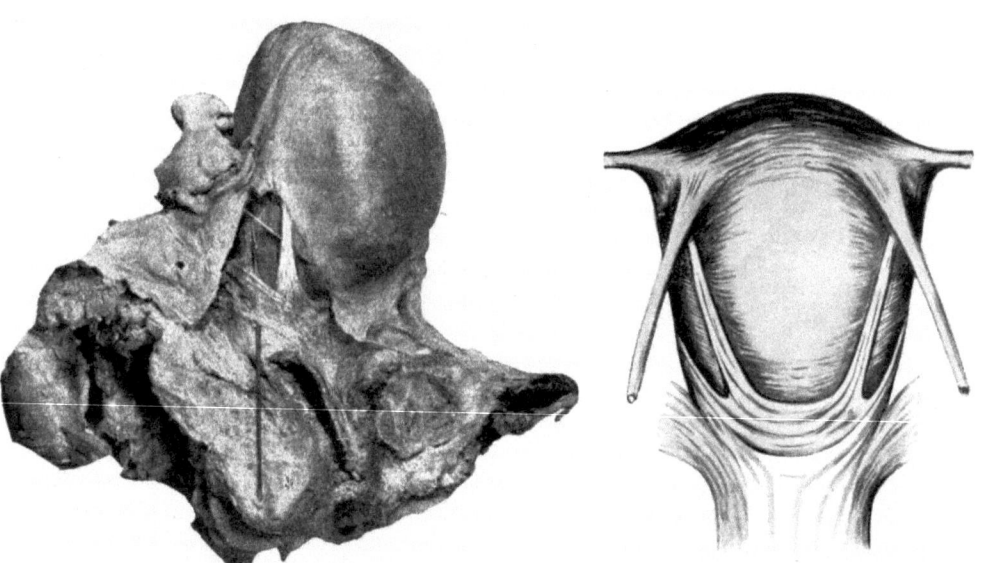

Abb. 37. Ein Ausläufer der subvesicalen Bindegewebsplatte.

Abb. 38. Schematische Darstellung des in Abb. 37 abgebildeten Ausläufers.

Das die Gebärmutter umgebende Bindegewebe ist, anatomisch betrachtet, kein selbständiges Gebilde, sondern hängt mit der Bindegewebsschicht der vorderen und hinteren Bauchwand (Tela abdominalis) zusammen (Abb. 35).

Die dichten, widerstandsfähigen Partien dieses Systems, das bis zu den Nieren emporreicht, nennt man Fascien (Abb. 36). Diese Bezeichnung ist jedoch nicht ganz korrekt; denn nach TANDLER ist eine Bindegewebsplatte nur dann als Fascie anzusprechen, wenn sie mit einem Muskel in unmittelbarem Zusammenhang steht und mit ihm eine funktionelle Einheit darstellt. Somit wäre es also richtiger, die Bindegewebspartien zwischen Blase und Scheide, sowie die an der vorderen und hinteren Cervixoberfläche gelegenen Teile nicht mit dem Namen Fascie, sondern vielleicht als Lamina zu bezeichnen. Dasselbe gilt auch für das von einigen Autoren als Fascia utero-pubicalis bezeichnete Bindegewebslager, das übrigens gar nicht zum Os pubis zieht, sondern sich im straffen periurethralen Bindegewebe verliert. In ihrem Weiterverlauf kann man diese prävesicale bzw. subvesicale Bindegewebsplatte bis auf die Cervix und mit je einem Ausläufer bis zur Insertionsstelle der Ligamenta rotunda verfolgen (BURGER) (Abb. 37). Während der Geburt haben diese Ausläufer anscheinend dieselbe Aufgabe zu erfüllen wie die Ligamenta rotunda (Abb. 38) und das parametrane Bindegewebe, nämlich mitzuhelfen, die Gebärmutter zu verankern.

Die Blut- und Lymphversorgung der weiblichen Geschlechtsorgane.

Die Schlagadern (Arteriae). Das innere Genitale wird beiderseits von je einer A. uterina und einer A. ovarica (A. spermatica) versorgt (Abb. 39).

Die *A. uterina* ist ein Seitenzweig der A. hypogastrica (A. ilica interna). Sie zieht, von Bauchfell bedeckt, an der Seitenwand des kleinen Beckens nach abwärts, verläuft dann tief zwischen beiden Blättern des Ligamentum latum in medialer Richtung und erreicht etwa in Höhe des inneren Muttermundes den Uterus. Sie kreuzt auf ihrem Weg den Ureter und gibt an diesen sowie an die Blase einen dünnen Ast ab. In Höhe des Isthmus uteri teilt sie sich in zwei Gefäße. Ein nach unten verlaufender dünner Ast versorgt als A. cervico-vaginalis, wie der Name sagt, die Cervix sowie das obere und mittlere Drittel der Vagina. Seitenäste des letztgenannten Gefäßes anastomosieren mit der A. haemorrhoidalis media (A. rectalis caudalis) und mit der A. vesicalis. Der nach oben ziehende andere Ramus verläuft stark geschlängelt an der Seitenkante des Uterus aufwärts und gibt reichlich Seitenäste an die Gebärmuttermuskulatur ab. Mit Erreichung der Pars isthmica tubae wendet er sich lateralwärts. Aus diesem Bogen entspringt der Ramus tubarius (Ramus tubalis) für den Eileiter. Er anastomosiert mit dem Ramus tubarius der A. ovarica. Am Fundus uteri zweigt der Ramus fundi ab. Dieser wiederum entsendet ein kleines Gefäß zum Ligamentum rotundum. Der Endast der A. uterina tritt in den Hilus ovarii ein (Ramus ovaricus) und anastomosiert hier mit dem Ramus ovaricus der A. ovarica.

Die beiden *Aa. ovaricae* entspringen in Höhe des ersten Lendenwirbels aus der Aorta, ziehen nach abwärts, durchlaufen das Ligamentum infundibulopelvicum, versorgen den Eierstock (Anastomosen mit dem Ramus ovaricus der A. uterina) und — indem sie zwischen den Blättern des Ligamentum latum hinziehen — den ampullären Teil der Tube (Anastomosen mit dem Ramus tubarius der A. uterina).

Die äußeren Genitalorgane sowie das untere Drittel der Scheide werden von der A. haemorrhoidalis media (A. rectalis caudalis) und der A. pudenda (A. pudendalis interna) versorgt. Für die großen Labien gibt außerdem noch die aus der A. femoralis entspringende A. pudenda externa (A. pudendalis externa) Äste ab.

Die Venen (Venae). Die Arterien der Genitalorgane werden von starken Geflechten klappenloser Venen begleitet. Diese Geflechte hängen untereinander eng zusammen. Die ableitenden Sammelvenen verlaufen neben den Schlagadern und münden in die entsprechenden Venenstämme. Der Plexus utero-vaginalis stellt ein weit verzweigtes Venennetz dar, das zu beiden Seiten der Gebärmutter im Parametrium verläuft und das aus den oberen zwei Dritteln der Scheide, aus der Gebärmutter, aus den Eileitern und aus den Eierstöcken stammende venöse Blut aufnimmt (Abb. 40). Der Plexus utero-vaginalis anastomosiert vorne mit dem vesicalen

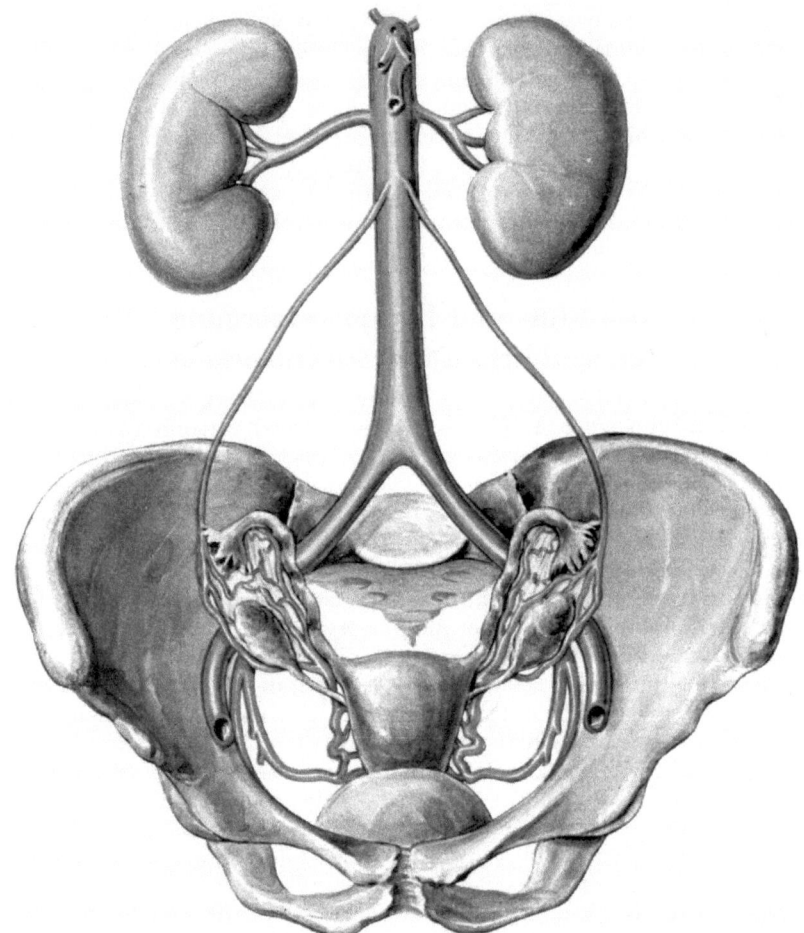

Abb. 39. Arterien der inneren Geschlechtsorgane.

Geflecht (Plexus vesicalis, Plexus vesico-pudendalis) und hinten mit dem Plexus haemorrhoidalis (Plexus rectalis). Das Blut der Plexus ergießt sich in die V. uterina, die durch das Einmünden des Plexus vesicalis (Plexus vesico-pudendalis) zu einer gemeinsamen genitovesicalen Sammelvene wird. Sie mündet in die V. hypogastrica (V. ilica interna). Der zwischen den Blättern des Ligamentum latum liegende Plexus pampiniformis erhält aus Ovarien und Eileitern seinen venösen Zufluß und mündet auf jeder Seite in die V. ovarica. Diese begleitet die A. ovarica durch das Ligamentum infundibulo-pelvicum hindurch. Die rechte V. ovarica mündet in die V. cava inferior (V. cava caudalis), die linke in die V. renalis.

Die Venengeflechte des unteren Scheidendrittels und des äußeren Genitale ergießen sich in die V. pudenda interna (V. pudendalis interna). Die oberflächliche Vene der Klitoris (V. pudendalis externa) fließt der V. saphena magna zu und die Vene der Klitoriseichel (V. dorsalis clitoridis [subfascialis]) dem Plexus vesicopudendalis *Santorini* und damit der V. hypogastrica (V. ilica interna).

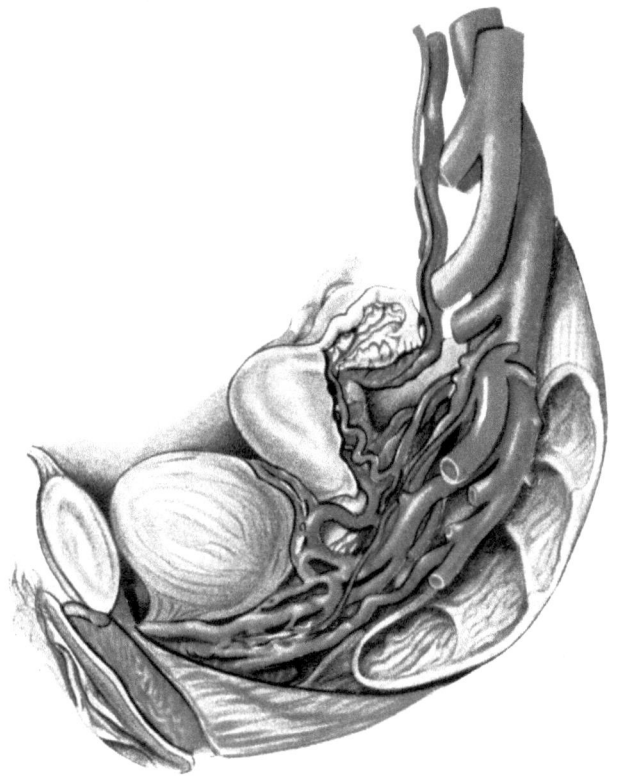

Abb. 40. Venen der inneren Geschlechtsorgane.

Die Lymphgefäße. Sämtliche Beckenorgane haben ein reich verzweigtes Lymphgefäßsystem, das an die regionären Lymphknoten angeschlossen ist (Abb. 41).

Die Lymphgefäße der Vulva, des Dammes und des unteren Scheidendrittels führen vorwiegend zu den oberflächlichen Leistendrüsen (Lymphonodi subinquinales superficiales), teils stehen sie, durch den Leistenkanal hindurchziehend, mit den Beckenlymphdrüsen in Verbindung.

Die oberen zwei Drittel der Scheide sowie das untere und mittlere Drittel des Uterus haben ihren Lymphabfluß zu den an der seitlichen Beckenwand liegenden Lymphonodi ilici interni und ilici.

Aus dem oberen Uterusabschnitt entleert sich die Lymphe zusammen mit der Lymphe des Ligamentum latum, des Eierstockes und des Eileiters in die neben der Aorta und V. cava liegenden Lymphonodi lumbales. Andere Lymphbahnen münden durch das Ligamentum rotundum (Chorda uteroinquinalis) hindurchziehend in die Lymphonodi inquinales superficiales.

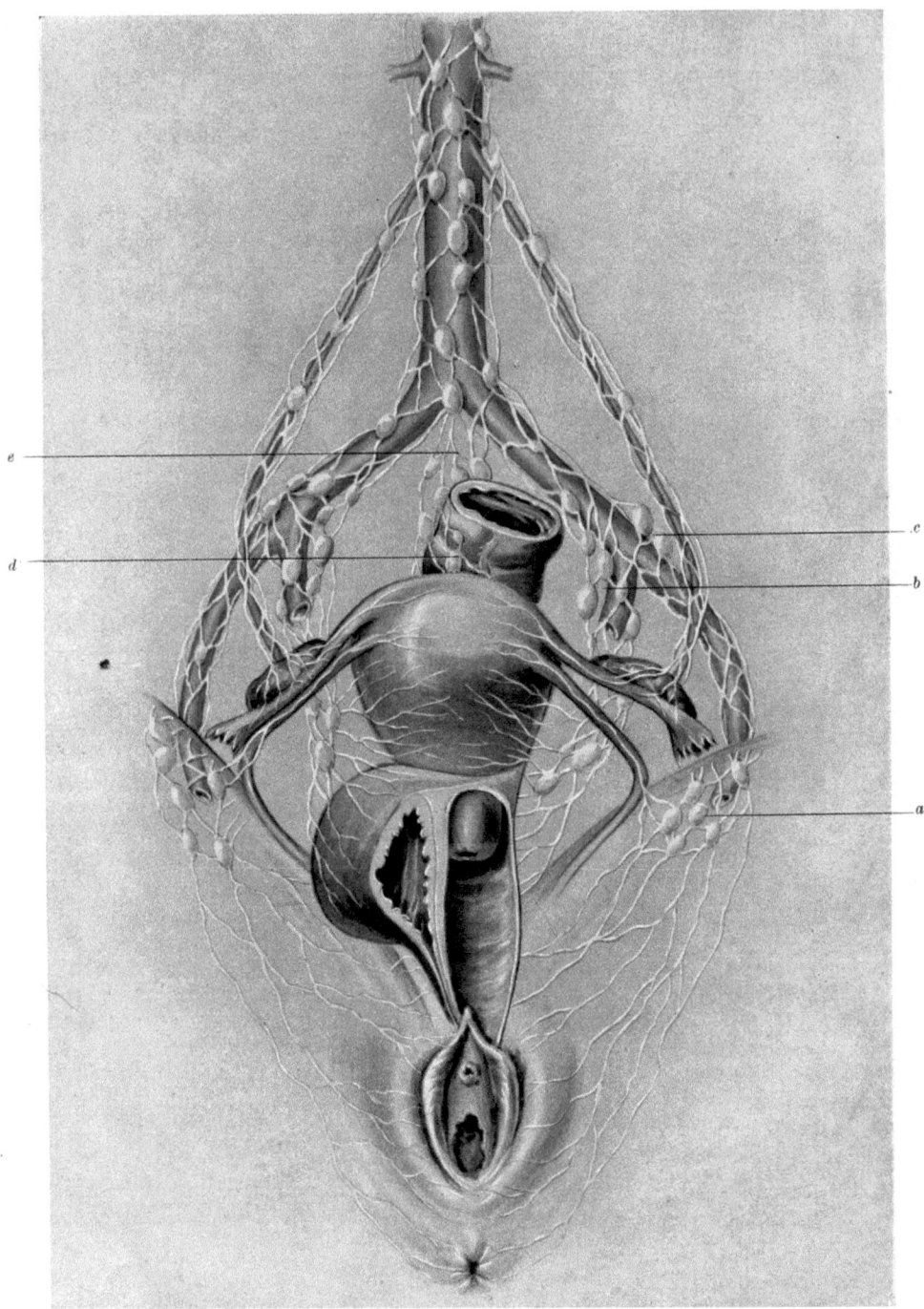

Abb. 41. Lymphgefäßsystem der weiblichen Geschlechtsorgane. *a* Lymphonodi subinquinales superficiales; *b* Lymphonodi ilici interni; *c* Lymphonodi ilici; *d* Lymphonodi anorectales; *e* Lymphonodi sacrales. Die Lymphonodi lumbales liegen entlang der Aorta.

Die Lymphgefäße des Rectum ergießen sich über die Lymphonodi anorectares in die Lymphonodi sacrales, die der Harnblase in die Lymphonodi ilici interni und ilici.

Die nervöse Versorgung des weiblichen Genitale.

Als Hauptnerv des äußeren Genitale ist der N. pudendus (N. pudendalis) anzusprechen. Er ist ein gemischter Nerv, der motorische, sensible und vegetative Fasern enthält. Der N. pudendus (N. pudendalis) entstammt größtenteils dem S III, zum kleineren Teil dem S IV bzw. S II und verläuft von der Fossa ischiorectalis aus unter dem aufsteigenden Ast des Sitzbeins nach dem Damm zu. Seine oberflächlichen und tiefen Äste versorgen motorisch und sensibel einen großen Teil der unter dem M. levator ani liegenden Gebilde. Motorische Fasern ziehen zu den Muskeln des Diaphragma urogenitale. Die sensible Innervation betrifft die Haut der Analöffnung, des Dammes, der großen und kleinen Labien, des Orificium urethrae externum und der Klitoris. Außerdem beteiligen sich an der nervösen Versorgung des äußeren Genitale der Plexus lumbalis und die Äste des Plexus sacralis.

Die Beckenorgane werden vorwiegend von dem zum vegetativen Nervensystem gehörenden Sympathicus und Parasympathicus, teils auch von cerebrospinalen Fasern innerviert (Abb. 42).

Die sympathische Innervation entstammt den in den unteren Rückenmarksabschnitten gelegenen sympathischen Zentren. Die parasympathischen Nerven gehen von den im sacralen Rückenmark befindlichen parasympathischen Zentren aus. Weder die sympathischen noch die parasympathischen stehen mit den inneren Genitalorganen in direkter Verbindung; sie werden unterwegs umgeschaltet.

Die sympathischen Nerven der Beckenorgane benutzen verschiedene Bahnen, und zwar vorwiegend den Grenzstrang, das Ganglion coeliacum, mesentericum superius (craniale) und inferius (caudale) sowie den mit diesen verflochtenen *Plexus aorticus abdominalis*, der entlang der Aorta zieht. Seine unmittelbare Fortsetzung liegt auf dem caudalen Teil der Aorta abdominalis und setzt sich bis zum Promontorium fort *(Plexus rectalis cranialis)*.

Das caudale Beckengeflecht *(Plexus rectalis caudalis)* entstammt der Fortsetzung des Plexus rectalis cranialis und verdichtet sich in der Gegend des Levator ani zu einem größeren Geflecht. Aus ihm geht der *Plexus uterovaginalis*, der das bedeutendste Geflecht der inneren Beckenorgane ist, hervor. Es ist am oberen Ende der Vagina, beiderseits der Cervix gelegen. Ein Teil seiner Äste läuft aufwärts und versorgt das Corpus uteri und die Ovarien. In entgegengesetzter Richtung verlaufende Äste innervieren die Scheidenwand. Zahlreiche Nervenknoten (Ganglien) sind in dieses Geflecht eingebettet. Eine beiderseits der Cervix gelegene Gruppe kleinerer Ganglien dieses Geflechtes wird nach ihrem Entdecker als FRANKENHÄUSERsches Ganglion (Ganglion cervicale) bezeichnet.

Weitere wichtige Nervenstränge sind die zu beiden Seiten der A. ovarica verlaufenden *Plexus ovarici*. Ihre Fasern entstammen dem Plexus aorticus, renalis und mesentericus superior (cranialis). Die Versorgungsgebiete sind hauptsächlich die Ovarien und das abdominale Tubenostium. Der Plexus ovaricus steht durch wenige dünne Fasern mit dem Plexus uterovaginalis in Verbindung.

Die parasympathischen Fasern benutzen den Weg der *Nn. sacrales I—III*, gelangen im Becken zu den caudalen Abschnitten des oben erwähnten sympathischen Geflechtes und verlaufen mit diesen gemeinsam weiter.

Die für die Blaseninnervation verantwortlichen sympathischen Nerven (Plexus vesicalis) stammen vorwiegend aus dem Plexus rectalis caudalis; die parasympathischen sind in den Nervi sacrales enthalten.

Ähnliche Verhältnisse finden wir beim Rectum. Der Sphincter ani externus erhält jedoch seine Fasern über den N. pudendalis aus dem cerebrospinalen Nervensystem.

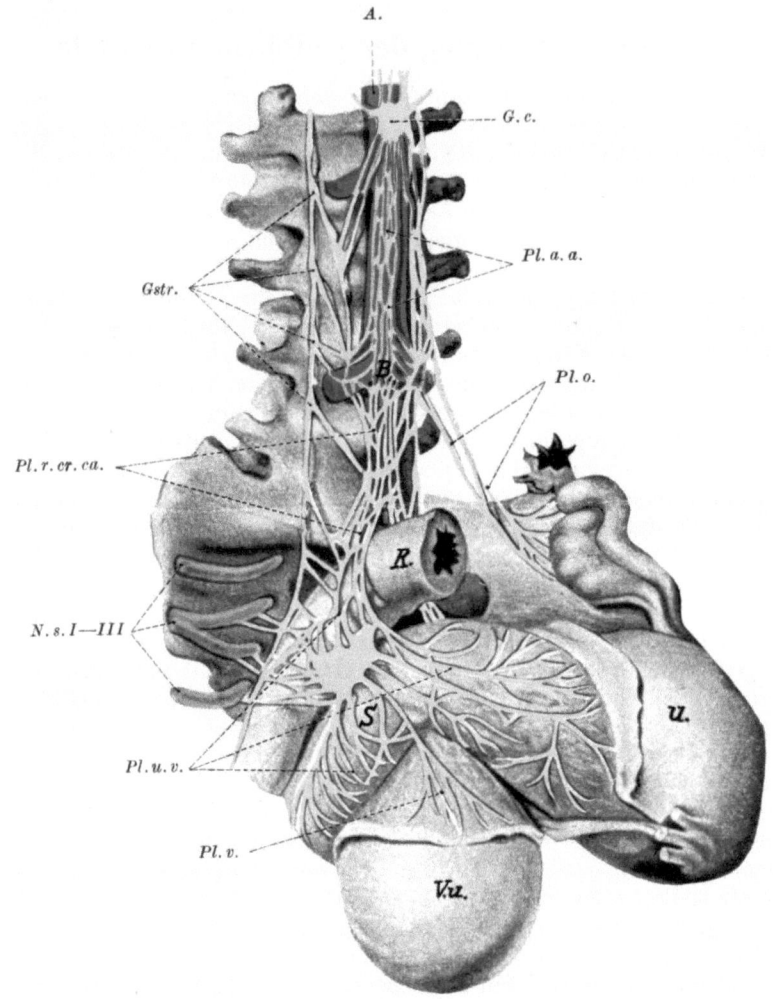

Abb. 42. Das vegetative Nervensystem der weiblichen Genitalorgane. Unter Zugrundelegung der Abbildung FRANKENHÄUSERS. *A.* Aorta abdominalis; *B.* Bifurcatio aortae; *R.* Rectum; *S.* Scheide; *U.* Uterus; *G. c.* Ganglion coeliacum; *Gstr.* Grenzstrang des Sympathicus; *N. s. I—III* Nervi sacrales I—III; *Pl. a. a.* Plexus aorticus abdominalis; *Pl. o.* Plexus ovaricus; *Pl. r. cr. ca.* Plexus rectalis cranialis et caudalis; *Pl. u. v.* Plexus uterovaginalis mit dem FRANKENHÄUSERschen Ganglion; *Pl. v.* Plexus vesicalis; *V. u.* Vesica urinaria.

II. Die Bedeutung der Hormone und Vitamine in der Geburtshilfe.

Bevor wir uns mit der spezifischen Funktion der Genitalorgane befassen, ist es notwendig, uns über einige Wirkstoffe zu orientieren, die diese Funktionen regulierend beeinflussen. Es sind dies *Hormone und Vitamine*. Die entsprechende Literatur ist außerordentlich umfangreich und kaum zu übersehen. Hier soll sie nur soweit erwähnt werden, als dies zum Verständnis der Genitalfunktionen nötig ist und es sich um die Erklärung des Einflusses dieser Stoffe auf die Schwangerschaft handelt.

Bis in die neueste Zeit war man der Meinung, die Hormone würden in den innersekretorischen Drüsen des Körpers produziert, die Vitamine hingegen mit den pflanzlichen Bestandteilen der Kost von außen zugeführt; doch kann nach neueren Erkenntnissen eine derartig scharfe Trennung nicht mehr aufrechterhalten werden. Es gibt nämlich Hormone, die im pflanzlichen Organismus zu finden sind (z. B. das Follikelhormon), und Vitamine, die der tierische Körper erzeugt (z. B. wird Vitamin A und D_3 vom Menschen, Vitamin C von der Ratte, von der Maus und vom Kaninchen produziert). Aber nicht nur vom biologischen, sondern auch vom chemischen Standpunkt aus läßt sich keine scharfe Grenze ziehen. So ist z. B. das Sterin als Baustein mancher Vitamin- und Hormonmoleküle zu finden. Außerdem können sowohl Vitamine als möglicherweise auch Hormone z. B. Bestandteile von Fermenten (Co-Fermenten) sein. Bekanntlich ist z. B. das Co-Ferment der Carboxylase mit zwei Molekülen Phosphorsäure gekoppeltes Vitamin B_1. Vitamine und Hormone (und auch die Fermente) haben enge Beziehungen untereinander. EULER sprach dies aus, indem er Vitamine und Hormone als Katalysatoren der Lebensvorgänge, als sog. *Biokatalysatoren* bezeichnete. Aus den erwähnten Gründen sollen beide Arten von Wirkstoffen hier in einem gemeinsamen Kapitel besprochen werden.

Die Hormone.

Hormone sind Drüsenprodukte, die vom Orte der Entstehung aus direkt an den Blutstrom abgegeben werden. Deshalb bezeichnet man die Produktionsstellen als *Drüsen mit innerer Sekretion*. Untereinander stehen diese Drüsen durch Wechselwirkung in Verbindung, und sie alle haben größeren oder geringeren Einfluß auf die Funktion des weiblichen Genitale. Ihre erschöpfende Besprechung würde den Rahmen dieses Buches weit überschreiten. Deshalb sollen nur diejenigen inkretorischen Drüsen eingehender besprochen werden, die durch ihre Hormone den Funktionszustand des Genitale unmittelbar beeinflussen. Die restlichen innersekretorischen Drüsen und ihre Wirkungsweise werden bei der Besprechung der Schwangerschaft kurz gestreift (s. S. 118).

Das ganze innersekretorische System steht in Korrelation mit dem Nervensystem. Wie die Hormone der inkretorischen Drüsen überhaupt, so wirken auch die Sexualhormone wechselseitig aufeinander ein. Bei all diesen Vorgängen muß man die Hypophyse gewissermaßen als Zentralorgan ansehen. Sie wiederum steht unter dem regulierenden Einfluß des Zwischenhirns.

Die Hormone der Hypophyse.

Die Hypophyse hängt an der Unterseite des Gehirns, eingebettet in den Türkensattel (Sella turcica). Sie besteht aus drei Teilen: aus dem Vorder-, Mittel- und Hinterlappen. Entwicklungsgeschichtlich schnüren sich der Vorder- und Mittellappen aus der RATHKEschen Tasche ab, haben also gemeinsamen Ursprung. Demgegenüber ist der Hinterlappen neurogener Abstammung. Funktionell bestehen zwischen Hypophyse und Zwischenhirn enge Zusammenhänge. Auf diese Weise *beeinflußt das nervöse Zentralorgan* (Diencephalon) der Geschlechtstätigkeit und der anderen vegetativen Funktionen *das hormonale Zentrum* (Hypophyse).

Die Hormone des Vorderlappens.

Aus dem Vorderlappen ist bis jetzt eine größere Zahl von Hormonen isoliert worden, über deren Wirkungsweise nur zum Teil exakte Angaben gemacht werden können. Es handelt sich namentlich um folgende Hormone: das *Wachstumshormon*, die *glandotropen Hormone* (das gonadotrope, thyreotrope, corticotrope und das Lactationshormon) und die *Stoffwechselhormone* des Vorderlappens. Die Stoffwechselhormone sind, abgesehen vom Fettstoffwechsel- und kontrainsulären Hormon, strukturmäßig noch wenig geklärt.

Das *Prolactin* (Lactationshormon) setzt die Milchsekretion nach Vorbereitung der Drüsen durch Follikel- und Gelbkörperhormon in Gang (s. S. 115). Auch der mütterliche Instinkt wird mit diesem Hormon in Zusammenhang gebracht.

In der Geburtshilfe spielt das auf die Ovarialtätigkeit einwirkende *gonadotrope Hormon* die wichtigste Rolle. Im Experiment kann man nachweisen, wie unter dem Einfluß dieses Hormons in den Ovarien von nicht geschlechtsreifen, infantilen Nagetieren (Maus, Ratte, Kaninchen) charakteristische Veränderungen entstehen; es kommt zum Wachsen der Follikel und zur Follikelreifung (1. Reaktion). Einige Follikel platzen, in anderen treten, bevor sie ausgereift sind, Blutungen auf (2. Reaktion). Schließlich bilden sich in einer dritten Reaktion die geplatzten, die mit Blut erfüllten und auch die nicht geplatzten (atretischen) Follikel zu Gelbkörpern um. *Das gonadotrope Hormon ruft also eine verfrühte Geschlechtsreife infantiler Nagetiere hervor.* Im geschlechtsreifen Organismus steigert sich unter seinem Einfluß die Produktion der Geschlechtshormone.

Wegen dieser Wirkung des *gonadotropen Hormons* auf die Eierstöcke (beim Manne auf die Hoden) hat man es als Motor der Geschlechtstätigkeit bezeichnet und war der Meinung, der Hypophysenvorderlappen stelle für die Ovarien das übergeordnete Zentrum dar. Später wurde diese Meinung dahin berichtigt, daß die Hypophyse nicht nur auf die Ovarien einwirke, sondern auch umgekehrt die Ovarien auf die Hypophyse rückwirken. Somit wurde eine Wechselwirkung zwischen beiden Organen festgestellt. Aus dieser Erkenntnis heraus kann man bis zu einem gewissen Grade die später zu besprechenden cyclischen Ovarialfunktionen verstehen, und zwar in dem Sinne, daß das unter dem Einfluß des gonadotropen Hormons im Ovarium gebildete Follikelhormon rückläufig auf die Hypophyse wirkt und dadurch zeitweilig ihre Produktion von gonadotropem Hormon hemmt. Ebenso müßte man sich das Ausbleiben einer weiteren Follikelreifung während der Schwangerschaft erklären; denn das von der Placenta in großer Menge produzierte Follikelhormon hindert die Hypophyse daran, neues Follikelwachstum anzuregen. In ähnlicher Weise wirkt auch das Corpus luteum graviditatis hemmend auf die Follikelreifung.

Das gonadotrope Hormon des Hypophysenvorderlappens besteht aus *zwei Faktoren:*

a) *das Follikelreifungshormon: Prolan A,*

b) *das luteinisierende Hormon: Prolan B.*

Das gonadotrope Hormon wirkt auf die Ovarien und auch auf die Hoden, erweist sich also als nicht geschlechtsgebunden. Seine chemische Struktur ist im einzelnen noch nicht bekannt. Bekanntlich ist es jedoch ein Proteohormon, das in wäßriger Lösung nach einiger Zeit wirkungslos wird, desgleichen bei Erwärmung über 60° C, sofern es sich in Lösung befindet. In trockener Form hingegen ist es sehr stabil und verträgt selbst Temperaturen von 100° C. Als Maßeinheit für das gonadotrope Hormon wurde diejenige kleinste Menge festgesetzt, die imstande ist, bei einer infantilen Maus (Mäuseeinheit) oder bei einer infantilen

Ratte (Ratteneinheit) im Zeitraum von 80 Std die beschriebenen Genitalveränderungen (Reaktion 1—3) hervorzurufen.

Während der Schwangerschaft steigt der Gehalt des Blutes und des Urins an gonadotropem Hormon beachtlich an. Besonders in den ersten vier Schwangerschaftsmonaten ist der Spiegel sehr hoch. Von da ab nimmt jedoch die Ausscheidung im Urin ab (ein Gradmesser für die vorhandene Hormonmenge) und ist am geringsten unmittelbar vor der Geburt. Auf der erhöhten Prolanausscheidung während der Schwangerschaft beruht die von ASCHHEIM-ZONDEK beschriebene biologische Schwangerschaftsreaktion (s. S. 132). Während der Gravidität wird das gonadotrope Hormon von der Placenta produziert. Es erscheint besonders erwähnenswert, daß in der Hypophyse einer schwangeren Frau kein gonadotropes Hormon nachweisbar ist (PHILIPP). Gonadotrop wirkende Stoffe konnten ferner im Blut trächtiger Stuten und klimakterischer Frauen sowie im Harn Kastrierter gefunden werden. Die von den verschiedenen Quellen stammenden gonadotropen Wirkstoffe sind untereinander nicht völlig identisch. Heute unterscheidet man vier Gruppen:

1. den vom *Hypophysenvorderlappen gebildeten Wirkstoff*, der den *Follikelreifungs-* (Prolan A) sowie den *Luteinisierungsfaktor* (Prolan B) enthält und auch auf die Ovarien des hypophysektomierten Tieres wirkt;

2. das durch das lebende Choriongewebe produzierte gonadotrope Hormon, das *Chorionprolan*, das im Blut, im Harn, in der Placenta und in der Gewebsflüssigkeit von Schwangeren zu finden ist. Dieses Hormon besitzt *vorwiegend luteinisierende Eigenschaften*. Es wirkt nur bei Anwesenheit der Hypophyse;

3. das *im Blut trächtiger Stuten* vorhandene gonadotrope Hormon, das (obwohl ebenfalls Chorionprolan) dem hypophysären näherstehrt, und auch bei hypophysektomierten Tieren wirkt;

4. den im Harn von *Kastraten* und *klimakterischen Frauen* vorkommenden gonadotropen Faktor hypophysären Ursprungs, der vorwiegend das *Follikelwachstum* anregt.

Der Chorionprolangehalt des Harns und des Blutserums ist bei abnorm großer Placenta vermehrt. Noch höher ist der Spiegel bei Blasenmole und am höchsten bei Chorionepitheliom. Diese Tatsache wird zu diagnostischen Zwecken benutzt (s. S. 354 u. 357). Einen vermehrten Chorionprolanspiegel in Harn und Blut finden wir weiterhin in Fällen von Schwangerschaftstoxikosen und Eklampsie. Der Versuch, aus dieser Gegebenheit eine Frühdiagnose der Schwangerschaftstoxikosen zu schaffen, scheiterte jedoch.

Die Wechselwirkungen zwischen Vorderlappenhormon und Follikelhormon wurden bereits erwähnt. Über längere Zeit hin in gleichmäßigen Dosen verabfolgtes Follikelhormon drückt die gonadotrope Wirkung des Hypophysenvorderlappens herab bzw. schaltet sie aus. Nach Beendigung einer solchen Behandlung kommt es zu einer reaktiven Mehrproduktion von Hypophysenvorderlappenhormon. Man kann auch durch einmalige oder mit längeren Pausen wiederholte Verabreichung großer Follikelhormondosen eine Hyperaktivität des Vorderlappens herbeiführen. Schließlich wäre noch zu erwähnen, daß das Follikelhormon und das Gelbkörperhormon ebenfalls in der Placenta erzeugt werden. Hinsichtlich des gonadotropen Hormons waren die Meinungen bis vor kurzem verschieden. Ein Teil der Autoren hielt die Placenta für den Entstehungsort, andere sahen sie lediglich als Speicherorgan an. Heute steht man auf dem Standpunkt, dieser Stoff werde in der Placenta wohl produziert, sei aber, wie erwähnt, mit dem Gonadotrophormon des Hypophysenvorderlappens nicht identisch.

Die Hormone des Hypophysenmittellappens.

Das *Intermedin* (Melanophorenhormon) soll, wie der Name sagt, das Produkt des Mittellappens sein. Weder über seine Wirkungsweise, noch über seinen Entstehungsort herrscht jedoch eindeutige Klarheit. Chemisch erweist es sich als Proteohormon. Da beim Menschen ein Hypophysenmittellappen nicht mit Sicherheit nachzuweisen ist, nimmt man allgemein an, das Intermedin werde vom Vorderlappen erzeugt. Es gibt aber auch Autoren, die es der Gruppe der Hinterlappenhormone zuzählen. Auf Kaltblütler übt es eine charakteristische Wirkung aus. Es erweitert die Hautpigmentzellen von Fröschen und gewissen Fischen und kann, solange sich das Tier im Finstern aufhält, in reicher Menge *im Blut* nachgewiesen werden, während es sich beim Aufenthalt im Lichte nach der *Hypophyse* hin verschiebt. Allem Anschein nach übermittelt es Lichtreize an das innersekretorische System und ist so bei der Regulierung des periodischen Lebensrhythmus (des 24stündigen und des jahreszeitlichen) beteiligt. Möglicherweise kommt ihm ein Einfluß auf die Dauer der Geburt und auf den Eröffnungsvorgang des Muttermundes zu.

Die Hormone des Hypophysenhinterlappens.

Aus dem Hypophysenhinterlappen lassen sich drei Wirkstoffe isolieren, die, wie die bereits besprochenen Hormone des Vorder- und Mittellappens, ebenfalls Proteohormone sind. Im einzelnen handelt es sich um

a) das *Oxytocin*, auf dessen Einwirkung hin sich die glatte Muskulatur der Gebärmutter kontrahiert;

b) das *Vasopressin*, das auf die gesamte glatte Muskulatur des Organismus, nicht aber der Gebärmutter, kontraktionserregend wirkt und damit auch Blutdruck und Peristaltik beeinflußt;

c) das *Adiuretin*, das eine regulatorische Funktion im Wasserhaushalt des Organismus ausübt.

Von allen drei Wirkstoffen spielt für die Geburtshilfe das Oxytocin die wichtigste Rolle. Es wird zur Steigerung der Wehentätigkeit oder auch zur Erzeugung von Wehen verwendet. Eine überragende Bedeutung jedoch gewinnt es bei der Behandlung von Blutungen in der Nachgeburtsperiode, wo es unter Umständen selbst intravenös verabfolgt werden darf. In diesem Indikationsgebiet wirkt es mitunter lebensrettend, indem es schwerste atonische Nachblutungen binnen wenigen Augenblicken zum Stehen bringt. Als Maßeinheit des Oxytocins wird die internationale (iE) oder VOEGTLIN-Einheit (VE) verwendet. Sie entspricht dem Wirkungsgrad von $1/_2$ mg eines Standardpräparates aus Rinderhypophysentrockensubstanz. An isoliertem Uteri von Meerschweinchen kann man den Leistungsgrad der verschiedenen Präparate messen und miteinander vergleichen. Die Voraussetzung für eine ausgedehnte aktive und trotzdem gefahrlose Anwendung der einzelnen Faktoren in der Geburtshilfe wurde durch Isolierung der drei Wirkstoffe geschaffen. Somit war es möglich, sich der uteruswirksamen Komponente auch in den Fällen zu bedienen, die eine Blutdruckerhöhung oder eine Steigerung der Wasserretention als unerwünscht, ja als äußerst gefährlich erscheinen ließen (Schwangerschaftstoxikosen).

Die Hormone des Eierstocks.

Wie erwähnt, stimulieren die vom Hypophysenvorderlappen gebildeten Hormone (Prolan A und Prolan B) die Follikelreifung und Gelbkörperbildung des Eierstocks (vegetative Funktion). Die Veränderungen im Eierstock der geschlechtsreifen Frau wiederholen sich rhythmisch in bestimmten Zeitabständen, normalerweise alle 4 Wochen. Das bedeutsamste Ereignis jedoch im Funktionszustand des Eierstocks tritt jeweils am Ende der Follikelreifung ein; denn jetzt platzt der Follikel und das frei gewordene, befruchtungsfähige Ei beginnt seine Wanderung durch den Eileiter hindurch nach der Gebärmutter hin, um auf diese Weise der Fortpflanzung zu dienen (generative Funktion). Das im Eierstock vor und nach dem Follikelsprung produzierte Follikelhormon und das Corpus-luteum-Hormon bauen cyclisch die Uterusschleimhaut auf und bereiten sie für die Einnistung des zu befruchtenden Eies vor. Tritt jedoch keine Imprägnation ein, so stößt sich der funktionelle Anteil der Gebärmutterschleimhaut ab und damit setzt die Menstruationsblutung ein (s. S. 55).

Die Wirkstoffe, die im reifenden Follikel und im Gelbkörper produziert werden (Follikelhormon, Corpus luteum-Hormon), wirken ganz besonders auf die Genitalorgane.

Das Follikelhormon.

Das *Follikelhormon* findet sich nicht nur in den reifenden Follikeln des Ovar, sondern kann in den verschiedensten Organen angetroffen werden: im Blut, im männlichen und weiblichen Urin, in der Placenta sowie in carcinomatösen Geschwülsten. Außerdem findet man es bei den verschiedensten Gattungen der Tierwelt, angefangen von den Säugetieren, über die Fische bis zu den Schmetterlingen. Ja selbst im Pflanzenreich und in Mineralien wie in der Steinkohle und nicht zuletzt im Erdöl ist es anzutreffen. Es wirkt biologisch durch Erzeugung einer Hyperämie in der Gebärmutter des Versuchstieres und durch Anregung des Wachstums. Die Uterusschleimhaut und die Scheidenwand weisen dabei charakteristische Veränderungen auf. (An Affen manifestiert sich die Hyperämie der Geschlechtsorgane in einer roten Verfärbung der Glutäalgegend.) Beim infantilen Tiere treten durch Einwirkung von Follikelhormon an der Scheide Veränderungen auf, die an den Oestrus erinnern. Die bis dahin geschlossene Scheide öffnet sich. Beim geschlechtsreifen Tier verursacht eine einmalige Verabreichung von Follikelhormon das Auftreten einer einzigen Brunst, eine Hormonapplikation über längere Zeit hinweg jedoch einen Dauerœstrus. An alternden senilen Mäusen und Ratten kann man nach Verabreichung von Follikelhormon Brunsterscheinungen und deren periodisches Wiederkehren beobachten.

Die Menge des Follikelhormons wird nach ALLEN-DOISY in biologischen Einheiten angegeben. Als Mäuseeinheit (ME) wird jene Hormonmenge bezeichnet, die an der Scheidenschleimhaut der kastrierten Maus die für eine Brunst charakteristische Veränderung, d. h. die Schollenbildung, hervorbringt. Die Größe der benötigten Hormonmenge ist jedoch von der Applikationsart, vom allgemeinen Gesundheitszustand, von der Empfindlichkeit des Tieres und von Milieu und Temperatur abhängig. So kann z. B. an verschiedenen geographischen Punkten der Erde zur Auslösung der charakteristischen Veränderungen am Genitale der Maus eine verschieden große Follikelhormongabe notwendig sein. Aus diesen Gründen hat man sich auf eine internationale Einheit, nämlich $^1/_{10}\,\gamma$ ($^1/_{10\,000\,000}$ g) eines bestimmten Standardpräparats geeinigt.

Mit dem Namen Follikelhormon bezeichnet man im allgemeinen nicht ein Hormon von scharf umrissener chemischer Struktur, sondern man versteht darunter eine Gruppe von Verbindungen (Oestrongruppe), die bei Tieren brunstauslösend wirken. Hierher gehört das Oestron, das Oestradiol (Dihydrofollikelhormon), das Oestriol (Follikelhormonhydrat) und das im Stutenharn nachweisbare Equilin bzw. Equilinin. Im weiblichen Organismus entfaltet normalerweise das Oestradiol eine Wirkung. Es ist in Follikelflüssigkeit und Blut enthalten. Oestron und

Oestriol sind höchstwahrscheinlich nur Abbauprodukte des Oestradiols und als solche im Harn nachweisbar. Im Gegensatz zu den unveränderten Hormonen ist die Wirkung ihrer Ester prolongiert. So ist z. B. der Benzoesäureester des Oestradiols (Oestradiol-Monobenzoat) bedeutend wirksamer als das Oestradiol selbst. Der Organismus benötigt nämlich eine gewisse Zeit, um die Ester zu verseifen und kann somit die jeweils frei werdende Hormonmenge intensiver ausnützen als eine momentan gebotene große Menge reinen Hormons. Der chemischen Struktur nach sind die verschiedenen Follikelhormonarten genau wie alle anderen Geschlechtshormone und wie auch das Cholesterin aus einem Phenanthrenkern und einem Cyclopentanring aufgebaut. Der chemisch hergestellte sog. oestrogene Wirkstoff (DODDS und Mitarbeiter) ist kein synthetisches Follikelhormon, sondern gleicht nur wirkungsmäßig in vielem dem Follikulin. Seine Strukturformel ist völlig anders; sie leitet sich vom Stilben ab.

Auch die übrigen Organe des Körpers und ihre Funktionen werden durch das Follikelhormon beeinflußt. Auf Einzelheiten kann jedoch hier nicht eingegangen werden; lediglich sei erneut in aller Kürze auf die Beziehungen zum Hypophysenvorderlappen hingewiesen. Man kann im Ovar, wie die Forschungsarbeiten einiger Autoren (HOHLWEG-DOHRN, CLAUBERG) ergaben, mit großen Follikelhormondosen eine Gelbkörperbildung hervorrufen. Der Wirkungsmechanismus dieser Umstellung geht sicher über den Hypophysenvorderlappen. In ähnlicher Weise wird wohl auch die Schilddrüse beeinflußt, die sich ja bekanntlich sowohl während der Menstruation als auch während der Schwangerschaft vergrößert (Wirkung auf Grundumsatz und Gesamtumsatz). Weiterhin kennt man auch eine Einwirkung des Follikelhormons auf die Brustdrüse (s. S. 115). Mit größeren Dosen setzt man allerdings die Milchsekretion herab. Zwischen Follikelhormon und manchen Vitaminen herrschen Wechselbeziehungen, auf die jedoch hier nicht näher eingegangen werden kann. Von größter praktischer Bedeutung wäre die **Wirkung des Follikelhormons auf die Uterusmuskulatur.** Diese konnte jedoch bisher nur im Tierversuch nachgewiesen werden. Das wesentlichste Ergebnis ist dabei das Auftreten einer Sensibilisierung der Uterusmuskulatur für das Hypophysenhinterlappenhormon.

Manche sog. carcinogenen Stoffe besitzen ebenfalls einen Phenanthrenkern in ihrer Strukturformel und können von oestrogener Wirkung sein. Die Frage, ob das Follikelhormon umgekehrt nicht auch einen krebserzeugenden Faktor enthalten könne, wurde Anlaß vieler Diskussionen. Im Gegensatz zu den cancerogenen Stoffen, die auf die verschiedensten Organe einwirken, fördert das Follikelhormon nur die mit der Geschlechtstätigkeit zusammenhängenden Organe im Wachstum. Zusätzlich wäre noch zu bemerken, daß gerade den aktivsten carcinogenen Stoffen eine starke oestrogene Wirkung fehlt und oestrogene Stoffe existieren, die selbst bei Tieren, die für Carcinombildung prädestiniert sind, keine carcinogene Wirkung aufweisen. Wenn nun wirklich das Follikelhormon im Verein mit gewissen erblichen Faktoren z. B. bei der Maus einen Brustdrüsenkrebs erzeugen kann, sind die hierfür erforderlichen Dosen außerordentlich viel größer als die zu therapeutischen Zwecken in der Humanmedizin verwendeten.

Das Gelbkörperhormon.

Das *Gelbkörperhormon* hat eine ähnliche chemische Konstitution wie das Follikelhormon. Das wesentlichste Moment seiner Wirkung läßt sich an der mit Follikelhormon vorbereiteten Uterusschleimhaut eines Kaninchens feststellen: Es treten unter seiner Einwirkung ganz charakteristische Veränderungen auf; die Schleimhaut kommt in das sekretorische Stadium (s. S. 59). Auf diesem Effekt beruht der biologische Nachweis des Hormons und seine Mengenbestimmung (CORNER). Diese Untersuchung kann auch mit juvenilen Tieren angestellt werden (CLAUBERG). Die kleinste Menge Gelbkörperhormon, welche mittels des CORNERschen und CLAUBERGschen Testes die durch Follikelhormon aufgebaute Schleimhaut des Kaninchens in die Sekretionsphase bringt, heißt eine Kanincheneinheit (KE). Als Mengenmaß gilt heute jedoch die internationale Einheit, dargestellt durch 1 mg Progesteron in Kristallform (Schmelzpunkt 122^0 C). Progesteron hemmt im Ovar die Reifung weiterer Follikel und wirkt auf die Gebärmuttermuskulatur (nach KNAUS) in dem Sinne ein, daß es die Empfindlichkeit gegenüber dem Hypophysenhinterlappenhormon vermindert. CLAUBERG führt die Herabsetzung der Empfindlichkeit, die die Uterusmuskulatur während der Gelbkörperperiode zeigt, auf fehlende Follikelhormonwirkung zurück. Zu bedenken ist jedoch, daß die Gebärmutter zu Beginn einer Schwangerschaft auf Hypophysenhinterlappenhormon ausgezeichnet anspricht (von HOEHNE als diagnostisches Mittel empfohlen, s. S. 127), obwohl sich der Gelbkörper eben zu dieser Zeit im Blütestadium befindet. Das Corpus luteum-Hormon wird nicht, wie das Follikelhormon, vielerorts im Körper gefunden, sondern außer im Gelbkörper selbst nur noch in der Placenta und nach neueren Forschungen in der Nebennierenrinde. Eine Wirkung entfaltet dieses Hormon nur bei Anwesenheit voll Follikelhormon oder, richtiger ausgedrückt, nur dann, wenn die Schleimhaut bereits durch Follikelhormon vorbereitet ist. Durch Verabreichung von Corpus luteum-Hormon kann man bei gesunden Frauen mit normalem Genitale die Sekretionsphase der Uterusschleimhaut zeitlich verlängern, d. h. den Eintritt der Menstruation hinausschieben. Weiterhin ermöglicht dieses Hormon nach Vorbehandlung mit Follikelhormon an kastrierten Frauen eine echte Menstruation hervorzurufen (KAUFMANN). Von größter Wichtigkeit ist die Erfahrungstatsache, daß Kaninchen, die zu Beginn einer Schwangerschaft kastriert wurden, nach Zufuhr von Gelbkörperhormon diese Schwangerschaft auszutragen vermögen. So bezeichnet man das Hormon als Schutzhormon der Schwangerschaft und wendet es geburtshilflich in diesem Sinne an. Ist man z. B. aus irgendeinem Grunde gezwungen, während der Schwangerschaft das das Corpus luteum tragende Ovar zu entfernen, so muß man Gelbkörperhormon zuführen, besonders dann, wenn die Schwangerschaft noch jung und die Placenta, die später dieses Hormon selbst produziert, noch nicht voll entwickelt ist. Das Progesteron kann heute nicht nur in chemisch reiner Form, als kristallisierte Verbindung, hergestellt werden, sondern es ist BUTENANDT sogar gelungen, seine Strukturformel zu finden und es synthetisch zu gewinnen. Wegen der Ähnlichkeit seiner Strukturformel mit der des Follikelhormons nimmt eine Bildung des Corpus luteum-Hormons im Organismus aus Follikelhormon an. Nach CLAUBERG soll diese Umsetzung in den Thecagranulosezellen vor sich gehen. Die Ausscheidung des Gelbkörperhormons erfolgt in Form von *Pregnandiol* im Urin. BUTENANDT und MARRIAN entdeckten es zuerst im Schwangerenharn (1930).

Den Einfluß des Progesterons auf weitere Organe zu behandeln, würde den Rahmen dieses Buches überschreiten.

Die Vitamine.

Wie heute allgemein bekannt ist, benötigt der tierische Organismus außer Eiweißstoffen, Kohlenhydraten, Fetten und Salzen noch zusätzliche Stoffe. Diese wurden in der Meinung, es handle sich um lebenswichtige Amine, Vitamine genannt.

Die Vitamine sind organische Verbindungen, die teils in fertigem, mitunter auch in halbfertigem Zustand (Provitamine), hauptsächlich zusammen mit pflanzlicher Nahrung aufgenommen werden. Fehlen sie vollständig in der Kost, so treten Avitaminosen auf. Fehlen sie nur teilweise, so kommt es zu Hypovitaminosen. Die praktische Bedeutung der Vitamine ist im einzelnen noch nicht vollständig geklärt. Deshalb werden wir uns bei dieser Besprechung lediglich auf ihre Bedeutung in geburtshilflicher Hinsicht beschränken. Wenn wir die Vitamine trotzdem in einem besonderen Kapitel behandeln, obwohl sie an weiteren Stellen des Buches noch verschiedentlich erwähnt werden, so tun wir das nur, um einen Gesamtüberblick zu geben und zu zeigen, wie ähnlich die Rolle der Vitamine und Hormone ist. Um dieser Ähnlichkeit willen bezeichnet man sie — wie oben erwähnt — mitunter mit dem gemeinsamen Namen ,,Biokatalysatoren".

Man unterteilt die Vitamine in zwei große Gruppen: 1. in fettlösliche Vitamine (A, D, E, K), 2. in wasserlösliche Vitamine (B-Gruppe, C, H, J, L, P). Wie bereits oben erwähnt, behandeln wir lediglich die Vitamine, die in geburtshilflicher Hinsicht von Bedeutung sind.

Das Vitamin A (Axerophthol).

Das Vitamin A ist wichtig wegen seiner epithelschützenden und wachstumsfördernden Wirkung. Es kommt zusammen mit dem Vitamin D in Lebertranöl vor, ist daneben auch in tierischer Leber, im Eigelb, in Butter und Milch enthalten. Außer diesen aus dem tierischen Organismus stammenden gibt es auch pflanzliche Stoffe, die zwar mit dem Vitamin A chemisch nicht identisch sind, aber nach Aufnahme durch den tierischen Körper zu Vitamin A umgebaut werden. Man nennt sie deshalb Provitamine. Die Provitamine des Vitamin A gehören in jene Gruppe pflanzlicher Farbstoffe, die als Carotine oder Carotinoide bekannt und in Karotten, aber auch in vielen anderen Pflanzen enthalten sind.

Die Ausfallserscheinungen, die eine A-Avitaminose mit sich bringt, offenbaren sich auf die verschiedenste Weise, z. B. durch Verhornung der Haut und Schleimhäute (an Versuchstieren durch Kolpokeratosis), durch Trockenheit von Haut und Cornea, durch Anfälligkeit für Infektionen, Störungen im Nervensystem und der Funktionstüchtigkeit der Netzhaut, durch Veränderungen der Atmungs- und Verdauungsorgane, des uropoetischen Apparates sowie der Genitalfunktionen.

Aus den bisher angeführten Tatsachen geht die hohe Bedeutung von Vitamin A für die Geburtshilfe eindeutig hervor. Gesunde Schleimhäute mit intakter Epitheldecke sind nämlich eine wesentliche Voraussetzung für den Fortpflanzungsvorgang. Außerdem enthalten die Geschlechtsdrüsen Vitamin A in großer Menge. Enge Beziehungen verbinden es mit Vitamin E; doch läßt sich eine durch Vitamin-A-Mangel entstandene Sterilität nicht allein durch Vitamin-E-Zufuhr beheben. Man kann aber durch reichliche Verabfolgung von Vitamin A die Fruchtbarkeit des Versuchstieres erhöhen und nicht nur auf den Organismus des schwangeren Tieres, sondern ebenso auf die intrauterine Frucht einen günstigen Einfluß ausüben. Andererseits setzt eine A-Avitaminose die Fertilität herab, und bei bestehender Schwangerschaft kommt es leicht zum Absterben und anschließender Resorption der Frucht. Eine bei Schwangeren mitunter auftretende Hemeralopie läßt sich durch Vitamin-A-Mangel erklären. Diese Erkrankung tritt am leichtesten in der zweiten Hälfte der Schwangerschaft, besonders in den Frühjahrsmonaten, auf. Während der Schwangerschaft geht im allgemeinen der Vitamin-A-Gehalt des Serum zurück; GAETHGENS hat sogar in 36% der Fälle einen vollständigen Mangel festgestellt. Dies spricht für eine Stapelung von Vitamin A sowohl im mütterlichen als auch im kindlichen Organismus, obwohl in der Leber des Feten nur wenig Vitamin A und überhaupt kein Carotin nachzuweisen ist. Die Ausscheidung erfolgt im Harn. Das Absinken des Vitamin-A-Spiegels während der Schwangerschaft kann mit erhöhter Schilddrüsentätigkeit in Zusammenhang gebracht werden und läßt sich mit dem zwischen beiden vermutlich bestehenden antagonistischen Verhältnis begründen. Ein im Lebergewebe, in der Placenta, der Retina und im Fettgewebe gespeicherter Vorrat an Vitamin A ermöglicht jedoch im allgemeinen dem Organismus, die durch erhöhte Schilddrüsenfunktion verursachte Mehrbelastung ohne Schwierigkeiten zu überstehen. Manche Autoren vertreten die Ansicht, nach Zufuhr von Vitamin A und B seien weniger Toxikosen zu beobachten als normalerweise. Die Keimdrüsen von Ratten werden bei vitamin-A-armer Kost atrophisch, die Weibchen sind kaum noch konzeptionsfähig. Als interessante Tatsache sollen noch die eigenen günstigen therapeutischen Erfolge bei Pruritus und Kraurosis (Vulvae) erwähnt werden, besonders wenn man Vitamin A mit Nicotinsäureamid gemeinsam verabreicht (s. S. 280).

Die B-Vitamine.

Dem Vitamin-B-Komplex gehört eine ganze Gruppe von Vitaminen an. Hier seien lediglich Vitamin B_1 und die zum Komplex B_2 gehörigen Vitamine angeführt, soweit sie von geburtshilflicher Bedeutung sind.

Das **Vitamin B_1** (das antineuritische Vitamin, Aneurin oder Thiamin genannt) findet sich in Getreidekeimlingen, in Samen von Hülsenfrüchten, besonders aber in Hefe und Reiskleie, wo es zuerst festgestellt wurde, und steht in enger Beziehung zum Nervensystem. Mangel an Vitamin B_1 führt bei Versuchstieren zu Störungen im Nervensystem, zu Störungen der Herztätigkeit und des Wasserhaushaltes. Dieses Vitamin ist unentbehrlich für den Kohlenhydratstoffwechsel, und je mehr Kohlenhydrate der Organismus mit der Nahrung zu sich nimmt und daher verarbeiten muß, desto größer wird sein Bedarf an Vitamin B_1. Dasselbe ist auch bei reichlicher Eiweißzufuhr der Fall. Die Mehrbeanspruchung, die an den schwangeren Organismus gestellt wird, hat natürlich einen erhöhten Vitamin-B_1-Bedarf zur Folge, eine Tatsache, die sich in den Tropen durch das gehäufte Auftreten der Beriberikrankheit während der Schwangerschaft manifestiert. Im fetalen Organismus ist dieses Vitamin ebenso enthalten wie in der Placenta. Bei Mangel an Vitamin B_1 kommt es anscheinend ziemlich leicht zu intrauterinem Fruchttod (s. S. 390) oder wenigstens zu schlechter Ernährung bzw. Entwicklung des Feten; bei der geschlechtsreifen Frau stellen sich als Mangelerscheinungen Degenerationen (Atrophien) an Ovarien, Uterus und Hypophysenvorderlappen ein. Gute therapeutische Erfolge erzielt man mit den entsprechenden Vitaminpräparaten bei Schwangerschaftsneuritiden und Hyperemesis (s. S. 288 u. 325). Bei primärer Wehenschwäche wurde Vitamin B_1 zur Erhöhung des Gebärmuttertonus verwendet. In Indien und Nordamerika empfahl man es zur Vermeidung von Frühgeburten. Den Berichten einiger Autoren zufolge soll es auf die Milchsekretion einen günstigen Einfluß ausüben.

Das **Vitamin B_2**, Lactoflavin oder Riboflavin, kommt in tierischen und pflanzlichen Zellen, ja selbst bei den niedersten Lebewesen, den Bakterien und Hefepilzen, vor. Am reichlichsten ist es in Hefe, Ei, Leber, Niere und Herzmuskel enthalten. Mangelerscheinungen treten im allgemeinen wegen seines vielfachen Vorkommens recht selten auf; am ehesten noch bei Säuglingen, weil die Muttermilch relativ arm an Vitamin B_2 ist. Man kann während der Schwangerschaft mit einem erhöhten Vitamin-B_2-Bedarf rechnen (DUBRAUSZKY-BLAZSÓ).

Das **Nicotinsäureamid** (Pellagraschutzstoff), zum B_2-Komplex gehörend, ist wegen des guten Einflusses, den es, mit Vitamin A kombiniert, auf Pruritus vulvae nicht nur während, sondern auch außerhalb der Schwangerschaft ausübt, erwähnenswert (s. S. 280).

Das Vitamin C (l-Ascorbinsäure).

Weit wichtiger als die bisher genannten Vitamine erweist sich in der Geburtshilfe das Vitamin C. Es kommt vor in Kartoffeln, Gemüse und Obst, am reichlichsten in Orangen, Zitronen, Kraut, grünen Paprikaschoten und Hagebutten; im tierischen Organismus ist es in der Leber, der Nebenniere, dem Corpus luteum, der Hypophyse, dem Hoden usw. gespeichert. Vitamin-C-Mangel wirkt sich auf den Verlauf einer Schwangerschaft äußerst ungünstig aus, ja es kommt dadurch häufig sogar zu ihrer Unterbrechung. An der Frucht findet man dann charakteristische Veränderungen, wie Blutungen im Knochenmark und subperiostale Infiltrationen. Tritt die Schwangerschaftsunterbrechung zu einem späteren Termin ein, so daß der Fetus lebend zur Welt kommt, so resultiert aus der C-Avitaminose sehr häufig eine kongenitale Schwäche. Auf Grund eigener Beobachtungen können wir behaupten, daß Placenten solcher Früchte, die aus unbekannten Gründen am Ende der Gravidität absterben, einen unterdurchschnittlichen Vitamin-C-Gehalt aufweisen. Bei der Schwangeren selbst verursacht Vitamin-C-Mangel verschiedenartige Beschwerden: Appetitlosigkeit, Erbrechen, Anfälligkeit für Infektionen usw. Nach GAETHGENS-WERNER sollen 65% aller Erstgebärenden und 70% der Mehrgebärenden an Vitamin-C-Mangel leiden. TÖRÖK-NEUFELD fanden jedoch einen viel geringeren Prozentsatz, nämlich 21,3%. Nach einer vorausgegangenen Sättigung des schwangeren Organismus durch tägliche Verabreichung von 100 mg Vitamin C stellten sie einen täglichen Bedarf von 48 mg fest. Während der Schwangerschaft verarmt der mütterliche Organismus an Vitamin C, weil er es an Placenta und Frucht abgibt. Einige Autoren wiesen während der ganzen Schwangerschaft eine ziemlich konstante *Speicherung einer großen Menge Vitamin C* durch die Placenta nach. Diese stellt also ein Reservoir dar, aus dem die Frucht jeweils Vitamin C entnehmen kann, auch dann, wenn eine Verarmung des mütterlichen Blutes eintreten sollte. Andere Autoren hingegen bestreiten dies, da sie den Vitamin-C-Gehalt der Placenta niedrig fanden. Sie **betrachten demzufolge die Placenta** nicht als Speicherorgan. Andererseits spricht der im Vergleich zum Armvenenblut der Mutter erhöhte Vitamin-C-Spiegel des Nabelschnurblutes allem Anschein nach doch für eine gewisse Depotfunktion der Placenta. Der Vitamin-C-Gehalt des fetalen Blutes ist im ganzen etwas größer als der des mütterlichen. Dies deutet auf ein größeres Vitamin-C-Bedürfnis des Feten hin.

Es gibt verschiedene Verfahren, den Vitamin-C-Gehalt zu bestimmen; keines von allen ist jedoch vollkommen verläßlich. Besonders in quantitativer Hinsicht sind die Ergebnisse nicht verwertbar. So ergaben an meiner Klinik gleichzeitig durchgeführte histologische und chemische Vitamin-C-Bestimmungen keine einheitlichen Werte. Vielleicht hat man in dieser Unverläßlichkeit der Methoden den Grund für die Diskordanz der Ergebnisse bei den einzelnen Autoren zu erblicken.

Da Vitamin C bei den verschiedensten Blutungen mit gutem Erfolg angewandt wurde, hat man auch bei drohendem Abort Versuche damit angestellt. Obwohl die Ergebnisse nicht eindeutig sind, ist ein Versuch mit Vitamin C theoretisch durchaus gerechtfertigt, da bekanntlich das bei drohendem Abort günstig wirkende Corpus luteum auch Vitamin C enthält. Bei C-Avitaminosen bleibt die Corpus luteum-Bildung aus. Es kommt zu subepithelialen Blutungen und Schleimhautatrophie in der Gebärmutter. Gegenüber dem reichlich C-Vitamin enthaltenden, sich im Blütestadium befindenden Corpus luteum ist der Vitamin-C-Gehalt des in Rückbildung begriffenen Gelbkörpers sowie des Stroma des Ovarium nur gering. Die Störungen, die das weibliche Genitale infolge einer C-Avitaminose durchmacht, sind reversibel; dafür spricht unter anderem das Wiedereinsetzen der Ovulation bei Ratten, denen nach vitamin-C-freier Fütterung Zitronensaft zugeführt wird.

Die D-Vitamine (Calciferol).

Es gibt mehrere Verbindungen mit D-Vitaminwirkung (D_1, D_2, D_3, D_4, D_5). Sie alle gehören, ebenso wie das Cholesterin, die Gallensäuren, die Sexualhormone und das Nebennierenrindenhormon zu den Sterinen. Im menschlichen Organismus scheint nur D_3 von Bedeutung zu sein. Das fertige Vitamin wird mit der Nahrung aufgenommen und ist besonders reichlich in Butter, Milch, Eigelb, Fischen und vor allem in Lebertranöl enthalten. Auch im Gemüse finden wir Spuren dieses Vitamins. In der Haut des Menschen kann es durch Einwirkung ultravioletten Lichtes entstehen. Über die Rolle des Vitamin D während der Schwangerschaft gibt es in der Literatur nur spärliche Angaben. Einige Autoren fanden junge Ratten, deren Muttertiere calcium-, phosphor- und vitamin-D-reiches Futter erhielten, größer als solche, deren Muttertiere zwar Calcium und Phosphor, aber kein Vitamin D im Futter erhalten hatten. Andere, die an rachitischen Ratten cystisch veränderte Follikel, atrophische Uteri sowie Veränderungen an der Hypophyse gefunden hatten, konnten beobachten, daß diese Schädigungen durch entsprechende Nahrung leicht rückgängig zu machen waren. Nach unserer eigenen Erfahrung werden bei Verabfolgung von Vitamin D während der Schwangerschaft Kinder mit auffallend hartem, *nicht gut konfigurablem Kopf* geboren. Von anderer Seite wurde berichtet, daß Vitamin A und D das intrauterine Wachstum fördern und die Dauer der Schwangerschaft verlängern. Da während der Schwangerschaft zugeführtes Vitamin D das Kind nicht mit Sicherheit vor Rachitis schützt, *halten wir es für unzweckmäßig, gesunden Schwangeren ohne besondere Indikation* (z. B. sonnenarme Gegend) *Vitamin D zu verordnen*. Während längerer Zeit eingenommenes Vitamin D kann zu schlechtem Allgemeinbefinden, Appetitlosigkeit und anderen unangenehmen Erscheinungen führen. In der Geburtshilfe findet das Vitamin D Anwendung bei Behandlung von Tetanie und Osteomalacie (s. S. 527).

Das Vitamin E (Tokopherol).

Auf Grund der von EVANS durchgeführten Untersuchungen wurde bekannt, welche wichtige Rolle Vitamin E bei trächtigen Ratten spielt. Hinsichtlich des menschlichen Organismus verfügen wir jedoch noch immer nicht über sichere Angaben, wenn auch die klinische Erfahrung dafür spricht, daß sich die Verabreichung von Vitamin E während der Schwangerschaft in gewissen Fällen vorteilhaft auswirkt. Vitamin E kommt in Keimlingen von Weizen und Baumwolle, im Öl von Pflanzensamen, in grünem Salat, in Gemüsen und, in kleineren Mengen, in Rind- und Schweinefleisch, Schweinefett, Eigelb und Butter vor. Es wird mit der Nahrung aufgenommen und in verschiedenen Organen, besonders in Placenta und Hypophyse, gespeichert.

Bei Vitamin-E-Mangel zeigen die Geschlechtsdrüsen regressive Veränderungen, die im weiblichen Organismus reversibel, im männlichen dagegen irreversibel sind. Ratten, die vitamin-E-frei ernährt werden, bleiben zunächst noch befruchtungsfähig. Jedoch sterben bei eintretender Gravidität die Früchte ab, falls die Avitaminose anhält und werden resorbiert (Resorptionssterilität). Da die Symptome der E-Avitaminose durch Zufuhr von Hypophysenvorderlappenhormon beseitigt werden können, hielt man es zunächst für möglich, daß Vitamin E eine Vorstufe des gonadotropen Hormons sei. Diese Vermutung hat sich nicht bestätigt.

Gesichert scheint hingegen die Annahme, daß Vitamin E die Funktion der mit den Geschlechtsdrüsen in Beziehung stehenden innersekretorischen Drüsen (z. B. der Hypophyse) regelt und aufrechterhält. Dafür sprechen degenerative Veränderungen in den basophilen Zellen der Hypophyse, wie sie bei E-Avitaminose und, in ähnlicher Weise, nach Kastration auftreten. Vitamin E wirkt ferner auf die Funktion der Schilddrüse und die Entwicklung des Gelbkörpers, ja, es kann in gewissem Maße sogar das Gelbkörperhormon ersetzen, wenn es in großen Dosen verabreicht wird. Auf diese Weise ist es gelungen, die mit Follikelhormon vorbehandelte Uterusschleimhaut sowohl bei Versuchstieren als auch bei kastrierten Frauen in die Sekretionsphase zu überführen. Weiter wirkt das Vitamin E auf die Zellvermehrung und das Zellwachstum. Zwischen ihm und dem Follikelhormon scheint im Organismus ein bestimmtes Gleichgewicht zu herrschen, bei dessen Störung es leicht zu einem Ansteigen des Follikelhormonspiegels und damit zu Schwangerschaftsunterbrechung kommt. Die Beobachtung SHUTES, der zufolge in Fällen von Fehl- und Frühgeburten der Follikelhormongehalt des Serums zu hoch war, sich jedoch auf Vitamin-E-Gaben wieder senkte, spricht für diese Vermutung.

Gute Erfolge mit Vitamin E stehen jedenfalls außer jedem Zweifel. Bei Tieren vermag man mit derartigen Präparaten dem Absterben der Frucht wirksam entgegenzuarbeiten. Über seine Bedeutung für die Humantherapie kann man noch nicht abschließend urteilen, wenn auch klinische Erfolge vorliegen, die für das Bestehen einer Analogie sprechen. Es wurden nämlich in 75% der Fälle gute Resultate erzielt. Die Wirkung geht vielleicht über den Gelbkörper. Bekanntlich bleibt beim Kaninchen im Falle einer E-Avitaminose nach Injektion von Schwangerenurin die Luteinisation aus. Therapeutisch wendet man das Vitamin E zusammen mit Progesteron bei drohendem und besonders bei habituellem Abort sowie bei Sterilität an.

Das Vitamin K (a-Phyllochinon).

Vitamin K findet sich, ähnlich wie das chemisch mit ihm verwandte Chlorophyll, hauptsächlich in den grünen Teilen der Pflanzen. Seine Stabilität ist aber größer als die des Chlorophylls. Weiter trifft man es in tierischen Organen, vorwiegend in der Leber. Besonders enthalten es Bakterien (z. B. Staphylokokken, Colibacillen). Die von den Darmbakterien produzierte Vitamin-K-Menge deckt den Bedarf des tierischen Organismus vollkommen. Mangel an Vitamin K ruft eine Erniedrigung des Prothrombingehaltes im Blute und infolgedessen eine Verlängerung der Gerinnungszeit hervor. Die Hypoprothrombinämie ist beim Neugeborenen physiologisch und erreicht 3—4 Tage nach der Geburt ihr Maximum. Das natürliche Vitamin K passiert nach Ansicht einiger Autoren die Placenta überhaupt nicht, nach der Meinung anderer nur in geringem Maße. Durch Verabreichung synthetischer *wasserlöslicher* Vitamin-K-Präparate an Schwangere kann man aber jedenfalls den Prothrombingehalt des Feten erhöhen. Zur Verhütung intrakranieller Blutungen der Neugeborenen ist es deshalb zweckmäßig, bei voraussichtlich schweren Geburten, aber auch bei Schwangerschaftsanämien und -toxikosen den Schwangeren prophylaktisch Vitamin K zu verabreichen. Am besten gibt man die Injektionen 10—5, spätestens aber 2 Tage vor der Entbindung. Will man es dem Neugeborenen selbst in Form einer Injektion oder in der Muttermilch verabreichen, so muß dies allerdings gleich nach der Geburt geschehen. Diese Art der Anwendung kommt auch bei Frühgeburten, nach langer Geburtsdauer und bei schon erkennbaren intrakraniellen Blutungen in Frage.

Die Entwicklung der Eizelle.

III. Die Grundlagen der Fortpflanzungsvorgänge.

Die Entwicklung der Eizelle.

Die Körperformen des weiblichen und männlichen Kindes sind nicht vollkommen gleich, nicht einmal unmittelbar nach der Geburt. So ist z. B. der Kopf des neugeborenen Knaben relativ größer, während beim Mädchen das Becken breiter und niedriger ist. Deutlich sichtbar wird der Geschlechtsunterschied

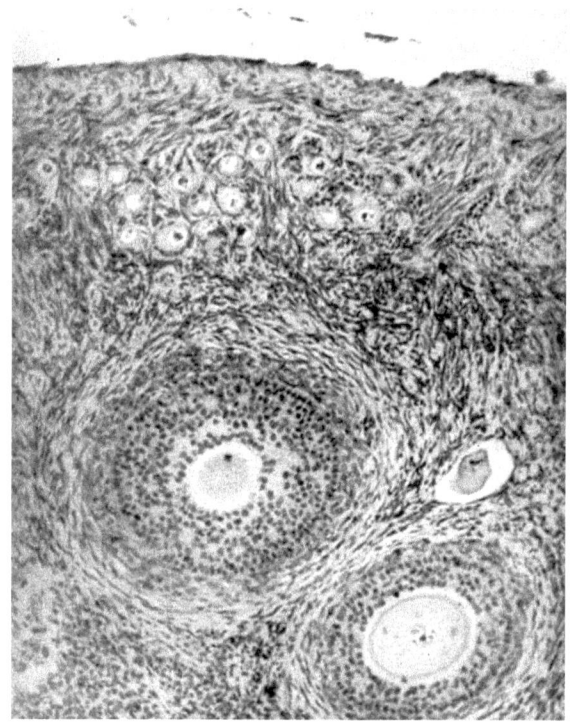

Abb. 43. Rindensubstanz des Ovar (Primordial- und reifende Follikel).

aber erst in der Pubertät. Der Beginn der Geschlechtsreife fällt mit dem Zeitpunkt zusammen, in dem im Eierstock, der bis dahin im Ruhezustand war, das erste Ei heranreift. Von da an wiederholt sich dieser Prozeß in gewissen Zeitabständen etwa 33 Jahre lang. Im Eierstock des neugeborenen Mädchens sind nach der Meinung mancher Autoren 100000, nach anderen Ansichten sogar 400000 *Primordialfollikel (Folliculus primarius seu primordialis)* vorhanden, die je eine von einer einreihigen Epithelschicht umgebene Eizelle enthalten. Während der weiteren Entwicklung vermehren sich die das Ei umgebenden Zellen *(Granulosazellen)* und werden mehrschichtig *(reifender Follikel)* (Abb. 43). Die Granulosazellen sind von einer gut abgegrenzten Kapsel *(Theca folliculi)* umhüllt, die sich in der weiteren Entwicklung noch mehr differenziert und eine äußere, grobfaserige, gefäßführende *Theca externa*, eine großzellige, netzartig angeordnete *Theca interna* und eine kleinzellige Grenzschicht, die *Theca intima* bildet. Im Weiterverlauf der Entwicklung vermehren sich die Granulosazellen ebenfalls stärker. Durch Verflüssigung von Granulosazellen sowie durch Transsudation der umgebenden Gefäße bildet sich innerhalb des Follikels eine Flüssigkeitsansammlung (Liquor folliculi), und wir haben dann den *reifen Follikel*, den REGNIER

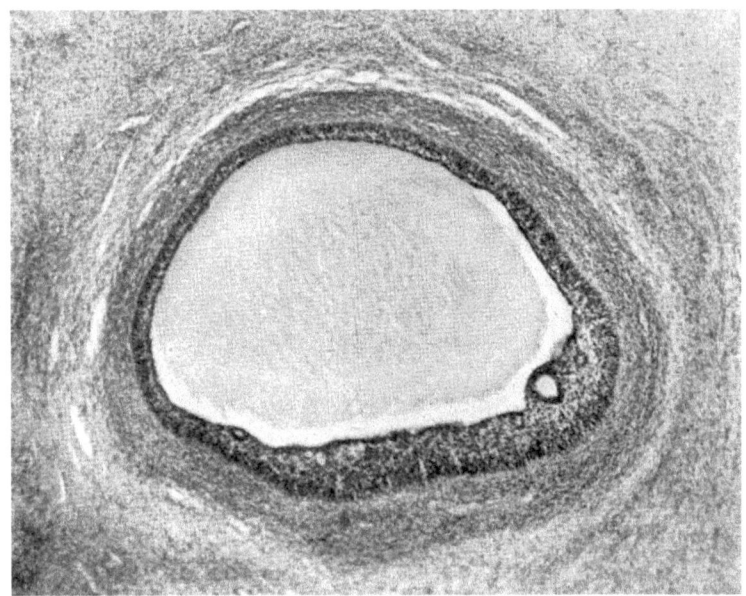

Abb. 44. GRAAFscher Follikel.

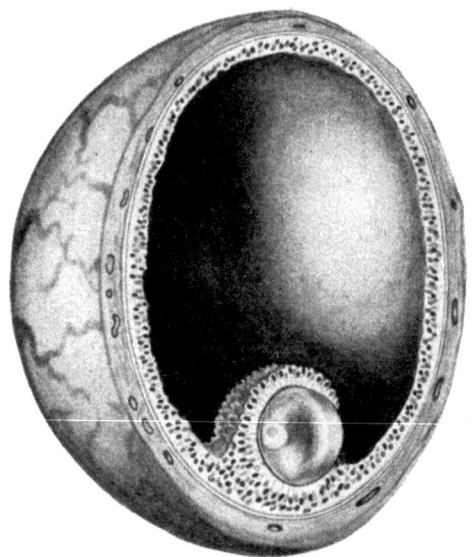

Abb. 45. Schematisches Bild eines GRAAFschen Follikels.

DE GRAAF im Jahre 1672 als erster gesehen und beschrieben hat, vor uns (Abb. 44 und 45). Infolge der Vermehrung des Liquor wird die Eizelle, die inzwischen einen reichen Vorrat an Dottersubstanz aufgespeichert und ihre endgültige Gestalt gewonnen hat, noch mehr an die Follikelwand gedrückt und bildet mit den sie umgebenden und ernährenden Follikelepithelzellen einen Hügel *(Cumulus oophorus seu Discus ovigerus)*. Zwischen der Eizelle und den sie

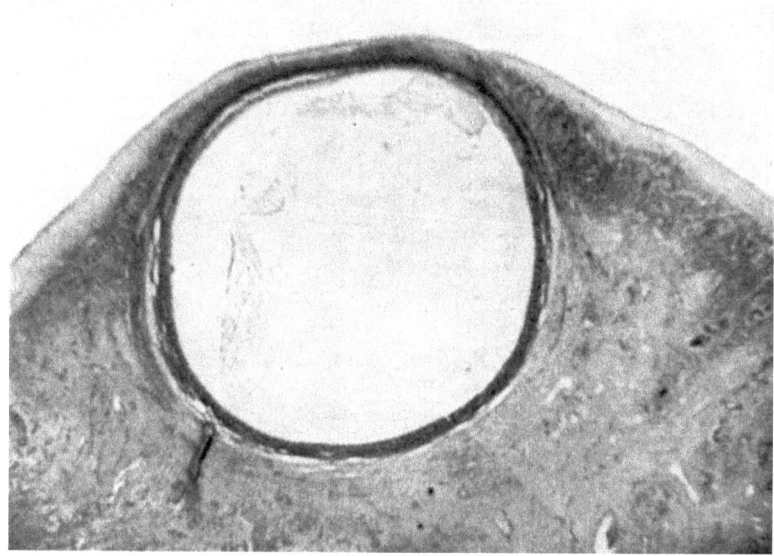

Abb. 46. Sprungreifer Follikel (Cumulus oophorus nicht getroffen).

umgebenden Follikelepithelzellen (der *Corona radiata*) entsteht eine dicke, doppelkonturierte, glänzende Membran, die *Zona pellucida*. Der reifende Follikel nähert

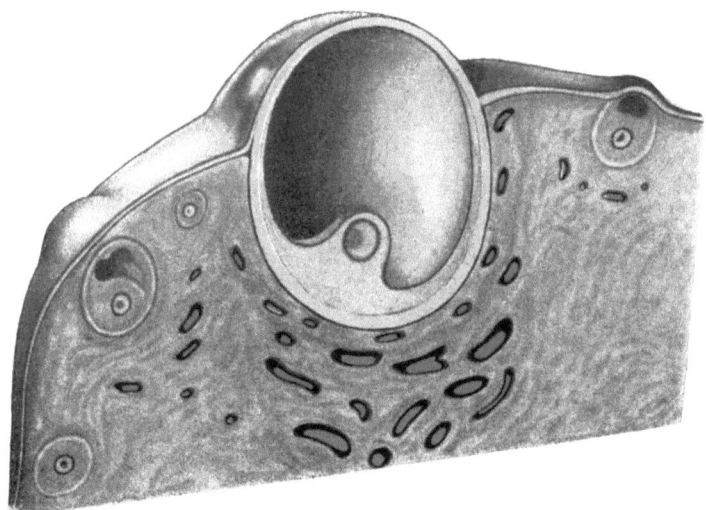

Abb. 47. Der sprungreife Follikel wölbt sich an der Oberfläche des Eierstockes vor.

sich immer mehr der Oberfläche *(Tunica albuginea)* des Eierstockes und wölbt sie etwas vor *(Stigma folliculi)* (Abb. 46 und 47). In der Wand des Follikels kommt es gleichzeitig zu gewissen Veränderungen (nach CLARK infolge Kreislaufstörung) und dann zum Follikelsprung (Abb. 48). Dabei wird das Ei, das von

Granulosazellen umgeben ist, mit dem Liquor herausgeschwemmt und gelangt durch den Eileiter in die Gebärmutter.

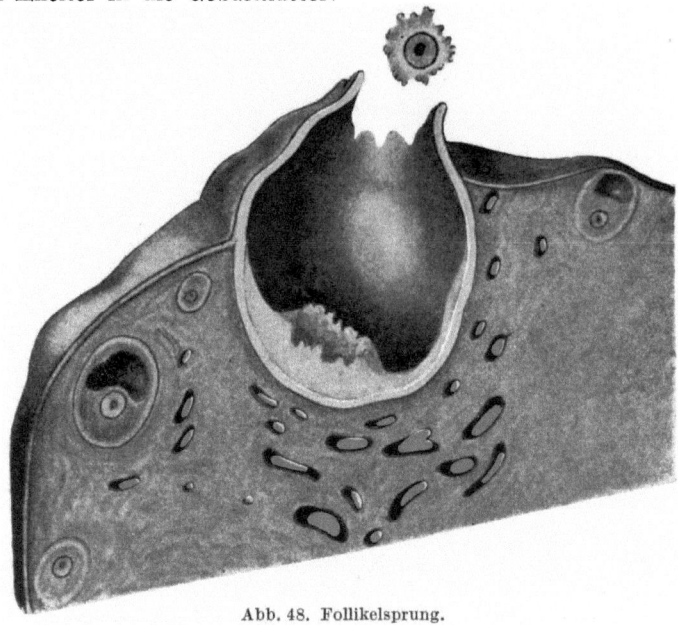

Abb. 48. Follikelsprung.

Das menschliche Ei wurde 1827 von BAER entdeckt. In dem geplatzten Follikel kommt es zu einer Blutung, die meist nicht stark ist. Diese Blutung

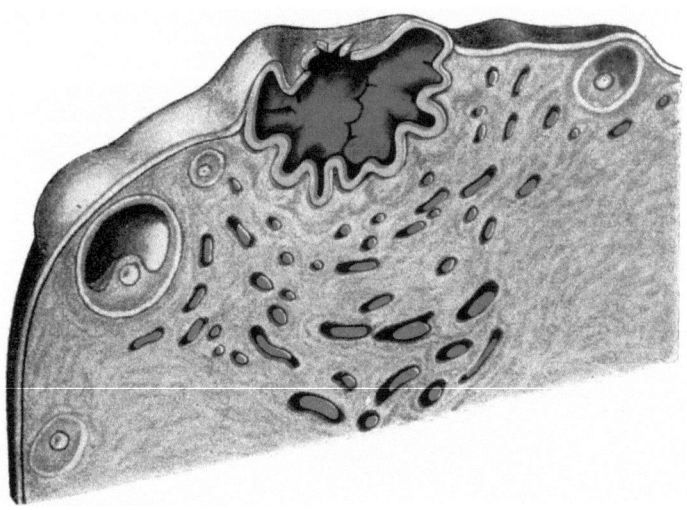

Abb. 49. Blutung in den gesprungenen und kollabierten Follikel (Corpus haemorrhagicum).

kann ausnahmsweise einmal ganz ausbleiben oder andererseits auch so stark sein, daß sie unter Umständen mit den Symptomen einer schweren inneren Blutung einhergeht und mit einer Extrauteringravidität verwechselt wird.

Nach dem Follikelsprung kollabieren die Follikelwände, das darin befindliche Blut gerinnt und der Riß an der Oberfläche wird mit Fibrin verschlossen (Abb. 49).

Inzwischen wandeln sich die Granulosazellen, die den Follikel auskleiden, zu Luteinzellen (Granulosaluteinzellen) um. Desgleichen beteiligen sich die Thecazellen

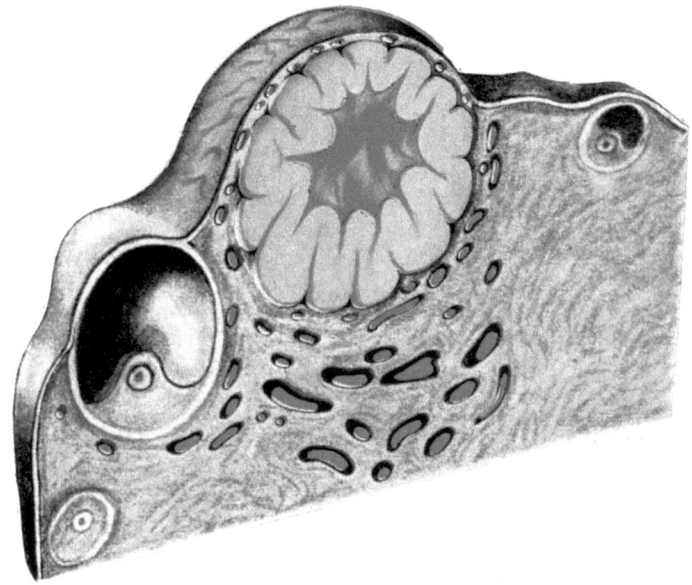

Abb. 50. Die Theca-Luteinzellen füllen allmählich den kollabierten Follikel wieder aus.

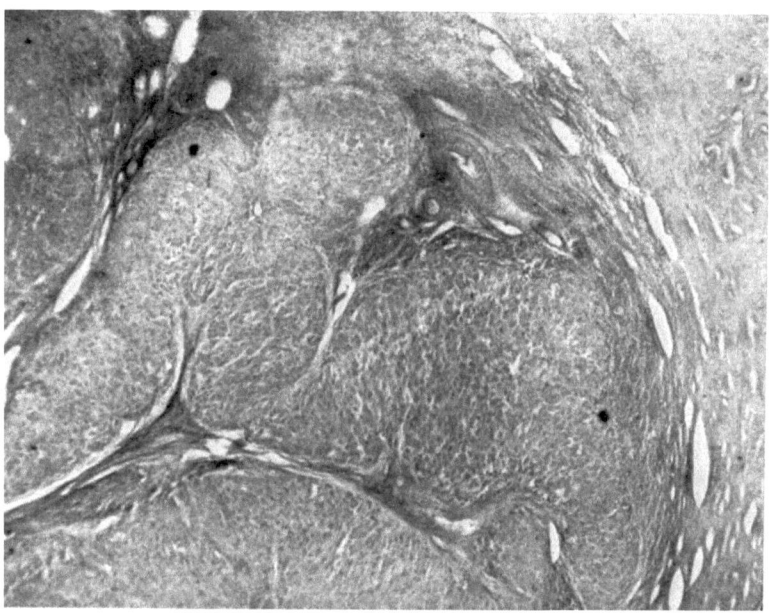

Abb. 51. Corpus luteum im Blütestadium (Teilansicht).

an der Bildung der Luteinzellen (Thecaluteinzellen) und helfen mit, den Hohlraum des geplatzten Follikels immer mehr auszufüllen, wobei das dort befindliche Blutkoagulum zusammengepreßt wird (Abb. 50). Diesen Vorgang bezeichnen wir als *Proliferationsphase des Gelbkörpers* (Abb. 51). Im Weiterverlauf dringen Capillaren zwischen die Luteinzellen ein: *Vascularisationsstadium*.

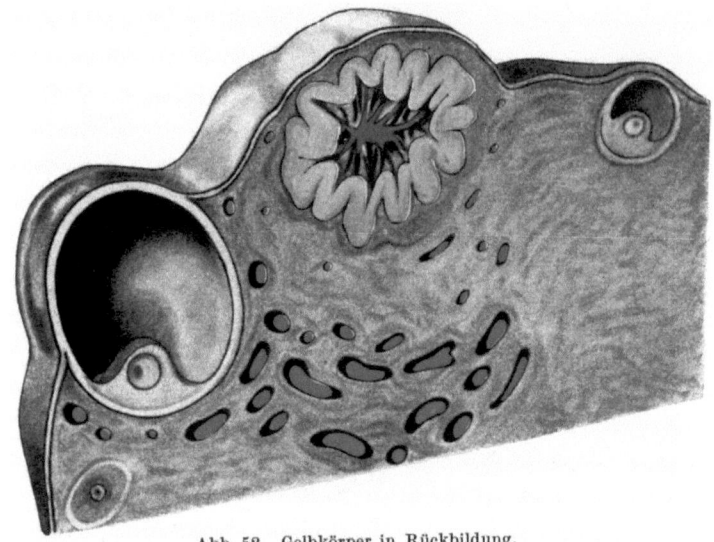

Abb. 52. Gelbkörper in Rückbildung.

Die Zellen des Gelbkörpers (Corpus luteum) sind zu diesem Zeitpunkt schon endgültig entwickelt und werden als Granulosaluteinzellen bezeichnet. Hierbei

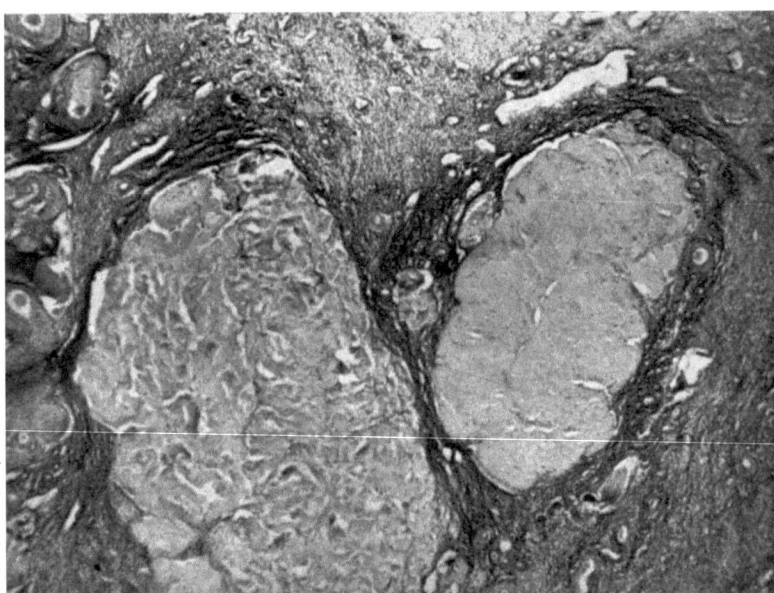

Abb. 53. Corpora fibrosa.

ist der „Gelbkörper" noch nicht gelb, sondern diese Farbe erhält er erst im Rückbildungsstadium durch Einlagerung eines carotinartigen Stoffes (ESCHER). Nach CORNER, HARTMANN entsteht die gelbe Farbe jedoch nicht durch Carotin sondern durch einen anderen, komplizierter zusammengesetzten Stoff. ASCHOFF schlug vor, den Gelbkörper Corpus granulosum oder Corpus folliculi zu nennen.

Falls keine Befruchtung erfolgt, beginnt das Corpus luteum schon nach 12 Tagen zu degenerieren (Abb. 52). Tritt jedoch eine Schwangerschaft ein, so blüht es weiter, erreicht manchmal ein Drittel der Größe des Eierstockes, und erst in der Mitte der Schwangerschaft bildet es sich dann zurück. Die Rückentwicklung besteht in einer Resorption der Thecaluteinzellen und in einem Durchwachsen von Bindegewebe, das später eine Hyalinisierung erfährt (Corpus fibrosum seu albicans) (Abb. 53). Diese Vorgänge spielen sich bei jungen Frauen infolge der Leistungsfähigkeit ihres Blutkreislaufes verhältnismäßig schnell ab. Bei älteren Frauen geschieht dies jedoch langsamer.

Nach neueren Untersuchungen findet eine Follikelreifung schon im späteren Kindesalter und auch während der Schwangerschaft statt. Die periodisch reifenden Follikel erreichen hierbei jedoch nur eine geringe Größe und verfallen dann der Atresie. Wahrscheinlich ist dieser Vorgang mit einer Follikelhormonproduktion verbunden, die im späteren Kindesalter den ersten Impuls für die Entwicklung des sekundären Geschlechtscharakters gibt und eventuell auch in der Schwangerschaft bei den manchmal zu beobachtenden menstruationsähnlichen Blutungen eine Rolle spielt. Von manchen Autoren wurden diese atretischen Follikel als eine interstitielle Drüse angesehen. Doch gilt diese Auffassung für die Verhältnisse beim Menschen als überholt.

Die Menstruation.

Follikel und Gelbkörper produzieren Hormone, die in erster Linie auf die Uterusschleimhaut wirken, indem sie dort cyclische Veränderungen und die Menstruation hervorrufen.

Die *Menstruation* tritt erstmalig in der Pubertät auf und wiederholt sich in regelmäßigen Abständen — meistens alle 28 Tage — bis zu den Wechseljahren, also etwa 30—35 Jahre hindurch. Der Beginn der Menstruation (Menarche) und ihr Ende (Menopause) sind individuell, sowie nach Rassezugehörigkeit und besonders nach klimatischen Bedingungen verschieden. Natürlich ist dieser klimatische und geographische Einfluß auch beschränkt. So liegt z. B. der Menstruationsbeginn bei Frauen in Korea im allgemeinen später als in Japan, obwohl Korea nicht nördlicher gelegen ist als Japan. Bei Mädchen in der Stadt tritt die erste Menstruation früher auf als bei Landmädchen, ein Beweis für den Einfluß der Umwelt und Ernährung. In unseren Breiten pflegt die Periode im 12.—14. Lebensjahre einzusetzen. Schwankungen hinsichtlich des Beginnes und Endes dieser cyclischen Vorgänge sind natürlich vorhanden. In der Literatur wird von einem Mädchen berichtet, das schon im Alter von zwei Jahren menstruierte und mit neun Jahren ein Kind gebar (Anna Mummenthaler). Als anderes Extrem finden wir eine Frau, die im Alter von 62 Jahren ihr 22. Kind zur Welt brachte. Die blutige Absonderung, die manchmal bei neugeborenen Mädchen aus der Scheide kommt, ist sicher nicht als Menstruation zu betrachten, sondern wird durch das von der Placenta produzierte Follikelhormon (ähnlich einer Follikelabbruchblutung) hervorgerufen.

Der durch die Menstruation verursachte Blutverlust pflegt im allgemeinen 50—100 g zu betragen. Das Menstruationsblut unterscheidet sich von dem der Blutbahn hauptsächlich dadurch, daß es weniger gerinnbar ist und weniger rote Blutkörperchen, aber mehr Lymphocyten enthält. Ungeklärt ist noch die Frage der Toxizität dieses Blutes. Nach den Beobachtungen von MACHT wird Lupinus albus in seiner Entwicklung gehemmt, wenn man ihn in Wasser hält, dem einige Tropfen Menstruationsblut beigegeben sind. Desgleichen sah SCHICK, wie unter der Einwirkung von Periodenblut Blumen zu welken begannen. Diese Erfahrungen wurden jedoch von anderen nicht bestätigt.

Lange Zeit hindurch glaubte man, bei der Menstruation komme die Blutung per diapedisin zustande. Später war man dann lange der Meinung, in der Periode stoße sich die ganze Schleimhaut ab. Dies wurde von MOERICKE widerlegt, dem es gelang, auch während der Menstruation aus dem Uterus mit einem scharfen Löffel Schleimhautstückchen zu entnehmen. Die modernen Ansichten über diese Vorgänge verdanken wir in erster Linie HITSCHMANN, ADLER und WESTPHALEN, die eine ständige cyclische Schwankung der Uterusschleimhaut nachweisen konnten. Auf die Regeneration folgt jeweils die Proliferationsphase, auf diese dann die Sekretionsphase und zuletzt die Abstoßung der Gebärmutterschleimhaut. Lediglich die Regenerationsschleimhaut zeigt das Bild, das man früher für das normale hielt. Vor HITSCHMANN und ADLER betrachtete man die Schleimhaut sämtlicher übriger Phasen als pathologisch, und erst diese beiden Autoren wiesen nach, daß es sich um physiologische Entwicklungsstadien handelt. Auf Grund der genannten Arbeiten beschäftigte sich R. SCHRÖDER weiter mit diesem Problem. Wie er zeigte, löst sich während der Menstruation nicht die ganze Schleimhaut, sondern nur deren obere Schicht (funktioneller Teil) ab, während die untere Schicht (basaler Teil) zurückbleibt.

Die Menstruation tritt — wie erwähnt — meistens alle 28 Tage auf und dauert durchschnittlich 4—5 Tage. Kürzere (21—26) und längere (30—42) Zeitabstände sind jedoch keine Seltenheit. Oft ist die Periodenblutung mit unangenehmen Störungen des Allgemeinbefindens verbunden, die schon einige Tage vor Beginn der Blutung auftreten können (Molimina). Die Patientinnen klagen über Kopfschmerz, Schwindel, Hitzeanfälle, nervöse Reizbarkeit, Gefühl der Spannung und des Aufgetriebenseins im Leib sowie Schmerzen in der Lendengegend, die sich zu ausgesprochenen Krämpfen steigern können (Dysmenorrhoe). Während der Periode oder unmittelbar davor ist die geistige Leistungsfähigkeit oft herabgesetzt. Ausnahmsweise beginnt zur Zeit der Menstruation an Stelle der Uterusmucosa die Schleimhaut irgendeines anderen Organs (Nase, Magen, Lunge, Brustwarze, Mund usw.) zu bluten (vikariierende Menstruation). Hier sei nur dies alles kurz erwähnt und im übrigen auf die entsprechenden Kapitel der gynäkologischen Lehrbücher verwiesen.

Es ist das Verdienst R. SCHRÖDERs und R. MEYERs wie auch ihrer Schulen, die in regelmäßigen Abständen wiederkehrenden Veränderungen des Endometrium als Folge und gleichsam als Spiegelbild der in den Eierstöcken sich abspielenden Vorgänge erklärt zu haben (Abb. 54 und 55). Der im Eierstock sich entwickelnde Follikel, der Gelbkörper und schließlich dessen Rückbildungsformen haben einen Einfluß auf die an der Gebärmutterschleimhaut sich abspielenden Vorgänge. Wie bereits erwähnt, unterscheidet man im Hinblick auf die Entwicklungsphasen an der Uterusmucosa den basalen und den funktionellen Teil. Der an die Muskulatur angrenzende basale Teil beteiligt sich nicht an den cyclischen Vorgängen. Aus ihm heraus wird jeweils nach Abstoßung der oberen Schicht die Schleimhaut neu aufgebaut. Die basale Schicht ist etwa 1 mm stark, gegen die Muskulatur scharf abgegrenzt und füllt deren Unebenheiten aus. Ihr Stroma besteht aus spindelförmigen, protoplasmaarmen, faserreichen Bindegewebszellen, zwischen denen verhältnismäßig dickwandige Gefäße sowie Drüsengänge liegen. Diese sind enge, rechtwinklig oder schräg zur Oberfläche verlaufende, wenig verzweigte röhrenförmige Drüsen, die von hohem Zylinderepithel ausgekleidet sind und einen basalgelagerten spindelförmigen Kern haben.

Die Menstruation.

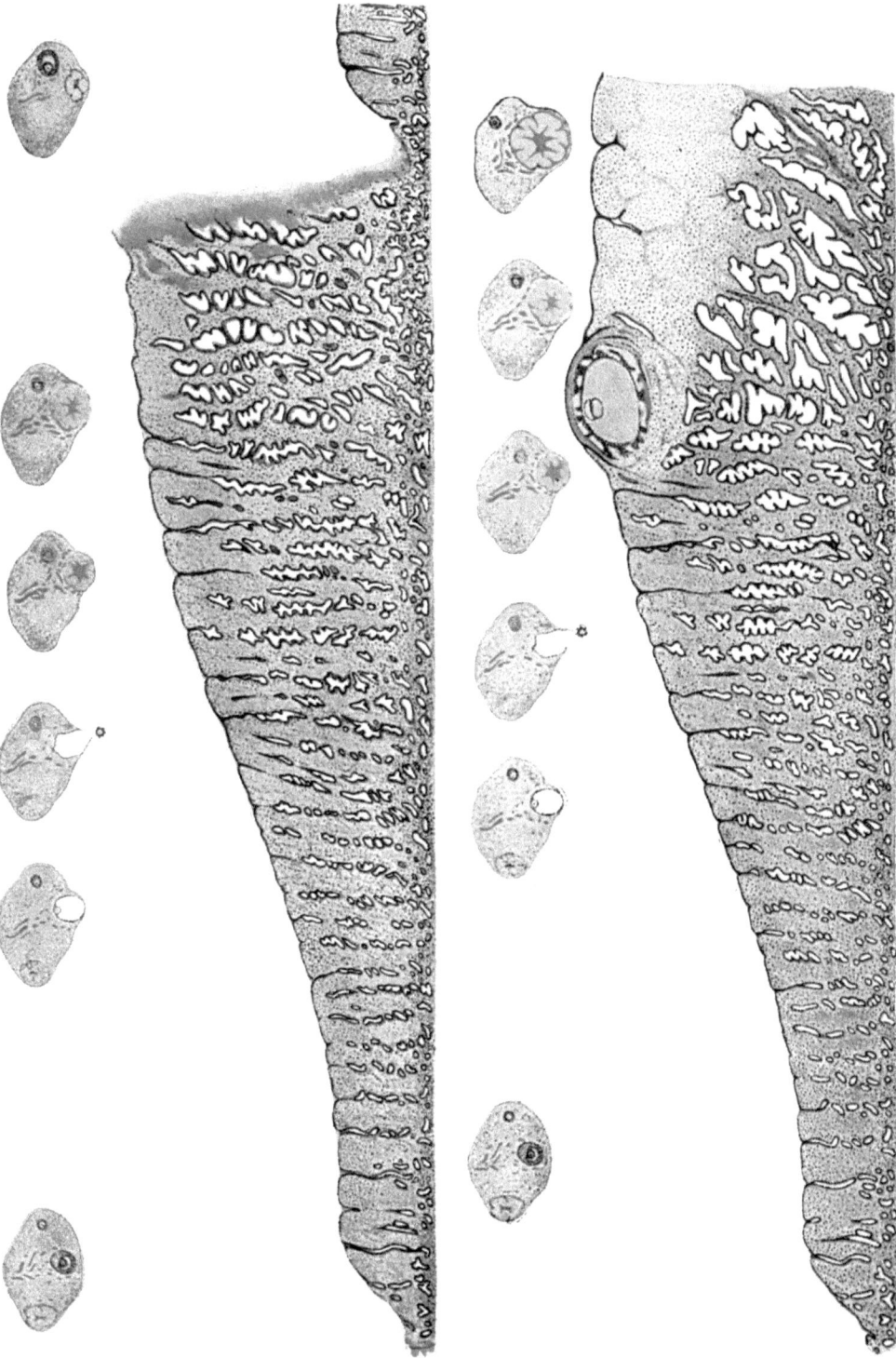

Abb. 54. Zusammenhang der cyclischen Veränderungen der Uterusschleimhaut und des Ovar (nach SCHRÖDER).

Abb. 55. Zusammenhang der cyclischen Veränderungen der Uterusschleimhaut und des Ovar nach Befruchtung (nach SCHRÖDER).

Die cyclischen Veränderungen spielen sich vor allem im oberen, funktionellen Teil der Uterusschleimhaut ab, der für jedes neu reifende Ei aufgebaut und später, wenn keine Befruchtung eintritt, wieder abgestoßen wird. Deshalb nennt man die obere Schicht die funktionelle oder Nidationsschicht der Gebärmutterschleimhaut (R. SCHRÖDER). Der cyclische Ablauf besteht aus vier Phasen:

1. Der *Proliferationsphase*, die durch eine in den reifenden Follikeln stattfindende Follikelhormonproduktion hervorgerufen wird. Sie dauert vom 5. bis 14. Cyclustage.

2. Der *Sekretionsphase*, die durch die Wirkung des Gelbkörperhormons zustande kommt und vom 15.—28. Tage dauert.

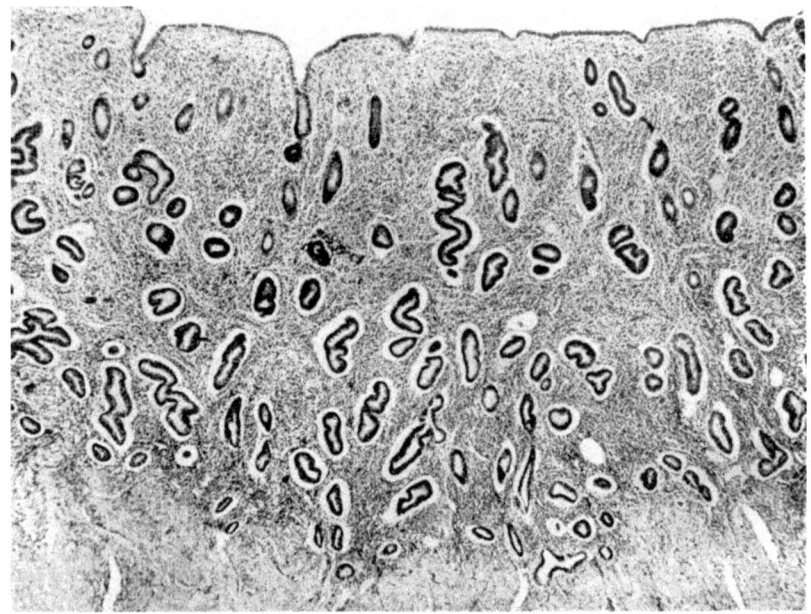

Abb. 56. Proliferationsphase der Gebärmutterschleimhaut.

3. Der *Desquamationsphase* mit Zerfall der Schleimhaut und Periodenblutung. Die Dauer dieses Stadiums beträgt gewöhnlich 3 Tage und wird durch die Rückbildung des Corpus luteum ausgelöst. Inzwischen entwickelt sich ein neuer GRAAFscher Follikel und ein neuer Menstruationscyclus beginnt.

4. Der Phase der *Regeneration* (der Wundheilung), die dem 3.–5. Tage entspricht.

ad 1. In der *Proliferationsphase* verdickt sich die Schleimhaut gleichmäßig. Das am Anfang zellreiche und faserige Stroma vermehrt sich und wird lockerer. Die Stromazellen werden größer und die dazwischenliegenden, langgedehnten Drüsengänge gegen das Ende der Proliferationsphase immer gewundener; ihr Lumen bleibt jedoch vorläufig eng, und sie üben noch keine sekretorische Tätigkeit aus (Abb. 56). Das die Drüsen auskleidende Epithel ist zu Beginn dieser Phase kubisch, formt sich später aber zu hohem Zylinderepithel mit scharfem, gegen das Lumen der Drüse gerichtetem Protoplasmarand um. Der Zellkern liegt in den unteren zwei Dritteln des Zellkörpers und hat ein gut färbbares Chromatinnetz. Er zeigt immer mehr Kernteilungsformen, je weiter die Proliferationsphase voranschreitet. Die Blutgefäße des Stroma laufen steil zur Oberfläche und sind vielfach gewunden.

ad 2. Die *Sekretionsphase* der Gebärmutterschleimhaut wird durch eine sehr charakteristische Veränderung des Drüsenepithels eingeleitet. Der Zellkern wandert gegen das Lumen zu. Zwischen ihm und dem basalen Teil des Zellkörpers beobachtet man dann feine Glykogenkörnchen sowie eine Aufhellung dieser Partie. Als Zeichen erhöhter Zellfunktion vergrößert sich später der ganze Zellkörper und wird in seiner Gesamtheit heller. Die scharfe Abgrenzung der Drüsenzellen gegen das Lumen ist jetzt verschwunden. Die Zellen öffnen sich und entleeren ihr mucicarminpositives Sekret in den Drüsengang. In Gewebsschnitten, die nach dem BESTschen Verfahren auf Glykogen gefärbt sind, findet man nun den ganzen Zellkörper und das Drüsenlumen mit feineren und gröberen Glykogenkörnchen erfüllt. Die Glykogenbildung und die Produktion des mucicarminpositiven Sekretes in den Drüsenzellen ist eine auf der Wirkung des Gelbkörperhormons beruhende spezifische Veränderung und ein histochemisch nachweisbares Zeichen der Zellfunktionen. Parallel mit der Funktion der Zellen ändert sich auch die Form der Drüsengänge. Sie werden in hohem Maße gewunden und dehnen sich aus (Abb. 57). Mit dem Auftreten von Windungen legt sich die Wand der Drüsen in Falten, wodurch der Querschnitt eines Drüsenganges die für die Sekretionsphase charakteristische „Sägeform" (R. MEYER) erhält. Funktionell betrachtet verhält sich das Oberflächenepithel der Uterusschleimhaut analog dem die Drüsengänge auskleidenden Epithel.

Auf die Umwandlungen an den Drüsengängen folgt eine Veränderung des Stroma. Das zwischen den Drüsen liegende, aus sehr lockeren Stromazellen bestehende Bindegewebe wird zunehmend aufgelockert.

Mit den genannten Veränderungen der Drüsen und des Stroma gehen auch charakteristische Umbildungen des Gefäßsystems einher, die am ausgesprochensten am Ende der Sekretionsphase zu beobachten sind. Man findet eine hochgradige Schlängelung der Spiralarterien und eine Erweiterung der Venen (Abb. 58).

Die gewundenen weiten Drüsengänge bilden zusammen mit dem lockeren Stroma die untere Schicht der Functionalis (Stratum spongiosum). In den oberen Schichten der Functionalis wandeln sich die Bindegewebszellen zu größeren rundlichen bzw. polygonalen Elementen um und liegen dicht nebeneinander (Stratum compactum). In der Compacta laufen die engen Ausführungsgänge der Drüsen zur Oberfläche. Die kompakte, die spongiöse und die an den cyclischen Vorgängen nicht beteiligte basale Lage bilden die drei charakteristischen Schichten der sekretorischen Uterusschleimhaut. Parallel mit diesen Vorgängen verdickt sich die Schleimhaut stark. Die anfänglich (in der Regenerationsphase) 1,5 mm dicke Schleimhaut erreicht in der Proliferationsphase 3—4 mm, in der Sekretionsphase 4—5 mm, ausnahmsweise sogar 8—10 mm Höhe. Zwei Viertel der verdickten Schleimhaut nimmt die Spongiosa und je ein Viertel die Compacta und die Basalis ein.

ad 3. Bei ausbleibender Befruchtung des Eies zerfällt die sekretorische Uterusschleimhaut und löst sich ab *(Desquamationsphase)*. Eingeleitet wird dieser Prozeß mit einer diffusen leukocytären Infiltration um die Gefäße herum. Diese erweitern sich stark; es kommt zu einer Stase, und die Sekretion der Drüsenepithelzellen wird geringer. In den Kernen der Epithelzellen können Zerfallserscheinungen beobachtet werden. Einzelne Zellen lösen sich ab und werden in das Drüsenlumen gestoßen. Im Stroma treten umschriebene, später zusammenfließende Blutungen auf, und infolge der fermentativen Wirkung der Drüsenausscheidung kommt die rasche Auflösung und der Zerfall der Gewebselemente zustande. Die Compacta und die Spongiosa werden sequestriert und dann in Begleitung einer Blutung abgestoßen (Menstruationsblutung) (Abb. 59). Die Abstoßung der Schleimhaut selbst dauert nach R. SCHRÖDER wahrscheinlich nur

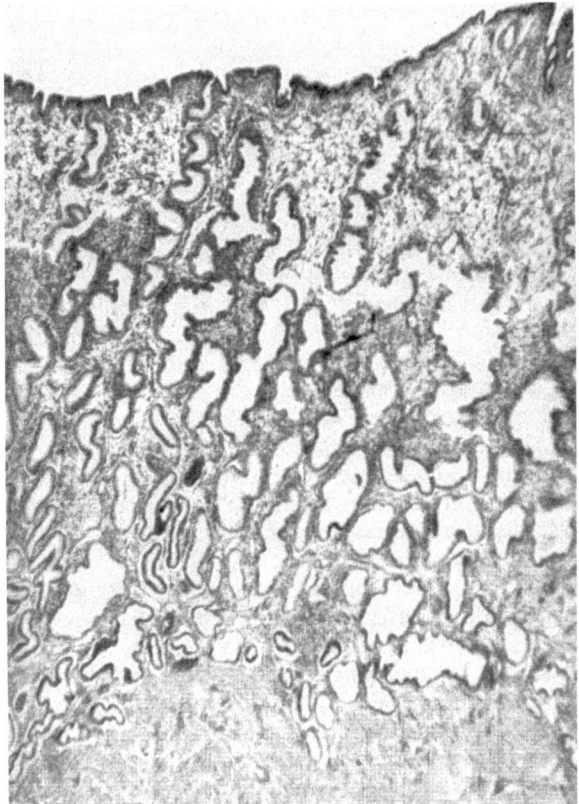

Abb. 57. Sekretionsphase der Gebärmutterschleimhaut.

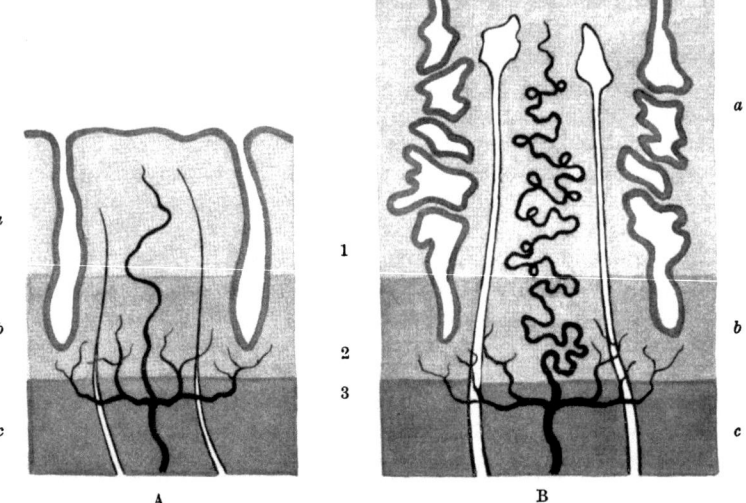

Abb. 58 A u. B. Die Gefäßversorgung der Uterusschleimhaut am Anfang (A) und am Ende (B) des Cyclus. Bei B sieht man die hochgradige Schlängelung der Spiralarterien und die Erweiterung der Venen. *a* Stratum functionale; *b* Stratum basale; *c* Uterusmuskulatur; 1 Spiralarterien; 2 Basalarterien; 3 Aa. radiatae (in Anlehnung an OKKELS und ENGLE).

wenige Stunden. Die Uterushöhle ist dann eine epithellose, rauhe Wundfläche, die nur noch vom Stratum basale ausgekleidet ist.

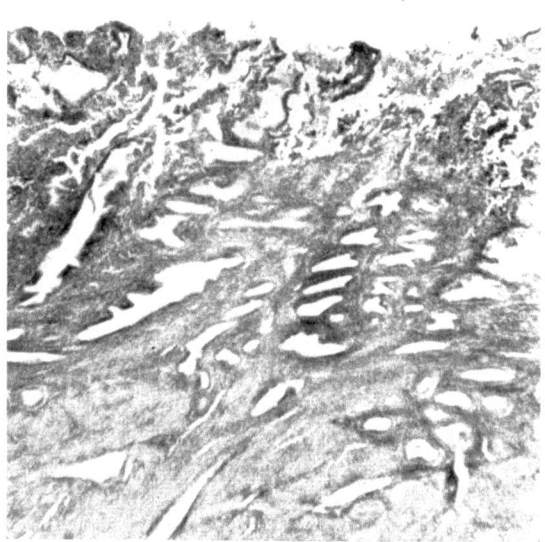

Abb. 59. Desquamationsphase der Gebärmutterschleimhaut.

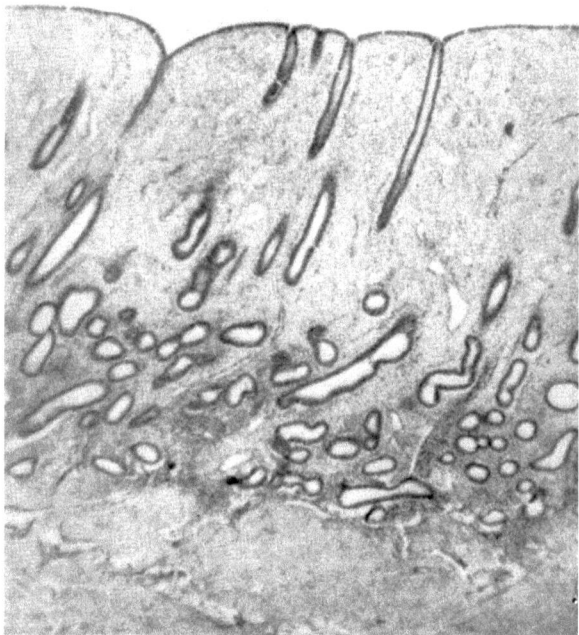

Abb. 60. Regenerationsphase der Gebärmutterschleimhaut.

ad 4. Zu Beginn der *Regenerationsphase* wird das zurückgebliebene Stratum basale von einer Fibrinschicht bedeckt und die Rauhigkeiten der Oberfläche werden

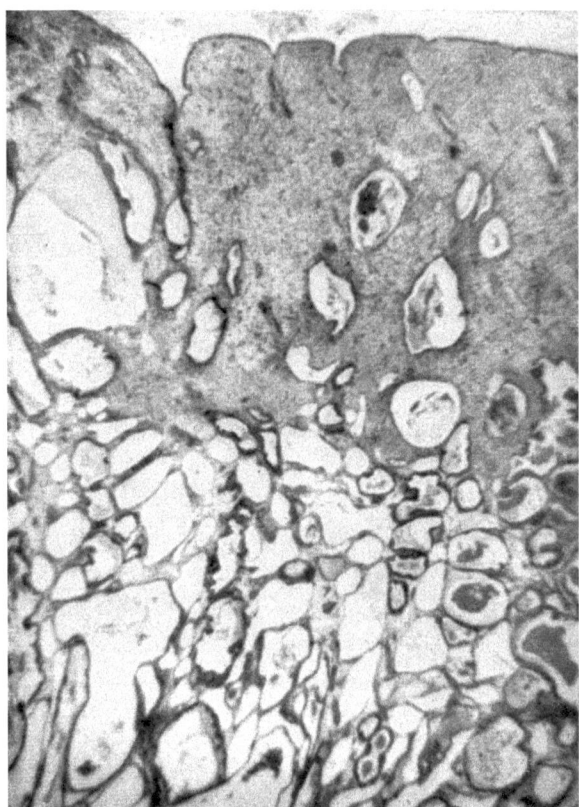

Abb. 61. Deciduale Umwandlung der Gebärmutterschleimhaut (Decidua compacta et spongiosa).

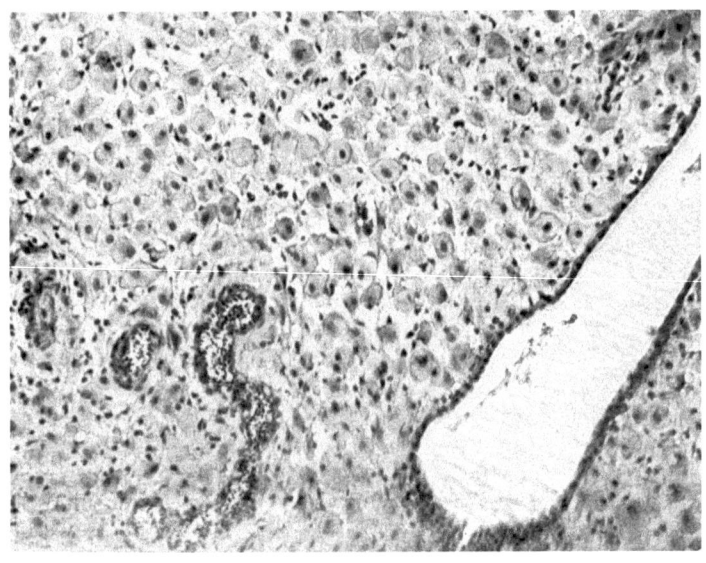

Abb. 62. Zellen der Decidua compacta.

durch neugebildete Fibrocyten ausgeglichen. Dann beginnt die Epidermisation aus dem Epithel der Drüsengänge des Stratum basale, die in 1—2 Tagen beendet ist. Am 5. Tage (immer vom Blutungsbeginn an gerechnet) ist die Schleimhaut dünn (1,5 mm), besteht aus zellreichem Bindegewebe, in dem verhältnismäßig wenige gerade Drüsengänge mit engem Lumen zur Oberfläche verlaufen, wo sie sich mit breiter Mündung öffnen (Abb. 60). Das Epithel der Drüsengänge ist kubisch, der stark färbbare Kern nimmt basale Stellung ein.

Wird das Ei befruchtet, stößt sich die Sekretionsschleimhaut nicht ab. Die Uterusschleimhaut entwickelt sich zur Erfüllung ihrer biologischen Aufgabe weiter (Abb. 55). Die Drüsengänge werden noch stärker gewunden und formen sich zu den sog. Schwangerschaftsdrüsen um. Im Vergleich zur dritten Phase zeigen sie eine stärkere Sekretion. Die Drüsengänge sind noch weiter, und wir finden auch mehrere cystische Formationen. Das Drüsenepithel selbst zeigt gesteigerte Funktionen und sendet Epithelzapfen in das Lumen, das mit Sekret ausgefüllt ist. Zwischen den Drüsengängen liegen in aufgelockertem Stroma dickwandige Gefäße. Die diese umgebenden Zellen, besonders aber die Bindegewebszellen der Compacta, werden zu sog. Deciduazellen umgewandelt. Diese sind größer, blasenartig, ihr Plasma ist hell, die Zellgrenzen sind scharf und epithelartig, der Kern ist ebenfalls vergrößert und aufgetrieben und sein Chromatin bis zu einem gewissen Grade färbbar (Abb. 61 und 62).

Die Zusammenhänge zwischen Eireifung und Menstruation.

Ein Zusammenhang zwischen Eireifung und Menstruation ist schon seit langem bekannt. Heute wissen wir, daß die lange Zeit allgemein anerkannte PFLÜGERsche Theorie in zwei Punkten unrichtig ist: Ihr zufolge müßte die Eireifung gleichzeitig mit der Menstruation eintreten und der durch den reifenden Follikel anschwellende Eierstock auf nervösem Wege den Uterus und dessen Schleimhaut beeinflussen. Nach unseren jetzigen Kenntnissen trifft das nicht zu.

Wie schon LEOPOLD u. a. auf Grund von Operationsbeobachtungen feststellten, fällt die Menstruation nicht mit dem Follikelsprung zusammen. Gegen die ältere Ansicht spricht auch die Möglichkeit einer Konzeption bei nicht menstruierenden Frauen (z. B. in der Zeit des Stillens). KNAUER wies an Kaninchen und Hunden, HALBAN an Affen nach, daß Eierstöcke, die erst entfernt und dann reimplantiert wurden, ebenfalls ihren Einfluß auf die Gebärmutterschleimhaut ausüben. Die Wirkung der Ovarien wird also, wie die genannten Versuche beweisen, nicht auf nervösem Wege übertragen. SCHRÖDER stellte durch histologische Untersuchungen den Zusammenhang, der zwischen den Veränderungen am Eierstock und an der Gebärmutterschleimhaut besteht, fest. Ihm verdanken wir die Erkenntnis, daß die Zeit der Follikelreifung der Proliferationsphase und die des funktionierenden Corpus luteum der Sekretionsphase entspricht.

In vielen Tierversuchen bemühte man sich um die Klärung des Zusammenhangs zwischen der Funktion der Eierstöcke und den Veränderungen der Uterus- und Scheidenschleimhaut. Dabei stellte man zur Zeit des Follikelsprungs an der Schleimhaut der Gebärmutter und der Scheide charakteristische Veränderungen fest. MARSHALL-HALNAN haben dies an Hunden, CORNER an Schweinen und Affen, STOCKARD-PAPANICOLAU an Meerschweinchen, EVANS-LONG an Ratten beobachtet.

Später gelang es mit Hilfe des Follikelhormons auch bei kastrierten Versuchstieren, die für den Oestrus charakteristischen Schleimhautveränderungen hervorzurufen, ein Beweis für den hormonalen Charakter dieser Vorgänge.

Andererseits wurde damit der kausale Zusammenhang zwischen den cyclischen Veränderungen an der Uterusschleimhaut und am Ovar aufgezeigt. Durch die eben erwähnten Untersuchungen wurde auch klar, daß die an der Uterusmucosa der Frau sich wiederholenden Proliferations- und Sekretionsphasen auf die Einwirkung der Follikelreifung (des Follikelhormons) und der Gelbkörperentwicklung (des Corpus luteum-Hormons) zurückzuführen sind. All dieses können wir als gesichertes wissenschaftliches Ergebnis betrachten, seit es KAUFMANN und auch anderen gelungen ist, bei kastrierten Frauen mit Hilfe einer entsprechenden Dosis von Follikelhormon (20—30 mg) und Luteohormon (30—40 mg) experimentell Menstruationen zu erzeugen. Wie man heute mit voller Gewißheit behaupten kann, erfolgen Menstruation und Ovulation nicht gleichzeitig; die Menstruation ist eine Folge der mit cyclischen Veränderungen im Eierstock zusammenhängenden Hormonproduktion.

Bis in die allerneueste Zeit war die Meinung unerschütterlich, daß eine Eireifung zwar ohne Menstruation, eine Menstruation jedoch ohne Eireifung nicht möglich sei. Der erste Teil des Satzes wird eindeutig durch Fälle bewiesen, in denen eine Frau noch vor Eintreten der ersten Periode schwanger wird, oder, was noch häufiger ist, während der Zeit des Stillens wieder empfängt, noch bevor ihre Menstruation erneut eingesetzt hat. CORNER und HARTMANN stellten bei der Beobachtung des Sexuallebens von Affen in großen Affenkolonien auch ,,Menstruationen" ohne Eireifung fest. Zu Versuchszwecken verwendete Nagetiere (Mäuse, Ratten) können abwechselnd fruchtbare und unfruchtbare oestrische Cyclen haben. Mit Recht wird also die Frage aufgeworfen, ob dies auch bei Frauen möglich sei, und dies ist auch tatsächlich der Fall. Beobachtungen, die NOVAK, andere Autoren und wir selbst machten, sprechen durchaus dafür. Es gibt Fälle, in denen das am ersten Blutungstage von Frauen, die in unfruchtbarer Ehe leben, gewonnene Ausschabungsmaterial nicht der Sekretionsphase, sondern der Proliferationsphase angehört. Es hatte folglich kein Follikelsprung stattgefunden, eine Corpus luteum-Wirkung auf die Schleimhaut lag also nicht vor, und trotzdem trat die ,,Menstruation" ein. Eine solche Blutung ohne Follikelsprung (*anovulatorische Blutung, non ovulating bleeding*) ist im strengen Sinn des Wortes eigentlich keine Menstruation, und derartige Cyclen werden den normalen zweiphasigen gegenüber als einphasige Cyclen bezeichnet (R. SCHRÖDER). Der anovulatorische Cyclus bildet gleichsam den Übergang zu der von R. SCHRÖDER beschriebenen Follikelpersistenz (siehe die gynäkologischen Lehrbücher). Diese anovulatorische Blutung kann auch bei normal menstruierenden Frauen vorkommen und die Erklärung für gewisse Fälle von weiblicher Unfruchtbarkeit geben; sie ist gewissermaßen physiologisch bei in der Menarche befindlichen jungen Mädchen, wie auch bei Frauen, die dem Klimakterium nahe sind, bei denen ja die auf persistierenden Follikeln beruhenden pathologischen Blutungen allgemein bekannt sind.

Die Wanderung des Eies.

Die beim Follikelsprung ausgestoßene Eizelle gelangt in den Eileiter und beginnt von dort gegen die Uterushöhle zu wandern (Abb. 63). Bei manchen Tieren liegt der Eierstock in einer Bauchfelltasche, in die sich die Tube öffnet. Damit ist dem aus dem Follikel befreiten Ei der Weg in das Lumen des Eileiters vorgeschrieben. Bei der Frau ist dieser Vorgang nicht so einfach, weil zwischen Ovar und Tube eine gewisse Entfernung besteht, die nur von der Fimbria ovarica überbrückt wird. Es findet sich zwar auch hier eine Bursa ovarica; da diese aber keine hintere Wand besitzt, wäre es theoretisch leicht vorstellbar, daß die reife Eizelle überhaupt nicht in die Tube gelangt. Wenn sie doch den Weg dorthin findet, läßt sich dies auf mehrere Arten erklären.

a) Nach ROUGET macht der zur Zeit der Eireifung im Genitale auftretende Blutreichtum die Wände der Tube steifer, und ihre Fimbrien gelangen an jenen Teil des Eierstocks, in dem der reifende Follikel sitzt. Da die Eireifung aber immer in einem anderen Teil des Ovar stattfindet, läßt sich diese Theorie nur schwer vertreten. Einzelne Verfasser nehmen deshalb an, daß sich in dieser Zeit nicht nur die Fimbrien, sondern auch die Mesosalpinx auf den Eierstock legen und daß so zur Zeit der Eireifung vorübergehend doch eine Art Bursa ovarica bei der Frau gebildet wird (funktionelle Bursa ovarica). Dies konnte v. MIKULICZ-RADECKI durch Röntgenaufnahmen feststellen. CAFFIER vertrat dagegen die Meinung, das Ei werde unmittelbar durch die Tube aufgefangen. Sehr interessant sind in dieser Hinsicht die Versuche und experimentellen Beobachtungen WESTMANs, denen zufolge der Eierstock und die Tuben durch Zusammenziehung der im

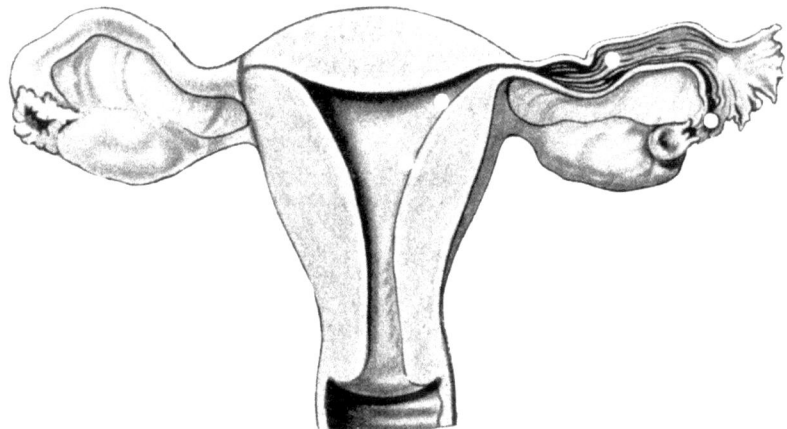

Abb. 63. Wanderung des Eies.

Ligamentum suspensorium ovarii und im Mesovarium befindlichen glatten Muskelfasern in mehreren Richtungen Bewegungen ausführen können. Diese Feststellung konnte WESTMAN auch bei Frauen machen, indem er bei Laparotomien unter die Tunica albuginea des Ovar an verschiedenen Stellen Lipijodol einspritzte. Diese Lipijodolflecken wurden später durch Röntgenuntersuchungen kontrolliert. Dabei sah er, wie sie, also auch der Eierstock selbst, den Platz wechselten. Der Eierstock ist demnach in der Lage, sich mit dem Teil, in dem der reife Follikel sitzt, gegen die Tube zu wenden. Weiterhin zeigte WESTMAN, daß sich auch der Eileiter über den Eierstock zu neigen vermag.

b) Einfacher ist die alte Erklärung KEHRERs, nach der die beim Follikelsprung ausströmende Flüssigkeit die Eizelle mit sich reißt und so zwischen die Fimbrien der Tube und von dort weiter in den Eileiter transportiert.

c) Nach Untersuchungen von PINNER, JANI, LODE rufen die Fimbrien der Tube in der serösen Flüssigkeit zwischen den Organen des kleinen Beckens eine Strömung hervor, wodurch z. B. Zinnober oder Ascarideneier, die in die Bauchhöhle von Tieren eingespritzt werden, nach einiger Zeit in den Eileiter gelangen.

d) WISLOCKI-SNYDER fanden eine Beschleunigung der Eiwanderung, wenn im Eierstock des trächtigen Versuchstieres mit gonadotropen Hormonen eine neue Eireifung hervorgerufen wurde. Dies ist jedoch in der Schwangerschaft nur mit einer sehr großen Hormondosis möglich. Außer dieser Erfahrung sprechen die Beobachtungen CORNERs für eine gewisse Bedeutung des Gelbkörpers bei der Eiwanderung.

Das befruchtete Ei bewegt sich im Eileiter zum Uterus hin. Dabei muß jedoch z. B. bei Nagetieren der Gelbkörper nicht immer auf derselben Seite gefunden werden, wie die das Ei enthaltende Tube. Um diese Beobachtung zu erhärten, entfernte man bei Versuchstieren den Eierstock der einen und die Tube der anderen Seite, und trotzdem trat eine Konzeption ein. Man spricht in einem solchen Falle von einer *Überwanderung des Eies*.

Von einer *äußeren Überwanderung* redet man, wenn das Ei aus dem Eierstock der einen Seite durch die Bauchhöhle hindurch in den Eileiter der anderen Seite gelangt. Dies ist auch beim Menschen möglich. Dafür spricht der Fall WILLIAMS, in dem eine Frau auf der gleichen Seite zweimal eine Extrauterinschwangerschaft hatte. Obduktion und histologische Untersuchung im Anschluß an den 2. Fall ergaben im isthmischen Teil der linken Tube ein aus der ersten Schwangerschaft stammendes Lithopädion, welches das Tubenlumen vollkommen verschloß. Trotzdem befand sich lateral davon ein neues, die Tubenruptur verursachendes Ei. Der Eierstock derselben Seite war klein und geschrumpft, in dem der anderen Seite saß deutlich sichtbar ein Gelbkörper. Zweifellos handelte es sich hier um eine äußere Überwanderung des befruchteten Eies. Da die Entfernung zwischen den beiden Eierstöcken und damit auch der Abstand der beiden abdominalen Tubenostien nicht sehr groß ist (Abb. 64), ist der Vorgang der äußeren Überwanderung des Eies leicht verständlich.

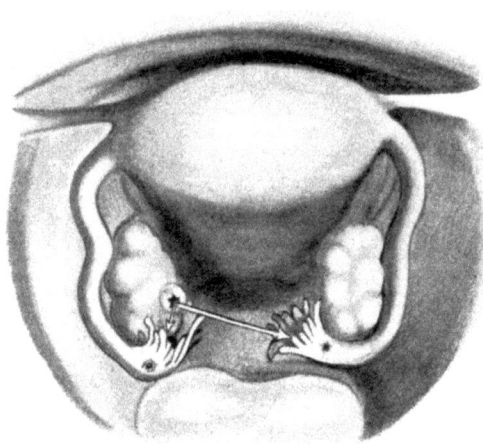

Abb. 64. Äußere Überwanderung des Eies.

Bei Tieren kann nach einzelnen Autoren (CORNER) auch eine *innere Überwanderung* des Eies vorkommen, wenn nämlich das befruchtete Ei aus dem einen Uterushorn innerhalb der Gebärmutter in das der anderen Seite wandert. Beim Menschen ist dieser Vorgang nicht bewiesen; doch spricht einer unserer Fälle (v. VÉGH) für diese Möglichkeit.

Eine 29jährige Patientin kam mit den Symptomen einer rupturierten Extrauteringravidität in die Klinik. Die rechten Adnexe waren vor Jahren wegen einer entzündlichen Erkrankung entfernt worden (Keilexcision der Tube). Bei der Operation fand sich eine rechtsseitige, rupturierte, interstitielle Gravidität. Das Corpus luteum saß im linken Ovar. Da durch die vorausgegangene Operation der rechte interstitielle Tubenabschnitt nach der Bauchhöhle zu sicher vollständig verschlossen worden war, bleibt als einzige Erklärung für das Zustandekommen dieser Gravidität eine innere Überwanderung.

Der Eitransport durch die Tube erfolgt nach älterer Auffassung lediglich durch die Bewegung der Flimmerhärchen des Tubenepithels. Nach neueren Erkenntnissen kommt jedoch der peristaltischen Bewegung der Tube die größere Bedeutung zu (v. MIKULICZ-RADECKI).

Die Befruchtung und die Geschlechtszellen.

Der Uterus befindet sich normalerweise in mäßig antevertierter und anteflektierter Lage. Die Portio vaginalis und damit auch der Muttermund gelangen dadurch etwas nach rückwärts und sehen gegen das hintere Scheidengewölbe.

Bei der Kohabitation wird das Sperma vom hinteren Scheidengewölbe aufgefangen. So wird es verständlich, warum bei einer Retroflexio bzw. Retroversio uteri, bei der die Cervix und der Muttermund mehr nach vorne blicken, die Empfängnis erschwert sein kann.

Die *Spermien* gelangen in erster Linie durch ihre Eigenbewegung aus der Scheide bzw. dem Scheidengewölbe in die Gebärmutter. Erleichtert wird dieser Vorgang durch das weiter unten beschriebene Verhalten des cervicalen Schleimpfropfes. Nach Ansicht mancher Autoren zieht sich der Uterus bei der Kohabitation stark zusammen und erschlafft beim Eintritt des Orgasmus, wodurch auf das im Scheidengewölbe befindliche Sperma eine Saugwirkung ausgeübt wird. Anderen Auffassungen entsprechend tritt bei der Kontraktion des Uterus der in der Cervix sitzende Schleimpfropf aus dem Muttermund etwas heraus, um sich bei der Erschlaffung des Uterus mit den anhaftenden Spermien zurückzuziehen. Wie die meisten Autoren annehmen, ist jedoch der Orgasmus zur Befruchtung nicht unbedingt notwendig. Das beweisen auch Schwangerschaften frigider Frauen. Eine gewisse Bedeutung besitzt er aber sicherlich doch. Nach den Untersuchungen von BELONOSCHKIN erreichen die Spermien bei Ausbleiben des Orgasmus erst nach einer Stunde die Uterushöhle, im anderen Falle schon nach 3 min. Bekanntlich spielt dabei die Aktivität der Spermien die Hauptrolle. Der Beschaffenheit des Cervixschleims kommt aber ebenfalls eine Bedeutung zu, wie auch unsere Untersuchungen (NIENDORF) zeigten.

Wie wir wissen, bewegen sich die Spermien mit einer Geschwindigkeit von 2—3 mm pro Minute fort. Die Befruchtung erfolgt normalerweise in der Tube. Ein Spermium benötigt also bei der genannten Geschwindigkeit etwa 100 min, um in die 20 cm entfernte Ampulle zu gelangen. Daß tatsächlich die Tube und nicht der Uterus der Ort der Befruchtung ist, konnte sowohl in Tierversuchen als auch durch Beobachtungen an Frauen bewiesen werden. So ist es besonders amerikanischen Autoren (NEWELL-BLAND-ALLEN-PRATT) gelungen, durch Auswaschung der Tuben bei Operationen junge Eier zu finden.

In einem Ejaculat zählt man 200—500 Millionen Spermien. Von diesen erfüllt nur ein einziges die Aufgabe der Befruchtung, alle anderen gehen zugrunde.

Bis in die neueste Zeit war man der Meinung, bewegliche Spermien im Ejaculat seien beweisend für die Zeugungsfähigkeit des Mannes.

Dies trifft jedoch nicht immer zu.

a) Nach MOENCH muß man sich außer von der Bewegungsfähigkeit auch von der Form der Spermien überzeugen und das Verhältnis von normalgeformten zu regelwidrigen beobachten, da dies von ausschlaggebender Bedeutung ist. Wenn nämlich mehr als 20% (nach anderen Autoren 30—40%) einen abnormen Bau zeigen, liegt erfahrungsgemäß meist eine Unfruchtbarkeit vor. In Frage kommende abnorme Formen sind: Makrospermien, Mikrospermien, doppelköpfige Spermien usw.

b) Wenn die Zahl der in 1 cm³ enthaltenen Spermien weniger als 60 Millionen beträgt, muß man ebenfalls mit der Möglichkeit einer Sterilität des Mannes rechnen.

c) Daß bewegungsfähige Spermien nicht befruchtungsfähig zu sein brauchen, wissen wir aus Tierversuchen. ,,Die Spermatozoen aller Säuger mit Scrotalhoden verlieren unter dem Einfluß der Bauchhöhlenwärme, der sie im weiblichen Genitale ausgesetzt sind, innerhalb der ersten 48 Std post coitum ihre Befruchtungsfähigkeit" (KNAUS).

d) Wichtig ist auch die *Temperatur* der Umgebung. So sehen wir bei Versuchsmäusen, die in einem Raume von 40—45° C gehalten werden, die Befruchtungsfähigkeit absinken, im Gegensatz zu solchen in einem Milieu von + 5° C. Daß eine etwas unter Körperwärme gelegene Temperatur für die Spermien die optimale ist, konnte man durch Tierversuche beweisen, indem man die Hoden aus dem Scrotum in die etwas wärmere Bauchhöhle verlagerte. Dadurch wurde die Beweglichkeit der Spermien deutlich verringert oder sie hörte ganz auf. Das Sperma des im Walde umgekommenen Wildes bewegt sich, wie entsprechende Untersuchungen zeigten, im Winter stärker und länger als im Sommer. HART, STIEVE, LANZ wiesen in den Hoden von Mäusen, die bei 32—40° C gehalten wurden, degenerative Veränderungen nach, während bei 4—7° C die Spermiogenese normal oder sogar erhöht war (KNAUS). Diese Versuche und Beobachtungen erklären die Bedeutung des Scrotum, das infolge seiner Verlagerung nach außen eine etwas unter der Körperwärme liegende Temperatur besitzt (CREW, MOORE).

e) Endlich ist die chemische Reaktion von Einfluß auf die Beweglichkeit der Spermien, und zwar wirkt ein alkalisches Milieu begünstigend, ein saures hemmend. Solange die Spermien in der Vesicula seminalis verweilen, sind sie infolge des dort herrschenden sauren Milieus in ihrer Bewegung gehemmt und sparen dadurch an Lebensenergie. Kommen sie jedoch durch die Scheide in den Uterus, dessen Sekret alkalisch reagiert, so werden sie lebhafter, verlieren jedoch spätestens nach zwei Tagen infolge der höheren Temperatur im Körperinneren ihre Befruchtungsfähigkeit. Nach neueren Untersuchungen spielt auch der Hyaluronidasegehalt des Sperma eine Rolle bei der Befruchtung.

Die *weibliche Eizelle* hielt man bis vor kurzem jederzeit für befruchtungsfähig und glaubte, die Frau könne zu jedem Termin des Menstruationscyclus mit gleicher Wahrscheinlichkeit schwanger werden. Es fiel aber eine Steigerung der Fruchtbarkeit an gewissen Tagen auf. SIEGEL stellte während des ersten Weltkrieges bei Frauen von beurlaubten Soldaten entsprechende Beobachtungen an und fand die Zeit nach der Menstruation geeigneter für eine Konzeption als die Zeit vorher.

In neuester Zeit untersuchte man die Frage, wie lange die Eizelle befruchtungsfähig sei, und fand im Kaninchen ein für diese Zwecke besonders geeignetes Versuchstier. Dieses hat weder einen in regelmäßigen Zeitabständen erfolgenden, noch einen spontanen Oestrus, sondern der Follikelsprung wird durch die Kohabitation ausgelöst und erfolgt etwa 10 Std danach. Um die Dauer der Befruchtungsfähigkeit der Eizelle zu finden, traf man folgende Versuchsanordnung: Man brachte das Weibchen mit einem Männchen zusammen, bei dem man vorher den Samenstrang unterbunden hatte. Auf diese Weise löste man den Follikelsprung aus, der, wie man wußte, etwa 10 Std später erfolgt. Nach Ablauf dieser Frist brachte man das Versuchstier mit befruchtungsfähigen Männchen zusammen und konnte feststellen, daß das aus dem Follikel ausgestoßene Ei seine Befruchtungsfähigkeit höchstens über eine Dauer von 2 Std bewahrt. Auch die Erfahrungen der Tierzüchter sprechen für eine beschränkte Zeit der Befruchtungsmöglichkeit. So kann z. B. die Kuh während ihres 21tägigen Oestrus nur innerhalb bestimmter 41 Std befruchtet werden. Die Stute ist 6—8 Tage lang rossig, kann aber in den beiden ersten Tagen überhaupt nicht, am 3. und 4. Tage nur mit 50% Wahrscheinlichkeit und mit größerer Sicherheit nur am 6. und 7. Tage befruchtet werden. Ein Hund ist 3 Wochen lang läufig, konzipiert jedoch nur an drei Tagen. Ein Affe konzipiert während seines 27—30tägigen Cyclus nur an 6 Tagen. Dies wissen wir hauptsächlich von HARTMANN, der bei seiner Beobachtung großer Affenkolonien den Befruchtungstermin zu 94,2% um die Zeit der spontanen Ovulationen gelegen fand (vom 11.—16. Tage).

Alle diese Beobachtungen sprechen für eine beschränkte Befruchtungszeit sowohl der Eizelle als auch des Spermium. Bei der Eizelle handelt es sich nur um einige Stunden, beim Spermium etwa um zwei Tage. In die Bauchhöhle gelangte Spermien gehen bereits nach 20 Std durch Phagocytose zugrunde. In dem sauren

Scheidensekret verlieren sie schon nach 12 Std ihre Bewegungsfähigkeit. Zwar haben einzelne Autoren noch mehrere Tage post coitum (8—14 Tage) bewegliche Spermien in der Scheide und der Tube gefunden, doch ist ja Beweglichkeit der Spermien nicht gleichbedeutend mit ihrer Befruchtungsfähigkeit. Die Möglichkeit

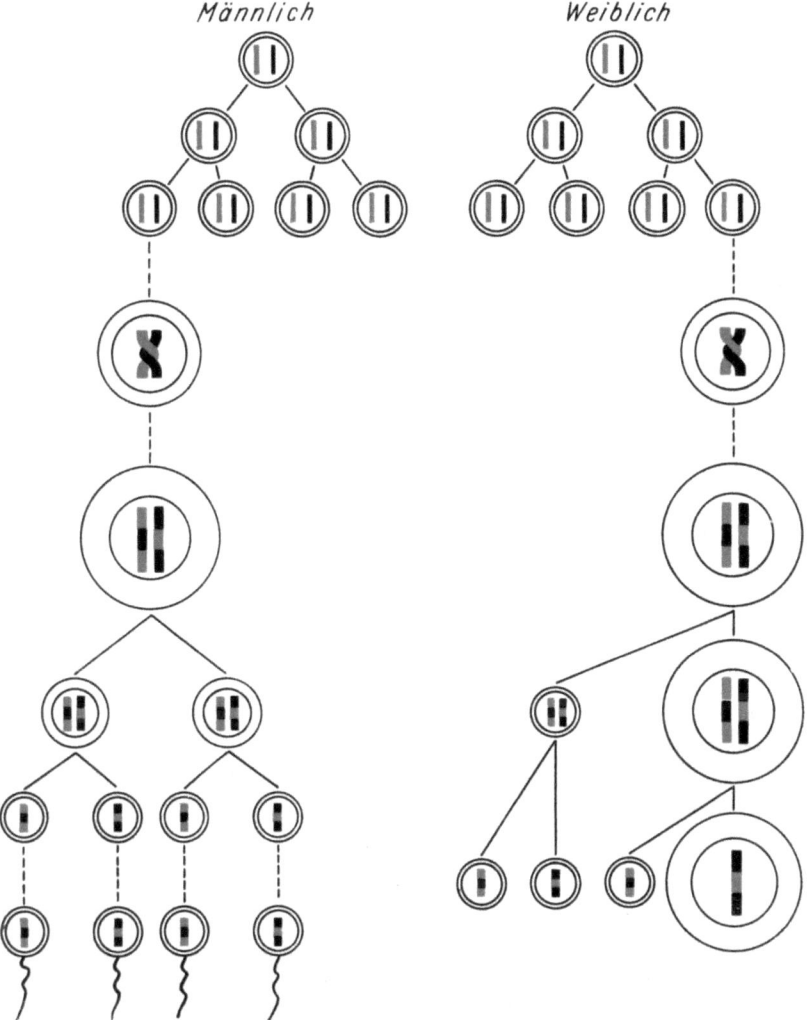

Abb. 65. Schematische Ableitung der Geschlechtszellen aus den Urgeschlechtszellen. Die Chromosomengarnitur ist der Übersicht halber durch 2 Chromosomen, einem väterlichen (rot) und einem mütterlichen (schwarz) dargestellt. Die Geschlechtschromosomen sind nicht berücksichtigt. So wird sowohl die Chromosomenpaarung als auch die Reduktion gut veranschaulicht. Die ausgezogenen Verbindungslinien bezeichnen die durch Zellteilung, die gestrichelten die durch Umbildung entstandenen Elemente.

der Eizellenbefruchtung wird nach einigen Stunden auch durch das Abstreifen ihrer Granulosazellen während der Wanderung geringer, zumal sich die Eizelle dann mit einer schleimigen Eiweißschicht umgibt.

Aller Wahrscheinlichkeit nach dürfen wir auch beim Menschen nicht eine über das ganze Intermenstruum sich erstreckende Fruchtbarkeit annehmen. Darauf gründet sich die OGINO-KNAUSsche *Theorie*. Nach KNAUS ereignet sich der Follikelsprung jeweils am 15. Tage vor dem zu erwartenden Menstruationsbeginn.

Bei einer Befruchtungsfähigkeit der Spermien von 48 Std ist eine Konzeption noch 2 Tage vor und 1 Tag nach dem Follikelsprung möglich. Zu diesen 3 Tagen wird noch je ein sog. Sicherheitstag hinzugezählt. Das heißt, das Konzeptionsoptimum einer Frau mit 28tägigem Cyclus ist vom 13.—17. Tage. OGINO gibt für die Befruchtungsmöglichkeit eine etwas längere Zeitspanne an als KNAUS. Diese auf Tierversuchen und Beobachtungen an Frauen beruhende Theorie bewährt sich aber in der Praxis nicht immer; wenigstens sind die diesbezüglichen Beobachtungen nicht einheitlich. In erster Linie wohl deswegen, weil im Cyclus jeder Frau Abweichungen vorkommen können und sich damit auch der Tag der Empfängnis verschiebt. Einen störenden Umstand erblicken manche in der Möglichkeit eines durch die Kohabitation, also durch ein mechanisch-nervöses Moment, ausgelösten Follikelsprungs (provozierte Ovulation), was von KNAUS für den Menschen entschieden abgelehnt wird. STIEVE hat auch das Vorkommen sog. paracyclischer Ovulationen nachgewiesen. Wir sehen die Bedeutung der KNAUSschen Theorie nicht in erster Linie in einer Konzeptionsverhütung, sondern vielmehr in der Möglichkeit, bei bisher sterilen Ehen durch einen an den bewußten Tagen ausgeführten Coitus eher eine Konzeption zu erreichen. Die anderen therapeutischen Maßnahmen dürfen dabei natürlich nicht außer acht gelassen werden.

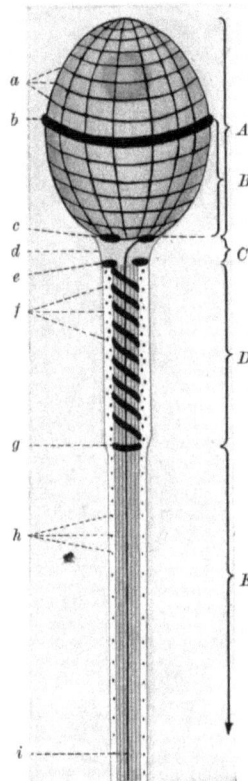

Abb. 66. Schema des Baues eines menschlichen Spermium (nach CH. A. JOEL). A Kopf; B Becherhülse; C Hals; D Verbindungsstück mit Achsenfaden, Spiralfaden und Plasmahülle; E Schwanz mit Achsenfaden und Plasmahülle: a Mikrosomen und Fibrillen in der plasmatischen Kopfhülle; b Randstreifen; c proximales Centriol; d Zwischenmasse; e distales Centriol; f Mikrosomen; g Schlußring; h Mikrosomen; i Zentralfibrille.

Die Reifung der Geschlechtszellen (s. Abb. 65) ist eine wichtige Vorbereitung für ihre Verschmelzung und besteht bei beiden Geschlechtern aus verschiedenen Phasen.

1. Vermehrungsperiode. Während dieser Zeit vermehren sich die Urgeschlechtszellen durch mitotische Teilungen.

2. Wachstumsperiode. Hier unterbrechen die Geschlechtszellen ihre Teilung; dafür nehmen sie aber an Größe zu und tauschen ihre Chromosomenbestandteile, die sog. Gene (Chromosomenkonjugation, crossing over) aus. Dadurch bekommen die einzelnen Chromosomen, die bisher nur vom Vater bzw. von der Mutter des Individuums stammende Gene enthielten, nunmehr eine gemischte Gengarnitur. Dieser Vorgang ist deshalb so wichtig, weil dadurch unübersehbare Kombinationsmöglichkeiten der zu vererbenden Eigenschaften entstehen.

3. Reifungsperiode. Damit das bei der Befruchtung entstehende neue Individuum die gleiche Chromosomenzahl erhält wie seine Vorfahren, muß das Spermium und die Eizelle gewisse Veränderungen (Reduktionsteilungen) durchmachen. Dieser Reifungsprozeß besteht aus zwei aufeinanderfolgenden Zellteilungen. Durch diese erhalten das Spermium und die Eizelle nur die Hälfte der für die betreffende Art charakteristischen Chromosomen.

Die Vermehrungs-, Wachstums- und Reifungsperiode fällt beim männlichen Geschlecht in die Zeit der Geschlechtsreife und dauert ununterbrochen von der Zeit der Pubertät bis zum Greisenalter. Die Vermehrungsperiode der weiblichen

Die Befruchtung und die Geschlechtszellen. 71

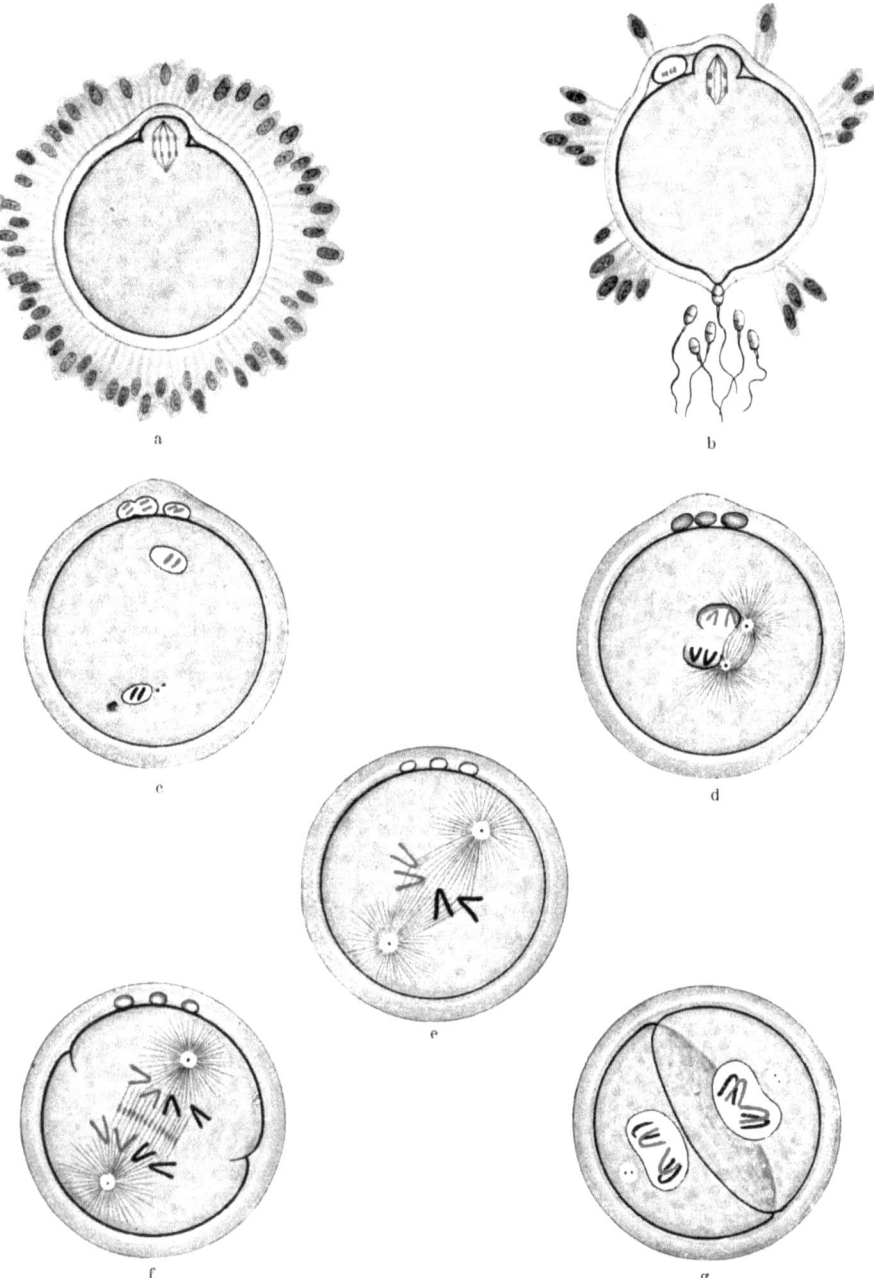

Abb 67a—g. Reifung und Befruchtung der Eizelle (Chromosomenzahl zur Veranschaulichung reduziert).
a erste Reifeteilung der weiblichen Eizelle kurz vor der Ovulation; b zweite Reifeteilung nach Eindringen des Spermium. Empfängnishügel an der Eintrittsstelle der Samenzelle; c und d die Kernspindeln der Ei- und Samenzelle nähern sich; e Verschmelzung der Kernspindeln; f und g Teilung des Spermovium.

Keimzelle verläuft im Fetalleben. Die Wachstumsperiode betrifft später nur einzelne Zellen, nämlich diejenigen, die als Follikel heranreifen. Die erste Reifungsteilung der weiblichen Keimzelle findet kurz vor der Ovulation statt

(Abb. 67a), die zweite wird dagegen erst durch den Reiz des eindringenden Spermium (Abb. 67b) ausgelöst. Falls keine Befruchtung erfolgt, geht die Eizelle ohne die zweite Reifungsteilung zugrunde.

Durch die Reifung entstehen beim männlichen Geschlecht aus einer Zelle jeweils 4 Tochterzellen, die aber noch einer weiteren Entwicklung bedürfen, bis sie zu fertigen Spermien umgewandelt sind. Beim weiblichen Geschlecht liegen die Verhältnisse anders. Durch die zwei Reifungsteilungen bekommt nur eine von den vier so entstandenen Zellen den Dotter, während die drei anderen zwar den ganzen Kernbestand erhalten, aber fast dotterlos bleiben. Sie werden als Richtungskörper oder Polzellen bezeichnet und sind für die Fortpflanzung ohne Bedeutung.

Das reife Spermium ist 50—60 μ lang. Wir unterscheiden an ihm den Kopf, den Hals, das Mittelstück und den Schwanz (Abb. 66). Die Eizelle hat eine Größe von etwa 200 μ und ist die größte Zelle des menschlichen Körpers.

Der Ort der Befruchtung ist normalerweise die Tube. Millionen von Spermien umlagern die Eizelle und reißen bei ihrem Vordringen die Granulosazellen ab, bis es schließlich einer Samenzelle gelingt, durch die Zona pellucida hindurch in die Eizelle zu gelangen. Diese wölbt sich bei der Berührung des Spermium etwas vor (Empfängnishügel) (Abb. 67b) und zieht sich, sobald die Samenzelle eingedrungen ist, für einen Augenblick zusammen, um dann langsam wieder ihre ursprüngliche Form zu gewinnen. Im weiteren Verlauf nähern sich dann die Kernspindeln der Ei- und Samenzelle (Abb. 67c und d) und verschmelzen miteinander (Abb. 67e). Die aus dieser Vereinigung stammende Zelle (Spermovium) teilt sich wiederum (Abb. 66f und g) und es beginnt die Entwicklung eines neuen Individuums.

Die vorstehend angedeuteten Entwicklungsvorgänge sind uns auf Grund von Beobachtungen an Tieren bekannt. Die Zahl der Chromosomen in den menschlichen Körperzellen beträgt 48. Nach Angabe der meisten Autoren besitzt nur die Frau 48 Chromosomen, der Mann dagegen 47. Infolgedessen sind nach der Reduktionsteilung in jeder Eizelle 24 Chromosomen, in der Samenzelle jedoch 23 oder 24 Chromosomen vorhanden, und je nach Kombination muß aus der befruchteten Eizelle (Spermovium) ein Mädchen (24 + 24 = 48) oder ein Knabe (24 + 23 = 47) entstehen.

IV. Die Entwicklung der Frucht.

Die frühe Entwicklung.

Die Entwicklung der befruchteten Eizelle soll nur soweit behandelt werden, als es zum Verständnis der Bildung der Eihäute und der Struktur der Placenta notwendig ist.

Nach dem Befruchtungsvorgang in der Tube beginnt sich das Ei zu furchen, und wir sehen als Ergebnis dieser *Furchung* (Segmentation) zuerst zwei (Abb. 68), dann vier und schließlich immer mehr sog. Blastomeren (Abb. 69) entstehen. Nach dem Stande unserer heutigen Kenntnisse nimmt beim Menschen das ganze Ei an der Furchung teil (Segmentatio totalis), und die entstehenden Blastomeren sind von ungefähr gleicher Größe (Segmentatio adaequalis). Aus diesen Blastomeren bildet sich die *Morula*, ein durch weit fortgeschrittene Furchung entstandener Zellhaufen (Abb. 70), um den noch die Reste der Zona pellucida sichtbar sind.

Die frühe Entwicklung.

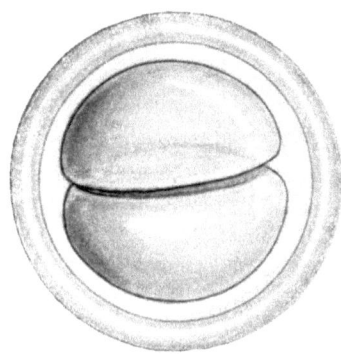

Abb. 68. Segmentation des befruchteten Eies in zwei Blastomeren.

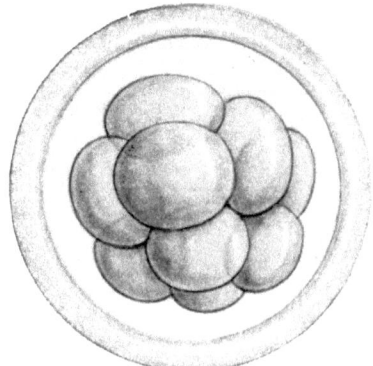

Abb. 69. Segmentation des befruchteten Eies in mehrere Blastomeren.

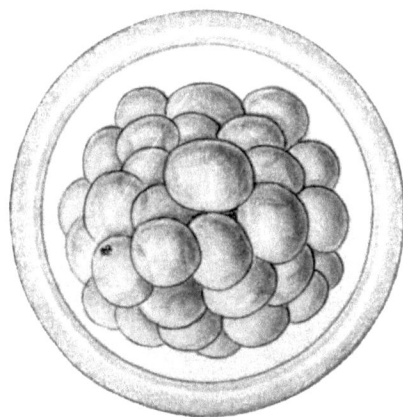

Abb. 70. Morula.

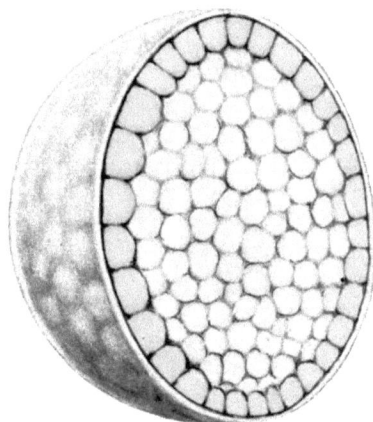

Abb. 71. Differenzierung der Morula in Embryoblast (hellgelb) und Trophoblast (dunkelgelb).

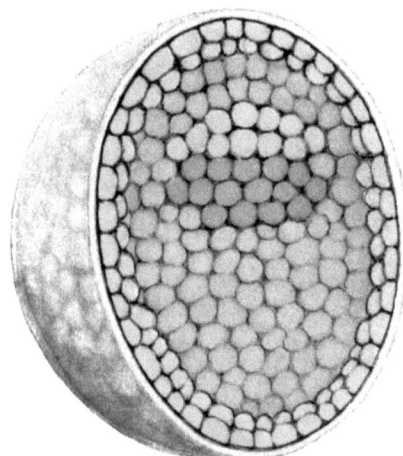

Abb. 72. Der Embryoblast differenziert sich weiter in Ektoderm (gelber Zellhaufen), Dotterblatt (rosaroter Zellhaufen) und extraembryonales bzw. Morulamesoderm (blau). Der Trophoblast (äußere gelbe Zellschichten) bildet eine innere (Cytotrophoblast) und eine äußere (Plasmoditrophoblast) Schicht aus.

Die weitere Entwicklung der Morula ist bei den auf verschiedener Entwicklungsstufe stehenden Tierarten nicht gleich und sogar unter den höheren

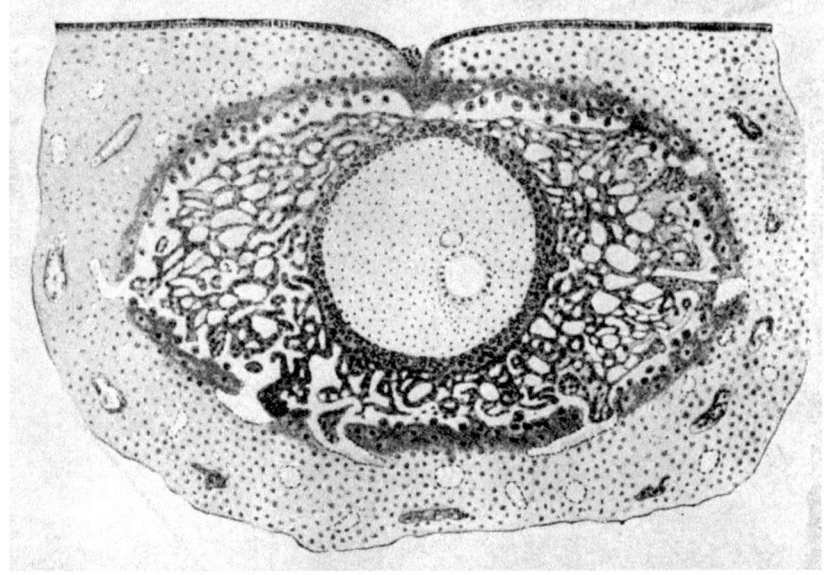

Abb. 73. Das BRYCE-TEACHERsche Ei

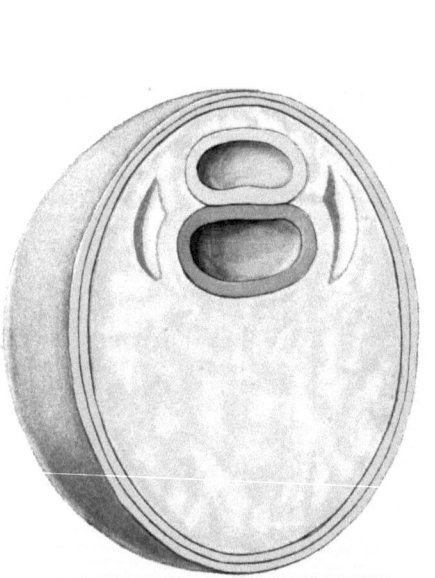
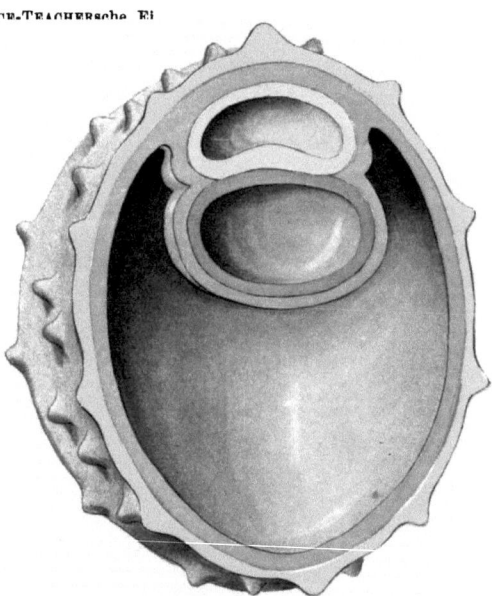

des Dottersackes (rosarot), des Keimschildes (Berührungsfläche des Ektoderm mit dem Dottersack), des **Magma reticulare** (blau) sowie des extraembryonalen Cöloms.

Abb. 75. Das Amnion (hellgelb) und der Dottersack (rosarot) nähern sich der Trophoblastschale (dunkelgelb). Entstehung der primären Zotten. Ausbildung des Rand-, Hüll- und Haftmesoderm (blau).

Säugetieren unterschiedlich. Die früheste Periode der menschlichen Eientwicklung ist noch unbekannt; es stehen für die Forschung nur einige zufällig entdeckte Eier zur Verfügung.

Nach den neuesten Erkenntnissen findet die weitere Entwicklung der Morula beim Menschen in folgender Weise statt. Ihre Elemente differenzieren sich zu

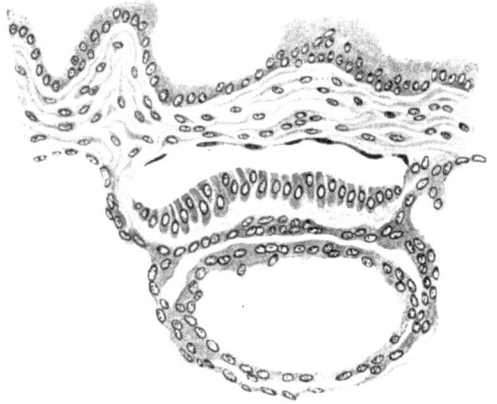

Abb. 76. Histologisches Bild des PETERSschen Eies (schematisch).

einem Zellkomplex *(Embryoblast)*, der von einer äußeren Zellschicht *(Trophoblast)* umhüllt ist (Abb. 71). Die Zellen des Embryoblast entwickeln sich aber sofort weiter. Es entsteht aus ihnen das *Ektoderm*, das *Dotterblatt* und das *extraembryonale*

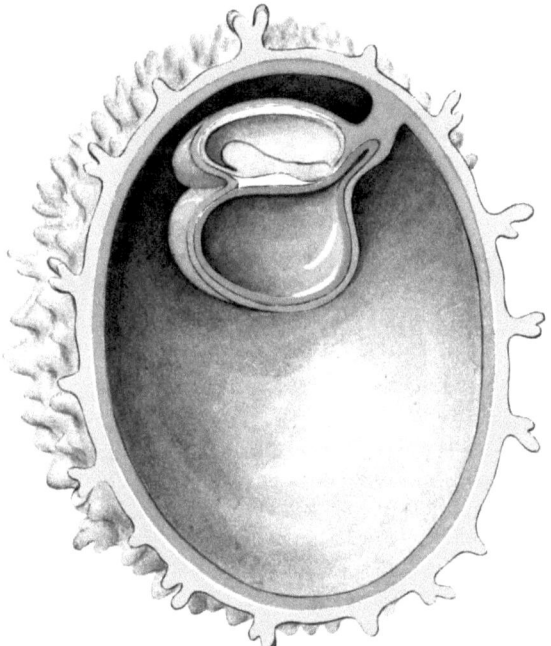

Abb. 77. Bauchstiel und Allantois haben sich ausgebildet. Die Entwicklung des Embryonalschildes schreitet fort (Farben wie in Abb. 75).

oder *Morula-Mesoderm*. Die Trophoblastschale hingegen bildet eine äußere *(Implantationssyncytium)* und eine innere Schicht *(Cytotrophoblast)* (Abb. 72). Im Laufe der weiteren Entwicklung kann man in den massiven Zellkomplexen des Ektoderms und des Dotterblattes je eine Höhlenbildung beobachten, aus denen die *Amnionhöhle* und der *Dottersack* entstehen. Die Berührungsfläche dieser beiden

Hohlräume stellt die eigentliche Keimlingsanlage *(Keimschild)* dar. Gleichzeitig finden auch gewisse Veränderungen in dem extraembryonalen Mesoderm statt, das sich durch Flüssigkeitsansammlung zwischen den Zellen zu einem lockeren Gewebe *(Magma reticulare)* umbildet. Innerhalb dieses Magma reticulare, in der Nähe des Amnion und des Dottersackes, entwickelt sich schließlich noch eine weitere Höhle *(extraembryonales Cölom)*. Der eben erwähnten Wachstumsperiode entsprechen das 0,83 mm lange MILLERsche, das 1,5 mm lange STOECKEL-LINZENMEIERsche und das 1,95 mm lange BRYCE-TEACHERsche Ei (Abb. 73). Diese Entwicklungszeit wird auch durch die Abb. 74 schematisch dargestellt.

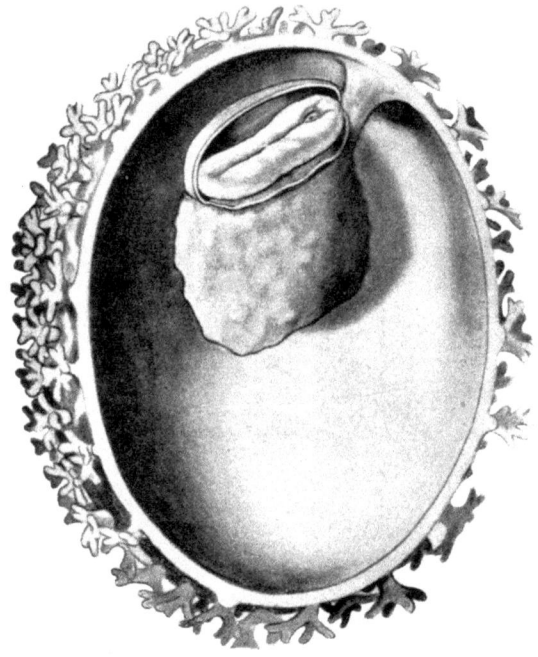

Abb. 78. Schematische Abbildung des SPEEschen Eies.

Neuerdings wurden noch jüngere menschliche Eier beschrieben, z. B. von HAMILTON (Morulastadium) sowie von HERTIG und ROCK (7 Tage altes menschliches Ei).

Das Amnion und der Dottersack, die schon im Anfang eine randständige Lage einnahmen, nähern sich langsam der Trophoblastschale. Das Implantationssyncytium verliert allmählich immer mehr an Bedeutung. Dafür setzt aber eine stärkere Wucherung des Cytotrophoblast ein; es entstehen auf der ganzen Oberfläche zottenartige Gebilde *(primäre Zotten)*. Bei einzelnen Lebewesen, wie bei den Kloaken- und Beuteltieren, bleibt der Trophoblast eine glatte seröse Hülle, auf der sich keine Zotten entwickeln (Achoriaten, siehe Kapitel Placenta). Die schematische Abb. 75 zeigt, wie sich das anfänglich einheitliche Morulamesoderm verdichtet hat und zum Chorionmesoderm *(Randmesoderm)*, Amnion- und Dottersackmesoderm *(Hüllmesoderm)* und zum *Haftmesoderm* entwickelt hat. Das embryonale Mesoderm entsteht später durch Wachstumsvorgänge in der Mitte der Keimlingsanlage. Die Abb. 76 zeigt das PETERSsche Ei, bei dem das Amnion mit dem Trophoblast über das Mesoderm als Brücke zusammenhängt.

In der Weiterentwicklung findet man zwischen Trophoblast und Amnion als Verbindung nunmehr nur den Bauchstiel, der vom Embryonalschild zum

Trophoblast hinziehend eine endgültige Verbindung zwischen Trophoblast und Keimling darstellt. In den Bauchstiel wächst eine Ausstülpung des Dottersackes, die *Allantois*, in Form eines entodermalen Rohres hinein. Zu diesem Zeitpunkt ist die Entwicklung des Embryonalschildes schon fortgeschritten, und man kann an ihm ein Kopf- und ein Schwanzende sowie die Medullarrinne erkennen. Nach oben wird der Embryonalschild durch das Amnion überdacht, nach unten steht er mit dem Dottersack in Verbindung, und das ganze Gebilde ragt mittels des Bauchstieles frei in den extraembryonalen Cölomraum hinein. Diese

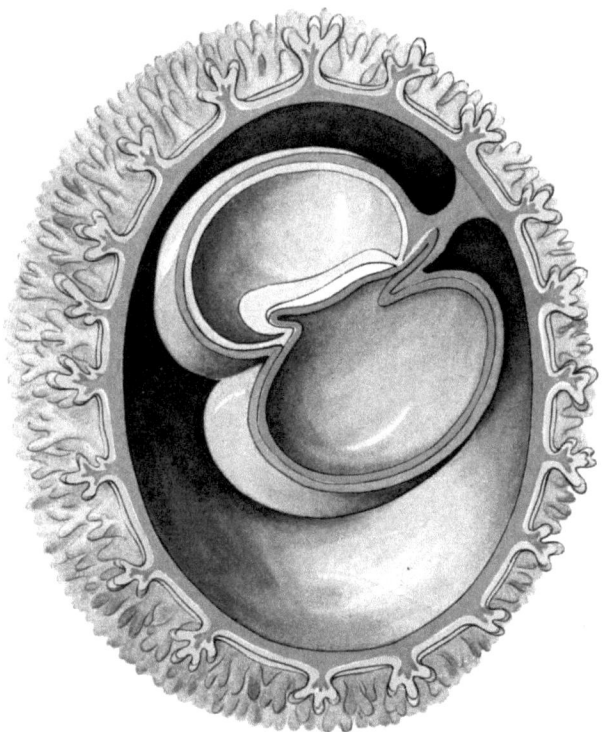

Abb. 79. Der Embryo schnürt sich allmählich vom Dottersack ab. Dadurch entsteht das Entoderm. Das embryonale Mesoderm wächst in die Primärzotten ein, und es bilden sich die Sekundärzotten (Farben wie in Abb. 75).

Wachstumsphase ist aus der schematischen Abb. 77 und an dem 6 mm großen, von SPEE beschriebenen Ei (Abb. 78) ersichtlich, an dem die Zottenbildung des Trophoblast ausgeprägter ist, so daß man schon von einem Chorion sprechen kann *(Chorion frondosum)*. In der Weiterentwicklung krümmt sich der Embryo in der Längs- und Querrichtung (röhrenartig) und schnürt sich dadurch vom Dottersack ab. Dabei stülpt er den dem Embryonalschild anliegenden Teil des Entoderms in sich ein. Dieser eingestülpte Teil wird zum Entoderm des Embryo, mittels dessen er durch einen allmählich immer schmäler werdenden Stiel mit dem Dottersack zusammenhängt (Abb. 79). In dem den Dottersack umhüllenden extraembryonalen Mesoderm entwickeln sich Gefäße, die im Zusammenhang mit dem Kreislauf des Keimlings stehen und seiner Ernährung dienen (Aa. und Vv. omphalomesentericae, Abb. 80; COSTESches Ei).

Inzwischen entwickeln sich die *primären Zotten* immer stärker (Abb. 77) und der Cytotrophoblast differenziert sich in eine äußere *syncytiale* und eine

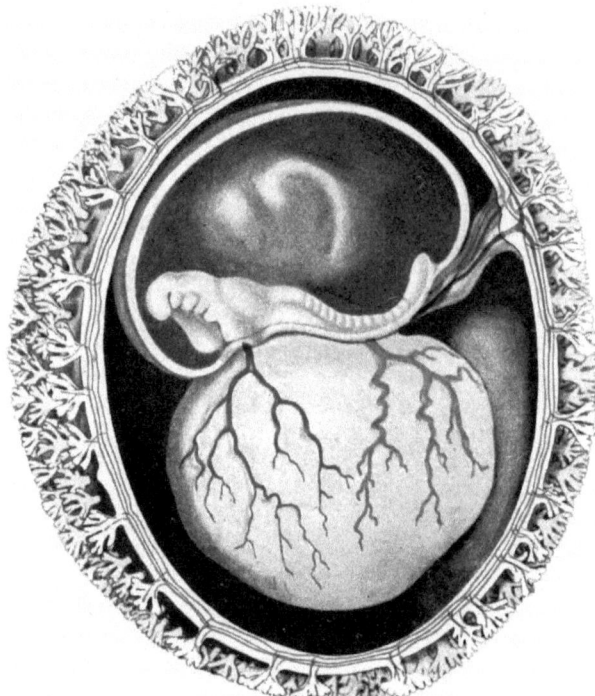

Abb. 80. Dotterkreislauf (COSTEsches Ei).

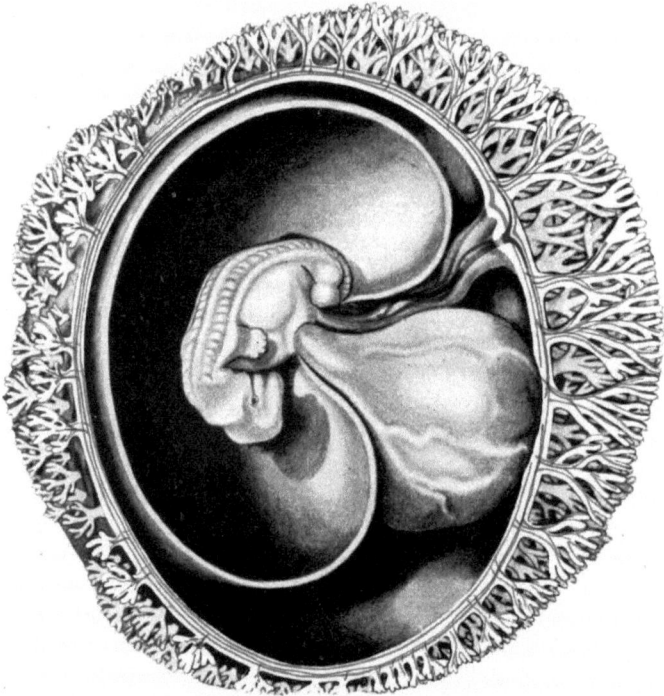

Abb. 81. Vergrößerung der Amnionhöhle und gleichzeitige Verkleinerung des Dottersackes. Der Embryo vollführt eine Wendung und stellt sich rechtwinklig zum Bauchstiel ein (ALLEN-THOMPSONsches Ei).

Die frühe Entwicklung.

innere LANGHANSsche *Zellschicht*. Das Randmesoderm wächst allmählich in die Zotten ein und bildet damit die *sekundären Zotten* (Abb. 79). Schließlich entstehen in dem Randmesoderm auch Gefäße, die wieder in die Sekundärzotten eindringen *(Tertiärzotten)* (Abb. 80 und 81). Dieses Gefäßnetz kommt mit dem des Embryo durch den Haftstiel in Verbindung. Der Dotterkreislauf verliert mit dem Versiegen des Dottervorrates an Bedeutung (Ende des 2. Monats).

Im weiteren vergrößert sich der Embryo und das Amnion. Mit der Ausdehnung der Amnionhöhle durch die sich vermehrende Amnionflüssigkeit bildet sich der Dottersack immer mehr zurück und legt sich an den Haftstiel an. Gleichzeitig krümmt sich der Keimling infolge schnelleren Wachstums der Medullarrinne, also der Rückenfläche des Embryo nach der Bauchseite zu, vollführt eine Wendung und legt sich rechtwinklig an den Ductus omphalo-entericus und den Bauchstiel, die beide eng aneinanderliegen, an. Dies sieht man an dem von ALLEN-THOMPSON gefundenen Ei (Abb. 81).

Bald danach beginnt auf einer großen Fläche des Chorion die langsame Rückbildung der Zotten, während sich diese in der Gegend des Bauchstieles kräftig weiterentwickeln. Der Dotterkreislauf verliert seine Bedeutung, und der *choriale* Kreislauf übernimmt, wie bereits erwähnt, die Ernährung des Feten. An dem in Abb. 82 dargestellten Ei ist die weitere Stufe deutlich sichtbar: Das Amnion füllt die ursprüngliche Cölomhöhle vollkommen aus, liegt dem Chorion an und bildet mit ihm zusammen die *Fruchthüllen*. Der Rest des Dottersackes und der Bauchstiel bilden einen gemeinsamen Stamm, in dem der Ductus omphalo-entericus liegt. Die

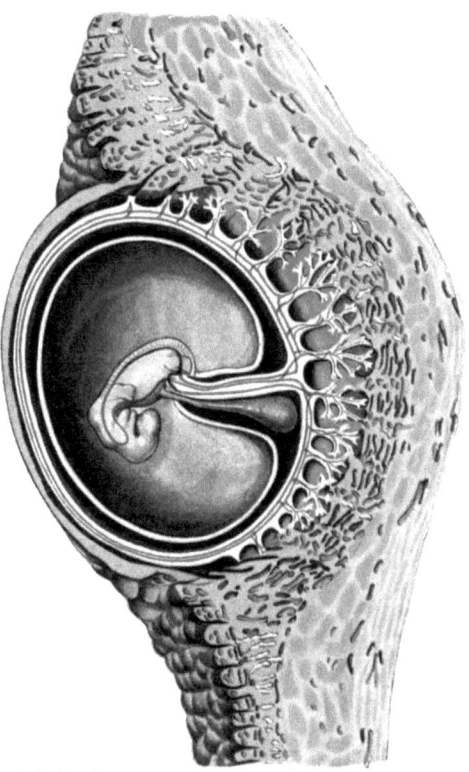

Abb. 82. Das Amnion füllt die ursprüngliche Cölomhöhle vollkommen aus und liegt dem Chorion an. Ausbildung der Nabelschnur und Placenta.

Überbleibsel des Ductus omphalo-entericus können im späteren Leben als MECKELsches Divertikel pathologische Bedeutung erlangen. In dem erwähnten Stamme verlaufen weiterhin die Reste der Allantois und die der Ernährung der Frucht dienenden Gefäße (die V. umbilicalis und die beiden Aa. umbilicales). Dieses vom Amnion umfangene Bündel wird später zur *Nabelschnur*. Die kräftig entwickelten Zotten dieser Gegend *(Chorion frondosum)* bilden die Hauptmasse des fetalen Placentateiles, während die übrigen Zotten allmählich degenerieren *(Chorion laeve)*.

Die Decidua, die Placenta, die Nabelschnur, die Eihäute und das Fruchtwasser.

Nach der Befruchtung kommen auch in der *Uterusschleimhaut Veränderungen* zustande: Sie wird zur *Decidua (abfallende Haut)* umgewandelt (Abb. 61 und 62), die, wie ihr Name sagt, am Ende der Schwangerschaft abgestoßen und ausgeschieden wird. Nistet sich das befruchtete Ei außerhalb des Uterus ein, kommt es also zu einer Extrauteringravidität, so stößt sich nach Absterben des Kindes ebenfalls eine Decidua aus der Gebärmutter aus. Das ist ein Beweis dafür, daß die Umgestaltung der Schleimhaut zur Decidua nur auf einer indirekten endokrinen Wirkung beruht.

Zu Beginn der Schwangerschaft verdickt sich die Uterusschleimhaut mehr und mehr und erreicht im 3. Monat bereits eine Höhe von 7—8 mm. Ihre Oberfläche ist leicht gewellt, durchscheinend und fühlt sich samtartig an. Die zur Decidua umgestaltete Uterusschleimhaut kleidet die ganze Uterushöhle bis zum inneren Muttermund aus und wird als *Decidua vera* bezeichnet. Ausnahmsweise kann auch noch vom inneren Muttermund nach abwärts eine deciduale Umgestaltung erfolgen (v. FRANQUÉ, WEISS, VOLK, LYNCH, WILLIAMS). Der Abschnitt, in dem sich das Ei einnistet, heißt *Decidua basalis* (früher Serotina), der Teil, der es umgibt, *Decidua capsularis*. Dieser wurde früher Reflexa genannt, weil man annahm, die Schleimhaut umwachse das Ei aktiv. Die Decidua capsularis dehnt sich infolge des Eiwachstums immer mehr, wird dünner und immer gefäßärmer. Im 4. Monat füllt das Ei die Gebärmutterhöhle aus. Damit kommt die Decidua capsularis mit der Decidua vera in Berührung und verwächst mit ihr (Abb. 83). Durch das Weiterwachsen des Uterus und die Ausdehnung seines Cavum verdünnt sich auch die Decidua vera mehr und mehr und haftet bei der Geburt nur noch als dünne Haut auf der mütterlichen Oberfläche der Placenta. An der Stelle, die der Decidua basalis zugehört, fressen sich

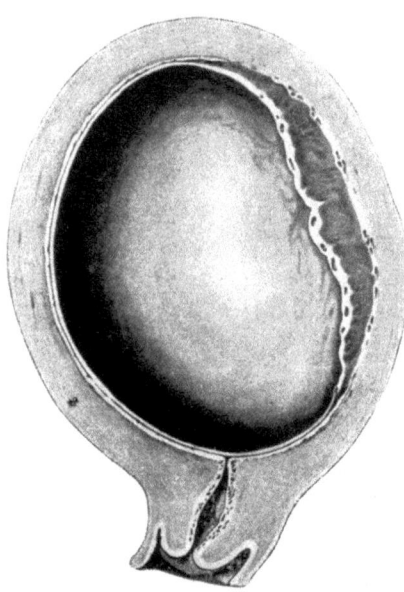

Abb. 83. Verwachsen der Decidua capsularis mit der Decidua vera.

die Zotten in die veränderte Schleimhaut ein, und hier entwickelt sich dann die Placenta.

Etwa 7—10 Tage müssen verstreichen, bis das Ei zur Einnistung geeignet ist. Früher glaubte man, die Gebärmutterschleimhaut umwachse das Ei. Doch weiß man jetzt, daß sich das Ei durch seine Zotten und mit Hilfe proteolytischer Fermente (GRÄFENBERG) in die Decidua einfrißt. Gegen dieses Vorgehen schützt sich der mütterliche Organismus, indem er ein antitryptisches Ferment produziert, welches das Ei nur bis in die Tiefe der Spongiosa vordringen läßt. Wegen dieser fermentativen Gegenwehr in tieferen Schichten ist dem Ei eine flächenhafte Entwicklung vorgeschrieben, wenn es genug Boden für seine Versorgung gewinnen will.

Die Abb. 84 zeigt die Struktur der *Placenta* mit ihren sich wurzelartig verzweigenden Chorionzotten. Diese haben sich in die Schleimhaut des Uterus eingefressen und schweben in den Hohlräumen des mütterlichen Gewebes (intervillöse Räume), die durch Fermentwirkung entstanden sind. Einzelne Trophoblastzellen gelangen über die Schleimhaut (Decidua) hinaus bis in die Muskulatur des Uterus. Diese werden nach PELS-LEUSDEN als choriale Wanderzellen bezeichnet (Abb. 85). Aus den intervillösen Räumen, die mit mütterlichem Blute erfüllt sind, entnehmen die Zotten Sauerstoff und sämtliche anderen zum Aufbau der Frucht notwendigen

Die Decidua, die Placenta, die Nabelschnur, die Eihäute und das Fruchtwasser. 81

Bestandteile. Umgekehrt geben sie Ausscheidungsprodukte dorthin ab. Deswegen findet man in dem der Uteruswand näheren Teil des intervillösen Raumes arterielles Blut, während chorionwärts mehr venöses Blut enthalten ist. Jede

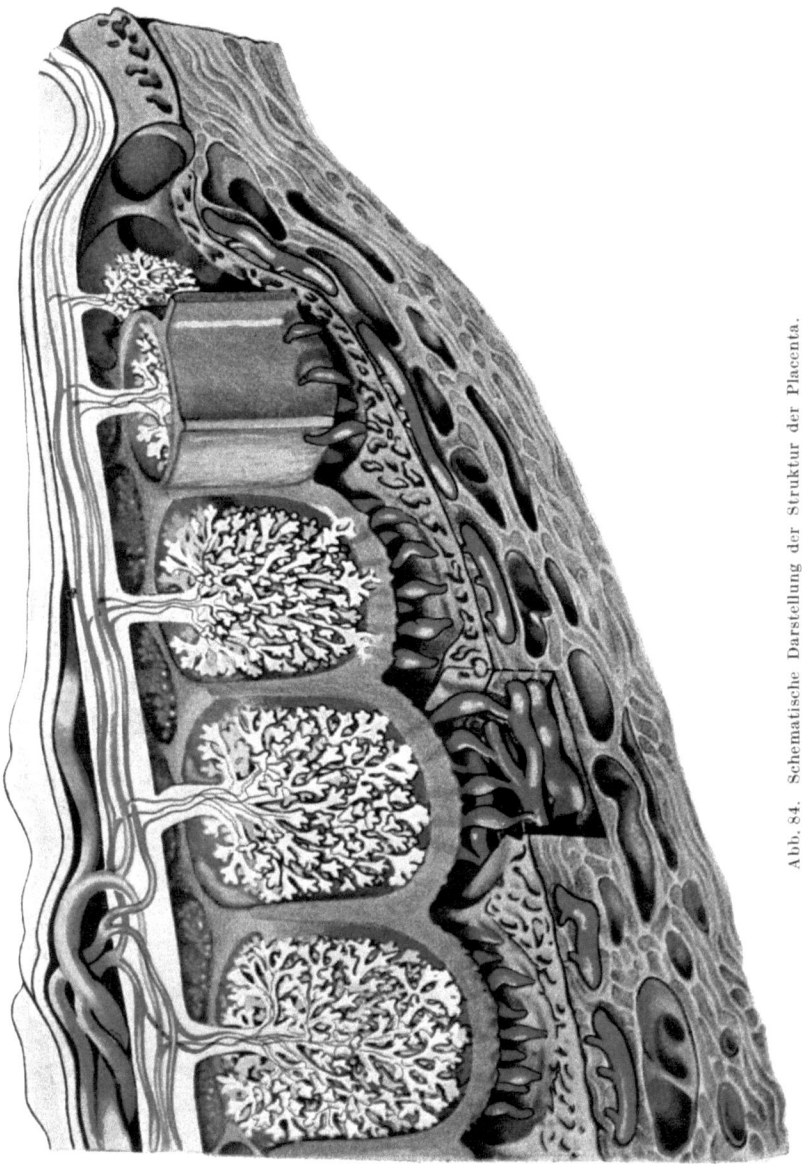

Abb. 84. Schematische Darstellung der Struktur der Placenta.

Zotte besteht, wie die Abb. 86 und 87 zeigen, aus einem von einer doppelten Zellschicht umgebenen Bindegewebsgerüst. Die inneren Zellen sind gut abgegrenzt (LANGHANSsche Zellen). Bei den an der Oberfläche liegenden sieht man verwischte Zellgrenzen und eine große Anzahl von Zellkernen (Syncytiumzellen). Diese Struktur findet man jedoch nur zu Beginn der Schwangerschaft. In der zweiten Hälfte ist nämlich nur noch die syncytiale Schicht vorhanden (Abb. 88).

Burger, Lehrbuch der Geburtshilfe. 6

Innerhalb des Bindegewebes verlaufen mehrere gewundene Capillaren. Im 4. Monat der Schwangerschaft nimmt die Placenta beinahe die Hälfte der

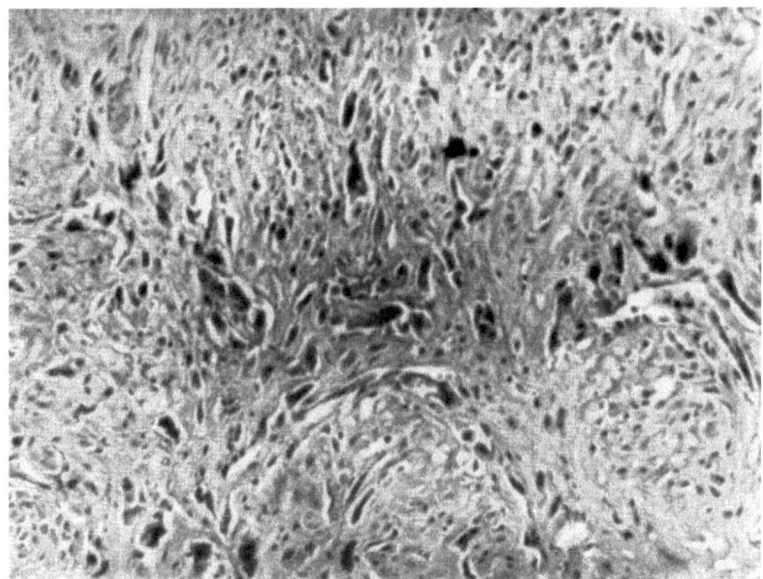

Abb. 85. Choriale Wanderzellen in der Gebärmuttermuskulatur.

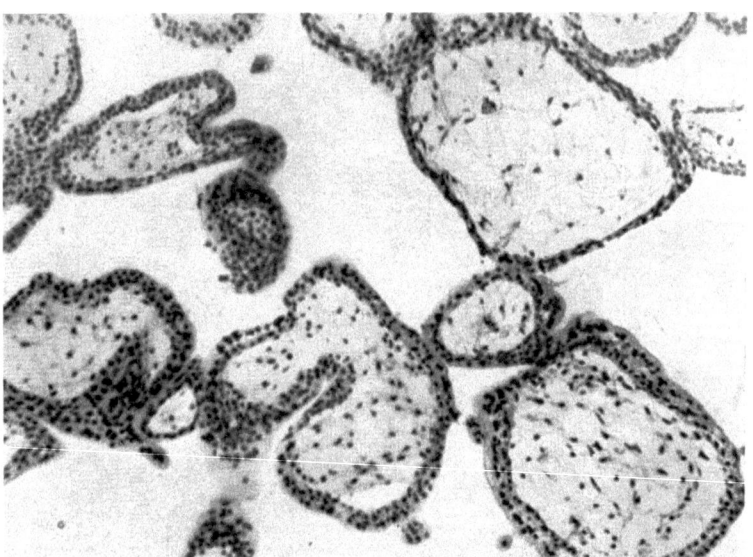

Abb. 86. Chorionzottenstruktur zu Beginn der Schwangerschaft. Das embryonale Ektoderm besteht aus 2 Schichten: Syncytium und LANGHANSsche Zellen.

inneren Oberfläche des Uterus ein. Bei der Weiterentwicklung wird jedoch mit dem Wachsen des Eies und der Gebärmutter dieses Verhältnis zuungunsten der Placenta verschoben. Von diesem Zeitpunkt an dehnt sich die Placenta nicht mehr über neue Schleimhautgebiete aus, sondern wird nur in dem Verhältnis größer, in dem das bisher von ihr überdeckte Gebiet wächst. Dadurch, und besonders durch die Einbeziehung des Isthmus uteri in den Brutraum, entfernt sie sich immer weiter von der inneren Cervixöffnung. Die Abb. 84 zeigt die frühere Auffassung, wonach die deciduale Schicht vorspringende Partien aufweist, die umschriebene Teile der Placenta und Verzweigungen der darin befindlichen Zotten voneinander trennen. Dadurch kommen in der Placenta die mit bloßem Auge sichtbaren, später noch zu erwähnenden Inseln, die Kotyledonen, zustande. Nach neueren Untersuchungen stellen diese Septen der Placenta jedoch wahrscheinlich Ausläufer der Trophoblastschicht dar, welche die mütterliche Oberfläche (der Placenta) bedeckt. In den intervillösen Räumen zirkuliert mütterliches Blut. Wie die Arterien von der Wand des Uterus her in sie gelangen, ist ebenfalls aus der Abb. 84 ersichtlich. Die Wand dieser Räume ist nicht nur an der den Zotten zugekehrten Seite, sondern auch an der Grenze des decidualen Gewebes mit syncytialen Zellen ausgelegt. Mithin ist der ganze intervillöse Raum durch intrachoriale, d. h. fetale Elemente begrenzt. Die Zotten verschiedener Größe und Ausdehnung hängen frei in den intervillösen Raum hinein, einzelne dringen aber in die Decidua compacta ein und fixieren damit die Placenta an der Uterusschleimhaut. Sie werden daher als *Haftzotten* bezeichnet. In der Schwangerschaftsphase, in der schon ein Zottenkreislauf besteht, die Placenta aber noch nicht entwickelt ist und deswegen eine Verklammerung des Eies mit der Decidua noch nicht vorhanden ist, kann das Ei leichter „in toto" ausgestoßen werden. Demgegenüber ist nach Entwicklung der Placenta die Eiablösung erschwert und kann in Fällen, in denen die Zotten aus irgendeinem Grunde in tiefere Schichten der Gebärmutterwand eingedrungen sind, sogar unmöglich sein (siehe Placenta accreta, increta, percreta).

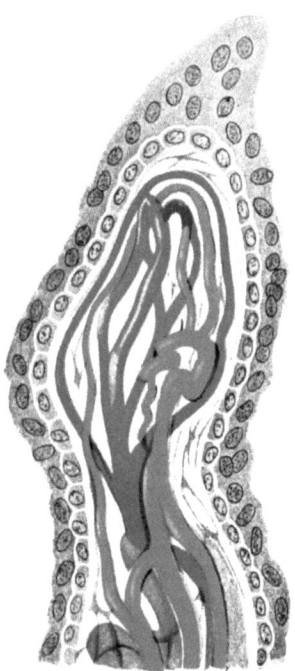

Abb. 87. Schematisches Bild einer jungen Zotte.

In die intervillösen Räume ergießen sich, wie bereits erwähnt, die durch den Trophoblast arrodierten mütterlichen Arterien, welche teils die Septen, teils die mit der Placenta in Berührung stehende Fläche der Decidua durchdringen. Aus den tiefsten Teilen des intervillösen Raumes sammeln die Venen das Blut und führen es in den mütterlichen Organismus zurück, und zwar soll nach SPANNER der venöse Rückfluß aus den venösen *Randsinus* erfolgen, die sich am Rande der Placenta an der Verwachsungsstelle der Decidua basalis mit dem Chorion befinden (Abb. 84 und 89). STIEVE hält jedoch die zottenlose, blutgefüllte Höhlung am Placentarande für ein Kunstprodukt, das entweder durch die letzten Wehen nach Ablösung der Placenta oder durch die später erfolgte künstliche Auffüllung entstanden sein soll. Die Meinungen SPANNERs und STIEVEs bezüglich der Anordnung der Zotten sind, wie dies aus den Abb. 89 und 90 hervorgeht, ebenfalls verschieden. Die Zotten aus dem von der mütterlichen Fläche kommenden Stamme verzweigen sich astartig und schweben nach SPANNER frei in dem Teil des intervillösen Raumes, der einem Kodyledo entspricht (Abb. 89). Nach STIEVE bilden die Zotten ein mehrfach miteinander zusammenhängendes Netz; freischwebende Zotten sind also im intervillösen Raume nicht vorhanden (Abb. 90). Das fetale Gefäßsystem der Zotten steht in den intervillösen Räumen mit dem mütterlichen Blute nicht in unmittelbarer Verbindung, weil die Zotten von einer Lage fetaler Epithelelemente bedeckt sind. Der Sauerstoff und die im Blute enthaltenen Nährstoffe müssen also erst das Zottenepithel passieren, um von der Frucht aufgenommen werden zu können. Die Abgabe der Stoffwechselprodukte erfolgt auf dem gleichen Wege in umgekehrter Richtung. Die V. umbilicalis bringt das frische sauerstoffreiche Blut aus der Placenta zur Frucht. Die beiden Aa. umbilicales führen das verbrauchte Blut in umgekehrter Richtung zurück. Der Blutkreislauf der Mutter und der des Feten stellen also zwei vollkommen getrennte Systeme dar.

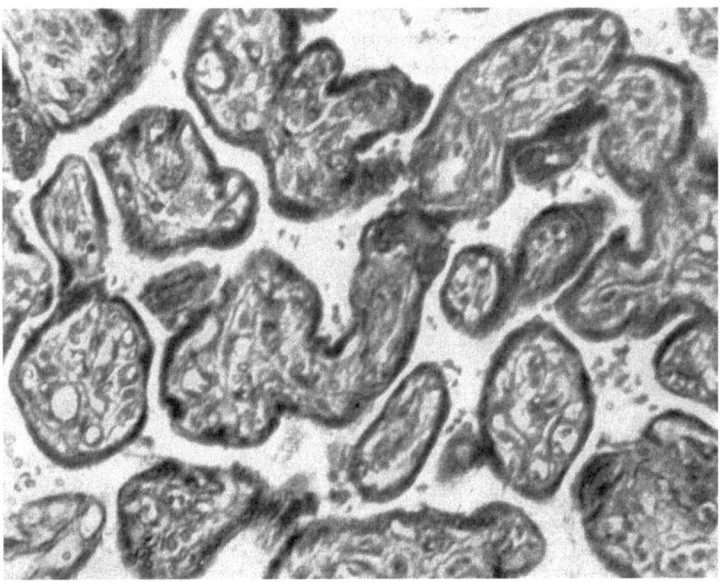

Abb. 88. Chorionzottenstruktur am Ende der Schwangerschaft. Das embryonale Ektoderm besteht aus einer Schicht: Syncytium.

Die Art und Weise, wie dieser Austausch der Stoffwechselprodukte vor sich geht, mit anderen Worten, die Durchlässigkeit der Placenta für gewisse Stoffe, wird später noch zu besprechen sein. Vorläufig wollen wir sehen, welche Faktoren den Placentakreislauf in Gang halten. Lange Zeit war man der Meinung, durch die Herztätigkeit der Mutter werde der entsprechende Druckunterschied erzeugt, der den ganzen Vorgang erklären könne. Davon ist man aber wieder abgekommen. Der Kreislauf des Blutes in den intervillösen Räumen wird sicherlich von vielerlei Faktoren beeinflußt. Es handelt sich ja nicht um einfache weite Höhlen, in denen das Blut ungehindert kreisen kann, sondern um vielfach ausgebuchtete, verwickelt gebaute Systeme. Der ständigen Bewegung der Zotten, der Zottenpulsation, die nach WAGNER durch die Herztätigkeit der Frucht hervorgerufen wird, kommt wahrscheinlich eine gewisse Bedeutung zu. Bei der Pulsation wechselt der Grad der Blutfüllung in den Zotten, wodurch sie im intervillösen Raume mehr oder weniger Platz beanspruchen und dadurch eine Strömung des darin befindlichen Blutes begünstigen. Nach GROSSER, STOECKEL wirken die zeitweiligen Uteruskontraktionen während der Schwangerschaft in ähnlichem Sinne. Diese Meinung vertritt auch STIEVE. Er fand in den aus den intervillösen Räumen herausführenden Venen Klappen und zeitweise sich einwölbende Muskelpolster. Dadurch wird nach seiner Ansicht die Strömung des Blutes geregelt und ein Zurückpressen

Die Decidua, die Placenta, die Nabelschnur, die Eihäute und das Fruchtwasser. 85

größerer Blutmengen in den intervillösen Raum durch Uteruskontraktionen verhindert. Ob nun der Herztätigkeit der Frucht oder den Uteruskontraktionen die größere Bedeutung für die Blutzirkulation in den intervillösen Räumen zukommt, ist schwer zu entscheiden. Die Capillaren der Placenta sind ziemlich

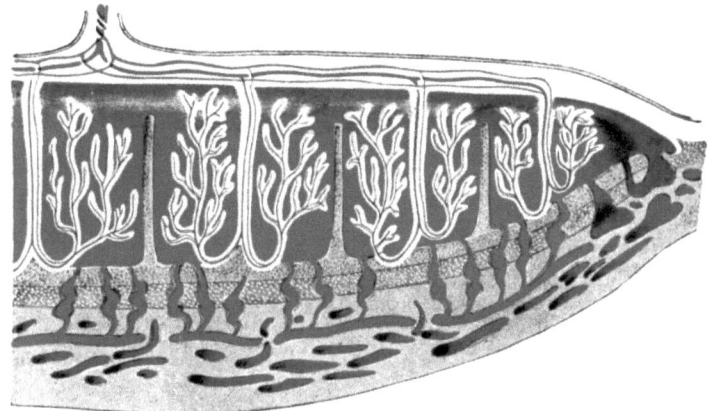

Abb. 89. Struktur der Placenta (nach SPANNER).

weit und setzen daher dem Blutstrom keinen größeren Widerstand entgegen. Es besteht im übrigen gar keine Notwendigkeit für eine rasche Blutströmung, weil der Stoffwechsel der Frucht ziemlich langsam vor sich geht. Nach SZENDI

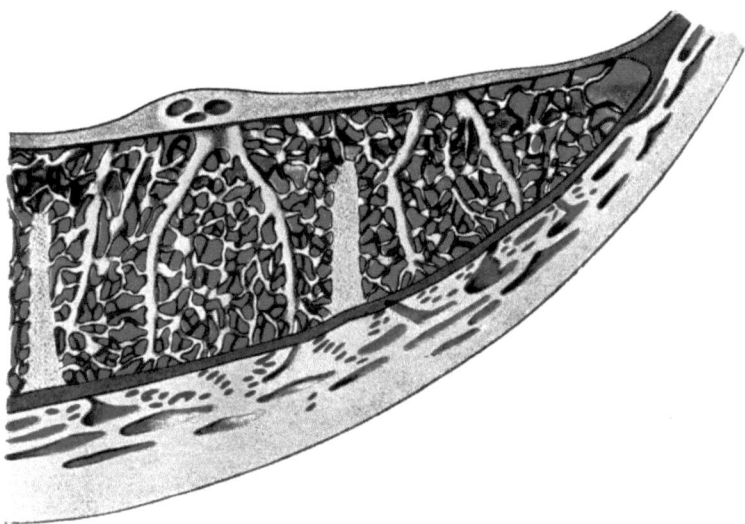

Abb. 90. Struktur der Placenta (nach STIEVE).

entstehen durch die Einwirkung des eingebetteten Eies bestimmte Deciduazellen oder Zellgruppen, die in den Stoffwechsel des Eies mit eingreifen. Da die Frucht, wie man in neuester Zeit nachweisen konnte, ihre Energie aus den Kohlenhydraten bezieht, ist ihr Bedarf an Sauerstoff gering und eine rasche Blutzirkulation somit nicht erforderlich.

Die reife Placenta hat einen Durchmesser von 16—20 cm (Abb. 91 und 92), eine Dicke von 2—3 cm und ein Gewicht von ungefähr 500 g. Wir unterscheiden an ihr eine mütterliche und eine fetale Fläche. Die mütterliche Seite, der Uteruswand zugekehrt, ist von bräunlichroter Farbe und durch Furchen in einzelne

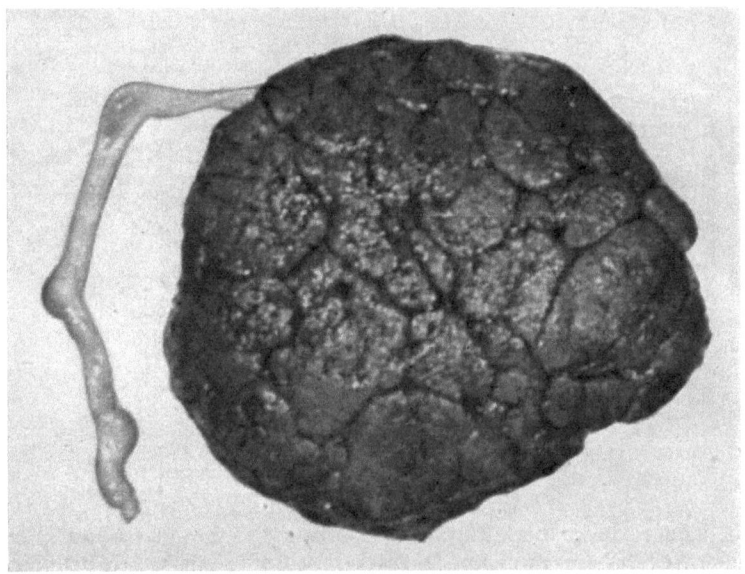

Abb. 91. Mütterliche Fläche der reifen Placenta.

Inseln (Kotyledonen) unterteilt. An der Oberfläche der Placenta sieht man oft Deciduareste. Die fetale Seite, an der die Nabelschnur haftet, ist vom Amnion

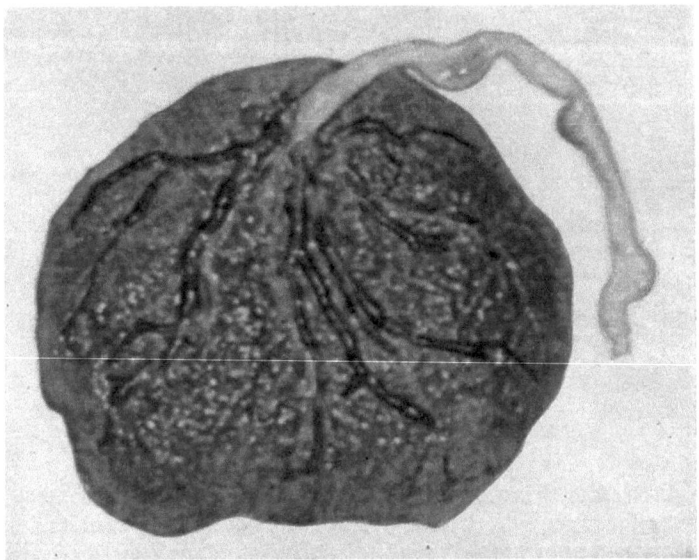

Abb. 92. Fetale Fläche der reifen Placenta.

bedeckt, bläulichgrau gefärbt und hat eine glatte spiegelnde Oberfläche. Durch das Amnion, das sich bis zur Ansatzstelle der Nabelschnur leicht abziehen läßt, sind die aus der Placenta austretenden Gefäße gut sichtbar. Die Ansatzstelle der Nabelschnur liegt meist exzentrisch, also nicht ganz in der Mitte der Placenta, sondern etwas seitlich von ihr. Die Form der Placenta ist rund oder oval. Im Verlauf der intrauterinen Entwicklung ist der Mutterkuchen zunächst relativ sehr groß, wird aber später, im Vergleich zur Gesamtentwicklung der Frucht und der Gebärmutter, kleiner. Falls der Trophoblast aus irgendeinem Grund nicht tief genug in die Decidua eindringen kann, breitet sich die Placenta flächenartig weiter aus, bleibt dafür aber dünn und flach und kann bis an die Grenze des inneren Muttermundes hinunterreichen. Normalerweise ist der untere Placentarand wenigstens 7 cm vom Orificium uteri internum entfernt. Wenn bei Erkrankungen der Uterusschleimhaut das Eindringen des Trophoblast erschwert ist und die Chorionzotten außerhalb des Gebietes der Decidua basalis günstigen Boden finden, so können neben der Placenta, an der dem Chorion laeve entsprechenden Stelle, noch kleinere Placenten entstehen, die sog. Nebenplacenten *(Placenta succenturiata)*. Von ihrer großen klinischen Bedeutung werden wir später noch zu reden haben (S. 239).

Die Nabelschnur verbindet die Frucht mit der Placenta. Sie entwickelt sich, wie bereits erwähnt, aus dem Bauchstiel, in den die Gefäße und die Allantois hineinwachsen. Deshalb finden wir in ihrem Querschnitt die V. und die Aa. umbilicales, sowie in Nabelnähe die Überreste des Ductus omphaloentericus und der Allantois. Aufgebaut ist sie aus sulzigem embryonalem Bindegewebe (WHARTONsche *Sulze*). Die Wand der Vene ist dünn, die der Arterien stärker und aus einer äußeren Ring- und einer inneren Längsmuskulatur aufgebaut. Bei der Geburt wird die Nabelschnur unterbunden und durchtrennt. Die Tiere zerbeißen sie gewöhnlich oder zerreißen sie beim Aufspringen. Die Blutstillung in den Nabelarterien erfolgt auf charakteristische Weise, in dem sich sowohl die äußere Ring- als auch die innere Längsschicht der Muskulatur kontrahiert und das Gefäßlumen durch Bildung kleiner, sich aneinander legender Muskelpolster verschließt. Der Hauptgrund jedoch, warum es aus der durchschnittenen Nabelschnur nicht blutet, liegt in dem Absinken des Blutdruckes in den Nabelgefäßen, sobald das Kind den ersten Atemzug tut.

Die Außenfläche der Nabelschnur wird vom Amnion in einer einschichtigen Epithellage bedeckt, die im Laufe der Entwicklung den Bauchstiel umgibt und dadurch auch die aus ihm stammende Nabelschnur einhüllt. Die Länge der Nabelschnur ist sehr unterschiedlich. Im allgemeinen entspricht sie der Größe der Frucht (50 cm); sie kann aber sowohl besonders lang (über 1 m) als auch abnorm kurz (1 cm) sein. Je nach ihrem Gehalt an Sulze ist sie dicker oder dünner. Öfter ist sie spiralig gewunden. Infolge Gefäßerweiterungen zeigt sie manchmal einen knotigen Charakter.

Das Amnion kleidet die ganze Eihöhle von innen aus und bildet mit dem ihm anhaftenden Chorion die Fruchthülle. Seine Entwicklung gibt die Erklärung dafür, daß es die fetale Fläche der Placenta und auch die Nabelschnur überzieht. Es ist eine dünne, gefäßlose, durchscheinende Membran, die aus embryonalem Bindegewebe mit eingestreuten spindelförmigen Zellen besteht. Seine Innenfläche ist in den ersten Monaten der Schwangerschaft von niedrigen, protoplasmaarmen, endothelartigen Zellen bedeckt, die im späteren Verlaufe höher werden und endlich als kubisches Epithel erscheinen (Abb. 93). Diese Zellen und in besonderem Maße die Kelchzellen, die sich dazwischen befinden, haben die Fähigkeit, seröse Flüssigkeit auszuscheiden. (Das Ektoderm des Feten und das Amnion stammen aus der gleichen Anlage.) Über der Placenta besteht das Amnion aus einer zweireihigen Zellage und bildet an umschriebenen Stellen Erhebungen, die manchmal schon mit bloßem Auge sichtbar sind *(Carunculae amniales).* Hier kann das Epithel mehrschichtig und sogar epidermisähnlich sein. Deswegen ist das Amnion zu Transplantationen geeignet, und wir haben es besonders bei Bildung künstlicher Scheiden mit Erfolg angewandt und zu diesem Zwecke empfohlen (Abb. 94).

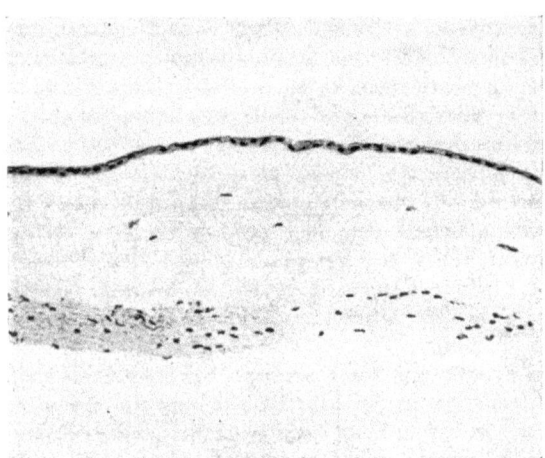

Abb. 93. Histologisches Bild des placentaren Amnionanteiles (2 Zellschichten).

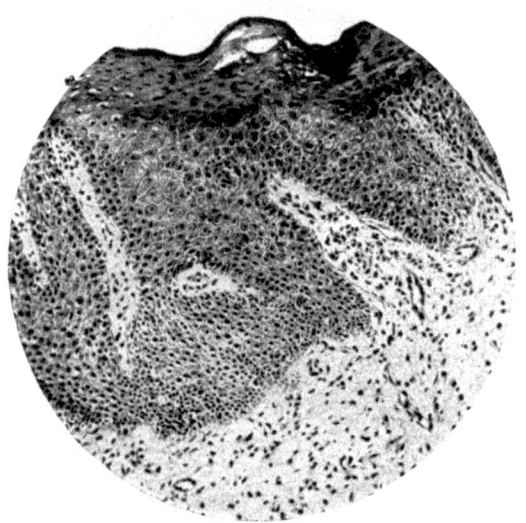

Abb. 94. Histologisches Bild einer mittels Amnion gebildeten künstlichen Scheide.

Das Fruchtwasser ist eine helle, eventuell mit Flocken gemischte Flüssigkeit von neutraler oder etwas alkalischer Reaktion. Vom 4. Schwangerschaftsmonat an erhält es Eiweiß, Kreatinin, Fett, Glucose und Chloride. Sein spezifisches Gewicht beträgt 1006—1007. Es erfüllt in einer Menge von einem Liter oder etwas weniger die Amnionhöhle. In der ersten Hälfte der Schwangerschaft ist die Fruchtwassermenge relativ größer als in der zweiten. In den späteren Monaten hält nämlich die Absonderung des Fruchtwassers mit der Entwicklung des Feten nicht Schritt; außerdem schluckt das Kind auch Fruchtwasser. Nach den experimentellen Untersuchungen SZENDIS wird das Fruchtwasser während der Schwangerschaft wiederholt erneuert und spielt anscheinend eine wichtige Rolle im Stoffwechsel der Frucht. Aus vielerlei Gründen ist das Fruchtwasser sowohl für den Feten als auch für die Mutter von Bedeutung:

a) Es schützt die Frucht vor äußeren Einwirkungen, die den Uterus treffen. Wenn die Schwangere beispielsweise stürzt oder einen Schlag erleidet, wird die Frucht durch die sie umgebende Flüssigkeit nur in viel geringerem Maße von diesem Trauma betroffen, als wenn kein Fruchtwasser vorhanden wäre.

b) Da das Fruchtwasser in einer geschlossenen Hülle liegt, schützt es auch die Placenta insofern, als es einen Druck auf deren Haftstelle ausübt und damit eine vorzeitige Lösung erschwert, besonders wenn Uteruskontraktionen in diesem Sinne wirken.

c) Es schützt die Nabelschnur vor Kompressionen.

d) Es verschafft der Frucht genügend Raum für ihre Entwicklung und schützt sie vor Verwachsungen mit dem Amnion.

e) Es hält eine gleichmäßige Temperatur in der Umgebung der Frucht aufrecht.

f) Es schützt die Mutter vor schmerzhaften Kindsbewegungen.

g) Beim Geburtsvorgang dringt es, die Fruchtblase erfüllend, in den Cervicalkanal ein und hilft so mit bei der Erweiterung des Muttermundes. Dieser Vorgang ist jedoch nicht so bedeutungsvoll, wie heute noch vielfach angenommen wird (s. S. 177).

h) Das Fruchtwasser deckt nicht nur den Flüssigkeitsbedarf des Feten, sondern ergänzt infolge des Eiweißgehaltes auch seine Nahrung, indem es schluckweise aufgenommen wird. Daß der Fetus tatsächlich Fruchtwasser schluckt, geht eindeutig daraus hervor, daß man Formelemente des Fruchtwassers, z. B. kleine Härchen, Hautschuppen und Talgdrüsenreste im Darm der Frucht findet.

Über die Entstehung des Fruchtwassers gibt es verschiedene Theorien. Lange Zeit betrachtete man es als den Harn der Frucht. Andere hielten es für ein aus dem Blute der Mutter stammendes Transsudat. Weiterhin sah man es als ein Ausscheidungsprodukt des Amnionepithels an.

Die Harntheorie war schon im 17. Jahrhundert bekannt, und der französische Gynäkologe PORTAL war der erste, der sie vertrat. Ihr widerspricht vor allem die frühe Entstehung des Fruchtwassers, nämlich noch vor Ausbildung einer funktionierenden fetalen Niere. Außerdem ist bekanntlich bei einer Molenschwangerschaft auch dann Fruchtwasser vorhanden, wenn die Frucht resorbiert wurde. Nun wollte man diese Frage experimentell klären. So hat SCHALLER Schwangeren Phloridzin injiziert und damit bei der Mutter eine renale Glykosurie erzeugt. Da das Fruchtwasser jedoch keinen Zucker enthielt, konnte die Niere der Frucht keine beträchtliche Menge an Harn ausgeschieden haben, obwohl in den fetalen Elementen Phloridzin nachweisbar war.

Die Auffassung, das Fruchtwasser sei ein Transsudat aus dem mütterlichen Blut, läßt sich nicht mit der geringeren Gefrierpunktserniedrigung der Amnionflüssigkeit in Einklang bringen. Doch wies RUNGE einen Säfteaustausch nach, der aus der Nabelvene über die WHARTONsche Sulze in die Amnionhöhle und umgekehrt geht. Wie POLANO zeigte, enthält die Amnionflüssigkeit keine Antikörper, kann also nicht mit dem Blutserum identisch sein.

Nach der heute am häufigsten vertretenen Auffassung wird die amniale Flüssigkeit durch das Amnionepithel ausgeschieden. Für diese Annahme sprechen auch histologische Untersuchungen. So haben z. B. POLANO, WILLIAMS nachgewiesen, daß die Zellen des Amnion in der zweiten Hälfte der Schwangerschaft kubisch und höher sind und daß sich darin stellenweise Vacuolen bilden. Man sieht an den Schnitten, wie sich diese Vakuolen an einzelnen Stellen in das Lumen entleeren. Noch beweiskräftiger als die histologischen Untersuchungen ist das biologische Experiment. GOLDMANN hat schwangeren Versuchstieren Pyrrolblau eingespritzt. Die Tiere selbst, das Fruchtwasser, die Haut und der Verdauungskanal der Frucht wurden blau; die Niere, der Ureter und die Harnblase (der Frucht) jedoch nicht. Da sich das Amnionepithel am ausgesprochensten färbte, muß sich das Pyrrolblau durch das Amnion aus dem mütterlichen Organismus ausgeschieden haben. Es färbte den Feten nur dort, wo er mit dem Fruchtwasser in Berührung kam, also an Haut und Verdauungstrakt. Daß Niere und Harnorgane des Feten nicht gefärbt waren, zeigt klar die Nichtbeteiligung der Niere an der Ausscheidung des Fruchtwassers. Die Absonderung des Fruchtwassers durch die Amnionzellen ist jedoch nicht an allen Stellen des Amnion gleich. Am stärksten scheint sie an dem die Placenta bedeckenden Teil zu erfolgen.

Das Problem der Geschlechtsbestimmung.

Wenn wir die Gesamtzahl der Geburten einschließlich der Frühgeburten betrachten, kommen auf 106 Knaben 100 Mädchen, nach anderen Angaben auf 120 Knaben 100 Mädchen. Die Totgeburten und die Todesfälle durch den Geburtsvorgang sind bei männlichen Kindern häufiger als bei weiblichen. Bei Aborten kommen ebenfalls mehr männliche als weibliche Früchte zur Welt.

Wie wir heute wissen, erfolgt die Geschlechtsbestimmung schon im Augenblick der Empfängnis. Früher glaubte man dem Ei eine ausschlaggebende Bedeutung zubilligen zu müssen. In diesem Sinne sprechen die Versuche von DONCASTER, der bei Vögeln und Lepidopteren zwei Arten von Eiern (Männchen und Weibchen produzierende) fand. Dieselbe Auffassung hatte eigentlich schon HIPPOKRATES, nach dessen Ansicht aus den Eizellen des einen Eierstockes männliche, aus denen des anderen weibliche Früchte entstammen. Auch in der neueren Zeit ging dieser Gedanke noch um, und vor gar nicht sehr langer Zeit vertrat DAWSON eine ähnliche Auffassung. Danach soll die Eireifung abwechselnd in dem einen und anderen Eierstock eintreten, und dann sollen die Eier der einen Seite zu männlichen, die der anderen zu weiblichen Nachkommen führen. Mit Hilfe dieser Kenntnis könne durch Beobachtung der auf eine Geburt folgenden Ovulationen das Geschlecht des gewünschten nächsten Kindes geregelt werden. Die Verhältnisse sind natürlich nicht so einfach, sonst müßte ja eine Frau, die nur einen Eierstock besitzt, immer gleichgeschlechtliche Kinder zur Welt bringen. WILLIAMS fand bei 64 Kaiserschnitten den Gelbkörper 36mal im rechten und 28mal im linken Eierstock. Zu den 36 Fällen gehörten 23 Knaben und 13 Mädchen, zu den 28 weiteren 16 Knaben und 12 Mädchen. SIEGEL gelangte während des ersten Weltkrieges auf Grund der Äußerungen von Frauen beurlaubter Soldaten zu der Schlußfolgerung, die **Frage des Geschlechtes** hänge vom Alter der **Eizelle** ab, **indem nämlich aus älteren Eizellen eher männliche, aus jüngeren eher weibliche Früchte entstehen könnten.**

Nach unserem heutigen Wissen wird die Geschlechtsbestimmung im Grunde genommen durch das Spermium geregelt, und zwar hängt sie von den sog. akzessorischen bzw. Geschlechtschromosomen ab. Bei der Oocyte 1. Ordnung sind diese gleichartig (x + x), bei der Spermiocyte ist überhaupt nur ein einziges vorhanden (x). Infolgedessen verfügt jede Eizelle nach der Reduktionsteilung über ein x-Chromosom (homozygot). Dagegen gibt es zwei Arten von Spermien (heterozygot), von denen die einen ein x-Chromosom enthalten, die anderen keines. Bei dem durch die Befruchtung entstandenen Spermovium findet man also entweder zwei x-Chromosomen (Mädchen) oder nur ein x-Chromosom (Knaben) (s. S. 72). Im Augenblick der Befruchtung wird also durch die Geschlechtschromosomen die Anlage für eine männliche oder für eine weibliche Frucht geschaffen (Abb. 95). Die endgültige Entscheidung über diese Entwicklung geschieht jedoch durch die geschlechtsbestimmenden Faktoren: F = Weiblichkeitsgen (in den Geschlechtschromosomen), M = Männlichkeitsgen (in einem Autosomenpaar) (GOLDSCHMIDT). Ausschlaggebend ist das quantitative Verhältnis F:M. So kann bei einem entsprechenden Überwiegen von F, obwohl ursprünglich chromosomal ein männliches Wesen angelegt war, ein Weibchen entstehen und umgekehrt. Die besagte Umwandlung wird um so vollkommener sein, je früher sie einsetzt. Die eigentlichen Sexualhormone spielen dabei keine Rolle. Sie werden erst in den sich entwickelnden Keimdrüsen gebildet und bestimmen die Entwicklung des äußeren Genitale, der sekundären Geschlechtsmerkmale sowie des psychischen Geschlechtscharakters.

Die Tatsache, daß die Spermien, die das männliche Geschlecht bestimmen, zum Teil ein x-Chromosom enthalten und zum Teil keines, versuchte man zur Deutung verschiedener Erfahrungen auszunutzen. So meinte z. B. LENZ, in dem Wettlauf der Spermien zur Eizelle seien diejenigen im Vorteil, die kein akzessorisches Chromosom besitzen und infolgedessen nur eine geringere Last transportieren müssen. Nach LENZ könnte man so erklären, warum in Fällen, bei denen die Befruchtung erschwert ist (Defloration, Ejaculatio praecox, angesäuertes Scheidensekret), häufiger männliche Kinder zur Welt kommen. UNTERBERGER vertritt die Auffassung, die Aussicht auf ein männliches Kind werde größer, wenn die Frau vor der Kohabitation eine Scheidenspülung mit 1%igem Natriumbicarbonicum mache. Seine günstigen Resultate konnten von anderen nicht bestätigt werden.

Wir müssen uns noch mit einer Frage befassen, die die Menschheit schon seit alter Zeit beschäftigte; ob es nämlich möglich ist, das Geschlecht der Frucht schon während der Schwangerschaft zu bestimmen. Bereits in einem Papyrus aus der Zeit Ramses II. können wir folgendes lesen: Will die Frau wissen, ob sie schwanger ist oder nicht, so tue sie Erde in zwei Gefäße, säe Weizen und Gerste hinein und begieße sie mit ihrem Harn. Keimen und wachsen beide Getreidesamen, so liegt eine Schwangerschaft vor. Falls die Gerste stärker wächst, kann man auf einen Knaben, bei besserem Wachstum des Weizens auf ein Mädchen rechnen.

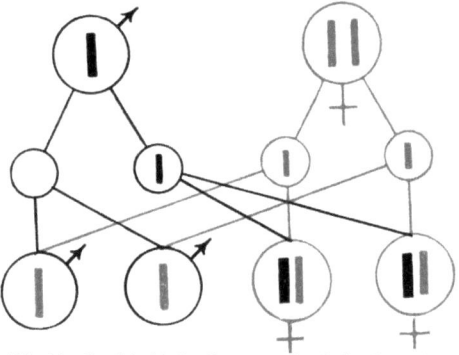

Abb. 95. Geschlechtsbestimmung durch das Spermium bedingt.

Als mein ehemaliger Mitarbeiter BAK vom Gesichtspunkte der hierbei wirksamen Hormone aus diese Frage studierte, sahen wir bei gesteigerter Entwicklung der Gerste 76% Knaben, bei besserem Gedeihen des Weizen 69% Mädchen zur Welt kommen. Diese Zahlen haben selbstverständlich keine praktische Bedeutung. Auch andere, die das Problem mit serologischen Methoden angingen, kamen nicht zum Ziel. Einige gelangten zu dem Schluß, das Serum einer mit einem Knaben schwangeren Frau zerlege das Eiweiß des Hodens. Weiterhin werden nach den Beobachtungen von HOFACKER, SADLER (im vorigen Jahrhundert) mehr Knaben geboren, wenn der Vater viel älter ist als die Mutter. Nach DÜSING stammen aus Kohabitationen im Winter ebenfalls mehr männliche Früchte. Wie PLOSS angibt, überwiegen im Hochgebirge die Knabengeburten. Entsprechend den Angaben von KING sollen Erstgebärende einen höheren Prozentsatz männlicher Kinder zur Welt bringen als Mehrgebärende. DORN-SUGARMAN haben 3 Monate alte Kaninchen mit Schwangerenharn geimpft und gefunden, daß sich die nicht deszendierten Hoden vergrößerten und die Spermiogenese in Gang kam, wenn der Harn von einer mit einer weiblichen Frucht schwangeren Frau stammte. Durch spätere Untersuchungen konnten diese Beobachtungen nicht bestätigt werden.

Es ist nicht überraschend, wenn man auch versuchte, das Geschlecht des gewünschten Kindes zu beeinflussen. So erregte SCHENK am Ende des vergangenen Jahrhunderts durch seine Behauptung, dies sei durch eine entsprechende Ernährung möglich, großes Aufsehen. Ernster als diese propagandistischen Meinungsäußerungen waren Tierversuche zu nehmen, die z. B. LUDWIG-RIES anstellten. Die genannten Autoren sahen nämlich nur weibliche Nachkommen wenn sie Follikelhormon in die Allantoisblase befruchteter Hühnereier einspritzten.

GREENE-IVY sowie DANTSCHAKOFF gaben schwangeren Ratten bzw. Meerschweinchen männliches Sexualhormon und erreichten dadurch, daß vorwiegend männliche Junge zur Welt kamen, soweit die Früchte nicht abstarben; die weiblichen Früchte wiesen eine Intersexualität auf. LUDWIG erhielt mehr männliche Früchte, indem er Kaninchen in den ersten 15 Tagen der Schwangerschaft Epinephrin injizierte.

Zusammenfassend können wir heute sagen: Das Geschlecht des Menschen wird schon bei der Empfängnis festgelegt, und die Geschlechtsbestimmung ist im wesentlichen von der Samenzelle abhängig. Wir können das Geschlecht des zu erwartenden Kindes weder beeinflussen noch vorher erkennen, und es ist fraglich, ob die Menschheit einen Nutzen davon hätte, wenn es anders wäre.

Die spätere Entwicklung der Frucht.

Die Darstellung der Entwicklung von Ei und Frucht gehört eigentlich in das Gebiet der Entwicklungsgeschichte. Wir bringen deshalb nur in Kürze das für den Geburtshelfer Notwendige, was er beispielsweise im Falle eines Abortes oder einer Frühgeburt zur Altersbestimmung der Frucht wissen muß. Von HIS stammt die Einteilung, nach der man in den ersten zwei Wochen vom Ei (Ovum), von der 3.—5. Woche vom Embryo, und danach vom Feten spricht. In der Abb. 96 sehen wir Feten verschiedener Entwicklungsstufen.

Den Entwicklungsgrad der Frucht stellt man auf Grund der *Länge* und des *Gewichtes* fest. Die Länge ist weniger variabel als das Gewicht.

Bezüglich der Länge der Frucht gibt es ein leicht zu merkendes Schema: Vom 1.—5. Monat ist die Länge in Zentimetern ausgedrückt gleich dem Quadrat der Ordnungszahl des betreffenden Monats: im 1. Monat also 1 cm, im 2. $2^2 = 4$ cm, im 3. $3^2 = 9$ cm, im 4. $4^2 = 16$ cm, im 5. $5^2 = 25$ cm. Diese Maße sind natürlich nur Näherungswerte. Vom 5. Monat an errechnet man die Länge der Frucht, indem man die Anzahl der Monate mit 5 multipliziert. Sie beträgt im 6. Monat $6 \times 5 = 30$ cm, im 7. $7 \times 5 = 35$ cm usw. Die Länge der reifen Frucht ist also $10 \times 5 = 50$ cm. Bei einer größeren Länge kann man natürlich nicht ohne weiteres von einer Übertragung reden.

Das Gewicht erlaubt keine so sicheren Rückschlüsse auf den Entwicklungsgrad der Frucht, weil es von vielen Faktoren beeinflußt wird. So beträgt es am Ende des 3. Schwangerschaftsmonats etwa 35 g, nach dem 4. Monat etwa 100 g, nach dem 5. etwa 300 g. Nach dem 6. Monat ist es etwa doppelt so groß, d. h. 600—700 g, nach dem 7. 800—1100 g, nach dem 8. 1500—1700 g, nach dem 9. 2000—2500 g. Am Ende der Schwangerschaft wiegt das reife Kind etwa 3—3,5 kg. Knaben sind im allgemeinen etwas schwerer als Mädchen. Die genannten Zahlen sind Durchschnittswerte und aus den von ZANGEMEISTER angegebenen Kurven ersichtlich (Abb. 97 und 98). In Vaterschaftsprozessen muß deswegen auch die individuelle Streuung berücksichtigt werden.

Der Uterus hat im *1. Monat* etwa die Größe eines Hühnereies. Die Embryonalanlage selbst mißt am Ende dieser Zeit etwa 1 cm und ist gegen ihre ventrale Fläche derart gekrümmt, daß sich Kopf und Steißende beinahe berühren. Die verschiedenen Organe beginnen sich schon zu differenzieren.

Im *2. Monat* beginnen sich die Gliedmaßen zu entwickeln. An dem unverhältnismäßig großen Kopf finden wir Mund, Nase, Ohren und Augen schon angedeutet. Im ganzen ist die Entwicklung so weit gediehen, daß bereits eine menschliche Frucht erkennbar ist.

Mit dem *3. Monat* erkennt man bereits in den meisten Knochen die Knochenkerne; Finger, Zehen sowie deren Nägel sind angedeutet. Desgleichen fangen

Die spätere Entwicklung der Frucht.

die äußeren Geschlechtsorgane an sich auszubilden. Eine um diese Zeit geborene Frucht bewegt sich bereits.

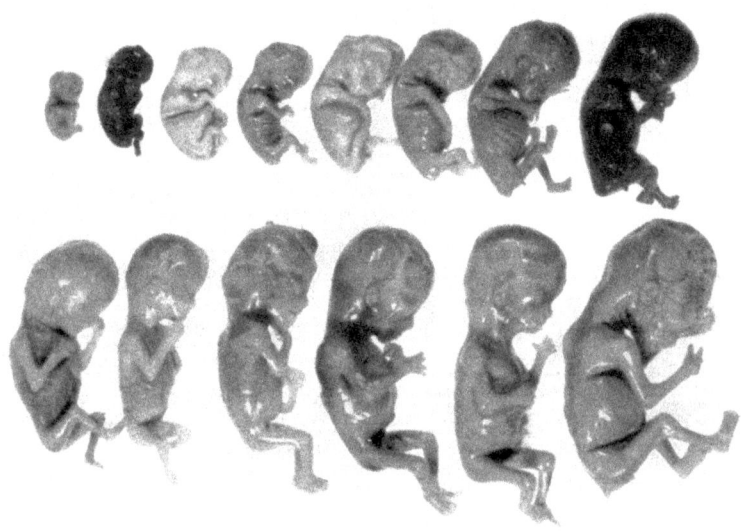

Abb. 96. Feten verschiedener Entwicklungsstufen.

Etwa im *4. Monat* ist das Geschlecht der Frucht erkennbar. Die Eigenbewegungen werden kräftiger. Durch die dünne, glasartige Haut sieht man Blutgefäße durchscheinen.

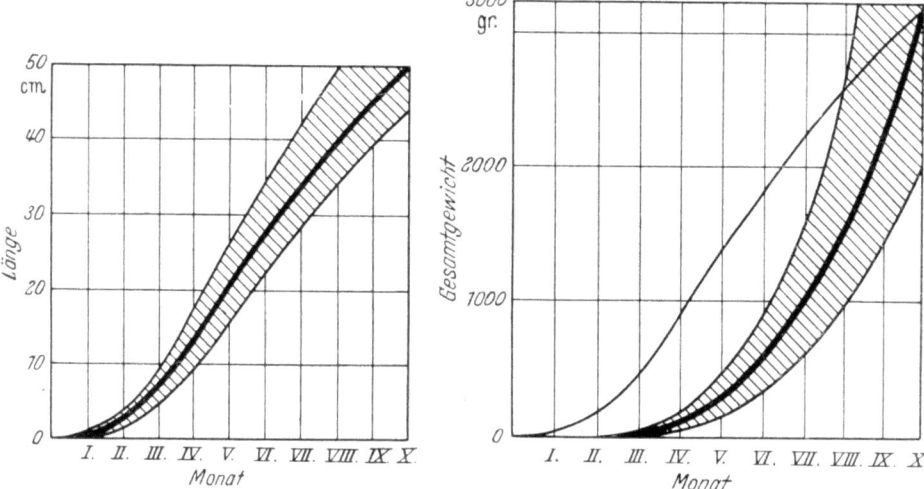

Abb. 97. Mögliche Länge des Feten, bezogen auf die einzelnen Schwangerschaftsmonate. Die dicke schwarze Kurve in der Mitte der Streuungsbreite entspricht den Mittelwerten (ZANGEMEISTER).

Abb. 98. Mögliches Gewicht des Feten, bezogen auf die einzelnen Schwangerschaftsmonate. Die mittlere Längenkurve ist als feine Linie gezeichnet (ZANGEMEISTER).

Der *5. Monat* bringt wesentliche Entwicklungsfortschritte. In der 20. Woche ist die Herztätigkeit der Frucht schon ausgeprägt. Die Bewegungen der Frucht lassen sich durch äußere Untersuchungen feststellen (Auskultation und Palpation). Unter günstigen Umständen gelingt es bereits zu diesem Zeitpunkt Herztöne zu hören. Die Schwangere selbst fühlt dann auch Kindsbewegungen. Weiterhin bedeckt sich im 5. Monat der Körper der Frucht mit feinen Härchen (Lanugo); die von den Talgdrüsen der Haut ausgeschiedene Käseschmiere (Vernix caseosa) überzieht die Haut und schützt sie vor übermäßiger Durchnässung. In dem subcutanen Bindegewebe beginnt sich Fett abzulagern, und aus diesem Grunde verschwindet die eben erwähnte starke Transparenz. Der Darm enthält schon Kindspech. Früchte, die in diesem Stadium der Schwangerschaft geboren werden, zeigen bereits Atembewegungen.

Während des *6. und 7. Monats* nimmt die Frucht erheblich an Länge und Gewicht zu. Mit Ende der 28. Woche ist die Grenze zwischen Unreife und Frühreife erreicht.

Im Laufe des *7. Monats* verschwindet die Membran, die bisher die Pupille verschloß. Die Haut des Feten ist besonders im Bereich des Gesichtes auffallend runzelig und verleiht ihm ein altes Aussehen. Der Kopf ist von Haaren bedeckt. Das zu diesem Zeitpunkt geborene Kind wimmert und weint; auch bei sehr sorgfältiger Pflege besteht wenig Aussicht, es am Leben zu erhalten. Auf keinen Fall stimmt die in Laienkreisen verbreitete Auffassung, nach der im 7. Monat geborene Kinder lebensfähiger seien als solche, die im *8. Monat* zur Welt kommen. Natürlich haben auch Achtmonatskinder nur wenig Aussichten, am Leben zu bleiben.

Im *9. Monat* ist die Frucht dem reifen Kinde schon sehr ähnlich. Ihre Haut ist nicht mehr lebhaft rot oder bläulichrot, sondern mehr rosafarben wie bei der reifen Frucht. Auch das Gesicht ist nicht mehr runzelig und greisenhaft, sondern nimmt infolge des zunehmenden Fettpolsters eine mehr rundliche Form an. Die Lanugohaare beginnen sich zurückzubilden. Die Haargrenze an der Stirne erscheint ausgeprägter, Nase und Ohrknorpel werden widerstandsfähiger. Die Nägel schneiden mit den Fingerspitzen ab, aber überragen sie noch nicht wie beim reifen Neugeborenen. Auch am Genitale bestehen noch Unterschiede: Die Hoden sind noch nicht in das Scrotum deszendiert, und die großen Labien bedecken die Schamspalte nur unvollkommen. Die Nabelschnurinsertion liegt näher der Mitte zwischen Processus xiphoideus (ensiformis) und Symphyse, also höher als bei jüngeren Feten. Die 9 Monate alte Frucht weint beinahe so kräftig wie die reife, während das Weinen zu einem früheren Termin mehr ein Wimmern ist.

Maßgebend für die Beurteilung des Reifegrades einer Frucht ist in erster Linie ihre Länge. Daneben gibt es noch eine Reihe weiterer Reifezeichen.

Die Länge der reifen Frucht beträgt 48—52 cm, ihr Gewicht 3000—3500 g. Infolge des gut entwickelten subcutanen Fettpolsters erscheint das Gesicht voll, und die Umrisse des Körpers sind abgerundet. Die Farbe der Haut ist rosa. Vernix caseosa findet sich meist nur noch in den Körperbeugen, Lanugohaare lediglich an Schultern, Armen und Rücken. Die mit Haaren bedeckte Kopfhaut ist gegen die Stirne scharf abgesetzt. Verstopfte Talgdrüsen sind mit freiem Auge nur an der Nase sichtbar. Die Nägel überragen die Fingerspitzen. Im Hodensack fühlt man die deszendierten Hoden, bei Mädchen bedecken die großen Labien die Gegend der Klitoris und der Harnröhre. Ferner liegt bei reifen Kindern der Nabel etwa in der Mitte zwischen Schambogen und Magengrube, bei früher geborenen jedoch tiefer. Das reife Kind schreit laut und kräftig. Abb. 99 zeigt ein reifes neben einem unreifen Kind.

Nach HOLZBACH gilt es als Zeichen der Reife, wenn der dem geraden Schädeldurchmesser entsprechende Umfang mit etwa 34 cm gleich dem Schulterumfang ist. Der bei der unreifen Frucht relativ kleinere Schulterumfang zeigt, daß das Wachstums des übrigen Körpers der Entwicklung des Kopfes nachhinkt. BECLARD erklärte schon 1819, es sei als Reifezeichen anzusehen, wenn der in der unteren Epiphyse des Femurs befindliche Knochenkern einen Durchmesser von 0,5 cm habe. Spätere Untersucher fanden dies aber nur für ein Drittel der reifen Kinder zutreffend. In neuerer Zeit stellten ADAIR-SCAMMON durch Röntgenuntersuchungen bei 81% der reifen Kinder den proximalen Knochenkern der Tibiaepiphyse fest. Außerdem können zwei Knochenkerne im Tarsus gefunden werden, im Carpus aber noch keiner. Knochenkerne im Os capitatum und Os hamatum sind nach SZELLÖ als Zeichen der Überreife zu werten. Nicht jede reife Frucht weist aber alle genannten Zeichen auf; diese dürfen daher nur mit Vorbehalt im Rahmen des Gesamtbefundes bewertet werden. Sicher wäre es falsch, lediglich wegen Fehlens gewisser Knochenkerne, die Reife eines Kindes in Frage zu stellen.

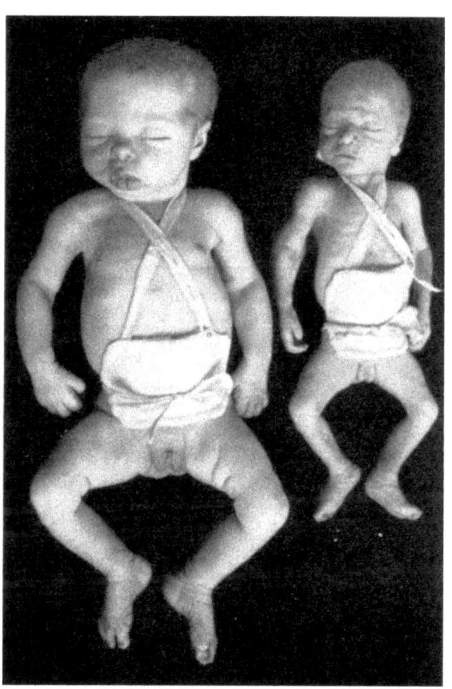

Abb. 99. Ausgetragenes Kind und Frühgeburt.

Auch der errechnete Geburtstermin ist nicht von allein maßgebender Bedeutung. Schon vor diesem Zeitpunkt können reife Kinder zur Welt kommen; andererseits kann ein Neugeborenes am Ende der Zeit noch relativ wenig oder umgekehrt auch überentwickelt sein. Zwischen ,,*Entwickeltsein*" und ,,*Ausgetragensein*" muß also ein Unterschied gemacht werden. Bei einem Geburtsgewicht von mehr als 3—3,5 kg (es kann auch 4—6 kg und mehr betragen) taucht die Frage nach einer Übertragung auf. Davon wird in einem besonderen Kapitel noch die Rede sein (s. S. 383). Hier soll nur kurz erwähnt werden, daß *Übertragung* und *Überentwicklung* auch nicht immer Hand in Hand gehen müssen. Die Frucht kann übertragen sein, braucht aber deswegen kein größeres Gewicht zu haben. Zur Verdeutlichung des großen Unterschiedes im Geburtsgewicht Neugeborener sei ein Fall von v. FRANQUÉ erwähnt, bei dem ein am 272. Tage geborenes Kind eine Länge von 46 cm und ein Gewicht von 1770 g hatte. Andererseits kann das Geburtsgewicht am normalen Termin auch 6000 g betragen. Man kann also, wie solche extremen Fälle am besten zeigen, aus dem Gewicht keine sicheren Schlüsse auf das Alter der Frucht ziehen. Verläßlicher sind schon die Längenmaße, wenn sie auch nicht mit absoluter Genauigkeit festgestellt werden können, weil sich das Kind bewegt und weil die unteren Extremitäten, die während des intrauterinen Lebens angezogen waren, nicht immer gleichmäßig ausgestreckt werden können. Der hierdurch entstehende Fehler von etwa $1/2$—1 cm darf aber wegen seiner Geringfügigkeit vernachlässigt werden.

Die Gewichtsdifferenz bei Neugeborenen kann vielerlei Ursachen haben. Oft ist aber ein Grund gar nicht aufzufinden. Sicher besteht eine gewisse Abhängigkeit von Konstitution und von Krankheiten während der Schwangerschaft (Toxikose, Lues usw.). Mein Mitarbeiter KOROMPAI fand z. B. bei Frauen, deren Menstruationen mit größerem Blutverlust einhergehen, im allgemeinen schwerere Kinder. Weiterhin ist der Vitamingehalt der mütterlichen Nahrung möglicherweise von Einfluß auf den Entwicklungsgrad der Frucht. Dafür spricht das durchschnittlich geringere Gewicht der im Frühjahr geborenen Kinder (ABELS, HELLMUTH,

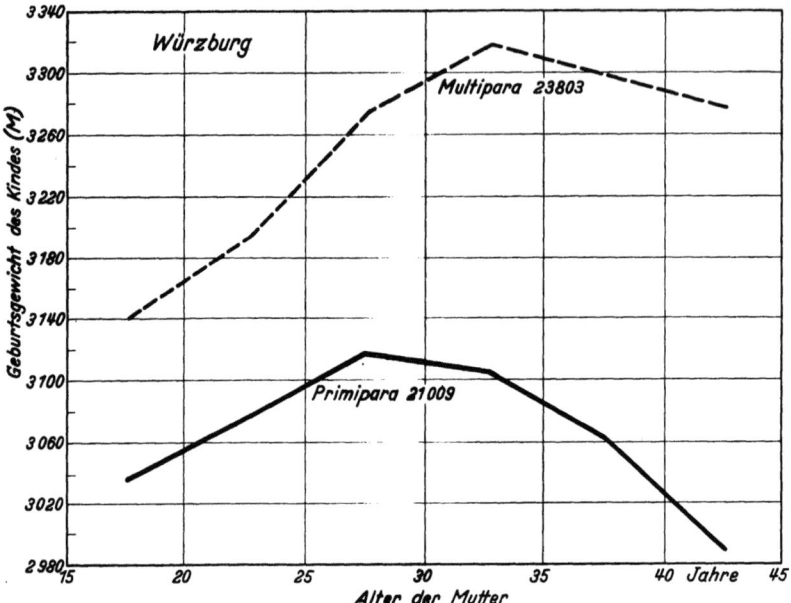

Abb. 100. Die Beziehung zwischen Geburtsgewicht des Kindes und Alter der Mutter (bei Erst- und Mehrgebärenden) (SOLTH).

SOLTH). Diese Ergebnisse konnte KEHIDAI auch an unserem Material bestätigen. Ich selbst habe mit KOROMPAI und übereinstimmend mit WAHL

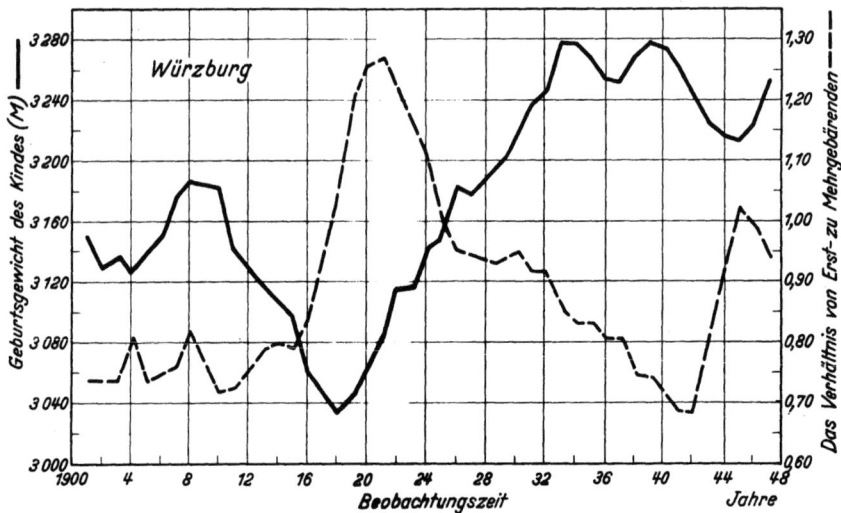

Abb. 101. Die Veränderungen des Geburtsgewichtes im Laufe der letzten 48 Jahre und das entsprechende Verhältnis zwischen Erst- und Mehrgebärenden (SOLTH).

gefunden, daß bei Frauen mit kürzerem Menstruationscyclus in kürzerer Zeit Früchte von ähnlichem Gewicht heranwachsen als bei Frauen mit einem längeren Intervall (mehr als 30 Tage).

Weiterhin ist bekannt, daß mehrgebärende Frauen größere Kinder zur Welt bringen als erstgebärende. Auch das Alter der Mutter spielt dabei eine nicht unbedeutende Rolle. Die Kinder jüngerer Mütter sind im allgemeinen kleiner als die älterer Gebärender. Das optimale Alter der Frau für die Entwicklung des Kindes liegt bei Erstgebärenden zwischen 25—30, bei Mehrgebärenden zwischen 30—35 Jahren (Abb. 100).

Für die im Laufe der Zeit zu beobachtenden Änderungen des Geburtsgewichtes ist in erster Linie die Schwangerschaftsordnungszahl (wievielte Schwangerschaft) und das Alter der Gebärenden verantwortlich. Vor allem sieht man das in Kriegszeiten infolge der großen Zahl der Eheschließungen besonders der jungen Frauen (SOLTH) (Abb. 101).

Der Schädel der reifen Frucht.

Geburtsmechanisch kommt dem kindlichen Schädel die größte Bedeutung zu, weil er der größte und härteste Körperteil ist. Sobald er den Geburtskanal passiert hat, pflegt die Geburt des übrigen Körpers ohne nennenswerte Schwierigkeiten zu Ende zu gehen. Es ist daher nötig, einige geburtshilflich wichtige Durchmesser kennenzulernen (Abb. 102 und 103).

1. Den *geraden Durchmesser* (Diameter fronto-occipitalis), zwischen Glabella und dem am meisten hervorstehenden Punkt des Hinterhauptes: 12 cm,
2. den *großen Querdurchmesser* (Diameter biparietalis), zwischen den entferntesten Punkten der beiden Scheitelhöcker: $9^{1}/_{4}$ cm,
3. den *kleinen Querdurchmesser* (Diameter bitemporalis), zwischen den beiden entferntesten Punkten der Kranznähte: 8 cm,
4. den *großen schrägen Durchmesser* (Diameter mento-occipitalis), zwischen dem Kinn und dem am weitesten vorstehenden Punkt des Hinterhauptes: $13^{1}/_{2}$ cm,
5. den *kleinen schrägen Durchmesser* (Diameter suboccipito-bregmaticus), vom Nacken bis zur Mitte der großen Fontanelle: $9^{1}/_{2}$ cm,
6. den *Höhendurchmesser* (Diameter sublinguo-parietalis), von der Gegend unter dem Kinn bis zu dem am stärksten vorspringenden Punkt des Scheitels: 10 cm.

Einzelnen Durchmessern entsprechen Ebenen mit geburtshilflich wichtigen Umfängen:
1. die *Circumferentia fronto-occipitalis* (entspricht dem geraden Durchmesser): 34 cm,
2. die *Circumferentia mento-occipitalis* (entspricht dem großen schrägen Durchmesser): 35 cm,
3. die *Circumferentia suboccipito-bregmatica* (entspricht dem kleinen schrägen Durchmesser): 32 cm,
4. die *Circumferentia sublinguo-parietalis* (entspricht dem Höhendurchmesser): 34 cm.

Bei normalen Dimensionen des kindlichen Schädels und des mütterlichen Beckens besteht zwischen beiden kein räumliches Mißverhältnis. Selbst wenn einmal ein solches vorliegt, braucht die Geburt noch nicht unmöglich zu sein, weil der Schädel der Frucht umformungs- und anpassungsfähig ist. Er kann sich an ungünstige Raumverhältnisse anpassen, weil die Schädelknochen des Kindes nicht, wie die des Erwachsenen, fest miteinander verbunden sind. Zwischen ihnen bestehen Spalten, die sog. Nähte, längs derer die Schädelknochen gegeneinander verschieblich sind. Die vom geburtshilflichen Standpunkt wichtigen Nähte (Abb. 102 und 103) sind folgende:

1. die *Pfeilnaht* (Sutura sagittalis) zwischen beiden Scheitelbeinen,
2. die *Stirnnaht* (Sutura frontalis) zwischen den beiden Stirnbeinen,

3. die *Kranznaht* (Sutura coronaria) beiderseits zwischen Stirnbein und Scheitelbein,

4. die *Lambdanaht* (Sutura lambdoides) zwischen den beiden Scheitelbeinen und der Hinterhauptsschuppe.

In den Treffpunkten der Nähte liegen die Fontanellen (Abb. 102 und 103):

1. Wo Lambdanaht und Pfeilnaht aufeinanderstoßen, liegt die *kleine Fontanelle* (Fonticulus minor).

2. An der Vereinigungsstelle der Stirnnaht, der Pfeilnaht und der Kranznaht finden wir die *große Fontanelle* (Fonticulus major).

In der kleinen Fontanelle treffen sich also drei, in der großen Fontanelle vier Nähte. Neben der Bedeutung für den Geburtsmechanismus kommt den Fontanellen auch noch eine diagnostische Wichtigkeit zu. Bei der inneren Untersuchung erkennt man mit ihrer Hilfe den vorliegenden Teil und seine Einstellung im Becken sowie die Leitstelle,

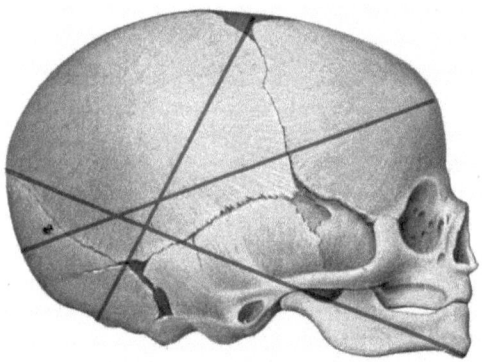
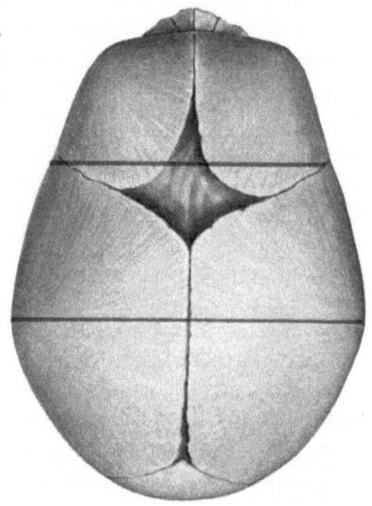

Abb. 102. Die Durchmesser, Nähte und Fontanellen des kindlichen Schädels (von der Seite).

Abb. 103. Die Durchmesser, Nähte und Fontanellen des kindlichen Schädels (von oben).

d. h. den führenden Punkt des vorangehenden Teiles, der am tiefsten im Becken steht. Das Erkennen der Nähte und Fontanellen durch Abtasten mit dem Finger bereitet im allgemeinen keine besonderen Schwierigkeiten, kann aber bei einer den vorangehenden Teil bedeckenden Kopfgeschwulst sehr schwierig werden, so daß es unter Umständen zu Verwechslungen der großen und kleinen Fontanellen kommt. Dies geschieht besonders, wenn es sich um einen harten Schädel handelt. Hierbei kann die große Fontanelle sehr eng sein und die charakteristische Rhombusform sowie die pergamentartige Konsistenz völlig vermissen lassen.

Weniger wichtig sind die Seitenfontanellen. Die vordere Seitenfontanelle liegt im Treffpunkt von Scheitelbein, Schläfenbein, Stirnbein und Keilbein; die hintere an der Vereinigungsstelle der Hinterhauptsschuppe, des Scheitelbeines und des Schläfenbeines.

Wenn einmal aus irgendeinem Grunde der Rand eines an der Bildung einer Naht beteiligten Knochens defekt oder lückenhaft ist, so kann eine Fontanelle vorgetäuscht werden. In einem solchen Falle fühlt man aber nur zwei Knochenkanten, wodurch die Unterscheidung ermöglicht wird.

Auch der sog. Kuppenweichschädel führt gelegentlich zu diagnostischen Irrtümern, da bei ihm das Schädeldach weicher und manchmal sogar lückenhaft ist.

Der Blutkreislauf der Frucht.

Von den ersten Schwangerschaftsmonaten abgesehen erfolgt der Blutkreislauf der Frucht über die Placenta. Von hier aus erhält dann die Frucht die zum Leben und für ihre Entwicklung notwendigen Stoffe, und hierhin scheidet sie ihre Stoffwechselschlacken aus. Deshalb weicht der Blutkreislauf des Feten im Mutterleib in gewissem Maße von dem des geborenen Kindes ab (Abb. 104). Die markantesten Unterschiede gegenüber dem endgültigen Kreislauf stellen der *Ductus venosus Arantii,* der *Ductus arteriosus Botalli* und das *offene Foramen ovale* dar.

Aus der Placenta wird das frische, sauerstoffhaltige Blut durch die V. umbilicalis der Frucht zugeführt und gelangt größtenteils durch den Ductus venosus *Arantii* unmittelbar in die V. cava inferior (caudalis). Nur ein kleiner Teil fließt in die Leber und dient zu ihrer Ernährung, um dann als verbrauchtes Blut durch die V. hepatica ebenfalls in die V. cava inferior (caudalis) zu fließen. Dort vereinigt es sich mit dem aus dem Ductus venosus *Arantii* kommenden unverbrauchten Blute. Schon vorher floß auch venöses Blut aus den unteren Extremitäten in die V. cava inferior. Diese enthält demnach gemischtes Blut, das sich in den rechten Vorhof des Herzens ergießt, wohin auch die V. cava superior (cranialis) mündet. Nach der Meinung mancher Autoren mischt sich dieses aus zwei Venen kommende Blut nicht, weil die im Feten gut entwickelte Valvula *Euchstachii* das Blut der V. cava inferior durch das Foramen ovale in den linken Vorhof lenkt. Dagegen gelangt das Blut der V. cava superior (cranialis) aus dem rechten Vorhof in die rechte Kammer und von dort durch die A. pulmonalis zur Lunge. Entgegen dieser Auffassung betont POHLMAN, auf Grund physikalischer Überlegungen sei es nicht vorstellbar, wie sich zwei Flüssigkeitsströme kreuzen könnten, ohne sich miteinander zu mischen. Für die Berechtigung dieses Einwands spricht auch die gleiche Zusammensetzung des Blutes in beiden Herzohren. Sei nun die eine oder die andere Auffassung richtig, entscheidend bleibt doch, daß ein Teil des Blutes des rechten Vorhofs durch das Foramen ovale in den linken Vorhof gelangt, der andere Teil, wie beim Kreislauf des Erwachsenen, in die rechte Herzkammer. Aus der rechten Herzkammer strömt das Blut in die die Lunge versorgende A. pulmonalis. Vor der Einmündung in die Lunge zweigt sich von ihr ein Ast ab, der Ductus arteriosus *Botalli,* der nach der Geburt obliteriert. Er stellt eine direkte Verbindung zwischen A. pulmonalis und Aorta dar. Auf diese Weise gelangt der größte Teil des aus der rechten Kammer stammenden Blutes durch den Ductus *Botalli* in die Aorta und nur ein kleinerer Teil in die Lunge. Diese ist während der Schwangerschaft noch nicht in Tätigkeit und braucht deshalb nur die zu ihrer eigenen Versorgung nötige Blutmenge. Aus der Aorta zweigt sich noch vor der Einmündung des Ductus arteriosus *Botalli,* also noch vor der Vermengung mit dem venösen Blut, die A. anonyma (Truncus brachiocephalicus dexter), die linke A. carotis communis und die A. subclavia ab. Hierdurch erhalten der Kopf und die oberen Extremitäten weniger verbrauchtes Blut als der Rumpf und die unteren Extremitäten. Die A. ilica communis teilt sich in A. ilica externa und A. ilica interna. Aus den Aa. ilicae internae entspringen beiderseits die Aa. umbilicales, die zu beiden Seiten der Blase entlang der vorderen Bauchwand zum Nabel ziehen. Von dort gelangen sie in die Nabelschnur und führen das venöse Blut der Placenta zu.

Im placentaren Kreislauf erhält also nur die Leber ein nahezu frisches und unverbrauchtes Blut; etwas verbrauchtes Blut bekommt sie jedoch durch die Mesenterialgefäße bzw. die V. portae. Die anderen Organe erhalten mehr oder minder gemischtes Blut. Deswegen kann sich die Leber am besten entwickeln. Dies liegt auch im Interesse des fetalen Stoffwechsels.

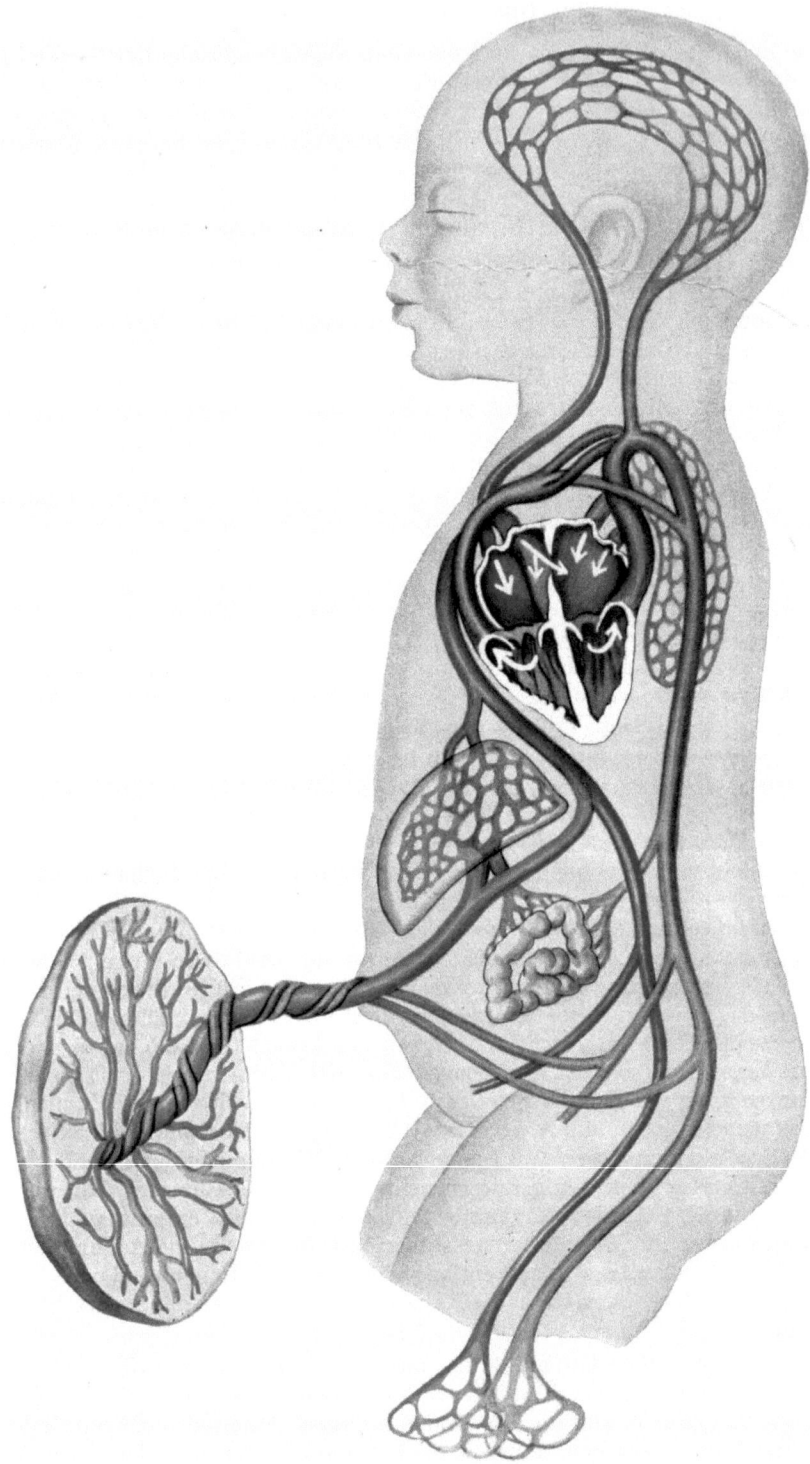

Abb. 104. Der fetale Kreislauf.

Der fetale Kreislauf ändert sich sofort nach der Geburt mit dem ersten Atemzug (Abb. 105), wodurch die Lunge erweitert und mehr Blut angesaugt wird. Somit fließt weniger in den Ductus *Botalli*, der daher kollabiert. Durch diese Umstellung erhält also die Aorta weniger Blut, und der Druck im großen Kreislauf vermindert sich. Infolgedessen gelangt zunächst weniger und schließlich gar kein Blut mehr in die Aa. umbilicales; sie kollabieren ebenfalls, desgleichen die V. umbilicalis und der Ductus venosus *Arantii*. Man könnte demnach annehmen, das kräftig schreiende und atmende Neugeborene blute auch dann nicht aus dem Nabelstumpf, wenn dieser nicht unterbunden wird. Manchmal kommen aber doch Nachblutungen vor, ja selbst wenn die Nabelschnur vorher versorgt wurde. Deshalb möchte ich ausdrücklich betonen, daß man den Nabelstumpf immer sorgfältig unterbinden muß.

Die für den fetalen Kreislauf charakteristischen Gefäße, die das Neugeborene im extrauterinen Leben nicht mehr benötigt, kollabieren und obliterieren nach der Geburt. Aus der V. umbilicalis wird die Chorda venae umbilicalis, aus den Aa. umbilicales die beiden Chordae art. umbilicales. Der Ductus arteriosus *Botalli* und der Ductus venosus *Arantii* obliterieren nach der Geburt ebenfalls. Das Foramen ovale schließt sich allmählich. Manchmal — und nicht einmal so selten — bleibt es offen, ohne in jedem Falle Symptome zu verursachen.

Nun erhebt sich die Frage, wie das fetale Herz den großen und ausgedehnten Kreislauf aufrechterhalten kann. Das Größenverhältnis zwischen dem fetalen

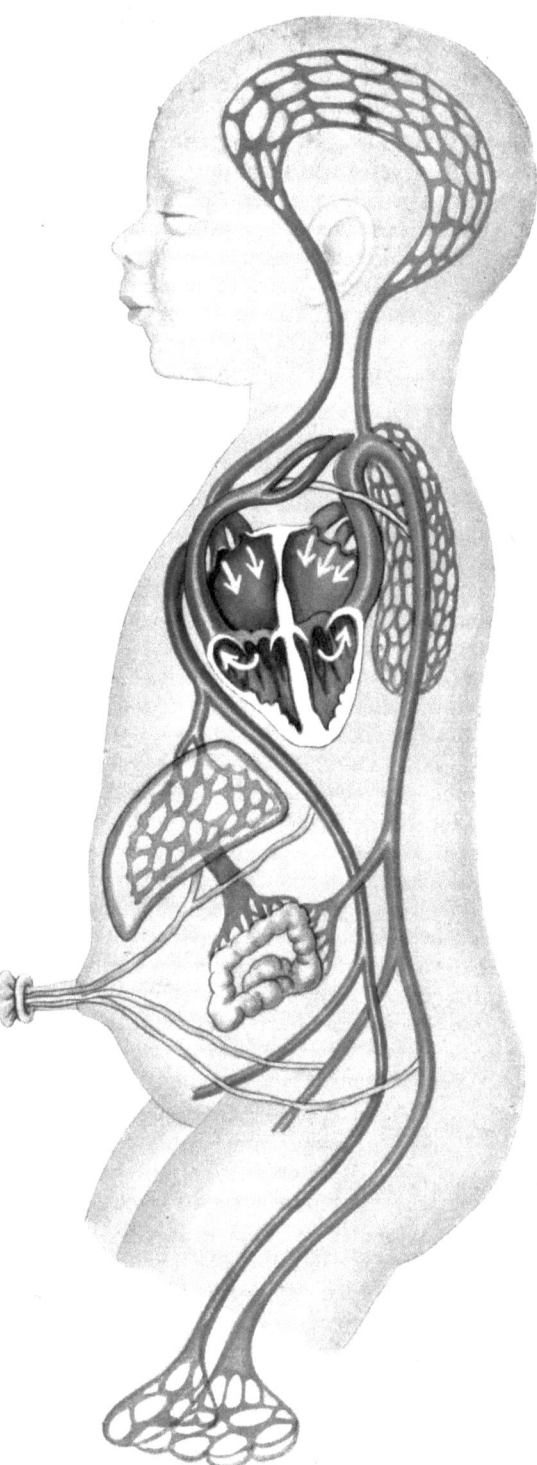

Abb. 105. Der Kreislauf des Neugeborenen.

Herzen und dem Körper ist zwar das gleiche wie beim Erwachsenen; aber es kommt noch der Placentakreislauf hinzu, der ebenfalls bewältigt werden muß. Die Erklärung liegt in erster Linie darin, daß das fetale Herz nicht in derselben Weise arbeitet, wie das des Erwachsenen. Da der größere Teil des Blutes der rechten Kammer gleichfalls in die Aorta gelangt, wird der große Kreislauf nicht nur durch die linke, sondern auch durch die rechte Kammer betrieben. Beide stehen unter gleichem Druck. Deshalb zeigen ihre Wände auch gleiche Stärke. Das fetale Herz arbeitet gewissermaßen als Doppelpumpe. Der zweite Umstand, der ihm die Versorgung eines so großen Kreislaufs möglich macht, besteht darin, daß die Capillaren des kindlichen Körpers und besonders der Placenta weiter sind als beim Erwachsenen. Infolgedessen beträgt der Druckunterschied zwischen Nabelvene und Aorta nur ungefähr 50%, während im übrigen Körper der Druckabfall vom arteriellen zum venösen Gefäßanteil mehr als 95% ausmacht (SEITZ).

Die Durchlässigkeit der Placenta.

Wie schon bei der Besprechung der Placentaentwicklung erwähnt wurde, sind die Blutbahnen der Frucht und der Mutter vollkommen voneinander getrennt. Dies wird unter anderem dadurch bewiesen, daß zu Beginn der Schwangerschaft im Kreislauf der Frucht rote Blutkörperchen mit Zellkernen gefunden werden, in den intervillösen Räumen jedoch nicht. Die Scheidewand zwischen beiden Systemen besteht in der ersten Hälfte der Schwangerschaft aus LANGHANSschen Zellen und Syncytiumzellen, später nur noch aus letzteren. Alle Stoffe, die aus dem mütterlichen Kreislauf in den kindlichen gelangen sollen, müssen diese Membran passieren. Wir können die Placenta demnach als Grenzmembran ansehen, deren Durchlässigkeit teils von ihrer Porenweite, teils von der Größe der corpusculären Elemente, die hindurchpassieren sollen, abhängt (SEITZ). Der Übertritt der Stoffe vollzieht sich nach den Gesetzen der Diffusion und Osmose; es kann aber auch die Aktivität des Zottenepithels eine Rolle spielen. Diese Verhältnisse kann man bei Tieren und auch beim Menschen studieren. Beobachtungen am Tier sind natürlich weniger wertvoll, weil sie nur mit Vorbehalt auf menschliche Verhältnisse übertragen werden können. Vor allem sind Tierversuche auch deswegen nicht von gleichem Wert, weil bei den verschiedenen Tiergattungen die sog. Placentation nicht gleichartig ist.

Auf Grund des Gewebsaufbaues der Placenta und der Art und Weise, wie sie mit der entsprechenden mütterlichen Fläche in Verbindung tritt, unterscheidet man verschiedene Placentatypen (GROSSER):

Semiplacenta { epitheliochoriale Placenta (Schwein, Pferd), syndesmochoriale Placenta (Wiederkäuer),

Placenta vera { endotheliochoriale Placenta (Raubtiere), hämochoriale Placenta (Nagetiere, Fledermaus, Affe, Mensch).

Das Wesentliche wird durch die angegebenen Namen kurz umschrieben. Bei der ersten Hauptgruppe (Semiplacenta) bleibt die mütterliche Blutbahn uneröffnet, bei der zweiten (Placenta vera) wird sie eröffnet.

Die *epitheliochoriale Placenta* zeigt nur eine lose Verbindung zwischen Chorion und Uterusschleimhaut, so daß bei der Ablösung der Placenta die Uterusschleimhaut nicht einmal verletzt wird. Zwischen der Gebärmutterschleimhaut und dem Chorion befindet sich das sog. embryotrophe Uterussekret, das die Frucht ernährt. Es besteht aus zerfallender Schleimhaut, Drüsenausscheidungen, abgestoßenen Epithelzellen, nekrotisierendem Bindegewebe, Leukocyten und aus der Blutbahn ausgetretenem Blute (Extravasatum).

Bei der *syndesmochorialen Placenta* hängt das Chorion schon nicht mehr so gleichmäßig mit der ganzen Schleimhaut zusammen wie in der ersten Gruppe, sondern nur noch an einzelnen umgrenzten Stellen. Hier zerstört das Chorion das Oberflächenepithel der Schleimhaut und dringt in das Bindegewebe ein (deshalb nennt man es syndesmochorial). Aber auch in diesem Falle findet keine Verwachsung der Schleimhaut mit dem Chorion statt. An den Stellen, die umschriebenen Teilen der Placenta (Placentome) entsprechen, entartet das Epithel der Uterusschleimhaut, und die Frucht erhält hier durch die Gefäßnähe auch Nahrungsstoffe, die aus dem kreisenden Blute stammen (hämotroph). Im ganzen überwiegt aber die Ernährung durch das embryotrophe Uterussekret.

In der dritten Gruppe *(endotheliochoriale Placenta)* zerstört der vordringende Trophoblast nicht nur das Epithel der Schleimhaut, sondern auch das Bindegewebe und grenzt dann unmittelbar an das Gefäßendothel an, so daß hier schon die hämotrophe Ernährung überwiegt.

Das Charakteristikum der *hämochorialen Placenta* besteht in einer Arrosion der Blutgefäße durch den Trophoblast nach Zerstörung der Uterusschleimhaut. Dadurch gelangt das mütterliche Blut an Stellen, die von Chorionepithel bedeckt sind. Aber selbst bei diesem Typus besteht bis zum Ende der Schwangerschaft noch neben der hämotrophen eine embryotrophe Ernährung (außer beim Menschen und gewissen Menschenaffen). Bei der hämochorialen Placenta unterscheidet man zwei verschiedene Unterarten, und zwar die Labyrinthplacenta und die für Mensch und gewisse Affenarten charakteristische Placenta mit einheitlichem, intervillösem Raum.

Um die Funktion der menschlichen Placenta kennenzulernen, können wir nach dem oben Gesagten nur experimentelle Beobachtungen an Tieren mit hämochorialer Placenta verwerten. Diese Ergebnisse dürfen jedoch nur mit entsprechender Vorsicht und Überlegung auf den Menschen übertragen werden.

Zunächst seien die Untersuchungen MAYERS über die Durchlässigkeit der Placenta erwähnt. Er wies 1817 ein Übertreten von Kaliumcyanid auf die Frucht nach.

Gasförmige Stoffe werden durch *Diffusion* ausgetauscht. Nach EASTMAN beträgt z. B. der Sauerstoffgehalt der V. umbilicalis 10,5 Vol.-% gegenüber 3% der Nabelarterie (das arterielle Blut des Erwachsenen enthält 21 Vol.-% Sauerstoff). Weiter hat EASTMAN festgestellt, daß der CO_2-Gehalt des kindlichen Nabelblutes höher ist als der des mütterlichen Blutes. Nach physikalischen Gesetzen geht also der Sauerstoff aus dem Blute der Mutter in das der Frucht über; die Kohlensäure diffundiert in umgekehrter Richtung. Der Austausch *löslicher, fester Stoffe* (mineralische Salze, Traubenzucker, Aminosäuren, Polypeptide, Harnsäure, Kreatin und Kreatinin) geschieht im allgemeinen durch *Osmose*. Da aber der Aminosäure- und Reststickstoffgehalt des fetalen Blutes größer ist als der des mütterlichen und auch der Calcium- und Gesamtphosphorspiegel nicht gleich hoch ist (der erste ist höher im kindlichen, der letzte im mütterlichen Blut), muß man annehmen, daß diese Stoffe irgendwie fixiert sind.

Der höhere *Glucose*gehalt im Blute der Schwangeren hat nach manchen Autoren den Zweck, die Versorgung der Frucht mit diesem wichtigen Stoff zu sichern.

Gifte wie Morphium, Opium, Scopolamin, Chinin, Urea, Carbolsäure, Quecksilber- und Kupfersalze, Arsen (s. S. 388), Blei, Phosphor, des weiteren Alkohol, Jodkali, Bromide, Farbstoffe usw. gehen ebenfalls durch Osmose auf die Frucht über.

Den Durchtritt nicht dialysabler und kolloidaler Substanzen erklärte man früher auf umständliche Weise. HOFBAUER verfütterte Tieren mit Sudanrot gefärbtes Fett und konnte es zwar in den intervillösen Räumen, nicht aber im

Syncytium und innerhalb der Zotten nachweisen. Daraus schloß er, daß das Fett nicht im ursprünglichen Zustand, sondern zerlegt die Placenta passiert.

SLEMONS und STANDER lehnen neuerdings einen Übertritt von Fetten überhaupt ab. Nach ihrer Meinung baut die Frucht ihren gesamten Fettbedarf aus Traubenzucker auf und der mütterliche Organismus speichert das Fett für die Zeit des Stillens. Wie BICKENBACH, RUPP sowie ANSELMINO im Gegensatz hierzu nachwiesen, kann Fett auch unverändert die Placenta passieren. Bei diesen abweichenden Ergebnissen der experimentellen Untersuchungen und Beobachtungen darf die Frage des Fettdurchtrittes offenbar noch nicht als gelöst angesehen werden.

Von den *Eiweißstoffen* nahm man bis vor kurzem an, sie würden erst nach ihrer Zerlegung in Aminosäuren die Placenta durchwandern. Doch ist es nicht nötig, der Placenta derartige Fähigkeiten zuzuschreiben (SCHLOSSMANN), weil im Blute der Mutter immer genügend dialysable Aminosäuren enthalten sind, aus denen die Frucht ihre Eiweißkörper aufbauen kann.

Vielleicht verhalten sich die Zotten — wie erwähnt — aber doch nicht nur wie semipermeable Membranen, sondern spielen auch noch eine gewisse aktive Rolle. Nach ASCOLI, BERGELL, FALK u. a. sollen sie Fermente enthalten; WEHEFRITZ-GIERHAKE haben darin Arginase, MAEDA Diastase, Trypsin sowie Erepsin nachgewiesen. Die Fermentwirkung auf das im intervillösen Raume vorhandene Blut darf aber noch nicht als bewiesen angesehen werden.

Erreger ansteckender Krankheiten können im allgemeinen dann zur Frucht gelangen, wenn das Zottenepithel bereits Schaden genommen hat. Manche Keime sind jedenfalls imstande, die Placenta zu passieren (Variola, Typhus, Wechselfieber, Milzbrand, Lungenentzündung). Der berühmte französische Gynäkologe MAURICEAU wurde mit Blatternnarben geboren. Typhus, der auf die Frucht übergeht, verursacht im allgemeinen keine Darmerkrankung, sondern eine Sepsis. Daß ein Kind mit Tuberkulose geboren werden könne, hielt man lange Zeit nicht für möglich. Wie man jetzt weiß, ist aber eine intrauterine Infektion auf dem Blutwege über eine erkrankte Placenta oder über den Verdauungskanal durch Verschlucken infizierten Fruchtwassers möglich. Nach PHILIPP kann bei Kaninchen ausnahmsweise auch die Spirochaeta pallida sogar durch die intakte Placenta auf die Frucht übergehen.

Infolge der Durchlässigkeit für *Immunstoffe* erwirbt die Frucht oft schon im Mutterleib eine passive Immunität gegen manche Krankheiten (Diphtherie, Tetanus). In geringem Maße produziert der Fetus auch selbst Schutzstoffe. Antigene können aber nicht übertreten, es gibt daher keine aktive Immunisierung in utero.

Auch *Vitamine* und *Hormone* gehen in den fetalen Kreislauf über. Für die an Eiweiß gebundenen Hormone mit großen Molekülen, wie z. B. Insulin, Nebennierenrindenhormon und Hypophysenvorderlappenhormon sind die Poren des Chorionepithels nicht durchlässig. Demgegenüber gelangen das Follikelhormon, die Hypophysenhinterlappenhormone, das Hormon der Thyroidea und das Adrenalin sowohl von der Mutter zur Frucht als auch umgekehrt. Für dieses Verhalten spricht die Beobachtung, daß Hündinnen, denen man einen Teil der Schilddrüse entfernt, Junge mit kompensatorisch übergroßen Schilddrüsen zur Welt bringen (s. S. 120). Wie manche Versuche zeigten, zerlegt das Serum einer mit einem Knaben schwangeren Frau das Eiweiß des Hodens (ABDERHALDEN; LÜTTGE-MERTZ). Diese Versuche zur Geschlechtsbestimmung der Frucht im Mutterleib, die sich aber in der Praxis nicht bewährten, setzen eine Rückwirkung der Hormone der männlichen Frucht auf die Mutter voraus. Die Beeinflussung des Feten durch die mütterlichen Hormone zeigt sich darin, daß die Hoden der männlichen Frucht sich bis zum 8. Monat kontinuierlich weiterentwickeln, am Ende der Gravidität jedoch unter dem Einfluß des besonders reichlich vorhandenen Follikelhormons eine Rückbildung erfahren. Bei der Geburt entsprechen sie den Hoden eines Feten im 6. Monat. Diese Erscheinung wird der antimaskulinen Wirkung des Follikelhormons zugeschrieben. Demgegenüber ist der Uterus weiblicher Kinder am Ende der Schwangerschaft infolge des in der Placenta produzierten Follikelhormons größer als einige Zeit nach der Geburt. Hieraus ergibt sich auch eine Erklärung für die bei neugeborenen Mädchen vorkommende Pseudomenstruation, die einen der Follikelabbruchblutung gleichzusetzenden Vorgang darstellt.

Die Placenta läßt aber nicht nur Hormone passieren, sondern produziert sogar selbst solche, wie z. B. Chorionprolan (s. S. 39), Follikelhormon in sehr großen Mengen, und, vom 4. Monat an, auch Progesteron. Außerdem ließen sich in der Placenta Wuchsstoffe und Androsteron nachweisen.

Für Vitamine ist die Placenta ebenfalls durchgängig. Auch zur Speicherung dieser Stoffe ist sie eingerichtet, so für C-Vitamin (NEUWEILER), D-Vitamin (GUGGISBERG, VOGT), B_1-Vitamin (DUBRAUSZKY-LAJOS), A-Vitamin und Carotin (GAETHGENS). Diese Vitamine gelangen, wie das E-Vitamin, über den Placentakreislauf in die Frucht. Dafür spricht beispielsweise der höhere Vitamin-C-Gehalt des Nabelvenenblutes gegenüber dem Blute der Nabelarterien (GUGGISBERG). Da der Vitamin-C-Spiegel des fetalen Blutes meist höher ist als der des mütterlichen, funktioniert wohl die Placenta nicht nur als Filterorgan, sondern spielt auch eine aktive Rolle (GUGGISBERG). Der Vitamin-A-Gehalt im Blutplasma des Neugeborenen beträgt nur die Hälfte und der Carotingehalt nur ein Zehntel des mütterlichen. Den Carotingehalt im Blutplasma der Frucht kann man noch einen Tag vor der Geburt durch Verabreichung von Carotin an die Mutter heben. Der Vitamin-A-Spiegel läßt sich selbst durch größere A-Vitamingaben nicht erhöhen (LUND).

Im ganzen kann die Frage der Durchlässigkeit der Placenta nicht als abgeschlossen betrachtet werden, da ein Teil der einschlägigen Versuche nur für Tiere Geltung hat. Neuerdings konnte man die Frage der Durchlässigkeit der Placenta auch mit Hilfe von radioaktiven Isotopen studieren.

SCHNEIDER-SZATHMÁRY haben interessanterweise auf Grund ihrer mit verschiedenen Tierarten durchgeführten immunologischen Versuche von biologischen Gesichtspunkten ausgehend GROSSERs histologische Einteilung der Placenta bestätigt.

Die Lebensäußerungen der Frucht im Uterus.

Die Frucht befindet sich während ihres intrauterinen Aufenthaltes in außerordentlich geschützter Lage, und infolge der ständigen und gleichmäßigen Wärme ihrer Umgebung beträgt der *Energieverlust nur ein Minimum* (etwa 5% des Verlustes bei Erwachsenen). Bedenkt man, daß die Länge der 5 Wochen alten Frucht bis zum Ende der Schwangerschaft auf das 50fache, das Gewicht auf das 800fache anwächst, so sieht man, wie notwendig diese Energieersparnis für das Wachstum der Frucht ist. Zweifellos besitzt der Fetus auch eigene *Wärmeproduktion*; denn seine Temperatur liegt um etwa 0,5° C höher als die des Uterusinneren. Bezüglich der *Ernährung* kann die Frucht als Parasit betrachtet werden, da sie rücksichtslos ihren Nahrungsbedarf der Mutter wegnimmt, auch wenn sich diese in einem schlechten Ernährungszustand befindet. Aus diesem Grunde hat die PROCHOWNICKSCHE Diät, die hauptsächlich bei engem Becken empfohlen wurde, um die Entwicklung des Kindes zu bremsen, die an sie geknüpften Hoffnungen nicht erfüllt (s. S. 542).

Von einem gewissen Stadium der Entwicklung an sondert der Magen der Frucht kleine Mengen von Labferment und Pepsin ab. Auch das Pankreas ist bereits in Tätigkeit, die Leber bildet Glykogen und scheidet Galle aus, die den Darminhalt färbt. Dieser ist im Dünndarm hellgelb, im Dickdarm grünlichschwarz, salbenartig und enthält Schleim, Epithelzellen, Talg, Fett und Lanugohaare *(Meconium)*.

Die *Atmungsorgane* funktionieren im allgemeinen während der Schwangerschaft noch nicht. Das Atemzentrum ist gegen Kohlensäureanhäufung wenig empfindlich. Deswegen atmet das Kind auch nicht während der Geburtswehen, obwohl sein Blutkreislauf gestört ist.

In diesem Zusammenhang seien die von AHLFELD an dem Feten in utero beobachteten Atembewegungen und an „Schlucken" erinnernde Zwerchfellkontraktionen erwähnt. EHRHARDT versuchte diese intrauterinen Atembewegungen und die dabei stattfindende Fruchtwasseraspiration experimentell nachzuweisen, indem er unmittelbar vor künstlichen Schwangerschaftsunterbrechungen eine kolloidale Thoriumlösung in das Fruchtwasser einspritzte. Röntgenologisch konnte er dann tatsächlich den in der Lunge abgelagerten Kontraststoff nachweisen. REIFFERSCHEIDT-SCHMIEMANN bestätigten diese Untersuchungen. Nach unserer Ansicht ist jedoch der Versuch nicht unbedingt beweiskräftig, weil die Möglichkeit nicht von der Hand zu weisen ist, daß eine durch die Ingangsetzung des Abortus hervorgerufene Reizung des Feten die Atmung verursacht haben kann.

Die *Nieren* arbeiten schon während des intrauterinen Lebens. Im Fruchtwasser kann man Harnstoff nachweisen. Unmittelbar nach der Geburt entleert sich aus der Blase des Kindes oft reichlich Urin. Er unterscheidet sich jedoch in seiner Zusammensetzung vom Urin des einige Tage alten Neugeborenen. Die fetale Niere hat hauptsächlich wasserausscheidende Funktion.

Die *Talgdrüsen* produzieren die Vernix caseosa, welche die Haut der Frucht vor Durchnässung schützt. An einzelnen Körperteilen des Feten, besonders an der Nase, sind auffallend gut entwickelte Talgdrüsen zu sehen.

Die *Muskelbewegungen* verlaufen im allgemeinen reflektorisch. Deswegen bezeichnete VIRCHOW die Frucht als eine Reflexmaschine. Von den cerebralen Funktionen sind nur die primitivsten vorhanden. Der Fetus befindet sich während seines intrauterinen Lebens in einem traumartigen Dämmerzustand.

Eine Übertragung irgendwelcher *nervöser Empfindungen und Impulse* zwischen dem Organismus der Mutter und dem der Frucht gibt es nicht. Alle Vorstellungen einer Beeinträchtigung des Kindes durch Erschrecken der Mutter sowie das sog. „Versehen" sind daher abwegig.

V. Die normale Schwangerschaft.

Die Schwangerschaftsveränderungen des Organismus.

Wie schon oben erwähnt, erfährt die Uterusschleimhaut nicht nur dann eine deciduale Umwandlung, wenn sich das Ei innerhalb der Gebärmutter einbettet, sondern auch, wenn dies außerhalb derselben geschieht. Diese Wirkung des Eies ist also keine unmittelbare, sondern eine *hormonale*. Im Gleichgewicht der innersekretorischen Drüsen tritt während der Schwangerschaft eine Verschiebung auf. Die Menge der gonadotropen Hormone im Blut und im Urin der Schwangeren erhöht sich so stark, daß sie zum Nachweis der Gravidität dienen kann (ASCHHEIM-ZONDEKsche Reaktion). Die Produktion dieser Hormone erfolgt nicht in der

Hypophyse (in der Hypophyse schwangerer Frauen sind sie nicht einmal nachzuweisen), sondern im Trophoblast und später in der Placenta. Diese stellt, wie bekannt, auch Follikelhormon und Gelbkörperhormon her. Die Blüte und Funktion des Gelbkörpers dauert während der Gravidität länger als außerhalb der Schwangerschaft. Wir sehen also im Beginn der Gravidität neue innersekretorische Organe entstehen: den Trophoblast bzw. die Placenta und den länger in Funktion bleibenden Schwangerschaftsgelbkörper, die durch ihre Hormone auf den gesamten weiblichen Körper einwirken.

Am ausgesprochensten sind dabei die Veränderungen an den *Geschlechtsorganen. Der Uterus ändert infolge der Schwangerschaft seine Größe, Konsistenz, Form und Lage.*

1. Die Größe des Uterus nimmt beträchtlich zu. Die zunächst 6—7 cm lange Gebärmutter mißt am Ende der Schwangerschaft etwa 32 cm. Ihr Gewicht beträgt unmittelbar nach der Entbindung etwa 1 kg gegenüber 50 g bei einer nichtschwangeren Nullipara. Das Gewicht des Uterus wächst also auf das 20fache, sein Rauminhalt auf das 519fache an (KRAUSE).

Infolge der Schwangerschaft treten Veränderungen an der Schleimhaut, an der Muskulatur, in der Gefäßversorgung und hinsichtlich der nervösen Erregbarkeit der Gebärmutter auf. Bereits an anderer Stelle wurde die Verdickung der Schleimhaut und die Verstärkung des sog. prägraviden Stadiums nach der Eieinbettung erwähnt. Für das Anwachsen der Muskulatur findet man zwei Gründe: einmal eine Verlängerung und Verdickung der schon

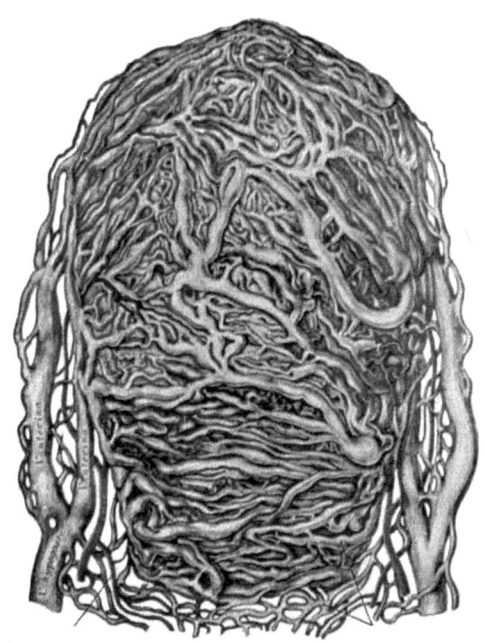

Abb. 106. Die Gefäße der schwangeren Gebärmutter (nach HEITZMANN).

vorhandenen Muskelfasern, zum anderen eine Neubildung von Muskelzellen und Muskelfasern. Dieses *aktive* Anwachsen der Uterusmuskulatur ist für die erste Zeit der Schwangerschaft charakteristisch. Später findet nur noch eine *passive* Vergrößerung statt, indem die Gebärmutterwand unter der Einwirkung des sich entwickelnden und wachsenden Eies ausgedehnt und erweitert wird. Dafür spricht schon die Abnahme der Wandstärke des Uterus. Am Ende des 4. Monats beträgt die Dicke der Gebärmutterwand 2,5 cm, am Ende der Schwangerschaft aber nurmehr 0,5—1 cm. Auch die Gefäßversorgung wird viel ausgesprochener, es findet eine enorme Vermehrung und deutliche Verdickung der Arterien und Venen statt (Abb. 106). Die Empfindlichkeit der Gebärmutter ist sowohl für äußere als auch innere Reize gesteigert (s. S. 127).

2. Die *Konsistenz des Uterus* ändert sich infolge der Auflockerung des Bindegewebsbestandes; dadurch kommt es zu einer gewissen Erweichung der Gebärmutterwand. Der Grund hierfür liegt vor allem in dem mächtigen Anwachsen der Venengeflechte, das auch die bläuliche Verfärbung bewirkt. Die Auflockerung betrifft nicht den ganzen Uterus auf einmal, sondern zuerst den Uteruskörper.

108   Die normale Schwangerschaft.

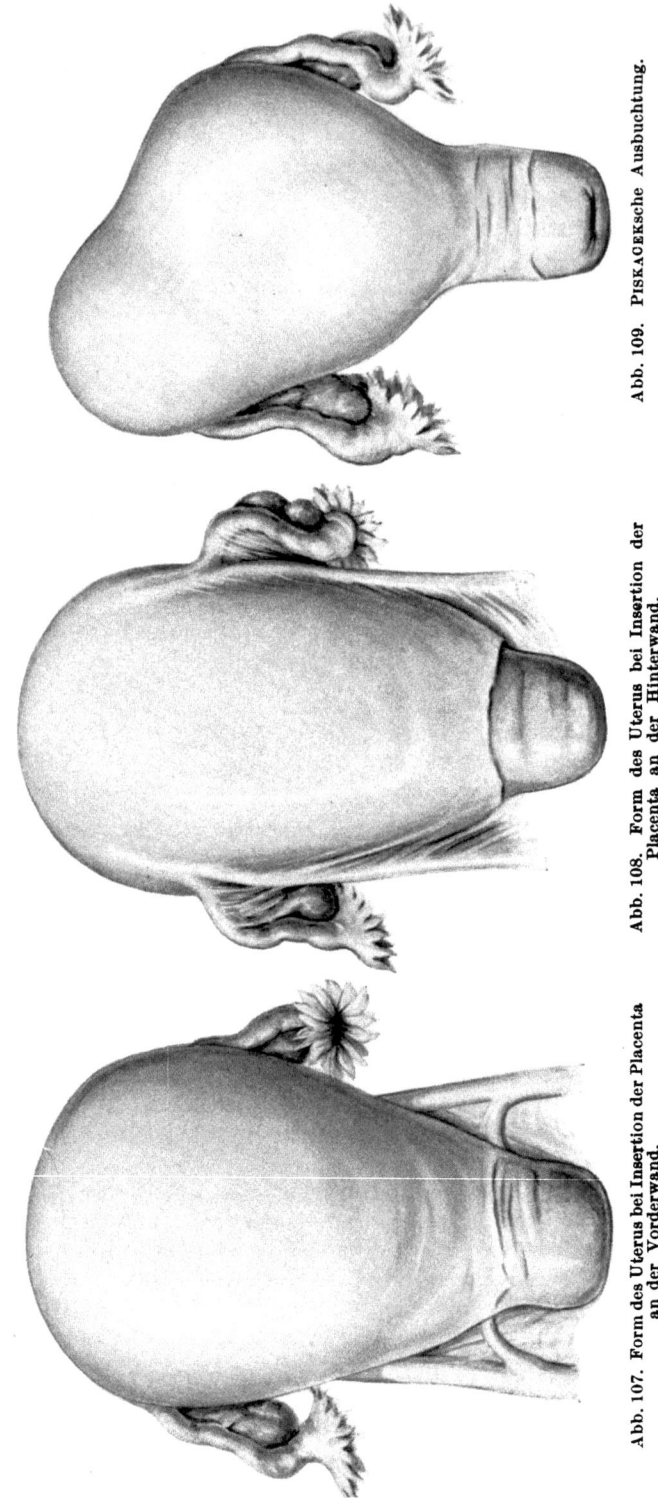

Abb. 107. Form des Uterus bei Insertion der Placenta an der Vorderwand.

Abb. 108. Form des Uterus bei Insertion der Placenta an der Hinterwand.

Abb. 109. Piskaceksche Ausbuchtung.

Auf diesem Konsistenzunterschied beruht sowohl das 2. HEGARsche als auch das HOLZAPFELsche Schwangerschaftszeichen (s. S. 127).

3. Die *Gebärmutter* ändert während der Schwangerschaft ihre *Form* und nimmt eine mehr kugelförmige Gestalt an. Oft findet man eine Asymmetrie infolge einer Vorwölbung an der Einbettungsstelle des Eies. Verdeutlicht werden diese Verhältnisse durch die Ansatzstellen der Ligamenta rotunda, die während der Gravidität auf halber Höhe des Uterus entspringen, während sie außerhalb der Schwangerschaft unter den Ansatzstellen der Tuben ihren Ursprung nehmen. Je nachdem,

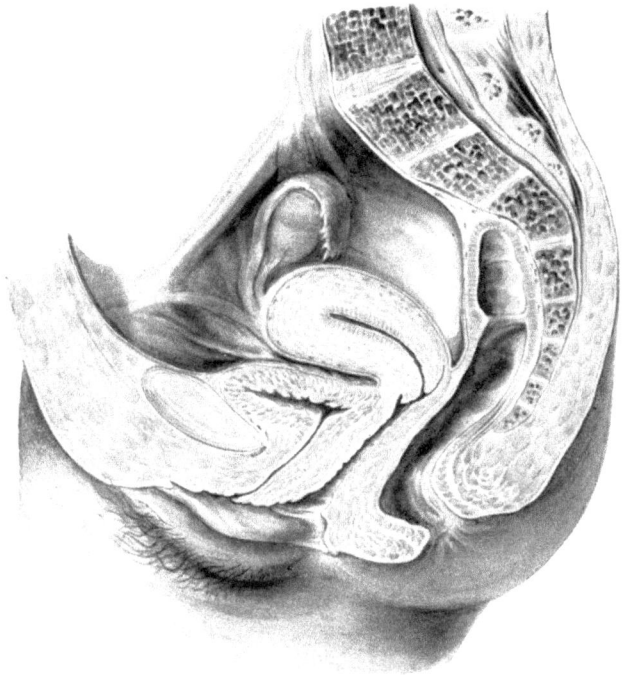

Abb. 110. Das Verhältnis der nichtschwangeren Gebärmutter zur Blase.

ob die Eieinnistung an der Vorder- oder Hinterwand der Gebärmutter stattgefunden hat, liegen die Ansatzstellen der beiden Ligamenta rotunda mehr oder weniger voneinander entfernt (Abb. 107 und 108). Dies war früher, als man noch die klassische Form des Kaiserschnittes, den Korpusschnitt anwandte, von praktischer Bedeutung: Man benutzte dieses Symptom dazu, bei der Eröffnung der Uteruswand die Haftstelle der Placenta zu umgehen, weil bei ihrem Durchschneiden eine größere Blutung auftrat.

Wenn die Implantation des Eies in der Tubenecke oder in deren Nähe erfolgt ist, wölbt sich dort die Gebärmutterwand besonders deutlich hervor. Diese Asymmetrie hat PISKAČEK als diagnostisches Schwangerschaftszeichen angegeben (Abb. 109).

4. Infolge der Auflockerung des Isthmus uteri entsteht hier eine größere Flexibilität und die Gebärmutter knickt dem größeren Gewichte des Corpus uteri nachgebend, nach vorne um. Deswegen beobachtet man zu Beginn der Schwangerschaft eine gesteigerte Anteflexion (Abb. 110 und 111). Dadurch wird ein Druck auf die Blase ausgeübt, der meist zu einem häufigen Harndrang führt. Später hebt sich der wachsende Uterus immer mehr aus dem kleinen Becken heraus, und man kann palpatorisch feststellen, wie der Fundus von Monat zu Monat höher

steigt (s. S. 128). Typisch ist auch eine leichte Torsion des Uterus um seine Längsachse nach rechts sowie eine Neigung im ganzen ebenfalls nach der rechten Seite. Dadurch gelangt die linke Gebärmutterkante mehr nach vorne, die rechte mehr nach rückwärts. Die Ursache hierfür sieht man zum Teil in einer Steigerung der schon außerhalb der Schwangerschaft vorhandenen leicht asymmetrischen Lage, zum Teil auch darin, daß die Wirbelsäule dem vergrößerten Uterus im Wege steht, der deshalb nicht in der Mittellinie bleiben kann. Manche Autoren messen auch der Tatsache, daß der Mastdarm einen Teil der linken Beckenhälfte einnimmt, eine Bedeutung bei.

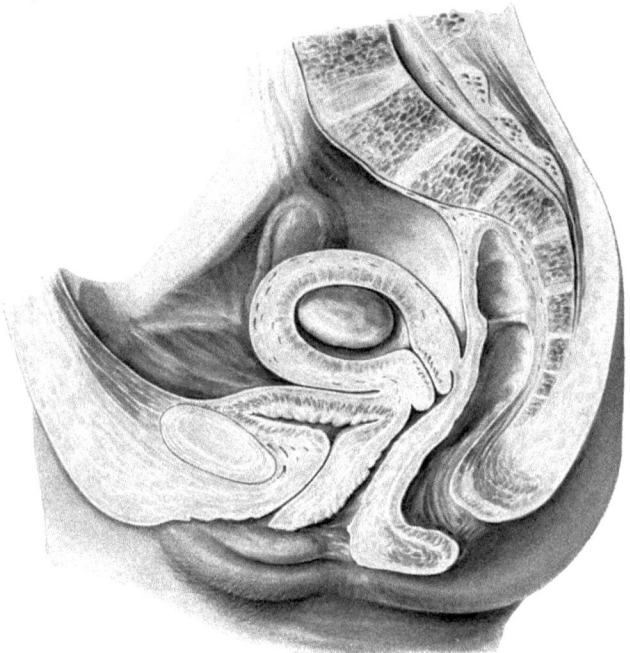

Abb. 111. Das Verhältnis der schwangeren Gebärmutter zur Blase.

Am nichtgraviden Uterus unterscheidet man das Corpus und die Cervix uteri. Während des Geburtsvorganges spricht man von einem *tätigen (aktiven)* und von einem sich *ausdehnenden (passiven) Abschnitt der Gebärmutter*. Die Grenze zwischen Corpus und Cervix uteri bildet der innere Muttermund, die zwischen aktivem und passivem Abschnitt, der sog. *Kontraktionsring*. Der Isthmus uteri, der — wie schon erwähnt — während der Gravidität in den Brutraum mit einbezogen wird, nimmt jedoch am Geburtsvorgang nicht aktiv, sondern mehr passiv teil.

Hinsichtlich der *Cervix* glaubte man lange Zeit, sie verändere sich während der Schwangerschaft kaum und es trete höchstens eine Auflockerung ihres Gewebes ein. Neuerdings wies aber STIEVE eine beträchtliche Verdickung der Schleimhaut sowie eine Verdünnung des Bindegewebes und der Muskulatur nach. Durch die Entwicklung starker Venengeflechte wird die Cervixwand zu einem schwellkörperartigen Gebilde umgeformt, das während der Geburt leicht ausgedehnt und entfaltet werden kann (Abb. 112).

Die *Bänder* des Uterus hypertrophieren während der Schwangerschaft, und so vermag man das Ligamentum rotundum in der zweiten Hälfte der Gravidität gut abzutasten und mit seiner Hilfe den Kontraktionsring aufzufinden, falls er nicht bereits gut sichtbar ist.

Das FRANKENHÄUSERsche *Ganglion* wächst auf das 2—3fache seiner ursprünglichen Größe an.

Außer der Gebärmutter zeigen auch die anderen Genitalorgane ausgesprochene Schwangerschaftveränderungen. Die *Eileiter* schwellen an und werden blutreicher. Infolge des Anwachsens des Uterus zweigen sie, besonders bei fortgeschrittener Schwangerschaft, nicht mehr im rechten Winkel ab, sondern verlaufen geradezu parallel mit der Gebärmutterwand. In der Schleimhaut der Tube kann ebenfalls eine deciduale Umwandlung erfolgen (Abb. 113); sie tritt jedoch nicht immer ein und erstreckt sich nicht auf die ganze Schleimhaut. Zu einer decidualen Reaktion kann es auch auf der äußeren Oberfläche der

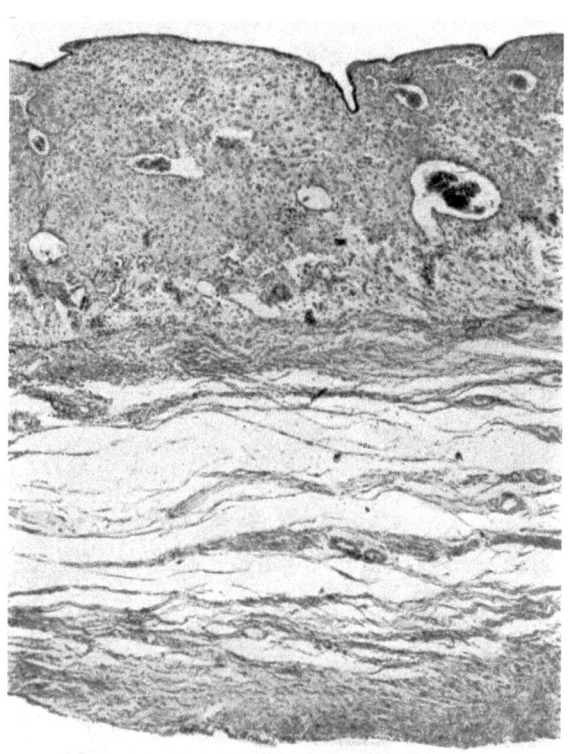

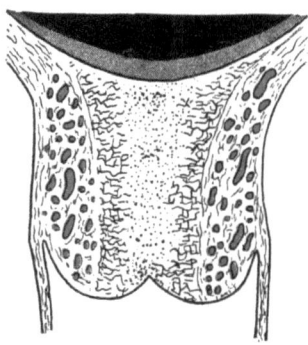

Abb. 112. Schwangerschaftsveränderung der Cervix (nach STIEVE).

Abb. 113. Deciduale Veränderung der Tubenschleimhaut.

schwangeren Gebärmutter kommen, am häufigsten im unteren Abschnitt der Hinterwand oder in der Plica vesico-uterina. Noch häufiger findet man auf den Sacrouterinligamenten kleine Pünktchen, die histologisch an eine Decidua erinnern. Falls sie eine größere Fläche einnehmen, spricht man von einer *Decidua ectopica* (Abb. 114). Eine solche kann außer an den erwähnten Stellen auch am Ovar, am Netz (Abb. 115), auf der Serosa der Därme und noch an anderen Stellen gefunden werden.

An dem Eierstock, dem das befruchtete Ei entstammt, findet man den durch Monate in Funktion bleibenden Gelbkörper *(Corpus luteum verum seu graviditatis)*. Die Eierstöcke schwellen im ganzen an, und bis zu einer geringen Größe wachsen auch einzelne Follikel heran. Es kommt aber nicht bis zum Endstadium der Reife und zum Follikelsprung, sondern sie bilden sich vorher wieder zurück. Die Thecazellen wuchern nach innen, und die in dem Follikel vorhandene Eizelle geht zugrunde *(Follikelatresie)*. Ab und zu sind diese atretischen Follikel in großer Zahl vorhanden. Die mit diesem Vorgang verbundene periodische

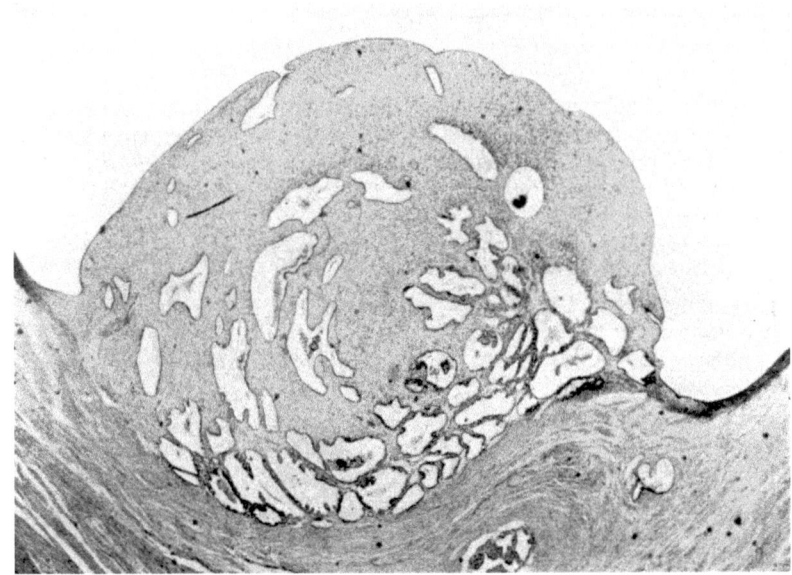

Abb. 114. Decidua ectopica.

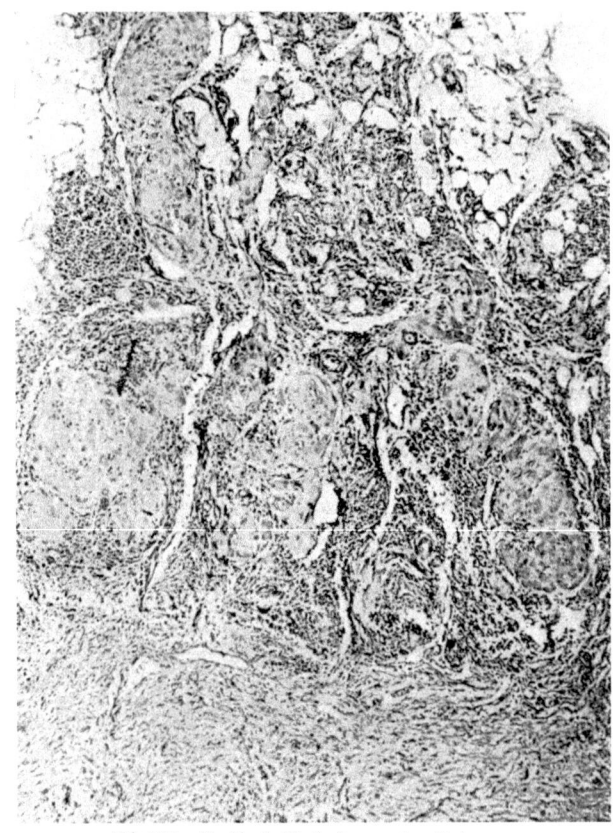

Abb. 115. Deciduale Veränderung des Netzes.

Follikelhormonproduktion spielt wahrscheinlich bei menstruationsähnlichen Blutungen der Schwangeren eine Rolle. Von manchen Autoren wurden die atretischen Follikel, wie erwähnt, als sog. interstitielle Drüse angesehen. Heute ist diese Auffassung bezüglich des Menschen überholt.

Die *Scheide* wird während der Schwangerschaft länger und weiter. Gleichzeitig schwillt ihre Wand an und nimmt an Dicke zu. Ihr Bindegewebe wird saftreicher, ihr Epithel dicker und die Papillen treten deutlicher hervor. Daher wird die Scheidenhaut manchmal, ohne daß ein entzündlicher Prozeß vorliegt, rauh, und es bilden sich kleine Erhebungen (Colpitis granularis). Auch das die Vagina umgebende Gefäßnetz wird ausgeprägter. Die Venen sind stärker gefüllt.

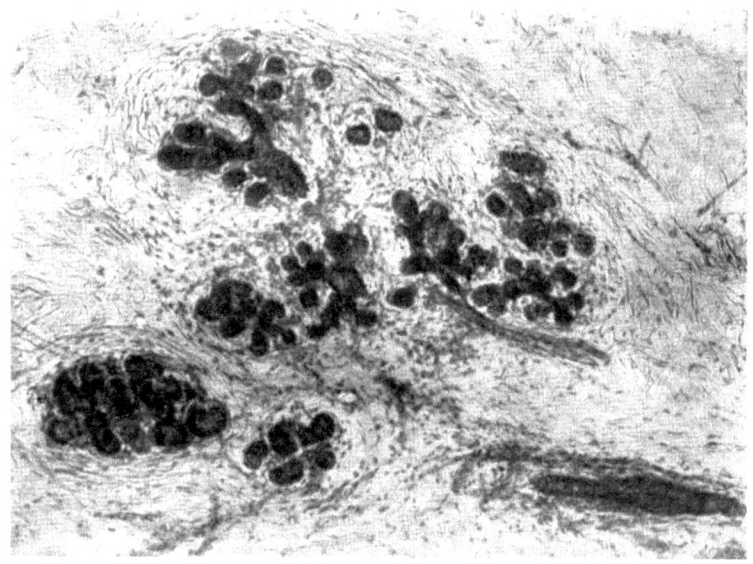

Abb. 116. Histologisches Bild der Mamma einer geschlechtsreifen, nichtgraviden Frau.

Deshalb nimmt die Scheide auch eine andere Farbe an: sie wird bläulich-lila, livide. In gewissem Maße ändert sich auch ihre chemische Reaktion. Schon ZWEIFEL wies in ihrem Sekret Milchsäure nach, und GRÄFENBERG zeigte, daß der Säuregehalt am geringsten zur Zeit der Eireifung und am stärksten während der Schwangerschaft ist. Wegen der Auflockerung und des größeren Blutreichtums der Scheide ist auch ihre Resorptionsfähigkeit erhöht. *Spülungen* mit giftig wirkenden Desinfektionsmitteln sind daher in der Gravidität besonders gefährlich. Am Scheideneingang beobachtet man ebenfalls infolge Venenerweiterungen eine bläuliche Verfärbung. Die vordere und hintere Scheidenwand treten deutlicher hervor. Die kleinen und großen Labien sind aufgedunsen. An den Drüsen der Vulva beobachtet man eine gesteigerte Absonderung und in der Scheide selbst findet sich meist ein rahmartiges Sekret.

Die *weibliche Brust* ist nach Rasse und Konstitution verschieden. Die rassischen Unterschiede sind aber für den europäischen Arzt höchstens von theoretischem Interesse, da wir es in der Praxis doch nur mit weißen Frauen zu tun haben. Die Brust sitzt beim pyknischen Typ, der *Konstitution entsprechend*, auf breiterer Basis auf, ist straffer und rundlicher, beim asthenischen ist sie schmäler und etwas hängend. Die Frauen des intersexuellen Typus zeigen meist eine geringere Entwicklung der Brust.

Wichtiger für uns sind die *Unterschiede* zwischen der Brust einer *Erstschwangeren* und *einer Frau, die bereits geboren hat*. Bei der Erstgraviden ist die Brust im allgemeinen kleiner, breit aufsitzend und, weil sie mehr Bindegewebe und Fett, aber weniger Drüsen enthält, härter und straffer. Die Drüsen beginnen sich infolge der Gravidität stärker zu entwickeln und werden nach der Geburt in eine Mamma lactans umgewandelt (Abb. 116 und 117). Die Brustwarze hebt sich bei einer Primigravida weniger heraus und ist kegelförmig, bei einer Frau, die schon gestillt hat, springt sie stärker hervor und ist zylinderförmig.

Während der Schwangerschaft schwellen die Brüste an, der Warzenhof wird größer und dunkler (Pigmentation), die darin befindlichen MONTGOMERYschen

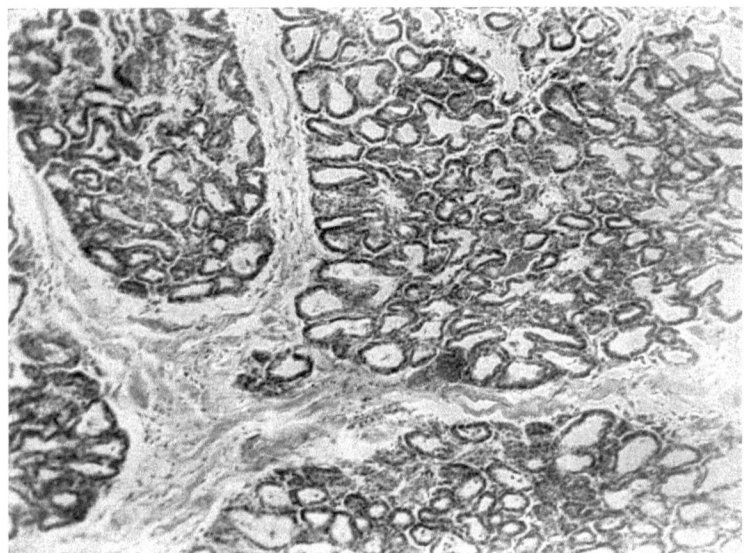

Abb. 117. Histologisches Bild der Mamma einer stillenden Frau (Mamma lactans).

Drüsen treten stärker hervor. Sehr zeitig, oft schon in den ersten Wochen der Schwangerschaft, kann aus der Brust eine serumartige Absonderung ausgedrückt werden, die in den letzten Wochen der Gravidität zu Colostrum wird. Das Auftreten dieser serösen Flüssigkeit in der Brust gehört zu den wahrscheinlichen Schwangerschaftszeichen. Als sicheres Schwangerschaftszeichen darf man dieses Phänomen deswegen nicht ansehen, weil es bei manchen Frauen während jeder Menstruation oder schon kurz vorher zu beobachten ist. Dieselbe Erscheinung tritt bisweilen auch in Fällen von Myoma uteri auf. Bei manchen Frauen besteht nach der Geburt diese Serumproduktion der Brust jahrelang fort. Will man die Brust auf das Vorhandensein seröser Flüssigkeit untersuchen, so genügt nicht ein Drücken an der Brustwarze, sondern man muß die Brust außerhalb des Brustwarzenansatzes fassen und vorsichtig nach innen zu ausstreichen (Abb. 118). Warzenanomalien sind beim Stillen außerordentlich hinderlich; man muß daher zeitig Abhilfe schaffen.

Während der Schwangerschaft entsteht in der Brust primär ein starker Blutreichtum, dann erst beginnen sich die Drüsen stärker zu entwickeln.

Die Ursache dieser Veränderungen ist nicht, wie man früher glaubte, in nervösen Impulsen, sondern in einer endokrinen Wirkung zu sehen. Zu Beginn des Jahrhunderts fanden STARLING-CLAYPON bei weiblichen Kaninchen, die noch nicht geworfen hatten, eine Vergrößerung der Brust, wenn sie ihnen einen Gewebssaft injizierten, den sie aus Kaninchenfeten hergestellt hatten. Wenn auch spätere Untersucher (FRANK-UNGER) nicht dasselbe feststellen und keine ähnlichen Ergebnisse erzielen konnten, so bleibt es doch das Verdienst STARLINGs, auf Grund seiner Versuche als erster auf eine hier vorliegende endokrine Wirkung aufmerksam gemacht zu haben. Dafür spricht auch der Fall der Schwestern Blazek (zusammengewachsene Pygopagen). Nach der Entbindung der einen konnte das Neugeborene sowohl von der Mutter als auch von der mit ihr zusammengewachsenen Zwillingsschwester gestillt werden (SCHAUTA). Einen mächtigen Schritt vorwärts

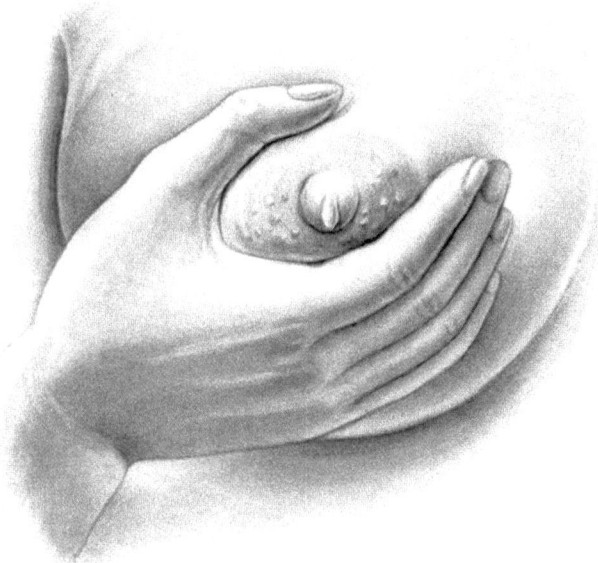

Abb. 118. Richtige Methode des Colostrumnachweises.

bedeutete die Entdeckung CORNERs (aus dem Jahre 1930), der zufolge der Vorderlappen der Hypophyse einen auf die Brust wirkenden Stoff enthält. Die Bedeutung dieses Stoffes für das Ingangkommen der Milchabsonderung haben ANSELMINO-HOFFMANN in überzeugender Weise dargelegt. Sie verabreichten kastrierten männlichen Kaninchen 25 Tage hindurch Follikelhormon und fanden dabei eine allmähliche Entwicklung der Brustdrüsen. Unter der darauf folgenden Einwirkung von Corpus luteum-Hormon gerieten diese Drüsen in einen Zustand wie am Ende der Schwangerschaft. Im Weiterverlauf der Versuche kam in der so vorbereiteten Brust auf die Wirkung des Lactationshormons des Hypophysenvorderlappens (Prolactin) hin die Milchabsonderung in Gang. Zwar wurden diese Versuche nicht von sämtlichen Autoren in allen Einzelheiten bestätigt, aber zweifellos ist der Beginn der Lactation doch eine Folge *hormonaler Einwirkung*. Die eigentliche Milchabsonderung tritt erst nach der Geburt des Kindes und besonders der Placenta unter der Einwirkung des dann in größerer Menge produzierten Prolactins ein. Die Brust wird nun noch aufgedunsener, straffer, blutreicher und öfter sogar schmerzhaft. Manchmal beobachtet man dabei auch eine geringe Temperatursteigerung, die eventuell nur in der Umgebung der Brust, in der Achselhöhle, meßbar ist. Die Prolactinwirkung dauert aber nur kurze Zeit an. Wie entsprechende Untersuchungen zeigen, nimmt der Prolactingehalt des mütterlichen

Blutes rasch ab, und etwa 2 Wochen nach der Geburt läßt sich das Hormon im Harn nicht mehr nachweisen. Von dieser Zeit an hängt die Milchabsonderung nur mehr von mechanischen Faktoren, vom Saugreiz und der Entleerung der Brust durch das Stillen ab. Diese Tatsache ist in der ärztlichen Praxis längst bekannt. Auf Grund alter Erfahrungen legte man bei Wöchnerinnen, die wegen eines schwächlichen, schlecht saugenden Kindes nur wenig Milch hatten, einen anderen kräftig trinkenden Säugling an (Wa.R. der Frau und des Säuglings!) oder, was noch richtiger ist, man entleerte die Brust mit einer Pumpe. Weiterhin weiß man seit langem, wie wichtig es ist, die Brust nach dem Stillen mit einer Pumpe zu entleeren, falls das Kind sie nicht ganz austrinkt. Im Hinblick auf die

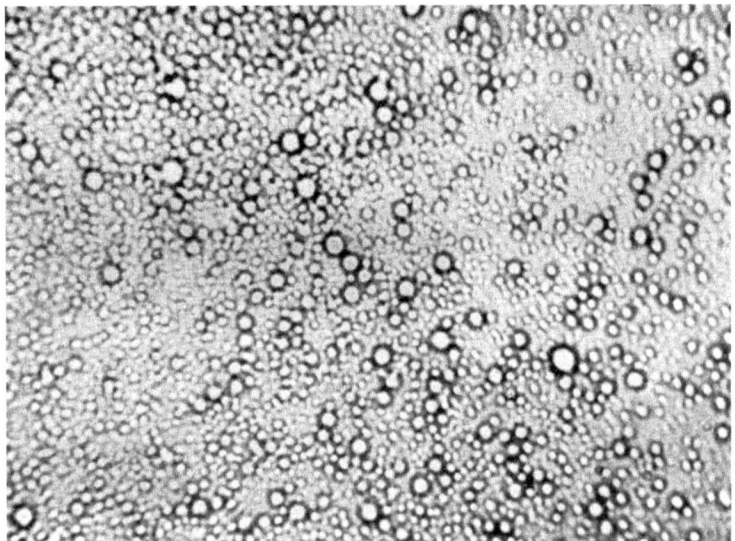

Abb. 119. Mikroskopisches Bild der Muttermilch.

bestechenden Resultate der Hormonforschung wurde diese alte praktische Erfahrung von einzelnen Ärzten vernachlässigt. In neuester Zeit wies jedoch FAUVET auf Grund seiner Versuche überzeugend darauf hin, daß zwar für das Ingangkommen der Milchabsonderung hormonale Faktoren, zu ihrer weiteren Aufrechterhaltung und zur Einstellung der für die Ernährung des Neugeborenen nötigen Menge jedoch mechanische Faktoren maßgebend seien.

Die *Vormilch* oder das *Colostrum* unterscheidet sich in vielen Punkten von der Milch. Sie ist dickflüssiger und gelblich, ihr Eiweiß-, Fett- und Salzgehalt ist größer, ihr Zuckergehalt aber geringer als der der eigentlichen Milch. Besondere Bedeutung hat ihr hoher Albumin- und Globulingehalt, der dem Serumalbumin- und -globulingehalt des mütterlichen Blutes entspricht und unverändert und unzerlegt vom Magen-Darmkanal des Kindes aufgenommen wird. EHRLICH konnte schon 1892 Immunkörper in der Milch nachweisen und durch Stillen Immunität erzeugen. Dies gelingt aber nur in den ersten Lebenstagen. (Nach LEWIS-WELLS nimmt der hohe Immunkörpergehalt des Colostrum im gleichen Verhältnis wie das Globulin ab.) Das Colostrum ist auch deshalb für das Neugeborene besonders wichtig, weil sein calorischer Nährwert doppelt so groß ist wie der der fertigen Milch. Unter dem Mikroskop sieht man in der Muttermilch regelmäßig geformte Fettkügelchen, im Colostrum dagegen verschieden gestaltete, mit Fetttröpfchen zum Bersten gefüllte Zellen (Abb. 119 und 120). Diese Colostrumkörperchen hielt man früher für Epithelzellen. Es sind aber, wie man jetzt weiß, Leukocyten, die Fetttröpfchen phagocytiert haben.

In der *Haut der Schwangeren* findet man eine gesteigerte Talg- und Schweißdrüsensekretion. Eine weitere noch typischere Veränderung ist das Erscheinen von *Schwangerschaftsstreifen* und *-narben*. Am Bauch unter- und oberhalb des Nabels, um den Nabel herum, auf den Brüsten, seltener auf der Außenfläche der Schenkel und Hüften, findet man fleckige Zeichnungen, deren Farbe von lila nach rosa wechselt. Sie werden als Schwangerschaftsstreifen oder Striae bezeichnet (Abb. 121). Sie entstehen durch Ausweitung der Haut an den entsprechenden

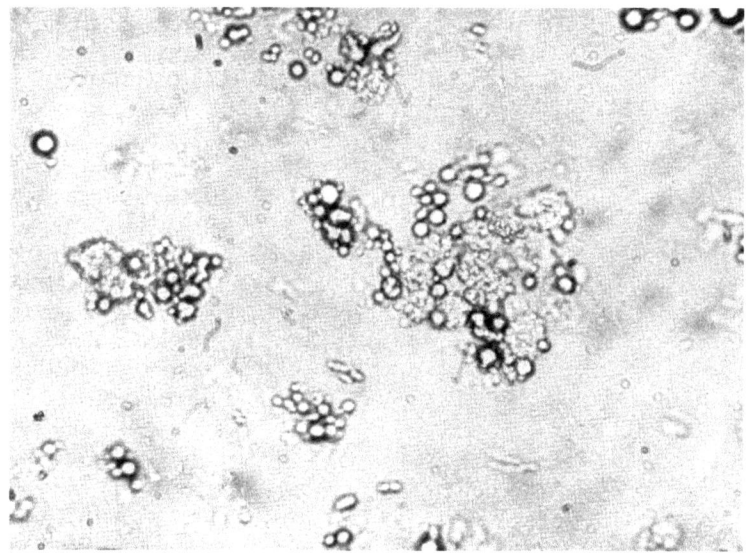

Abb. 120. Mikroskopisches Bild des Colostrum.

Stellen, stärkeres Auseinanderweichen der elastischen Bindegewebsfasern, Verdünnung der Epidermis und Abflachung des Papillarkörpers. Deswegen schimmert dann die Farbe des darunter liegenden Venennetzes durch die Haut durch. Nach dem Aufhören der Schwangerschaft werden die beschriebenen Flecken perlmutterartig glänzend. Man spricht dann von *Schwangerschaftsnarben*. Schwangerschaftsstreifen und -narben kommen aber auch ohne Gravidität vor, wenn sich z. B. die Bauchwand aus einem anderen Grund ausdehnt (Geschwülste). Im allgemeinen trifft man sie außerhalb der Schwangerschaft selten an. Charakteristisch sind sie für manche Erkrankungen der Hypophyse (Morbus *Cushing*). Wahrscheinlich ist auch ihr Entstehen während der Schwangerschaft in Zusammenhang mit der Funktion der Hypophyse zu bringen.

Nach SELLHEIM besteht im Organismus der Schwangeren eine gewisse Neigung zur Ausweitung aller Gewebsanteile, besonders der Kanalsysteme, die er „Weiterstellung" nannte. Der Grund dieser Erscheinung liegt zum Teil in einer allgemeinen Tonusverminderung, die KÜSTNER auch für die Muskulatur der Bauchwand nachgewiesen hat. Manche Autoren sehen den Grund für die Entstehung der Schwangerschaftsstreifen nicht allein in einer Vergrößerung des Bauchinhaltes, weil sie bei einer ähnlichen Veränderung außerhalb der Gravidität seltener auftreten. Deshalb machen sie die in der Bauchwand vor sich gehenden Schwangerschaftsveränderungen („Weiterstellung") zum Teil dafür verantwortlich.

Charakteristische Veränderungen der Haut sind weiterhin gewisse *Verfärbungen*, die wir am deutlichsten an der Linea alba, an den Brustwarzen, im Warzenhof (Abb. 122) und an den äußeren Geschlechtsorganen sehen können. Natürlich treten sie bei dunkelhäutigen und braunen Frauen ausgesprochener hervor als bei blonden. Hierher gehören auch Pigmentierungen im Gesichte *(Chloasma uterinum)* (Abb. 123). Diese Pigmentablagerungen hängen allem Anschein nach mit den Schwangerschaftsumstellungen der Nebenniere zusammen. Nach Ansicht von WYCHGEL stammt das abgelagerte Pigment aus dem Hämoglobin der im Kampf gegen den Trophoblast zugrunde gegangenen roten Blutkörperchen des mütterlichen Organismus.

Auftreten von Flaumhaaren *(Lanugo)* auf der Haut der Schwangeren ist eine häufige Erscheinung und wird als *Hypertrichosis lanuginensis* bezeichnet.

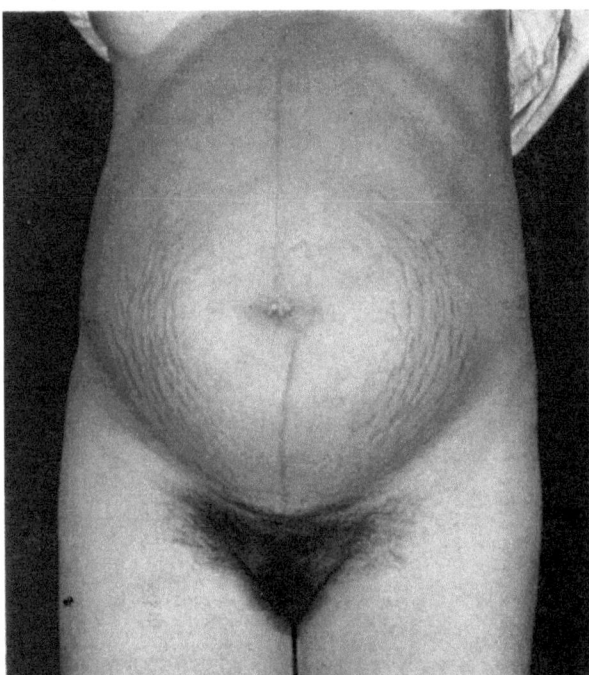

Abb. 121. Striae gravidarum und Linea fusca.

Bisweilen beobachtet man auch eine echte Hypertrichosis. Auf eine andere hierher gehörige Erscheinung, das raschere Wachstum der Nägel, wurde von HALBAN hingewiesen.

Am *endokrinen System* beobachten wir während der Gravidität ebenfalls erhebliche Veränderungen. Der *Vorderlappen des Hirnanhanges* (Hypophysis pars anterior) schwillt an und wird mitunter so groß, daß er sich aus der Sella turcica etwas heraushebt. Seine Hauptzellen („Schwangerschaftszellen") werden größer und zahlreicher. Im Blut und im Urin vermehrt sich das gonadotrope Hormon stark;

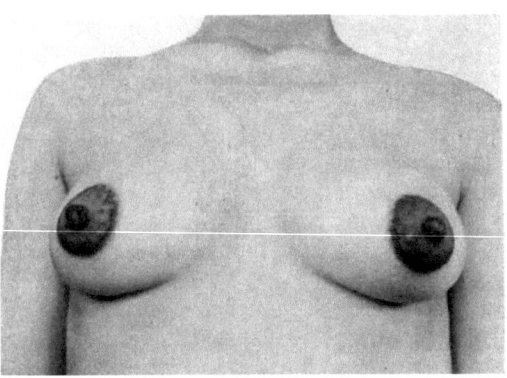

Abb. 122. Hyperpigmentatio mamillae.

doch nimmt es vom 8. Schwangerschaftsmonat an wieder ab, um nach der Geburt aus dem Harn binnen kurzem völlig zu verschwinden. Wie erwähnt, wird das gonadotrope Hormon während der Schwangerschaft wahrscheinlich nur durch den Trophoblast und die Placenta produziert, da in der Hypophyse der Schwangeren das gonadotrope Hormon überhaupt nicht nachzuweisen ist

(Philipp). Auf andere endokrine Organe wirkt der Vorderlappen der Hypophyse in verstärktem Maße ein. Zu erwähnen sind hier seine thyreotropen, corticotropen und lactotropen Hormone. Durch die reichliche Produktion von Wachstumshormon treten bisweilen an Acromegalie erinnernde Erscheinungen auf (Vergrößerung von Nase, Kinn usw.).

Schwangerschaftsveränderungen am *Hinterlappen des Hirnanhanges* (Pars posterior) sind zwar noch nicht nachgewiesen, aber aller Wahrscheinlichkeit nach

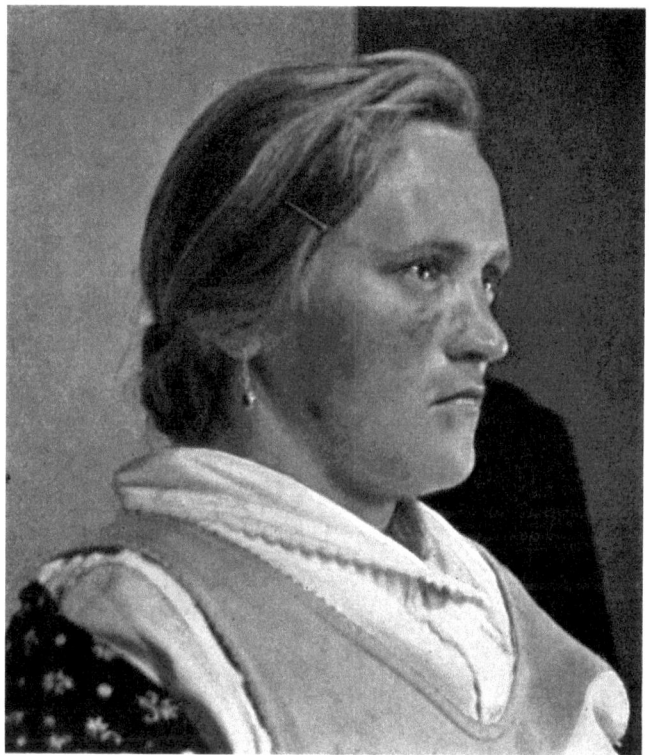

Abb. 123. Chloasma uterinum.

doch vorhanden. Größe und histologischer Befund zeigen keine besonderen Veränderungen. Die Wirkung des Hinterlappenhormons äußert sich bekanntlich teils in einer Kontraktion der glatten Muskulatur des Uterus und der Blutgefäße (Oxytocin, Vasopressin), teils in einer Beeinflussung des Wasserhaushaltes im Organismus (antidiuretische Komponente, Adiuretin). Die Rolle des Hypophysenhinterlappenhormons bei der Geburt wird auf S. 172 besprochen.

Das Melanophorenhormon der Hypophyse spielt wahrscheinlich während der Schwangerschaft eine gewisse Rolle. Für die Uterustätigkeit während der Entbindung kommt ihm wohl keine Bedeutung zu (Jores).

Die *Zirbeldrüse* (Epiphysis) zeigt einen größeren Blutreichtum, und ihr Lipoidgehalt nimmt ab. Zwischen der Wirkung eines Extraktes aus der Epiphyse und dem Follikelhormon besteht ein gewisses antagonistisches Verhältnis (Burger).

Die *Schilddrüse* (Glandula thyreoidea) vergrößert sich zu Beginn der Schwangerschaft. Ihr Kolloidgehalt steigt an. Leichte hyperthyreotische Symptome, wie Herzklopfen, Neigung zum Schwitzen, erhöhter Glanz der Augen usw. sind öfter zu beobachten. Der Grundumsatz kann eine Steigerung um 10—15% erfahren.

Bei den Versuchen HALSTEDs, der trächtigen Hunden einen Teil der Schilddrüse entfernte, kamen Junge mit abnorm großer Schilddrüse zur Welt. Andere (PIGHINI, ROFFO) sahen im Tierexperiment bei Schilddrüsenverabreichung häufiger Aborte oder schwächer entwickelte Früchte (SIEDENTOPF).

An der *Nebenniere* (Glandula suprarenalis) findet man eine Hypertrophie des Rindenanteiles und in besonderem Maße der Zona fasciculata sowie eine Steigerung des Lipoidgehaltes. Die verstärkte Pigmentation und teilweise auch die Hypertrichosis lanuginensis stehen wahrscheinlich mit diesen Veränderungen im Zusammenhang. Ein besonderer Einfluß der Nebenniere auf die intrauterine Entwicklung ist nicht vorhanden, wenn auch einzelne Autoren nach Exstirpation der Nenniere eine Unterbrechung der Schwangerschaft beobachteten (SILVESTRI-TOSSATI). Neuerdings wird der Nebenniere von einzelnen Autoren eine Bedeutung für die Entstehung des Schwangerschaftserbrechens und verschiedener in der Gravidität auftretender Symptome, die auf eine ungenügende Nebennierenfunktion hinweisen (Hypotonie, Muskelermüdung, Mattigkeit, Schläfrigkeit) zugeschrieben. Alle diese Fälle sowie das Schwangerschaftserbrechen kann man durch Verabreichung von Nebennierenrindenhormon günstig beeinflussen.

An die *Epithelkörperchen* (Glandula parathyreoidea) stellt die Gravidität höhere Anforderungen. Wenn man bei einem Tier die Epithelkörperchen nur soweit entfernt, daß noch keine tetanischen Symptome auftreten, sieht man, sobald es trächtig wird, meist eine Tetanie einsetzen. Auch bei der schwangeren Frau besteht eine Neigung zur Tetanie. Die Steigerung der Muskel- und Nervenerregbarkeit sowie eine gewisse Abnahme des Blutcalciums gegen Ende der Schwangerschaft hängt wohl mit einer relativen Insuffizienz der Epithelkörperchen zusammen. Nach Exstirpation der Epithelkörperchen werden im Tierversuch die Feten ausgestoßen. Dementsprechend sehen wir bei tetanischen Frauen ein gehäuftes Absterben der Frucht.

In der *Bauchspeicheldrüse* (Pankreas) ist eine Vergrößerung der LANGERHANSschen Inseln feststellbar. Die bei Feten diabetischer Schwangerer zu beobachtende Vergrößerung des Inselapparates ist wahrscheinlich durch den höheren Blutzuckerspiegel bedingt.

Die *Thymusdrüse* bildet sich normalerweise während der Pubertät zurück und hat keinen Einfluß auf die Schwangerschaft. Unterbleibt diese Rückbildung ausnahmsweise (Persistenz), so soll der Thymus sich angeblich (vorübergehend) während der Gravidität verkleinern (BOMPIANI). Nach neueren Untersuchungen spricht man ihm einen Einfluß auf die Funktion der weiblichen Genitalorgane zu.

Von den *Veränderungen an den anderen Organen* sei zuerst eine Hypertrophie der *Herzmuskulatur* erwähnt, worauf LARCHER schon in der Mitte des vorigen Jahrhunderts aufmerksam gemacht hat. Eine Zunahme der Blutmenge konnte man nicht nur an Hunden, sondern auch beim Menschen nachweisen. Da sich aber trotz Anwachsens der Blutmenge der Pulsschlag nicht wesentlich ändert, muß das Schlagvolumen (die Blutmenge, die das Herz bei einer Kontraktion ausstößt) anwachsen. Dies wiederum setzt eine höhere Herzmuskelleistung und eine gewisse Dilatation des Herzens voraus (C. SCHRÖDER). DREYSEL fand eine Gewichtszunahme des Herzens bei Schwangeren und Wöchnerinnen um 8,8%. JAGIĆ schätzt diese durchschnittlich auf 20 g. Wesentlich ist also das Anwachsen des Schlagvolumens infolge einer Vergrößerung und Muskelhypertrophie des Herzens.

Weiterhin lassen sich Lageveränderungen am Herzen nachweisen. So verschiebt sich infolge des Zwerchfellhochstandes die Herzspitze nach links. Diese

Verlagerung des Herzspitzenstoßes glaubte man lange Zeit lediglich auf die eben beschriebene Lageveränderung zurückführen zu müssen und lehnte deswegen eine Hypertrophie des Herzens ab. Diese ist aber von großer Bedeutung, weil das Herz während der Schwangerschaft auch unter normalen Voraussetzungen eine größere Blutmenge in einer ausgedehnteren Bahn in Bewegung halten muß. Man bedenke nur, wie stark die Blutbahn allein durch die mächtige Vergrößerung des Uterus anwächst. Unter pathologischen Umständen ist die Herzmuskelhypertrophie ebenfalls von Wichtigkeit, weil ja die Reservekraft des Herzens auch dann erhöht wird, wenn bei der Schwangeren ein Vitium vorliegt. Deshalb kann eine Gravidität von vielen Patientinnen mit einem Herzleiden störungslos vertragen werden. Ernster wird jedoch die Situation, wenn außerdem andere Organerkrankungen vorliegen, oder wenn die Leistungsfähigkeit des Organismus herabgesetzt ist. So wird beispielsweise eine ältere Primipara infolge einer weniger vollkommenen Kompensationsfähigkeit ihrer Herzmuskulatur eine Funktionsstörung des Herzen schlechter ertragen als eine jüngere. Zur Bewältigung der erhöhten Anforderungen während der Entbindung und der damit verbundenen Blutdruckschwankungen ist eine Herzmuskelhypertrophie ebenfalls von Bedeutung. Durch die Lageveränderung des Herzens erfährt die A. pulmonalis eine geringfügige Abknickung, die systolische Geräusche verursachen kann (in 20% der Fälle). Eine leichte Erhöhung des Blutdruckes während der Gravidität ist nicht bedenklich. Wir halten einen systolischen Druck bis zu 140 mm Hg noch für normal.

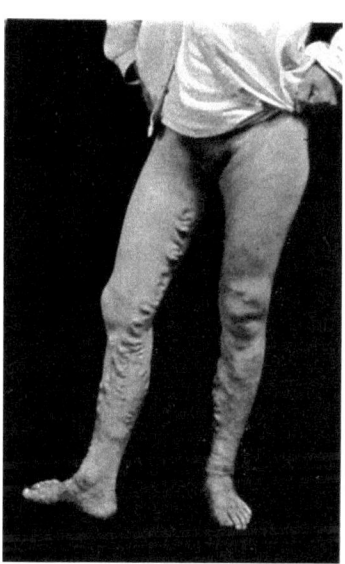

Abb. 124. Varicositas cruris.

Als Schwangerschaftsveränderungen des *Gefäßsystems* wurde bereits die mächtige und verwickelt angeordnete Vergrößerung des Arterien- und noch mehr des Venensystems im Uterus erwähnt. Die Arterien werden im ganzen Organismus weiter und elastischer, was besonders bei einem hypoplastischen Gefäßsystem von Bedeutung ist. Noch ausgesprochener aber ist das Erschlaffen der kleinen Venen. Deswegen besteht bei Schwangeren eine Neigung zu Kollapsen.

Eine Erweiterung der größeren *Venen* von pathologischem Ausmaße findet sich öfter, außer an den inneren Genitalorganen, hauptsächlich an den unteren Gliedmaßen (Abb. 124), seltener an den Schamlippen sowie in der Klitorisgegend (Abb. 125). Sie beruht zum Teil auf einer Erschwerung des Blutrückflusses durch den Druck des schwangeren Uterus auf die Gefäße. Diese mechanische Erklärung reicht aber sicher nicht aus, denn wir finden schon eine Variscosität der unteren Extremitäten in einem Stadium der Schwangerschaft, in dem von einem Druck der schwangeren Gebärmutter noch nicht die Rede sein kann. Allem Anschein nach ist die Erweiterung der Venen auch eine Teilerscheinung der von Sellheim erwähnten „Weiterstellung".

Die Wände der *Capillaren* sind nicht nur für Flüssigkeit, sondern auch für geformte Bestandteile stärker durchlässig. Hierauf beruht das sog. Endothelsymptom (Rumpel-Leede): das Entstehen kleiner Blutaustritte unter der Haut des Oberarmes nach Anlegen einer Staubinde. Es kommen bei Schwangeren auch Suffusionen in der Augenbindehaut vor, meist nach

Anstrengungen und hauptsächlich während der Austreibungsperiode (Bauchpresse).

Die *Atmung* wird in der zweiten Hälfte der Schwangerschaft von dem durch das Anwachsen des Uterus hervorgerufenen Zwerchfellhochstand beeinflußt. Dieser ist im 9. Monat (Mondmonat), wenn der Fundus uteri bis zur Magengrube reicht, am ausgesprochensten. Deshalb ist der costale Typ der Atmung während der Schwangerschaft noch ausgeprägter als außerhalb der Gravidität. Bekannt ist auch (HASSELBACH) eine erhöhte Reizbarkeit des Atemzentrums während der Gravidität, und so kann schon ein geringfügiger CO_2-Mehrgehalt des Blutes eine gesteigerte Atmung hervorrufen.

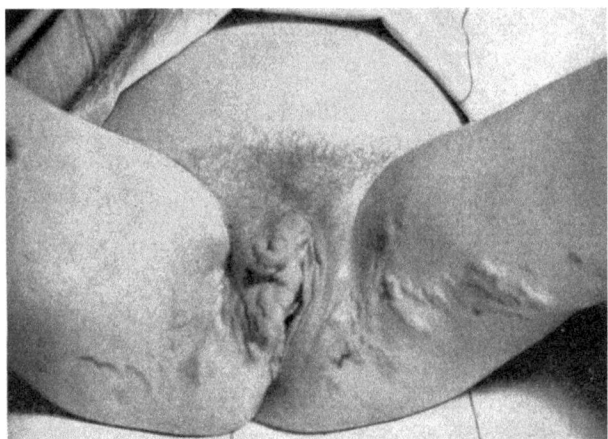

Abb. 125. Varicen der Vulva und Oberschenkel bei einer Graviden.

Die *Lungen* sind blutreicher, und die Schleimhaut der Bronchien ist angeschwollen. Deshalb ist eine Pneumonie oder ein Bronchialkatarrh während der Schwangerschaft im allgemeinen gefährlicher als sonst.

Im *Kehlkopf* schwellen die falschen Stimmbänder sowie die interarytänoidalen Stellen an; daher kann sich bei Sängerinnen manchmal die Stimme während der Gravidität ändern. Zu erwähnen wären noch in der Kehlkopfschleimhaut gelegentlich vorkommende deciduaartige Veränderungen (HOFBAUER).

Die Schleimhaut der *Nase* schwillt in der Umgebung des Tuberculum septi und der unteren Muschel an. Nach FLIESS vermag eine Reizung der Nervenenden in der unteren Muschel Uteruskontraktionen auszulösen. Damit begründete er seinerzeit den Vorschlag, bei Dysmenorrhoe die Nasenschleimhaut mit Cocain zu pinseln.

Das *Blut* nimmt während der Schwangerschaft um etwa $1/4$—$1/5$ seiner Menge zu, wird dabei aber dünner (Hydrämie). Sein Eiweißgehalt verringert sich in der zweiten Hälfte der Schwangerschaft nicht nur relativ, sondern auch absolut (ZANGEMEISTER, BERGMANN). Die Zahl der roten Blutkörperchen und der Hämoglobingehalt sind vermindert. Es besteht eine geringfügige Anämie. Die weißen Blutkörperchen sind vermehrt, besonders bei Schwangerschaftstoxikosen, wie unsere Untersuchungen (BAUMANN-SZEMESI) zeigten. Nach neueren Feststellungen kommt das Anwachsen der Blutmenge im wesentlichen durch eine Vergrößerung der Plasmamenge zustande. Die Vermehrung der roten Blutkörperchen hält damit nicht Schritt, so daß eine oligocythämische Hypervolämie entsteht (ALBERS, THOMSON-JEFFERSON-HIRSHEIMER-GIBSON-EVANS). Während es also im Laufe der Schwangerschaft zu einer Blutvermehrung durch Verdünnung kommt, verliert das Blut während der Geburt Flüssigkeit an die Gewebe. Der durch die Wehentätigkeit erhöhte Venendruck bewirkt einen Flüssigkeitsaustritt aus den schon während der Gravidität besonders durchlässigen Venenwänden. Man beobachtet also jetzt eine gewisse Eindickung des Blutes. Daher sind Blutungen während der Geburt oder unmittelbar post partum gefährlicher als gleich große Blutverluste in der vorhergehenden Zeit (ALBERS), weil sie mit einer stärkeren Einbuße von Erythrocyten einhergehen und somit eher zu Sauerstoffmangel führen können. Nach der Entbindung wird das Blut wieder durch einen Flüssigkeitsrückstrom aus den Geweben verdünnt, wodurch die verlorene Flüssigkeitsmenge wieder ergänzt wird. Auf diesem Wege gelangt auch die in den Geweben angesammelte Flüssigkeit zu den Ausscheidungsorganen. Die Menge der Eiweißkolloide ist bei der Schwangeren verschieden: das feindisperse Albumin nimmt ab, während der Gehalt an gröber dispersem Globulin und Fibrinogen wächst. Die Gerinnungszeit des Blutes wird kürzer. Dieser Umstand sowie die Vermehrung des Fibrinogens sind wohl die Ursache für die erhöhte Thromboseneigung in der Gravidität. Andererseits können aber diese Veränderungen bei der Stillung stärkerer Blutungen während der Entbindung von Vorteil sein. Die Zunahme des relativ grobdispersen Globulins erklärt die erhöhte Senkungsgeschwindigkeit während der Schwangerschaft.

Im Zusammenhang mit der Gravidität war viel von dem Säure-Basengleichgewicht die Rede. Tatsächlich ist bei der Schwangeren das Kohlensäurebindungsvermögen (es ist maximal auf 45 Vol.-% erniedrigt gegenüber mehr als 60 Vol.-% außerhalb der Schwangerschaft) sowie die alveolare Tension geringer. Mit Hilfe von Pufferstoffen wird dies aber vom Organismus kompensiert. Der p_H-Wert des Blutes, der etwa 7,4 beträgt, bleibt nämlich während der Schwangerschaft derselbe. Die Verringerung des Kohlensäurebindungsvermögens muß nicht unbedingt als Zeichen primärer Acidosis aufgefaßt werden; sie kann auch die Folge einer überkompensierten, mit der gesteigerten Atmung der Schwangeren zusammenhängenden Alkalosis sein (HASSELBACH). Nach manchen Autoren ist der p_H-Wert nach der sauren (BOCK), anderen zufolge nach der alkalischen Richtung verschoben (BIRÓ, WIRZ, SIEDENTOPF-EISSNER). Letzteres entspricht auch unseren Erfahrungen (BURGER-RADVÁNY). Da jedoch die bei den Durchschnittswerten gefundenen geringfügigen Abweichungen kleiner sind als die Grenzwerte der untersuchten Fälle, kann man folgern, daß sich während der Gravidität der p_H-Wert nicht wesentlich ändert (BURGER) und keine Säurezunahme besteht. Schon FARKAS-SCIPIADES haben (im Jahre 1903) dies bei der Untersuchung der Elektrolytkonzentration des Blutserums festgestellt. Daß die aktuelle Reaktion des Blutes während der Schwangerschaft an sich ungewöhnlich labil ist, wissen wir von BEHRENDT-BERBERICH-EUFINGER.

Der *Stoffwechsel* ist während der Schwangerschaft ebenfalls verändert. Der Grundumsatz ist, wie schon erwähnt, erhöht (s. S. 120). Der mütterliche Organismus neigt einerseits zu einer Speicherung von Eiweißstoffen, andererseits kann eine Störung im Eiweißabbau vorhanden sein. Es finden sich dann Eiweißzerfallsprodukte (Harnsäure, Kreatin, Kreatinin) in größerer Menge. Die von manchen Autoren beobachtete Zunahme von Aminosäuren konnten wir durch unsere eigenen Untersuchungen nicht bestätigen. Die Menge des Reststickstoffes pflegt sich nicht zu ändern; am ehesten ist sie etwas verringert.

Der *Wasserhaushalt* zeigt eine Neigung zur Retention, die natürlich in engem Zusammenhang mit dem Salzstoffwechsel steht. Die Salze werden in gesteigertem Maße zurückgehalten und führen zur Bindung einer größeren Wassermenge. Eine Einschränkung der Salz- und Flüssigkeitszufuhr ist daher für die Schwangere ratsam. Die Gewichtszunahme während der Gravidität beträgt unter normalen

Verhältnissen 10—15 kg; davon entfällt ein erheblicher Teil auf das zurückgehaltene Wasser. Frucht, Placenta, Eihäute und Fruchtwasser nehmen etwa 5 kg für sich in Anspruch. Die Differenz von 5—10 kg trifft auf den mütterlichen Organismus. Mit dieser Frage hat sich früher GASSNER (1865) und neuerdings ZANGEMEISTER beschäftigt, der die tägliche Gewichtszunahme gegen Ende der Schwangerschaft auf ungefähr 55 g bemißt. Einige Tage vor der Entbindung pflegt das Körpergewicht abzusinken, und zwar nach der Meinung ZANGEMEISTERs mit einer solchen Regelmäßigkeit, daß dies als Zeichen der kurz bevorstehenden Geburt betrachtet werden kann. Die Nieren spielen bei der Retention des Wassers keine Rolle. Lediglich der veränderte onkotische Druck ist dafür verantwortlich.

Im *Fettstoffwechsel* ist ein rascherer Verbrauch des eigenen Fettes zu beobachten, das heißt der Organismus greift seine eigenen Fettdepots früher an. Verabreicht man also wenig Kohlenhydrate, so erscheint schon zu einem Zeitpunkt Aceton im Urin, zu dem man bei einer Nichtschwangeren noch keine Acetonurie feststellen kann. Die Acetonkörper im Blute werden zahlreicher (BOKELMANN-BOCK, SZARKA). Der Fettgehalt des Blutes vermehrt sich während der Schwangerschaft (SLEMONS-STANDER). Auch die Lipoide nehmen zu, vor allem Cholesterin und Lecithin. Die Vermehrung des Cholesterins hängt vielleicht mit der starken Zunahme der Follikelhormone zusammen, die chemisch ähnlich aufgebaut sind. Die Steigerung der Cholesterinmenge in der Galle ist wohl der Grund für die bei Schwangeren und Wöchnerinnen zu beobachtende Neigung zu Gallensteinbildung (PRIBRAM, BACMEISTER-HAVERS, FRIGYESI). Wahrscheinlich wegen des hohen Lipoidgehaltes im Blute sind Schwangere leichter zu narkotisieren.

Im *Kohlenhydratstoffwechsel* ist die Neigung zu renaler und, nach WALLACE-BOSE, auch zu hypophysärer Glykosurie bekannt. Auf Grund der renalen Glykosurie kann während der Schwangerschaft auch ohne Erhöhung des Blutzuckerspiegels Glucose im Harn auftreten. Diese Tatsache wurde sogar zu einer Frühdiagnose der Gravidität benutzt (s. S. 132). Schließlich tritt gegen Ende der Schwangerschaft des öfteren Milchzucker im Urin auf.

Der *Kalkstoffwechsel* des mütterlichen Organismus zeigt eine Speicherung in den Osteophyten der Innenfläche des Schädelbeines, in der Symphyse, im Ileosacralgelenk usw. sowie auch in der Placenta. Trotzdem fanden einzelne Autoren den Calciumgehalt des Blutes etwas verringert. Bei Funktionsstörungen der Epithelkörperchen, besonders in der zweiten Schwangerschaftshälfte, kann ein Mangel an Calcium auftreten. Es wurde daher verschiedentlich eine grundsätzliche Verordnung von Kalk an jede Schwangere empfohlen. Diese Kalkverabreichung auch an gesunde und richtig ernährte Schwangere halten wir jedoch nicht für ausreichend begründet (s. S. 169); schon deshalb nicht, weil dadurch oft eine Verstopfung hervorgerufen werden kann, wozu ohnehin eine Disposition besteht. Der Gehalt des mütterlichen Blutes an *Phosphor, Kalium, Magnesium* und anorganischem *Schwefel* bleibt unverändert. Manche Autoren fanden jedoch den Phosphor- und Magnesiumspiegel erniedrigt und verordneten daher entsprechende Medikamente. Das für ihren Aufbau nötige *Eisen* bezieht die Mutter großenteils aus den mütterlichen Organspeichern. Obwohl der Eisenbedarf nur in den letzten Monaten beträchtlich ist (täglich 6,6 mg), kann sich doch schon frühzeitig bei der Mutter Eisenmangel zeigen, wobei auch die so häufige Hypo- und Anacidität der Schwangeren eine Rolle spielen. Im ganzen sind diese Verhältnisse noch nicht geklärt. Um sich ein Bild von dem Eisenhaushalt machen zu können, ist es wichtig, bei der Schwangeren möglichst zeitig eine Hämoglobinbestimmung vorzunehmen. Wenn nötig, verabreicht man dann schon zu Beginn der Schwangerschaft Eisen, das die Frau ja (ähnlich wie die Frucht) in ihren Geweben speichern und im Bedarfsfall mobilisieren kann. Auch die Frucht benötigt eine Eisenreserve schon deswegen, weil der Eisengehalt der Muttermilch sehr gering ist. Arsen und anorganisches Jod sind im Blute vermehrt. Bei der Behandlung des habituellen Abortes kann man durch Verabreichung kleiner Joddosen günstige Erfolge erzielen, eine Erfahrung, die auch Tierzüchter gemacht haben.

Die Veränderungen im *Eiweiß-, Fett- und Kohlenhydratstoffwechsel* sprechen zusammen mit vielen anderen Faktoren für eine Umstellung der Leberfunktion. Von HOFBAUER stammt der Begriff der *Schwangerschaftsleber* (insufficience hepatique der Franzosen). Infolge der Stoffwechselerhöhung während der Gravidität besteht ein größerer Bedarf an energiebildenden Stoffen. Die Leber selbst braucht auch mehr Kohlenhydrate. Die Fähigkeit der Leberzellen, Glykogen zu fixieren, ist verringert; deshalb nimmt das Glykogen ab, und an seiner Stelle wird Fett abgelagert, wie SCHMIDT-BICKENBACH-JONEN durch Versuche an Hunden feststellen konnten. Der Begriff der Schwangerschaftsleber wurde von vielen nicht angenommen. Bei Sektionen von schwangeren oder während der Entbindung gestorbenen Frauen findet man vielfach Veränderungen der Leber, die jedoch keine besonderen Symptome verursacht hatten. Deshalb muß man annehmen, daß wohl auch die Leber vieler Schwangeren derartige, wenn auch geringfügige Veränderungen aufweisen kann. Oft sind diese durch Leberfunktionsprüfungen nachweisbar. Im ganzen betrachtet, gibt es anscheinend keine scharfe Grenze zwischen der vollkommen gesunden und der in ihrer Funktion gestörten „Schwangerschaftsleber".

Größere Anerkennung fand der Begriff der „*Schwangerschaftsniere*". In 10—30% der Fälle liegt eine geringfügige Albuminurie vor. Die Schwangerschaftsniere bildet den Übergang zu den bei Schwangerschaftstoxikosen vorkommenden pathologischen Zustände der Niere (s. S. 329).

Bekannt sind die Veränderungen des *Nervensystems* und der *Psyche* während der Gravidität. Sowohl in der Funktion der zentralen vegetativen Organe als auch der peripheren vegetativen Nerven findet man Umstellungen. Erstere verursachen die so charakteristischen Erscheinungen wie Appetitlosigkeit, Übelkeit, Ekel, Verlangen nach gewissen Speisen und Stoffen (saure Speisen, Kalk, Kreide usw.). Im Gleichgewicht des sympathischen und parasympathischen Nervensystems tritt eine Verschiebung ein. Manchmal ändert sich die Reizbarkeit verschiedener Organe. Die parasympathische Wirkung tritt während der Schwangerschaft besonders in der ersten Hälfte in den Vordergrund. So sind der Speichelfluß und das Erbrechen auf eine Vagotonie zurückzuführen. Häufig sehen wir eine spastische Übererregbarkeit des Magens und auf der anderen Seite eine Atonie des unteren Darmabschnittes. Auch an den Ureteren beobachtet man eine Erschlaffung. Als Folge einer Labilität der Vasomotoren sieht man häufig Erröten, Hitzeanfälle, Ohnmachten sowie hin und wieder Dermographismus, Urticaria, Erythema und Schwankungen des Blutdruckes.

Bezeichnend für die psychische Beeinflussung durch die Gravidität sind eine gewisse Reizbarkeit, Ruhelosigkeit und Schwankungen der Gemütsstimmung. Manche Schwangeren sind auffallend schläfrig. Diese Symptome können so ausgesprochen sein, daß man sie als pathologisch betrachten muß (s. S. 288).

Die Schwangerschaftsveränderungen im weiblichen Organismus sind also, wie wir gesehen haben, recht vielgestaltig. Die charakteristischsten Symptome sind die Weiterstellung, die Auflockerung der Gewebe und die damit verbundene Wasserzurückhaltung. Die Weiterstellung bezieht sich auf den gesamten Organismus und so auch auf die Gelenke, hauptsächlich auf die Beckengelenke; dadurch wird der Beckenring für den Geburtsakt elastisch und nachgiebig. Eine Wasserretention geringen Grades erklärt zum Teil das gute Aussehen mancher

Schwangeren, weil sich infolge des erhöhten Gewebsturgors die Falten im Gesicht glätten und die Frauen deswegen jünger erscheinen. Der schwangere Organismus besitzt eine ausgesprochene Tendenz zu Wachstumsvorgängen und ständiger Zellvermehrung. Einen Begriff hiervon bekommen wir, wenn wir uns die Berechnung Sellheims vergegenwärtigen, wonach eine Frau, die 6 Kinder zur Welt gebracht hat, hierdurch eine Gewebsmenge produziert hat, die der doppelten ihres eigenen Gewichtes entspricht. Diese Neigung zu Wachstum und Gewebsneubildung veranlaßte Sellheim, die Schwangerschaft als eine protrahierte Jugendlichkeit zu bezeichnen, da nur der junge Organismus die Fähigkeit besitze, zu wachsen und größere Mengen Gewebe zu produzieren.

Schwangerschaftsdiagnose, Schwangerschaftszeitrechnung, Schwangerschaftsdauer, Leben oder Tod der Frucht.

Die Schwangerschaftszeichen.

Je nach den Schwangerschaftsveränderungen unterscheidet man *unsichere*, *wahrscheinliche* und *sichere* Schwangerschaftszeichen. Diese Einteilung ist in der Geburtshilfe seit langem üblich. Erfahrungsgemäß kann man eine Schwangerschaft nur dann mit vollkommener Sicherheit feststellen, wenn man die Frucht in der Gebärmutter tastet, ihre Herztöne oder Bewegungen auskultiert, oder wenn man Eiteile sieht. Die sog. unsicheren und wahrscheinlichen Zeichen sind nicht absolut beweisend, da sie mitunter auch ohne eine Gravidität vorkommen. Wenn auch der Fachmann eine 3—4 Monate alte Schwangerschaft mit annähernder Sicherheit erkennen kann, so besteht doch die Möglichkeit einer Fehldiagnose z. B. durch ein erweichtes Myom.

Die *unsicheren* oder *Verdachtszeichen* beziehen sich auf den ganzen Organismus und äußern sich hauptsächlich in subjektiven Symptomen, die im *wesentlichen mit den Veränderungen des vegetativen Nervensystems zusammenhängen oder psychischen Ursprungs sind*. Hierher gehören rasches Erröten, Erbrechen, Übelkeit, Speichelfluß; auch Verlangen nach bestimmten Speisen sowie Ekel und in manchen Fällen zu beobachtende Neigung zum Weinen rechnen hierher. Beispielsweise kommt es vor, daß eine starke Raucherin plötzlich nicht einmal mehr den Tabakrauch verträgt.

Die *wahrscheinlichen* Schwangerschaftszeichen betreffen die Genitalorgane und die Brust. Der Uterus ändert, wie bereits erwähnt, seine *Form, Lage, Konsistenz, Größe* und auch seine Kontraktilität. Seine vorher abgeflachte, birnenförmige Gestalt wird rundlicher. Infolge seiner Auflockerung gelangt der schwerere Uterus zu Beginn der Gravidität in gesteigerte Anteflexion und drückt dadurch auf die Blase; dies führt zu häufigem Harndrang. Die Beschwerden hören auf, sobald sich die wachsende Gebärmutter aus dem kleinen Becken heraushebt. Ihre *Konsistenz* wird durch den größeren Blutreichtum besonders an der Eieinnistungsstelle, d. h. also am Uteruskörper weicher. Hierauf beruhen die von Hegar und Holzapfel angegebenen Schwangerschaftszeichen.

1. Hegarsches Zeichen. Man geht mit einem oder zwei Fingern der einen Hand in das vordere Scheidengewölbe ein, mit der anderen umfaßt man den Uterus durch die Bauchwand von außen und hat dann, falls eine Schwangerschaft vorliegt, das Gefühl, als ob sich die Finger der beiden untersuchenden Hände berührten (Abb. 126). So charakteristisch dieses Symptom auch ist, so können dabei doch Irrtümer unterlaufen, indem der Untersuchende die Cervix für den Uterus selbst und das runde weiche Corpus uteri für eine Geschwulst oder Extrauteringravidität ansieht.

2. HEGARsches Zeichen. Beim Vorliegen einer Gravidität kann man an der Vorderwand des Uterus eine Falte abheben. Dies beruht nach SELLHEIM auf einer Verschieblichkeit der Muskelschichten der Uteruswand gegeneinander. Bei dieser Manipulation besteht jedoch die Gefahr einer Unterbrechung der Schwangerschaft, und aus diesem Grunde hat sich das 2. HEGARsche Zeichen nicht eingebürgert.

Hierher gehört auch das HOLZAPFELsche Zeichen, wonach der Fundus der nichtschwangeren Gebärmutter zwischen den Fingern der beiden untersuchenden Hände wie ein Kirschkern ausgleitet. Bei einem graviden Uterus ist dies nicht zu beobachten.

Auf der Veränderung der Form und Konsistenz der Gebärmutter beruht das PISKAČEKsche Zeichen (Abb. 109). An der Einnistungsstelle des Eies ist nämlich — besonders zu Beginn der Schwangerschaft — die Auflockerung und Vorwölbung des Uterus am stärksten. Diese Ausladung

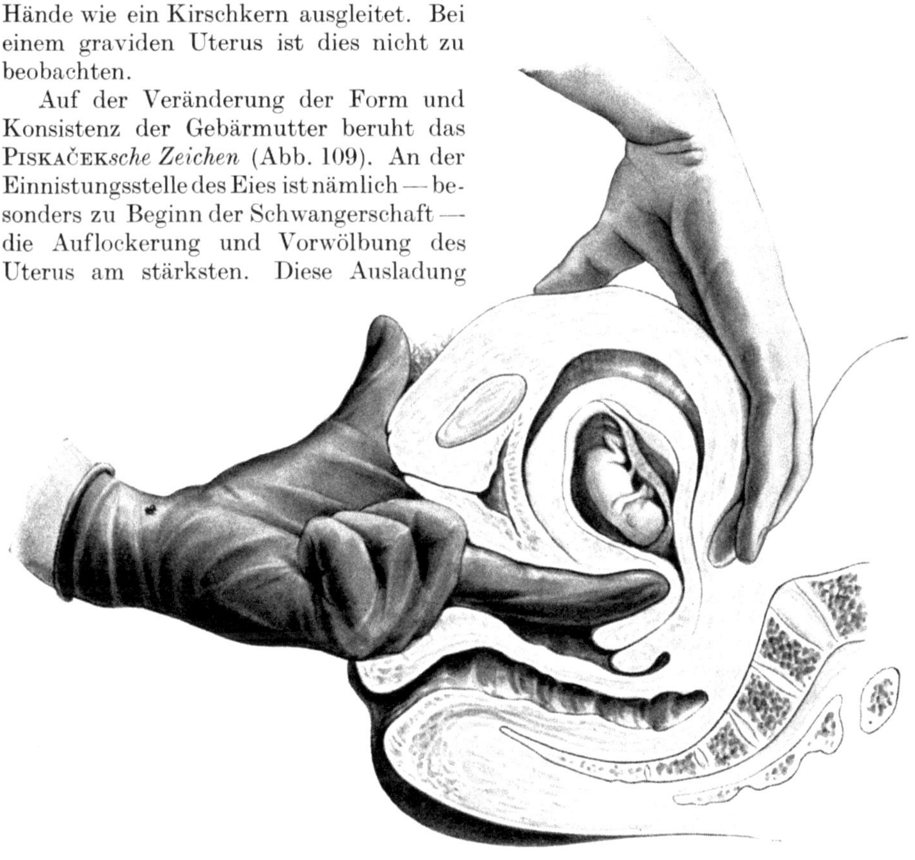

Abb. 126. 1. HEGARsches Zeichen.

kann solche Ausmaße annehmen, daß dadurch der Verdacht auf eine pathologische Veränderung neben der Gebärmutter entsteht (Extrauteringravidität, subseröses Myom, Ovarialtumor, interstitielle Schwangerschaft).

Weiterhin ändert sich die *Kontraktilität* des Uterus (BRAXTON HICKS). Auf Berühren oder Reiben hin zieht sich der schwangere Uterus zusammen, jedoch nicht immer gleichmäßig, sondern an einzelnen Stellen stärker, an anderen schwächer. Daher kann sich bei der Untersuchung der eine Teil der Gebärmutter weniger weich anfühlen als der andere, wodurch möglicherweise ebenfalls eine pathologische Resistenz vorgetäuscht wird. Die Bereitschaft zu einer gesteigerten Kontraktilität kann als diagnostisches Zeichen verwertet werden. Erstreckt sie sich auch auf ein scheinbar pathologisches Gebilde, so handelt es sich offenbar nur um einen Abschnitt der schwangeren Gebärmutter. Genügt ein einfaches Reiben nicht zur Auslösung des besagten Symptoms, so gibt man nach HOEHNEs Empfehlung

1—2 VOEGTLIN-Einheiten Hypophysenhinterlappenhormon intravenös. Allerdings gehört dieses Untersuchungsverfahren nur in die Hand des Fachgynäkologen, und zwar nicht nur, weil es, nicht lege artis vorgenommen, unter Umständen zur Unterbrechung der Schwangerschaft führt, sondern auch, weil es nur dann in Frage kommt, wenn heikle Detailfragen entschieden werden müssen, was ohnehin nur durch den Fachmann geschehen kann.

Zu den wahrscheinlichen Schwangerschaftszeichen rechnet man ferner die *Größenzunahme des Uterus*. Die jeweilige monatliche Vergrößerung muß jeder Arzt kennen, nicht nur, um entscheiden zu können, ob überhaupt eine Schwangerschaft vorliegt und ob das im Uterus befindliche Ei lebt, sondern auch, um das Alter der Frucht errechnen zu können (Abb. 127). Die Gebärmutter hat im 2. Monat (Mondmonat) die Größe eines Gänseeies, im 3. die einer großen Männerfaust, im 4. hebt sie sich aus dem kleinen Becken heraus, und der Fundus ist zwei Querfinger breit über der Symphyse zu tasten. Im 5. Monat steht der Fundus in der Mitte zwischen Nabel und Symphyse, im 6. in Nabelhöhe, im 7. zwei Querfinger oberhalb des Nabels, im 8. in der Mitte zwischen Nabel und Processus xiphoideus, im 9. in der Magengrube und im 10. wieder zwischen Nabel und Processus xiphoideus, ähnlich wie im 8. Monat. Der Untersuchungsbefund im 8. und 10. Monat zeigt aber einige Verschiedenheiten. Im 10. Monat hebt sich allmählich der Nabelring bereits heraus, dies ist im 8. noch nicht der Fall, die Bauchwand der Magengrube ist schlaffer, während sie im 8., besonders bei Erstgebärenden, straffer gespannt ist; die Frucht ist größer (man kann dies am besten auf Grund der Schädelgröße beurteilen) und der Kopf bei Primigraviden meist im Beckeneingang fixiert; die Portio vaginalis ist im 10. Monat schon schwerer erreichbar.

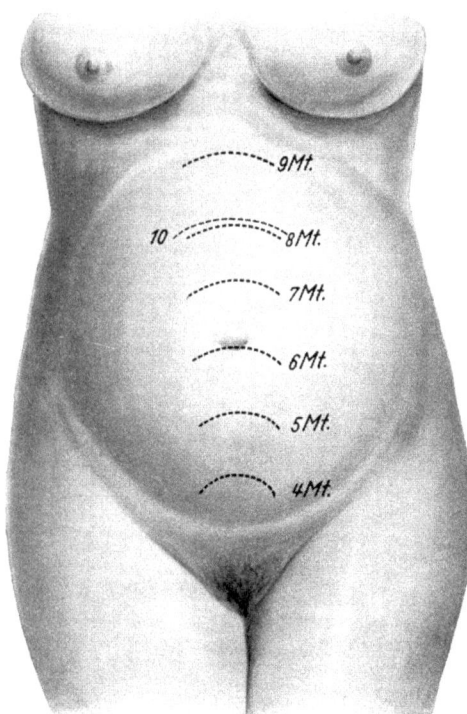

Abb. 127. Fundusstand in den einzelnen Schwangerschaftsmonaten.

Die angegebenen Daten sind im allgemeinen verläßlich; ausnahmsweise können jedoch Abweichungen vorkommen, die zu Irrtümern führen; dann z. B. wenn der Nabel näher zur Symphyse oder näher zum Processus xiphoideus liegt als normal. Die Entfernung zwischen Nabel und Symphyse beträgt im allgemeinen 20—24 cm, kann aber auch wesentlich kleiner (bis zu 14 cm) sein. Vor allem bei Schwangeren von Durchschnittsgröße unterlaufen dadurch gelegentlich Irrtümer. Bei besonders großen oder kleinen Frauen kommt dies seltener vor, weil deren Kinder meist der Größe der Mutter entsprechen. Solange sich die Gebärmutter noch innerhalb des kleinen Beckens befindet und man ihre Größe durch bimanuelle Untersuchung und nicht, wie später auf Grund des Fundusstandes beurteilt, können durch die Kontraktilität des Uterus Irrtümer unterlaufen, weil er kleiner erscheint, wenn er sich zusammenzieht.

Bei unklarem Untersuchungsbefund, der die Diagnose Schwangerschaft zweifelhaft erscheinen läßt, ist es ratsam, die Frau zu einer neuen Untersuchung wieder zu bestellen. Dabei kann man dann feststellen, ob sich die Gebärmutter inzwischen vergrößert hat oder nicht. Nebenbei erfährt man auch, ob die in der Zwischenzeit fällige Menstruation eingetreten ist oder nicht.

Die Lage der Portio vaginalis uteri ändert sich im Verlaufe der Schwangerschaft. Anfänglich tritt sie infolge des zunehmenden Gewichtes der Gebärmutter tiefer, später aber, wenn sich der Uterus aus dem kleinen Becken heraushebt, steigt sie wieder höher und ist am Ende des 9. Monats für den untersuchenden Finger kaum erreichbar. Außerdem finden wir sie bei Erstgebärenden am Ende der Gravidität meist verkürzt. Diese Verkürzung ist aber nur scheinbar und beruht auf der Vorwölbung des vorderen Scheidengewölbes durch den in das Becken eingetretenen kindlichen Kopf. Dadurch gelangt die Cervix uteri weiter nach hinten und erscheint verkürzt.

Zu den wahrscheinlichen Zeichen gehört auch *das Ausbleiben der Menstruation*. Wenn bei einer Frau im geschlechtsreifen Alter die Periode ausbleibt, muß man in erster Linie an eine Schwangerschaft denken. Eine Sicherheit bietet dieses Symptom natürlich nicht, weil es gelegentlich auch durch andere Gründe hervorgerufen wird. Man muß aber auch wissen, daß nach der Konzeption die Blutung noch einmal, ausnahmsweise sogar noch öfter auftreten kann. In solchen Fällen beginnt sie jedoch gewöhnlich verspätet und ist nur von kürzerer Dauer. Das Blut ist dabei meist etwas heller. Hier erhebt sich die Frage, ob eine Frau menstruieren muß, um schwanger zu werden, oder ob vielleicht eine Schwangerschaft ohne vorhergehende Menstruation möglich ist. Zweifellos ist diese Möglichkeit gegeben. Es sind Fälle bekannt, in denen Mädchen noch vor Eintreten der ersten Menstruation schwanger wurden. Eine Ovulation muß natürlich vorausgegangen sein. Noch häufiger ist eine Empfängnis in der Zeit des Stillens, in der die Periode meist ebenfalls aussetzt. Wir sahen eine Frau, die mehrere Kinder geboren hatte, ohne jemals menstruiert zu haben, weil sie schon vor Eintritt der ersten Periode schwanger wurde. Seitdem war sie entweder schwanger oder befand sich in einer Lactationsamenorrhoe.

Als ein frühes wahrscheinliches Schwangerschaftszeichen ist noch die *Verfärbung der Vulva, der Scheidenwände und der Portio* zu erwähnen, die mit dem erhöhten Blutreichtum der Beckenorgane während der Schwangerschaft zusammenhängt. Man findet dann die normalerweise rosafarben erscheinende Schleimhaut der Vulva und des Scheideneingangs bläulichrot (livide) verfärbt. Dieser Farbton ist aber auch in anderen Fällen, z. B. bei Geschwülsten im kleinen Becken oder bei andersartig bedingten Kreislaufstörungen zu beobachten.

Ein *rahmartiger Fluor* kann ebenfalls auf eine Schwangerschaft hindeuten. Er ist die Folge einer Hyperämie und einer gesteigerten Transsudation der Scheidenwand.

Als wahrscheinliches Schwangerschaftszeichen gilt es endlich auch, wenn sich *aus der Brust etwas Sekret* ausdrücken läßt.

Die *sicheren Zeichen* der Schwangerschaft sind objektive Feststellungen hinsichtlich des Eies und der Frucht. Hierher gehören:
1. Fühlen von Kindteilen,
2. Wahrnehmen der Kindsbewegungen,
3. Feststellung kindlicher Herztöne,
4. Abgang von Eiteilen oder Feststellung von Kindsteilen durch Röntgenstrahlen.

In der Geburtshilfe spricht man von großen und kleinen Kindsteilen. Zu den großen zählen Kopf, Rumpf und Beckenende (Steiß), zu den kleinen die

Gliedmaßen des Kindes. Die großen Teile kann man durch die Bauch- und Uteruswand hindurch gut abtasten, die kleinen weichen der untersuchenden Hand aus, ähnlich wie ein Stück Eis in einem Glas Wasser der Berührung mit der Fingerspitze ausweicht und nachher wieder zurückkommt (WILLIAMS). *Im Uterus tastbare Fruchtteile sind beweisend für das Vorliegen einer Gravidität.* Irrtümer können nur insofern unterlaufen, als der weniger geübte Untersucher kleine subseröse Myome für Fruchtteile halten kann.

Kindsbewegungen werden von der Schwangeren gewöhnlich von der 20. Woche an wahrgenommen. Hierbei handelt es sich jedoch um ein subjektives Symptom, das nicht für eine sichere Diagnosestellung ausreicht. Beweisend sind Kindsbewegungen nur dann, wenn sie durch die untersuchende Hebamme oder den Arzt festgestellt werden. Bei einer geringen Menge von Fruchtwasser und dünner Bauchwand kann man durch genaue Beobachtung die Bewegungen der Frucht manchmal sogar sehen. Auskultatorisch sind sie unter günstigen Umständen ebenfalls feststellbar. Die Wahrnehmung von Kindsbewegungen mit der palpierenden Hand hängt ab von der Menge des Fruchtwassers, von der Dicke der mütterlichen Bauchwand, von der Größe der Frucht und von der Stärke der Bewegungen selbst. Eine Mehrgebärende bemerkt natürlich die Kindsbewegungen früher als eine Erstschwangere, weil ihr dieses Gefühl schon bekannt ist. Verwechslungen mit Darmbewegungen kommen vor. Wenn die Kindsbewegungen etwa in der Mitte der 20. Woche erstmalig bemerkt werden, so bedeutet das nicht, daß sich die Frucht erst zu diesem Zeitpunkt zu bewegen beginnt. Die Bewegungen erlangen um diese Zeit erst eine entsprechende Intensität und werden dadurch wahrnehmbar. Eine Frau kann sich, besonders bei dringendem Kinderwunsch, Kindsbewegungen auch einbilden, wenngleich gar keine Gravidität vorliegt. *Dies ist eines der Symptome der sog. eingebildeten Schwangerschaft ("grossesse imaginaire").* In solchen Fällen bleibt die monatliche Blutung aus irgendeinem Grunde aus (öfter in den Wechseljahren). Die Därme sind gebläht; teils deswegen, teils infolge einer Verfettung beginnt der Rauminhalt des Leibes anzuwachsen. Darmbewegungen werden für Kindsbewegungen gehalten. Die Frau glaubt sich unter Umständen schon am Ende der Schwangerschaft zu befinden und sucht den Arzt auf, der ihr zu ihrer großen Enttäuschung die traurige Wahrheit sagen muß. Ich selbst sah eine Frau, die lange Zeit in unfruchtbarer Ehe gelebt hatte, jammernd und mit angeblichen Wehen in die Klinik kommen. Bei der Aufnahme in den Kreißsaal stellte es sich heraus, daß überhaupt keine Schwangerschaft vorlag und die Gebärmutter bereits in seniler Involution begriffen war. Die angeblichen Wehen waren durch Schmerzen in den geblähten Därmen verursacht. Natürlich wollte die Frau ihr Mißgeschick nicht einsehen; sie war fest überzeugt von der Schwangerschaft und hatte sogar ihre Säuglingsausstattung mitgebracht.

Kindliche Herztöne wurden zum ersten Male im Jahre 1818 von dem Genfer Arzt MAYOR beobachtet. Unabhängig von ihm gab LEJUMEAU DE KERGARADEC 1821 in der Pariser Akademie seine diesbezüglichen Feststellungen bekannt. Seine ursprünglichen Untersuchungen hatten eigentlich etwas ganz anderes zum Ziele: Er wollte nämlich wissen, ob bei Bewegungen der Frucht das Plätschern des Fruchtwassers hörbar sei. Dabei nahm er Töne wahr, die dem Ticken einer Uhr ähnlich waren und sich als kindliche Herztöne herausstellten.

Die Herztätigkeit der Frucht ist verschieden von der mütterlichen. Sie besitzt eine höhere Frequenz (etwa 140 Schläge pro Minute) und einen anderen Rhythmus. Während die Herztöne des Erwachsenen einen trochäischen bzw. jambischen Rhythmus haben, hören sich die der Frucht gleichmäßig an und ähneln dem Ticken einer Uhr. Außer den Herztönen kann man bei der Auskultation noch *Nabelschnurgeräusche*, den *Pulsschlag der Aorta abdominalis, das Uteringeräusch, Darmgurren und Kindsbewegungen* wahrnehmen. Dies muß man wissen, um beurteilen zu können, ob es sich wirklich um kindliche Herztöne handelt. Das Nabelschnurgeräusch erfolgt synchron den Herztönen der Frucht und ist weniger scharf abgegrenzt, eher etwas blasend. Es kommt meist durch irgendeine Störung im Blutkreislauf der Nabelschnur zustande, wenn es sich z. B. um eine Nabelschnurumschlingung, um einen Knoten oder um eine Venenerweiterung der Nabelschnur handelt. Der Pulsschlag der Bauchaorta hat die gleiche Frequenz wie der Radialispuls und ist sehr kräftig. Das Uteringeräusch, synchron dem mütterlichen Puls, ist mehr schabend und entsteht durch die Blutströmung in den venösen Geflechten beiderseits des Uterus und das Einströmen des Blutes in die Sinus der Placenta. Auf die Charakterisierung der Darmgeräusche einzugehen ist wohl überflüssig. Die Kindsbewegungen hört man als unregelmäßig sich wiederholendes stampfendes Geräusch.

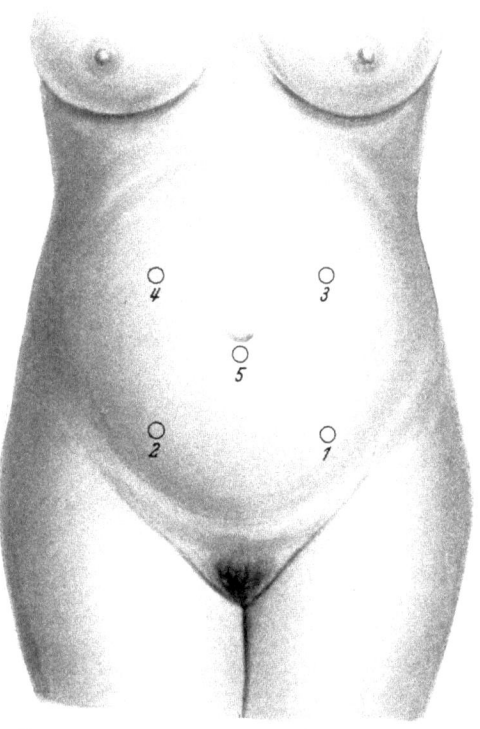

Abb. 128. Punctum maximum der kindlichen Herztöne. 1 und 2 bei Schädellage, 3 und 4 bei Beckenendlage, 5 bei Querlage.

Es ist nicht immer leicht, die kindlichen und mütterlichen Herztöne auseinanderzuhalten. Wenn sie gut hörbar und beide rhythmisch sind, ist es natürlich eine einfache Aufgabe. Handelt es sich aber beispielsweise bei der Mutter um einen fieberhaften Erschöpfungszustand mit hoher Pulsfrequenz (um 140), so kann diese der Schlagzahl der kindlichen Herztöne ungefähr entsprechen. Eine ähnliche Situation entsteht umgekehrt, wenn wegen drohender Asphyxie des Kindes dessen Herztätigkeit langsamer wird (unter 100 pro Minute). Deshalb ist es besonders für den Anfänger ratsam, beim *Abhorchen der kindlichen Herztöne gleichzeitig den mütterlichen Puls zu fühlen.* Dadurch kann man feststellen, *ob der gehörte Ton mit dem Pulsschlag der Mutter zusammenfällt oder nicht.*

Der Ort, an dem die kindlichen Herztöne am deutlichsten hörbar sind (Punctum maximum), ist je nach der Lage der Frucht im Uterus verschieden (s. Kapitel X) (Abb. 128). Die kindlichen Herztöne sind um die 20. Woche wegen der Kleinheit der Frucht mehr symphysenwärts zu hören als im späteren Verlauf der Schwangerschaft.

Beweisend für eine Gravidität sind selbstverständlich aus der Schamspalte *austretende Fruchtteile.* Der röntgenologische Nachweis kindlicher Skeletteile gelingt im allgemeinen nicht vor dem 4. Schwangerschaftsmonat. In vereinzelten Fällen ist er allerdings schon früher möglich.

Die Frühdiagnose der Schwangerschaft.

Da praktisch erst von der 20. Woche ab die sicheren Schwangerschaftszeichen vorhanden sind, versuchte man schon seit langem Verfahren auszuarbeiten, mit deren Hilfe man bereits zu einem Zeitpunkt die Gravidität erkennen könnte, an dem die bisher bekannten sicheren Zeichen noch fehlen. Der älteste bekannte Versuch in dieser Art ist die im Papyrus Berolinensis beschriebene Beobachtung der alten Ägypter, von der schon auf S. 91 die Rede war. Die erste auf wissenschaftlicher Grundlage aufgebaute Untersuchung in dieser Richtung ist mit dem Namen ABDERHALDEN verbunden und beruht darauf, daß es im Blute Schwangerer gewisse Fermente gibt, die das placentare (fremde) Eiweiß abbauen.

Die Ausführung des Versuches gestaltet sich folgendermaßen: Die entblutete Placenta wird in einer Dialysierhülse mit mütterlichem Serum zusammengebracht und das Ganze in ein mit Wasser gefülltes Gefäß gestellt, das man dann 16 Std im Thermostaten stehen läßt. Wenn das Blutserum von einer Schwangeren stammt, zerlegt es das Eiweiß der Placenta in Aminosäuren. Diese gelangen durch die Dialysierhülle in das Wasser, wo sie mit Hilfe der Biuret- oder Ninhydrinreaktion nachgewiesen werden können. Später verwandte man zu dieser Reaktion nicht mehr entblutete Placenten, sondern Placentapepton, das man von manchen Fabriken als Fertigpräparat erhalten konnte. Das Verfahren ABDERHALDENS wurde vielfach modifiziert (KOTTMANN, PREGL u. a.). Auf dem ABDERHALDENschen Verfahren beruht auch die LÜTTGE-MERTZsche Reaktion, mit der man das Geschlecht des zu erwartenden Kindes zu bestimmen suchte. Schließlich hat man placentares Eiweiß intracutan geimpft und wollte aus der auftretenden Hautreaktion die Schwangerschaft nachweisen (ENGELHORN-WINTZ).

Im folgenden sei eine Reihe von Schwangerschaftsreaktionen aufgezählt, die auf *besonderen Eigenschaften des Serums* beruhen: die Antithrombinreaktion (DIENST), die Antitrypsinreaktion (HALBAN und LANDSTEINER, THALER, ROSENTHAL), die Meiostagminreaktion (ASCOLI, ZUBRZYCKI, BLUMENTHAL-FRÄNKEL), die Präcipitinreaktion (FREUND-KAMINER), die Lipoidreaktion (ROEMER). Außer diesen gibt es noch viel andere; keine hat jedoch die auf sie gesetzten Hoffnungen erfüllt, so daß wir uns hier auf eine kurze Erwähnung beschränken dürfen. Es könnte noch die LINZENMEIERsche Reaktion der Senkung der roten Blutkörperchen angeführt werden. Sie ist aber zur Schwangerschaftsdiagnose ebenfalls nicht geeignet, da die Senkungsgeschwindigkeit in gleicher Weise durch irgendeinen entzündlichen oder malignen Prozeß erhöht sein kann.

Lediglich die ABDERHALDENsche Reaktion wurde längere Zeit hindurch verwendet. Letzten Endes hat auch sie sich nicht bewährt, weil das Schwangerenserum nicht immer in gleicher Weise reagiert und die Reaktion auch durch andere Faktoren ausgelöst werden kann. Trotzdem bleibt es ein großes Verdienst ABDERHALDENS, seinerzeit als erster eine biologische Reaktion der Schwangerschaft ausgearbeitet zu haben.

Eine weitere Gruppe von Schwangerschaftsreaktionen beruht auf *Stoffwechseländerungen*. Das Wesen der Acetonuriereaktion (NOVAK-PORGES) beruht auf dem rascheren Erscheinen von Aceton im Urin kohlenhydratarm ernährter Schwangerer. Diese Methode kommt für die Praxis ebensowenig in Frage wie die auf der alimentären, renalen Glykosurie beruhende Zuckerbelastungsprobe von FRANK-NOTHMANN. Dagegen hat sich die Phloridzinreaktion (KAMNITZER-JOSEPH) stärker verbreitet. Sie beruht darauf, daß bei einer gesunden, nicht schwangeren Frau binnen $1^1/_2$ Std Zucker im Urin erscheint, wenn man ihr 5 mg Phloridzin injiziert, während bei einer Schwangeren derselbe Effekt mit 2 mg zu erreichen ist. Wir selbst haben uns schon frühzeitig mit dieser Methode beschäftigt. Nach unseren Feststellungen ist sie in der Schwangerschaftsdiagnostik nur den früher erwähnten wahrscheinlichen Zeichen gleichwertig; denn sie ist auch bei Nichtschwangeren in etwa 18% und bei Schwangeren nur in 82,1% der Fälle positiv. Andere Autoren, die sich später mit dieser Frage beschäftigten, kamen zum gleichen Ergebnis. Auf ähnlicher Grundlage (Kohlenhydratstoffwechsel) beruht die Adrenalinreaktion (ROUBITSCHEK, BRINNITZER). Sie wird folgendermaßen ausgeführt: Man gibt der Schwangeren nüchtern 10 g Traubenzucker und 200 cm³ Wasser und injiziert ihr 20 min später $^1/_2$ mg Adrenalin. Falls eine Schwangerschaft vorliegt, erscheint nach $^1/_2$—1 Std Zucker im Urin, ohne daß sich der Blutzucker wesentlich erhöht.

Die bisher erwähnten Reaktionen haben höchstens eine Sicherheit von 80 bis 90% und waren nur solange notwendig, als es keine besseren Verfahren gab. Ein solches stellt neuerdings die hormonale biologische Schwangerschaftsreaktion dar (ASCHHEIM-ZONDEK). Sie beruht auf der enormen Zunahme der gonadotropen Hormone im Harn. Injiziert man infantilen, 6—8 g schweren weiblichen Mäusen im Laufe von 48 Std 6mal je 0,2—0,4 cm³ Harn, so ruft dieser im Eierstock der Maus nach 100 Std charakteristische Veränderungen hervor, falls er von einer Schwangeren stammt. Die typischen Veränderungen sind: Follikelreifung,

Blutungen in die Follikel („Blutpunkte") und Corpus luteum-Bildung, die gewöhnlich schon mit bloßem Auge erkennbar sind (Abb. 129a und b). Bei positiver Reaktion müssen wenigstens Blutpunkte oder Corpora lutea vorhanden sein. Falls nur Follikelreifung festzustellen ist, darf die Reaktion nicht als positiv betrachtet werden. *Dieses Verfahren stellte bisher die beste Schwangerschaftsreaktion dar*, hat eine Sicherheit von ungefähr 98% und pflegt 8—10 Tage nach Ausbleiben der Menstruation positiv zu werden. Der einzige Nachteil ist die lange Versuchsdauer von 100 Std. Deshalb ist von verschiedenen Seiten versucht worden, die Reaktion

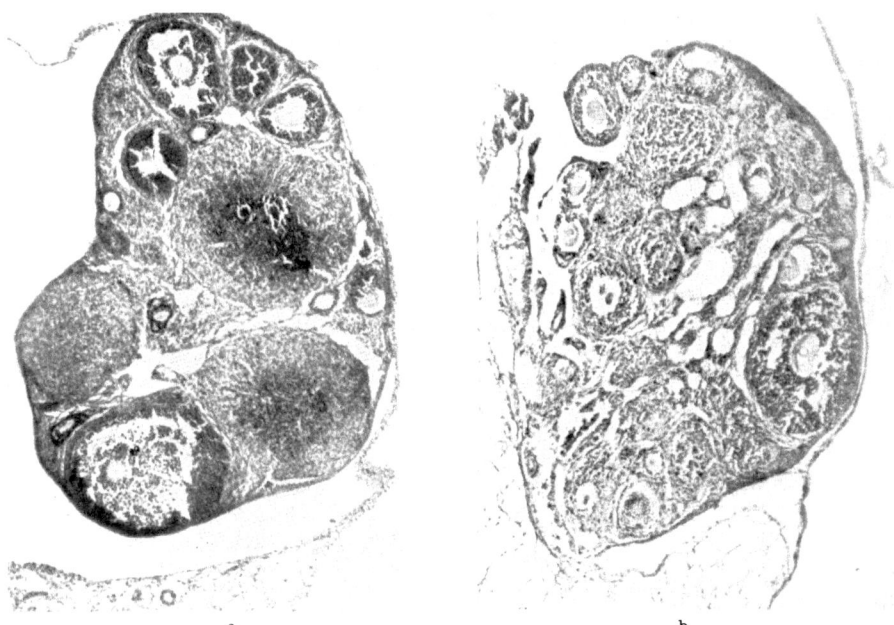

Abb. 129 a u. b. Histologisches Bild der ASCHHEIM-ZONDEKschen Reaktion. a positiver Ausfall, b negativer Ausfall.

abzuändern. ASCHHEIM und ZONDEK selbst waren bemüht, eine Verbesserung durch Verwendung konzentrierten Harns zu erreichen.

Sehr zweckmäßig erscheint das von FRIEDMAN-LAPHAM empfohlene Verfahren, das auch wir etwas modifiziert (seit 1931) viele Jahre ausführten. Des besseren Verständnisses wegen sei erwähnt, daß die Kaninchen nicht wie Mäuse und Ratten einen oestrischen Cyclus haben. Bei ihnen wird der Follikelsprung durch die Kohabitation hervorgerufen. Deswegen muß man die für die Reaktion in Aussicht genommenen geschlechtsreifen weiblichen Kaninchen 4 Wochen lang von den männlichen getrennt halten. Verwandt werden 1500—2000 g schwere Tiere. Zur Untersuchung nimmt man womöglich den Morgenharn der Frau. Dieser wird filtriert und im Eisschrank aufbewahrt, vor dem Einspritzen aber wieder auf Körpertemperatur erwärmt. Man injiziert im Verlauf von 38—42 Std 3mal 4 cm^3 Harn in die Ohrvene des Versuchstieres. (Um verläßlichere Resultate zu bekommen, spritzen wir 4mal 8 cm^3.) Nach 48 Std wird in Äthernarkose der Eierstock durch einen 3—4 cm langen, in einigen Zentimetern Abstand parallel zur Wirbelsäule geführten Schnitt herausgehoben und betrachtet. Bei negativem Verlauf der Reaktion sieht man keine wesentlichen Veränderungen des Ovar; bei positivem Ausfall dagegen, wenn also der Harn von einer Schwangeren stammt.

schwillt der Eierstock im ganzen an, die einzelnen Follikel sind vergrößert, und infolge des großen Blutreichtums tritt in ihnen eine Blutung auf. Dadurch sieht der Eierstock wie mit Zündholzköpfen gespickt aus. Neben den Follikelblutungen bilden sich hier und da auch Gelbkörper mit einer charakteristischen punktartigen Spitze, die auf Berührung blutet (Abb. 130 a und b, Abb. 131 a und b). Auch hier ist wenigstens das Vorhandensein von Blutungen in die Follikel erforderlich, wenn man die Reaktion als positiv ansehen will. Normalerweise kann ein Kaninchen 2mal, eventuell sogar 3mal verwendet werden. Bei positiver Reaktion muß man jedoch 4—5 Wochen verstreichen lassen. Die Kaninchenreaktion

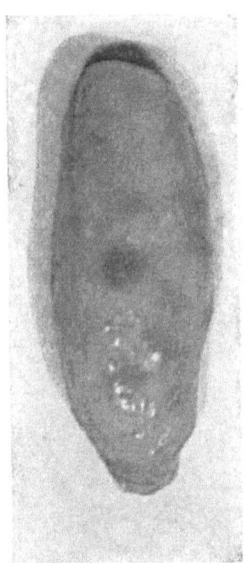 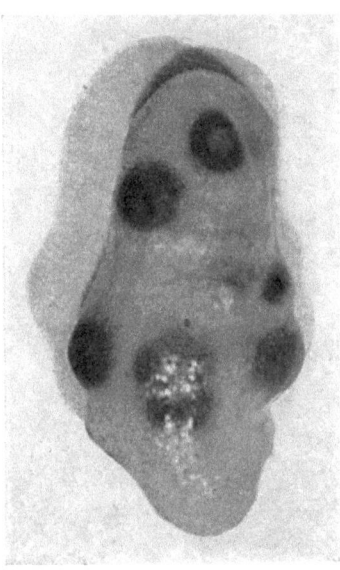

a   b

Abb. 130 a u. b. FRIEDMAN-LAPHAMsche Reaktion. Makroskopisch: a negativ, b positiv.

pflegt im allgemeinen schon 8—10 Tage nach dem Ausbleiben der Menstruation ebenfalls positiv zu sein. Ihr Vorteil der Mäusereaktion gegenüber besteht in einer kürzeren Versuchsdauer (48 Std). Ein weiterer Vorzug ist die wiederholte Verwendungsmöglichkeit desselben Tieres, falls man die Eierstöcke mittels einer Laparotomie betrachtet, ohne das Tier zu töten. Nebenbei bemerkt, muß man auch bei der Ausführung der ASCHHEIM-ZONDEKschen Reaktion die Mäuse nicht töten. In Hormonforschungsinstituten wäre das gar nicht zweckmäßig, weil die Tiere später noch für andere Zwecke verwendet werden können. Nach Exstirpation der Eierstöcke sind sie nämlich für das zur Titration des Follikelhormons dienende sog. ALLEN-DOISY-Verfahren zu gebrauchen.

Eine noch kürzere Versuchsdauer ergibt sich bei Verwendung einer afrikanischen Krötenart, des Krallenfrosches (Xenopus laevis). Dieser legt nach Injektion prolanhaltigen Harns in den Lymphsack schon nach 6—10 Std seine Eier ab. Diese Reaktion konnte sich jedoch in Deutschland nicht durchsetzen, da einerseits der Krallenfrosch schwer züchtbar ist und andererseits bei den akklimatisierten Tieren größere Fehlerquellen bestehen.

Die vor kurzem publizierte Schwangerschaftsreaktion mit Ratten wird folgendermaßen ausgeführt: Man injiziert drei 25—30 g schweren, weiblichen Ratten 2mal je 2 cm³ Morgenharn im Abstand von 1 Std subcutan. Das erste Tier wird nach 6 Std getötet und dann werden die Ovarien makroskopisch untersucht. Findet man eine leichte Vergrößerung und eine himbeerrote Verfärbung, so ist die Reaktion positiv. Fällt die Reaktion zweifelhaft oder negativ aus, tötet man die zwei übrigen Tiere nach weiteren 18 Std und entscheidet dann endgültig. Eigene Erfahrungen (DUBRAUSZKY) bestätigen ebenfalls, daß der Rattentest durch seine Schnelligkeit dem Originalverfahren von ASCHHEIM-ZONDEK überlegen ist, ohne wesentliche Einschränkung der Zuverlässigkeit.

Neuerdings wurde auch über eine Schwangerschaftsreaktion mit verschiedenen Froscharten sowie mit der einheimischen Erdkröte berichtet. Nach Injektion

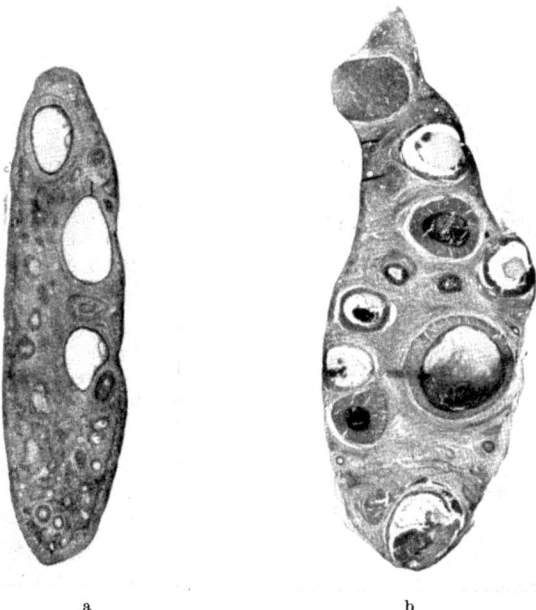

Abb. 131 a u. b. FRIEDMAN-LAPHAMsche Reaktion. Mikroskopisch: a negativ, b positiv.

von Harn einer Graviden sind bereits nach 2—4 Std Spermatocyten im Urin des männlichen Versuchstieres nachzuweisen.

Ein abschließendes Urteil über die letztgenannte Methode zu geben, ist noch nicht möglich.

Die Schwangerschaftszeitrechnung.

Bei der Untersuchung Schwangerer ist es nicht die einzige Aufgabe des Arztes, zu entscheiden, ob überhaupt eine Gravidität vorliegt; er muß auch beurteilen, wie alt die Schwangerschaft ist, ob die Frucht lebt und in welcher Lage sie sich befindet. Die Schwangerschaftsberechnung, die das Alter der Frucht erkennen läßt, gründet sich auf folgende Faktoren:

1. das Ausbleiben der Menstruation,
2. den Zeitpunkt der ersten Kindsbewegungen,
3. den Tag der befruchtenden Kohabitation,
4. die Senkung des Leibes,
5. die Größe der Gebärmutter,
6. die intrauterine Größe der Frucht.

Bezüglich der *Menstruation* soll nicht nur festgestellt werden, wann sie zum letztenmal auftrat, sondern auch, wie sie verlief. Wir erwähnten schon, daß nach der Konzeption periodenartige Blutungen noch ein- oder zweimal auftreten können. Diese Blutungen setzen aber meistens etwas verspätet ein und sind von kürzerer Dauer. Das Blut ist gewöhnlich etwas heller. Ausnahmsweise kann sich eine solche Blutung noch mehrere Monate einstellen. Nicht allein dieser Umstand, sondern auch ein Ausbleiben der Menstruation *vor* der Konzeption vermag zu einem Irrtum zu führen. Das häufigste Beispiel dafür kommt nach Entbindungen vor. In der Lactationsperiode pflegt die monatliche Blutung nicht zu erscheinen, aber dennoch ist eine Konzeption möglich. Früher wurde die Schwangerschaft auf Grund der Menstruationsangabe in der Weise berechnet, daß man zu dem letzten Tag der letzten Periode 9 Kalendermonate hinzuzählte (bzw. 3 Monate abzog) und dazu noch 7 Tage addierte (NAEGELE). Nach der später üblichen Methode, die ebenfalls als NAEGELEsche bezeichnet wird, rechnet man zum 1. Tag der letzten Periode 9 Kalendermonate hinzu (bzw. zieht 3 Monate ab) und addiert 7 Tage auf. 9 Kalendermonate entsprechen nämlich nur 273 Tagen. Um auf die mit 280 Tagen angenommene Schwangerschaftsdauer zu kommen, muß man also noch 7 Tage hinzuzählen. Nimmt man beispielsweise als ersten Tag der letzten Periode den 1. Januar an, so erhält man den 8. Oktober als Geburtstermin. Schon HIPPOKRATES nahm eine Schwangerschaftsdauer von 280 Tagen an. Auf Grund der neuesten Untersuchungen und Beobachtungen an Tieren dauert die Befruchtungsfähigkeit des Eies wenige Stunden und die des Spermium nur wenige Tage (s. S. 68). Da die Ovulation bzw. der Follikelsprung ungefähr am 14.—16. Tage vor dem Beginn der zu erwartenden Periode liegt, ist das Optimum der Befruchtung in dieser Zeit zu suchen. Demnach wäre die Dauer der Schwangerschaft kürzer als 280 Tage, und man begreift, warum sowohl die NAEGELEsche Berechnung (vom letzten Tage der letzten Periode an gerechnet), als auch die zur Zeit übliche Methode (vom 1. Tag der letzten Periode an gerechnet) nicht immer zutreffen. Die Schwangerschaftsberechnung wäre aber selbst dann noch ungenau, wenn man sie von dem Zeitpunkt der Konzeption ab rechnen könnte. Die Dauer der Gravidität ist nämlich individuell verschieden, wie aus später folgenden Erörterungen (siehe Schwangerschaftsdauer) hervorgeht. Man rechnet also vergeblich die 280 Tage genau aus, wenn die Schwangerschaft in Wirklichkeit gar nicht so lange dauert. Deshalb ist es zweckmäßig, den Geburtstermin nie auf einen bestimmten Tag festzulegen. Man sagt z. B. nicht, die Geburt wird am 30. Oktober stattfinden, sondern ungefähr zwischen 25. Oktober und 5. November.

Ein zweiter Faktor in der Schwangerschaftsberechnung ist *die Zeit der ersten Kindsbewegungen*. Diese werden von der Schwangeren ungefähr in der 20. Woche bemerkt. Da die Schwangerschaft 40 Wochen dauert, rechnet man zum Tag der ersten Kindsbewegungen 20 Wochen, d. h. ungefähr $4^1/_2$ Kalendermonate hinzu. Wenn jemand also die ersten Kindsbewegungen am 15. Oktober bemerkt hat, dann wäre die Geburt ungefähr am 1. März zu erwarten. Diese Berechnung ist selbstverständlich auch nicht genau, da nicht jede Schwangere die ersten Kindsbewegungen im gleichen Stadium der Gravidität fühlt. Abgesehen davon stellen sie Mehrgebärende früher fest als Erstgebärende. Eine Rolle spielt weiterhin der Entwicklungsgrad des Feten und die Menge des Fruchtwassers. Man kann also weder aus der Zeit der letzten Menstruation noch aus der Angabe der ersten Kindsbewegungen den Geburtstermin exakt voraussagen; schon deshalb nicht, weil die beiden Daten meist nicht vollkommen übereinstimmen. In solchen Fällen muß man sie gegeneinander abwägen. Unseren eigenen Erfahrungen zufolge ist der aus den Kindsbewegungen errechnete

Zeitpunkt — wenn eine Diskrepanz zwischen den beiden Terminen besteht — weniger verläßlich.

Die Annahme, man könne den Geburtstermin am besten und genauesten aus der *Zeit der befruchtenden Kohabitation* berechnen, liegt nahe. Dies ist jedoch bei einer verheirateten Frau meist unmöglich. Anderseits nützt die Kenntnis

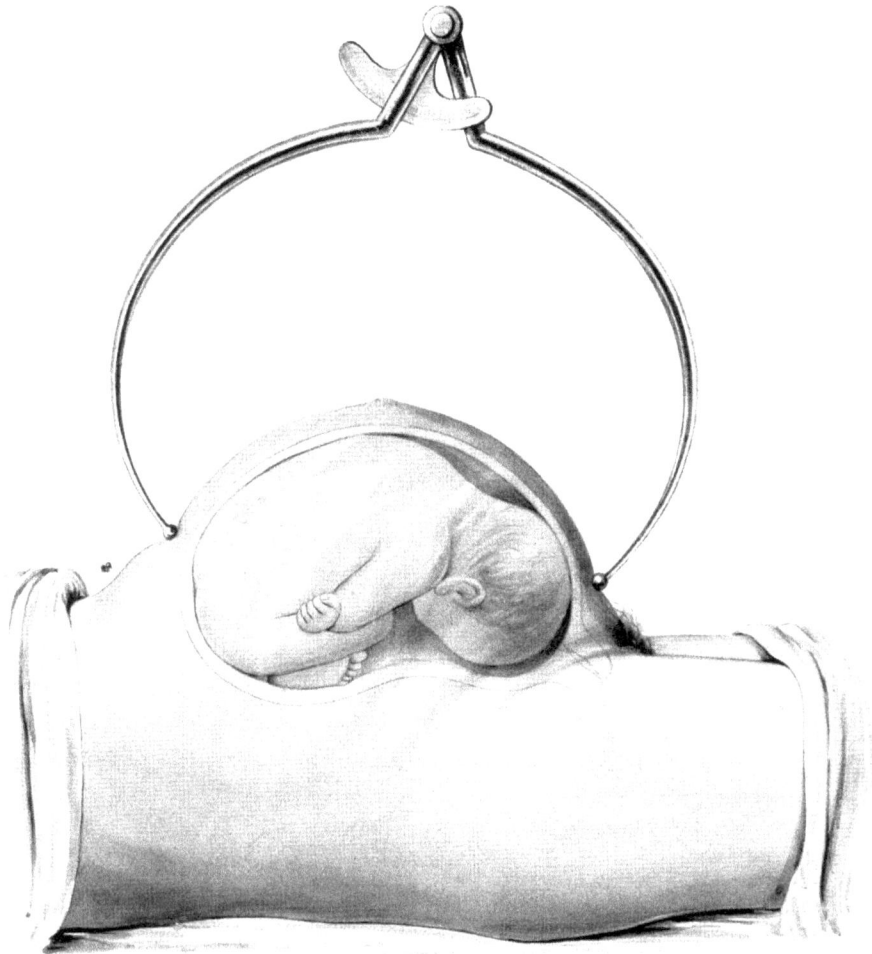

Abb. 132. Bestimmung der Länge des Feten bei einer Mehrgebärenden.

des Konzeptionstermins schon deshalb nicht viel, weil die Schwangerschaft nicht immer von gleicher Dauer ist. Bei bekanntem Konzeptionstag fügt man schematisch 9 Kalendermonate hinzu, ohne 7 Tage zu addieren. Für denjenigen, der sich zur OGINO-KNAUSschen Auffassung bekennt, nach der die Befruchtung nur zur Zeit der Ovulation möglich ist, bedeutet die Kenntnis des Tages der befruchtenden Kohabitation nicht viel, da er ja mit dem Zeitpunkt der Ovulation übereinstimmen muß und ohnehin aus den Menstruationsangaben rückläufig berechnet werden kann. Wenn man die OGINO-KNAUSsche Theorie nicht anerkennt, die neueren Forschungsergebnisse bezüglich des Follikelsprunges nicht berücksichtigt und außerdem eventuell mehrere Ovulationen während eines Cyclus für möglich hält (STIEVE), ist die Kenntnis der befruchtenden Kohabitation für die genaue Festlegung des Geburtstermins ebenfalls nicht entscheidend, weil man nicht wissen kann, wann die Ovulation erfolgte, wie lange das Spermium in den Genitalorganen verweilte, wann die Imprägnation stattfand und wie lange im gegebenen Falle die Schwangerschaftsdauer sein wird.

Man kann bei der Berechnung des Geburtstermins auch den Zeitpunkt der *Senkung des Leibes* verwerten, da sich bekanntlich der Fundus uteri im 10. Monat ungefähr in gleicher Höhe befindet wie im 8. Nach der Senkung des Leibes fühlt sich die Schwangere erleichtert, die Atmung wird wieder freier, weil das

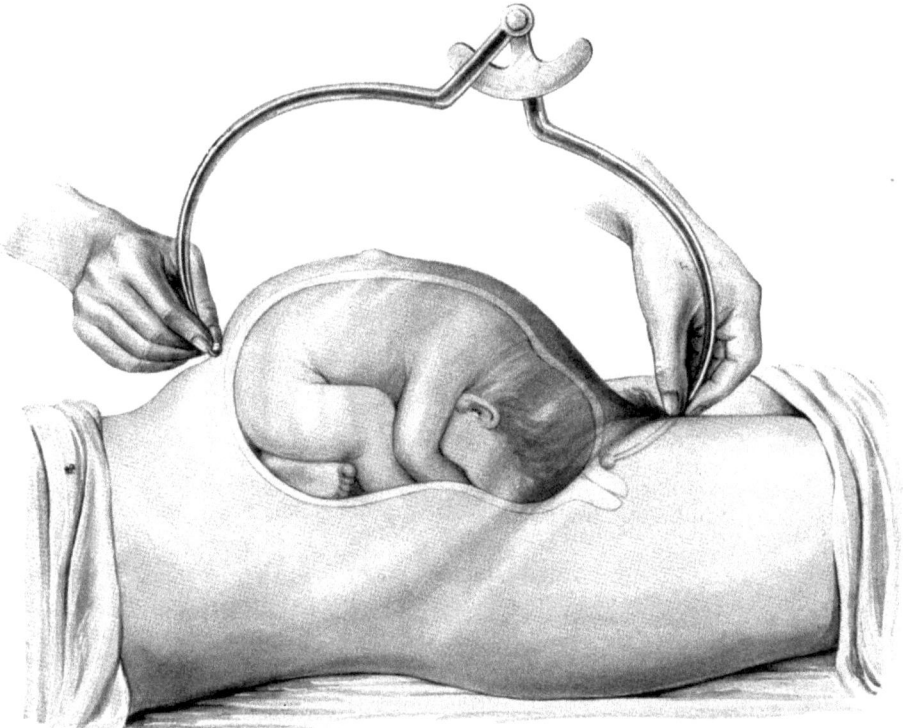

Abb. 133. Bestimmung der Länge des Feten bei einer Erstgebärenden.

Zwerchfell nicht mehr so hoch steht. Beim Sitzen übt der Fundus uteri auf den Rippenbogen und die Lebergegend keinen so großen Druck mehr aus wie zuvor. Ein objektives Zeichen der Senkung des Leibes ist die leichtere Eindrückbarkeit der Bauchwand in der Magengrube. Nach Auftreten dieser Symptome rechnet man noch drei Wochen bis zum Ende der Schwangerschaft. Der Arzt muß sich jedoch selbst davon überzeugt haben, wenn er sie als objektive Zeichen verwerten will.

Alle bisher aufgeführten Daten und Anzeichen beruhen im wesentlichen auf den Angaben der Schwangeren. Aber sie können nachgeprüft werden, indem man sich z. B. über den *Stand des Fundus uteri* orientiert. Auf Grund dieser Bestimmung (s. S. 128) kann man annähernd feststellen, wie weit die Schwangerschaft fortgeschritten ist. Eine Ausnahme bilden die Fälle, bei denen zu viel oder zu wenig Fruchtwasser vorhanden, die Frucht zu groß oder zu klein ist, oder eine Zwillingsschwangerschaft vorliegt.

Ob die Gravidität 8 oder 10 Monate alt ist, läßt sich aus den oben erwähnten Angaben, aus der Beschaffenheit des Nabels (s. S. 128) und aus der Größe der

Frucht bestimmen. Der erfahrene Geburtshelfer kann die Größe des Kindes durch Schätzen beurteilen, besonders bei Schädellagen, bei denen der Schädel und sein Verhältnis zum Beckeneingang relativ gut zu tasten ist. AHLFELD hat ein besonderes Verfahren zur Messung der Fruchtlänge angegeben. Das Vorgehen ist dabei verschieden, je nachdem, ob es sich um eine Mehrgebärende oder Erstgebärende handelt, d. h. ob die Bauchwand schlaff oder straffer ist. Ist sie schlaff und der Kopf noch über dem Beckeneingang, dann legt man den einen Arm des Beckenzirkels durch die Bauchwand hindurchtastend an den über der Symphyse liegenden Kopf des Feten, den anderen an den Fundus uteri an (Abb. 132). Bei Erstgebärenden, bei denen dies wegen der Straffheit der Bauchdecken und des bereits erfolgten Eintrittes des Kopfes ins Becken nicht möglich ist, wird der untere Arm des *sterilen* Zirkels durch die Scheide an den kindlichen Kopf herangeführt (Abb. 133). Der gewonnene Wert entspricht ungefähr der Hälfte der Fruchtlänge. Wenn man also die ermittelte Länge verdoppelt und durch 5 dividiert, erhält man die Anzahl der Schwangerschaftsmonate. AHLFELD gab eine noch genauere Formel an: $\frac{(\text{intrauterine Länge} \times 2) - 2}{5}$. Das Dividieren durch 5 ist erforderlich, weil die durchschnittliche Länge des Feten vom 5. Schwangerschaftsmonat an 5mal soviel Zentimeter beträgt, wie die Schwangerschaft Monate zählt (s. S. 92). Das AHLFELDsche Verfahren findet aber kaum mehr Anwendung. Es hatte hauptsächlich solange eine größere Bedeutung, als man bei engem Becken Frühgeburten einleitete.

Die Dauer der Schwangerschaft.

Im Zusammenhang mit der Frage der Schwangerschaftsberechnung müssen wir uns auch mit der Dauer der Gravidität befassen. Sie beträgt im Durchschnitt 10 Lunarmonate, d. h. 280 Tage. Obwohl diese Berechnung praktisch im großen und ganzen zutrifft, gibt es im einzelnen doch Abweichungen. AHLFELD fand auf Grund von 425 genau beobachteten Fällen eine mittlere Schwangerschaftsdauer von 269 Tagen. RACIBORSKY hat schon vor langer Zeit festgestellt, daß junge Frauen, deren Hochzeit in der zweiten Hälfte des Intermenstruum stattfand, meistens die Periode noch einmal bekamen, im Gegensatz zu Frauen, die kurz nach einer Menstruation heirateten. Die Schwangerschaft betrug bei den letztgenannten, worauf auch WILLIAMS hingewiesen hat, weniger als 280 Tage, war also kürzer. SZEMKÖ beschrieb einen Fall, bei dem der Termin der Kohabitation bekannt war, und bei dem die Schwangerschaft 320 Tage dauerte. SIEGEL berichtete über eine Schwangerschaft von 331 Tagen. Nach unseren eigenen Beobachtungen beträgt die durchschnittliche Schwangerschaftsdauer weniger als 280 Tage. Bei einer verheirateten Frau ist der Termin des befruchtenden Coitus meist schwer zu bestimmen, und die Angaben sind im allgemeinen mit Vorsicht zu bewerten.

Leichter zu beurteilen sind die Verhältnisse in der Tierzucht. Da über die Belegung der Haustiere meist genaue Aufzeichnungen geführt werden, kann man hier die Frage der Schwangerschaftsdauer besonders gut studieren. Dabei zeigt sich, daß die Tragzeit in gewissen Grenzen schwankt. Sie dauert beim Pferd durchschnittlich 336 Tage, kann aber auch als Minimum 307 und als Maximum 412 Tage betragen. Die Kuh ist im Durchschnitt 280 Tage lang trächtig. Die Grenzwerte reichen jedoch bis zum 240. bzw. 321. Tage. Bei Affen kann die Schwankung der Schwangerschaftsdauer 45 Tage betragen. Die neuesten biostatistischen Ermittlungen sprechen dafür, daß die Dauer der Schwangerschaft bei der Frau, ebenso wie in der Tierwelt, größeren Schwankungen unterworfen ist. Die Ursachen für die Schwankungen der Schwangerschaftsdauer sind nicht immer mit Sicherheit nachweisbar. Jedenfalls spielt dabei auch der verschiedene Grad der Entwicklung des Kindes eine Rolle (ZANGEMEISTER, SOLTH). In Laienkreisen trifft man oft die Meinung, bei einer männlichen Frucht dauere die Gravidität etwas länger, als der oben angegebenen Zeit entspricht. Madame LAURIE beobachtete, daß die Schwangerschaft bei den in besseren Verhältnissen lebenden Frauen länger dauert als bei denen, die ein weniger bequemes Leben führen. Andere glauben, die Gravidität sei bei jüngeren Frauen im allgemeinen von einer etwas längeren Dauer als bei älteren. Neuere Beobachtungen sprechen für eine Abhängigkeit der Schwangerschaftsdauer von der Länge des Menstruationscyclus (WAHL, BURGER, KOROMPAY u. a.).

Die Frage der Schwangerschaftsdauer hat große gerichtsmedizinische Bedeutung. Wir verweisen hier auf größere geburtshilfliche Handbücher und gerichtsmedizinische Arbeiten. Zur Beurteilung der Vaterschaft sind die gesetzlichen Richtlinien in Deutschland in den §§ 1591 BGB., 1592 BGB. und 1717 BGB. niedergelegt.

§ 1591 BGB. „Ein Kind, das nach Eingehung der Ehe geboren wird, ist ehelich, wenn die Frau es vor oder während der Ehe empfangen hat und der Mann innerhalb der Empfängniszeit der Frau beigewohnt hat. Das Kind ist nicht ehelich, wenn es den Umständen nach offenbar unmöglich ist, daß die Frau von dem Manne das Kind empfangen hat.

Es wird vermutet, daß der Mann innerhalb der Empfängniszeit der Frau beigewohnt habe. Soweit die Empfängniszeit in die Zeit vor der Ehe fällt, gilt die Vermutung nur, wenn der Mann gestorben ist, ohne die Ehelichkeit angefochten zu haben."

§ 1592 BGB. „Als Empfängniszeit gilt die Zeit von dem einhunderteinundachtzigsten bis zu dem dreihundertzweiten Tag vor dem Tag der Geburt des Kindes, mit Einschluß sowohl des einhunderteinundachtzigsten als des dreihundertzweiten Tages."

„Steht fest, daß das Kind innerhalb eines Zeitraumes empfangen worden ist, der weiter als dreihundertzwei Tage vor dem Tage der Geburt zurückliegt, so gilt zugunsten der Ehelichkeit des Kindes dieser Zeitraum als Empfängniszeit."

§ 1717 BGB. „Als Vater des unehelichen Kindes gilt, wer der Mutter innerhalb der Empfängniszeit beigewohnt hat, es sei denn, daß auch ein anderer ihr innerhalb dieser Zeit beigewohnt hat. Eine Beiwohnung bleibt jedoch außer Betracht, wenn es den Umständen nach offenbar unmöglich ist, daß die Mutter das Kind aus dieser Beiwohnung empfangen hat. Als Empfängniszeit gilt die Zeit von dem einhunderteinundachtzigsten bis zum dreihundertzweiten Tag vor dem Tage der Geburt des Kindes, mit Einschluß sowohl des einhunderteinundachtzigsten als des dreihundertzweiten Tages."

In der gerichtsärztlichen Praxis wird bei Vaterschaftsklagen in unklaren Fällen immer ein Gutachten von Fachleuten angefordert bezüglich der Frage der „offenbaren Unmöglichkeit", d. h. also, ob gegebenenfalls die Möglichkeit der Vaterschaft „jeder menschlichen Erfahrung und vernünftigen Überlegung" widerspricht.

In Frankreich liegt die gesetzliche Empfängniszeit zwischen dem 180. und 300. Tag, in Ungarn zwischen dem 182. und 300. Tag. In England besteht kein diesbezügliches Gesetz; doch ist ein Fall bekannt, bei dem die Kohabitation 331 Tage zurücklag und das Gericht diese als den befruchtenden Verkehr anerkannte. Die Fachleute betonen heute überall, daß diese gesetzlichen Bestimmungen einer Abänderung bedürfen.

Leben oder Tod der Frucht.

Wenn man entscheiden will, ob die Frucht lebt oder nicht, so hat sie so lange als lebend zu gelten, bis man mit Sicherheit ihren Tod feststellen kann. Wenn beispielsweise eine Frau in der zweiten Hälfte der Schwangerschaft keine Kindsbewegungen verspürt und der Arzt keine Herztöne hört, ist bei der ersten Untersuchung die Entscheidung, ob das Kind abgestorben ist, nicht endgültig zu treffen, da die Möglichkeit besteht, daß der kindliche Rücken nach hinten gerichtet und deswegen vielleicht die Untersuchung erschwert ist. Viel Fruchtwasser oder sehr straffe und fettreiche Bauchdecken können dabei die Diagnosestellung komplizierter gestalten. Bedenklicher ist es, wenn bei einer Schwangeren die Herztöne schon öfter konstatiert wurden, bei einer späteren Untersuchung jedoch nicht mehr zu hören sind. Selbst in solchen Fällen besteht aber noch die Möglichkeit eines Lagewechsels der Frucht. Häufig suchen Schwangere besorgt den Arzt auf, weil sie keine Kindsbewegungen spüren, und doch sind die Herztöne nachweisbar. Wie diese Fälle zeigen, bewegt sich das Kind nicht immer gleichmäßig stark und kann zeitweise in der Gebärmutter in einem ,,Schlummerzustand" verharren. Nach einem intrauterinen Fruchttod während der zweiten Hälfte der Schwangerschaft vergrößert sich selbstverständlich die Gebärmutter nicht weiter, der Leibesumfang nimmt also nicht mehr zu, sondern wird im Gegenteil kleiner.

Noch schwieriger ist die Klärung dieser Fragen in der ersten Schwangerschaftshälfte, weil dann noch keine Herztöne und Kindsbewegungen vorhanden sind. Zu dieser Zeit kann das Leben der Frucht an dem Wachstum der Gebärmutter und aus der der Zeit der Amenorrhoe entsprechenden Größe des Uterus erkannt werden. Eine annähernd sichere Diagnose vermag man aber nur zu stellen, wenn man die Schwangere schon vorher einmal untersucht hatte. Wenn z. B. der Uterus einer Frau, deren letzte Periode im Mai war, im September eine dem 2. Schwangerschaftsmonat entsprechende Größe aufweist, bestehen zwei Möglichkeiten. Entweder war die Konzeption im Mai, und das Ei ist nach 2 Monaten abgestorben, oder die Frau kam, obwohl sie schon seit Mai nicht mehr menstruierte, erst im Juli in andere Umstände. In solchen Fällen soll die Patientin durch weitere 3—4 Wochen beobachtet werden, damit man feststellen kann, ob sich die Gebärmutter vergrößert, d. h. ob das Ei lebt. Viel schneller läßt sich jedoch in solchen Fällen die Entscheidung durch die biologische Schwangerschaftsreaktion treffen.

Seit diese Untersuchungsverfahren bekannt sind, braucht man im Anfang der Schwangerschaft nicht wochenlang zu warten, um das Leben der Frucht erkennen zu können. Ein einmaliger negativer Ausfall der Reaktion ist aber noch nicht maßgebend. Mit Hilfe der hormonalen Schwangerschaftsreaktion kann auch ein beginnendes Absterben des Eies erkannt werden. In solchen Fällen findet man nämlich bei der FRIEDMAN-LAPHAMschen Reaktion im Eierstock des Kaninchens nur Randblutungen in den Follikeln (REZEK). Dasselbe Bild sieht man nach unseren Erfahrungen manchmal bei ganz jungen Schwangerschaften. Bei solchem Reaktionsausfall ist es daher ratsam, die Untersuchung zu wiederholen.

Wenn die Frucht abgestorben ist, zeigt sich oft außer den genannten objektiven Veränderungen ein bräunlich blutiger Ausfluß. Er bedeutet aber für sich allein nicht den Fruchttod, weil er auch durch andere Ursachen bedingt sein kann. In der zweiten Hälfte der Schwangerschaft kann auch eine Röntgenuntersuchung herangezogen werden. Wenn die Frucht tot ist, findet man, abgesehen von anderen, weniger sicheren Zeichen (z. B. die auffallende Knickung der Wirbelsäule) eine dachziegelartige Verschiebung der Kopfknochen (SPALDING). Bei der Beurteilung des Röntgenbildes ist auch für den genügend Erfahrenen große Vorsicht angezeigt. Bei der inneren Untersuchung findet man das Schlottern der Kopfknochen als charakteristisches Symptom, da die Knochen entlang den Nähten gegeneinander auffallend verschieblich sind.

Mit dem intrauterinen Fruchttod gehen auch subjektive Symptome einher: Übelkeit, Brechreiz, schlechter Mundgeschmack, Fehlen der Kindsbewegungen.

Die schlaffe Gebärmutter „pendelt" im Leib wie ein Fremdkörper hin und her. Bezüglich der Ätiologie und der therapeutischen Maßnahmen bei intrauterinem Fruchttod sei auf Kapitel VIII verwiesen.

Die Lage der Frucht im Uterus (Lage, Stellung, Haltung).

Zur präzisen Bezeichnung der Lage der Frucht im Uterus benötigt man einige Termini technici. Es sind dies die Begriffe von der Lage, der Stellung und der Haltung des Kindes.

Die *Lage* der Frucht (Situs) wird durch das Verhältnis der kindlichen Längsachse zur mütterlichen beschrieben. Wir unterscheiden *Grad- oder Längslagen*, wenn die Längsachse der Frucht mit der der Mutter zusammenfällt und *Schräg- und Querlagen*, wenn beide Längsachsen einen kleineren oder größeren Winkel miteinander bilden. Die Grad- oder Längslagen teilen wir in Kopf- und Beckenendlagen ein.

Die *Stellung* der Frucht (Positio) bezeichnet das Verhältnis des kindlichen Rückens zur Seite der Mutter. Ist der Rücken auf der linken Seite, so sprechen wir von einer I. Stellung; ist er rechts, von einer II. Stellung. In zwei Dritteln aller Fälle befindet sich die Frucht in I. Stellung, im restlichen Drittel in II. Stellung. Dabei kann der Rücken und das Occiput mehr nach vorne oder mehr nach hinten gerichtet sein. In der I. Stellung ist das Hinterhaupt häufiger nach vorne *(occipito-anteriore Stellung)*, in der II. häufiger nach hinten *(occipito-posteriore Stellung)* gewendet. Der Uterus liegt nämlich am Ende der Schwangerschaft nicht in der Mitte des Bauches, sondern neigt sich nach rechts, wobei sich die linke Seite etwas nach vorne wendet. So gelangt der Rücken, falls er links liegt, mehr nach vorne, falls er rechts liegt, mehr nach hinten. Nach Meinung mancher Autoren ist für diese Veränderung teilweise auch der Füllungsgrad des Darmes und der Blase verantwortlich.

Bei den *Querlagen* bildet — wie erwähnt — die Längsachse der Frucht mit der mütterlichen ungefähr einen rechten Winkel. Je nach Lage des Kopfes auf der linken oder rechten Seite der Mutter unterscheidet man eine erste (linke) oder eine zweite (rechte) Querlage (Stellung). Bei einer Querlage ist also hinsichtlich der Stellung nicht der kindliche Rücken, sondern der Kopf maßgebend. Eine weitere Unterteilung der Querlage ist dadurch möglich, daß in einem Falle der kindliche Rücken nach vorn (dorso-anterior), in einem anderen nach hinten (dorso-posterior) oder, was seltener vorkommt, nach oben, dem Fundus uteri zu (dorso-superior) oder nach unten (dorso-inferior) gerichtet ist.

Unter *Haltung* (Habitus) versteht man das Verhältnis der einzelnen kindlichen Körperteile zueinander. Die Haltung der Frucht in Längslage kann verschieden sein. Bei *Schädellagen* befindet sich der Kopf in Flexion oder in mehr oder minder deutlich ausgeprägter Deflexion. Demgemäß spricht man dann von *Hinterhaupts-, Scheitel-, Stirn- und Gesichtslagen*. Eigentlich handelt es sich hier aber nicht um eine Lage, sondern um eine Haltung. Wir schließen uns jedoch der allgemein üblichen Ausdrucksweise an und reden dementsprechend z. B. von Gesichtslage. Wenn bei *Beckenendlage* nur der Steiß vorliegt und die Füße gegen den Bauch hochgeschlagen sind, spricht man von einer *einfachen Steißlage*; kann man neben dem Steiß einen oder beide Füße abtasten, so redet man nicht mehr von einer einfachen Steißlage, sondern von einer *Steißfußlage*. Bei unvollkommener Steißfußlage ist nur ein Fuß neben dem Steiß zu tasten, bei vollkommener Steißfußlage sind beide Füße zu fühlen. Als Variation der Beckenendlage trifft man noch die *Knie- und Fußlage*, wenn nämlich nicht der Steiß, sondern Knie oder Füße vorliegen. Als vollkommen bezeichnet man die Knie- oder Fußlage dann, wenn beide Knie oder Füße, als unvollkommen, wenn nur ein Knie oder ein Fuß zu tasten ist.

Von der Haltung der Frucht kann man sich bei einem Kaiserschnitt überzeugen. Ein noch besseres Bild bekommt man bei der Öffnung der Gebärmutter einer verstorbenen Schwangeren oder bei der Betrachtung von Röntgenaufnahmen. In anatomischen und gynäkologischen Museen findet man Präparate von Früchten, die im geöffneten Uterus liegen. Dabei zeigt sich folgende Situation: Der Kopf ist etwas geneigt (d. h. das Kinn dem Brustkorb genähert), die Arme sind vor der Brust gekreuzt, die Füße angezogen oder ausgestreckt, oder sie liegen, was am häufigsten der Fall ist, vor dem Bauch. Diese Haltung nimmt das Kind meistens *während der Geburt* ein. Im *Verlauf der Schwangerschaft* jedoch findet man den Kopf nicht immer flektiert, sondern, wie auch die Röntgenaufnahmen von WARNEKROS zeigen, mehr in einer indifferenten Lage (zwischen Flexion und Deflexion). Die Gliedmaßen liegen während der Gravidität ebenfalls nicht immer so, wie man auf Grund der anatomischen Gefrierschnitte annahm. Man findet also im ganzen keine ,,Zwangslage'' (SELLHEIM) (s. S. 196); denn der Uterus ist um diese Zeit noch nicht kontrahiert. Die Haltung der Frucht in den anatomischen Präparaten ist infolge der durch die Präparation entstehenden Kontraktion der Uterusmuskulatur verändert, und zwar in ähnlicher Weise, wie es durch die Wehen während des Geburtsvorganges der Fall ist.

Zu erwähnen wäre noch der Begriff *Einstellung* (Praesentatio). Hiermit bezeichnet man die Beziehung des vorliegenden kindlichen Teiles zum mütterlichen Becken.

Aus sehr großem, statistischem Material ergaben sich für die einzelnen Lagen folgende Zahlen: Die Frucht liegt in 96% der Fälle in Kopflage, in 3,5% in Beckenendlage und in 0,5% in Querlage. Von den 96% Kopflagen werden 95% in Hinterhauptslage (-haltung) geboren und nur 1% in Deflexionslage (-haltung).

Der überwiegende Teil der Früchte befindet sich also in Kopflage. Das stellte bereits HIPPOKRATES fest, der auch schon ein relativ häufigeres Vorkommen der Beckenendlage in der ersten Hälfte der Schwangerschaft beobachtete. ARISTOTELES sah als Grund hierfür das größere Gewicht des Kopfes gegenüber dem Steiß an. In der Mitte des vorigen Jahrhunderts beschäftigte sich DUNCAN und später VEIT mit dieser Frage. Sie legten totgeborene Kinder, die soeben zur Welt gekommen waren, in eine Flüssigkeit, deren spezifisches Gewicht mit dem des kindlichen Kör-Körpers übereinstimmte. Dabei sahen sie den Kopf nach unten sinken, wenn es sich um eine Frucht aus fortgeschrittener Schwangerschaft handelte. SCHATZ hielt diesen Versuch nicht für überzeugend und glaubte, man dürfe die Frucht nicht in eine Flüssigkeit legen, deren spezifisches Gewicht mit dem des Fruchtkörpers übereinstimmt, sondern in eine, deren spezifisches Gewicht mit dem des Fruchtwassers übereinstimmt. Bei dieser Versuchsanordnung sank der Steiß tiefer. SEITZ fand in der ersten Hälfte der Schwangerschaft den Steiß, am Ende der Gravidität jedoch den Kopf spezifisch schwerer. Die genannten Anschauungen werden als *Gravitationstheorie* bezeichnet.

DUBOIS, SCANZONI, SIMPSON vertraten die sog. *Akkommodationstheorie*. Sie waren der Auffassung, die Frucht müsse sich der eiförmigen Gestalt des Uterus anpassen. Wegen der Verschmälerung der Gebärmutter nach unten komme der Kopf eben dahin zu liegen. Wenn die Frucht aus dieser Lage abweiche, so berühre ihr Körper die Wand des Uterus. Infolge des dabei entstehenden Hautreizes mache die Frucht stoßartige Bewegungen, die wiederum den Uterus zur Kontraktion reizten. Diese Kontraktionen schöben dann die Frucht in ihre ursprüngliche Lage zurück. Neuerdings meinte W. WOLF, die größere Häufigkeit von Kopflagen sei darauf zurückzuführen, daß der Cervixbandapparat den Kopf fange, den Steiß dagegen nicht. Dafür aber, warum der Fetus sich mit seinem Kopfende nach unten wendet, gibt er außer dem „Herumturnen des Kindes" keine Erklärung. Ob das spezifische Gewicht oder die Akkommodation und die Korrektivbewegungen oder noch andere Gründe die Lage der Frucht im Uterus bestimmen, ist schwer zu entscheiden. Wahrscheinlich sind mehrere Faktoren von Wichtigkeit. Der Form der Gebärmutter fällt dabei, wie man immer wieder beobachten kann, auch eine wichtige Rolle zu. So findet man Querlagen häufiger, wenn die Gebärmutter in ihrer Querrichtung verbreitert ist (Uterus arcuatus). Die normale Lage der Frucht im Uterus wird durch verschiedene Faktoren beeinträchtigt. Hierher gehören:

1. alle Umstände, welche die Anpassung der Frucht an die Form des Uterus (Akkommodation) erschweren oder verhindern, z. B.

a) ein zu großer oder zu kleiner Kopf der Frucht,

b) eine Geschwulstbildung oder eine vorliegende Placenta, wodurch die richtige Einstellung des Kopfes im kleinen Becken gestört werden kann,

c) abnorm große (Hydramnion) oder zu sehr beschränkte Beweglichkeit der Frucht (Oligohydramnie);

2. Schlaffheit und Dehnung der Bauchwand und des Uterus infolge vorhergegangener Geburten, die für die Lagerung der Frucht reichlich Platz lassen;

3. Regelwidrigkeiten der Form des Uterus, z. B. querovale, schrägovale oder bogenförmige Gestalt.

Es dauerte Jahrhunderte, bis sich die die Lage der Frucht im Uterus bestimmenden Begriffe von Lage, Stellung und Haltung herausgebildet hatten. EUCHARIUS RÖSSLIN meint in seinem Buche „Der Schwangeren frawen und Hebammen Rosengarte", die Frucht könne in außerordentlich vielgestaltiger Art und Weise im Uterus liegen. „Bescheidener" als er war BAUDELOCQUE, der nur noch von 94 Arten der Lage sprach. Mme. LACHAPELLE, die hervorragende französische Hebamme, vereinfachte diese Anschauungen so sehr, daß die von ihr angegebene **Einteilung beinahe vollkommen der heute noch in Frankreich gebräuchlichen entspricht.** Die Nomenklatur der Franzosen weicht aber von der unsrigen einigermaßen ab. Die Franzosen sprechen bei einer Hinterhaupts- bzw. Steißlage von einer Praesentatio occipito-iliacalis bzw. sacro-iliacalis. Die Engländer bringen zum Ausdruck, ob bei Hinterhauptslage die kleine Fontanelle vorne oder hinten liegt und reden von linker oder rechter occipito-anteriorer oder -posteriorer Stellung. Grundsätzlich werden jedoch bei allen Nationen für die Art und Weise, wie die Frucht im Uterus liegt, dieselben Bezeichnungen verwendet; sie beruhen auf den Begriffen von Lage (Situs), Stellung (Positio), Haltung (Habitus) und Einstellung (Praesentatio).

Die äußere Untersuchung und Beckenmessung.
(Unterschiede zwischen Erst- und Mehrgebärenden.)
Die äußere Untersuchung.

Über die Lage der Frucht im Uterus kann man sich durch *äußere, innere (vaginale* und *rectale) Untersuchungen* orientieren. Mit den beiden letztgenannten beschäftigen wir uns im Zusammenhang mit der Geburt, weil sie erst dann von größerer Bedeutung sind. Schon in den ältesten Zeiten wurde die äußere Untersuchung angewandt, und auch bei den jetzt noch lebenden Naturvölkern ist sie in Gebrauch. Systematisch und ausführlich begannen sich erst ROEDERER und später WIEGAND, HOHL mit der äußeren Untersuchung zu beschäftigen. Auf

Pinards Empfehlung verbreitete sie sich gegen Ende des 19. Jahrhunderts in Frankreich. Die auf Grund von Erfahrung ausgebildeten Griffe brachte dann Leopold in ein System. Deswegen hat man die im folgenden zu erläuternden vier Handgriffe, durch die man die Lage der Frucht im Uterus bestimmt, nach ihm benannt.

Erster Handgriff (Abbildung 134). Der Schwangeren gegenüberstehend oder sitzend, legt man beide Hände oberhalb des Nabels flach auf den Leib auf. Dann drückt man mit der ulnaren Fläche der Hand die Bauchwand leicht ein, wobei man mit der Hand vorsichtig über einen eventuell dort fühlbaren Widerstand hinweggleitet. Auf diese Weise gewinnt man Aufklärung über den Stand des Fundus uteri, woraus man dann wiederum auf die Dauer der Schwangerschaft schließen kann. Hierbei zeigt es sich, ob die Größe des Uterus der anderweitig (Menstruation, Kindsbewegungen) berechneten Schwangerschaftszeit entspricht. Schließlich kann man sich dabei orientieren, welcher Teil der Frucht im Fundus uteri liegt.

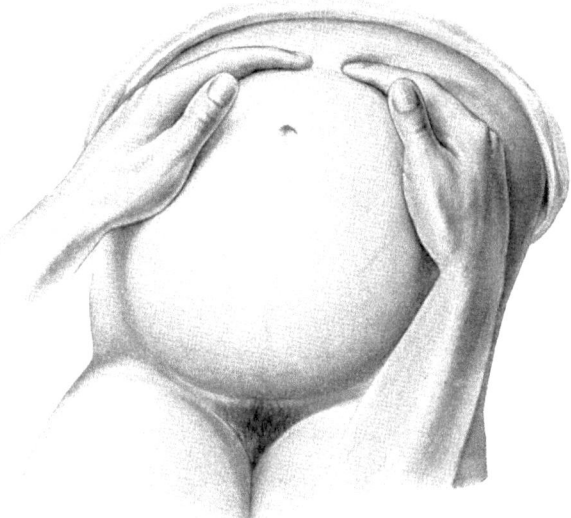

Abb. 134. 1. Leopoldscher Handgriff.

Mit dem *zweiten Handgriff* (Abb. 135) sucht man zu entscheiden, auf welcher Seite der kindliche Rücken liegt und wo die kleinen Teile zu tasten sind. Dabei läßt man die flach auf den Bauch aufgelegten Hände am Rande der gefühlten Resistenz (Uterus) seitwärts und abwärts gleiten und

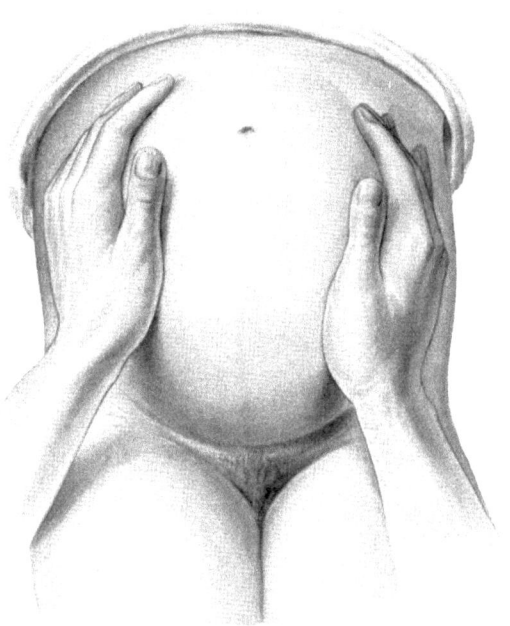

Abb. 135. 2. Leopoldscher Handgriff.

sucht den Inhalt der schwangeren Gebärmutter von beiden Seiten abzutasten. Gleichzeitig übt man zuerst mit der rechten Hand einen gleichmäßigen Druck auf den Leib aus, während die linke ruhig in ihrer Lage verbleibt. Dasselbe wiederholt man dann umgekehrt, indem die linke Hand einen Druck ausübt und die rechte ruhig gehalten wird. Gewöhnlich findet man dann auf der einen Seite den kindlichen Rücken und auf der anderen die kleinen Teile. Das Abtasten des Rückens ist nicht immer einfach, besonders wenn er nach rückwärts gewendet ist; dafür sind dann die kleinen Teile besser zu fühlen. Bei Querlagen tastet man auf der einen Seite an Stelle des kindlichen Rückens den Kopf. Mit dem zweiten LEOPOLDschen Handgriff bestimmt man also die Stellung der Frucht, d. h. auf welcher Seite der Rücken (bei Querlagen der Kopf) liegt. Der Rücken gibt sich als größere flache Resistenz kund. Die kleinen Teile fallen hauptsächlich durch ihr rasches Zurückweichen vor der untersuchenden Hand auf. Bei dicker und fetter Bauchwand und reichlich vorhandenem Fruchtwasser kann die Palpation der kindlichen Fruchtteile sehr erschwert sein. In diesem Falle hilft man sich, indem man mit der ulnaren Fläche der einen Hand in der Mittellinie auf den schwangeren Uterus einen Druck ausübt, wodurch man ihn gewissermaßen in zwei Hälften teilt und so der anderen Hand das Abtasten auf der entsprechenden Seite erleichtert.

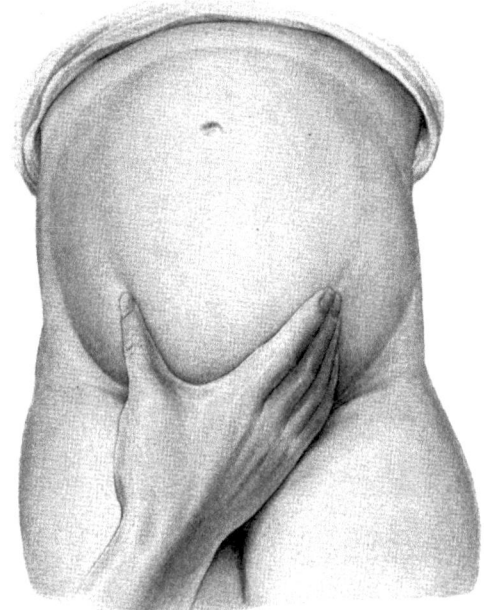

Abb. 136. 3. LEOPOLDscher Handgriff.

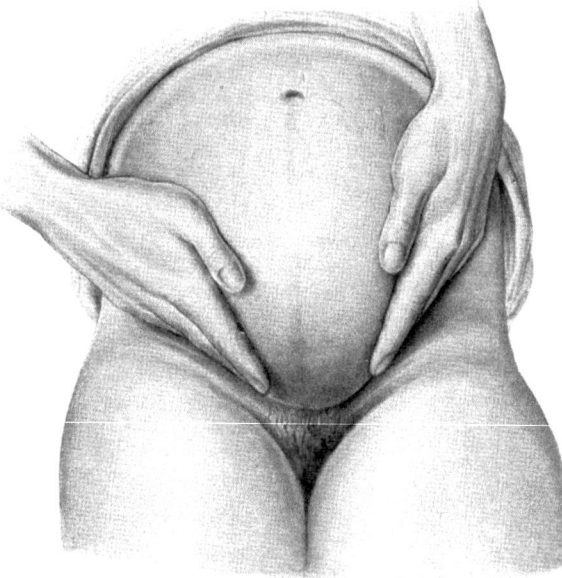

Abb. 137. 4. LEOPOLDscher Handgriff.

Der *dritte Handgriff* (Abb. 136) dient zur Bestimmung der Art und Größe des vorliegenden Teiles. Mit der rechten oder linken Hand umfaßt man den vorliegenden Teil oberhalb des Schambeins, wobei der Daumen auf der einen, die vier Finger auf der anderen Seite liegen. Dann versucht man, den vorliegenden Teil durch kurze hin- und hergehende Stöße in Bewegung zu setzen. Fühlt er sich dabei rund und hart an, so handelt es sich allem Anschein nach um den Kopf; ist er weniger rund und hart, liegt der Steiß vor. Eine weitere Unterscheidungsmöglichkeit zwischen Schädel und Steiß ergibt sich daraus, daß der Kopf mit dem Rumpf durch einen relativ dünnen Körperteil (Hals) verbunden ist, während der Steiß breit in den Rumpf übergeht. Wenn man den noch nicht im Beckeneingang fixierten Schädel mit der untersuchenden Hand (Daumen auf der einen, vier Finger auf der anderen Seite) lose umfaßt und etwas bewegt, so wird er zwischen dem Daumen und den anderen vier Fingern hin- und herpendeln. Der weniger bewegliche Steiß zeigt diese Erscheinung nicht. Das Hin- und Herschwingen des Schädels nennt man *Ballottement*. In der Praxis ist es nicht immer leicht zu entscheiden, ob der vorliegende Teil der Kopf oder der Steiß ist, vor allem, wenn es sich um ein mageres Kind mit einem harten, knochigen Steiß handelt, oder wenn die Bauchwand der Schwangeren sehr straff, dick und fett ist. Bei Querlagen findet man keinen vorliegenden Teil.

Beim *vierten Handgriff* (Abb. 137) steht oder sitzt man an der Seite der Schwangeren, den Rücken ihrem Gesicht zugewendet. Mit den ausgestreckten, einander zugekehrten Fingern beider Hände geht man oberhalb der Symphyse tastend ein und sucht den vorliegenden Teil auf. Der vierte Handgriff hat gegenüber dem dritten den großen Vorteil, daß man damit auch das Verhältnis des vorliegenden Teiles zum Becken besser bestimmen kann. Der vorliegende Teil kann beweglich über dem Beckeneingang stehen, diesem aufliegen oder darin fixiert sein. Er kann bereits tief ins Becken getreten oder von außen gar nicht mehr fühlbar sein. Falls eine Indikation zur Geburtsbeendigung auftreten sollte, ist diese Orientierung für die Art des Eingriffes von besonderer Wichtigkeit. Der vierte Handgriff leistet weiter gute Dienste bei der Geburtsbeobachtung, dann nämlich, wenn man wissen will, ob der vorliegende Teil im Verlauf des Geburtsaktes weiter nach unten vorrückt.

Zu den äußeren Untersuchungen gehört auch das *Abhören der kindlichen Herztöne*. Hierbei kann man nicht nur feststellen, ob die Frucht lebt, sondern gewinnt auch einen Anhalt für ihre Lage im Uterus (Abb. 128). Sind nämlich die Herztöne unterhalb des Nabels hörbar, so befindet sich die Frucht mit aller Wahrscheinlichkeit in Schädellage; sind sie oberhalb des Nabels festzustellen, deutet das auf eine Beckenendlage hin. Die Herztöne sind deshalb bei Kopflagen mehr symphysenwärts zu hören als bei Steißlage, weil der Abstand des kindlichen Herzens zum Kopf geringer ist als zum Steiß. Ausnahmsweise können jedoch die Herztöne auch bei Schädellage in der Nähe des Nabels oder sogar oberhalb desselben zu hören sein, wenn nämlich der Nabel der Schwangeren besonders tief liegt oder der kindliche Schädel sich noch über dem Beckeneingang befindet. Es ist also nicht immer möglich, allein auf Grund des Punctum maximum der Herztöne mit Sicherheit festzustellen, ob sich die Frucht in Schädellage befindet, sondern man muß auch den Tastbefund berücksichtigen.

Am deutlichsten sind die Herztöne dort zu hören, wo der kindliche Rücken dem Bauch der Schwangeren anliegt, weil diese Entfernung gewöhnlich kleiner ist als die zwischen der Brust des Kindes und der Bauchwand der Mutter. Mit Hilfe der Herztöne stellt man also nicht nur fest, ob die Frucht lebt und in welcher Lage sie sich befindet, sondern man erkennt daraus auch die Stellung des Kindes. Bei Deflexionslagen sind die Herztöne auf der Seite des kindlichen Brustkorbes hörbar, weil dieser dann näher zur Bauchwand liegt (siehe Kapitel X). Findet man bei wiederholter Auskultation das Punctum maximum der Herztöne immer etwas weiter symphysenwärts, so kann man daraus den Schluß ziehen, daß der gesamte kindliche Körper tiefer getreten ist, d. h. die Geburt fortschreitet. Bei Querlagen hört man die Herztöne ungefähr in der Gegend des Nabels. Daraus, ob die linke Brustkorbhälfte der Frucht, d. h. also der Ort der kindlichen Herztöne, höher oder tiefer liegt, kann man ebenfalls auf die Lage der Frucht schließen. Bei der zweiten dorso-anterioren und bei der ersten dorso-posterioren Querlage sind nämlich die Herztöne tiefer hörbar als bei den anderen Varianten der Querlage. Manchmal können durch das Abhören der Herztöne feinere Abstufungen der Fruchtlage erkannt oder wenigstens vermutet werden. So deutet z. B. ein sehr weit seitlich verlagertes Punctum maximum der Herztöne auf einen mehr nach hinten gewendeten Rücken, also auf eine occipito-posteriore Lage hin.

Die äußere Untersuchung gibt uns demnach Aufklärung über die Lage der Frucht im Uterus und über ihren allgemeinen Zustand; während der Geburt zeigt sie uns an, ob diese fortschreitet oder nicht. Im Verlauf der Geburt öffnet sich, wie im VI. Kapitel beschrieben, der Muttermund für den Durchtritt der Frucht. Auch bezüglich der Erweiterung des Muttermundes vermag uns die äußere Untersuchung einigermaßen Aufklärung zu verschaffen. Man kann nämlich den sog. *Kontraktionsring*, der zwischen dem aktiven und passiven Teil der Gebärmutter verläuft und mit dem Fortschreiten der Geburt immer höher steigt, sehen oder wenigstens abtasten und daraus mit einiger Sicherheit auf die Erweiterung des Muttermundes schließen (s. S. 216). Alles das erwähnen wir, um schon hier auf den Wert und die Bedeutung der äußeren Untersuchung aufmerksam zu machen. Mit ihrer Hilfe kann sich der geübte Geburtshelfer in den meisten Fällen ausgezeichnet orientieren, ohne von der vaginalen Untersuchung, die die Gesundheit der Schwangeren oder Gebärenden gefährdet, Gebrauch machen zu müssen.

Die Beckenmessung.

Um eine richtige Prognose für die Geburt stellen zu können, muß man sich nicht nur über die Frucht, sondern auch über den Geburtskanal und dessen Raumverhältnisse orientieren. Hierzu bedient man sich der *Beckenmessung*. Diese kann eine äußere oder eine innere sein. Allein die Betrachtung der Schwangeren und Gebärenden ist gewissermaßen eine Art äußerer Beckenmessung; denn hierdurch ist man in der Lage, sich ein Bild über die Dimensionen der Hüften und damit des Beckens zu machen. Ein geübter Geburtshelfer kann auf Grund der äußeren Beckenmessung ziemlich sicher beurteilen, ob das Becken genügend Raum bietet oder nicht. Damit begnügen darf er sich jedoch keinesfalls. DOHRN sagte mit Recht, derjenige, der eine Geburt ohne Beckenmessung leitet, begeht denselben Fehler, wie der, der einen Lungenkranken ohne Auskultation und Perkussion behandelt.

Die äußere Beckenmessung betrifft lediglich das *große Becken*. Deshalb darf man die Daten, die dabei gewonnen werden, nicht überbewerten; denn sie lassen nur Rückschlüsse auf Form und Größe des kleinen Beckens zu. Weisen jedoch die Maße des großen Beckens normale Werte auf, so halten sich wahrscheinlich auch Weite und Form des kleinen Beckens in normalen Grenzen. Das Prinzip der äußeren Beckenmessung besteht darin, daß man die Entfernungen zwischen einzelnen markanten Punkten des knöchernen Beckens bestimmt und die so gewonnenen Werte mit den Normalwerten vergleicht. Folgende Entfernungen spielen dabei eine Rolle:

1. der Abstand zwischen den beiden Spinae ilicae ventrales,
2. der Abstand zwischen den beiden am weitesten auseinanderliegenden Punkten der beiderseitigen Cristae ilicae,
3. die Entfernung der beiden Trochanteren,
4. die Distanz der Grube unter dem letzten Lendenwirbel vom oberen Rande der Symphyse (Conjugata externa, BAUDELOCQUE).

Die *Distantia spinarum* beträgt gewöhnlich 26 cm, die *Distantia cristarum* 29 cm, die *Distantia trochanterum* 31 cm und die *Conjugata externa* 20 cm. Die

Messung wird mit eigens für diesen Zweck konstruierten Beckenzirkeln ausgeführt. Es stehen zwei bekannte und gebräuchliche Typen zur Verfügung: der BUDINsche und der MARTINsche (Abb. 138). Für die Messung des Beckenausganges werden heute außerdem das Gerät von KLIEN, sowie Modifikationen hiervon (THOMS, V. VÉGH) verwandt. Der Zweck der Beckenmessung ist nicht nur die Bestimmung der absoluten Werte. Man versucht auch durch Vergleich der einzelnen Abmessungen ein Bild von der Form des Beckens zu erhalten. Wie erwähnt, mißt die Entfernung zwischen den beiden Spinae gewöhnlich 26 cm, zwischen den Cristae 29 cm. *Bei normaler Querspannung des Beckens beträgt die Differenz dieser beiden Entfernungen 3 cm.*
Wird der Unterschied kleiner, so liegt eine gesteigerte Querspannung vor, d. h. das Becken ist flach. Um diese Daten gut miteinander vergleichen zu können, ist es wichtig, beide Entfernungen auf dieselbe Art zu messen. Hierzu tastet man die beiden Spinae anteriores superiores (Spinae ilicae ventrales) ab, legt die Zirkelenden auf ihre äußeren Ränder auf und liest die Entfernung ab (Abb. 139). Den Abstand zwischen den beiden Cristae mißt man, indem man die Spitzen des Zirkels auf die äußeren Ränder der Cristae ilicae aufsetzt und durch Verschieben die größte Entfernung bestimmt.

Die Messung der Distantia intertrochanterica wird oft erschwert, weil die Trochanteren mancher Schwangeren

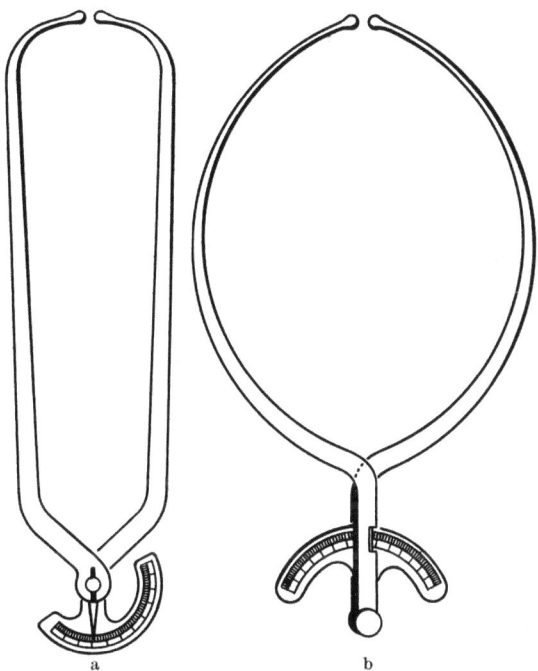

Abb. 138a und b. Beckenzirkel nach BUDIN (a) und MARTIN (b).

(meist infolge eines abnorm dicken Fettpolsters) schwer abtastbar sind. Man findet sie leichter, wenn man die mit ausgestreckten und gespreizten Schenkeln liegende Frau auffordert, die Füße ein- und auswärts zu drehen. Wie erwähnt, beträgt diese Distanz gewöhnlich 31 cm. Ein mehr oder weniger gut entwickeltes Fettpolster beeinträchtigt die Genauigkeit dieses Wertes. Deshalb darf man ihm keine allzu große Bedeutung zumessen.

Der Begriff der Conjugata externa stammt von BAUDELOCQUE (18. Jahrhundert). Er wollte daraus die Conjugata vera berechnen, was er, in der Meinung, beide lägen in einer Ebene, für möglich hielt. Er zog auf Grund seiner Erfahrungen zur Berechnung der Conjugata vera 3 Zoll (8—8,5 cm) von dem für die Conjugata externa gefundenen Wert ab. Erst viel später fand SKUTSCH, daß die Differenz zwischen Conjugata externa und Conjugata vera sehr verschieden sein kann (5—10 cm). Das ist leicht verständlich, weil die Conjugata externa von der Dicke des Fettpolsters und der Knochen, von der Länge der Dornfortsätze der Lendenwirbel und vom Grad der Beckenneigung abhängt; von letzterer deshalb, weil die Ebene der Conjugata externa und die des Beckeneinganges nicht zusammenfallen. Die Unmöglichkeit der Berechnung der Conjugata vera aus der

Conjugata externa wird z. B. durch zwei im Besitze WILLIAMS befindliche knöcherne Becken deutlich demonstriert. Bei beiden ist die Conjugata vera gleich lang, während die Externa eine Differenz von 5 cm zeigt. Wie groß könnte diese aber erst sein, wenn man die Messung nicht am knöchernen Becken, sondern an der lebenden Frau durchführen müßte, bei der die die Knochen bedeckenden Weichteile die Ungenauigkeit noch wesentlich vergrößern würden. Die Conjugata

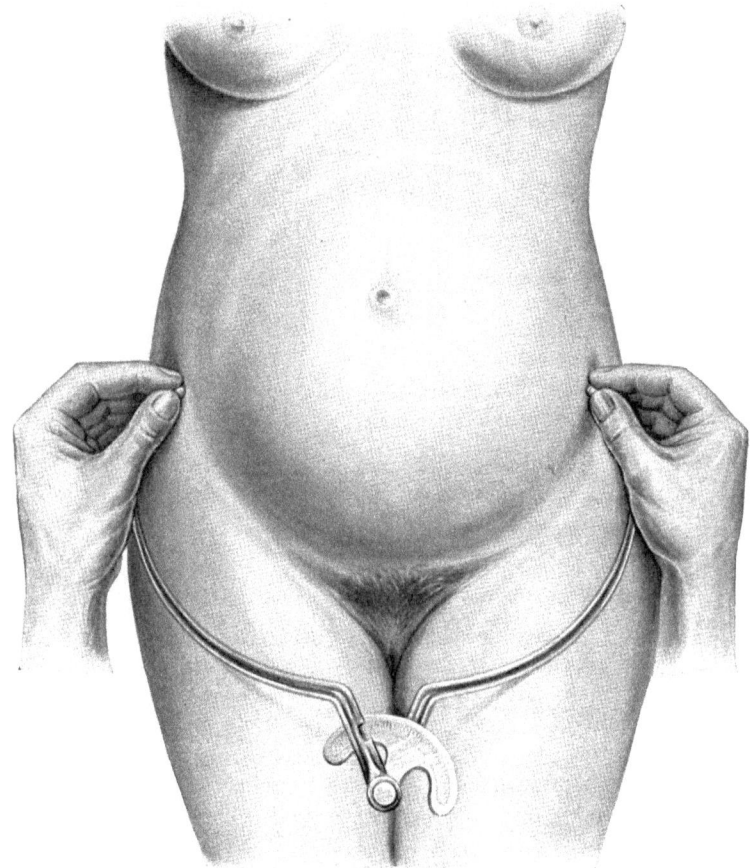

Abb. 139. Bestimmung der Distantia spinarum.

externa dient also nur zur ungefähren Orientierung. Beträgt ihre Länge etwa 20 cm, so ist das Becken aller Wahrscheinlichkeit nach normal. Ist sie kürzer als 18 cm, so liegt der Verdacht auf ein enges Becken vor, und man muß sich nach Möglichkeit durch innere Beckenmessung von der Größe der Conjugata vera überzeugen. Die Messung der Conjugata externa nimmt man entweder an der stehenden oder an der auf der Seite liegenden Frau vor. Im zweiten Falle ist es zweckmäßig, wenn sie das Bein der Seite, auf der sie liegt, im Knie und Hüftgelenk beugt, das andere streckt, so daß die zwei Endpunkte der Conjugata externa zugänglicher werden. Den einen Knopf des Zirkels legt man dann auf den oberen äußeren Rand der Symphyse, den anderen in *die unter dem Dornfortsatz des letzten Lendenwirbels gut zu fühlende Grube* (Abb. 140). Sollte diese Grube — was hin und wieder vorkommt — nicht leicht zu finden sein, kann man sich an Hand der sog. MICHAELISschen Raute orientieren, deren obere Spitze der gesuchten Vertiefung entspricht. Die zwei seitlichen Punkte der Raute sind durch leichte Hauteinziehungen über den beiden Spinae iliacae posteriores superiores (Spinae ilicae dorsales craniales) markiert. Den untersten Punkt findet man dort, wo die Gesäßmuskulatur zusammenläuft und die interglutäale Rinne beginnt (Abb. 141).

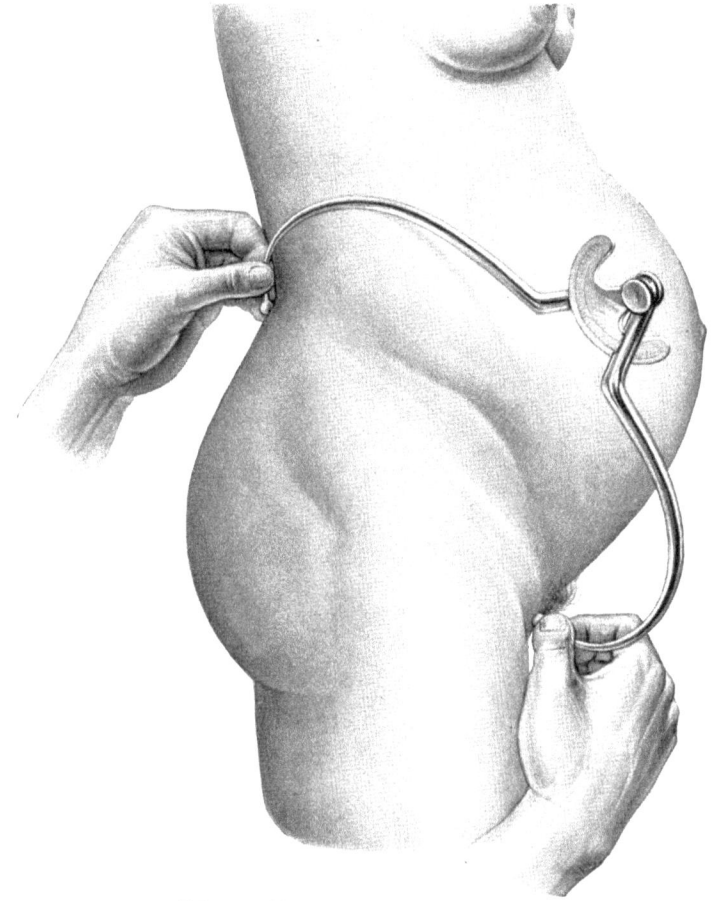

Abb. 140. Messung der Conjugata externa.

Wenn man sich die beiden eingezogenen Grübchen, also die beiden seitlichen Punkte der MICHAELISschen Raute, durch eine Gerade verbunden denkt, so ist die Grube unter dem Dornfortsatz des letzten Lendenwirbels, d. h. die obere Spitze der MICHAELISschen Raute, ungefähr zwei Querfinger oberhalb dieser Verbindungslinie zu finden. Daß diese Raute den Künstlern schon seit langem bekannt ist, beweist ihre Darstellung auf den Statuen des klassischen Altertums. Auf ihre gynäkologische Bedeutung hat erst MICHAELIS aufmerksam gemacht. Ihre Form ist bei engem Becken anders als bei normalem (siehe Kapitel X).

Bei einem schrägen Becken kommt eventuell auch die Messung des schrägen Durchmessers in Frage. Zu diesem Zweck legt man den einen Knopf des Zirkels auf die *rechtsseitige* Spina ilica dorsalis cranialis, den anderen auf die *linksseitige* Spina ilica ventralis. Entsprechend mißt man dann die Entfernung der linken

Spina ilica dorsalis cranialis von der rechten Spina ilica ventralis. Dieser Abstand beträgt etwa 22 cm.

Außer den genannten gibt es noch andere Messungen, z. B. die der Entfernungen zwischen dem einen Tuber ossis ischii und der Spina ilica dorsalis cranialis der anderen Seite; zwischen dem Dornfortsatz des 5. Lendenwirbels und den beiden Spinae ilicae ventrales bzw. Spinae ilicae dorsales craniales; zwischen dem Trochanter der einen und der Spina ilica ventralis der anderen Seite; zwischen dem unteren Rand der Symphyse und den Spinae ilicae dorsales craniales. Diese Abstände werden aber im allgemeinen nicht gemessen, höchstens ausnahmsweise bei einem schrägen Becken. Eine größere praktische Bedeutung käme der Untersuchung der Beckenhöhe für die Beurteilung des Beckenausganges zu. Von Wichtigkeit ist hier die Entfernung zwischen dem Tuber ossis ischii und dem oberen Rand der Symphyse auf der entsprechenden Seite. Durch die äußere Beckenmessung bekommt man, wie schon erwähnt, nur einen allgemeinen Begriff von der Form des kleinen Beckens. Zu einer genaueren Untersuchung ist eine *innere Beckenmessung* erforderlich.

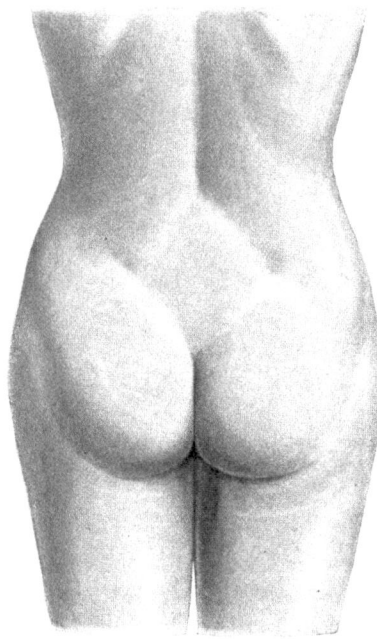

Abb. 141. Die MICHAELISsche Raute.

Hierzu ist eine Vorbereitung der Schwangeren bzw. Gebärenden, wie auch der Hand des Operateurs und der Instrumente ebenso unerläßlich, wie zu irgendeiner geburtshilflichen Operation (die Einzelheiten der Vorbereitung siehe Kapitel VI). Wenn dies geschehen ist, entfaltet man die Schamspalte, dringt mit einem oder zwei Fingern in die Scheide ein, sucht das Promontorium auf und tastet die Wand des knöchernen Beckens aus. Falls man die Linea terminalis auf beiden Seiten nicht gleichmäßig erreicht, deutet das auf ein schräges Becken hin. Ist das Promontorium leicht erreichbar, so handelt es sich um ein plattes Becken. Das alles sind aber nur beiläufige Feststellungen. Der eigentliche Zweck der Untersuchung ist die genaue Bestimmung der Conjugata vera, d. h. der Entfernung zwischen dem Promontorium und dem am weitesten ins Becken vorspringenden Punkt der Symphyse. Diesen Abstand kann man jedoch mit dem Finger nicht unmittelbar feststellen. Deswegen mißt man die *Conjugata diagonalis*, d. h. die Entfernung zwischen dem *unteren* Rande der Symphyse und dem Promontorium und versucht daraus die Conjugata vera zu errechnen. Natürlich sind dabei gewisse Fehlerquellen vorhanden.

Im einzelnen geht die Messung der Conjugata diagonalis folgendermaßen vor sich: Man dringt mit zwei Fingern in die Scheide ein, sucht mit der Spitze des Mittelfingers das Promontorium auf und markiert mit dem Zeigefinger der äußeren Hand die Stelle des eingeführten Zeigefingers bzw. der Hand, die den unteren Rand der Symphyse, genauer gesagt, des Ligamentum arcuatum, berührt (Abb. 142). Hierdurch ist auf der untersuchenden Hand die Distanz „unterer Symphysenrand — Promontorium" festgelegt und kann entweder mit einem Beckenzirkel oder einem Maßstab mit Zentimeter- und Millimetereinteilung gemessen werden. An einem rechtwinklig zur Wand angebrachten Maßstab läßt sich diese Messung noch etwas genauer ausführen. Wenn man nämlich den markierten Finger an diesen anlegt, indem man gleichzeitig mit ihm denselben Druck auf die Wand ausübt, wie vorher auf das Promontorium, so trägt man der Verkürzung, die beim Eindrücken des Fingers entsteht, Rechnung; doch haben derart kleine Differenzen nur geringe praktische Bedeutung. Sinnvoller ist es schon, die Messung nach Möglichkeit mit *einem* Finger vorzunehmen, weil dies weniger schmerzhaft ist.

Bei der Berechnung der Conjugata vera aus der Conjugata diagonalis hat man es mit zwei Schenkeln eines Dreiecks zu tun (Abb. 143). Im allgemeinen zieht man von der Diagonalis $1^1/_2$—2 cm ab und erhält damit den Wert der Vera. Ob

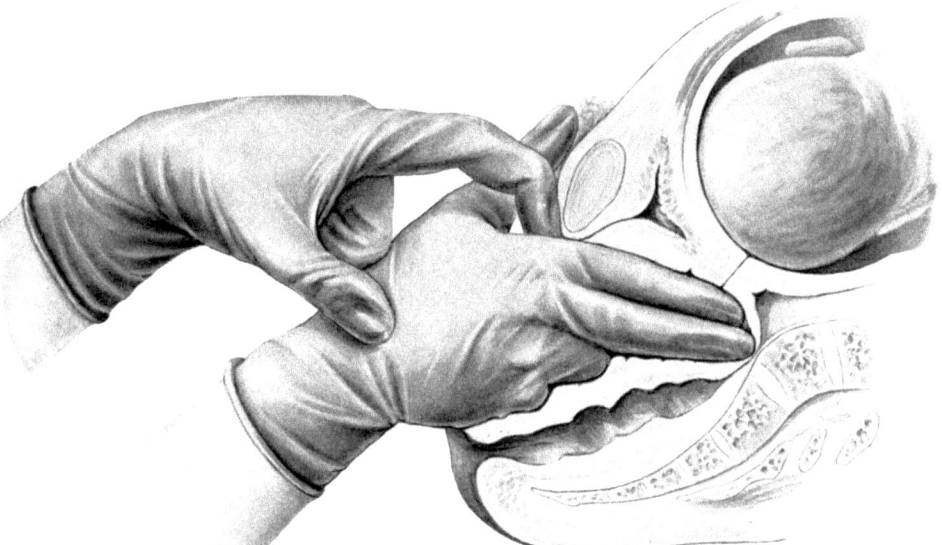

Abb. 142. Digitale Bestimmung der Conjugata diagonalis.

man mehr oder weniger abziehen muß, hängt von der Dicke und Höhe der Symphyse sowie von der Größe der Beckenneigung ab. Der weniger Geübte kann bis zu einem gewissen Grade schematisch vorgehen, indem er bei einem allgemein verengten Becken 2 cm, bei einem einfach platten Becken 1,8 cm und bei einem allgemein verengten und platten Becken 1,5 cm abzieht.

Da man mit dem untersuchenden Finger die Conjugata vera nicht unmittelbar messen kann, hat man sich seit langem bemüht, entsprechende Instrumente herzustellen. Das von BYLICKI empfohlene Gerät besteht aus mehreren Metallstäben von verschiedener, aber bekannter Länge. Man beginnt mit einer kleinen Nummer und legt so lange größere Stäbchen ein, bis eines genau in den Abstand zwischen Symphyse und Promontorium paßt. GAUSS hat dieses Gerät in der Weise vervollkommnet, daß es nur aus einem Metallstab von verstellbarer Länge besteht (Abb. 144 und 145). Mit dem HOERDERschen Gerät mißt man nicht die Vera, sondern die Diagonalis. Es besteht aus einem röhrenartigen Gebilde, das man auf den Finger steckt. Man mißt die Diagonalis und liest die Entfernung auf einer Skala unmittelbar in Zentimetern ab. Der von KNEBEL konstruierte Fingerhut dient zur Verlängerung des untersuchenden Fingers. Man kann ihn in solchen Fällen anwenden, in denen das Promontorium schwer erreichbar ist. Dies kommt einerseits bei einer großen Conjugata vera vor, bei der jedoch vom

Standpunkt der Praxis aus eine Messung überflüssig ist, andererseits dann, wenn man bei einer Erstschwangeren mit enger Scheide und hohem Damm eine Messung vornehmen muß. Zur Erleichterung der Untersuchung, die große Schmerzen verursachen kann, ist es in manchen Fällen ratsam, der Schwangeren eine Narkose zu geben.

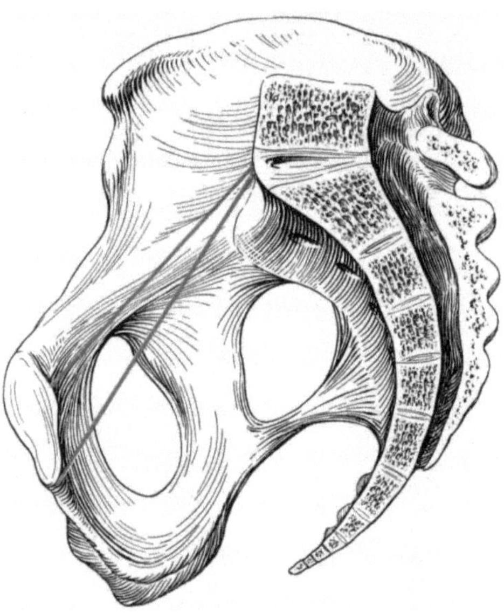

Heutzutage wird in der Praxis weder das Gerät von BYLICKI, noch das von GAUSS, noch weniger das von SKUTSCH, auf dessen Beschreibung wir wegen seiner Kompliziertheit verzichten, verwendet. Die Messung mit der Hand reicht nämlich für die Praxis aus. Für die Geburt ist ja nicht nur die Weite des Beckens maßgebend, sondern auch die Schädelgröße des Kindes, die Konfigurabilität des Kopfes und die Qualität der Geburtswehen. Bei einer geringfügigen Verengerung kann man daher nicht allein auf Grund der Beckenmessung eine Geburtsprognose stellen. In Fällen von größerer Verengerung läßt sich dagegen schon durch die Beckenmessung beurteilen, ob man eine Geburt per vias naturales noch erwarten kann oder nicht (siehe Kapitel X, enges Becken).

Abb. 143. Das Verhältnis der Conjugata diagonalis zur Conjugata vera.

Die einfachste, allerdings nur eine ungefähre Beurteilung ermöglichende Art der Beckenmessung lehrt man die Hebammen: Danach ist das Becken eng, wenn man das Promontorium mit dem untersuchenden Finger erreicht. Ein solcher Fall gehört in eine Klinik. Diese Regel gilt jedoch in erster Linie für Mehrgebärende, deren Beckenboden nicht mehr intakt, sondern verletzt oder schlaff ist, die also leicht zu untersuchen sind. Bei einer Erstschwangeren mit enger Scheide und hohem Damm kann auch einmal bei engem Becken wegen der mit der Untersuchung verbundenen Schmerzen das Promontorium nicht leicht erreichbar sein.

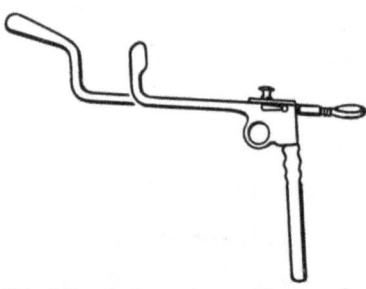

Abb. 144. Instrument zur Messung der Conjugata vera (nach GAUSS).

Auch durch *Röntgenuntersuchung* vermag man sich über die Weite des Beckens zu orientieren. Neuerdings beschäftigt man sich viel mit der Frage, wie man die Form des Beckens oder die Conjugata vera auf diese Art genau bestimmen kann. Am geeignetsten erscheint eine Aufnahmetechnik, bei der sich die Schwangere in Seitenlage befindet, und zwar so, daß die Conjugata vera waagerecht und parallel zur Röntgenplatte liegt. Wenn diese Einstellung exakt und eine entsprechende Apparatur vorhanden ist, läßt sich der hintere Rand der Symphyse und des Promontorium deutlich sichtbar machen und deren Entfernung genau messen, besonders dann, wenn man noch eine Zentimeterskala auf die Platte projiziert.

Mehrere Verfahren wurden ausgearbeitet, doch werden sie wahrscheinlich niemals eine entscheidende praktische Bedeutung gewinnen, da der Wert der Conjugata vera nur einer der vielen Faktoren ist, von denen die Möglichkeit der Geburt

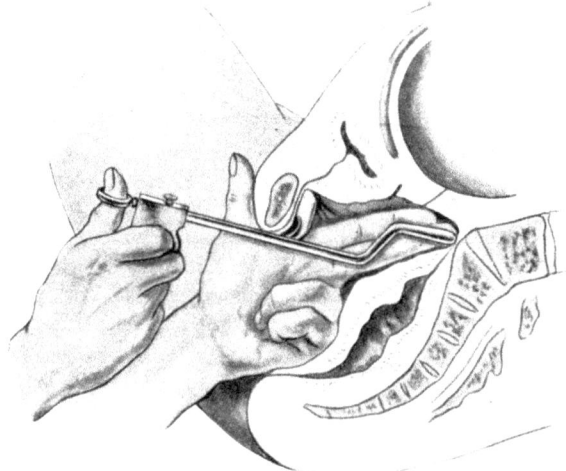

Abb. 145. Die instrumentelle Bestimmung der Conjugata vera. (Der Einfachheit halber ohne Handschuhe gezeichnet.)

per vias naturales bei mäßiger Beckenverengerung abhängt. Daneben gibt es aber noch andere Möglichkeiten, Röntgenaufnahmen geburtshilflich auszuwerten

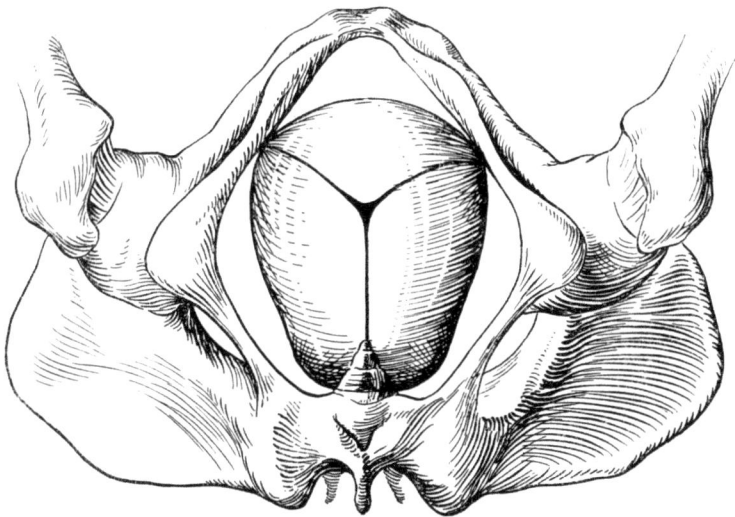

Abb. 146. Schmaler Arcus pubis. Der Kopf kann den zur Verfügung stehenden Raum nicht ausnützen.

und das Verhältnis des kindlichen Kopfes zum Becken — hauptsächlich im Verlauf der Geburt — festzustellen. Besonders geeignet sind hierzu stereoskopische Aufnahmen (CALDWELL-MOLOY).

Den Geburtsverlauf kann jedoch nicht nur ein enger Beckeneingang, sondern auch ein enger *Beckenausgang* komplizieren, ja selbst unmöglich machen. Deshalb muß man sich über die Beckenausgangsverhältnisse ebenfalls ein Bild machen. Im allgemeinen bestimmt man den geraden und den queren Durchmesser des

156　Die normale Schwangerschaft.

Beckenausganges. Geburtshilflich am wichtigsten ist der quere Durchmesser und nicht, wie viele meinen, der gerade. Ist der quere Durchmesser verkürzt, so

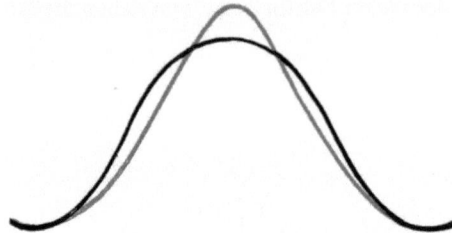

Abb. 147. Bei gleich langem Querdurchmesser des Beckenausganges wird der Arcus pubis enger (rot), wenn der entsprechende gerade Durchmesser länger wird.

verlaufen die absteigenden Schambeinäste einander genähert, und dadurch wird auch der Schambogen enger. Somit kann sich das kindliche Hinterhaupt nicht gut in den Symphysenwinkel einpassen (Abb. 146).

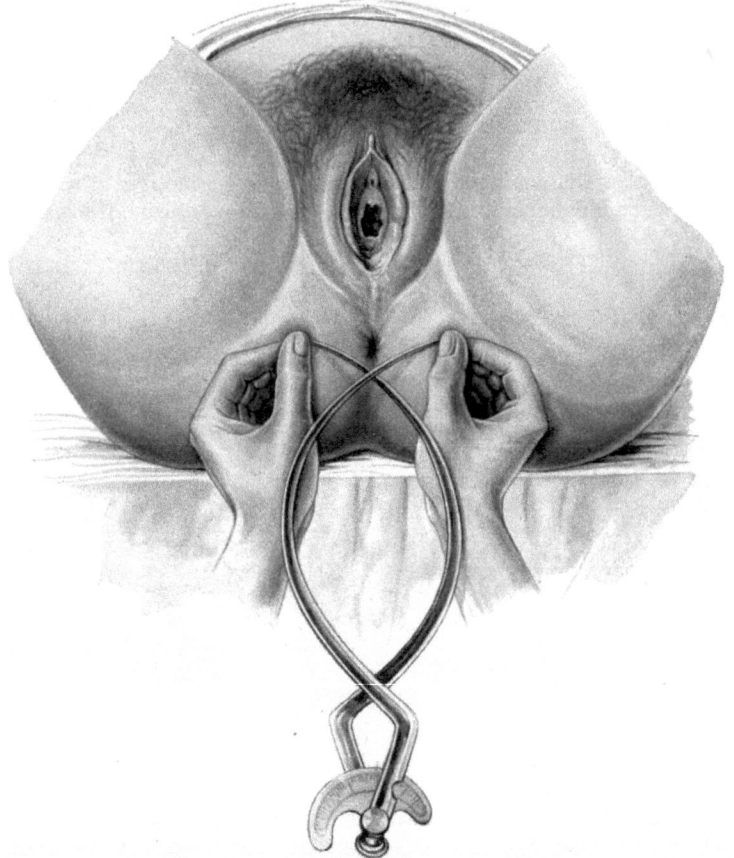

Abb. 148. Bestimmung des Querdurchmessers des Beckenausganges.

Abnorme Höhe des Beckens bedingt ebenfalls eine Verengerung des Schambogens, da trotz unveränderten queren Durchmessers der Schambogenwinkel spitzer wird (Abb. 147).

Den queren Durchmesser des Beckenausganges mißt man folgendermaßen: Man fordert die Patientin auf, die Schenkel der vorderen Bauchwand zu nähern

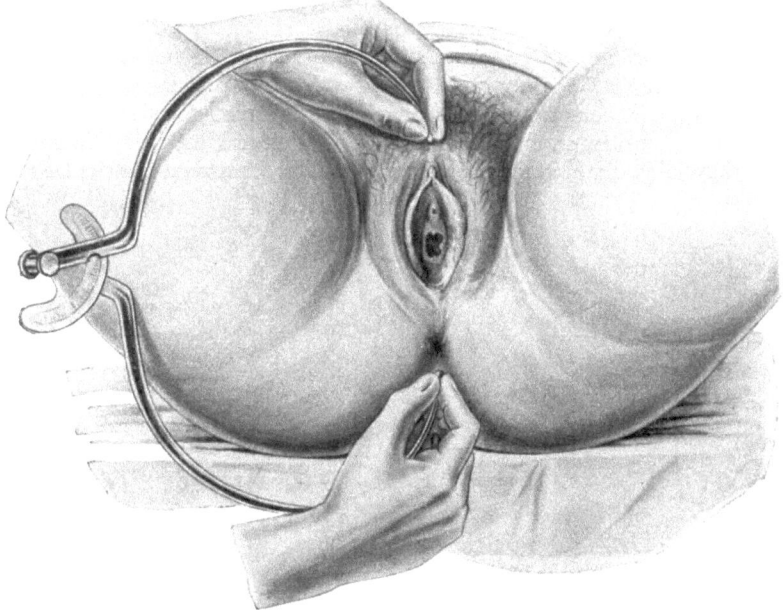

Abb. 149. Bestimmung des geraden Durchmessers des Beckenausganges.

(Steinschnittlage) und tastet mit den Daumen beider Hände die beiden Tubera ossis ischii ab. An dieser Stelle setzt man die Enden der gekreuzten Branchen

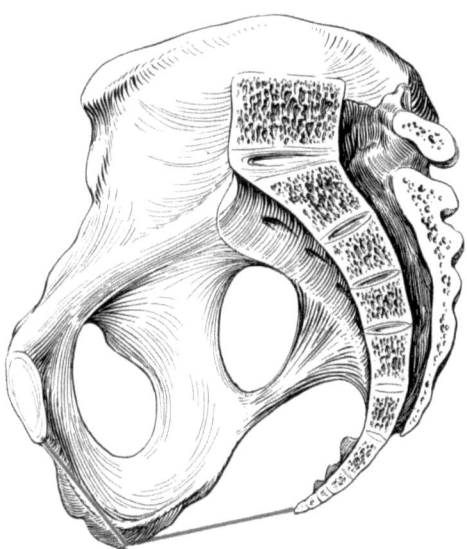

Abb. 150. Die zwei Ebenen des Beckenausganges.

des Beckenzirkels ein und liest die Entfernung ab (Abb. 148). Zu dem so gewonnenen Wert muß man 1,5—2 cm hinzuzählen, um die Stärke des Fettpolsters zu berücksichtigen.

Zur Bestimmung des geraden Durchmessers im Beckenausgang legt man den einen Schenkel des Zirkels an den unteren Rand der Symphyse, den anderen an das untere Ende des Kreuzbeines, an das Sacrococcygealgelenk, an (Abb. 149). Von dem so gewonnenen Wert zieht man ungefähr $1—1^{1}/_{2}$ cm ab, um Knochen und Weichteile zu berücksichtigen. Der gerade Durchmesser des Beckenausganges läßt sich aber auch in ähnlicher Weise wie die Conjugata diagonalis messen, indem man mit dem in die Scheide eingeführten Finger die Entfernung zwischen Ligamentum arcuatum bzw. Unterrand der Symphyse und dem Kreuz-Steißbeingelenk bestimmt. Diese Art der Messung hat aber nur in anatomischer Hinsicht Bedeutung.

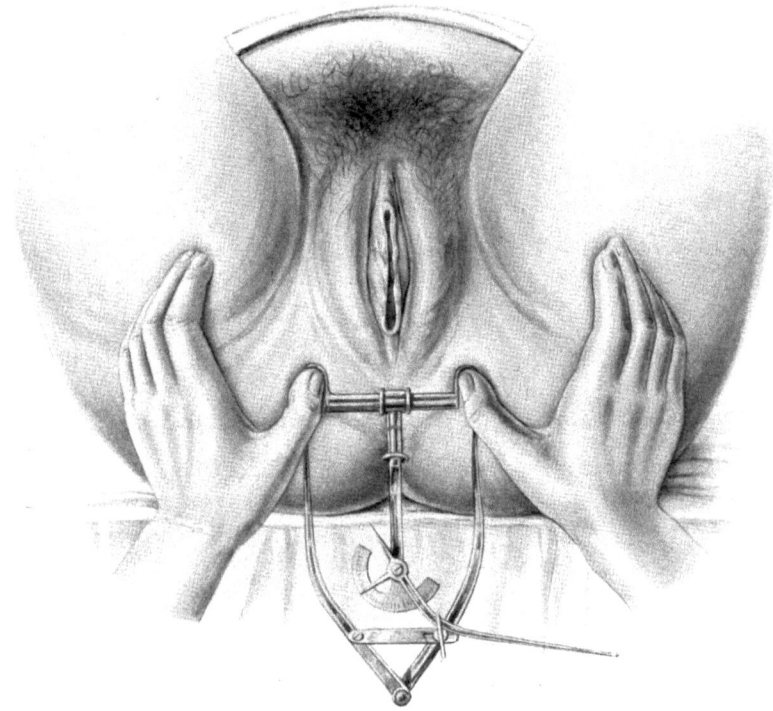

Abb. 151. Messung des Beckenausganges mit dem Instrument (nach V. VÉGH).

Für den Geburtshelfer sind diese Werte weniger wichtig, weil, wie bereits erwähnt, der Beckenausgang nicht aus einer, sondern aus zwei Ebenen besteht (Abb. 150). Jede entspricht einem Dreieck. Beide haben den queren Durchmesser als gemeinsame Basis. Von ihrer Mitte aus geht der vordere gerade Durchmesser (sagittalis anterior) nach vorn und der hintere (sagittalis posterior) nach rückwärts (s. S. 1). *Außer dem queren Durchmesser besitzt nur der hintere gerade Durchmesser Bedeutung für die Geburt*, denn von ihm hängt es ab, ob bei einem bestimmten queren Durchmesser der Kopf austreten kann oder nicht. Da sich bei einem kleinen queren Durchmesser der Schambogen verengt, kann sich die Hinterhauptsgegend weniger gut in diesen einstellen und die Stirngegend gelangt dadurch weiter nach rückwärts. Ein Durchtreten, d. h. Austreten des Kopfes (Übergang von Flexion in Deflexion), ist nur dann möglich, wenn der hintere gerade Durchmesser entsprechend lang ist. Das ist erfahrungsgemäß aber nur dann der Fall, wenn der hintere gerade und quere Durchmesser zusammen *mindestens 15 cm betragen*. Den hinteren geraden Durchmesser mißt man am zweckmäßigsten mit dem Gerät von KLIEN oder THOMS oder mit dem von meinem Mitarbeiter v. VÉGH abgeänderten Zirkel (Abb. 151). Es werden mit beiden Daumen die zwei Tubera ossis ischii getastet, und der ausziehbare Metallzylinder des Meßgerätes wird zwischen diese eingepaßt und festgeklemmt. Den Wert des queren Durchmessers kann man dann an der Skala des Meßzylinders ablesen. Nun legt man den Schenkel des Zirkels erst an den unteren Rand der Symphyse an und dann, nachdem man ihn nach rückwärts umgeschwenkt hat, an das untere Ende des Kreuzbeins und bestimmt so die Größe des vorderen und hinteren geraden Durchmessers.

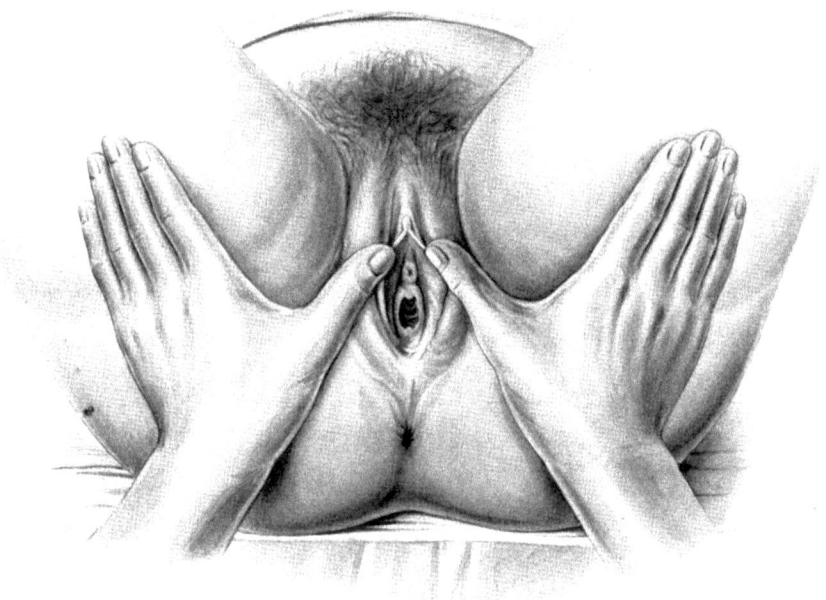

Abb. 152. SELLHEIMscher Handgriff zur Bestimmung des Arcus pubis.

Es ist nicht üblich und auch nicht nötig, den Beckenausgang immer so genau zu messen, aber doch ratsam, sich nach der von SELLHEIM empfohlenen Methode wenigstens annähernd zu orientieren, indem man beide Daumen so auf den Beckenausgang auflegt, daß sie auf den absteigenden Ästen des Os pubis ruhen und die Handteller den Gesäßbacken aufliegen. Aus der Lage der beiden Daumen sieht man, unter welchem Winkel sich die beiden absteigenden Schambeinäste in der Symphyse vereinigen (Abb. 152), ob also der Schambogen weit genug ist. Ist dies nicht der Fall, oder ist das Becken höher als normal, oder hat man den Eindruck, dies könnte so sein, so mißt man den Ausgang genau.

Unterschiede zwischen Erst- und Mehrgebärenden.

Die Veränderungen, die durch Schwangerschaft und Geburt verursacht werden, sind zum Teil irreversibel. *Deshalb bestehen zwischen Erst- und Wiederholtschwangeren charakteristische Unterschiede.* Am Leib und an den Brüsten einer Erstgraviden findet man nur *Schwangerschaftsstreifen.* Bei wiederholter Gravidität sieht man daneben auch *Schwangerschaftsnarben.* Die Bauchwand dehnt sich während der Schwangerschaft stark aus und bleibt, wenn sie nicht genügend elastisch ist,

160   Die normale Schwangerschaft.

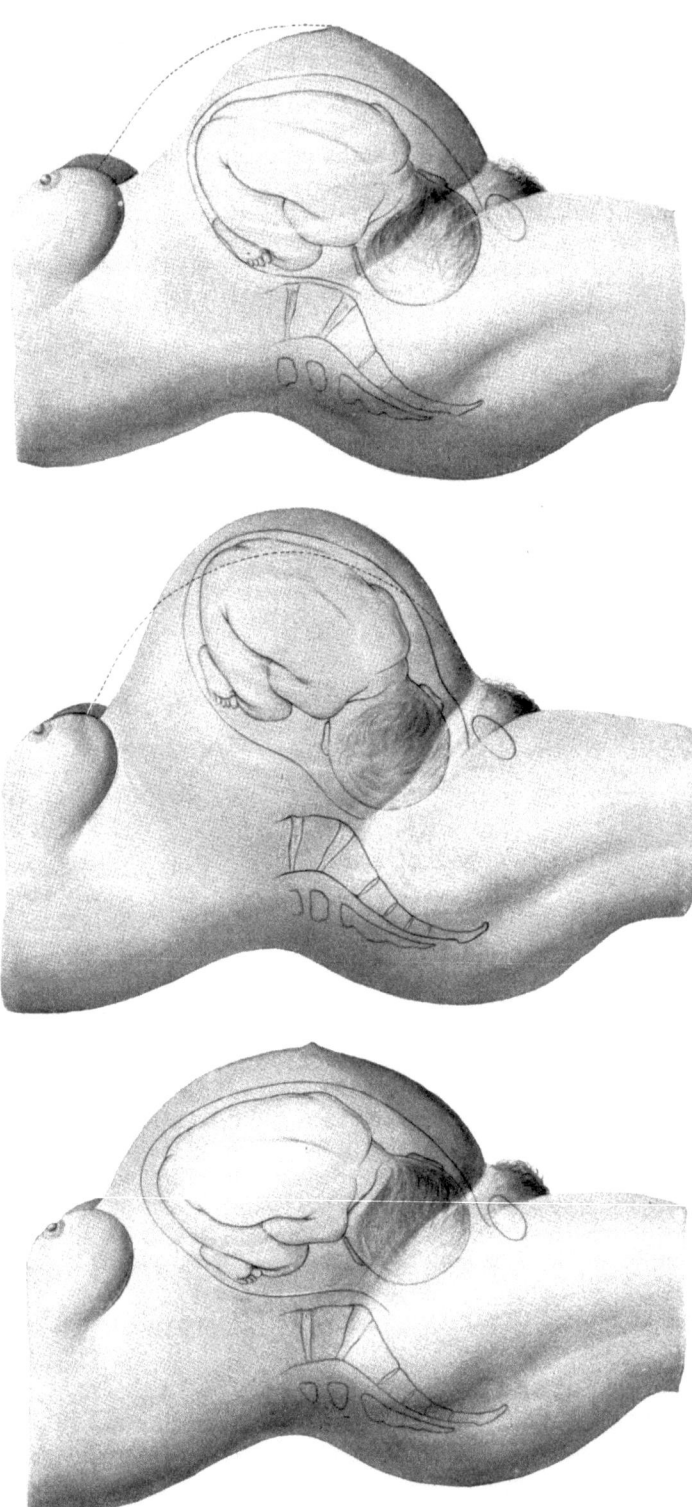

Abb. 153. Höchster Stand des Fundus uteri am Ende des 9. Monats.

Abb. 154. Senkung des Leibes bei Mehrgebärenden infolge der Nachgiebigkeit der Bauchwand.

Abb. 155. Senkung des Leibes bei Erstgebärenden durch das Eintreten des Kopfes.

auch nach der Geburt schlaffer. Deswegen sinkt der Uterus bei wiederholter Gravidität im 9. Monat, wenn er die Magengrube erreicht hat (Abb. 153) und nicht mehr weiter nach oben wachsen kann, nach vorne, weil ihn die schlaffe Bauchwand nicht entsprechend stützt (Abb. 154). Bei einer Erstgraviden mit straffen Bauchdecken hingegen kann sich die Gebärmutter nicht nach vorne neigen, und man beobachtet hier eher das Entstehen eines Spitzbauches. Das Eintreten des kindlichen Kopfes in den Beckeneingang ermöglicht aber auch in diesem Falle eine Senkung des Fundus uteri (Abb. 155).

Bei Mehrgebärenden läßt sich oft schwer entscheiden, ob die Bauchwand in der Magengrube deswegen schlaffer ist, weil sich der Fundus uteri schon gesenkt

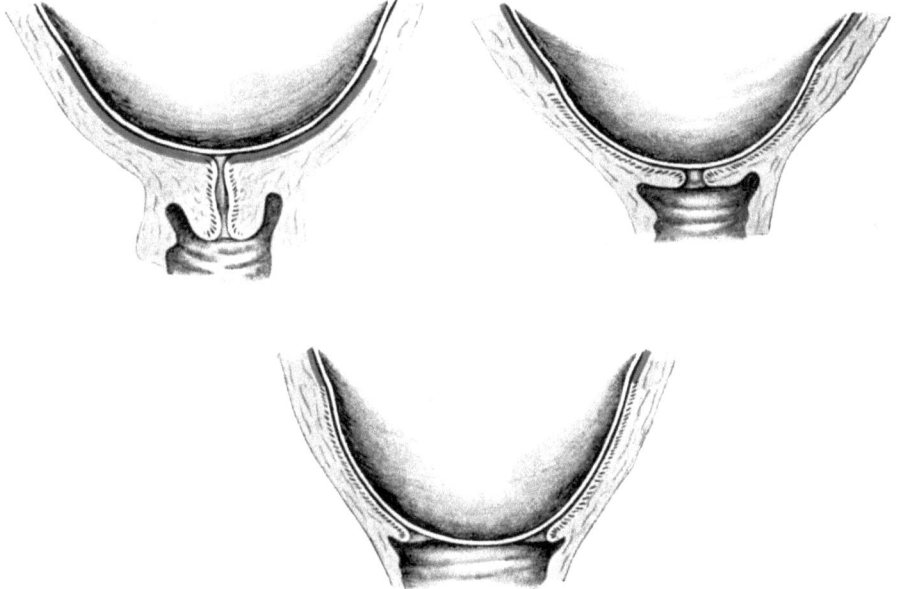

Abb. 156. Entfaltung der Cervix bei einer Erstgebärenden.

hat, oder ob diese Schlaffheit die Folge einer Ausdehnung der Bauchwand nach mehreren vorhergegangenen Schwangerschaften ist.

Bei einer Erstgraviden steht der Kopf im letzten Monat gewöhnlich schon *fest im Beckeneingang*, bei Wiederholtschwangeren dagegen nicht.

Die *Brüste* einer Primigravida sitzen, wie schon erwähnt, breiter auf, sie sind straffer, und die Warzen haben eine kugelförmige Gestalt. Bei einer Zweit- und Mehrgebärenden ist die Brust schlaffer, die Drüsen sind besser zu fühlen, die Warzen heben sich deutlicher heraus und sind mehr zylinderförmig. Die auffallendsten Veränderungen betreffen natürlich die *Genitalorgane*. Vor der ersten Geburt ist die Schamspalte geschlossen, weil die großen Schamlippen fest aneinander liegen. Bei Frauen, die schon geboren haben, findet man eher ein Klaffen der Vulva. Der Damm zeigt eventuell Narben vorausgegangener Verletzungen. Das Frenulum einer Erstgraviden ist intakt, der Hymen zwar eingerissen, aber es fehlen noch keine Teile (Abb. 19). Nach der ersten Geburt findet man das Frenulum ebenfalls eingerissen und vom Hymen sind nur noch Reste (Carunculae myrtiformes) sichtbar (Abb. 20). Normalerweise wird der Hymen bei der ersten Kohabitation verletzt; zerstört wird er aber gewöhnlich bei der ersten Geburt. Hin und wieder findet man auch Ausnahmen. So ist in der Literatur eine Prostituierte beschrieben, deren Hymen vollkommen intakt war. Noch interessanter ist ein Fall BUDINS, in welchem der Hymen einer Frau, die schon wiederholt geboren hatte, noch vollkommen intakt erschien. Diese Fälle deuten darauf hin, daß der Hymen manchmal eine außergewöhnliche Dehnbarkeit besitzt. Nicht allzu selten ist er bei einer Schwangeren noch intakt. Hierfür gibt es aber auch einen anderen Grund. Bekanntlich ist nämlich eine Konzeption auch ohne Immissio penis möglich. Auch die *Scheidenwand* hat in der ersten Schwangerschaft ein anderes Aussehen als in den folgenden. Bei Wiederholtschwangeren sind die Columnae rugarum weniger ausgeprägt und können sogar vollkommen abgeflacht

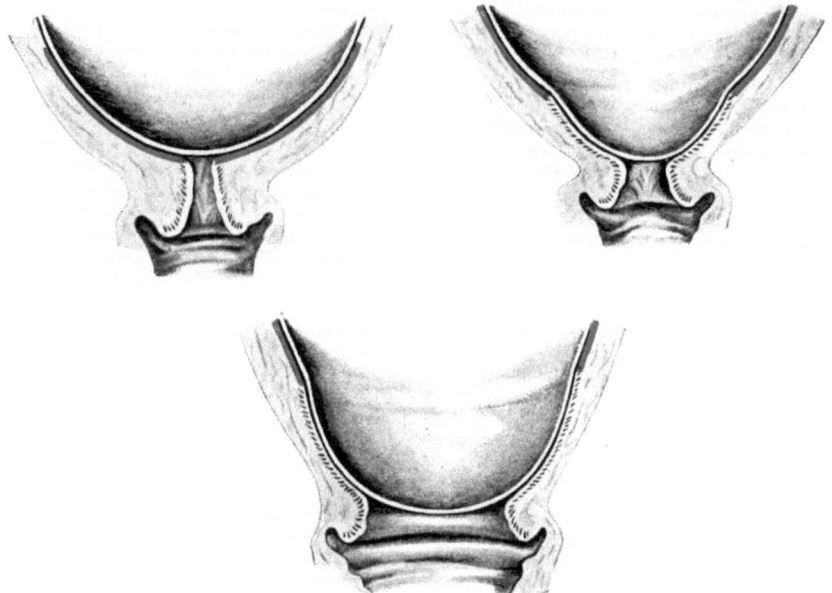

Abb. 157. Entfaltung der Cervix bei einer Mehrgebärenden.

sein. Die *Portio vaginalis uteri* ist bei Erstschwangeren kegelförmig, später hat sie eine mehr zylinderförmige Gestalt.

Die Ausweitung der *Cervix uteri* geht bei der ersten Geburt so vor sich, daß sich zuerst der innere Muttermund und dann der äußere öffnet (Abb. 156); bei Mehrgebärenden ist die Reihenfolge umgekehrt, erst öffnet sich der äußere und dann der innere Muttermund (Abb. 157). Bei Mehrgebärenden findet man den Cervicalkanal außerdem im letzten Schwangerschaftsmonat gewöhnlich schon etwas eröffnet.

Im Verlaufe der Geburt, wenn der Kopf und die ganze Frucht den Geburtskanal passieren, entstehen an der Cervix Einrisse. Deswegen ist der Muttermund bei einer wiederholt schwangeren Frau quer gespalten, während er bei einer Erstschwangeren die Form eines kleinen runden Grübchens hat.

Schwangerenberatung, Schwangerschaftsschutz und Lebensregeln für die Schwangere.

Wir haben bereits gesehen, wieviele tiefgreifende Veränderungen die Schwangerschaft im Organismus der Frau hervorruft. Alle diese Veränderungen stören *vorübergehend* das Gleichgewicht des Organismus. Das äußert sich zu Beginn der Gravidität in den als unsichere Schwangerschaftszeichen erwähnten Erscheinungen. Wenn der Organismus der Schwangeren im übrigen gesund ist, stellt sich später das Gleichgewicht wieder von selbst her, und erst gegen Ende der Schwangerschaft melden sich von neuem unangenehme Erscheinungen. Ursachen dafür sind: der durch das mächtige Anwachsen des Uterus bedingte Zwerchfellhochstand, leichtere organische Veränderungen sowie die auch bei normaler Gravidität eintretende größere Beanspruchung der einzelnen Organe infolge des Wachstums der Frucht und deren gesteigertem Stoffwechsel. Man kann also drei Phasen der Schwangerschaft unterscheiden: eine, in der die Gleichgewichtslage im Organismus etwas gestört ist, eine zweite (etwa vom 3. bis zum 8. Monat), in der sie wieder hergestellt ist und schließlich eine dritte, in der neuerdings kleinere oder größere Störungen auftreten.

Die Schwangerschaft ist zweifellos ein physiologischer Zustand, aber sicher liegen die Verhältnisse während der Gravidität an der Grenze zum Pathologischen. Deswegen sagte man schon in alter Zeit, die Schwangerschaft sei der Prüfstein der Gesundheit. Damit wollte man ausdrücken, daß sich während dieser Zeit herausstellt, inwieweit die Gesundheit gefestigt ist. Es kommen nämlich in der Schwangerschaft öfter Krankheiten und organische Veränderungen zum Vorschein, die bisher keinerlei Beschwerden verursacht hatten. Darauf werden wir noch später zu sprechen kommen (siehe Kapitel VIII).

Die Fortpflanzung bedeutet demnach für den weiblichen Organismus eine große Aufgabe, ja sogar eine Gefahr. So starben z. B. in den Vereinigten Staaten jährlich 16 000 Frauen infolge einer Schwangerschaft bzw. an einer Geburt (DE LEE). In der Tierwelt sieht man Tiere niederer Ordnung (Insekten) umkommen, sobald sie der Aufgabe ihrer Fortpflanzung Genüge geleistet haben. Die Tiere höherer Ordnung leben im allgemeinen weiter, aber manche von ihnen gehen doch auch an der Schwangerschaft oder Geburt zugrunde. Die beim Menschen relativ häufigen abnormen Schwangerschaften und Geburten sind zum großen Teil eine Folge der Domestikation und des aufrechten Ganges. Darauf hat schon SIMPSON und neuerdings SELLHEIM aufmerksam gemacht. Der Mensch hat sich von der natürlichen Lebensweise immer weiter entfernt. Durch soziale Faktoren hat sich diese Lage noch verschlechtert.

In der Schwangerschaft gibt es zwischen gesunden und pathologischen Zuständen viele Übergänge. Deshalb kann die präventive Medizin, d. h. die Vorbeugung gegen Erkrankungen, auf diesem Gebiete besonders viel leisten (siehe Kapitel XIV). Bei rechtzeitigem Eingreifen vermag man vielfach Schwangerschaftserkrankungen sowie Regelwidrigkeiten der Geburt zu verhüten oder zu beheben. Dies alles fällt in den Aufgabenbereich der sog. *Schwangerenberatung und der systematischen Untersuchung der Schwangeren*, die heute schon auf der ganzen Welt verbreitet sind. Natürlich hat man auch früher Schwangere untersucht. Aber man beschränkte sich dabei auf die Feststellung der Schwangerschaft und auf die Bestimmung der Fruchtlage. Eventuell wurde noch eine Urinuntersuchung angeschlossen. Heute erstreckt sich die systematische Untersuchung der Frau auf den ganzen Organismus (Herz, Lunge, Niere, Blutdruck, Gewichtskontrolle usw.). Man stellt die Schwangere von Anfang an unter ärztliche Aufsicht. Als Erfolg dieser Maßnahmen ist es anzusehen, wenn heute weniger Frauen an Regelwidrigkeiten der Schwangerschaft und der Geburt sterben. Es sei nur ein Beispiel erwähnt: Eine der schwersten Erkrankungen, die die Schwangere bedrohen, sind die Schwangerschaftstoxikosen. Sie fordern seit Einführung der Schwangerenüberwachung nicht mehr so viele Opfer wie zuvor. Aber auch für das Kind hat sich die Lage wesentlich gebessert. So werden, seitdem man bei den Schwangeren systematisch serologische Reaktionen und antiluische Kuren durchführt, weniger luische Kinder geboren. Seit man sich bemüht, Regelwidrigkeiten der Kindslage beizeiten zu beheben, sind Beckenendlagegeburten und die innere Wendung auf den Fuß bei Querlage seltener geworden. Dies sind nur einige herausgegriffene Beispiele. Der tatsächliche Wert der systematischen Schwangerenüberwachung geht aus den einzelnen Kapiteln der Pathologie hervor. Die Verhütung von Regelwidrigkeiten der Schwangerschaft und Geburt ist aber nicht eine rein ärztliche, sondern gleichzeitig eine soziale Frage. Alle ärztlichen Ratschläge sind zwecklos, wenn der Schwangeren nicht auch die Möglichkeit zu ihrer Befolgung gegeben wird. Die ärztlichen Anordnungen durchzuführen ist überall auf der Welt das Ziel der zum Schwangerschaftsschutz erlassenen Gesetze und Verordnungen.

Der Staat und die Gemeinwesen bemühen sich im Interesse der Gesundheit der Schwangeren, die Arbeit des Arztes mit entsprechenden Verordnungen und materiellen Mitteln zu unterstützen. Sehr viel hängt aber auch von der Schwangeren selbst ab, d. h. ob sie überhaupt von der ihr kostenlos zur Verfügung stehenden Schwangerenberatung in Kliniken, Krankenhäusern und Polikliniken Gebrauch macht. Wenn die Frauen nicht selbst die Bedeutung der systematischen Schwangerenberatung einsehen, ist natürlich die Arbeit des Arztes vergebens. In dieser Richtung sollte im Volke noch eine intensive Aufklärung betrieben werden.

Ein Arzt, der sich mit Geburtshilfe beschäftigt, muß sich darüber im klaren sein, welche Ratschläge er der Schwangeren zu geben hat. Zunächst ist die Frage zu beantworten, ob die Frau ihre laufende *tägliche Arbeit* noch verrichten kann. Hier besteht jedoch ein Unterschied zwischen Haushalts- und Berufsarbeit. Die Aufgaben im Haushalt können ruhig versehen werden, wenn die Schwangere gesund und der Verlauf der Schwangerschaft normal ist. Die Frau erträgt auch die zu **Beginn der Gravidität auftretenden kleineren Unannehmlichkeiten** (Erbrechen, **Übelkeit, geringer Schwindel**) leichter, wenn ihre Aufmerksamkeit durch **Beschäftigung** von den Störungen des Allgemeinbefindens abgelenkt wird. Natürlich bedarf sie am Ende der Schwangerschaft, wenn sie in ihrer Beweglichkeit eingeschränkt ist, einer gewissen Schonung. Wie die Erfahrung lehrt, schadet ihr jedoch die Hausarbeit auch dann nicht, sondern wirkt sich im Gegenteil vorteilhafter aus als zu viel Ruhe, durch welche die Muskulatur erschlafft und der Organismus verweichlicht wird. Ganz anders ist die Berufsarbeit außer Haus zu beurteilen. Beschäftigungen, die schon sonst nicht gesundheitsfördernd sind (Arbeit in geschlossenen, schlecht gelüfteten Räumen), sind es in dieser Zeit erst recht nicht. Sie können aber schließlich auch weiter verrichtet werden, besonders wenn die Frau sich zum Ausgleich in der frischen Luft aufhält. Unbedingt zu verurteilen sind Berufe, die mit Verarbeitung giftiger Stoffe (Blei usw.) verbunden sind. Solche Tätigkeiten sind ja schon außerhalb der Gravidität schädlich. Zur Zeit der Schwangerschaft aber gefährden sie die Frau und auch die Frucht in besonderem Maße. Die Arbeitsfähigkeit in sonstigen Berufen ist von Fall zu Fall zu klären. Wichtig ist die Frage, in welchem Maße die Berufsarbeit die am Ende der Schwangerschaft sich schwerfälliger bewegende Frau ermüdet.

Während der Gravidität taucht oft die Frage auf, inwieweit Gymnastik und Sport erlaubt sind.

Bei der Stellungnahme zur Frage der *Gymnastik* schwangerer Frauen muß man einen gewissen Antagonismus zwischen Bauchwand- und Beckenbodenmuskulatur berücksichtigen. So vorteilhaft eine Stärkung der Beckenbodenmuskulatur nach der Geburt ist, so unerwünscht erscheint sie für den Geburtsablauf der Erstgebärenden. In der Praxis sehen wir des öfteren die Geburt bei Frauen, die viel rudern, schilaufen oder reiten, bis zu einem gewissen Grade gut fortschreiten, den Kopf aber, sobald er den Beckenboden erreicht hat, stecken bleiben, weil die Dammuskulatur ein starkes Hindernis für das Durchtreten bildet. In vielen Fällen ist das kein großes Unglück; denn man kann den Widerstand mit einem einfachen Dammschnitt beseitigen. Leider ist es aber nicht immer so. Wird nämlich der Kopf durch den sich nach abwärts verschmälernden Levatortrichter aufgehalten, muß die Geburt eventuell mit einer Zangenoperation beendet werden. Es ist zweckmäßig, beim Turnen der Schwangeren keine Stärkung der Dammuskulatur, sondern der Bauchwandmuskulatur zu erstreben, damit für den Geburtsakt eine gut funktionierende Bauchpresse zur Verfügung steht. Die Dammuskulatur soll eher durch Entspannungsübung für die bevorstehende Geburt vorbereitet werden. Sicherlich hat SELLHEIM recht, wenn er sagt: „Der Zweck des Turnens der Frau kann nur einer sein, nämlich eine Vorbereitung auf die Mutterschaft." Wir wollen also nicht Masse und Kraft der Muskeln entwickeln, sondern ihre Elastizität. Die Muskulatur soll befähigt sein, sich sowohl zusammenzuziehen, als auch (besonders am Damm) zu erschlaffen. Bei elastischen Bauchdecken werden infolge der Schwangerschaft eine Rectusdiastase und ein Hängebauch nicht so leicht auftreten wie sonst. Übungen, welche die Relaxation der Muskeln fördern, haben auch den Vorteil, die bei ängstlichen Frauen während der Geburt so nachteilige Abwehrspannung zu beseitigen. Eine Frau, deren Gewebe elastisch sind, wird leichter gebären als eine andere. Dafür findet man bezeichnende Beispiele, hauptsächlich bei alten Erstgebärenden.

Nach unseren eigenen Erfahrungen verläuft die *Geburt bei Sport treibenden Frauen* im allgemeinen günstig, besonders bei Wiederholtgebärenden. Bei diesen ist nämlich der Widerstand des Beckenbodens nicht mehr so ausgesprochen. Ein in mäßigen Grenzen und ohne Rekordabsichten vor der Schwangerschaft betriebener Sport ist für den gesamten weiblichen Organismus von Vorteil. Natürlich soll eine Frau, die sich noch nie sportlich betätigt hat, damit nicht gerade während der Gravidität beginnen.

Sportlerinnen mit Rekordleistungen gebären im allgemeinen erfahrungsgemäß nicht gut. Unserer Meinung nach liegt das aber nicht am Sport, sondern eher daran, daß die Betreffenden zum großen Teil nicht dem rein weiblichen, sondern dem intersexuellen Typ angehören. Zusammenfassend kann man sagen: Sport und Leibesübungen sind vom gynäkologisch-geburtshilflichen Standpunkt aus durchaus empfehlenswert; aber man muß damit schon in der Kindheit oder doch wenigstens vor der Schwangerschaft beginnen. Beim Sport der Mädchen soll das eigentliche Ziel die Vorbereitung auf die Mutterschaft und nicht eine athletische Leistung oder die Erreichung eines Rekordes sein.

Während der ersten Zeit der Schwangerschaft kann man den Sport und das Turnen im allgemeinen nicht gut heißen. Beides wird ja an und für sich schon durch die mannigfachen Störungen des Allgemeinbefindens erschwert und behindert. In den letzten 3 Monaten der Gravidität kommt eine sportliche Betätigung wegen des Zwerchfellhochstandes und einer gewissen Schwerpunktsverlagerung überhaupt nicht in Frage. In der ersten Hälfte der Schwangerschaft können jedoch manche Sportarten, wie z. B. Schwimmen (ohne Springen und Tauchen), die keine größeren Erschütterungen und Anstrengungen verursachen, von Frauen, die sich früher bereits damit beschäftigten, ausgeübt werden. Eine Schwangere soll aber niemals allein schwimmen, weil unerwartet Schwindel- oder Ohnmachtsanfälle auftreten können. Mehr zu empfehlen sind rhythmische Freiübungen, besonders an der frischen Luft. Am besten ist aber sicherlich ein Spaziergang von 1—2 Std, mit dem man Atemübungen verbinden kann. Dadurch erreicht man gleichzeitig eine Erhöhung der Sauerstoffaufnahme, die dann wieder das Säure-Basengleichgewicht im Organismus günstig beeinflußt.

Während der Schwangerschaft steigert sich die Tätigkeit der Schweiß- und Talgdrüsen. Deshalb ist auf die *Reinhaltung der Haut* besonderes Augenmerk zu richten. Das Waschwasser soll weder zu heiß noch zu kalt sein, weil jeder Wärmereiz, der zur Zusammenziehung der Hautmuskeln führt, auch Kontraktionen der Gebärmutter hervorrufen kann. Aus dem gleichen Grunde sind auch heiße Sitz- und Fußbäder nicht zu empfehlen. Viele Geburtshelfer sind der Meinung, eine Schwangere solle sich in den letzten 6 Wochen nur duschen, aber kein Vollbad nehmen. Jedenfalls ist es richtiger, wenn sich besonders eine Mehrgebärende, deren Schamspalte weniger gut schließt, in der letzten Zeit der Schwangerschaft, in der schon mit dem Geburtsbeginn gerechnet werden kann, nur unter der Dusche wäscht und nicht badet; vor allem, wenn sie auf die Benutzung öffentlicher Bäder angewiesen ist. Von übertriebenen Sonnenbädern ist nicht nur wegen der gesteigerten Empfindlichkeit der Haut, sondern auch deshalb abzuraten, weil der bei starkem Sonnenbrand entstehende Eiweißzerfall auf die Frucht eine schädliche Wirkung ausüben kann. Damit wollen wir nicht sagen, eine Schwangere dürfe sich bei Sonnenschein nicht im Freien aufhalten. Es ist im Gegenteil eine mäßige Sonnenbestrahlung vorteilhaft, und in den Wintermonaten kann auch künstliches Sonnenlicht (Quarzlampe) in Frage kommen.

Die *Kleidung* muß der Witterung entsprechen, den Blutkreislauf und die Hautatmung nicht behindern und auf die Gebärmutter keinen nachteiligen Einfluß ausüben. Im Winter und bei kaltem Wetter ist eine warme Unterkleidung dringend notwendig, weil die Schwangere sowieso zu Blasenbeschwerden neigt. Kleider, die in der Taille zu eng anliegen, sind in der zweiten Hälfte der Schwangerschaft von Nachteil. Desgleichen ist in dieser Zeit das Tragen eines Gürtels zu widerraten. Die Frau hat dann ohnehin keine geeignete Figur dafür.

Viele Ärzte betonen, die Schwangere solle keine Halbschuhe, sondern hohe Schuhe (Stiefel) tragen. Unbedingt nötig ist dies jedoch nur in Fällen, in denen **die Knöchelgegend anschwillt oder eine Senkfußanlage** vorhanden ist. In diesem **Falle erscheint** es besonders wegen der Gewichtszunahme zweckmäßig, Einlagen zu verordnen. Noch wichtiger ist es aber, besonders in der zweiten Hälfte der Schwangerschaft, nicht zu hohe Absätze zu tragen, weil sich dann der Schwerpunkt des Körpers wegen des stark anwachsenden Uterus und damit des ganzen Leibes nach vorne verlagert. Durch einen Schuh mit hohem Absatz wird diese Verlagerung noch ausgeprägter. Die Schwangere kompensiert sie dann durch leichte Rückwärtsneigung beim Gehen und Stehen. Das ist auch SHAKESPEAREs Aufmerksamkeit nicht entgangen und er spricht von ,,pride of pregnancy". Die kompensatorische Rückwärtsneigung des Körpers kommt durch eine Steigerung der Lendenlordose (Abb. 158) oder durch eine leichte Plantarflexion im Knöchelgelenk zustande.

Das Tragen runder Strumpfbänder ist zu widerraten, weil hierdurch das Zurückströmen des Blutes aus den unteren Extremitäten erschwert und so der ohnedies während der Gravidität bestehenden Neigung zu Venenerweiterungen Vorschub geleistet wird. Zweckmäßig ist es, die Strümpfe an einem Hüftgürtel oder einem anderen Kleidungsstück zu befestigen. Bei vorhandenen oder beginnenden Venektasien ist das Tragen von Gummistrümpfen oder elastischen Binden nützlich. Vieles Stehen ist zu vermeiden. Wir raten in solchen Fällen der betreffenden Frau, sich mehrmals täglich wenigstens für einige Minuten niederzulegen und die Beine hochzulagern.

Bei stärkerer Vorwölbung des Leibes und überhaupt gegen Ende der Schwangerschaft sollte die Schwangere eine *Leibbinde* tragen, die die Bauchwand stützt und dadurch eine übermäßige Ausdehnung verhütet. Dabei kann es durch das Tragen solcher Leibbinden, die in sehr zweckmäßiger Weise den Bauch etwas heben,

Schwangerenberatung, Schwangerschaftsschutz und Lebensregeln für die Schwangere. 167

hin und wieder vorkommen, daß in der ersten Gravidität der kindliche Kopf keine Neigung zeigt, in den Beckeneingang einzutreten. Wenn wir in einem solchen Falle der betreffenden Frau raten, eine Zeitlang oder wenigstens, solange sie sich zu Hause aufhält, keine Leibbinde anzulegen, tritt der Kopf gewöhnlich bald ein. Das Tragen einer den Leib stützenden Binde kann also mitunter das Eintreten des vorliegenden Teiles erschweren. Darauf hat man in der Schwangerenberatung zu achten.

Scheidenspülungen sind bei der gesunden Schwangeren ebensowenig wie bei der gesunden Frau erforderlich und nur bei besonderer Indikation auszuführen. Am zweckmäßigsten ist — falls nötig — eine Spülung mit $1/2\%$iger Milchsäure. Der Irrigator und das Spülrohr müssen selbstverständlich steril sein, weil durch eine Spülung, die nicht mit der nötigen Reinlichkeit vorgenommen wird, eine Infektion verursacht werden kann. Desinfektionsmittel schädigen die normale Scheidenflora, die für die Reinhaltung der Vagina aufkommt, und sind daher zu vermeiden. Giftig wirkende Desinfektionsmittel sind sogar gefährlich, weil sich das Absorptionsvermögen der Scheide während der Schwangerschaft steigert. ZWEIFEL hat Milchsäurespülungen zur Verhütung des Kindbettfiebers empfohlen. Die daran geknüpften Hoffnungen erfüllten sich aber nicht.

Hinsichtlich der *Ernährung* hat die alte Auffassung, nach der eine Schwangere für zwei essen soll, nur eine bedingte Gültigkeit. Die Nahrung enthalte zwar nicht quantitativ, wohl aber qualitativ auch für den Aufbau des Feten genügend Eiweiß, Fett, Kohlenhydrate,

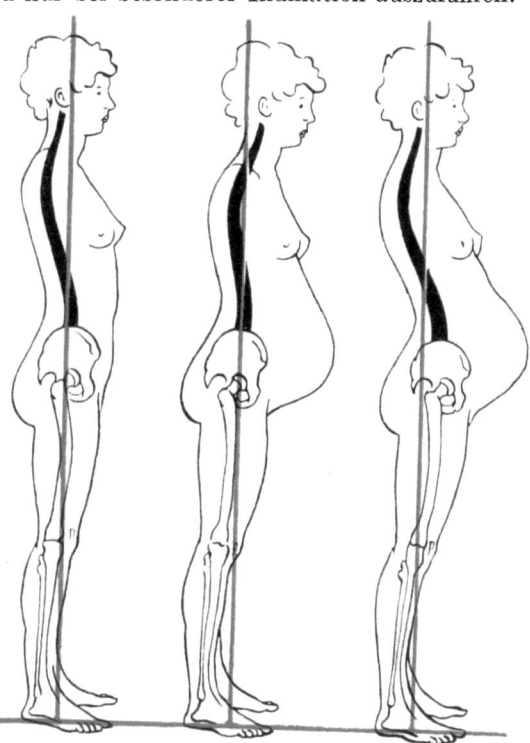

Abb. 158. Kompensation der am Ende der Schwangerschaft erfolgenden Schwerpunktsverlagerung nach vorne durch Rückwärtsneigung des Oberkörpers.

Mineralien und Vitamine. Täglich benötigt eine Gravide durchschnittlich 2500 Calorien; dies entspricht annähernd 85 g Eiweiß, davon sei die Hälfte tierischen Ursprungs, 60 g Fett und 400 g Kohlenhydrate. Das ist äquivalent dem Bedarfe einer mäßig tätigen, nicht schwangeren Frau. Man halte diesen Rahmen ungefähr ein, damit die Schwangere nicht zu sehr an Gewicht zunimmt. Das wäre weder für ihre Gesundheit noch für den Verlauf der Geburt von Vorteil. Bei anfänglich auftretenden Magenbeschwerden und Erbrechen frühstücke die Frau womöglich im Bette, d. h. sie stehe nicht mit leerem Magen auf. Die Mahlzeiten während des Tages sind auf mehrere kleine Portionen zu verteilen, so daß der Magen nie überladen, aber auch nie leer ist. Bei Ekel oder Abneigung vor gewissen Speisen darf keinerlei Zwang ausgeübt werden. Besondere Wünsche (saure Speisen usw.) sind nach Möglichkeit zu berücksichtigen. Sobald die unangenehmen Erscheinungen aufhören, kann sie essen, was sie will. Natürlich ist es zweckmäßig, schwere und stark gewürzte Speisen zu vermeiden.

Während der Schwangerschaft treten sowohl im Stoffwechsel der Kohlenhydrate als auch der Eiweiß- und Fettstoffe einige Veränderungen auf. Einzelne Autoren (BURKE-HARDING-STUART) wollten einen Zusammenhang zwischen dem Gewicht des Neugeborenen und dem Gehalt der mütterlichen Nahrung an tierischem Eiweiß konstatieren, doch konnte dies durch andere (SONTAG-WINES) nicht bestätigt werden. Die Schwangere sollte nach Möglichkeit einmal in der Woche Leber statt Fleisch essen, um die Bildung der roten Blutkörperchen anzuregen. Die Nutzbarmachung des mit der Leber aufgenommenen Eisens wird durch das gleichzeitig vorhandene Kupfer erleichtert. Die Fettzufuhr im zweiten Drittel der Gravidität ist auch schon deswegen in gewissen Grenzen zu halten, um die Leber zu schonen. Dafür gibt man mehr Kohlenhydrate. Wegen einer am Ende der Gravidität vorhandenen Tendenz, *Kochsalz* und *Flüssigkeit* zurückzuhalten, wird man die Zufuhr dieser Stoffe etwas einschränken. Das ist besonders wichtig im Falle von Schwangerschaftstoxikose (siehe Kapitel VIII). Deswegen sollen die Speisen wenig gesalzen und die tägliche Flüssigkeitsmenge niedrig gehalten werden (bei einer Ödembereitschaft nicht mehr als 1—1,5 Liter). Manche beschränken aber die Flüssigkeitsaufnahme nicht, wie z. B. ein großer Teil der amerikanischen Gynäkologen und der Holländer DE SNOO. Dieser schreibt aber vollkommen salzfreie Kost vor.

Mit der Aufnahme der Kohlenhydrate hängt die Frage zusammen, die gegen Ende des vergangenen Jahrhunderts nicht nur die Ärzte, sondern auch die breite Öffentlichkeit lebhaft beschäftigte, ob man nämlich durch diätetische Maßnahmen bei der Mutter die Größe des zu erwartenden Kindes beeinflussen könne. PROCHOWNICK hat diese Frage aufgeworfen und zur Erreichung des genannten Zieles eine möglichst kohlenhydratfreie Kost verordnet. Von anderen Autoren wurde eine solche Möglichkeit schon seit langem bezweifelt. Man sah nämlich körperlich schwer heruntergekommene, krebskranke und kachektische Frauen gut entwickelte Kinder zur Welt bringen. Nach unserem heutigen Wissen beeinflußt die Ernährung der Mutter das Gewicht der Frucht im allgemeinen nicht, höchstens dann, wenn die Schwangere in einem verhungerten Zustand ist.

Alles in allem ist eine Ernährung zweckmäßig, die den bereits erwähnten Calorienwerten entspricht und eine Gewichtszunahme über 15 kg bis zum Ende der Schwangerschaft möglichst vermeidet. Von diesem Gewichte entfallen etwa 5—7 kg auf den Feten, das Fruchtwasser und die Placenta.

Die Vitaminforschung, die in den letzten Jahren einen so großen Aufschwung genommen hat, deutet darauf hin, daß, wenn auch die Menge der Nahrung keinen wesentlichen Einfluß auf die Entwicklung der Frucht hat, der Qualität vielleicht doch eine gewisse Rolle zukommt. Dafür sprechen auch unsere Beobachtungen (KEHIDAI), nach denen die im Frühjahr geborenen Kinder im allgemeinen etwas weniger wiegen als die im Herbst geborenen (ABELS, SCHLOSSMANN, KATZ-KÖNIG, SOLTH).

Der Vitaminbedarf ist um so größer, je jünger der Organismus ist und je rascher er wächst. So wird es verständlich, warum die Schwangere einmal für ihre eigenen im Wachstum begriffenen Organe, zum anderen für die rasch wachsende Frucht einer größeren Vitaminmenge bedarf, um den regelrechten Aufbau, das entsprechende Wachstum und die normale Funktion der Organe zu gewährleisten. Wenn der Vitaminbedarf nicht gedeckt wird oder ein Vitaminmangel durch schlechte Resorption entsteht, können Symptome einer Hypo- oder Avitaminose auftreten.

In solchen Fällen ist das Defizit durch Verabreichung von Vitaminpräparaten zu decken. Vitaminpräparate sollen jedoch nach unserer Meinung nur bei bestehender Indikation verabreicht werden. *Noch richtiger ist es aber, die Vitamine vom Beginn der Schwangerschaft an durch eine entsprechende Zusammenstellung der Nahrungsmittel in natürlicher Form zu geben.*

Hinsichtlich der Mineralstoffe möchten wir nur auf die schon erwähnte Einschränkung von Kochsalz sowie auf die Wichtigkeit der Hämoglobinbestimmung, die uns einen Einblick in den Eisenhaushalt verschafft, verweisen. Im allgemeinen enthält das mit der Nahrung aufgenommene grüne Gemüse genügend Eisen.

Da die Schwangere häufig zu Verstopfung neigt, ist für eine *Regelung der Darmtätigkeit* unbedingt Sorge zu tragen. Nach Möglichkeit sucht man dieses Ziel durch entsprechende Zusammenstellung der Nahrung zu erreichen (Obst, Gemüse, Vollkornbrot). Obst soll nicht nur nach den Mahlzeiten, sondern bereits vor dem Frühstück genossen werden. Falls die Schwangere rohes Obst nicht verträgt, wird man es gedünstet, wenn möglich kalt verabreichen. Von Arzneimitteln haben sich Paraffinöl, Agar-Agarpräparate und andere milde Medikamente bewährt. Drastische Abführmittel sind wegen ihrer wehenerregenden Wirkung zu vermeiden. Leichte Einläufe leisten gute Dienste.

Besonders gegen Ende der Schwangerschaft empfiehlt sich eine Kontrolle des *Urins*. Alle 2—3 Wochen sollte man den Gehalt an Eiweiß, Zucker und Eiter (DONNESche Probe) feststellen und das Sediment untersuchen. Mit Rücksicht auf die größeren Aufgaben, die die Leber zu bewältigen hat, ist eine systematische Urobilinogenkontrolle ebenfalls angebracht. Die Verwendung von Katheterurin ist nur dann nötig, wenn bei reichlich Eiter enthaltendem Harn die Frage geklärt werden muß, ob der Eiter wirklich aus den Harnorganen stammt oder vielleicht von außen (Fluor) in den Urin gelangte. Hier sei ferner auf die Wichtigkeit der *Blutdruckmessung* hingewiesen. Wenn auch den erwähnten Untersuchungen besondere Bedeutung zukommt, darf man darüber doch eine systematische Untersuchung des ganzen Organismus der Schwangeren nicht versäumen. Sofern man an irgendeinem Organ einen krankhaften Befund erhoben hat, muß man es unter ständiger Beobachtung halten. In der zweiten Hälfte der Schwangerschaft wird man sich auch durch Körpergewichtsbestimmungen über den Wasserhaushalt ein Bild verschaffen (s. S. 123).

Im Verlaufe der Gravidität sieht man häufig Caries, sowie Gingivitis und Paradentose auftreten. Sorgfältige *Mundpflege* ist daher sehr wichtig. Bei Erkrankungen des Zahnfleisches leistet Vitamin C gute Dienste. Behandlung und Entfernung schlechter Zähne ist selbstverständlich während der Gravidität nicht nur erlaubt, sondern sogar dringend angezeigt. Die Ansicht, die Schwangere neige besonders zu Caries, konnte durch diesbezügliche systematische Untersuchungen nicht erhärtet werden. Wegen des hohen Calciumverlustes durch die Muttermilch ist die Wahrscheinlichkeit für das Auftreten einer Caries während der Zeit des Stillens größer.

Vielfach verordnet man der Schwangeren systematisch Kalkpräparate. Da man hierbei jedoch häufig Stuhlverstopfung beobachtet, verschreibe man Kalkpräparate nur bei einer bestehenden Indikation. Sie erübrigen sich, wenn die Schwangere täglich 1 Liter Milch bzw. die entsprechende Menge Käse oder Quark zu sich nimmt. Das darin enthaltene Calcium (1,2 g) deckt den täglichen Kalkbedarf annähernd, auch wenn man ihn, wie amerikanische Autoren, auf täglich 1,5 g ansetzt. Vor allem gilt dies, wenn man noch den mit anderen Nahrungsmitteln aufgenommenen Kalk berücksichtigt.

Der *Geschlechtsverkehr* ist während der Gravidität einzuschränken. In den ersten Wochen kann die mit der Kohabitation verbundene starke Hyperämie und die sexuelle Erregung eine Fehlgeburt verursachen. Eine direkte Gefahr stellt aber der Verkehr am Ende der Schwangerschaft wegen der Möglichkeit einer

Infektion dar. Außerdem kann auch ein Blasensprung hervorgerufen werden. Vom ärztlichen Standpunkt aus muß man also in den letzten 8 Wochen die Kohabitation verbieten. Schon in alten Zeiten hat man die Schädlichkeiten und Gefahren des Geschlechtsverkehrs während der Schwangerschaft erkannt. Bei den alten Persern und Chinesen bestand ein Verbot der Kohabitation während der Gravidität und Nichteinhaltung dieser Anordnung wurde streng bestraft.

Das *Rauchen* ist für die Schwangere mindestens ebenso schädlich wie für jeden anderen. Einzelne Beobachtungen sprechen auch für eine Nicotinwirkung auf die Frucht im Sinne einer Beeinflussung der Herztätigkeit. Doch scheint ein mäßiges Rauchen für Frauen, die es gewohnt sind, nicht besonders schädlich zu sein.

Eine auf das Stillen vorbereitende *Brustpflege* ist von nicht zu unterschätzender Bedeutung. Das Stillen wird um so leichter vor sich gehen, je besser sich die Brustwarze heraushebt und je größer die Fläche ist, die das Neugeborene mit seinem Munde erfassen kann (Warzenhof). Das ist von Wichtigkeit, weil einesteils die Milchsekretion durch die Wirkung eines kräftigen Saugreizes reichlicher in Gang kommt, anderenteils das Neugeborene die Warze auf größerer Fläche erfassen kann, wodurch die Gefahr des Wundwerdens und der Brustentzündung verringert wird.

Die Vorbereitung der Brustwarzen kann auf vielerlei Arten geschehen. Von manchen werden Abwaschungen mit Alkohol, von anderen wieder erweichende Salben empfohlen. Einzelne Autoren raten, durch Reiben der Warzen eine Abhärtung zu erzielen. Am vorteilhaftesten erscheinen Abwaschungen mit Seifenwasser. Das Reiben mit den Fingern halten wir für überflüssig. In der letzten Zeit der Schwangerschaft sollte man die Warzen 1—2mal täglich mit einer Brustpumpe behandeln, damit sie sich gut hervorheben. Eingezogene und einwärtsgewendete Brustwarzen bereiten die größten Stillschwierigkeiten. Eben deswegen soll man trachten, sie so weit wie möglich herauszuheben.

Nicht vergessen soll man die *seelische Betreuung der Schwangeren*. Die Frauen sind während der Gravidität reizbarer und benötigen Ruhe. Die Aufgabe des Arztes besteht nicht nur in einer physischen, sondern in gewissem Maße auch in einer psychischen Vorbereitung der Frau auf die Geburt. Angstgefühle werden bei einer Gebärenden eine Abwehrspannung bewirken und den Verlauf der Geburt erschweren, weil die Muskulatur schlecht entspannt ist. Deshalb soll man den Frauen gut zureden und sie aufmuntern, etwa indem man ihnen erklärt, die vielen Millionen Menschen, die auf der Erde leben, seien alle in ähnlicher Weise zur Welt gekommen. Auch soll man betonen, daß Schwangerschaft und Geburt normale Vorgänge sind. Nach Möglichkeit hält man die junge Frau von einer Umgebung fern, die sie mit Erzählungen von schweren Geburten erschrecken könnte.

Seelische Erregungen beeinflussen unter Umständen den Ablauf der Schwangerschaft. Ein großer Schreck vermag sogar Wehen auszulösen (Fritsch, Zweifel, A. Mayer u. a.). Nichts berechtigt aber zu der Annahme, ein schrecklicher oder Ekel erregender Anblick könne irgendeine Wirkung auf das Aussehen oder die Entwicklung des Kindes ausüben.

VI. Die normale Geburt.

Den Vorgang, durch den das Ei bzw. die Frucht mit ihren Nebenteilen aus dem Uterus ausgestoßen wird, bezeichnet man im weiteren Sinne als Geburt. Im praktischen Leben spricht man aber nur am Ende der Schwangerschaft von einer Geburt, vor der 28. Schwangerschaftswoche hingegen von einer Fehlgeburt und von der 28.—38. Woche von einer Frühgeburt (Partus praematurus). Wenn die Geburt erst nach dem errechneten Termin erfolgt, nennt man sie eine Spätgeburt. Die normale und rechtzeitige Geburt bei reifem Kinde (Partus maturus) erfolgt gewöhnlich in der 40. Schwangerschaftswoche.

Die Ursachen des Geburtsbeginnes.

Schon seit langem beschäftigt man sich mit der Frage, warum die Geburt in der überwiegenden Zahl der Fälle ungefähr am 280. Tage in Gang kommt. Den Grund dafür kann man auch heute noch nicht mit Bestimmtheit angeben. Nach der großen Zahl diesbezüglicher Theorien kann die Ursache liegen:

1. im Uterus,
2. im Feten,
3. in der Placenta,
4. in Veränderungen des Stoffwechsels,
5. in Hormonwirkungen,
6. im Nervensystem.

ad 1. Die erste Gruppe der in der Literatur zu findenden Erklärungen sucht die Ursache des Geburtsbeginns *im Uterus* selbst.

a) GALENUS war der Ansicht, die Geburt werde durch das Tiefersinken des vorliegenden Teiles und die dadurch verursachte Erweiterung des Gebärmutterhalses eingeleitet. Diese Faktoren sind zweifellos für den Geburtsbeginn von einer gewissen Bedeutung. Bleibt nämlich der Kopf über dem Beckeneingang stehen, so setzen die Geburtswehen nur langsam ein und es kommt viel häufiger zu einer Wehenschwäche (vor allem bei Erstgebärenden), wahrscheinlich, weil der Schädel nicht auf das Ganglion cervicale drückt und es infolgedessen nicht reizt. Eine Erklärung gibt aber die Ansicht GALENS trotzdem nicht; denn wir sehen die Geburt oft auch dann beginnen, wenn der Kopf noch hoch steht und noch nicht in den Beckeneingang eingetreten ist. Auch spricht der Geburtsbeginn bei Querlagen, bei denen es gar keinen vorliegenden Teil gibt, entschieden dagegen. KEILMANN und KNÜPFFER meinten, durch eine immer stärkere Erweiterung des Cervicalkanals gegen Ende der Schwangerschaft werde ein Druck auf die cervicalen Ganglien ausgeübt. Diese Auffassung fand auch SELLHEIM einleuchtend. Nach Beobachtungen von PINARD tritt die Geburt bei Frauen, die am Ende der Schwangerschaft längere Zeit zu Bett liegen, später ein.

b) MAURICEAU war der Meinung, die voll entwickelte Frucht dehne die Muskelfasern des Uterus so stark aus, daß Spannungen aufträten, die die Geburtswehen auszulösen imstande seien. Für diese Auffassung spricht ein bisweilen vorzeitiges Ingangkommen der Geburt bei ungewöhnlich starker Dilatation der Gebärmutter (z. B. infolge Zwillingsschwangerschaft oder Hydramnion). Wenn bei Übertragungen, bei denen die Frucht viel größer als im Normalfall sein kann und die Muskelfasern besonders stark gedehnt sind, die Geburt trotzdem später eintritt, so spricht das entschieden gegen die genannte Auffassung. Man dachte auch, am Ende der Schwangerschaft könnten, nachdem die Menge des Fruchtwassers geringer geworden ist, die Kindsbewegungen die Gebärmutterwand intensiver treffen und dadurch wehenauslösend wirken. Doch wäre auch dadurch nicht geklärt, warum die Geburt erst nach Ablauf einer bestimmten Schwangerschaftszeit eintritt.

c) Andere machen eine sich mit dem Fortschreiten der Schwangerschaft ständig steigernde Reizbarkeit der Uterusmuskulatur für den Geburtseintritt verantwortlich. Sie versuchen damit das Auftreten der sog. Vorwehen, die dann in echte Wehen übergehen, zu erklären. Diese Auffassung sagt uns jedoch auch nicht, warum die Reizbarkeit gerade am Geburtstermin ihr ausgesprochenes Maximum erreicht.

d) Nach einer bekannten Erfahrung besitzt der schwangere Uterus zu der Zeit, in der die Menstruation fällig wäre, gewöhnlich eine größere Reizbarkeit (MENDE, TYLER-SMITH, LÖWENHARDT). Warum aber die Geburt an dem Termin, an dem die Periode zum 10. Male eintreten müßte, in Gang kommt, bleibt eine offene Frage.

ad 2. Eine zweite Gruppe von Erklärungen sucht die Ursache des Geburtsbeginnes in der Frucht. Wie TAFFER feststellte, setzt das kindliche Serum im Uterus (Uteruspräparat) virgineller Meerschweinchen die Empfindlichkeit gegen Hypophysenhinterlappenhormone herab. Nach seiner Meinung wird auf diese Weise durch die Frucht selbst eine schützende Wirkung auf die Schwangerschaft ausgeübt, und die Geburt beginnt erst dann, wenn die zunehmende Menge des Follikelhormons diese Wirkung ausgleicht. Seine Angaben konnten jedoch durch die Untersuchungen meiner Mitarbeiter BENEDEK-KEHIDAI nicht bestätigt werden. SPIEGELBERG meinte, die Geburt komme am Ende der Gravidität deswegen in Gang, weil die Frucht nicht mehr ausreichend Nahrung erhalte. Dieser Gedanke ist nicht neu und wurde bereits von HIPPOKRATES geäußert. Einen Gegenbeweis kann man nicht antreten; die Begründung erscheint jedoch sehr unvollkommen und bildet den Übergang zu einer weiteren Gruppe von Ansichten, die den Geburtseintritt mit der Placenta in Zusammenhang bringen.

ad 3. a) Nach SIMPSON tritt am Ende der Schwangerschaft eine fettige Degeneration der Decidua ein und veranlaßt das Ei, sich abzulösen; dieses führt dann als Fremdkörper zu Uteruskontraktionen. Andere sehen die Infarkte der Placenta als Alterungserscheinungen an, die sie mit dem Geburtsbeginn in kausalen Zusammenhang bringen. Überzeugend sind diese Erklärungen nicht; denn die Geburt kann eintreten, ohne daß in der Placenta Infarkte vorhanden sind, verzögert sich aber gelegentlich auch trotz vorhandener Infarkte. Eine fettige Degeneration der Decidua ist übrigens meist gar nicht zu finden.

b) Eine andere Theorie sucht in der relativen Kleinheit der Placenta am Ende der Schwangerschaft den Grund für den Eintritt der Geburt.

ad 4. Eine weitere Gruppe von Untersuchern machte gewisse Veränderungen des Stoffwechsels für den Geburtsbeginn verantwortlich.

a) Die ältesten diesbezüglichen Forschungen sind mit dem Namen BROWN-SEQUARD verbunden, der eine Kohlensäureanhäufung beim Ingangkommen der Wehen konstatierte. C. RUNGE machte dagegen seinerzeit nicht die Anhäufung von Kohlensäure, sondern eine Verringerung des Sauerstoffgehaltes für den Geburtsbeginn verantwortlich. Die Schwäche dieser Erklärungen liegt darin, daß sowohl die Vermehrung der Kohlensäure als auch die Verringerung des Sauerstoffs allmählich und nicht plötzlich auftreten. Die von anderen beobachtete Steigerung des Sauerstoffverbrauches erklärt sich aus der beträchtlich vermehrten Muskelarbeit. Man könnte sogar sagen, der Sauerstoffverbrauch während der Geburt sei geringer als man in Anbetracht der großen Muskelarbeit erwarten sollte.

b) Nach den Untersuchungen von SLEMONS verringert sich 24 Std vor der Geburt die Stickstoffausscheidung, und die Diurese ist erhöht. Dies trifft aber nicht zu, wenn man die Geburt mit einem Bougie eingeleitet hat; es können also neben den Stoffwechselveränderungen auch mechanische Gründe entscheidend sein.

c) Nach VAN DER HEIDE wird die Geburt durch eine anaphylaktische Reaktion eingeleitet. Kindliche Stoffe sollen während der Schwangerschaft allmählich in den mütterlichen Kreislauf kommen und dort zur Bildung von Antikörpern führen. Am Ende der Gravidität gelangen diese kindlichen Stoffe plötzlich in größerer Menge in den Kreislauf und lösen dort eine anaphylaktische Reaktion aus. Nach der Darstellung VAN DER HEIDES kam es zum Geburtseintritt, wenn er der Mutter einige Kubikzentimeter kindlichen Blutes injizierte. Unsere eigenen Erfahrungen bestätigten diesen Versuch nicht. Vor Jahren wollten wir aus einer anderen Überlegung heraus die Geburt mit kindlichem Blutserum einleiten; dies gelang aber nicht einmal unter der Wirkung von einigen hundert Kubikzentimetern. Allerdings spritzten wir das Serum nicht in die Blutbahn, sondern in den Muskel. Auch Versuche, die den Eintritt der Geburt mit dem Blute von gebärenden Frauen auslösen wollten, schlugen fehl. Man war hierbei von der Annahme ausgegangen, während der Geburt kreisten wehenerregende Stoffe im mütterlichen Blute.

d) Trotzdem muß man mit der Anwesenheit wehenerregender Stoffe während der Geburt im mütterlichen Blute rechnen. Versuche von SAUERBRUCH-HEYDE sprechen jedenfalls dafür. Sie brachten zwei Rattenweibchen in Symbiose und ließen sie decken. Sobald dann bei dem einen die Wehen einsetzten, begann auch bei dem anderen die Geburt. Ließen sie in dieser Versuchsanordnung nur eine Ratte decken, so sahen sie zur Zeit der Geburt der trächtigen Ratte bei der anderen Schwindel, Unwohlsein und sogar Ohnmachtsanfälle auftreten. Bei den bekannten Geschwistern Blazek (Pygopagen) traten, als die eine schwanger wurde, auch bei der anderen Schwangerschaftssymptome auf (SCHAUTA).

ad 5. Die Annahme, am Ende der Schwangerschaft seien geburtsauslösende Stoffe im mütterlichen Blute vorhanden, legte natürlich den Gedanken an einen Zusammenhang zwischen Geburtsvorgang und Hormonen nahe.

a) Nach den Untersuchungen von KNAUS spricht der Uterus am Ende der Schwangerschaft auf das Hinterlappenhormon der Hypophyse viel besser an als zu Beginn der Gravidität. Zunächst wird nach seiner Meinung die Reizbarkeit durch das Corpus luteum-Hormon herabgesetzt. Wenn später die Follikelhormonwirkung überwiegt, kommt das Oxytocin des Hinterlappens zur Wirkung. Mein Mitarbeiter MIKLOS fand eine Verlängerung der Schwangerschaftsdauer weißer Ratten bei Verabfolgung von Corpus luteum-Extrakten. Andere berichten ebenfalls von dieser Wirkung. So hat man bei Übertragung in der Placenta mehr Luteohormon und weniger Follikelhormon als bei normaler Schwangerschaftsdauer gefunden. Auch durch Verabreichung von Gonadotrophormon ist es gelungen, Schwangerschaften bei Tieren zu verlängern (SNYDER, ÁRVAY), wahrscheinlich durch eine Luteinisation.

b) NEU fand am Ende der Schwangerschaft eine Adrenalinämie.

c) Die Untersuchungen von GRAVES, WAEGELI sprechen für eine Sensibilisierung des Uterus (für Hinterlappenhormon) durch Follikelhormon. Nach SMITH ist die Wirkung der Hinterlappenhormone zur Wehenauslösung nicht unbedingt erforderlich. Er zeigte dies an Ratten, bei denen auch nach Exstirpation des Hypophysenhinterlappens die Geburt eintrat. REYNOLDS JEFFCOATE fanden eine wehenauslösende Wirkung des Follikelhormons. Auf Grund eigener Erfahrungen wagen wir nicht zu behaupten, die Geburt lasse sich mit Follikelhormon auslösen. Vielleicht gelingt dies eher mit mehreren Millionen Einheiten, wie das ROBINSON-DATNOW-JEFFCOATE bei abgestorbenen Früchten versuchten. Wegen der Kostspieligkeit der Präparate ist dies aber praktisch nicht von Bedeutung.

ad 6. Ferner beeinflußt das *Nervensystem* den Geburtsbeginn. Die Rolle des Zentralnervensystems scheint dabei durchaus untergeordnet zu sein. So sieht man bei Frauen, die eine Verletzung oder Erkrankung des Lendenmarkes haben (Tabes), die Geburt doch rechtzeitig eintreten.

Aus alledem geht hervor, daß wir das den Geburtsbeginn auslösende Moment noch nicht kennen, wenn auch einzelne Untersuchungen gewisse Hinweise geben. Um die Zeit des Geburtsbeginnes sieht man beispielsweise, wie Stoffe, die die Reizbarkeit des Uterus herabsetzen, zugunsten der reizsteigernden weniger werden. Dieser Feststellung käme aber nicht nur wissenschaftliche, sondern auch praktische Bedeutung zu, weil man so Frühgeburten künstlich auslösen und bei Übertragungen eine Geburtseinleitung vornehmen könnte.

Die Geburtswehen.

Unter Geburtswehen versteht man die Tätigkeit des Uterus (Kontraktionen), die die Frucht zur Welt bringt. Schon mehrere Wochen vor der Geburt senkt sich der Fundus uteri, und bei Erstgebärenden tritt der Kopf fest in den Beckeneingang ein. Wenn die Schwangere die Kindsbewegungen nurmehr seltener spürt und über subjektive Beschwerden wie Hitzegefühl und leichte Atemnot klagt, so spricht das schon für den nahen Geburtsbeginn. Typisch ist auch eine gewisse Veränderung des Gesichtes; es nimmt einen etwas müden Ausdruck an. Das kann jedoch nur der erfahrene Geburtshelfer — und auch dieser nicht immer leicht — beurteilen. Ein objektives Symptom ist das Absinken des Körpergewichts (s. S. 124). Alle diese Zeichen deuten auf die kurz bevorstehende Geburt hin. Das ausgesprochenste Vorzeichen, das allerdings gewöhnlich erst während des Geburtsvorganges selbst aufzutreten pflegt, ist der aus der Schamspalte austretende blutige Schleim („die Frau zeichnet").

Die Geburtswehen sind auf Grund ihrer charakteristischen Eigenschaften gut zu erkennen. Sie sind die einzigen Schmerzen, die als physiologisch zu bezeichnen sind. Die Schmerzempfindung der einzelnen Frauen ist aber recht unterschiedlich. Die Frauen bei den Naturvölkern haben im allgemeinen weniger unter den Wehen zu leiden als die Frauen der Kulturvölker, die sich seit langem von der Natur entfernt haben. Die Wehen beginnen mit einem Ziehen in der Kreuzgegend und strahlen von dort in den Bauch und in die Oberschenkel aus. Während jeder Wehe verhärtet sich die Uterusmuskulatur und entspannt sich dann wieder in der Wehenpause. Verhärtung und Entspannung erfolgen nicht mit gleicher Geschwindigkeit. Beide kommen langsam zustande, doch tritt die Entspannung etwas zögernder ein. Zunächst folgen sich die Wehen in größeren Abständen, etwa von $1/2$—$1/4$ Std. Später steigert sich die Frequenz, und man beobachtet alle 10—15 min, dann jede Minute oder sogar jede halbe Minute eine erneute Kontraktion der Gebärmutter. Neben der Häufigkeit spielen auch Intensität und Dauer der Wehen eine wichtige Rolle. Die einzelnen Wehen halten etwa $1/2$—$1 1/2$ min und bei weiter fortgeschrittener Geburt noch länger an. Jede Wehe bringt einen Fortschritt des Geburtsverlaufes. Die Kontraktionen des Uterus sind vom Willen unabhängig und medikamentös nicht endgültig zu beseitigen.

Bei jeder Wehe wird ein gewisses Maß von Arbeit geleistet. SCHATZ hat am Ende des vorigen Jahrhunderts mit seinem Tokodynamometer genannten Apparat die *Kraft der Uteruskontraktionen* gemessen. Die Vorrichtung bestand aus einem in den Uterus einzuführenden und mit einem Manometer verbundenen Ballon. SCHATZ fand dabei an der Muskulatur der Gebärmutter auch schon außerhalb der Schwangerschaft einen gewissen Tonus, der etwa 5—15 mm Hg Innendruck erzeugt. Dieser wird am wehenlosen schwangeren Uterus mit etwa 20 mm Hg gemessen. Während der Wehen steigt der Druck auf 70—90 mm Hg. Mit welcher Kraft sich die Gebärmutter kontrahiert, weiß jeder, der einmal eine Wendung auf den Fuß durchgeführt hat, nachdem das Fruchtwasser schon längere Zeit abgeflossen war. Der sich zusammenziehende Uterus kann dabei die Hand des Geburtshelfers mit solcher Kraft zusammenpressen, daß sie „einschläft". Neuerdings wurden noch eine Anzahl Apparate konstruiert, mit deren Hilfe man die Uteruskontraktionen registrieren und messen kann. Im wesentlichen wird dabei das Heben der Bauchwand, das durch die Uteruskontraktionen hervorgerufen wird, registriert (CRODEL, LÓRÁND).

Tabelle 1. *Höchstwehenzahl Erstgebärender nach dem Blasensprung* (nach FREY).

	In der Eröffnungsperiode	In der Austreibungsperiode	In der Eröffnungs- und Austreibungsperiode zusammen
Ohne vorzeitigen Blasensprung	101—150	51—75	151—175
Nach vorzeitigem Blasensprung	151—200	51—75	201—250

FREY beschäftigte sich mit der Frage, wieviele Wehen unter normalen Verhältnissen, vom Blasensprung an gerechnet, notwendig sind, um die Geburt zu beenden. Eingehende Untersuchungen vieler Fälle brachten ihn zur Überzeugung, die Geburt müsse nach dem Blasensprung in ihren einzelnen Phasen innerhalb einer von ihm festgestellten sog. Höchstwehenzahl ablaufen. Die Anzahl der Wehen vor dem Blasensprung schwankt dagegen innerhalb weiter Grenzen. Falls bei normaler Wehentätigkeit nach dem Blasensprung die Zahl der Wehen den angegebenen Höchstwert übersteigt, liegt nach FREY ein pathologischer Zustand vor, der eine Spontangeburt mit einer an Sicherheit grenzenden Wahrscheinlichkeit ausschließt.

Bei Erst- und Mehrgebärenden sind natürlich die Höchstwehenzahlen verschieden.

Tabelle 2. *Höchstwehenzahl Mehrgebärender nach dem Blasensprung* (nach FREY).

	In der Eröffnungsperiode	In der Austreibungsperiode	In der Eröffnungs- und Austreibungsperiode zusammen
Ohne vorzeitigen Blasensprung	51—100	25—35	101—150
Nach vorzeitigem Blasensprung	151—175	11—25	151—175

FREY war also der Meinung, man könne rein auf Grund der Wehenzählung entscheiden, ob ein Eingriff, d. h. eine die Geburt beendende Operation, durchzuführen sei oder nicht. Nach unseren eigenen Erfahrungen (BAUMANN) kann die Geburt bei normalen Raumverhältnissen manchmal auch dann noch spontan verlaufen, wenn die von FREY angegebene Höchstwehenzahl bereits überschritten ist. Die Anzahl der Wehen nach dem Blasensprung ergibt also über die Geburt und über die mit ihr verbundenen Schwierigkeiten nicht immer ein klares Bild. Allein auf Grund der Wehenzählung soll man auch keine größeren operativen Eingriffe durchführen. Trotzdem hat die Wehenzählung zweifellos eine Bedeutung; denn der geschulte Facharzt kann sie zusammen mit anderen Symptomen als Richtschnur für sein Vorgehen verwenden. Der Nichtfacharzt gewinnt durch sie einen Anhaltspunkt, wann fachärztliche Hilfe erforderlich ist.

Während der Geburtswehen entstehen bei der Gebärenden *gewisse Veränderungen*. Die Bauchwand hebt sich, wie bereits erwähnt, infolge der Kontraktionen des Uterus, der Blutdruck steigt, die Pulsfrequenz nimmt während der Wehen zu und verringert sich in den Wehenpausen. Während der Austreibungsperiode tritt im Lungenkreislauf eine Stauung ein. An Hals und Kopf quellen die Venen hervor. Hier und da entstehen auch kleine Blutungen unter die Haut und unter die Bindehaut. Die Atmung ist während der Wehen verlangsamt und nimmt in den Pausen wieder an Frequenz zu. Zieht sich die Geburt über längere Zeit hin, steigt gewöhnlich auch die Temperatur an. Ferner beobachtet man eine Erhöhung des Sauerstoffverbrauches und der CO_2-Abgabe, jedoch wegen der geringeren Zellatmung nicht in dem Maße, wie es der Muskelarbeit entspräche. Häufig tritt während der Entbindung Erbrechen auf. Die Urinentleerung kann gestört sein. Manchen Autoren zufolge vermehren sich auch die Leukocyten im Blute. Nach unseren eigenen Untersuchungen steht das Ansteigen der Leukocytenzahl mit der Stärke und Frequenz der Wehen in einem direkten Verhältnis. Als Ursachen dafür kommen eine mit der gesteigerten Muskelarbeit verbundene Acidose, eine gewisse Bereitschaft des sympathischen Nervensystems und eine Eindickung des Blutes in Betracht.

Vom klinischen Standpunkt aus unterscheidet man mehrere Arten von Wehen. Die zu Beginn der Geburt auftretenden Wehen haben die Aufgabe, den Muttermund zu eröffnen, um der Frucht den Durchtritt zu ermöglichen *(Eröffnungswehen)*. Diesen Abschnitt der Geburt bezeichnet man als Eröffnungsperiode; sie dauert vom Einsetzen der Wehen bis zum Verstreichen des Muttermundes.

Sobald der Muttermund verstrichen ist, ist der Geburtskanal für den Durchtritt der Frucht vorbereitet. Nun beginnt die zweite Phase der Geburt, die Austreibungsperiode. Sie dauert bis zur Geburt des Kindes. Die Tätigkeit der Gebärmutter wird dabei von der Bauchpresse unterstützt. Die Uteruskontraktionen während der Austreibungsperiode nennt man *Austreibungswehen*.

Nach der Geburt des Kindes setzen erneut Wehen ein, die *Nachgeburtswehen*. Diese haben die Aufgabe, Placenta und Eihäute auszustoßen. Die Periode, die von der Geburt der Frucht bis zur Geburt der Placenta dauert, wird als Nachgeburtsperiode bezeichnet.

Den drei Phasen der Geburt: Eröffnungs-, Austreibungs- und Nachgeburtsperiode entsprechend unterscheidet man also *Eröffnungs-, Austreibungs- und Nachgeburtswehen*. Außer den soeben beschriebenen Wehen findet man noch die am Ende der Schwangerschaft, also vor Einsetzen der Geburt auftretenden sog. Vorwehen, sowie die nach Beendigung der Geburt im Wochenbett zu beobachtenden Nachwehen. Die Vorwehen erfolgen unregelmäßig und fördern die Geburt nicht. Sie treten mitunter schon Tage oder Wochen vor der Geburt auf, besonders bei Erstgraviden. Die Nachwehen findet man ausgeprägter bei Mehrgebärenden. Sie sind oft sehr schmerzhaft. Bei Erstgebärenden kann man sie besonders nach rasch abgelaufenen Entbindungen beobachten. In gewissem Maße sind die Nachwehen nützlich, weil sie das Zusammenziehen des Uterus nach der Geburt fördern und dadurch den Ablauf des Wochenbettes günstig beeinflussen.

Die Perioden der Geburt.

Die erste oder Eröffnungsperiode. Sie bezweckt die Eröffnung, d. h. Ausweitung des Muttermundes und verläuft bei Erstgebärenden anders als bei Mehrgebärenden. Bei Erstgebärenden beginnt sich nämlich zuerst der innere Muttermund (Abb. 156), bei Mehrgebärenden dagegen der äußere zu eröffnen (Abb. 157). Dies zu wissen ist für den Geburtshelfer zur Beurteilung der jeweiligen Lage von Wichtigkeit. Bei Mehrgebärenden beginnt sich der äußere Muttermund schon im letzten Monat der Schwangerschaft zu öffnen. Dies ist aber ganz anders zu beurteilen, als eine Eröffnung des Muttermundes bei Erstschwangeren. Hier wäre es ein Zeichen, daß die Geburt bereits begonnen hat oder nahe bevorsteht.

Die Aufgabe der Wehentätigkeit ist nicht allein die Eröffnung des Muttermundes, sondern auch die Entfaltung der Cervix uteri, d. h. des Cervicalkanals. Dabei wird die Portio vaginalis erst kürzer und verflacht sich dann allmählich. Die Weite des Muttermundes kann auf verschiedene Weise bezeichnet werden. Man kann sie z. B. nach Fingerbreiten angeben und sagt dann, der Muttermund ist für Fingerkuppe eingängig, fingerbreit, reichlich fingerbreit, zweifinger-, reichlich zweifinger-, dreifinger-, reichlich dreifinger-, vierfinger-, reichlich vierfingerbreit. Ist die Eröffnung noch größer, so stellt man fest, ob noch ein fingerbreiter oder zweifingerbreiter Saum vorhanden ist. Kann man den Muttermund an einer Stelle — z. B. seitlich — nicht mehr, an einer anderen Stelle jedoch noch abtasten, so sagt man, er ist bis auf einen Saum eröffnet; wenn er überhaupt nicht mehr zu fühlen ist, ist er völlig, d. h. vollständig erweitert.

In Deutschland pflegt man im allgemeinen von einem fingerkuppengroßen, ein querfingerbreiten, zwei querfingerbreiten, kleinhandtellergroßen (etwa 6 cm), **handtellergroßen (etwa 8 cm) und vollständig erweiterten (etwa 10 cm) Muttermund** zu sprechen. Manche Geburtshelfer (besonders in Amerika) drücken die Weite des Muttermundes in Zentimetern aus. Diese Art der Bezeichnung ist aber weniger zweckmäßig, weil es schwieriger ist, eine getastete Entfernung nach Zentimetern zu schätzen als nach Fingerbreiten.

Während der Geburtswehen kontrahiert sich nicht der gesamte Uterus, sondern nur der Teil, der außerhalb der Schwangerschaft etwa dem Uteruskörper entspricht. Man bezeichnet ihn als *aktiven Anteil* und unterscheidet von ihm den sich ausdehnenden *passiven Abschnitt*, der ungefähr der Cervix uteri entspricht. Bei jeder Wehe zieht sich der aktive Teil zusammen, um anschließend wieder zu erschlaffen. Der passive Teil dagegen wird mehr und mehr ausgedehnt. Die Grenze zwischen beiden bildet der sog. *Kontraktionsring* (BANDL). Dieser ist besonders bei fortgeschrittener Geburt gut abzutasten, und zwar zwischen dem dickeren (zusammengezogenen) und dem dünneren (ausgedehnten) Teil des Uterus. Bisweilen kann man ihn mit dem Auge als eine schräg über den Leib verlaufende Kontur wahrnehmen. Genau betrachtet liegt der Kontraktionsring an der oberen Grenze des Isthmus uteri.

Wie erwähnt, zieht sich bei den Geburtswehen der aktive Anteil der Gebärmutter zusammen und erschlafft in den Wehenpausen. Bei der Erschlaffung dehnt sich aber die einzelne Muskelfaser nicht wieder auf ihre ursprüngliche Länge aus, sondern bleibt etwas verkürzt. Am aktiven Teil der Gebärmutter erfolgt also außer den Kontraktionen eine allmähliche Retraktion. Auf der andern Seite wird der untere Abschnitt immer weiter ausgedehnt (distrahiert), und der die Grenze zwischen beiden Teilen markierende Kontraktionsring steigt immer höher.

Lange Zeit hindurch glaubte man der *Fruchtblase* komme die wichtigste Rolle bei der Ausweitung des Muttermundes zu. Diese dringt nämlich während jeder

Wehe in den Cervicalkanal ein. Die in der Fruchtblase enthaltene Flüssigkeit (Fruchtwasser) übt in allen Richtungen einen gleichmäßigen Druck auf die Uteruswand aus (Abb. 159). Ein Locus minoris resistentiae ist lediglich die Gegend des Muttermundes, und deswegen dringt bei jeder Uteruskontraktion die Fruchtblase mit dem Fruchtwasser in dieser Richtung vor (Abb. 160).

Durch das Vordringen der Fruchtblase kommt es also zu einer mechanischen Erweiterung des Muttermundes. Besser verständlich wird dieser Vorgang noch, wenn man sich vor Augen hält, daß die Wand der Cervix während der Schwangerschaft zu einem Schwellkörper umgeformt wird, den dann die eindringende

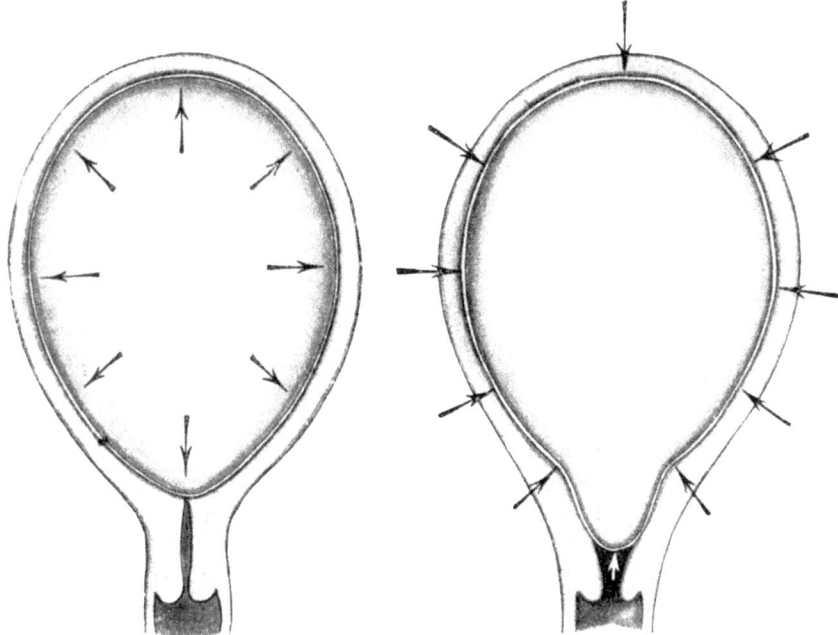

Abb. 159. Bei der Kontraktion der Gebärmutter wird durch das Fruchtwasser ein gleichmäßiger Innendruck in jeder Richtung gewährleistet.

Abb. 160. Während der Wehe drängt sich die Blase in Richtung des geringsten Widerstandes, also in den Cervicalkanal bzw. den Muttermund vor.

Fruchtblase abflacht und verdünnt; daher läßt er sich leichter ausdehnen (STIEVE). Die Cervixschleimhaut wird dabei zusammengepreßt und mit dem reichlich produzierten Sekret abgestoßen (Abb. 161), es kommt zu der für die Eröffnungsperiode charakteristischen blutig-schleimigen Ausscheidung. Bei Erstgebärenden kann die Eröffnung des Muttermundes auf diese Weise gut erklärt werden, bei Mehrgebärenden hingegen weniger. Bei diesen erfolgt die Eröffnung der Cervix von außen nach innen, d. h. der äußere Muttermund öffnet sich vor dem inneren. Die STIEVEsche Erklärung trifft hier kaum und noch weniger in den Fällen zu, in denen der Blasensprung schon zu Beginn der Eröffnungsperiode oder vor dem Einsetzen der Wehentätigkeit erfolgte. Falls bei vor- oder frühzeitigem Blasensprung keine weitere, den Geburtsablauf verzögernde oder erschwerende Regelwidrigkeit (enges Becken, Lage- und Haltungsanomalie usw.) vorliegt, zieht sich nämlich die Eröffnungsperiode meist nicht in die Länge, sondern läuft sogar oft rascher ab als bei intakter Fruchtblase (s. S. 348 u. 349). Besonders betonen möchten wir noch einmal, daß dabei keine weiteren Regelwidrigkeiten bestehen dürfen. Schon vor Jahren machten wir auf Grund unserer

Erfahrungen und Beobachtungen auf die eben beschriebenen Zusammenhänge aufmerksam, und heute zweifelt man die früher überschätzte Bedeutung der Fruchtblase für die Ausweitung der Cervix uteri schon vielfach an.

Eine Abflachung des in der Cervixwand liegenden Schwellkörpers durch den vorliegenden Teil wäre bei Erstgebärenden durchaus denkbar. Wenn es aber keinen vorliegenden Teil gibt, wie z. B. bei Querlage, kann von dem genannten Mechanismus keine Rede sein. Es müssen also noch andere Umstände eine Rolle spielen.

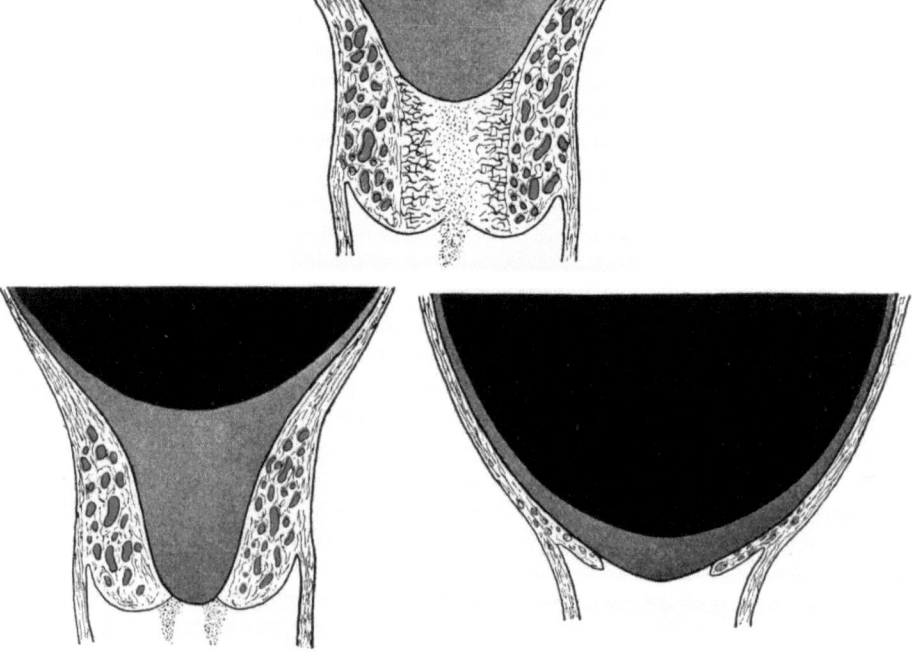

Abb. 161. Durch das Vordringen der Fruchtblase wird die während der Schwangerschaft in ein schwellkörperartiges Gebilde umgewandelte Cervix abgeflacht und der Schleimpfropf ausgestoßen.

Aus der physikalisch-mechanischen Erklärung DE SNOOS ergibt sich ebenfalls eine geringere Bedeutung der Fruchtblase. Da sie mit Wasser gefüllt ist, besteht in ihrem Inneren ein hydraulischer Druck, der nach physikalischen Gesetzen in jeder Richtung mit der gleichen Kraft wirkt. Die Wandspannung hängt aber nicht nur von dem Innendruck sondern auch von der Größe des Blasenradius ab. Wenn wir auf den unteren Teil einer Blase einen Ring aufziehen und sie dann aufblasen, so unterteilt dieser die Blase in eine kleinere und eine größere Kugel. Die Wand des Teiles mit dem größeren Radius wird straffer gespannt sein als die mit dem kleineren (Abb. 162). In der Eröffnungsperiode tritt der Kopf früher oder später tiefer und legt sich an den unteren Abschnitt der Uteruswand an. Es entsteht der sog. *Berührungsgürtel*. Dieser teilt das Fruchtwasser in zwei Teile. Der Radius des unteren, in die Cervix eindringenden Abschnittes ist wesentlich kleiner, und somit ist hier die Wandspannung entsprechend geringer als oberhalb des Berührungsgürtels. Zu Beginn der Ausweitung schiebt sich zunächst nur ein ganz kleiner Teil der Fruchtblase in die Cervix vor, und die Spannung ist noch so gering, daß sie nicht wesentlich zur Erweiterung des

Muttermundes beitragen kann. Später, wenn die Fruchtblase an Größe erheblich zugenommen hat, ist dies schon eher möglich.

Größere Bedeutung kommt wahrscheinlich der Wehentätigkeit zu. Nach den Beobachtungen DE SNOOs krempelt sich der äußere Muttermund während der Wehentätigkeit etwas nach außen um (Abb. 163). DE SNOO erklärt dies mit Längsmuskelfasern, die vom aktiven in den passiven Teil hinunterreichen und diesen bei ihrer Kontraktion in *radiärer* Richtung etwas auszuziehen. So wird es auch verständlich, warum sich bei Mehrgebärenden der äußere Muttermund vor dem inneren öffnet.

Wir bezweifeln übrigens durchaus nicht, daß die Fruchtblase bei der Entfaltung des Muttermundes eine Rolle spielt, und zwar hauptsächlich bei Erstgebärenden, was auf

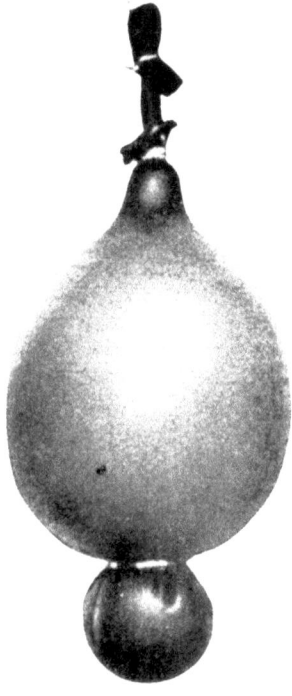

Abb. 162. Innerhalb des Teiles der Blase mit längerem Radius herrscht eine größere Wandspannung als in dem Blasenteil mit kürzerem Radius (DE SNOO).

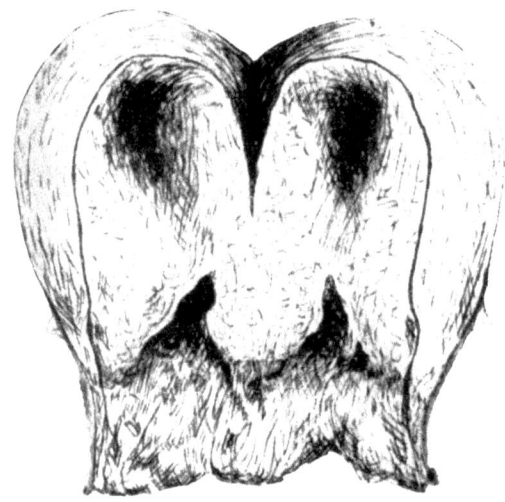

Abb. 163. Der Saum des äußeren Muttermundes wird durch die Wehentätigkeit nach außen umgekrempelt (DE SNOO).

Grund der anatomischen Kenntnisse, die wir STIEVE verdanken, auch ohne weiteres begreiflich erscheint. Unter den verschiedenen Faktoren, die die Eröffnung des Muttermundes bestimmen, kommt aber der Tätigkeit des Uterus die wichtigste Rolle zu. Allerdings genügt die Wehentätigkeit allein auch nicht. Man sieht dies an Fällen, in denen der Muttermund, solange der vorangehende Kopf noch hochsteht, zwar schlaff und dehnbar ist, sich aber nicht vollständig erweitert, sondern erst dann, wenn der Kopf tiefer tritt oder sobald man den Muttermund hinter den Kopf zurückgestreift hat.

Der Blasensprung erfolgt bisweilen auch dann noch nicht, wenn der Muttermund bereits völlig ist; sobald die Schamspalte zu klaffen beginnt, erscheint darin zunächst die gespannte Fruchtblase. In solchen Fällen spricht man von einem verzögerten Blasensprung. Erfahrungsgemäß zieht sich die Geburt in die Länge, wenn die Fruchtblase nach völliger Erweiterung des Muttermundes nicht springt, vor allem deswegen, weil der vorliegende Teil schwerer in die Beckenhöhle eintritt als bei gesprungener Blase. Ausnahmsweise kann auch die stehende Blase einen Zug auf die Placenta ausüben und so eine partielle vorzeitige Lösung hervorrufen.

Sobald sich also die Fruchtblase in der Schamspalte zeigt, soll man sie sprengen, und zwar nicht nur, um eine Geburtsverzögerung zu verhindern, sondern auch um ein Ausstoßen des Kindes in der geschlossenen Fruchtblase zu vermeiden. Dadurch würde eine erhebliche Gefahr für das Neugeborene entstehen. Sobald nämlich die Geburt erfolgt ist, holt das Kind Atem und es kann, falls dann der Kopf noch in der mit Fruchtwasser gefüllten Fruchtblase steckt, zur Aspiration von Fruchtwasser kommen (Abb. 164). Der Volksmund sagt, wer in der ,,Glückshaube" geboren werde, habe Glück. In der Tat kann man von Glück reden, wenn ein in der Glückshaube Geborener während der Geburt nicht erstickt ist.

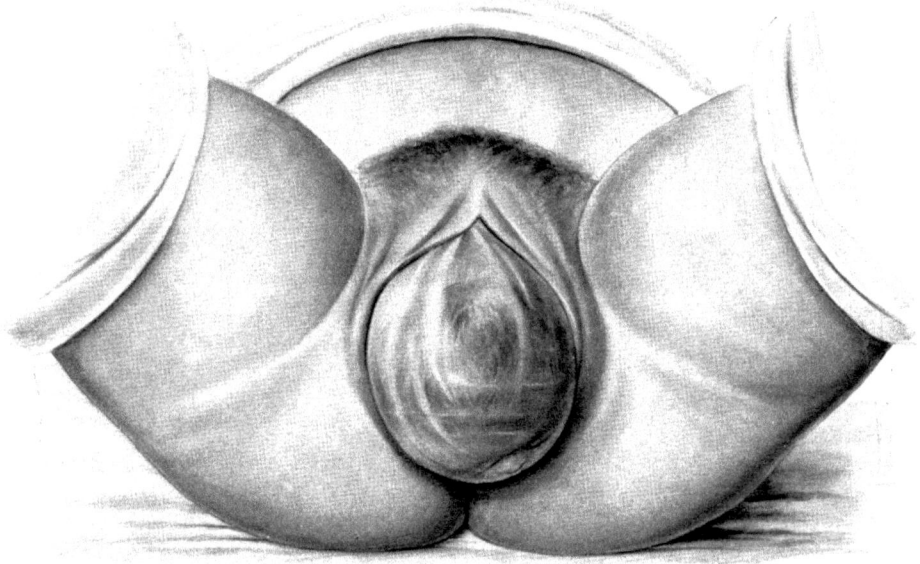

Abb. 164. Geburt in Glückshaube.

Die zweite oder Austreibungsperiode. Mit vollständiger Erweiterung des Muttermundes beginnt die zweite Phase, die bis zur Geburt des Kindes dauernde Austreibungsperiode. In der Eröffnungsperiode wurde der Geburtskanal für den Durchtritt der Frucht vorbereitet. Der obere und untere Abschnitt des Uterus sowie die Scheide wurden zu einem gemeinsamen Schlauch, dem entfalteten Geburtskanal, umgebildet. Nunmehr muß die Frucht aus der Gebärmutter ausgestoßen werden, was durch weitere Wehentätigkeit bewirkt wird. Falls der Blasensprung zum normalen Zeitpunkt erfolgt, pflegen die Wehen etwas auszusetzen, bis sich die Gebärmutter ihrem durch Abfluß des Vorwassers verringerten Inhalt angepaßt hat. Dies ist besonders bei Mehrgebärenden der Fall, hauptsächlich dann, wenn viel Fruchtwasser abfließt, weil der Kopf noch nicht fest im Beckeneingang steht. Sobald nach dieser kleinen Pause der Uterus sich seinem verringerten Inhalt angepaßt und den entsprechenden Tonus zurückgewonnen hat, setzen die Wehen mit erneuter Kraft ein und bewirken ein Tiefertreten der Frucht im Geburtskanal.

Zu diesem Zeitpunkt tritt zur Unterstützung der Gebärmutter noch eine zweite Muskelgruppe, die Bauchmuskulatur, in Tätigkeit (Bauchpresse). Während also die Arbeit der Eröffnungsperiode lediglich von der Uterusmuskulatur geleistet wird, kommt in der Austreibungsperiode noch die Unterstützung der Bauchpresse hinzu. SELLHEIM sagt in diesem Zusammenhang, die Bauchpresse wirke als

„Hilfsmotor" neben der Uterusmuskulatur. Die Bauchpresse funktioniert dabei nicht nur willkürlich sondern auch reflektorisch; die Gebärende beginnt instinktiv mitzupressen. Das mit dieser Anstrengung verbundene Stöhnen und Ächzen ist so charakteristisch, daß der geübte Geburtshelfer schon allein daraus den Beginn der Austreibungsperiode erkennen kann. Bisweilen pressen nervöse und unruhige Frauen schon mit, bevor der Muttermund völlig ist. Das bedeutet jedoch nur eine überflüssige Kraftvergeudung, durch die eine Geburtsverzögerung eintreten kann. Infolge der gemeinsamen Wirkung der Preßwehen und der Bauchpresse dringt der vorliegende Teil der Frucht im Geburtskanal immer weiter

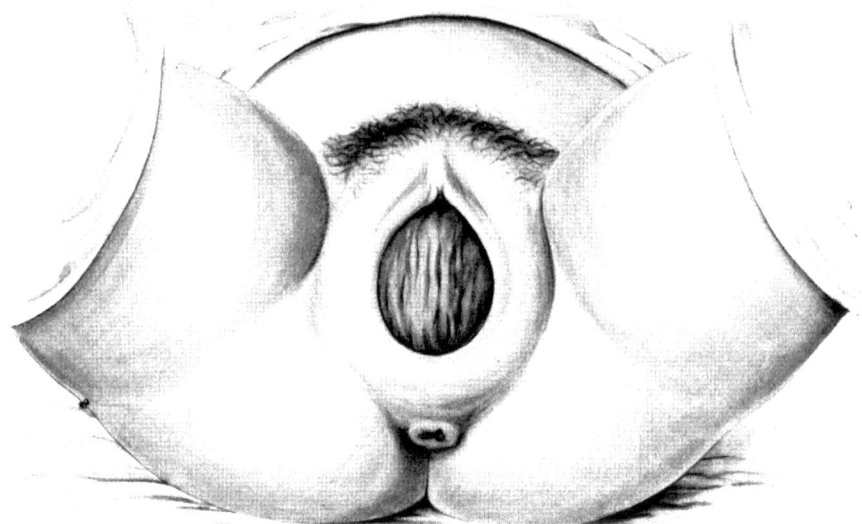

Abb. 165. Durchschneiden des Kopfes.

vor und beginnt zunächst den Damm, den bisher flachen Beckenboden, vorzuwölben. Im weiteren Verlauf beobachtet man das gleiche an jener Partie des Dammes, die hinter der Analöffnung liegt. Sie spannt sich mehr und mehr an. Der Anus beginnt zu klaffen und kann einen Durchmesser von mehreren Querfingern erreichen. Endlich erscheint der Kopf in der Schamspalte, zunächst jedoch nur auf den Höhepunkten der Wehen, während er in den Wehenpausen wieder verschwindet. Das abwechselnde Erscheinen und Verschwinden des Kopfes *(Einschneiden)* kann längere Zeit andauern; jedoch wird allmählich ein immer größerer Teil in der Schamspalte sichtbar. Dadurch werden der untere Abschnitt des Geburtskanales, die Scheide und der Damm langsam, Schritt für Schritt, gedehnt, und schließlich zieht sich der Kopf auch während der Wehenpause nicht mehr zurück. Er ist am *Durchschneiden* (Abb. 165). Zu diesem Zeitpunkt stemmt sich das Subocciput unter dem Schambogen an. Bei den nächsten Wehen erscheint dann zuerst das Hinterhaupt, anschließend der Scheitel, die Stirne und das Gesicht; der Kopf ist geboren. Dann folgen die Schultern und endlich der ganze kindliche Körper. Beim Durchschneiden des Kopfes durch die Schamspalte sind die Schmerzen am größten, besonders bei Erstgebärenden. Sie können so heftig sein, daß die Frauen am ganzen Körper zu zittern beginnen. Man nennt diese Wehen daher Schüttelwehen.

Die dritte oder Nachgeburtsperiode. Sie dauert von der Geburt der Frucht bis zur Ausstoßung der Placenta. Die Ablösung und Geburt der Placenta erfolgt ebenfalls durch Uteruskontraktionen, die sog. Nachgeburtswehen. Wir sehen hierbei also die gleiche Aufeinanderfolge von Kontraktion und Erschlaffung der Gebärmutter wie in den beiden vorangehenden Geburtsperioden. Ohne diesen Mechanismus könnte die Placenta nicht abgelöst und ausgestoßen werden. Durch die Kontraktionen der Gebärmutter wird die Nachgeburt abgelöst und kann dann, bei der Erschlaffung des Uterus, nach abwärts gleiten. Im Verlauf der Nachgeburtsperiode befindet sich also die Gebärmutter nicht dauernd in kontrahiertem (hartem) Zustand. Ebenso wie nach dem Blasensprung im Geburtsverlauf eine kurze Pause eintritt, so setzen auch nach der Geburt des Kindes die Nachgeburtswehen erst nach einem größeren Intervall ein, den der Uterus benötigt, um sich seinem erheblich verkleinerten Inhalt anzupassen und den entsprechenden Tonus zurückzugewinnen. Infolge der außerordentlich heftigen, mit der Geburt des Kindes verbundenen Kontraktionen löst sich die Placenta unter Umständen schon bei der Geburt der Frucht.

Die Ablösung der Placenta kommt zustande, indem sich die Wand des Uterus zusammenzieht, die Placenta jedoch nicht. Hierdurch reißen die Verbindungen zwischen beiden (utero-placentare Gefäße) ein. Einen ähnlichen Vorgang beobachtet man, wenn man einen Wachstropfen auf einen ausgespannten Gummistreifen bringt. Sobald man die Spannung vermindert, löst sich der Tropfen von seiner Unterlage ab.

Für die Placentalösung gibt es zweierlei Mechanismen. Erfolgt sie zuerst in der Mitte, so spricht man von der SCHULTZEschen Lösung (Abb. 166a, b, c und d). Hierbei zerreißen die in dem Stratum spongiosum der Decidua gelegenen Uteroplacentagefäße, und es entsteht ein retroplacentares Hämatom zwischen Placenta und Uteruswand. Unter der Wirkung der Nachgeburtswehen nimmt dieses Hämatom ständig an Größe zu und die Lösung macht immer weitere Fortschritte. Gleichzeitig übt aber die Placenta durch ihr Gewicht einen Zug auf die noch an der Uteruswand haftenden Abschnitte aus und trägt mit dazu bei, die Lösung zu vervollständigen. In den meisten Fällen wird eine sich in dieser Weise ablösende Placenta mit ihrer fetalen Fläche zuerst geboren.

Entsteht aber das Hämatom nicht in der Mitte sondern am Rande der Placenta und löst sich dementsprechend der Rand der Placenta zuerst, so spricht man von einem Lösungsmechanismus nach DUNCAN (Abb. 167a, b, c und d). Aus leicht begreiflichen Gründen gleitet in diesem Fall die Nachgeburt zuerst mit der Kante aus der Scheide heraus.

Hinsichtlich dieser beiden Lösungsarten muß der Geburtshelfer wissen, daß sich im Falle des SCHULTZEschen Mechanismus die Placenta von der Uteruswand abheben kann, ohne eine ausgesprochene Blutung nach außen auszulösen, weil sich ja das Blut hinter der Placenta ansammelt. Dagegen kann man bei der am Rande beginnenden Lösung nach DUNCAN während der ganzen Nachgeburtsperiode kleinere Blutungen beobachten. *In der Nachgeburtsperiode kommen also auch unter physiologischen Umständen Blutungen vor.* Hier wäre noch die Auffassung FRANKLs zu erwähnen, der zufolge sich der Druck in der Bauchhöhle nach der Geburt des Kindes ganz beträchtlich verringert, so daß in den dort befindlichen Organen eine reichliche Blutzufuhr erfolgt. Die in die Uterusgefäße eindringende größere Blutmenge soll die utero-placentaren Gefäße sprengen und durch das so entstandene Hämatom Uteruskontraktionen auslösen. Nach FRANKLs Meinung wäre also das Hämatom das Primäre und die Uterustätigkeit nur dessen Folge. Praktische Bedeutung kommt weder der Frage, was das Primäre und was das Sekundäre ist, noch derjenigen zu, in wieviel Prozent der Fälle die Lösung der Placenta nach SCHULTZE bzw. DUNCAN erfolgt.

Die Perioden der Geburt.

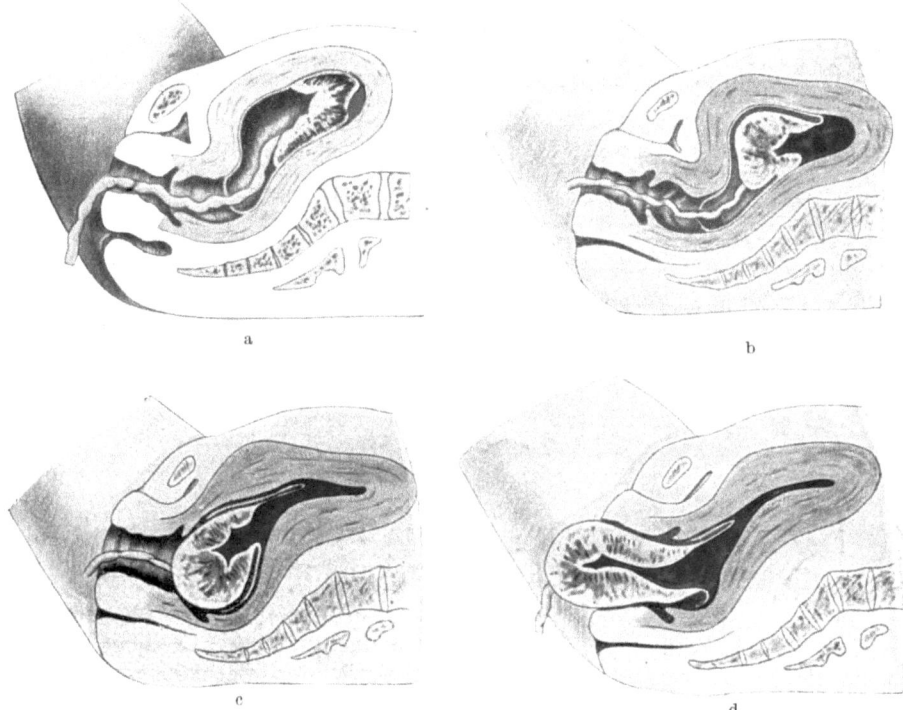

Abb. 166a—d. Lösung der Placenta nach SCHULTZE.

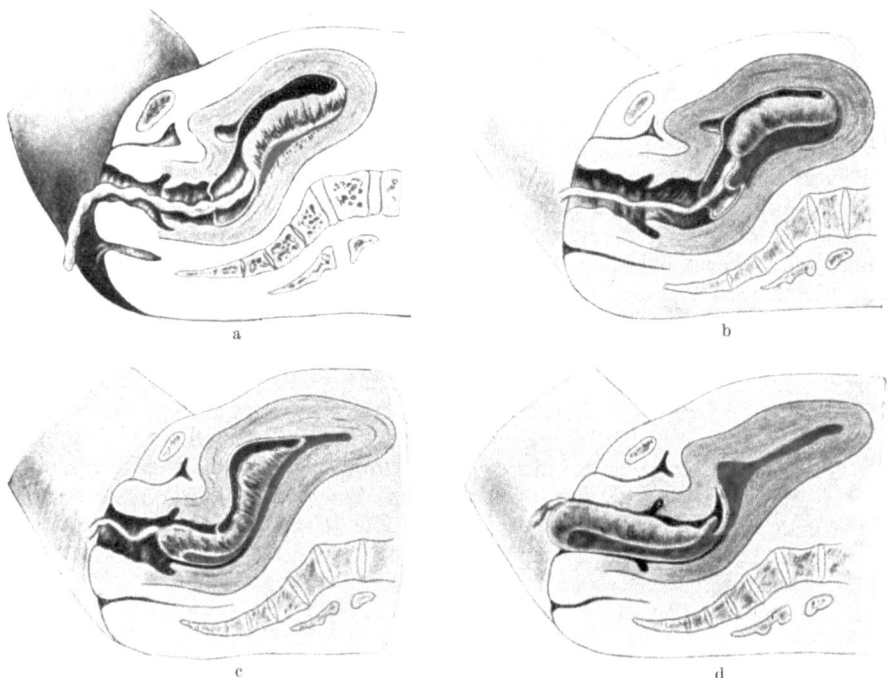

Abb. 167a—d. Lösung der Placenta nach DUNCAN.

Früher wurden diese Probleme viel erörtert. Manche Autoren waren der Meinung, die Art des Austrittes der Placenta mit der Fläche oder der Kante aus der Schamspalte könne für den ursprünglichen Lösungsmechanismus nichts beweisen. Deswegen versuchte man durch Entfaltung der Scheide während der Nachgeburtsperiode zu klären, auf welche Weise die Placenta durch den Muttermund hindurch geboren wird. Von anderer Seite wurde die Verläßlichkeit auch dieser Beobachtungsergebnisse bezweifelt mit der Begründung, die Entfaltung der Scheide könne den Ablösungsmechanismus der Placenta stören. In neuester Zeit versuchte man, sich durch Röntgenaufnahmen (WARNEKROS, WEIBEL) Klarheit zu verschaffen, indem man die Placenta von der Nabelschnur her mit Bariumsulfat füllte. Die so gewonnenen Ergebnisse sind jedoch auch nicht unbedingt beweiskräftig, weil der physiologische Ablösungsmechanismus möglicherweise durch die Auffüllung gestört wird.

Bei der Behandlung der Placentarperiode soll der Praktiker — wie gesagt — vor allem wissen, *daß der Uterus während dieser Zeit nicht ständig kontrahiert sein muß und auch unter physiologischen Verhältnissen geringfügige Blutungen auftreten können.* Nach Geburt der Placenta zieht sich die Gebärmutter zusammen. Die blutenden Gefäße werden durch die sich kontrahierenden Muskelfasern komprimiert und dadurch verschlossen (nach manchen Autoren ziehen sich auch die Gefäße selbst zusammen). Die Blutstillung erfolgt also zunächst nicht durch Thrombenbildung. Diese tritt unter physiologischen Umständen nur sekundär auf.

Der Durchtritt der Frucht durch den Geburtskanal, die Wirkung des Geburtsverlaufs auf die Frucht.

Der Durchtritt des Kopfes durch den Geburtskanal erfolgt nach gewissen Regeln. Bei Hinterhauptslagen stellt sich der Kopf mit der Pfeilnaht in den queren oder in einen der schrägen Durchmesser des Beckens ein und führt, indem er den Geburtskanal durchläuft, ganz bestimmte *Drehungen* aus. Die *erste Drehung* besteht in einer *Flexion*, wobei das Kinn der Frucht dem Brustkorb genähert wird. Es folgt dann als *zweite Drehung* eine *Rotation*, indem sich die Pfeilnaht unter gleichzeitigem Tiefertreten des Kopfes aus dem queren Durchmesser des Beckens (Abb. 168) über den schrägen (Abb. 169) in den geraden Durchmesser (Abb. 170) dreht. Die *dritte Drehung* erfolgt dann, wenn sich der Nacken (Subocciput) unter der Symphyse als Hypomochlion anstemmt, der Kopf sich nach rückwärts neigt *(Deflexion)* und durch die Schamspalte tritt. Nach der Geburt des Kindes wendet sich dessen Gesicht einem der Schenkel der Mutter zu *(Rotation)*, und zwar dem rechten, wenn der Rücken der Frucht auf der linken Seite lag und dem linken, wenn der kindliche Rücken sich rechts befand. Diese *vierte Drehung* führt also der schon geborene Kopf *außerhalb des Geburtskanales* durch (Abb. 171). Aber nicht nur der Kopf sondern auch die Schultern vollziehen regelmäßige Drehungen. Wenn sich beispielsweise die Pfeilnaht über den einen schrägen Durchmesser in den geraden dreht, dann stellt sich die Schulter der Frucht, die in zwangloser Haltung rechtwinklig zur Pfeilnaht steht, in den anderen schrägen Durchmesser des Beckens ein, durchläuft es nach abwärts und passiert dann den Beckenausgang ebenfalls im geraden Durchmesser.

Darüber muß man sich im klaren sein, einerseits, um beurteilen zu können, ob eine Geburt normal verläuft, dann aber auch, um diesen Mechanismus nachahmen zu können, falls man aus irgendeinem Grunde die Geburt operativ beenden will. Eingehend wird von der Art, in der der Kopf den Geburtskanal passiert, noch bei der Besprechung des Geburtsmechanismus die Rede sein. Des besseren Verständnisses wegen wurde aber hier schon einiges vorweggenommen. Fällt beim Einstellen des kindlichen Kopfes in das Becken die Pfeilnaht mit dem queren Beckendurchmesser zusammen, so spricht man von Synklitismus. Steht dagegen die Pfeilnaht vor oder hinter dem queren Durchmessser des Beckens, liegt ein Asynklitismus vor.

Während die Frucht unter der Einwirkung der Geburtskräfte den Geburtskanal passiert, kommen an dem in Richtung der Bewegung vorangehenden Teil,

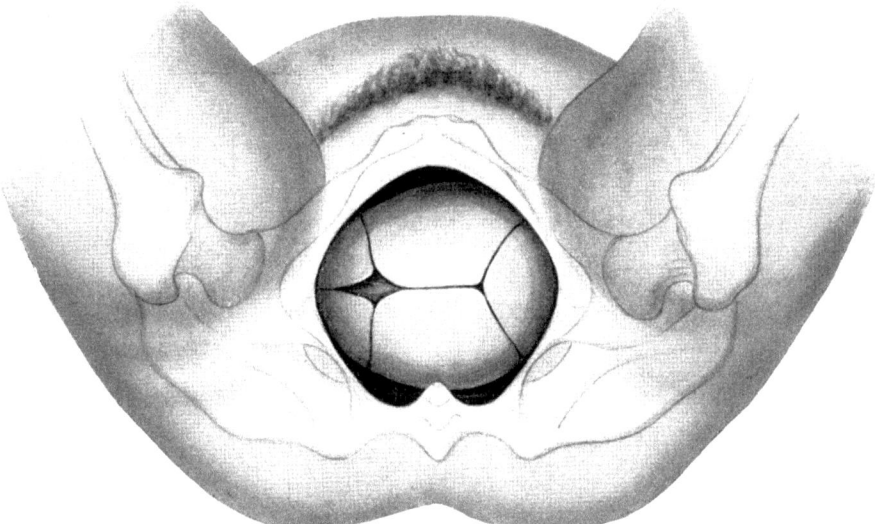

Abb. 168. Die Pfeilnaht im queren Durchmesser.

den man den *vorliegenden Teil* nennt, *gewisse Veränderungen* zustande. Diese mehr oder weniger als physiologisch zu bezeichnenden Zustände beobachtet man

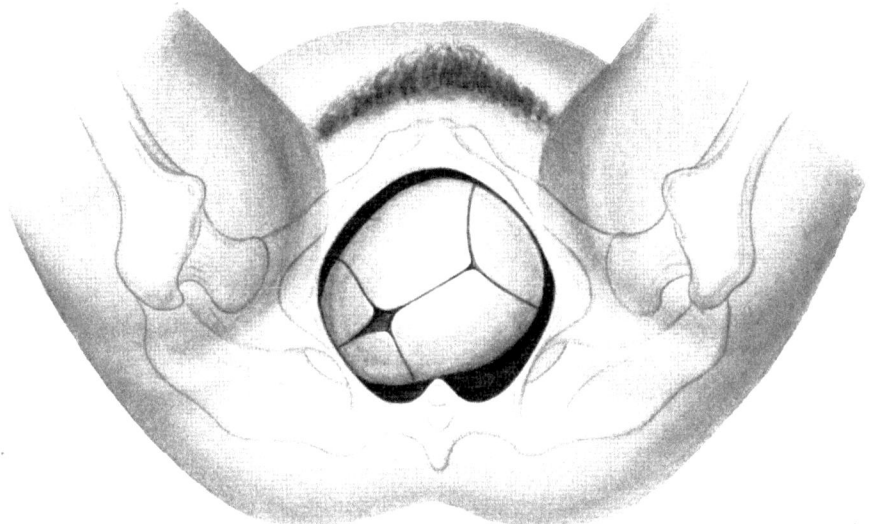

Abb. 169. Die Pfeilnaht im schrägen Durchmesser.

hauptsächlich am Kopf, der ja in 96% der Fälle der vorliegende Teil ist. Die einzelnen Schädelknochen des Kindes sind, wie schon früher erwähnt, längs der Nähte gegeneinander verschieblich und ermöglichen dadurch eine Anpassung des Kopfes an die Form des Geburtskanales *(Konfiguration)*. Aus den

Formveränderungen am Schädel des Neugeborenen kann man rückschließend beurteilen, nach welchem Mechanismus die Geburt vor sich ging.

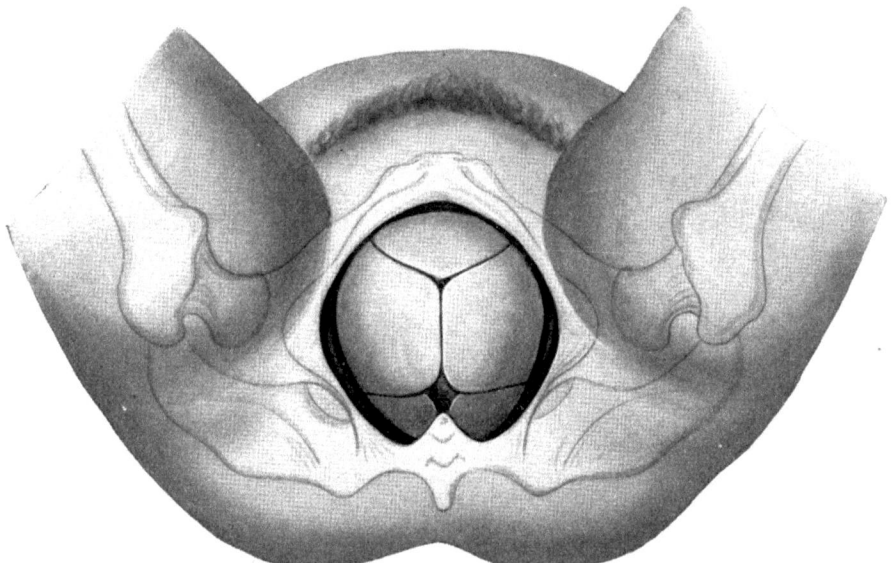

Abb. 170. Die Pfeilnaht im geraden Durchmesser.

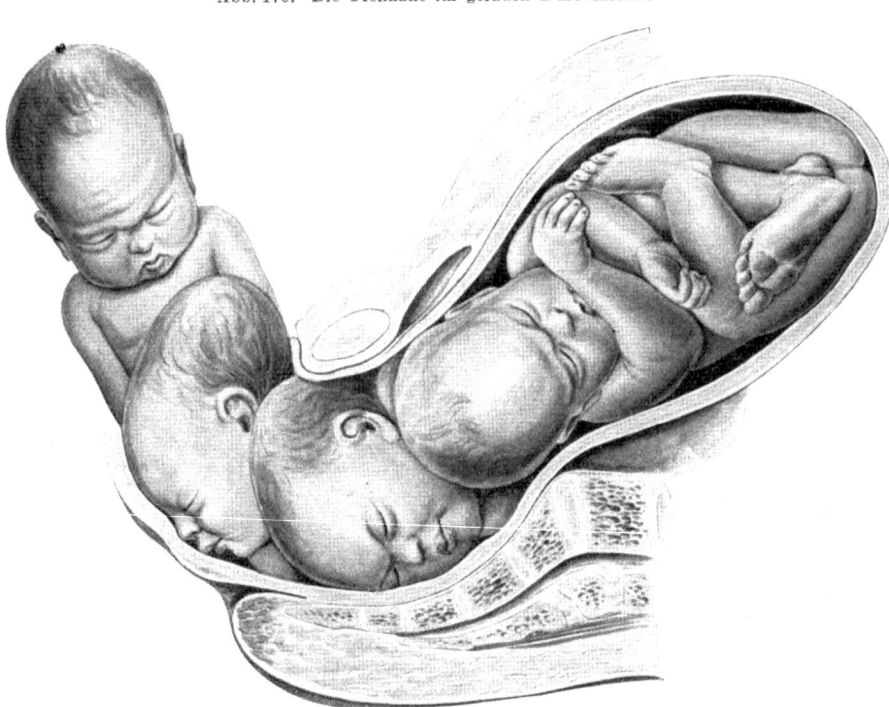

Abb. 171. Die innerhalb (1.—3. Drehung) und außerhalb (4. Drehung) des Geburtskanals erfolgenden Drehungen des kindlichen Kopfes.

Die sog. Kopfgeschwulst (Caput succedaneum) findet man besonders bei sich verzögernden Geburten. Sie besteht aus einer Anschwellung der Kopfhaut und des subcutanen Bindegewebes in der Gegend der Leitstelle (Abb. 172 und 173). Die ödematöse Schwellung ist dabei nicht scharf umschrieben und deckt sich nicht mit den Grenzen der einzelnen Schädelknochen, sondern verbreitet sich diffus über mehrere Knochen. Sie ist die Folge einer Saugwirkung während des Geburtsvorganges. Wenn sich die Gebärmutter kontrahiert, wirkt der dabei entstehende Druck von allen Seiten gleichmäßig auf den im Fruchtwasser schwimmenden Feten ein. Sobald jedoch die Fruchtblase bei eröffnetem Muttermund springt,

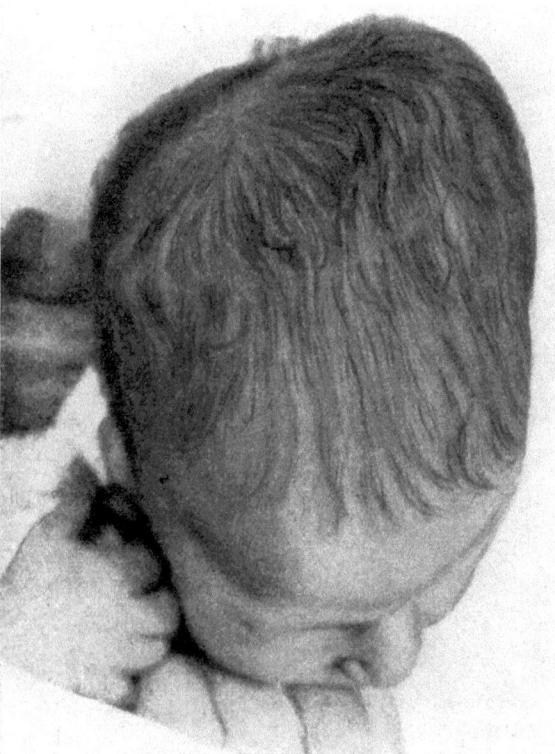

Abb. 172. Caput succedaneum.

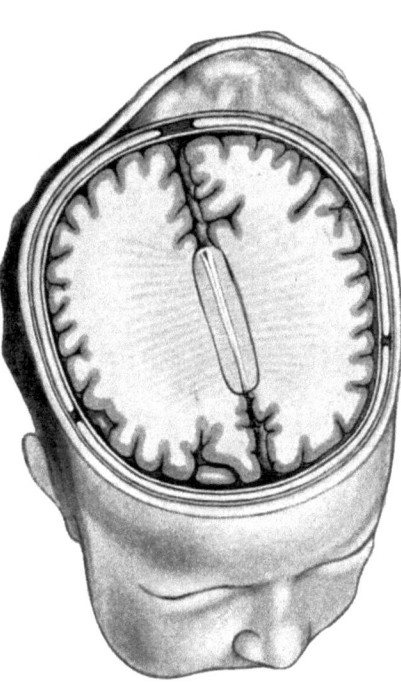

Abb. 173. Schematischer Querschnitt eines Caput succedaneum.

wird der in der Gegend des Muttermundes befindliche Teil des Kindes von diesem Druck befreit und bleibt nur dem äußeren Luftdruck ausgesetzt. Da dieser viel geringer ist als der auf die anderen Körperteile einwirkende Druck, wird die in der Gegend des Muttermundes liegende Schädelpartie infolge der Druckdifferenz einer gewissen Saugwirkung ausgesetzt. Diese wird noch dadurch verstärkt, daß sich das untere Uterinsegment mit dem Berührungsgürtel fest an den Schädel der Frucht anlegt und ihn gleichsam abschnürt (s. S. 192). Die so entstandene Kreislaufstörung kann sich nicht nur in den Geweben außerhalb der Schädelknochen sondern eventuell auch in der Hirnhaut oder sogar im Hirn selbst manifestieren.

Die Kopfgeschwulst darf nicht mit der *Kopfblutgeschwulst* verwechselt werden *(Cephalhämatom)*. Während das Caput succedaneum verwaschene Grenzen zeigt, entspricht die Ausdehnung des Cephalhämatoms scharf abgegrenzt dem Bereich einzelner Schädelknochen (Abb. 174 und 175); denn es handelt sich hier um einen Bluterguß zwischen Schädelknochen und Periost. Die Kopfgeschwulst entwickelt sich, wie bereits erwähnt, schon während der Geburt und ist sofort nach dem Durchtritt des kindlichen Kopfes zu erkennen. Das Cephalhämatom hingegen bildet sich erst 1—2 Std nach der Geburt. Es bleibt lange Zeit bestehen und zeigt im Anfang Fluktuation; später, wenn sich der Bluterguß resorbiert, organisiert sich manchmal ein Teil des Hämatoms, wodurch seine Ränder hart und wallartig werden. Die Kopfgeschwulst fühlt sich im Gegensatz dazu teigig an und verschwindet in wenigen Tagen, eventuell sogar schon nach Stunden. Das Cephalhämatom entsteht meist durch Abheben

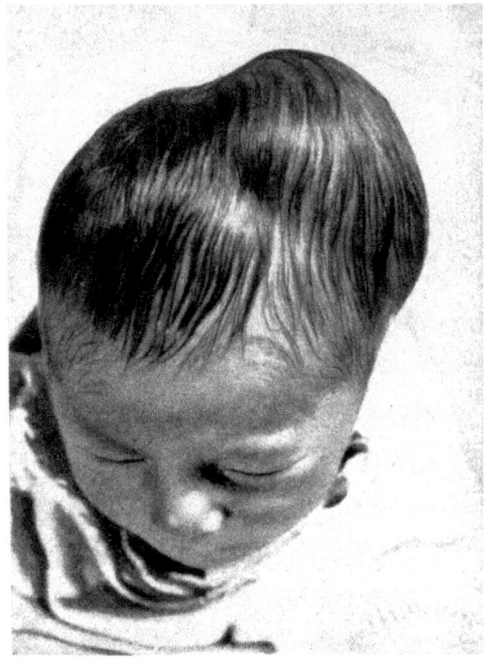

Abb. 174. Cephalhämatom.

einer Falte der Kopfschwarte und Abscherung der Knochenhaut vom Knochen, während der Kopf seine Drehungen im Becken ausführt. Die eigentliche Ursache sind Zerreißungen der zwischen Schädelknochen und Periost verlaufenden Gefäße.

Im allgemeinen pflegt sich die Kopfgeschwulst erst nach dem Blasensprung zu entwickeln. Ausnahmsweise, besonders wenn sehr wenig Fruchtwasser vorhanden ist, entsteht sie jedoch schon vorher. Ihr Vorhandensein muß man schon während der Geburt erkennen, denn die wachsende Kopfgeschwulst ist nicht nur ein ungünstiges Symptom für die Frucht, sondern sie kann auch diagnostische Irrtümer verursachen. Der Untersuchende glaubt dann beispielsweise, der Kopf stehe schon tief im Becken. In Wirklichkeit handelt es sich jedoch um einen stark konfigurierten Schädel und eine große Kopfgeschwulst, während der Kopf selbst mit seinem größten Umfang vielleicht noch kaum den Beckeneingang passiert hat (Abb. 176). Außerdem wird die Kopfgeschwulst gelegentlich mit der intakten Fruchtblase verwechselt. Als unterscheidendes Merkmal finden wir an der Kopfgeschwulst eine auch in den Wehen gleichbleibende teigige Konsistenz und Behaarung, während die Fruchtblase eine glatte gespannte Oberfläche zeigt und bei den Wehen noch beträchtlich an Spannung zunimmt (wenn sie nicht schon zuvor außerhalb des Muttermundbereiches gesprungen ist). Auch Verwechslungen mit dem Steiß kommen vor, weil die Kopfgeschwulst die für den Schädel charakteristischen Nähte verdeckt.

Die kindlichen Herztöne pflegen während der Wehen infolge einer durch die Uteruskontraktionen hervorgerufenen Störung im Placentakreislauf etwas abzusinken. Da nämlich die sich zusammenziehende Uterusmuskulatur die intervillösen Räume komprimiert, bekommt das Kind weniger Sauerstoff. Dies wiederum ruft eine Verlangsamung der kindlichen Herztätigkeit hervor. Die Herztöne erholen sich jedoch wieder sehr rasch und erreichen dieselbe Frequenz und Stärke wie vor der Wehe. Eine Verlangsamung der kindlichen Herztätigkeit während der Wehen oder unmittelbar danach ist also nicht als ein pathologisches Symptom aufzufassen. Wenn aber die Uteruskontraktionen in so kurzen Abständen aufeinander folgen, daß sich die Herztöne nicht erholen, bedeutet dies eine Gefahr für die Frucht.

Die Frage nach dem auslösenden Moment für das Einsetzen der Atmung nach der Geburt wird verschieden beantwortet. Manche Autoren machen dafür die Temperaturdifferenz von ungefähr 10—15° C verantwortlich, die zwischen dem Uterusinnern und der Temperatur des Geburtsraumes besteht (PREYER). Diese Auffassung sieht also einen Kältereiz als Ursache an. AHLFELD stellte entsprechende Versuche an, indem er die Frucht sofort nach der

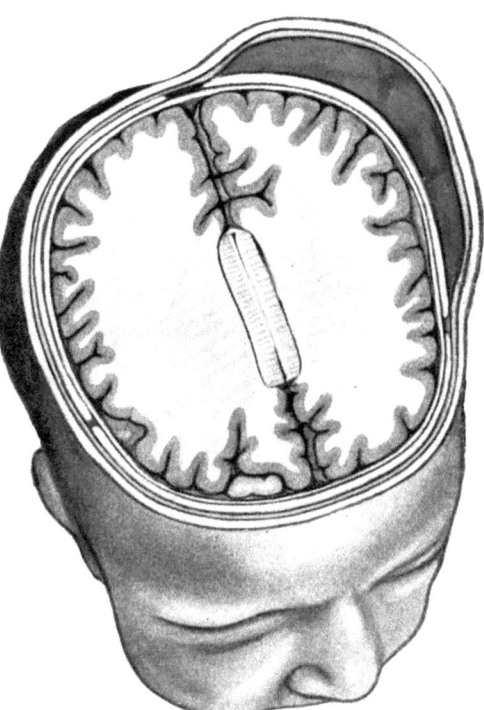

Abb. 175. Schematischer Querschnitt eines Cephalhämatoms.

Geburt in Wasser brachte, dessen Temperatur mit der des Uterusinnern übereinstimmte. Da das Kind trotzdem atmete, ist bewiesen, daß nicht der Temperaturunterschied in dem veränderten Milieu die Atmung auslöst. Im intrauterinen Leben erhält die Frucht über die Nabelschnur aus dem Placentakreislauf ihren Sauerstoff. Sobald nun mit der Geburt diese Zufuhr unterbunden wird, tritt eine Verarmung an Sauerstoff und eine Anreicherung an Kohlensäure auf, die das Atemzentrum anregt und die Atmung in Gang bringt (SCHWARTZ). Diese Erklärung ist die einfachste und zugleich die wahrscheinlichste. Hinzu kommt noch eine Steigerung des Muskeltonus nach der Geburt, wodurch das Zwerchfell tiefer tritt und der Unterdruck in der Brusthöhle ausgesprochener wird. MICHAELIS, OLSHAUSEN nahmen eine Blutstauung in den Gehirngefäßen und eine Reizung des Atemzentrums durch das angehäufte Kohlendioxyd an. Während der Schwangerschaft ist der kindliche Brustkorb durch die gekreuzt vor ihm liegenden Arme komprimiert. Sobald nun dieser Druck mit der Geburt wegfällt, dehnt sich der Brustkorb aus, und das Kind macht seinen ersten Atemzug. Nach manchen Autoren (OLSHAUSEN) kommt diesem Umstand eine wesentliche Bedeutung zu.

190   Die normale Geburt.

Wenn das Neugeborene, wie es ab und zu vorkommt, nicht atmet, kann dies zweierlei Gründe haben. Entweder hat sich im Blute reichlich Kohlensäure angehäuft, dann liegt eine Asphyxie vor, oder es ist im Gegenteil noch reichlich Sauerstoff vorhanden und das Kind hat deswegen kein Bedürfnis zu atmen; es ist also nur apnoisch. Der geübte Geburtshelfer vermag diese Zustände leicht auseinanderzuhalten. Im Falle einer Asphyxie zeigt die Haut eine bläuliche (livide) oder totenbleiche Farbe, bei der Apnoe sieht sie annähernd normal aus.

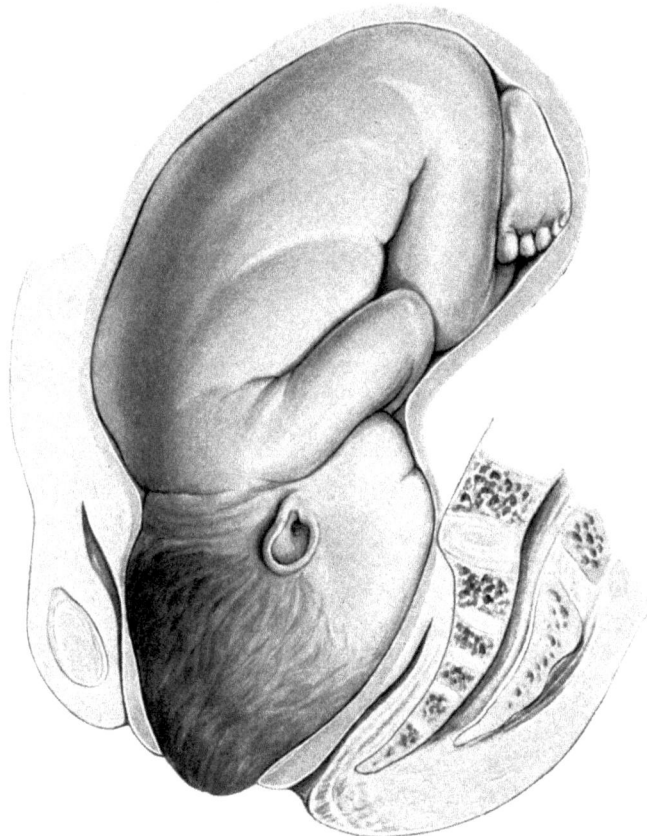

Abb. 176. Caput succedaneum schon in der Vulva sichtbar, während der Kopf mit seinem größten Umfang den Beckeneingang kaum passiert hat.

AHLFELD beobachtete kindliche Atembewegungen innerhalb der Gebärmutter. Wenn man den Leib einer Schwangeren unter einem entsprechenden Winkel von der Seite aus beobachtet, sieht man mitunter tatsächlich gewisse rhythmische Bewegungen mit einer Frequenz von etwa 50—60 pro Minute. Hierbei handelt es sich aber nur um oberflächliche Atembewegungen bei geschlossener Glottis. Neuerdings sprechen Versuche von EHRHARDT, SZENDI auch für eine Aspiration von Fruchtwasser durch den Feten (s. S. 106). Mit der intrauterinen Atmung hängt eine sehr seltene Erscheinung zusammen, die man Vagitus uterinus nennt; man findet in der Literatur nur ungefähr 50 solche Fälle. Das Kind stößt, während es sich noch innerhalb der Geburtswege, meist in der Scheide, befindet, einen Schrei aus. Vorbedingung für das Zustandekommen dieser Erscheinung ist das Eindringen von Luft in den Geburtskanal. Dies erfolgt am leichtesten im Zusammenhang mit geburtshilflichen Operationen. Einen intrauterinen Vagitus, also einen Schrei innerhalb der Gebärmutter, beobachtet man unter Umständen, wenn z. B. bei einer Wendung mit der Hand des Operateurs Luft in den Uterus eindringt. AHLFELD hat auch intrauterinen Singultus festgestellt.

Der Geburtsmechanismus.

SELLHEIM nannte den Geburtsmechanismus die Physik der Geburt. Die Klarstellung aller Einzelheiten dieses Vorganges ist außerordentlich schwierig. Als HEGAR einmal einen Physiker bat, ihm bei der Klärung des Geburtsmechanismus behilflich zu sein, antwortete dieser, lieber berechne er die Bahn eines neuen Sternes als den Weg, den die Frucht durch den Geburtskanal nimmt. Um die Physik der Geburt verstehen zu können, muß man zwei Faktoren kennen, einmal den Weg, den die Frucht zurücklegt, zum anderen das Geburtsobjekt selbst. Der Geburtsweg wird durch einen Kanal bzw. ein Rohr dargestellt, das aus einem knöchernen Ring (knöcherner Geburtskanal, Becken) und den darin befindlichen Weichteilen (weicher Geburtskanal, Uterus, Vagina) besteht. Der weiche Geburtskanal wird vor

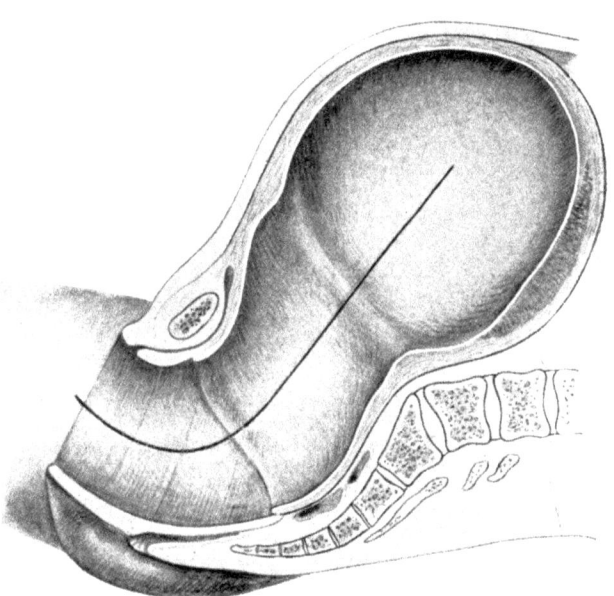

Abb. 177. Die Achse des Geburtskanals wird durch die Bildung des Weichteilansatzrohres zu einem Parabelast.

Beginn der Geburt in verschiedene Abschnitte unterteilt: in das Uteruscavum, das durch den inneren Muttermund von der Cervix uteri getrennt ist, in die Cervix uteri und in die Scheide. Nach dem Beginn der Geburt zieht sich der aktive Abschnitt des Uterus unter dem Einfluß der Wehen immer weiter zurück, und der untere passive Anteil wird mehr und mehr distrahiert. Infolgedessen glättet sich der Scheidenteil des Uterus allmählich, die Cervix wird entfaltet und der Muttermund eröffnet, bis er schließlich völlig erweitert ist. Damit bilden aktiver und passiver Abschnitt der Gebärmutter zusammen mit der Scheide einen gemeinsamen Schlauch. Wenn im weiteren Verlauf der vorliegende Teil den Beckenboden erreicht hat, schieben sich unter der nach abwärts gerichteten Druckwirkung des Geburtsobjektes die Schichten der Beckenbodenmuskulatur dachziegelartig übereinander. Dadurch verlängert sich der Geburtskanal (Weichteilansatzrohr), seine Achse wird nach vorne umgebogen und nimmt die Form einer Parabel an, welche die Bauchwand ungefähr in Höhe des Nabels schneidet (Abb. 177).

Beim Durchlaufen des Geburtskanales muß sich das Kind diesem anpassen.

Unter dem Druck des aktiven Uterusabschnittes und der Bauchpresse wird die Frucht durch den Geburtskanal geschoben. Von diesen beiden Kräften ist die Uterustätigkeit die wichtigere. Damit sie aber zur Geltung kommen kann, müssen verschiedene physikalische Voraussetzungen erfüllt sein, auf die SELLHEIM aufmerksam machte. Wie eine Kolbenkonstruktion, z. B. bei einer Injektionsspritze, vollständig abgedichtet sein muß, um gut funktionieren und die in ihr enthaltene Flüssigkeit restlos entfernen zu können, so müssen auch die Gebärmutter und der weiche Geburtskanal abgedichtet sein, damit sich die Wirkung der Muskulatur des aktiven Gebärmutterabschnittes gut entfalten kann. Während der Geburt findet man zwei Abdichtungsmechanismen von seiten des Uterus: einen inneren und einen äußeren.

Die *innere Abdichtung* kommt durch festes Anlegen der das Fruchtwasser enthaltenden Fruchthüllen an die Uteruswand zustande. Dadurch entsteht ein lückenloser Verschluß. Nach Abfluß des Fruchtwassers — besonders wenn er in reicher Menge erfolgt — wird diese Abdichtung weniger vollkommen. Zum Ausgleich legt sich dann der untere Gebärmutterabschnitt ringsum fest an den kindlichen Schädel an (Berührungsgürtel, Abb. 178) und bewirkt damit eine neue innere Abdichtung, die den Druck der austreibenden Kräfte nicht in Lücken zwischen vorliegendem Teil und Uteruswand verlorengehen läßt.

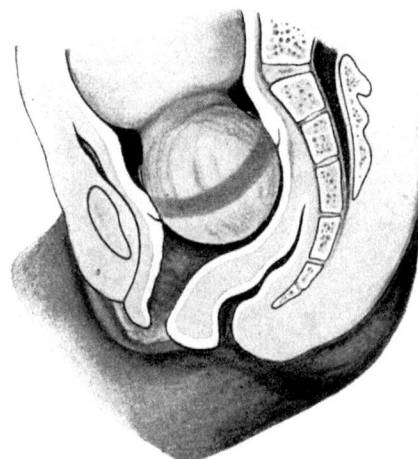

Abb 178. Berührungsgürtel.

Die *äußere Abdichtung* wird erst im Verlaufe der Geburt erreicht, indem der kindliche Schädel beim Eindringen in den unteren Uterusabschnitt diesen an die Beckenwand anpreßt (Abb. 179a und b).

Wenn sich die Gebärmutter kontrahiert und bestrebt ist, ihren Inhalt auszustoßen, wird ihr unterer Anteil immer weiter gedehnt. Der Kontraktionsring steigt infolgedessen allmählich höher. Wäre der untere Uterusabschnitt nicht fixiert, so würde der aktive Teil diesen ebenfalls über die Frucht zurückziehen, wobei jedoch der größte Teil des Kindes im Uterus verbliebe. Damit sich also die Gebärmutter ihres Inhaltes entledigen und die Frucht zur Welt bringen kann, genügt demnach die Abdichtung allein nicht. Die Geburt wird nur durch die Fixierung des unteren Uterusabschnittes ermöglicht. SELLHEIM hat von der „*Verankerung*" des Uterus gesprochen. Diese erfolgt durch das Ligamentum rotundum, das Ligamentum sacro-uterinum, sowie in gewissem Maße durch das Ligamentum latum, hauptsächlich aber durch das gesamte den Uterus umgebende Bindegewebe, sowie wahrscheinlich durch dessen in Abb. 37 und 38 dargestellte Ausläufer. Nachdem sich der untere Gebärmutterabschnitt infolge der Wehentätigkeit entsprechend ausgezogen und distrahiert hat, stößt er dank der Fixation auf einen Widerstand und kann sich nicht weiter zurückziehen. Daher preßt jetzt der Uterus, sobald erneut Kontraktionen auftreten, seinen Inhalt durch den ausgezogenen unteren Abschnitt und den vollständig eröffneten Muttermund aus sich heraus. Diese Situation läßt sich einigermaßen nachahmen, wenn man jemanden, der in der Türe steht, umfängt, indem man sich gleichzeitig an beiden Türpfosten festhält und so den betreffenden durch Beugen der Arme zur Tür hinausschiebt.

Das Hinauspressen, richtiger das Hinausschieben der Frucht geschieht nach dem Prinzip des kleinsten Zwanges in einer bestimmten Reihenfolge. Je nachdem der Uterusinhalt flüssig, weniger flüssig oder fest ist, wird er sich der Form des Geburtskanales besser oder weniger gut anpassen. Infolge des Druckgefälles zwischen dem Uterusinnern (Muskelkontraktion) und dem Muttermund werden sämtliche Inhaltsteile in dieser Richtung getrieben (Abb. 179b). Da aber nach SELLHEIM alle Teile mit Ausnahme derjenigen, die in der Austrittsöffnung liegen, von dem Gegendruck der Wand aufgehalten werden, entsteht, wie sich SELLHEIM ausdrückt, ein „Wettlauf der einzelnen Inhaltsteile ums Geborgenwerden". Die Geburt erfolgt nach ihm in drei Etappen: Zunächst kommt es wegen des „Rangierens des leichter verformbaren Fruchtwassers vor der schwerer verformbaren Frucht" zur Vorwölbung der Fruchtblase im Muttermund und nach dem Blasensprung zur Geburt des Fruchtwassers. Den zweiten Abschnitt stellt die Geburt

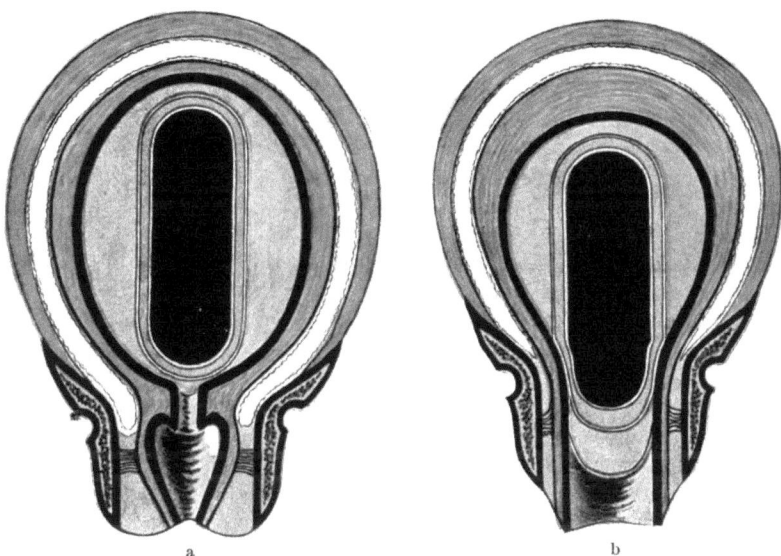

Abb. 179a u. b. Innere und äußere Abdichtung (nach SELLHEIM). a vor Beginn der Eröffnungsperiode; b nach Beginn der Eröffnungsperiode. Äußerer roter Ring: Bauchmuskulatur, verankert am Becken; innerer roter Ring: Uterus und Scheide; gewellte Linie zwischen beiden: Peritoneum; blau: Fruchtblase und Fruchtwasser; schwarz: Skelet der Frucht; grau: äußere Weichteile der Frucht.

der Frucht dar. Hierbei sieht man, wie die leichter verformbaren Körperteile die Tendenz haben, sich vor die schwerer verformbaren zu schieben. Am deutlichsten können wir dies beobachten, wenn z. B. flüssige Körperbestandteile in Form einer Kopfgeschwulst vor die festen gelangen (SELLHEIM). Im dritten Abschnitt der Geburt wird das hinter der Frucht befindliche Nachwasser und die Nachgeburt ausgestoßen.

Die drei Drehungen des Kindes beim Durchtritt durch den Geburtskanal wurden früher schon erwähnt. Es handelt sich: 1. um eine Flexion, 2. eine Rotation und 3. eine Deflexion. Als vierte und letzte Drehung, die aber schon außerhalb des Geburtskanals erfolgt, kommt noch eine weitere Rotation hinzu. Dabei dreht sich das Gesicht des Kindes in Richtung eines Schenkels der Mutter.

Den Durchtritt der Frucht und ihre Drehungen versuchte man auf verschiedene Art zu erklären. Daß die Kopflage hinsichtlich des Geburtsmechanismus die günstigste ist, war schon im Altertum bekannt. Als Grund dafür nahm man allerdings fälschlicherweise an, das Kind beteilige sich dabei aktiv am Geburtsvorgang, indem es sich mit den Füßen an den Fundus uteri anstemme. Bis zum 18. Jahrhundert glaubte man, die Frucht stelle sich schon im Beckeneingang in den geraden Durchmesser ein und durchlaufe unter dauernder Beibehaltung dieser Lage den Geburtskanal.

Der erste, der das bezweifelte, war FIELDING OULD. 100 Jahre später fand NAEGELE in der überwiegenden Zahl der Fälle die Pfeilnaht in den höheren Beckenabschnitten im queren Durchmesser. Weiterhin beobachtete er, daß sie nicht immer die Beckenachse schneidet, sondern in manchen Fällen näher zum Promontorium liegt (NAEGELEsche *Vorderscheitelbeineinstellung*). Bei einer Annäherung der Pfeilnaht an die Symphyse spricht man von einer LITZMANNschen *Hinterscheitelbeineinstellung* (siehe Kapitel X).

Eine sehr einleuchtende Erklärung für die Drehungen des kindlichen Kopfes ergibt sich aus der Ungleichheit der Beckendurchmesser in den verschiedenen Etagen des Beckens. Im Beckeneingang ist der quere, in der Beckenweite der schräge und im Beckenausgang der gerade Durchmesser am größten. Durchläuft nun der kindliche Schädel den Geburtskanal, so wird sich sein größter Durchmesser, nämlich der gerade, jeweils in den größten Durchmesser des Beckens einstellen. Deshalb findet man ihn im Beckeneingang im queren, in der Beckenmitte im schrägen und im Beckenausgang im geraden Durchmesser. Da diese Erklärung so naheliegend und einleuchtend ist, bemerkte man nicht einmal, daß sie nicht ganz den Tatsachen entspricht. Im Beckenausgang ist nämlich der gerade Durchmesser nicht oder kaum größer als der quere. Beide betragen etwa 11 cm, der gerade sogar nur dann, wenn sich das Steißbein beim Durchtritt des Kopfes nach rückwärts abbiegt (11—12 cm). Manche suchten daher nach einer anderen Erklärung. So sagte z. B. FRITSCH, der gerade Durchmesser im Beckenausgang sei zwar nicht größer als der quere, jedoch sei der Widerstand aus der Richtung der Symphyse kleiner, da die vordere Beckenwand (Symphyse) recht niedrig sei im Vergleich zur hinteren (Kreuzbein). Bei seinem Vordringen finde der am tiefsten liegende Punkt des vorliegenden Teiles, die sog. *Leitstelle*, von seiten der Symphyse den geringsten Widerstand, werde hier am frühesten von dem von allen Seiten kommenden Druck frei und wende sich deshalb nach vorne. Diese Auffassung entspricht in vielem der neueren Darstellung SELLHEIMs, nach der die Geburt einen elastischen Vorgang bildet, bei dem sich Geburtskanal und Geburtsobjekt gegenseitig beeinflussen und das Kind sich in Richtung des kleinsten Widerstandes zu bewegen sucht. Die oben erwähnten Auffassungen wollten also den Geburtsmechanismus mit der *Form des knöchernen Beckens* erklären, indem sie teils die Unterschiede der Beckendurchmesser, teils auch die geringere Höhe der vorderen Beckenwand im Vergleich zur hinteren verantwortlich machten.

Eine andere Ansicht vertraten DUBOIS, VARNIER, SPIEGELBERG. DUBOIS sah als Ursache für die Drehung des Kindes während der Geburt die Beschaffenheit der Muskulatur des Beckenbodens und besonders des Levator ani an. Er glaubte nämlich, dieser zwinge mit seinen beiden nach unten trichterförmig zulaufenden Muskelplatten den ankommenden Kopf, sich in Anpassung an die Weichteile des Beckenausganges mit seiner Leitstelle nach vorne zu drehen. DUBOIS stellte auch diesbezügliche Versuche an. Bei der Sektion einer soeben verstorbenen Gebärenden drückte er das tote Kind durch den Geburtskanal und sah dabei, wie sich die Leitstelle nach vorne drehte. Von manchen wird dieser Einfluß der Beckenbodenmuskulatur abgelehnt. Unserer Meinung nach kommt ihm jedoch eine gewisse Bedeutung zu. Bei Beobachtung vieler Entbindungen sieht man häufig die zweite Drehung erst dann eintreten, wenn der Kopf bereits tief in die Beckenhöhle oder sogar schon bis in die Tiefe des Levatortrichters eingedrungen ist. Diesen Vorgang kann man nicht nur durch vaginale und rectale Untersuchung sondern auch mit dem Auge kontrollieren. Wenn nämlich der Kopf schon in der Tiefe sichtbar wird, sieht man an den Haaren des Kindes, besser gesagt an der Richtung der einzelnen Haare, wie sich die kleine Fontanelle

Der Geburtsmechanismus.

nach vorne wendet. Die im Anfang schräg verlaufenden Haare findet man später in senkrechter Richtung.

Der Rücken des Kindes liegt entweder auf der linken oder auf der rechten Seite der Mutter und ist meist etwas nach vorne oder nach hinten gerichtet. Nach C. SCHROEDER, OLSHAUSEN hat der Uterus während der Geburt das Bestreben, seine ursprünglich von vorne nach hinten abgeflachte Form wieder einzunehmen und dreht dabei den kindlichen Rücken, je nach der vorhandenen Lage, ganz nach vorne oder ganz nach hinten. Dieser Auffassung zufolge wäre also die *Drehung des kindlichen Körpers das Primäre*, und erst sekundär folgte die Drehung des Kopfes. Das trifft aber zum mindesten nicht immer zu. So kann man sich nicht vorstellen, wie bei Zwillingsgeburten, wenn sich also zwei Kinder in der Gebärmutter befinden, der Uterus durch Abflachung den Kopf der Frucht entsprechend drehen soll. Auch bei Beckenendlagen, bei denen ja der Rumpf schon vor dem Kopf geboren wird, bleiben die typischen Drehungen nicht aus.

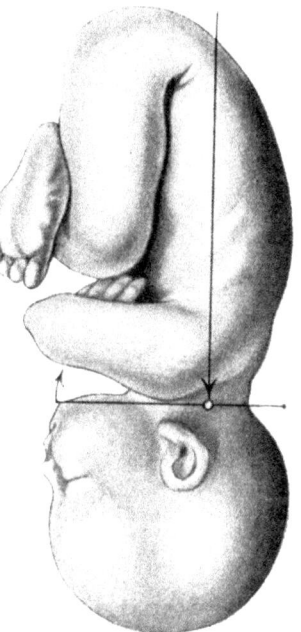

Abb. 180. Die Ansatzstelle der Wirbelsäule liegt näher am Hinterhaupt als am Vorderhaupt (ungleicharmiger Hebel).

Die erste Drehung des Kopfes, die Flexion, erklärte LAHS mit dem sog. ,,Fruchtwirbelsäulendruck". Nach seiner Meinung übt der sich kontrahierende Uterus über die Wirbelsäule der Frucht auf die Schädelbasis einen Druck aus. Da die Ansatzstelle der Wirbelsäule näher zum Hinterhaupt (kurzer Hebelarm) als zum Kinn (langer Hebelarm) liegt (Abb. 180), drückt, physikalischen Gesetzen zufolge, der über die Wirbelsäule fortgeleitete Druck der Gebärmutter die Stelle, die dem kleineren Hebelarm entspricht, also die kleine Fontanelle, tiefer, und der Kopf vollführt damit seine erste Drehung. Die Schwäche dieser Erklärung liegt darin, daß sich die Gebärmutter während der Wehen verschmälert, aber nicht verkürzt und so der Fundus eigentlich kaum einen Druck auf den Steiß der Frucht ausüben kann. Andere Autoren sehen die Ursache für die Entstehung der ersten Drehung in der elastischen Spannung der umgebenden Weichteile. Diese zwingen das Ovoid des Kopfes zu einer Flexion, so daß der eine Pol tiefer tritt und nun der annähernd kreisförmig gestaltete Umfang des kindlichen Schädels in den ebenso geformten Geburtskanal hineinpaßt (STUMPF, MÜLLER, SELLHEIM).

Die gründlichste Erklärung des Geburtsvorganges gab SELLHEIM zu Beginn dieses Jahrhunderts. Nach seiner Auffassung wickelt sich die Geburt nach dem ,,Prinzip des kleinsten Zwanges" (GAUSS) ab, d. h. die Frucht sucht sich immer in Richtung des kleinsten Widerstandes zu bewegen. Die wichtigsten Punkte der SELLHEIMschen Erklärung, die die Abdichtung und Verankerung der Gebärmutter, sowie die drei Abschnitte des Geburtsverlaufes (Geburt des Fruchtwassers, der Frucht und der Placenta mit Eihüllen) betreffen, wurden oben bereits erwähnt. Nach SELLHEIM nimmt die Frucht nur während der Schwangerschaft eine eiförmige Gestalt an, um sich dem Uterus anzupassen. Mit dem Einsetzen der Geburt ändern sich aber diese Verhältnisse. Der kindliche Körper wird zu dem sog. Fruchtzylinder (Abb. 181a und b) umgeformt: Die Schultern der Frucht werden hochgezogen, wodurch der Hals geradezu verschwindet. Schultern und

Kopf gehen in einer Linie ineinander über. Die Arme sind vor der Brust und die unteren Gliedmaßen über dem Bauch gekreuzt und schienen den Körper sozusagen. Deswegen ist die Biegungsmöglichkeit des Rumpfes nach vorne stark eingeschränkt. Das Kind befindet sich in einer „Zwangshaltung", aus der es sich sobald wie möglich zu befreien trachtet, um eine bequemere Haltung einzunehmen („Haltungsspannung"). Der Fruchtzylinder ist in verschiedenen Richtungen mehr oder weniger biegsam (SELLHEIM). Der Geburtskanal stellt ein parabolisch gebogenes Rohr dar. Wenn man nun einen Zylinder, der in verschiedenen Richtungen verschieden schwer biegsam ist, durch ein gebogenes Rohr hindurchdrückt, wird er sich, wie SELLHEIM beobachtete, bei seiner Vorwärtsbewegung solange um seine eigene Achse drehen, bis sein Biegungsoptimum der Krümmung des Rohres entspricht („Biegungsfacillimum"). Wenn wir den Geburtsverlauf von diesem Standpunkt aus betrachten, stellt sich heraus, daß sich der Kopf, der unter dem Schambogen austreten muß, nach vorne und nach hinten besser neigen kann als nach der Seite. Daher wird er sich solange drehen, bis die Pfeilnaht in den geraden Durchmesser und die kleine Fontanelle nach vorne gelangt ist. Aus demselben Grunde wendet sich auch bei unvollkommener Fußlage der schon geborene Fuß immer nach vorne, weil der zweite gegen den Bauch hochgeschlagene die andere Seite des Fruchtkörpers sozusagen schient und deswegen also die Seite des Kindes, auf der sich der schon geborene Fuß befindet, in der Hüfte biegsamer ist. Bei der vierten Drehung befreit sich das Kind aus der bisher eingenommenen Zwangshaltung, sobald es dazu Gelegenheit hat. Dies ist nach dem Durchtritt des Kopfes der Fall; denn nun wirkt auf ihn kein Zwang mehr ein, und er befindet sich in einer entspannten Haltung. Da die Schultern zu diesem Zeitpunkt der Geburt im geraden Durchmesser des Beckenausganges liegen, wird sich also das Gesicht des Kindes dem rechten oder dem linken Schenkel der Mutter zukehren. Bei einer bequemen Haltung ist nämlich der Kopf nicht zur Seite gewendet, sondern die Blickrichtung schließt mit der Schulterlinie etwa einen rechten Winkel ein.

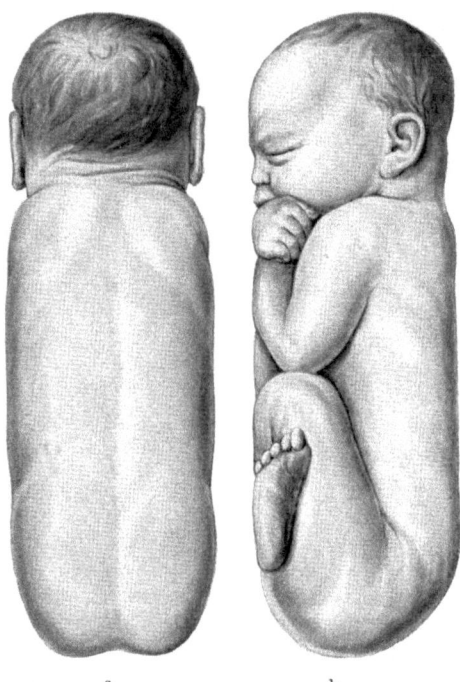

Abb. 181a u. b. Die Fruchtwalze.

Zusammenfassend kann man die Ausführungen SELLHEIMs etwa folgendermaßen wiedergeben: Die Abdichtung und Verankerung der Gebärmutter ermöglicht es den Wehen, die Frucht in der Achse des Geburtskanals nach abwärts zu pressen. Während der Geburt nimmt die Frucht die Form eines Zylinders an, der in verschiedener Richtung verschieden leicht biegsam ist. Durch die Bildung des Ansatzrohres erhält der Geburtskanal eine parabelförmige Biegung. Innerhalb des Geburtskanals dreht sich der Fruchtzylinder solange, bis sein Biegungsoptimum der Biegung des Geburtskanals entspricht. Die Frucht befindet sich im Geburtskanal in einer Zwangshaltung und sucht sich aus dieser zu befreien. Die drei Drehungen im Geburtskanal erfolgen nach SELLHEIM zum Teil auch deshalb, weil sich der Kopf jeweils mit seinem größten Durchmesser in den größten Durchmesser der entsprechenden Beckenebene einzufügen und eine koaxiale Lage zu erreichen sucht.

WARNEKROS beobachtete den Geburtsmechanismus mit Hilfe von Röntgenaufnahmen. Seine Untersuchungen bestätigten die SELLHEIMschen Überlegungen nicht in allen Punkten. So sah er z. B. nicht immer den oben beschriebenen Fruchtzylinder, d. h. eine Zwangshaltung der Frucht. WARNEKROS schloß sich auf Grund seiner Feststellungen der früheren Lehre vom ,,Fruchtwirbelsäulendruck" an. Zum Teil kehren auch die alten Auffassungen von HIPPOKRATES wieder. So sind nach KÜSTNER die Drehungen des Kindes bis zu einem gewissen Grade aktive Einstellbewegungen. Für eine aktive Rolle der Frucht spricht auch die recht gut entwickelte Nackenmuskulatur des Kindes (SELLHEIM). Nach STORK, KOHLER kann die selten vorkommende hochgradige Torsion der Gebärmutter während der Geburt die Folge von kindlichen Drehbewegungen sein. Diese Annahme konnte jedoch bisher nicht bewiesen werden. In der neuesten Zeit beschäftigte sich W. WOLF eingehend mit Fragen des Geburtsmechanismus. Seine Auffassung beruht zum großen Teil auf theoretischen Erwägungen und ist zur Zeit noch nicht geklärt.

Die Asepsis in der Geburtshilfe.

SEMMELWEIS entdeckte, daß das Kindbettfieber eine Wundinfektion ist und wies den Weg, der dagegen schützen kann (siehe Kapitel XII). Seit man seine Lehren anerkannte, wurde das Puerperalfieber seltener. Man konnte auch geburtshilfliche, gynäkologische und chirurgische Operationen mit größerer Sicherheit ausführen; denn man vermochte sich nun gegen den bisher unbekannten Faktor, der so viele Opfer gefordert hatte, zu schützen. Das Leben und die Lehre von SEMMELWEIS werden in einem besonderen Kapitel besprochen werden. Hier soll nur auf seine Entdeckung hingewiesen werden, die eine neue Epoche, die der Antisepsis und Asepsis, einleitete.

Wie SEMMELWEIS zeigte, werden Infektionen im wesentlichen durch Berührung übertragen (Kontaktinfektion). Will ein Geburtshelfer also durch seine Geburtsleitung oder einen operativen Eingriff Leben und Gesundheit der ihm anvertrauten Frau nicht gefährden, so darf er mit seinen Händen den Geburtskanal oder das Operationsfeld nicht infizieren. Deshalb empfahl SEMMELWEIS, die Hände durch Waschung mit Chlorwasser zu desinfizieren. Heute weiß man auf Grund bakteriologischer Untersuchungen, daß es unmöglich ist, die Hände vollkommen keimfrei zu machen. Sichere Keimfreiheit erreicht man nur durch Auskochen, ein Verfahren, das natürlich für die Hände nicht anwendbar ist. Durch noch so gründliches Waschen mit Seife und Wasser sowie Spülen in Desinfektionslösungen erzielt man nie eine Keimfreiheit sondern nur eine Keimarmut. Diese müssen wir anstreben, indem wir die Hände vor jedem Eingriff sorgfältig waschen. Hierzu haben sich zwei Verfahren besonders verbreitet: das AHLFELDsche und das FÜRBRINGERsche. Bei beiden beginnt man damit, die Hände und Unterarme unter fließendem, warmem Wasser, also unter dem Wasserhahn, 5 min lang mit Seife und Nagelbürste zu waschen. Dann kürzt man, wenn nötig, die Nägel, reinigt Nagelenden und Nagelbett und wäscht noch einmal 5 min lang Hände und Unterarme mit Seife und Bürste unter fließendem, warmem Wasser.

Nach dieser mechanischen Reinigung bürstet man beim AHLFELDschen Verfahren die Hände mit steriler Bürste weitere 5 min in 50—70%igem Alkohol.

Dadurch wird das Wasser aus den Ausführungsgängen der Schweiß- und Talgdrüsen sowie aus den kleinen und kleinsten Vertiefungen der Haut herausgezogen. Außerdem werden auf den Händen zurückgebliebene Bakterien fixiert. Bei der Methode von FÜRBRINGER schließt sich eine weitere Waschung von 5 min an, wobei irgendeine Desinfektionslösung verwandt wird. Das Waschen mit Alkohol hat in diesem Falle den Zweck, die Haut für die wäßrige Desinfektionslösung zugänglicher zu machen. Als Desinfektionsmittel werden Sublimat 1:1000 in wäßriger Lösung oder Hydrargyrum oxycyanatum von gleicher Konzentration benutzt. Das FÜRBRINGERsche Verfahren kann auf verschiedene Weise modifiziert werden. Statt Sublimat können auch chlorhaltige und andere Desinfektionsmittel genommen werden (Sagrotan, Zephirol usw.). An Stelle des teuren Alkohols verwenden manche eine Wasserstoffsuperoxydlösung.

So einfach die der mechanischen Reinigung der Hände dienende Waschung zu sein scheint, so viele Fehler begeht der wenig Geübte dabei. Am häufigsten wird infolge der größeren Aktivität der rechten Hand die linke mehr gewaschen als die rechte. Bei Linkshändern ist es umgekehrt. Neben Handtellern und Handrücken sind die Flächen zwischen den einzelnen Fingern sowie die Ulnarflächen der Hand besonders sorgfältig zu reinigen. Der Anfänger soll beim Händewaschen seine ganze Aufmerksamkeit darauf konzentrieren, keine Fehler zu begehen. Zu geburtshilflichen Operationen wäscht man sich gewöhnlich bis zum Ellenbogen und noch weiter aufwärts, weil man bei diesen Operationen mitunter bis über den Ellenbogen in den Geburtskanal eingehen muß.

Da eine vollkommene Keimfreiheit der Hände durch Waschen nicht erreicht wird, muß man sich noch anderer Hilfsmittel bedienen. Man zieht am besten *Gummihandschuhe* über, die nach Sterilisation den großen Vorteil haben, eine **absolute Keimfreiheit** zu garantieren. Doch wird beim Operieren in Gummihandschuhen ein vorhergehendes Waschen nicht überflüssig. Der Handschuh kann gelegentlich während der Operation reißen und damit der stark keimhaltige Schweiß der Hand auf das Operationsfeld gelangen. Deswegen hält man es mancherseits für zweckmäßiger, anstatt trocken sterilisierter ausgekochte und in einer Desinfektionslösung aufbewahrte Gummihandschuhe zu verwenden. Hierbei steht nämlich die Hand noch unter dem Einfluß der desinfizierenden Flüssigkeit, und der Handschuhsaft ist weniger gefährlich. Jedoch zieht man meist trocken sterilisierte Handschuhe vor, weil sie leichter anzuziehen sind. Beim Überziehen der Handschuhe muß man darauf achten, sie nicht irgendwie zu verunreinigen. Am besten wird dabei der das Handgelenk bedeckende Teil zurückgeschlagen. Wenn jemand, der bereits sterile Gummihandschuhe trägt, beim Anziehen behilflich ist, so soll der betreffende den Manschettenteil des Handschuhes nach außen gewendet halten, damit die äußere Fläche, die bei gynäkologischen Untersuchungen oder Operationen mit den Genitalorganen in Berührung kommt, nicht verunreinigt werden kann (Abb. 182). Ausgekochte Gummihandschuhe sind unter der Oberfläche der desinfizierenden Flüssigkeit anzuziehen. Die im Handschuh zurückgebliebene Flüssigkeit läßt man anschließend abfließen. Im Verlaufe einer Operation bleibt das Operationsfeld nicht vollkommen steril. Es empfiehlt sich also, auch *während der Operation die Handschuhe und noch mehr die Hand*, falls man ohne Handschuhe arbeitet, *mit einer Desinfektionslösung öfter abzuspülen*. Für die rectale Untersuchung gibt es spezielle Handschuhe. Sie haben den Vorteil, infolge ihres verschiedenen Aussehens nicht mit den Operationshandschuhen verwechselt werden zu können. Um eine Infektion des Scheideneingangs zu vermeiden, ist es außerdem zweckmäßig, über den Handschuh noch eine Leinenmanschette zu ziehen, die eine Öffnung für den untersuchenden Finger besitzt (Abb. 183). Die zur rectalen Untersuchung verwandten

Handschuhe müssen gründlich ausgewaschen und wenigstens $^{1}/_{4}$ Std lang ausgekocht werden.

Wie schon erwähnt, erreicht man durch Waschen der Hände keine Keimfreiheit sondern nur eine Keimarmut. Wer also eine geburtshilfliche Tätigkeit erfolgreich ausüben will, darf sich nicht auf die Waschung verlassen, sondern muß sein besonderes Augenmerk darauf richten, seine Hand nicht zu beschmutzen. *Das ist das Prinzip der Noninfektion*, welches ebenfalls schon von SEMMELWEIS gelehrt wurde. Er kam dazu natürlich nicht auf Grund bakteriologischer Untersuchungen; aber er wußte, daß eine gefährliche Verunreinigung der Hand eintritt, wenn sie mit „zersetzten tierischen organischen Stoffen" (Eiter, Leichen) in Berührung kommt. Deswegen sagte er: „Ich wende mich an sämtliche Regierungen mit der Bitte um die Erlassung eines Gesetzes, welches jedem im Gebärhaus Beschäftigten für die Dauer seiner Beschäftigung im Gebärhaus verbietet, sich mit Dingen zu beschäftigen, welche geeignet sind, seine Hände mit zersetzten Stoffen zu verunreinigen."

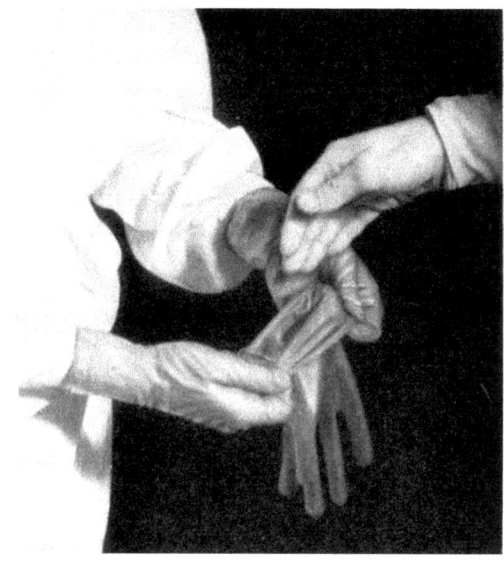

Abb. 182. Richtiges Anziehen eines sterilen Handschuhs.

Er erkannte also nicht nur die Notwendigkeit, die Hände zu desinfizieren, sondern auch sie vor Infektionen zu schützen. Die Bedeutung dieser Forderung ist tatsächlich außerordentlich groß. Wenn beispielsweise jemand seine Hände mit eitererregenden Keimen infiziert hat und zu einer Entbindung gerufen wird, ist seine Hand, so gründlich sie auch gewaschen werden mag, gefährlicher als die eines anderen, der vielleicht ohne sich gewaschen zu haben, operiert, falls er sicher nicht mit pathogenen Keimen in

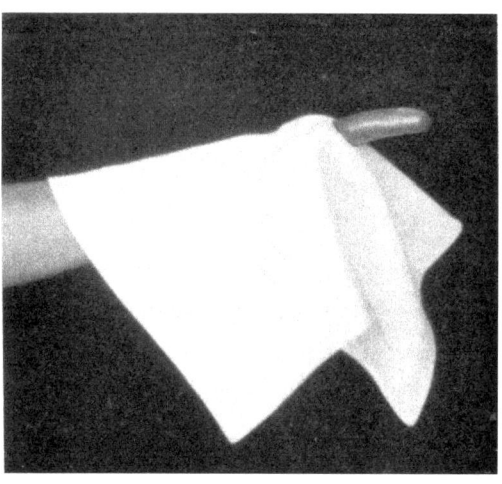

Abb. 183. Zur rectalen Untersuchung vorbereiteter Gummihandschuh mit sterilem Schutztuch.

Berührung gekommen ist. In der Praxis kann natürlich niemand mit Bestimmtheit ein Haften von pathogenen Keimen an der Hand ausschließen. Davon, daß jemand untersuchen oder operieren dürfe, ohne sich vorher gewaschen zu haben, ist also gar keine Rede, sondern nur davon, daß derjenige, der Geburtshilfe treiben will, seine Hände vor Verunreinigungen zu schützen hat. Deshalb ist auch einer Hebamme jede Beschäftigung untersagt, welche die Reinheit ihrer

Hände gefährdert. Sie darf nicht, wie es auf dem Lande alter Brauch war, Verstorbene waschen und ankleiden. Sie darf auch nicht in Metzgereien arbeiten oder Gartenarbeit verrichten (Tetanus!).

Der Arzt soll bei jedem infizierten Fall Handschuhe anziehen. Wenn er aber trotzdem seine Hand verunreinigt hat, so soll er sich 3 Tage lang nicht mit Geburtshilfe befassen. Erfahrungsgemäß ist die Haut nach 3mal 24 Std infolge Abnützung und Abschilferung der Oberfläche wieder frei von infektiösen Keimen.

Zur Verhütung einer *Kontaktinfektion* genügt also nicht allein gründliches Desinfizieren der Hand und ein steriler Gummihandschuh. Ebenso wichtig ist die Bemühung um die *Noninfektion*.

Damit sind aber noch nicht alle Quellen für eine Kontaktinfektion ausgeschlossen. SEMMELWEIS hat schon darauf aufmerksam gemacht, daß nicht nur der untersuchende Finger die Gebärende infizieren kann, sondern jeder Gegenstand, der mit ihrem Genitale in Berührung kommt (Instrumente, Bettschüsseln, Handtücher usw.). Die Instrumente müssen also ausgekocht werden, und die Gegend der Schamspalte ist nach Möglichkeit zu desinfizieren. Ein Hinweis auf WILLIAMS, der unter anderem nachwies, daß die Bakterienflora der Schamspalte pathogene Keime enthält, erscheint hier angebracht. Deswegen muß man das Genitale reinigen, die Haare abrasieren, das Operationsfeld mit Tüchern isolieren und mit Jodtinktur oder etwas Ähnlichem bestreichen, um die anwesenden Keime zu fixieren. In Krankenhäusern ist dies verhältnismäßig leicht und einfach, weil sterile Tücher, Fußsäcke und Tücher zum Abdecken der Analöffnung reichlich vorhanden sind. Im Privathaus besteht dafür kaum eine oder überhaupt keine Möglichkeit. Der praktische Arzt kann sich aber helfen, indem er zur Isolierung ein in Desinfektionslösung getauchtes oder frisch gebügeltes Leintuch verwendet. Im allgemeinen genügt das für die Bedürfnisse der Praxis.

Wird auch eine Kontaktinfektion durch diese vorbeugenden Maßnahmen vermieden, so besteht doch noch immer eine Infektionsmöglichkeit: die *Staub-* und die *Tröpfcheninfektion* durch die umgebende Luft. Die Gefahr der Staubinfektion ist jedoch nicht groß, da im Staub der Luft meistens keine pathogenen Keime vorhanden sind. LISTER sah noch eine große Gefahr in den Keimen der Luft und operierte deswegen im Carbolspray. Diese Auffassung ist aber sicher übertrieben. Aus derselben Einstellung heraus versuchte man später an vielen Kliniken, die Luft der Operationsräume mit künstlichen Regen- und Duscheinrichtungen zu reinigen. Aber auch dieses Verfahren hat im allgemeinen keine größere praktische Bedeutung. Die relative Ungefährlichkeit der Luft im Vergleich zu anderen Infektionsquellen wollte VOLKMANN wohl durch sein Angebot beweisen, auch in den Kloaken von Paris mit gleichem Erfolg zu operieren, sofern er sterile Instrumente, steriles Nahtmaterial und eine entsprechende Assistenz zur Verfügung hätte.

Ganz so einfach liegen aber die Verhältnisse doch nicht. Wie die neuesten Untersuchungen von COLEBROOK u. a. zeigen, können Fußböden und Bettwäsche regelrechte Sammelbecken für infizierende Keime sein, die durch Luftströmungen mobilisiert werden. COLEBROOK konstruierte einen Luftsaugapparat, in dessen Behälter Blutagarplatten nach Art von Grammophonplatten rotierten. Beim Einsaugen der Luft gelangten zwar überwiegend harmlose, aber manchmal auch pathogene Keime auf die Platte, vor allem, wenn in der Nähe infizierte Wunden verbunden oder Betten gemacht wurden. Weiter konnte nachgewiesen werden, wie rasch und intensiv das Bettzeug von Kranken mit nicht aseptischen Wunden durch gefährliche Keime verunreinigt wird. Man bedenke in diesem Zusammenhang, daß auch in den Lochien gesunder Wöchnerinnen z. B. hämolytische Streptokokken vorkommen können, daß also damit eine Gefahr durch Kontaktinfektion (ärztliche Behandlung, Pflege, infiziertes

Bettzeug) und, wie die oben erwähnten Untersuchungen gezeigt haben, durch Infektion aus der Luft besteht. Die Forderung SEMMELWEIS', infizierte Fälle zu isolieren, wurde also nach neuesten Untersuchungen als durchaus zu Recht bestehend befunden (s. S. 610). Leider wird das von vielen auch heute noch nicht genügend beachtet.

Aus den erwähnten Untersuchungen ergibt sich eine weitere Forderung, die Fußböden in Krankenhäusern *nur naß* aufzuwischen, um Infektionen durch den Staub der Luft zu verhüten. Noch besser ist es, sie zeitweilig einzuwachsen. Wenn man eine ideale Asepsis anstrebt, muß man unbedingt auch das Bettzeug desinfizieren.

Weitaus größere Bedeutung als dem Staub der Luft kommt der *Tröpfcheninfektion* zu. MENDES DE LEON wies auf Nährböden, die in einem Schrank untergebracht waren, Auskeimungen von Streptokokken und Staphylokokken nach, wenn er in den Schrank hineingesprochen hatte. ZANGEMEISTER sah eine Auskeimung von Bakterien auf in Tischhöhe aufgestellten Nährböden, wenn aus einer Entfernung von 55 cm gesprochen wurde; auf Nährböden, die auf dem Fußboden standen, geschah das gleiche, wenn der Sprechende in einem Abstand von 2 m stand. Es gibt also eine Tröpfcheninfektion über ziemlich große Entfernungen. Deswegen operiert man heute auf der ganzen Welt in einer Maske, die den Mund verdeckt. In meiner Klinik verwenden wir Schleier, die auch noch die Nase einbeziehen (Abb. 184). Welche Bedeutung dieser Einrichtung zukommt, zeigte seinerzeit eine Kindbettfieberepidemie an der Rostocker Klinik, die durch virulente Streptokokken im Rachen einiger Mitglieder des Personals zustande kam. In Königsberg

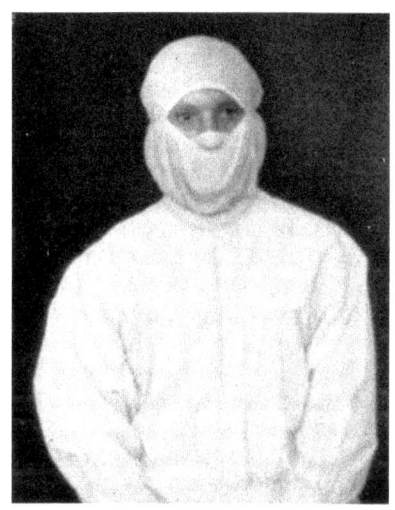

Abb. 184. Die an unserer Klinik übliche sterile Maske.

trat einmal aus ähnlichen Gründen Peritonitis, im New Yorker Sloane-Hospital eine Kindbettfieberepidemie auf.

Für die geburtshilfliche Tätigkeit gelten natürlich die Grundsätze des erhöhten Wundschutzes in gleicher Weise. Für jeden erscheint es selbstverständlich, sich bei einer einfachen Dammplastik nach ihnen zu richten. Daher wäre es nicht logisch, wenn man bei geburtshilflichen Operationen nicht in der gleichen Weise und mit derselben Sorgfalt vorgehen wollte, zumal Schwangere und Gebärende bekanntlich für Infektionen besonders empfindlich sind.

Außer den bereits erwähnten Infektionsquellen gibt es noch eine weitere: *die Autoinfektion*. Eine Infektion kann also auch durch Keime verursacht werden, die sich schon vorher im Organismus befanden (an der Vulva, in der Scheide oder an entfernteren Infektionsherden). Die im Organismus bereits anwesenden Bakterien sind in der Regel nicht virulent, können es aber unter gewissen Voraussetzungen werden (Blut, Lochien, Verletzungen) und dann eine Infektion verursachen, deren Quelle nicht immer nachzuweisen ist. So können invasive Keime durch eine kurz vor der Geburt erfolgte Kohabitation in die Scheide gelangen und schwere Folgen nach sich ziehen, besonders wenn dabei gleichzeitig der Blasensprung hervorgerufen wird. Die Bakterien dringen dann sofort gegen die Uterushöhle vor. Das Kindbettfieber stammt also zuweilen auch von Keimen her, die sich schon vor der Geburt im Genitale befanden. In solchen Fällen gibt man natürlich häufig dem Arzt die Schuld, weil die Patientinnen und die Ehemänner nicht gerne zugeben, was vorhergegangen war.

Vor der von außen kommenden Infektion können wir die zu operierenden Kranken oder Gebärenden schützen, wenn wir alles tun, was nach den Grundsätzen der Asepsis in unseren Kräften steht. Gegen die Autoinfektion ist man mehr oder weniger machtlos. Nicht nur gegen Bakterien aus einem entfernt liegenden, verborgenen Absceß oder aus einem sonstigen Infektionsherd, sondern auch gegen Keime in der Scheide selbst kann man keine Schutzmaßnahmen ergreifen. Von mancher Seite wurden desinfizierende Scheidenspülungen vor der Geburt empfohlen. Damit schädigt man aber nicht nur die Krankheitserreger, sondern auch die DÖDERLEINschen Bacillen, die für die Reinerhaltung der Scheide sorgen. Als sich später herausstellte, daß diese Bacillen aus dem Glykogen der Epithelien Milchsäure abspalten und daß ein gewisser Säuregehalt des Scheidensekretes für sie Lebensbedingung ist, empfahl ZWEIFEL Milchsäurespülungen. Es wurden damit aber auch keine besseren Ergebnisse erreicht, wie Nachprüfungen zeigten. Deswegen kam man langsam wieder von den Scheidenspülungen ab. Neuerdings begann man in Amerika wiederum die Scheide zu desinfizieren, und zwar mit Mercurochrom. MAYES berichtete von sehr guten Erfolgen, die aber von anderer Seite nicht bestätigt wurden. Die Entscheidung einer solchen Frage ist übrigens recht schwierig, weil sie nur auf Grund eines außerordentlich großen Materials zu treffen ist. Je mehr man sich bemüht, alle möglichen Infektionsquellen auszuschalten, desto kleiner wird die Anzahl der puerperalen Infektionen und Erkrankungen „rätselhaften und unaufklärbaren Ursprungs" sein.

Die Erreger des Kindbettfiebers.

SEMMELWEIS sprach den damaligen Auffassungen entsprechend von „zersetzten tierischen organischen Stoffen" als Ursache des Kindbettfiebers. Seitdem sich die Bakteriologie entwickelt hat, weiß man, daß sowohl die von außen kommende Infektion als auch die Autoinfektion durch Bakterien verursacht wird. Die größte Bedeutung haben hier die eitererregenden Keime; aber auch solche, die normalerweise andere Krankheiten hervorrufen. Unter den *Streptokokken* sind besonders der Streptococcus pyogenes haemolyticus und der Streptococcus putridus von Wichtigkeit, die beim Puerperalfieber in etwa 90% als Krankheitserreger in Betracht kommen. Andere Streptokokken, wie z. B. der Streptococcus viridans, spielen eine geringere Rolle.

Von den *Staphylokokken* kommt hauptsächlich der Staphylococcus aureus vor. Dieser ist weit verbreitet und wird dementsprechend häufig als Erreger puerperaler Infektionen gefunden. Durch ihn hervorgerufene Erkrankungen pflegen aber weniger schwer zu verlaufen.

Eine besondere Bedeutung kommt den *Gonokokken* im Verlaufe des Wochenbettes zu, weil sie sich flächenartig in den Epithelien ausbreiten und dadurch ascendieren können. Eine aufsteigende Infektion durch Gonokokken wird durch die Menstruation und durch das Wochenbett begünstigt. Durch Gonokokken hervorgerufene Infektionen pflegen im allgemeinen nicht unmittelbar lebensbedrohend zu verlaufen, erzeugen aber des öfteren sehr schwere Veränderungen wie Pyosalpingen, Ovarialabscesse, ja sogar circumscripte Bauchfellentzündungen. Ausnahmsweise gelangen die Gonokokken auch in den Blutkreislauf und verursachen Endokarditiden sowie Gelenkmetastasen.

Das *Bacterium coli* vermag ebenfalls eine puerperale Wundinfektion hervorzurufen. Der Ablauf der Erkrankung ist, wenn wirklich nur eine Coliinfektion vorliegt, gewöhnlich nicht schwer, und Metastasenbildungen kommen selten vor. Handelt es sich aber um eine Mischinfektion, wobei sich also zur Infektion durch Colibacillen noch eine Streptokokken- oder Staphylokokkeninfektion hinzugesellt, so kann dies zu einem tödlichen Ausgang führen. Interessanterweise werden in der Scheide gesunder Frauen bei Geburtsbeginn verhältnismäßig selten Colibacillen gefunden, obwohl der Mastdarm, der diese Erreger in großer Menge enthält, recht nahe an der Scheide liegt. Aus den Lochien lassen sie sich nach operativen Entbindungen häufiger züchten als nach Spontangeburten.

Vereinzelt kommen sogar *Diphtheriebacillen* in der Scheide gesunder Frauen vor und können ebenso wie nach Infektion von außen ausnahmsweise eine Erkrankung im Wochenbett erzeugen. Eine größere Bedeutung besitzt der *Bacillus aerogenes capsulatus*, der mitunter, besonders im Zusammenhang mit kriminellen Aborten, tödlich verlaufende Erkrankungen bewirkt. WILLIAMS gelang es im Laufe von 3 Jahren in 17 Fällen diesen Erreger zusammen mit anderen aus den Lochien (auch in fieberfreien Fällen) zu züchten. Zu Zeiten schwerer *Influenza*epidemien beobachtet man Fälle von Kindbettfieber, die sich sekundär entwickeln. Dasselbe sieht man auch im Zusammenhang mit *Scharlach*.

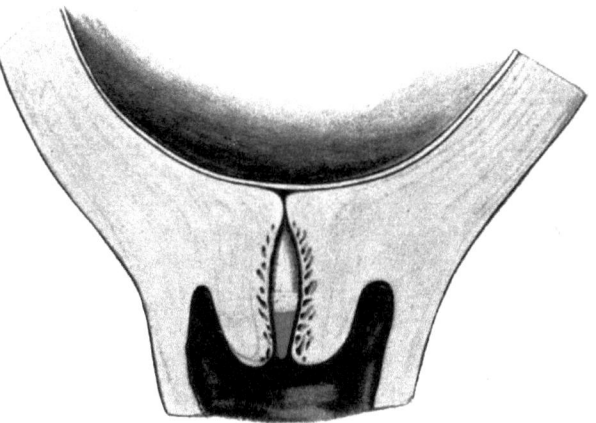

Abb. 185. Trennung des keimhaltigen Teiles (blau) der Cervix vom Uteruscavum durch den Schleimpfropf.

Puerperale Wundinfektionen durch *Typhusbacillen* gehören zu den größten Seltenheiten.

Pneumokokken, Tetanus- und *Milzbrandbacillen* können die bei der Geburt entstandenen Verletzungen infizieren.

Zuweilen trifft man in den Genitalorganen auch Metastasen an, die von pathogenen Keimen aus entfernt liegenden Krankheitsherden, z. B. aus einer Streptokokkenangina, herstammen.

Der Bakteriengehalt des Geburtskanals. Die Scheide der gesunden Frau und der gesunden Wöchnerin ist nicht steril. Normalerweise soll aber die Scheidenflora ausschließlich aus DÖDERLEINschen *Vaginalbacillen* bestehen; nicht selten werden diese aber durch die verschiedenartigsten anderen Keime, besonders Kokken, verdrängt. Auch pathogene Keime findet man des öfteren in der Scheide gesunder Frauen. Unter gewissen Bedingungen können sie invasiv werden und Leben und Gesundheit der Frauen gefährden. Das äußere Genitale beherbergt naturgemäß eine viel größere Zahl von Bakterien, unter denen man auch des öfteren eiterbildende findet.

In der Cervix uteri, und zwar etwas tiefer oder höher, je nachdem, wie weit der Muttermund eröffnet ist, beginnt die keimfreie Zone des inneren Genitale. Die Grenze zwischen beiden Abschnitten ist dabei nicht scharf, sondern es folgt auf den Keime und Leukocyten enthaltenden Abschnitt erst eine Strecke des Cervicalkanals, in der der Schleimpfropf nur mit Leukocyten besetzt ist (Abb. 185). Der Schleimpfropf spielt infolge seiner bakterientötenden Fähigkeit eine wichtige Rolle. Der obere Abschnitt des Cervicalkanals und die Uterushöhle sind normalerweise in und außerhalb der Schwangerschaft keimfrei. Einzelne Autoren geben zwar an, auch bei stehender Blase könnten — besonders während der Entbindung — im Uteruscavum Bakterien vorkommen; doch ist im allgemeinen die Gebärmutter als keimfrei zu betrachten, solange die Fruchtblase noch nicht gesprungen ist. Nach dem Blasensprung nimmt der Bakteriengehalt der Scheide vorübergehend ab; bald aber beginnen sich die Keime wieder zu vermehren. Eine Erklärung für diesen Vorgang stellt die Änderung der sauren Reaktion des Scheidensekretes durch das alkalische Fruchtwasser dar. Die saure Reaktion ist nähmlich für die DÖDERLEINschen Bacillen Lebensbedingung, und wenn sie nicht mehr vorhanden ist, gewinnen andere Keime leicht die Oberhand.

Sobald die Fruchtblase gesprungen ist, können die Keime aus der Scheide ungehindert in die Eihöhle ascendieren, da schon im Geburtsbeginn der cervicale Schleimpfropf ausgestoßen wird. Damit fällt seine vor einer aufsteigenden Infektion schützende Wirkung weg. Durch innere Untersuchungen und Operationen wird natürlich das Aufwärtswandern von Bakterien noch begünstigt.

Wenn im Verlauf der Geburt Bakterien ascendieren, gelangen sie nicht in die Uterushöhle, sondern in die Eihöhle. Daher werden sie im wesentlichen mit der Ausstoßung der Eihäute wieder entfernt. Für die Reinhaltung der Gebärmutter kommt auch dem aus der Haftstelle der Placenta ausströmenden Blute infolge seiner bactericiden Wirkung eine ziemliche Bedeutung zu. Nach der Geburt ist der Uterus als keimfrei anzusehen. Darin sind sich alle Beobachter einig. Bezüglich des Wochenbettes sind die Meinungen aber recht verschieden. Früher hielt man die Gebärmutterhöhle gesunder Wöchnerinnen für keimfrei. Diese Ansicht gründete sich hauptsächlich auf die Untersuchungen A. DÖDERLEINs. Später fanden andere (LOESER u. a.) in manchen Fällen schon vom zweiten, mindestens jedoch vom vierten Wochenbettstag an, Bakterien in der Uterushöhle. Vom 10. Tag an konnte man keine Keime mehr im Uteruscavum nachweisen. Diese Ergebnisse galten bis in unsere Tage, und erst durch die neuesten Forschungen wurde die alte DÖDERLEINsche Meinung wieder zu Ehren gebracht. So fanden SMORODINZEFF-DERTSCHINSKY-WYGODSKAJA sowie TSCHERNE, FROEWIS die *Gebärmutterhöhle gesunder Wöchnerinnen meist keimfrei.*

Die für die Entscheidung einer so wichtigen Frage bedeutungsvollen Angaben bedürfen jedoch noch weiterer Bestätigung. Wenn man bedenkt, wie schwierig es ist, auf verläßliche Art wirklich nur Uterussekret zu entnehmen, erscheint es vorstellbar, daß die vervollkommneten Entnahmeverfahren der zuletzt genannten Autoren zu den erwähnten neuen Ergebnissen führen konnten.

Die Vorbereitungen zur Geburt.

Die Geburtsleitung gestaltet sich an einer dazu eingerichteten Klinik in manchen Punkten anders als im Privathaus. Das Prinzip ist hier wie dort die Wahrung vollkommener Asepsis. Zu den vorbereitenden Maßnahmen gehören die Bereitstellung einer entsprechenden Beleuchtung, einer Badegelegenheit für das Neugeborene, die Beschaffung von abgekochtem, möglichst sterilem Wasser usw. Zweckmäßigerweise wird man das Kreißbett von allen Seiten gut zugänglich machen, damit nötigenfalls geburtshilfliche Operationen darin ausgeführt werden können. Es sind auch spezielle Kreißbetten konstruiert worden, so z. B. von FRITSCH. Dieses Bett läßt sich in der Mitte auseinandernehmen. Nach Entfernung des Fußendes eignet es sich, da es auch mit Beinhaltern versehen ist, für vaginale Operationen besonders gut (Abb. 186 und 187). Unter dem Bettlaken des Kreißbettes breitet man eine Gummiunterlage aus. Zweckmäßig ist es, in Höhe des Gesäßes der Gebärenden noch zusätzlich ein Quertuch über das Bettlaken zu legen, damit man bei eventueller Beschmutzung in der Mitte die noch sauberen Ecken des Tuches darüberschlagen kann. Außerdem ist das ganze Tuch leicht auswechselbar. Das Kreißbett soll nicht elastisch sondern möglichst unnachgiebig

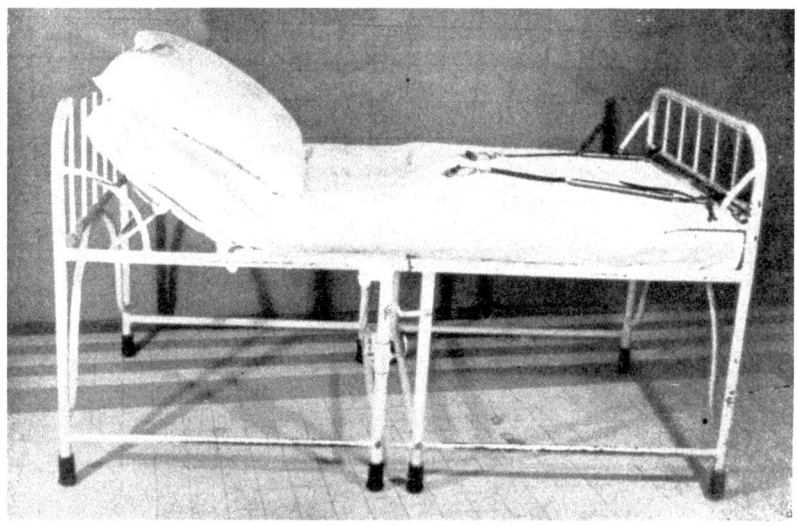

Abb. 186. Verstellbares Gebärbett.

sein, da ein zu tiefes Einsinken der Kreißenden beim Dammschutz störend wirkt. Am besten sind feste Roßhaarmatratzen. Schließlich ist aber jedes Bett geeignet,

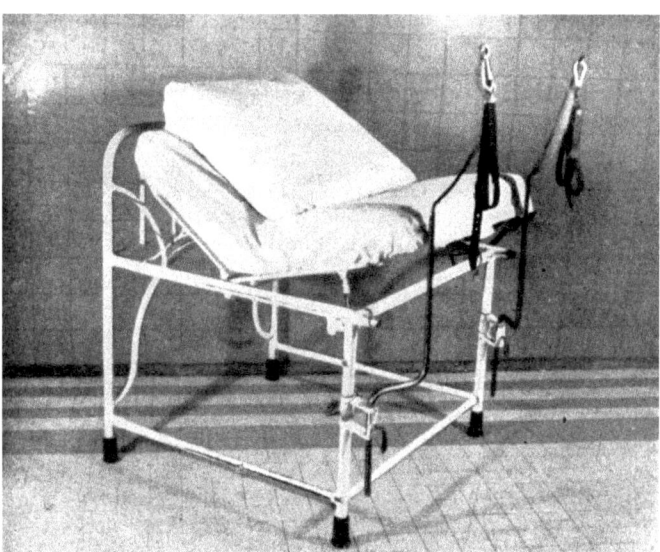

Abb. 187. Verwendungsmöglichkeit des in Abb. 186 dargestellten Gebärbettes als Operationstisch nach Entfernung des unteren Teiles.

wenn es gut zugängig ist und das Becken der Gebärenden nicht zu tief in die Matratze einsinken läßt. Im Privathaus muß man sich mit dem dort vorhandenen Bett begnügen. Etwas höhere Bettgestelle sind dabei vorteilhafter als sehr niedrige, bei denen man nicht gut im Querbett operieren kann. Ist das Bett zu nachgiebig,

206   Die normale Geburt.

so hilft man sich durch Unterschieben eines harten Kissens unter das Gesäß. Falls es zu niedrig ist, führt man die notwendigen Eingriffe eventuell auf einem stabilen Tisch durch. Besonders auf dem Lande ist man häufig gezwungen, geburtshilfliche Operationen unter den schwierigsten Bedingungen vorzunehmen, und es kommt hier oft auf die **Kunst des Improvisierens** an.

Im Privathaus lassen sich **geburtshilfliche Eingriffe**, wie dies auch in manchen Kliniken üblich ist, im **Querbett** ausführen. Dabei lagert man die Gebärende im Bett quer, so daß ihr Gesäß mit dem Rande des Bettes abschneidet. Die Beine stellt man auf zwei an das Bett gerückte Stühle, deren Rückenlehnen gegen das Bett gerichtet sind, damit die Kreißende ihre im Knie gebeugten Beine

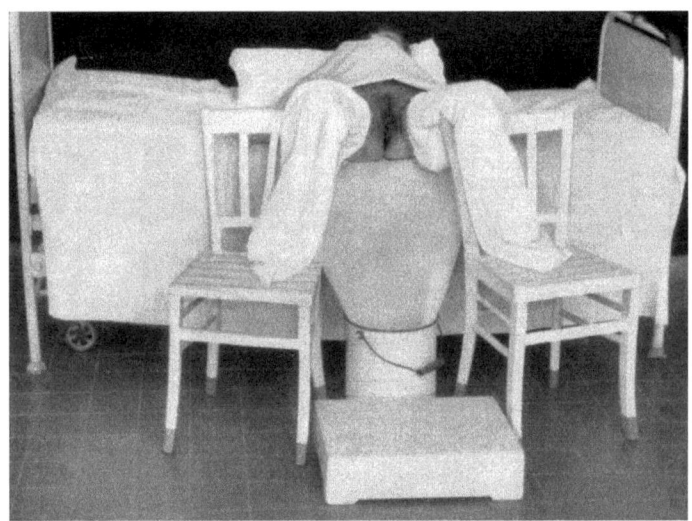

Abb. 188. Lagerung der Kreißenden auf dem Querbett für geburtshilfliche Operationen im Privathaus.

an der Stuhllehne anstützen kann (Abb. 188). Zweckmäßiger ist es, wenn zwei am Bettrand sitzende Hilfspersonen die angezogenen Beine der Bauchwand genähert halten. Dadurch kommt die Frau in die für geburtshilfliche Operationen am besten geeignete Steinschnittlage. Steht dem Arzt keine Assistenz zur Verfügung, so kann er sich helfen, indem er durch die Kniekehlen der Patientin ein zusammengerolltes Leintuch zieht und es hinter dem Nacken der Kreißenden zusammenknotet.

Unter das Becken der im Querbett gelagerten Patientin schiebt man im Bedarfsfalle einen Matratzenkeil oder ein Kissen, damit der Rand des Bettes auf das Gesäß keinen Druck ausübt und die Vulvagegend besser zugängig wird. Außerdem ist es von Vorteil, unter das Becken der Gebärenden eine 1—1$^{1}/_{2}$ m breite Gummiunterlage zu breiten, die an der Seite gerafft wird, damit die Flüssigkeit in einen auf dem Boden stehenden Eimer fließt. Der Operateur sitzt der Kreißenden gegenüber auf einem Schemel.

Bei der Vorbereitung der Patientin zur Geburt ist eine prinzipielle Frage die der Reinlichkeit. Scheint es auch zunächst geraten, der Kreißenden ein *Bad* zu verabfolgen, so wird man bei näherer Betrachtung der Umstände doch davon absehen, besonders, wenn die **Blase** schon gesprungen ist und so der Weg zu den höheren Abschnitten des Geburtskanals offen steht. Baden ist, besonders bei einer Mehrgebärenden, deren Vulva weniger gut schließt, ja sogar manchmal klafft, kontraindiziert. Das **Badewasser** kann hierbei leicht in die Scheide eindringen und eine Infektionsquelle bilden. Diese Gefahr ist besonders groß, wenn sich an der Haut der Kreißenden pathogene Keime befinden, wie z. B. in Fällen von Pyodermie. In einer geburtshilflichen Anstalt, wo viele Frauen gebadet werden müßten, wäre die Möglichkeit einer Infektion, selbst wenn man die Badewanne noch so rein hält, noch größer. Deswegen pflegt man hier von einem Vollbad abzusehen und sich lediglich mit einem Duschen der Patientin zu begnügen. Man kann sie auch auf einen Schemel setzen, dessen Sitzfläche sich über dem Wasserspiegel befindet, wodurch ein Eindringen des Badewassers in die Scheide verhindert wird, und sie dann abwaschen. Mit Hilfe eines durch Methylenblau gefärbten Badewassers konnte man selbst bei Erstgebärenden mit geschlossener

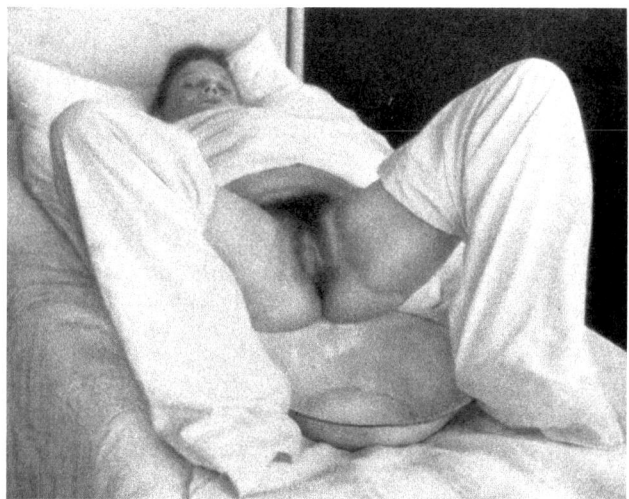

Abb. 189. Ersetzen der Bettschüssel durch ein Lavoir.

Vulva nachweisen, wie das Wasser in die Vagina, ja sogar bis zum oberen Drittel der Scheide eindrang.

Die *Vorbereitung des Genitale* besteht im Rasieren oder Kürzen der Schamhaare. Bei Mehrgebärenden, bei denen eine Dammverletzung weniger droht, kann man sich mit dem Kürzen der Haare begnügen. Bei Erstgebärenden ist es jedoch ratsam, bis zum Mons veneris zu rasieren. Wichtig ist auch die *Entleerung des Darmes*. Wenn der Kopf vorrückt und noch mehr, wenn er über den Damm gleitet und die Stirnhöcker auf den Darm einen Druck ausüben, entleert sich Darminhalt. Um dies nach Möglichkeit zu vermeiden, verabreicht man der Kreißenden einen Einlauf. Es empfiehlt sich jedoch, dies nicht erst kurz vor der Geburt zu tun, weil sonst der austretende Kopf nicht nur den Kot, sondern auch die Einlaufflüssigkeit herauspressen und damit die Lage noch komplizieren würde. Deshalb sieht man bei Mehrgebärenden von einem Einlauf ab, wenn die Wehen schon zu häufig auftreten, d. h. am Ende der Eröffnungsperiode, und bei Erstgebärenden, wenn sie sich bereits in der Austreibungsperiode befinden.

Scheidenspülungen kommen mitunter während des Kreißens in Frage. Bei der Vorbereitung der Gebärenden pflegt man sie nicht auszuführen. Es gibt jedoch Geburtshelfer, die besonders bei verzögertem Ablauf der Geburt in gewissen Zeitabständen (2—4stündlich) Scheidenspülungen vornehmen. Erfahrungsgemäß bietet dieses Vorgehen aber keine besonderen Vorteile. Andererseits ist es wohl auch nicht unrichtig, und einige Autoren berichten darüber Gutes. Keinesfalls darf man giftig wirkende Lösungen anwenden, da durch die aufgelockerte Scheidenschleimhaut die Resorption begünstigt wird. So wurden nach solchen Spülungen (Sublimat!) schon Vergiftungen beobachtet. Am zweckmäßigsten nimmt man eine Kaliumpermanganat-Lösung oder ein Chlordesinfiziens. Einige Geburtshelfer führen vor oder nach einer vaginalen Untersuchung Scheidenspülungen aus, im ersten Fall, um das in der Scheide vorhandene Sekret vor dem Eindringen des untersuchenden Fingers zu entfernen und der Möglichkeit einer Keimverschleppung in höhere Abschnitte des Geburtskanales vorzubeugen, im zweiten Falle, um die eventuell mit dem Finger eingeführten Keime zu beseitigen. Mit einer einzigen Scheidenspülung kann man jedoch die Bakterienflora der Vagina kaum beeinflussen. Bei schonender Ausführung der inneren Untersuchung und Einhaltung der strengsten Regeln der Asepsis ist eine ernste Infektion unwahrscheinlich.

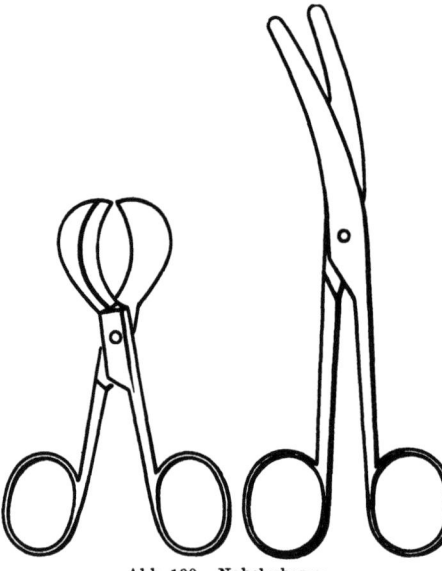

Abb. 190. Nabelscheren.

Die zur Leitung der Geburt und zur Durchführung von Operationen *notwendigen Gebrauchsgegenstände* müssen bereitgehalten werden, so z. B. Watte bzw. Zellstoff zum Dammschutz, desinfizierende Lösungen usw. In Kliniken pflegt man ein Steißkissen zur leichteren Durchführung des Dammschutzes zu benützen. Wenn man die Geburt in SIMSscher Seitenlage leitet, legt man der Kreißenden ein Rollkissen zwischen die Beine. Ferner soll eine ausgekochte Bettschüssel zur Hand sein. Im Privathaus, wo eine solche meist nicht zur Verfügung steht, kann sie durch eine Waschschüssel ersetzt werden. Bei Scheiden- oder Uterusspülungen nach Aborten ist eine solche ebenfalls unerläßlich. Dabei ist die Frau so auf die Waschschüssel zu setzen (Abb. 189), daß ihr Gesäß auf dem einen Rand aufsitzt und die Fußsohlen sich an dem entgegengesetzten anstemmen. Dadurch befindet sich das Genitale über dem Gefäß und das Gleichgewicht kann gewahrt werden. Wenn im Privathaus keine Beinlinge zur Verfügung stehen, empfiehlt es sich, während der Austreibungsperiode möglichst reine weiße Strümpfe über die Beine der Kreißenden zu ziehen, um die Frau möglichst wenig zu entblößen und eine größere Abkühlung zu verhindern.

Für *die Versorgung des Neugeborenen* ist ebenfalls eine Reihe von Vorbereitungen zu treffen. So hat man z. B. eine Nabelklemme oder ein Nabelbändchen zur Versorgung des Nabels bereitzuhalten (s. S. 229 u. 230); ferner muß eine Nabelschere (bei der wichtig ist, daß sie keine Spitze hat) (Abb. 190) und ein Trachealkatheter (Abb. 191) vorhanden sein, dessen Anwendung in Abb. 192 demonstriert wird. Nach dem Gesetz muß auch eine 1%ige Argent. nitr.-Lösung zur Verfügung stehen, von der sofort nach der Geburt des Kindes je ein Tropfen in den Augenbindehautsack zu träufeln ist, um einer Augenblennorrhoe vorzubeugen (s. S. 228 u. 229).

Für die Ausstattung eines *Hebammenkoffers* gibt es gesetzliche Vorschriften. Der Arzt muß darüber orientiert sein, um die Tätigkeit der Hebammen überwachen zu können.

Die Vorbereitungen zur Geburt.

Für die Hebamme vorgeschriebene Geräte und Arzneimittel sind:

1. a) Eine reine, weiße Schürze, die vom Hals an den ganzen Körper und die Oberarme bedeckt,

b) ein sauberes, weißes, dreieckiges Kopftuch,

c) zwei weiße Leinenhandtücher von mindestens 45 × 80 cm Größe (Handtücher, Kopftücher und Schürze dürfen, wenn sie gebraucht sind, nicht in die Gerätetasche gelegt werden, sondern sind gesondert unterzubringen),

2. ein amtlich geprüftes, desinfizierbares Fieberthermometer,

3. ein desinfizierbares Badethermometer ohne Holzverkleidung,

4. eine Uhr mit Sekundenzeiger oder eine Sanduhr zum Pulszählen,

5. ein Stück Seife in verchromter Metalldose zum Reinigen der Hände und Arme,

6. a) eine große Handbürste zum Waschen der Hände, mit eingebranntem Wort „Reinigung",

b) eine kleinere Handbürste zur Desinfektion der Hände mit eingebranntem Wort „Desinfektion". Zu a) und b): Jede Bürste befindet sich in einem wasserdichten Beutel mit gleichem Aufdruck; die Bürsten dürfen niemals vertauscht werden und sind vor dem Gebrauch durch Auskochen keimfrei zu machen,

7. ein Nagelreiniger und eine Nagelschere aus verchromtem Metall,

8. eine zerlegbare Schere mit aufgebogenen und abgerundeten Spitzen zum Kürzen der Schamhaare,

9. eine Flasche mit eingeschliffenem Glasstöpsel, sicherem Verschluß und eingebranntem Schild; enthaltend mindestens 500 g 70%igen Alkohol (Brennspiritus),

10. Desinfektionsmittel, und zwar:

a) eine braune Flasche mit sicherem Verschluß und eingebranntem Schild mit Aufschrift „Desinfektion", enthaltend mindestens 100 g flüssiges Desinfektionsmittel, oder

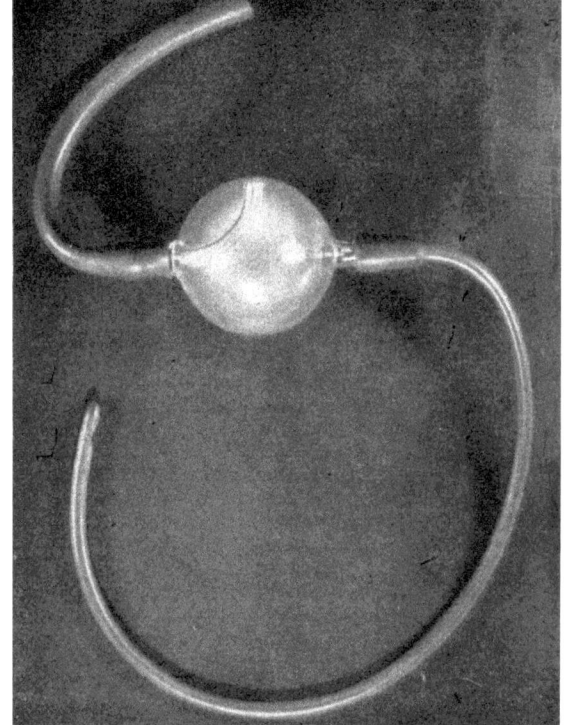

Abb. 191. Trachealkatheter.

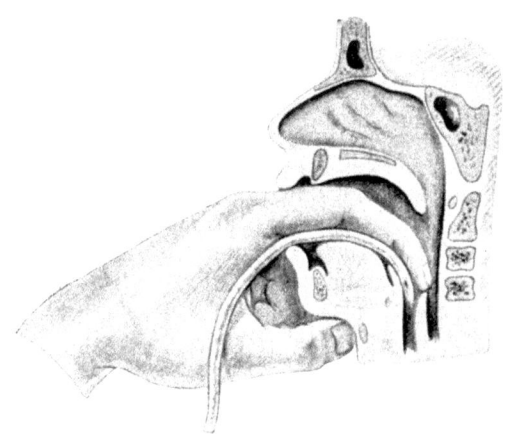

Abb. 192. Verwendung des Trachealkatheters.

b) 100 g Desinfektionsmittel als Pulver oder Tabletten in einem Metall- oder Glasbehälter,

11. ein Meßgefäß mit Marken für 5, 10, 15, 20 und 40 g,

12. 300 g keimfreie Wund- und Saugwatte in Preßrollenform in Packungen zu 100 g oder weniger,

Burger, Lehrbuch der Geburtshilfe.

13. drei Päckchen mit je 10 Stück keimfreien Mullstückchen von mindestens 10 × 10 cm Größe,
14. mindestens 2 Paar nahtlose Gummihandschuhe (jedes Paar Handschuhe wird in einem kleinen Leinwandbeutel mitgeführt; die Handschuhe sind zu ihrer Erhaltung innen und außen ausgiebig mit Talkum einzupudern und unmittelbar vor dem Gebrauch durch Auskochen in klarem Wasser ohne Sodazusatz keimfrei zu machen),
15. zwei Gummifingerlinge mit Handschutz in weißem Leinenbeutel,
16. eine Spülkanne mit weitem Ablauf von mindestens einem Liter Fassungsvermögen, die mit einer Marke zum Abmessen von einem halben Liter versehen ist. Hierzu:
 a) ein schwarzer Gummischlauch mit Abstellvorrichtung sowie
 b) ein roter Gummischlauch von je $1^1/_4$ m Länge (der schwarze Schlauch dient zu Einläufen in den Darm und wird in einem besonderen Beutel aufbewahrt, der rote zum Abspülen des Genitale),
17. a) zwei gläserne Scheidenrohre (für den roten Schlauch) nebst Reinigungsbürstchen,
 b) ein gläsernes Afterrohr (für den schwarzen Schlauch),
18. a) ein Metallkatheter verchromt,
 b) ein Gummikatheter mit seitlicher Öffnung,
19. ein Schleimkatheter mit gläsernem Zwischenstück,
20. Reagensgläser und entsprechende Reagentien für Eiweiß- und Eiternachweis,
21. ein Hörrohr zum Hören der kindlichen Herztöne,
22. eine Nabelschnurschere mit abgerundeten Spitzen, zerlegbar, verchromt,
23. ein 0,5 cm breites koch- und reißfestes Nabelband in einem Metall- oder Glasbehälter,
24. eine Packung Augentropfen mit mindestens 5 Ampullen oder Paretten, enthaltend 1%ige Argent.-nitr.-Lösung,
25. ein desinfizierbares Bandmaß mit Zentimetereinteilung in desinfizierbarem Behälter,
26. zwei anatomische Pinzetten, 14,5 cm lang, verchromt,
27. eine Kornzange zerlegbar, verchromt,
28. zwei Klemmen zum Abklemmen der Nabelschnur,
29. eine zerlegbare Dammschnittschere,
30. ein Mundkeil,
31. eine Rekordspritze von 1—2 cm Fassungsvermögen in sterilem desinfizierbarem Behälter,
32. eine Säuglingswaage,
33. eine Schale zur Säuberung der Geräte.

Von größerer Bedeutung für den Arzt ist die Ausstattung eines *geburtshilflichen Koffers*, in dem am zweckmäßigsten die zu den einzelnen Operationen nötigen Instrumente gesondert und sterilisiert, in sterilen Tüchern verpackt, aufbewahrt werden. Bei dieser Einteilung braucht der Arzt nicht erst vor einer Operation die benötigten Gegenstände herauszusuchen, wodurch er selbst bei großer Eile nicht leicht in Gefahr gerät, etwas zu vergessen. Außerdem verliert er keine Zeit mit Sterilisieren. Ein Arzt, der wenig Geburtshilfe betreibt, hält sich das Instrumentarium besser in unsterilem Zustand, weil ja nach längerem Liegen sowieso keine zuverlässige Sterilität mehr besteht. Er führt am besten einen Sterilisator in seinem Koffer mit und kocht die Instrumente in der Wohnung der Patientin aus. Die nach einzelnen Operationen getrennte Aufbewahrung der Instrumente ist auf alle Fälle ratsam. Wir empfehlen zur Ausstattung eines geburtshilflichen Koffers folgende Zusammenstellung:

1. *Narkose.* 1 Narkosemaske, 1 Mundsperrer, 1 Zungenzange, 1 verschlossene Flasche Narkoseäther mit Tropfvorrichtung, 1 Flasche Chloräthyl, 1 Dose Vaseline zum Einfetten des Gesichtes.
2. *Nageltoilette.* 2 Nagelbürsten, 1 Nagelreiniger, 1 Nagelschere, 1 Nagelfeile, 1 Hautschere und 1 Stück Seife.
3. *Schürze.* 1 Schürze aus Gummi oder wasserdichtem Stoff und 1 Gummituch.
4. *Irrigator.* 1 Glasirrigator mit Gummischlauch.
5. *Sterile Wäsche.* 4 kleine Laken, 2 Handtücher, 2 Beinlinge, 1 Arztmantel.
6. *Sterile Tupfer und Watte.*
7. *Irrigatoransätze und Katheter.* 2 Irrigatoransätze aus Glas, 2 weiche Katheter, 2 Metallkatheter und 1 etwa fingerdicker BOZEMAN-FRITSCHscher Uteruskatheter.
8. *Vaginaltampons.* 1 Glas mit sterilen Vaginaltampons.
9. *Handschuhe.* 2 Paar sterile, bzw. sterilisierbare Gummihandschuhe in einer Dose.
10. *Episiotomie.* 1 Episiotomieschere, 1 Skalpell mit Knopf, 2 KOCHER-Klemmen.

11. *1 Trachealkatheter* in Metalldose.
12. *Zangen.* 1 Beckenausgangszange nach NAEGELE, 1 KIELLAND-Zange und eventuell 1 Kopfschwartenzange.
13. *Tamponade und Einstellung.* 4 geburtshilfliche Scheidenspekula (1 vorderes, 1 hinteres und 2 seitliche), 2 Polypenzangen, 3 Kugelzangen, 3 MUSEUX-Zangen, 3 Cervixfaßzangen, 2 Tamponadestopfer, 2 Uterussonden, 6 lange KOCHER-Klemmen, 1 gerade Schere, 1 COOPER-Schere, 1 anatomische Pinzette, 1 lange chirurgische Pinzette, 1 Metallkatheter, 6 Tuchklemmen.
14. *Nabelversorgung.* 1 Nabelschere, 1 Abschnürband, 1 Nabelklemme, 2 KOCHER-Klemmen, sterile Watte.
15. *Zerstückelungsinstrumente.* 1 SIEBOLDsches Perforatorium, 1 BRAUNscher Haken, 1 KÉSZMÁRSZKY-Schere, 1 SIEBOLD-Schere, 1 Kranioklast, 1 Trepan, 1 Polypenzange, 1 BOËRsche Knochenzange.
16. *Dammnaht.* Eine 10-cm³-Rekordspritze und die dazugehörigen Kanülen in 1 Metalldose, 8 Nadeln in 1 Metalldose, 1 gerade Schere, 1 COOPER-Schere, 4 Nadelhalter, 6 KOCHER-Klemmen, 1 Kornzange, 1 anatomische und 2 chirurgische Pinzetten, 1 Metallkatheter, 1 kleine Schale für Novocainlösung, 8 Tuchklemmen.
17. *1 Wendungsschlinge.*
18. *Spritzen.* 1 Rekordspritze mit 2 cm³ und 1 mit 5 cm³ Rauminhalt mit je 3 Kanülen in Metalldosen.
19. *Medikamente in Metalldosen:*
   a) In Ampullen: Lobelin, Chinin, Secale, Hypophysenhinterlappenpräparate, Campher, Coffein, Cardiazol, Coramin, Sympatol, Strophanthin, Dextrose, Morphium, Spasmalgin.
   b) In Flaschen: Äther, Novocain, steriles Öl, Sublimat, Jodtinktur, Sagrotan, Cephirol oder Chlordesinfizientien.
   c) In Pulverform: Chinin, Dermatol, LOCKEsches Pulver zur Bereitung einer physiologischen Salzlösung, Sulfonamidpuder.
20. *Infusion.* 1 Infusionsapparat mit Infusionskanülen.
21. *Nahtmaterial.* Catgut, Silkworm in einem Glas mit Metalldeckel.
22. DÜHRSSEN-*Büchsen.*
23. *Rezepttasche.* Rezeptblock, amtliche Formulare für meldepflichtige Fälle, 1 Thermometer usw.
24. *Beckenmessung.* 1 Beckenzirkel, eventuell 1 Instrument zur Messung des Beckenausgangs, 1 Meßband mit Zentimetereinteilung.

Außerdem ist es noch empfehlenswert, einen Satz HEGAR-Dilatatoren und 2 große stumpfe Curetten für Abortausräumungen mitzuführen.

Die geburtshilflichen Untersuchungen.

Untersuchungen, die zu *Beginn* der Schwangerschaft vorgenommen werden, sind eigentlich auch geburtshilfliche Untersuchungen, obwohl sie, wie die gynäkologischen, nur aus einer bimanuellen Exploration bestehen. Mit der Technik dieses Verfahrens beschäftigen wir uns an dieser Stelle nicht, sondern beschränken uns auf die in der *zweiten Hälfte* der Schwangerschaft und während der *Geburt* üblichen Untersuchungsmethoden, die sich von den in der Gynäkologie gebräuchlichen wesentlich unterscheiden.

Die erste Aufgabe des zur Geburt hinzugezogenen Arztes besteht darin, die Situation zu erkennen und die Diagnose zu stellen. Wie bei inneren, chirurgischen oder anderen Erkrankungen wird er zunächst die Patientin inspizieren, die Vorgeschichte aufnehmen und dann erst mit der eigentlichen Untersuchung beginnen. Diese soll sich nach Möglichkeit auf äußere und rectale Methoden beschränken. Innerlich, d. h. vaginal, soll nur dann untersucht werden, wenn es nicht gelingt, sich auf andere Weise Klarheit zu verschaffen.

Schon durch die *Inspektion* kann man wichtige Anhaltspunkte für die Prognose des Geburtsverlaufes gewinnen. Wenn die Kreißende hinkt, buckelig ist, an einer Gelenkversteifung leidet, oder wenn an ihr Zeichen einer abgelaufenen Rachitis erkennbar sind, ist mit einer Beckendeformierung zu rechnen. Virile Konstitution oder virile Behaarung sprechen für einen virilen Beckentyp, also für eine Beckenverengerung. Bei solchen Frauen verzögert sich die Geburt oft auch infolge Rigidität der Weichteile und Wehenschwäche. Mit infantiler und hypoplastischer Konstitution pflegt ebenfalls eine Beckenverengung und Unterentwicklung der Genitalorgane einherzugehen, wodurch es dann wieder zu einer Wehenschwäche kommen kann. In solchen Fällen ist das Scheidengewölbe enger, die Scheidenwand oft weniger elastisch, und daher sind größere geburtshilfliche Eingriffe (Beckeneingangszangen) wegen der Gefahr schwerer Nebenverletzungen besonders gefährlich. Bei adipösen Frauen mit schlaffer Muskulatur kommt es, da ihre Bauchpresse mangelhaft ist, während der Austreibungsperiode leichter zu einer Erschöpfung. Muskulöse Sportlerinnen gehören häufig dem virilen Typ an und entbinden aus diesem Grunde oft schwerer. Bei der Inspektion erkennt man auch etwa vorhandene Ödeme sowie ein aufgedunsenes Gesicht der Schwangeren, wodurch der Verdacht auf eine innere Erkrankung, besonders auf eine Nephropathie, nahegelegt wird.

Ferner gewinnt man bei der Inspektion einen Eindruck über den Allgemeinzustand der Kreißenden. Man sieht, ob sie blaß oder von gesunder Gesichtsfarbe ist, wie sie sich verhält, wie sie atmet und ob ihre Lippen trocken oder borkenähnlich belegt sind. Letzteres stellt oft ein frühes Zeichen von Erschöpfung dar und spricht für eine voraussichtlich schwere Geburt.

Bei der Aufnahme der *Anamnese* fragt man vor allem nach dem Alter der Patientin, da es z. B. geburtshilflich von Bedeutung ist, ob es sich um eine junge oder um eine alte Erstgebärende handelt.

Sehr wichtig ist die Frage nach der letzten Menstruation, den ersten Kindsbewegungen und der Senkung des Leibes, da man aus diesen Daten, unter gleichzeitiger Berücksichtigung des Fundusstandes, den Geburtstermin errechnen kann. Man muß sich nämlich darüber im klaren sein, ob es sich um eine Geburt ad terminum, um eine Übertragung oder um eine Frühgeburt handelt.

Man erkundigt sich, wann die Wehen eingesetzt haben, in welchen Intervallen sie auftreten, ob die Blase noch steht, und wenn das nicht der Fall ist, wann der Blasensprung erfolgt ist. Ferner wird man nach dem Verlauf vorangegangener Geburten fragen. Verliefen diese komplikationslos, so ist es wahrscheinlich, daß auch jetzt die Geburt gut zu Ende gehen wird. Traten früher Geburtsverzögerungen auf oder kam das Kind mit einem stark konfigurierten Kopf zur Welt, oder mußte es mittels Zange entwickelt werden, handelt es sich vermutlich um ein engeres Becken. In solchen Fällen muß man mit einer schwierigeren Entbindung rechnen, da bei engem Becken die zweite Geburt meist komplizierter ist als die erste; teils, weil die Kinder besser entwickelt sind, teils weil die Uterusmuskulatur bei Erstgebärenden noch unverbraucht und die Bauchwand straffer ist als bei Mehrgebärenden. Wenn schon mehrere Früh- oder Totgeburten vorausgingen, ist an eine eventuell vorhandene Lues zu denken (s. S. 268). Hat die Patientin *nach langem Kreißen* jedesmal ein totes Kind geboren, oder mußte die Frucht perforiert werden, so ist zu überlegen, ob es nicht zweckmäßiger wäre, die Geburt anstatt auf natürlichem Weg durch eine Schnittentbindung zu beenden. Die Kenntnis der vorausgegangenen Geburten kann auch dann ein guter Wegweiser sein, wenn man bei einer Mehrgebärenden eine kleine Prominenz des Kopfes über der Symphyse feststellt. Die Geburtsleitung wird sich in solchen Fällen verschieden gestalten, je nachdem die bisherigen Geburten glatt verliefen, schwer waren oder die Früchte abstarben. Im letzten Falle wird man sich früher zu einer Schnittentbindung entschließen, damit die Frau endlich zu einem lebenden Kinde kommt.

Bei der Anamnese berücksichtigt man auch während der Schwangerschaft aufgetretene Regelwidrigkeiten, z. B. Blutungen. Stellen sich diese in der zweiten Hälfte der Gravidität oder kurz vor der Geburt ein, liegt der Verdacht auf eine Placenta praevia nahe, und Klinikeinweisung ist ratsam. Man erkundigt sich nach Kopfschmerzen, Flimmern vor den Augen und stärkeren Schmerzen in der Magengegend. Diese Symptome erwecken nämlich den Verdacht auf eine Schwangerschaftstoxikose. Ferner stellt man Temperatur, sowie Qualität und Frequenz des Pulses fest.

Es ist auch von Wichtigkeit zu erfahren, wann die Schwangere das Laufen gelernt hat. Im allgemeinen pflegt sie das nicht zu wissen. Sie wird es jedoch von ihren Eltern gehört haben, wenn es zu einem besonders späten Zeitpunkt erfolgte. Als Ursache findet man dann meist eine Rachitis, die wieder auf ein enges Becken schließen läßt.

Hinsichtlich der Asepsis interessiert es, ob jemand aus der unmittelbaren Umgebung der Schwangeren in letzter Zeit eine Infektionskrankheit durchgemacht hat.

Endlich wendet man seine Aufmerksamkeit auf Erkrankungen, die mit der Schwangerschaft nicht in engerem Zusammenhang stehen (Tuberkulose, Vitium cordis, Nierenleiden, Diabetes usw.), auf erbliche Disposition (Zwillinge, Mißbildungen) und eventuell vorausgegangene Operationen.

Nach Aufnahme der Vorgeschichte folgt eine allgemeine Untersuchung der Patientin (Herz, Lunge usw.), wobei die Kontrolle des Urins und des Blutdruckes nicht vergessen werden darf. Daran schließt sich dann die eigentliche geburtshilfliche Untersuchung an, die in erster Linie eine *äußere* ist (siehe LEOPOLDsche Handgriffe). Hierbei stellt man fest, ob es einen vorliegenden Teil gibt, welchem Fruchtteil er entspricht und in welchem Verhältnis er sich zum Becken befindet, ferner, wie die Lage, Stellung und Haltung des Kindes ist und wo der Fundus uteri steht. Zur äußeren Untersuchung gehört noch die äußere Beckenmessung (s. S. 148) und die Auskultation der kindlichen Herztöne. Aus der Lage des Punktes, an dem die Herztöne am deutlichsten zu hören sind, kann man auch Rückschlüsse auf die Kindslage ziehen. Man wird auch darauf achten, ob die Herztöne gut sind (in welchem Zustand sich also der Fetus befindet) und ob nicht an verschiedenen Stellen deutlich Herztöne vernehmbar sind (Zwillinge). Von den Herztönen hängt es ab, ob man im Interesse des Kindes einen Eingriff vornehmen muß oder nicht.

Bei der Überwachung der *Herztöne* achtet man zunächst auf ihre Frequenz. Beträgt sie weniger als 100 Schläge pro Minute, so spricht dies für eine Verschlechterung des Allgemeinzustandes des Kindes infolge Kohlensäureanhäufung im Blut (Vagusreizung). Wenn sie auf mehr als 160 pro Minute erhöht ist, so ist die Lage noch bedrohlicher, da dies für eine Vaguslähmung spricht. Um kein falsches Bild zu gewinnen, muß man wissen, daß die Frequenz der kindlichen Herztöne während der Geburt schon physiologischerweise gewissen Schwankungen unterworfen ist. Kurz vor, während oder nach einer Wehe pflegen sie sich vorübergehend zu verlangsamen, um in den Wehenpausen ihre normale Frequenz wieder zu erlangen. Sinken sie also unmittelbar vor einer Wehe auf 100—110 Schläge pro Minute oder noch weniger ab, erreichen aber in Kürze wieder ihre normale Frequenz, ist dies ohne Bedeutung. Wenn aber die Schlagzahl während der ganzen Wehenpause niedrig bleibt und die nächste Wehe schon eintritt, bevor sich die Herztöne erholt haben, müssen wir das als ungünstiges Zeichen betrachten.

Eine länger dauernde Verlangsamung bzw. eine verzögerte Erholung der Herztöne kommt, wie man seit langem weiß, auch dann vor, wenn der Kopf mit seinem größten Umfang in das Becken eintritt. Man beobachtet das zwar hauptsächlich bei engem Becken, findet diese Erscheinung aber auch bei Mehrgebärenden mit normalen Beckenverhältnissen, wenn der bisher hochstehende Kopf rasch in das Becken tritt. Diesen sog. Eintrittseffekt (GAUSS) zu kennen ist sehr wichtig. Er stellt keine Indikation für eine entbindende Operation dar. Das Anlegen einer Zange wäre im Gegenteil geradezu gefährlich, weil man das ohnehin vorübergehend stark beanspruchte Kind nur zusätzlich schädigen würde. Selbstverständlich ist zur Beurteilung der Herztöne, also z. B. zur Entscheidung darüber, ob eine Verlangsamung nur vorübergehend ist oder eine ernste Gefahr für das Kind darstellt, viel Übung und große Erfahrung erforderlich, die man nicht aus einem Buche lernen kann.

Außer der *Frequenz* muß man auch die *Intensität* der Herztöne kontrollieren. Diese ist individuell verschieden. Bisweilen ist sie von Geburtsbeginn an oder schon während der Schwangerschaft geringer. Als Ursache dafür findet man manchmal abnorm viel Fruchtwasser oder einen nach hinten gerichteten kindlichen Rücken. Ändert sich aber die Intensität in dem Sinne, daß bisher deutlich hörbare Schläge weniger gut vernehmlich werden, so stellt das ein ebenso ungünstiges Zeichen dar, wie wenn sie plötzlich scharf und paukend werden. Die gefährlichste Situation wird durch *arrhythmische* Herztöne angezeigt. Die feinere Beurteilung einer Arrhythmie ist recht schwierig. Im Prinzip kann man sagen, unregelmäßige Herztöne sind immer ernst zu nehmen. Gelegentlich kommt aber trotzdem ein lebendes, ja sogar ein Kind in gutem Allgemeinzustand zur Welt. In solchen Fällen pflegt die Arrhythmie nicht sehr ausgeprägt zu sein und ist durch eine gewisse Periodizität charakterisiert. Wenn sie schon vom Beginn der Wehen an besteht, kann ein Geburtstrauma nicht als Ursache angesehen werden, sondern sie muß endogen bedingt sein. Arrhythmien werden manchmal auch noch **nach der Geburt** beobachtet. Nach unseren **Erfahrungen** verschwinden sie **aber in wenigen Tagen**, ohne daß man ein Vitium diagnostizieren könnte. Eine Ausnahme bilden Kinder mit einem angeborenen Herzfehler. Im Zusammenhang mit der Auskultation der Herztöne wollen wir uns auch an die *Nabelschnurgeräusche* erinnern. Strenggenommen sind sie immer ein Zeichen für irgendwelche Störungen im Nabelschnurkreislauf (Umschlingung, zu kurze Nabelschnur usw.). Erfahrungsgemäß ist diese Erscheinung nicht sehr gefährlich, falls die Herztöne gut sind, doch soll man in solchen Fällen die Herztöne mit besonderer Sorgfalt kontrollieren.

Manche Autoren behaupten, man könne am Herzen des intrauterinen Feten auch Geräusche diagnostizieren. Sicher ist das sehr selten der Fall, da sich ja auch beim Neugeborenen auskultatorisch nur sehr schwer ein kongenitales Vitium erkennen läßt.

Abgang von Meconium, d. h. von *meconiumhaltigem Fruchtwasser*, zeigt eine Gefährdung des Kindes an. Dies trifft aber nur dann zu, wenn sich die Frucht in Schädellage befindet. Bei Beckenendlage kann nämlich der sich kontrahierende Uterus und der Druck der Wand des Geburtskanals mechanisch den Darm teilweise auspressen. Meconiumhaltiges Fruchtwasser ist entweder dünnflüssig und gefärbt oder ölartig, grünlich-gelb. Letzteres ist ein ernstes Zeichen und spricht für einen schon vor längerer Zeit erfolgten Meconiumabgang. Falls dann dickflüssiges Fruchtwasser aspiriert wird, kann es später nur schwer oder überhaupt nicht mehr abgesaugt werden. Abgang von Kindspech bei Schädellage zeigt einen Reizzustand des Plexus hypogastricus und des Ganglion coeliacum an und weist auf eine Störung des Allgemeinzustandes des Feten hin. Dieses Symptom an sich stellt aber keine Indikation für eine entbindende Operation dar; es sei denn, die Herztöne sind auch nicht einwandfrei. Auf jeden Fall soll man aber die

Herztöne sorgfältig kontrollieren, weil das Kind mitunter unverhältnismäßig rasch intrauterin abstirbt.

Der Geburtshelfer hat nicht nur die Lage des Kindes festzustellen, sondern auch zu beobachten, wie die *Geburt fortschreitet*, mit anderen Worten, *ob sich der Muttermund eröffnet* und *der vorliegende Teil tiefer tritt*. Hiervon vermag man sich mit Hilfe des vierten LEOPOLDschen Handgriffes zu überzeugen. Befindet sich der Kopf noch über dem Beckeneingang, so kann man den größten Teil desselben äußerlich abtasten oder sogar ein Ballottement nachweisen (Abb. 193). In Abb. 194 liegt der Kopf dem Beckeneingang auf. Wenn man nur einen kleinen Teil des kindlichen Schädels über dem Beckeneingang tastet, ist anzunehmen, daß er mit seinem größten Umfang den Beckeneingang bereits passiert hat (Abb. 195). Sobald der Kopf tief in der Beckenhöhle oder sogar im Beckenausgang anlangt, ist er von außen kaum noch bzw. überhaupt nicht mehr zu fühlen (Abb. 196). Dem praktischen Arzt kann das von GAUSS angegebene Schema für die Feststellung, wo der Kopf steht, gute Dienste erweisen. Aus der Lage des kindlichen Kinnes über der Symphyse läßt sich der Stand des Kopfes in folgender Weise berechnen:

Kinn zum oberen Symphysenrand	Leitstelle zur Interspinallinie
4 Querfinger darüber	2 Querfinger darüber
3 ,, ,,	1 ,, ,,
2 ,, ,,	0 ,, ,,
1 ,, ,,	1 ,, darunter
0 ,, ,,	2 ,, ,,

Solange der Kopf durch äußere Untersuchung tastbar ist, soll der Praktiker möglichst keine Zange anlegen, wenn er sich vor unangenehmen Überraschungen schützen will. Ausnahmsweise, z. B. bei sehr niedrigem Becken oder dolichocephalem Schädel kann ein Teil des bereits *im* Becken stehenden Kopfes noch von außen zu fühlen sein. Um solche Situationen zu erkennen, braucht man aber eine große Erfahrung. Daher ist es richtiger, wenn der praktische Arzt nach den oben erwähnten Grundsätzen verfährt. Ein schon tief in der Beckenhöhle oder im Beckenausgang stehender Kopf ist durch äußere Untersuchung mit Hilfe des PISKAČEKschen Handgriffs zu tasten, wobei die untersuchenden Finger zwischen großer Schamlippe und Innenseite des Oberschenkels eindringen (Abb. 197). Bei Kreißenden in Seitenlage geschieht das durch den SCHWARZENBACHschen Hinterdammgriff.

Wiederholte äußere Untersuchungen zeigen also, ob der vorliegende Teil tiefer tritt, d. h. ob die Geburt fortschreitet. Besonders gut vermag man sich darüber zu orientieren, indem man das Verhältnis des Kopfes zu den Beckenebenen kontrolliert. Bei genügender Erfahrung ist aber die äußere Untersuchung unter Umständen sogar verläßlicher als die innere, da diese wegen einer eventuell vorhandenen starken Konfiguration und großen Kopfgeschwulst Irrtümer veranlassen kann. In solchen Fällen gewinnt man manchmal den Eindruck, als befinde sich die Leitstelle schon in der Interspinallinie, während in Wirklichkeit der Kopf mit seinem größten Umfang noch nicht oder kaum in den Beckeneingang eingetreten ist (Abb. 176). Derartige Situationen können am besten durch bimanuelle Untersuchung geklärt werden.

Noch schwieriger ist die Aufgabe, durch äußere Untersuchung die Eröffnung des Muttermundes zu erkennen. Bekanntlich steigt der Kontraktionsring mit der Distraktion des unteren Uterinsegmentes dauernd höher. Bei drohender

Uterusruptur ist er meist nicht nur gut zu fühlen, sondern auch in Form einer schräg über den Leib verlaufenden Rinne oder Kontur sichtbar und befindet sich etwa in Nabelhöhe oder darüber. Bei normalem Geburtsverlauf steht er unterhalb des Nabels und ist um so leichter zu tasten, je weiter die Geburt fortgeschritten ist. Nach den Untersuchungen UNTERBERGERs beträgt die Erweiterung des Muttermundes ungefähr ebensoviel Querfinger wie die Entfernung des Kontraktions-

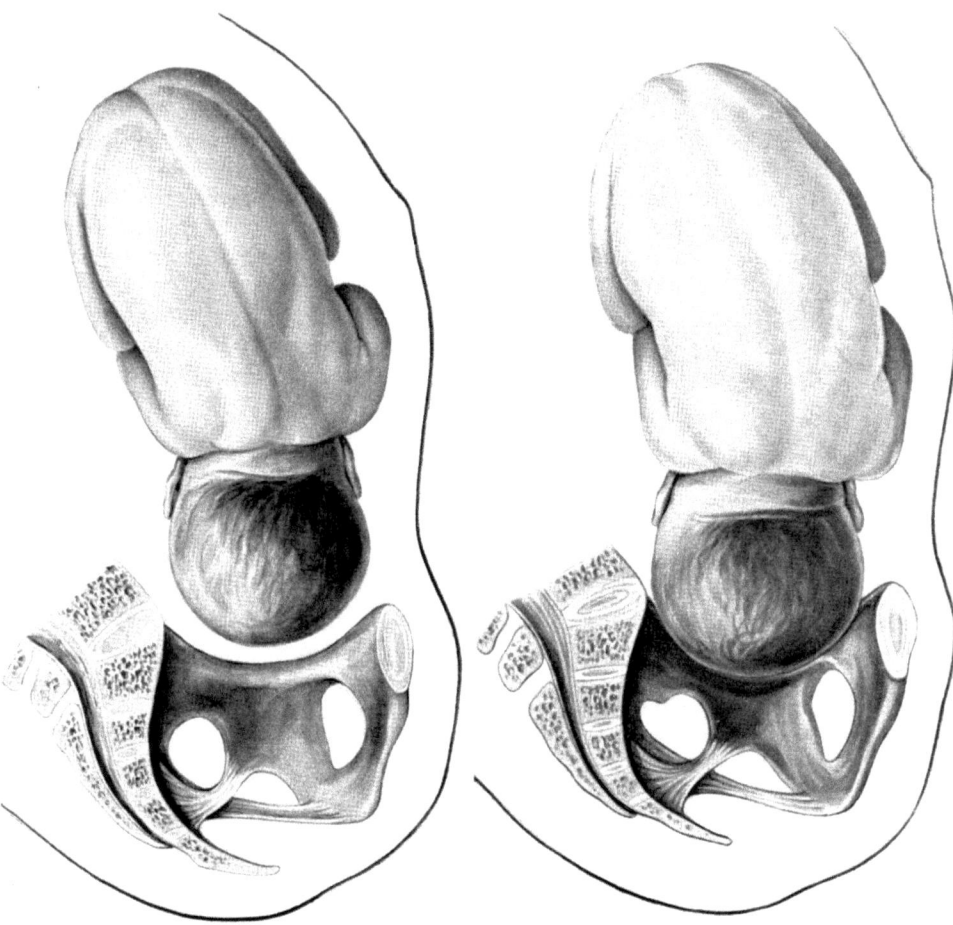

Abb. 193. Kopf über dem Beckeneingang.   Abb. 194. Kopf dem Beckeneingang aufliegend.

rings von der Symphyse. Befindet sich beispielsweise der Kontraktionsring vier Querfinger oder mehr über der Symphyse, so ist der Muttermund als vollständig erweitert zu betrachten. So einfach und verständlich das klingt, so schwierig können die entsprechenden Feststellungen in der Praxis sein, weil der weniger Geübte den Kontraktionsring oft nicht leicht auffindet oder ihn mit der oberen Grenze der gefüllten Blase verwechselt. Die Schätzung der Größe des Muttermundes nach dieser Methode soll also nur bei leerer Blase vorgenommen werden.

    Ein genaues Bild über die Erweiterung des Muttermundes und die Raumverhältnisse im kleinen Becken ergibt die äußere Untersuchung nicht. Deshalb kann man auf die rectale und vaginale Exploration nicht immer verzichten.

Die *vaginale Untersuchung* muß, wie jeder Eingriff, unter Einhaltung aller Kautelen der Asepsis ausgeführt werden. Unter das Gesäß der Gebärenden schiebt man zweckmäßigerweise ein unnachgiebiges Polsterkissen, damit sie nicht zu tief ins Bett einsinkt. Nach Händedesinfektion und Vorbereitung des Genitale führt man zwei Finger der mit einem sterilen Handschuh versehenen Hand in die Scheide ein, indem man mit der anderen Hand die Vulva spreizt.

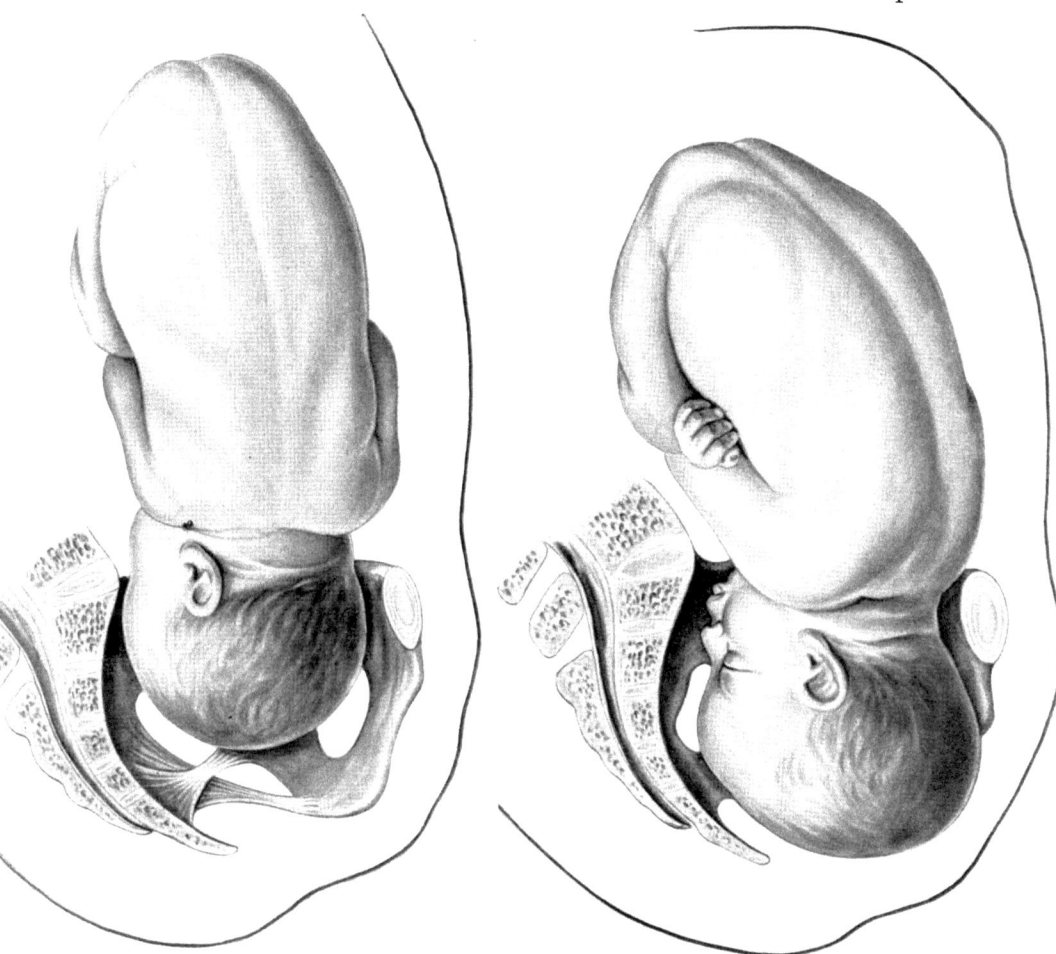

Abb. 195. Kopf hat mit dem größten Umfang den Beckeneingang passiert.

Abb. 196. Kopf im Beckenausgang.

Theoretisch geht jede vaginale Untersuchung mit der Gefahr einer Infektion einher, weil den untersuchenden Fingern eventuell doch noch pathogene Keime anhaften und Bakterien aus der Vulva und den unteren Abschnitten des Geburtskanals in höhere Abschnitte verschleppt werden können. Eine Infektion durch Keime, die der untersuchenden Hand anhaften, läßt sich durch exakte Händedesinfektion und Anwendung steriler Gummihandschuhe vermeiden. Dem Übertragen von Infektionserregern aus dem äußeren Genitale in höhere Abschnitte des Geburtskanals beugt man durch Spreizen der Vulva beim Einführen des untersuchenden Fingers vor. Die vaginale Untersuchung wird mit einem oder mit zwei Fingern ausgeführt. Wer mit einem Finger zu untersuchen gewohnt ist, kann sich auch so gut orientieren. Mit zwei Fingern reicht man aber höher hinauf und erhält über die räumlichen Verhältnisse ein zuverlässigeres Bild. Diese Methode ist jedenfalls notwendig, wenn man sich über Größe und Konfigurabilität des Kopfes orientieren will. Für eine Erstgebärende ist die innere Untersuchung unter Umständen selbst dann schmerzhaft, wenn sie nur mit einem Finger ausgeführt wird. Dieser Schmerz läßt sich weitgehend vermeiden, indem man mit dem explorierenden Finger beim Eingehen in die Scheide gleichzeitig einen Druck auf den Damm ausübt, wodurch die empfindliche Gegend der Klitoris und der Urethra vermieden wird.

Noch vor der Untersuchung stellen wir fest, ob an der Vulva irgendwelche krankhaften Veränderungen (Varicen, Entwicklungsstörungen, narbiger Damm

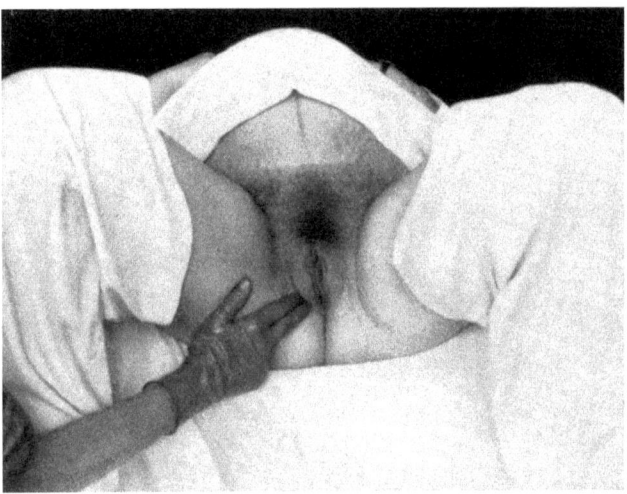

Abb. 197. Tasten des vorliegenden Teiles durch die Labien hindurch.

usw.) zu finden sind, oder ob sich vielleicht eitrige Prozesse oder Kondylome in der Genitalgegend nachweisen lassen (Furunkel, BARTHOLINIscher Absceß usw.). In solchen Fällen vermeidet man möglichst die vaginale Untersuchung. Zu achten ist bei der Untersuchung noch auf die Beschaffenheit des Fruchtwassers (Farbe, Geruch, Menge) und auf eitrigen Fluor.

Die vaginale Untersuchung soll uns Klarheit verschaffen, wie weit der Muttermund eröffnet und die Cervix verstrichen ist, welcher Teil des Kindes vorliegt und wie sich dieser zum Becken verhält, ferner darüber, ob eine Regelwidrigkeit des knöchernen oder weichen Geburtskanals oder des Kindes (Vorfall kleiner Teile oder der Nabelschnur, Lage- und Einstellungsanomalien usw.) besteht. Weiterhin ist zu klären, ob die Blase schon gesprungen ist oder nicht. Nach dem Blasensprung fühlt man im Muttermund zwischen untersuchendem Finger und vorliegendem Teil keinen Widerstand; andernfalls ist die Blase um so leichter zu tasten, je mehr Fruchtwasser sie enthält. Schwierig gestaltet sich die Diagnose, wenn kein oder nur sehr wenig Vorwasser vorhanden ist. In solchen Fällen wird die Blase dem Kopf dicht anliegen und nur schwer als glatte, über die Haare ausgespannte Membran zu fühlen sein. Tastet man also bei Schädellage eine glatte Fläche, so steht die Blase noch, spürt man aber die Kopfhaare, ist der Blasensprung schon erfolgt. Am besten untersucht man in der Wehenpause, damit man nicht unabsichtlich die Blase sprengt.

Zur Unterscheidung des Kopfes vom Steiß gibt es charakteristische Merkmale. Der Kopf fühlt sich im allgemeinen härter an; doch kann er im Falle eines Kuppenweichschädels (s. S. 98), bei Vorhandensein einer Kopfgeschwulst oder bei Unreife des Kindes auch weicher erscheinen. Der Steiß wiederum zeigt eine abnorme Härte, wenn die Frucht mager ist. Allein die Konsistenz des vorliegenden Teiles genügt also nicht zur sicheren Entscheidung darüber, ob Kopf oder Steiß im Becken steht. Mit Bestimmtheit ist der Kopf nur an den Nähten oder Fontanellen zu erkennen. Diese ermöglichen auch die Diagnose, wie der kindliche Schädel im Becken eingestellt ist und ob er seine Drehungen richtig vollführt. Im Falle von Gesichtslage tastet man selbstverständlich keine Nähte und Fontanellen, höchstens einen kleinen Teil der Stirnnaht. Dafür fühlt man die Augengruben, den Mund und die Nase. Wenn sich bei verzögerter Geburt im Bereich des Gesichtes eine Geburtsgeschwulst gebildet hat, kann leicht eine Verwechslung mit dem Steiß vorkommen.

Das Verhältnis des vorliegenden Teiles zum Becken, d. h. die Frage, wie weit er in den Beckeneingang eingetreten ist, läßt sich folgendermaßen entscheiden:

Kann man das Promontorium mit dem gestreckten Finger erreichen, so steht der Kopf noch über dem Beckeneingang. Ist dies nur mit gekrümmtem Finger möglich, so ist er mit einem kleinen Segment schon in den Beckeneingang eingetreten. Befindet sich ein größerer Abschnitt des kindlichen Kopfes im kleinen Becken, gelangt man überhaupt nicht mehr bis zum Promontorium. Sobald der größte Umfang des Schädels den Beckeneingang passiert hat und der Kopf im oberen Teil der Beckenhöhle steht, findet man die Leitstelle in der Ebene der Spinae ossis ischii oder in deren Nähe. Es sei aber auch hier betont, daß man sich bei der vaginalen Untersuchung täuschen kann, indem man die tiefstehende Kopfgeschwulst eines stark konfigurierten Schädels für den tiefsten Punkt des kindlichen Kopfes hält. Bei der Klärung der Frage, ob sich die Leitstelle schon in der Interspinallinie befindet, muß man also eine eventuell vorhandene Kopfgeschwulst berücksichtigen. In schwierigen Fällen wird man am besten eine kombinierte Untersuchung ausführen, indem man während der inneren Untersuchung gleichzeitig mit der äußeren Hand den vorliegenden Teil wie beim dritten LEOPOLDschen Handgriff faßt. Dieser Griff ist auch zur Erkennung kleinerer Mißverhältnisse sehr empfehlenswert. Wenn man nämlich mit der äußeren Hand den Kopf in das Becken eindrücken kann, besteht kein Mißverhältnis.

Die vaginale Untersuchung ist der äußeren in vieler Hinsicht überlegen. Sie verhilft nicht nur zu einer Orientierung über den vorliegenden Teil und sein Verhältnis zum Becken sondern auch über die Raumverhältnisse des Beckens selbst, die Weite des Muttermundes und der Scheide. Ob die Nabelschnur oder kleine Teile vorliegen oder vorgefallen sind, läßt sich auch nur durch die vaginale (eventuell rectale) Untersuchung entscheiden. Aber man muß sich immer vor Augen halten, daß diese, auch wenn sie mit sterilen Handschuhen, nach Händedesinfektion und Vorbereitung des Genitale ausgeführt wird, nicht als vollkommen ungefährlich betrachtet werden kann. Wenn sie unter Berücksichtigung der erwähnten Kautelen durch einen Fachmann mit der nötigen Schonung ohne Eindringen des untersuchenden Fingers in den Muttermund ausgeführt wird, ist die Gefahr freilich recht gering. Trotzdem wird man die vaginale Untersuchung nur dann ausführen, wenn die Situation durch äußere Handgriffe nicht zu klären ist. Aber auch in solchen Fällen braucht man nicht gleich vaginal zu untersuchen, da es heutzutage noch ein anderes, weitverbreitetes Verfahren gibt, nämlich die *rectale Untersuchung*. Diese Methode ist nicht neu. Sie wurde von SMELLIE schon im Jahre 1750 ausgeübt, fand aber vor Einführung der Gummihandschuhe wenig Anklang. Ihr großer

Vorteil gegenüber der äußeren und vaginalen Untersuchung besteht in der Möglichkeit, sich ohne Gefahr einer Infektion der Kreißenden über den Zustand des Muttermundes, der Fruchtblase, des vorliegenden Teiles und seines Verhältnisses zum Becken zu informieren. Selbstverständlich kann sie die vaginale Untersuchung nicht vollkommen ersetzen; denn feinere Einzelheiten, wie z. B. das Vorliegen einer Nabelschnurschlinge, lassen sich rectal nicht immer erkennen. Einzelne Autoren glauben an die Möglichkeit einer Infektion der Gebärmutter durch die rectale Exploration, weil dadurch die hintere Scheidenwand in den Bereich des Muttermundes geschoben wird. Dieser Einwand hat aber nur theoretische Bedeutung. Selbstverständlich muß die rectale Untersuchung ebenfalls schonend ausgeführt werden, damit eine Verletzung der Rectumschleimhaut vermieden wird. Sie ist eine außerordentlich wertvolle Untersuchungsmethode, wenn sie auch an Genauigkeit etwas hinter der vaginalen zurücksteht. Eine geburtshilfliche Untersuchung kann einen mehrfachen Zweck haben. Auf die Frage nach dem Geburtsfortschritt gibt uns die äußere Untersuchung Aufschluß, indem sie uns zeigt, ob der vorliegende Teil tiefer tritt oder nicht. Will man sich über den Zustand des Muttermundes orientieren, oder die durch äußere Untersuchung gewonnene Diagnose des vorliegenden Teiles bestätigen, bedient man sich der rectalen Exploration, vorausgesetzt, daß der vorliegende Teil nicht zu hoch steht. Zur Feststellung feinerer Einzelheiten ist jedoch ein Eingehen in die Scheide unerläßlich. In solchen Fällen kommt es häufig ohnehin zu einem operativen Eingriff, so daß im Hinblick darauf die Infektionsgefahr durch die vaginale Untersuchung vernachlässigt werden darf.

Bei der Überwachung einer Geburt soll man sich über die jeweilige Situation immer im klaren sein. *Wenn also die Geburt aus Gründen, die weder durch äußere noch rectale Untersuchung zu klären sind, nicht fortschreitet, so ist es nicht nur erlaubt sondern sogar angezeigt, vaginal zu untersuchen.* Wer eine wirklich indizierte vaginale Untersuchung versäumt, wird eine eventuell vorhandene Regelwidrigkeit erst verspätet erkennen, und dieses Versäumnis kann dem Kinde das Leben kosten. So richtig es also einerseits ist, überflüssige vaginale Explorationen zu meiden, so falsch wäre es andererseits, aus einer übertriebenen Vorsicht heraus eine solche Untersuchung zu unterlassen, wenn man ein klares Bild über die geburtshilfliche Situation ohne vaginale Exploration nicht erhalten kann. Dieses Prinzip gilt in erster Linie für den geübten Fachmann. Aber auch der weniger Geübte soll danach trachten, sich eine größere Fertigkeit in der äußeren und rectalen Untersuchung anzueignen, um möglichst selten gezwungen zu sein, sich der vaginalen Untersuchung zu bedienen. Je besser und erfahrener ein Geburtshelfer ist, desto seltener wird er genötigt sein, vaginal zu untersuchen und damit die Asepsis des Geburtskanales und das Wohl seiner Patientin, die sich ihm anvertraut hat, zu gefährden.

Die Aufgaben des Geburtshelfers während der drei Geburtsperioden. (Versorgung des Neugeborenen.)

Die *Eröffnungsperiode* beginnt mit dem Einsetzen der Wehen. (Die Fruchtblase ist manchmal schon vor diesem Termin, d. h. vorzeitig gesprungen.) Während der Eröffnungsperiode bestehen für den Geburtshelfer wenig Möglichkeiten, die Geburt im Interesse der Mutter oder des Kindes zu beenden. Trotzdem muß sie sorgfältig überwacht werden, weil es Regelwidrigkeiten gibt, die schon frühzeitig erkennbar sind, z. B. Lage-, Haltungs- und Einstellungsanomalien, Störungen der Wehentätigkeit, Vorliegen oder Vorfallen der Nabelschnur und kleiner Teile sowie Blutungen aus der Placentahaftstelle. Aus diesen und anderen Symptomen (z. B. Mißverhältnis) kann der Geburtshelfer oft *schon während der Eröffnungsperiode erkennen, ob eine leichte oder schwere Entbindung bevorsteht.*

Um voraussagen zu können, wann die Geburt des Kindes erfolgen wird, muß man beobachten, mit welcher Schnelligkeit sie fortschreitet. Dies ist aber nur bei genauer Überwachung möglich, denn man muß wissen, wie weit sich der Muttermund in einer gewissen Zeit eröffnet, wie schnell der vorliegende Teil tiefer tritt, wie stark die Wehen sind usw. Unter normalen Bedingungen dauert die Eröffnungsperiode (wenn keine krampflösenden oder wehenerzeugenden Mittel gegeben werden) bei Erstgebärenden etwa 12—16 und bei Mehrgebärenden 6 bis 8 Std. Ausnahmsweise kann sie jedoch viel länger oder kürzer sein. Obwohl Zwischenfälle in der Eröffnungsperiode verhältnismäßig selten sind, soll man trotzdem die Herztöne genau kontrollieren. Auf diese Weise wird man Regelwidrigkeiten, die mit Störungen im Placentakreislauf oder Nabelschnuranomalien zusammenhängen, nicht übersehen (vorzeitige Lösung der Placenta, Vorliegen oder Vorfall der Nabelschnur). *Die Überwachung der Geburt besteht also nicht aus einem untätigen Zuwarten sondern aus einer ständigen genauen Beobachtung der Kreißenden,* weil nur so eventuell sich einstellende Regelwidrigkeiten erkannt und noch rechtzeitig beseitigt werden können. Wie aus dem Kapitel über die Pathologie der Geburt hervorgeht, *kann das Schicksal der Mutter und des Kindes häufig schon in der Eröffnungsperiode entschieden werden.* Bisweilen ist es möglich, einer lebensgefährlichen Komplikation durch verhältnismäßig kleine Eingriffe vorzubeugen, z. B. durch zweckmäßige Lagerung oder durch eine äußere Wendung auf den Kopf. Manchmal muß man schon während der Eröffnungsperiode entscheiden, ob die Geburt per vias naturales vor sich gehen kann, oder durch einen Kaiserschnitt beendet werden soll. In Frage kommen heutzutage nicht nur Fälle von engem Becken, sondern auch andere Abnormitäten, von denen bei der Behandlung der einzelnen Geburtskomplikationen die Rede sein wird.

Die Wehen treten besonders zu Beginn der Geburt nicht immer in gleicher Weise auf. Bei einer Kreißenden sind sie stärker, wenn sie umhergeht, bei einer anderen, wenn sie auf dem Rücken liegt oder sitzt. Das soll man berücksichtigen und die Patientin die Lage einnehmen lassen, bei der die Wehentätigkeit am besten ist. Später, wenn die Wehen regelmäßig auftreten, sind sie meist in Rückenlage kräftiger als in Seitenlage, weil im ersteren Falle der vorliegende Teil einen größeren Druck auf die cervicalen Ganglien ausübt. Solange die Fruchtblase steht und der Muttermund nur mäßig eröffnet ist, kann die Kreißende, falls der Kopf dem Becken schon fest aufliegt, umhergehen. Wenn diese Voraussetzungen nicht erfüllt sind, können bei der aufrecht stehenden Frau durch den Blasensprung (besonders wenn viel Fruchtwasser abgeht) kleine Teile oder Nabelschnurschlingen vorgeschwemmt werden. Nach dem Blasensprung soll die Gebärende liegen.

Mit dem Fortschreiten der Eröffnungsperiode verstärken sich die Wehen allmählich und werden gegen Ende derselben häufiger (1—1$^1/_2$ min) und meist sehr heftig. Dabei wird die Kreißende unruhig; die Schmerzäußerungen und die Unruhe sind ganz bezeichnend, und der erfahrene Geburtshelfer kann schon daraus erkennen, daß die Eröffnungsperiode zu Ende geht. In den meisten Fällen kommt es jetzt zum Blasensprung. Es gibt heute noch Geburtshelfer, die grundsätzlich nach dem Blasensprung eine vaginale Untersuchung empfehlen, um einen eventuell erfolgten Vorfall der Nabelschnur oder kleiner Teile rechtzeitig zu erkennen. Nach unserer Meinung ist dies unnötig, besonders wenn der Kopf schon vor dem Blasensprung ins Becken eingetreten war. Aber auch in anderen Fällen ist es nicht erforderlich; denn einerseits ist ein Nabelschnurvorfall recht selten, andererseits wird man ihn, wenn es wirklich einmal dazu kommt, aus der Verschlechterung der kindlichen Herztöne vermuten. Eine besonders sorgfältige Kontrolle der Herztöne ist aber eben deshalb nach dem Blasensprung von großer Wichtigkeit. Nach Abfluß des Vorwassers, besonders wenn es sich um eine größere Menge handelte, setzen die Wehen für kürzere Zeit aus, bis sich die Gebärmutter ihrem verminderten Inhalt angepaßt hat. Danach setzt wieder eine regelmäßige Wehentätigkeit ein.

Nach Beendigung der Eröffnungsperiode nehmen die Wehen einen ganz anderen Charakter an, da in der *Austreibungsperiode*, wie erwähnt, außer dem Uterus noch die Bauchpresse mitzuarbeiten beginnt. Das instinktive und reflektorische *Mitpressen* der Kreißenden ist ein Zeichen für den Beginn der Austreibungsperiode. Wenn es zu keinem Blasensprung kommt und die Fruchtblase in der Vulva erscheint, soll sie digital oder instrumentell gesprengt werden, weil sie nunmehr den Verlauf der Geburt nur hemmt.

Diese Phase des Geburtsvorganges wird im allgemeinen weniger schmerzhaft empfunden als das Ende der Eröffnungsperiode; zum Teil ist dies darauf zurückzuführen, daß die Kreißende die Wehen nicht mehr rein passiv ertragen muß, sondern sich durch Mitpressen auch aktiv beteiligen kann. Nach Aussagen intelligenter Frauen soll jedenfalls der Schmerz zu diesem Zeitpunkt schon erträglicher sein. Eine Aufgabe des Arztes ist es auch, das Verhalten der Gebärenden entsprechend zu lenken. Mitunter beginnen nämlich Frauen schon vor der völligen Eröffnung des Muttermundes zu pressen, wodurch die Eröffnungsperiode verlängert wird und nur eine frühzeitige Erschöpfung eintritt. Andere Frauen pressen auch dann nicht mit, wenn der Muttermund schon völlig ist. Falls der vorliegende Teil noch hochsteht, soll das Mitpressen nicht forciert werden. **Wenn sich aber der Kopf schon tief im Becken befindet und die Kreißende nur deswegen nicht mitpreßt, weil sie sich vor den Schmerzen fürchtet, soll man ihr gut zureden und sie aufmuntern.** Die Verabreichung von Betäubungsmitteln kann zu dieser Zeit wegen der dadurch bewirkten Ausschaltung gewisser Hemmungen vorteilhaft sein.

Durch die jetzt in rascher Folge sich einstellenden Preßwehen gelangt der vorliegende Teil auf den Beckenboden. Die Dauer der Austreibungsperiode ist bei Erst- und Mehrgebärenden verschieden lang. Die Erstgebärende benötigt im allgemeinen eine Austreibungszeit von 1—2 Std, die Mehrgebärende von etwa $^1/_2$—1 Std. Zuweilen wird aber auch das Kind innerhalb von 1—2 Preßwehen geboren. Deswegen soll der Dammschutz bei einer Primipara vorbereitet werden, wenn der Kopf mit einem kleinen Segment in der Vulva sichtbar wird, bei einer Multipara am Ende der Eröffnungsperiode.

Zu Beginn der Austreibungsperiode ist die Aufgabe des Arztes oder der Hebamme ungefähr die gleiche wie in der Eröffnungsperiode und besteht aus der *Beobachtung der kindlichen Herztöne und des Geburtsfortschrittes*. Sieht man den vorliegenden Teil allmählich tiefer treten, so ist es überflüssig, sich über den Zustand des Muttermundes noch besonders zu informieren. Andernfalls ist eine rectale Untersuchung angezeigt.

Zur Geburtsleitung gehört natürlich auch die Berücksichtigung des Allgemeinbefindens der Gebärenden. Bei vorzeitigem Blasensprung und jeder Geburtsverzögerung ist es ratsam, stündlich die Temperatur zu messen. Sehr lang dauernde Geburten führen häufig zu Erschöpfungszuständen der Kreißenden, die sich unter anderem in Trockenheit der Lippen und der Zunge manifestieren.

Diese Zeichen müssen den Geburtshelfer veranlassen, die Geburt mit besonderer Sorgfalt zu beobachten.

Sobald sich der Kopf in der Vulva zeigt, beginnt die Geburt des Kindes im engeren Sinne des Wortes. Nach Vorwölbung des Dammes und Weiterwerden des Analringes wird allmählich ein immer größerer Teil des Kopfes sichtbar; er „schneidet ein", bis er schließlich auch in der Wehenpause nicht mehr zurückweicht, „er schneidet durch". Dabei stemmt sich das Subocciput unter der Symphyse an, und jetzt beginnt die eigentliche Leitung der Geburt, der sog. *Dammschutz*. Schon in den ältesten Zeiten pflegte man der Kreißenden in diesem Stadium beizustehen. Zur Zeit HIPPOKRATES' wurde der Damm mit Fett oder Öl eingerieben, damit er dehnbarer würde. Dieses Verfahren hat bis in die jüngste Zeit Spuren hinterlassen, so daß sich bis vor nicht sehr langer Zeit manche alte Hebamme seiner noch bediente. Aber es ist, insbesondere wenn kein steriles Öl oder Fett angewandt wird, unrichtig und gefährlich, weil es zu einer Infektion führen kann. Neuerdings gibt es wieder Geburtshelfer, welche die Scheide, besonders vor entbindenden Operationen, manuell dehnen, indem sie sich schlüpfriger und desinfizierender Lösungen (z. B. Kaliseife) bedienen. Diese hyperaktiven und nicht im besten Sinne modernsten Geburtshelfer wenden also dieselbe Methode an, die schon die Alten ausführten. Ihre Handlungsweise ist vielleicht etwas zielbewußter, aber infolge andersgerichteter übertriebener Aktivität auch nicht gefahrlos. Wir wissen von CELSUS und SORANUS, daß man schon zu ihrer Zeit einen Dammschutz ausführte. Systematisch ausgebaut wurde er aber erst in der zweiten Hälfte des 18. Jahrhunderts. Nur nebenbei sei die bei manchen primitiven Völkern übliche Entbindung in Hockstellung erwähnt. Eine analoge Situation stellte die Entbindung auf dem Gebärstuhl dar, bei dem die Sitzfläche hufeisenförmig ausgeschnitten war und der Dammschutz von unten ausgeführt werden mußte.

Im allgemeinen geht man heute beim Dammschutz folgendermaßen vor: Man legt die durch einen Wattebausch bzw. eine Zellstofflage geschützte rechte Hand ausgestreckt, bei abduziertem Daumen, auf den Damm auf und hält mit den Fingern der linken Hand den austretenden Schädel so weit zurück, daß die Stirngegend nur langsam hervortreten kann (Abb. 198). Hierbei genügt es nicht, den Kopf zurückzuhalten, sondern man muß außerdem die Patientin auffordern, gleichmäßig zu atmen und nicht mitzupressen. Damit die Kreißende diese Aufforderung richtig versteht und dadurch nicht überrascht wird, ist es ratsam, sie schon vorher entsprechend zu unterrichten. Falls die Geburt in Narkose geleitet und der Fetus eventuell exprimiert wird, hört man in diesem Stadium der Geburt mit der Expression auf und stützt höchstens den Fundus uteri mit der Hand.

Wie man den Dammschutz auch ausführen mag, das Wesentliche ist, daß man den Kopf nur langsam austreten läßt und ihn in Flexion hält. Dies ist wichtig, weil die Durchtrittsebene des kindlichen Schädels um so kleiner wird, je ausgesprochener die Flexion ist. Deswegen haben die den Kopf zurückhaltenden Finger der linken Hand eine größere Bedeutung als die auf den Damm gelegte rechte Hand. Es gibt auch Geburtshelfer, die sich darauf beschränken, den Kopf beim Austritt zu bremsen (z. B. im Dubliner Rotunda-Hospital). In Deutschland ist das Stützen des Dammes mit der rechten Hand üblich. Dies hat schon eine gewisse Bedeutung, da hierdurch das zu schnelle Austreten der Stirngegend gehemmt wird. Übertriebene Bemühungen, den Damm mit der rechten Hand zu schützen, können der Gebärenden von Nachteil sein und sind daher zu vermeiden. Wenn nämlich der Damm zu stark gegen den Kopf gedrückt wird, reißt er infolge einer Ischämie manchmal leichter ein. Ein anderer sehr häufiger

Fehler ist zu starkes Drücken des Kopfes nach vorne mit der auf den Damm gelegten Hand, wodurch Verletzungen in der Klitorisgegend entstehen können. Abzulehnen ist auch ein Versuch, den Kopf mit der linken Hand gleichsam zu fassen und herauszuheben. Die Folge davon kann nämlich die Entstehung eines Cephalhämatoms sein. Am besten legt man die Hand so auf den Damm, daß zwischen ihr und dem oberen Rand des Dammes ein ungefähr 1 cm breiter Zwischenraum bleibt. So wird man ein beginnendes Einreißen rechtzeitig bemerken und dann — was unbedingt zu empfehlen ist — eine Episiotomie (Abb. 199

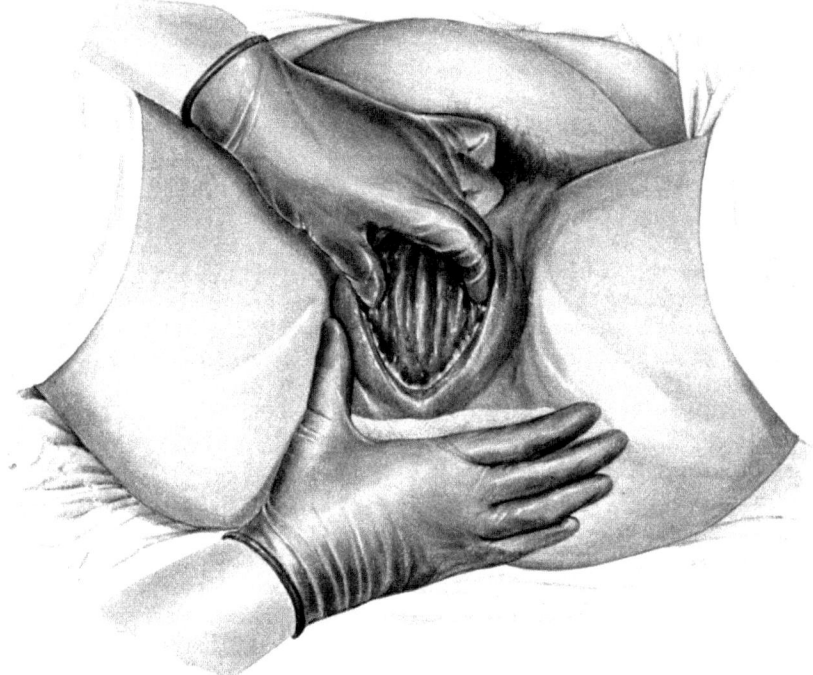

Abb. 198. Dammschutz in Rückenlage.

und 200) vornehmen. Hierdurch erhält man glatte Schnittflächen und vermeidet grobe Rißwunden.

Man wird immer bestrebt sein, Dammverletzungen zu vermeiden. Ihre Entstehung ist aber sicherlich nicht ausschließlich einem mangelhaften Dammschutz zuzuschreiben. Selbstverständlich wird es bei falscher Technik, wenn der Kopf sehr rasch austritt, leichter zu einem Einreißen kommen. Doch spielen auch noch andere Faktoren, wie Größe und Haltung des Kopfes (Flexion oder Deflexion) sowie Beschaffenheit des Dammes eine Rolle. Ein muldenförmiger Damm — als Teilerscheinung einer genitalen Hypoplasie — reißt verhältnismäßig leicht ein, ebenso ein rigider (alte Erstgebärende) oder ödematöser Damm. Noch leichter erfolgt eine Verletzung bei Anwesenheit vieler Kondylome. In solchen Fällen weicht das Gewebe manchmal wie angefeuchtetes Löschpapier auseinander. Ist der Damm unverhältnismäßig hoch, kommt es natürlich auch leichter zu Einrissen (Rectum und Vulva liegen in diesen Fällen weit auseinander). Aber nicht nur in den Weichteilen sondern auch im knöchernen Becken kann die Ursache einer Dammverletzung liegen, so z. B. bei einer Verengerung des Beckenausgangs, wobei der Arcus pubis zu einem Angulus pubis umgestaltet ist. In solchen Fällen kann sich das Subocciput nicht gut einfügen, der Kopf gerät beim Durchtreten weiter nach hinten und gefährdet den Damm in erhöhtem Maße.

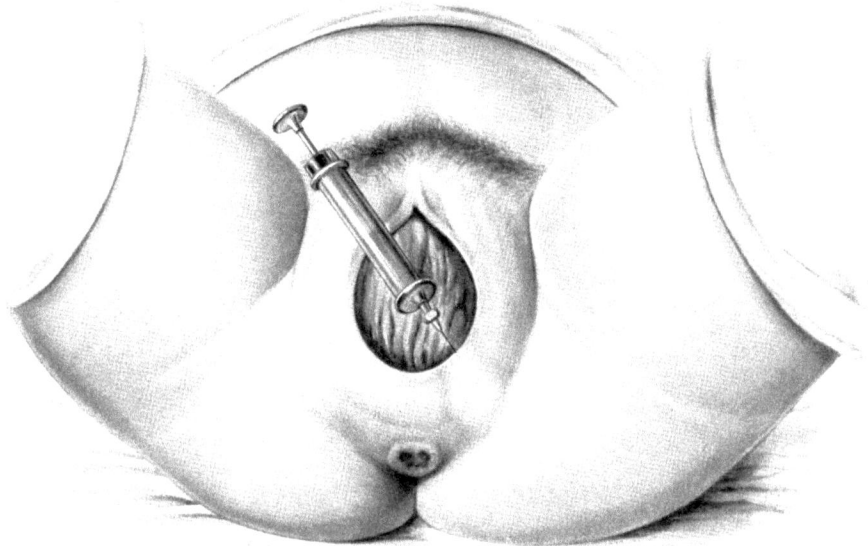

Abb. 199. Lokalanästhesie zur Episiotomie.

Erfahrungen und Beobachtungen, die von anderen Autoren (WILLIAMS) und auch von uns selbst (v. VÉGH) gemacht wurden, zeigen, daß bei im Ausgang

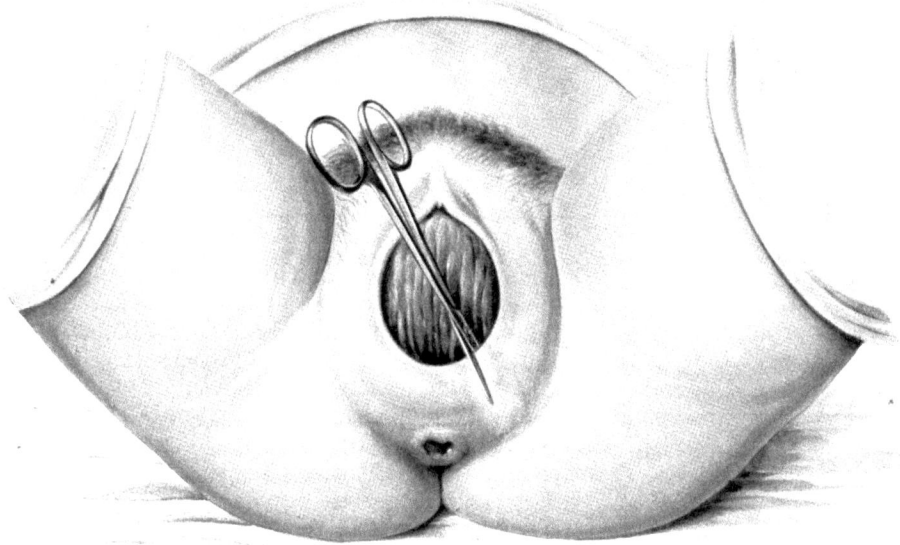

Abb. 200. Episiotomie.

verengten Becken nicht nur einfache Verletzungen sondern auch komplette Dammrisse häufiger sind. Eine gewisse Bedeutung kommt auch der Beckenneigung zu, weil bei kleinerem Neigungswinkel die Vulva mehr nach vorne gerichtet ist, so daß eine Überdehnung des Dammes leichter eintritt.

Die Geburt des Kindes kann in Rücken- oder Seitenlage (SIMS) erfolgen. Bei Seitenlage wird das Becken der auf der linken Seite liegenden Kreißenden an den Bettrand gelagert. Das rechte Bein läßt man durch eine Hilfsperson halten, oder man legt einfach ein Rollkissen zwischen die Beine und macht dadurch die Dammgegend besser zugänglich (Abb. 201). Die SIMSsche Seitenlage hat gegenüber der Rückenlage gewisse Vor- und Nachteile. Ein Vorteil ist, daß die Gebärende während des Dammschutzes die Bauchpresse weniger in Anspruch nehmen kann. Dadurch vollzieht sich das Durchschneiden des Kopfes langsamer. In Rückenlage

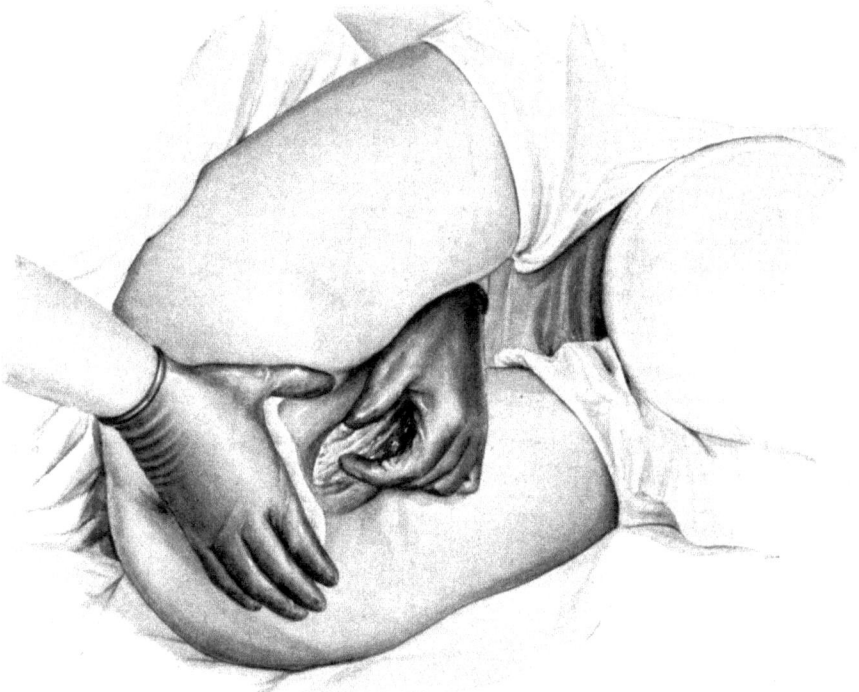

Abb. 201. Dammschutz in SIMSscher Seitenlage.

wird dagegen die Frau auch dann noch manchmal unwillkürlich pressen, wenn es unerwünscht ist. Ein Vorzug dieser Lage ist aber zweifellos die Möglichkeit, die Herztöne bis zur Geburt des Kindes besser kontrollieren zu können. Zu erwähnen wäre noch die größere Umständlichkeit, die sich bei der Geburtsleitung in SIMSscher Lage ergibt, falls keine Hilfskraft zur Verfügung steht.

Heutzutage werden die Geburten fast überall in Rückenlage geleitet, selbst in England, von wo die SIMSsche Lage ihren Ausgang nahm. Dort nimmt man übrigens mancherorts die gynäkologischen Untersuchungen noch immer in Seitenlage vor, weil man die Rückenlage mit gespreizten Beinen für weniger schicklich hält.

Zuweilen wird beim Dammschutz auch noch das RITGENsche Verfahren angewandt, das bei in Narkose geleiteten Geburten gewisse Vorteile hat. Dabei muß man vor allem in den Wehenpausen den Kopf bzw. das Kinn vom Hinterdamm aus nach vorne drücken. Bei der Methode nach OLSHAUSEN wird das gleiche mit zwei in den After eingeführten Fingern versucht. Der Nachteil dieses Verfahrens ist eine eventuelle Verschmutzung der Finger, falls der zum Schutze der Hand übergezogene Handschuh reißt. Bei zu brüskem Vorgehen können auch Rectumverletzungen entstehen.

Nach Geburt des Schädels werden die Schultern, die ebenfalls nach einem gewissen Mechanismus durch den Geburtskanal treten, entwickelt (Abb. 202). Die Schulterbreite dreht sich, wenn es sich um normale Verhältnisse handelt, im unteren Beckenabschnitt vom schrägen in den geraden Durchmesser. Zunächst erscheint die vordere Schulter, und nachdem sich diese unter der Symphyse angestemmt hat, auch die hintere. Die Geburt der hinteren Schulter darf nicht zu rasch erfolgen, damit der Damm nicht überdehnt wird (Schulterbreite 12 cm!).

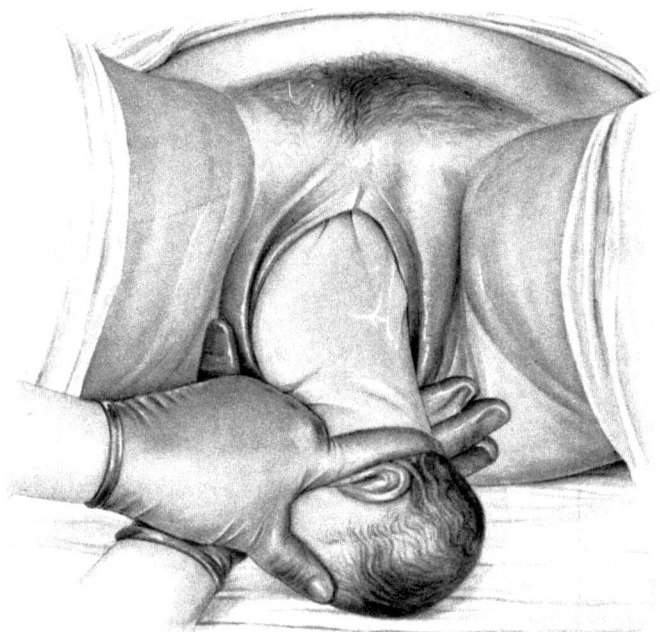

Abb. 202. Entwicklung der Schultern.

Beim Durchtritt der Schultern soll man unbedingt die Natur nachahmen, d. h. den Kopf bis zum Erscheinen der vorderen Schulter nach hinten (unten) lenken und dann erst die hintere Schulter entwickeln. Dabei faßt man entweder den Kopf beiderseits mit flach angelegten Händen, oder man umgreift den Hals gabelartig mit dem zweiten und dritten Finger der linken Hand und leitet so den Kopf zunächst nach unten. Anschließend, nachdem sich die vordere Schulter unter der Symphyse angestemmt hat, sucht man unter langsamem Heben des Kopfes die hintere Schulter zu entwickeln, während die rechte Hand den Dammschutz ausführt. Bei diesem Manöver ist Vorsicht geboten, damit nicht, nachdem bei der Geburt des Kopfes der Damm heil geblieben ist, bei der Entwicklung der Schultern eine Verletzung gesetzt wird. Drängt man dabei den Kopf zu sehr und zu rasch nach hinten, so kann es an der vorderen Schulter zu einer Claviculafraktur kommen. Diese Verletzung tritt viel häufiger auf als man annehmen möchte. Meist ist sie ohne größere Bedeutung, und oft wird sie erst erkannt, wenn sich bereits Callus gebildet hat. Ein aufmerksamer Beobachter hört bei Entstehen der Fraktur ein Knacken, wie wenn ein Streichholz abgeknickt wird.

Nach Geburt der Schultern kommt der übrige Teil des kindlichen Körpers ohne einen besonderen Mechanismus zur Welt. Falls die um den Hals geschlungene

Nabelschnur den Austritt des Kindes erschwert, muß man sie zurückstreifen oder, wenn das nicht gelingt, zwischen zwei Klemmen durchschneiden. Manchmal folgen nach komplikationsloser Geburt des Schädels die Schultern nicht. Meist trägt die ausgebliebene Rotation der Schultern in den geraden Durchmesser daran die Schuld. Nichts wäre hierbei unrichtiger, als mit Gewalt zu ziehen. Erst wird man sich über die Lage der Schultern orientieren. Stehen sie noch im schrägen Durchmesser, so dreht man die vordere mit der Hand nach vorne. Im allgemeinen geht dann die Geburt glatt vonstatten. Bei sehr großem Kinde lassen sich allerdings die Schultern auch aus dem geraden Durchmesser nicht entwickeln. In diesem Falle muß man den Kopf steiler nach hinten (unten)

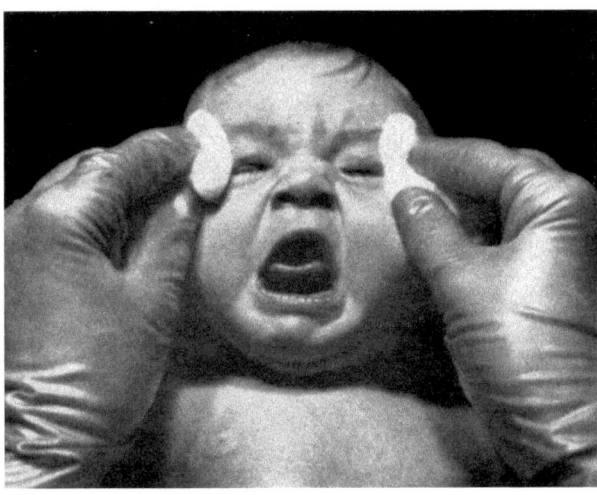

Abb. 203. Auswischen der Augen des Neugeborenen mit einem borwassergetränkten Wattebausch.

senken, was man am besten im Querbett erreicht. Bisweilen ist man auch gezwungen, den hinteren Arm vom Damm aus zu entwickeln. (Was in solchen Fällen bei abgestorbener Frucht zu tun wäre, ist in der Operationslehre beschrieben.)

Schon während der Schwangerschaft und erst recht bei der Entbindung soll der Geburtshelfer auch um die Psyche der Frau besorgt sein, der Patientin gut zureden und ihr klar machen, daß sie sich nicht zu fürchten braucht. Durch ein paar passende und kluge Worte wird der Arzt der Kreißenden in ihrer schweren Stunde viel Gutes erweisen. Übertreibungen schaden natürlich, weil man dadurch die Patientin erst recht beunruhigt und in Angst versetzt. Besonders wichtig ist es, das Selbstvertrauen der Kreißenden in der Austreibungsperiode zu stützen und ihr Verhalten richtig zu lenken (Verarbeiten der Wehen). Bei psychisch günstiger Beeinflussung kann es selbst bei einer sehr erschöpften Frau noch zu einer Spontangeburt kommen. Das ist von großer praktischer Bedeutung; denn mit jedem operativen Eingriff geht die Möglichkeit einer Infektion einher.

Nach der Geburt des Kindes wird man sich zunächst um das Neugeborene kümmern und dann die Leitung der Nachgeburtsperiode übernehmen.

Die vordringlichste Aufgabe bei der *Versorgung des Neugeborenen* besteht im Auswischen der Augen, womöglich noch bevor sie geöffnet wurden, mit einem in Borwasser angefeuchteten Wattebausch, um eventuell vorhandenes Scheidensekret zu entfernen (Abb. 203). Den gesetzlichen Vorschriften entsprechend wird man dann eine 1%ige Argent.-nitr.-Lösung in den Bindehautsack einträufeln. Früher als diese Behandlung noch nicht gesetzlich vorgeschrieben war, entstand bei 30%

der Blinden das Leiden durch eine gonorrhoische Infektion intra partum. Deshalb war der Vorschlag des Leipziger Gynäkologen CREDÉ, jedem Neugeborenen sofort nach der Geburt 1%iges Argent. nitr. in die Augen zu träufeln, von so überragender Bedeutung. Die Anwendung von Argent. acet. scheint aber noch zweckmäßiger zu sein, da dieses in 1%iger Lösung gesättigt ist und durch längeres Stehen nicht konzentrierter werden kann. Neuerdings haben wir in der Augenprophylaxe auch gute Erfahrungen mit Penicillin gemacht (BERWIND). Etwas Abschließendes, besonders hinsichtlich der Dosierung, läßt sich noch nicht sagen. Zum Einträufeln soll man die Augen des Neugeborenen nicht mit Gewalt öffnen, sondern warten, bis dies von selbst geschieht. Sucht man nämlich eine Öffnung zu erzwingen, so kann es infolge reflektorischer Abwehr des Kindes zu Verletzungen der Augenlider kommen. Die Einträufelung ist erst dann voll wirksam, wenn der größere Teil der Cornea sichtbar wird. Andernfalls besteht die Möglichkeit, daß die Lösung nicht richtig in die Augen gelangt und damit die prophylaktische Wirkung ausbleibt. Seit der Einführung des CREDÉschen Verfahrens ist die Zahl der Augenblennorrhoen wesentlich kleiner geworden. Hin und wieder kommt auch heute noch ein Fall vor; doch ist dann der Verlauf im allgemeinen bedeutend leichter. Nach dem Einträufeln wird das Abwischen mit einem in Borwasser getränkten Wattebausch wiederholt. Manchmal bildet sich infolge der prophylaktischen Maßnahme eitriges Sekret im Auge. In solchen Fällen muß man eine genaue mikroskopische Untersuchung vornehmen. Sind keine Gonokokken nachweisbar, spült man das Auge täglich mehrmals mit Borwasser. Handelt es sich um eine Gonorrhoe, so kommt eine Protargol-, Targesin- oder Penicillinbehandlung in Frage. Am besten zieht man einen Augenarzt zu. Eitrige Augenentzündungen bei Neugeborenen werden häufig auch durch Vira verursacht (Einschlußconjunctivitis).

Nach der Augenprophylaxe folgt die Versorgung des Nabels. Wie erwähnt (Kapitel IV), sinkt mit dem Einsetzen der Atmung der Druck im großen Kreislauf ab und die Aa. umbilicales kollabieren. Von dieser Tatsache ging RACHMANOW aus und sah von einer Unterbindung des Nabelstumpfes ganz ab. In 10000 Fällen beobachtete er dabei keine Nachblutung. Der Nabel ist jedoch unbedingt zu versorgen, da es selbst in Fällen mit unterbundenem Stumpf zu Nachblutungen kommen kann. Beim neugeborenen Kinde pflegte man schon seit langem die Nabelschnur mit einem etwa $1/2$ cm breiten Bändchen in einer Entfernung von 3 bis 4 cm vom Hautnabel zu unterbinden. Manche wählen sogar eine Entfernung von vier Querfingern, um im Falle einer Lockerung der Ligatur neu unterbinden zu können. Auch das placentare Ende der Nabelschnur soll unterbunden werden, damit nach der Durchtrennung keine Blutung von der Placenta her erfolgen kann. Das hat besonders bei eineiigen Zwillingen eine Bedeutung, weil sich sonst möglicherweise das zweite Kind durch die Nabelschnur des ersten verblutet. Es ist aber auch deswegen ratsam, weil sich eine ausgeblutete Placenta erfahrungsgemäß schwerer löst als eine wenigstens zum Teil gefüllte. Von dieser Erfahrung macht man bei der Anwendung der MOJON-GABASTOUschen Methode Gebrauch, indem man eine Placenta, die sich schwer löst, von der Nabelvene her mit einer physiologischen Lösung auffüllt (siehe Kapitel XI). Die Nabelschnur pflegt man, wenn keine besondere Indikation vorliegt, nicht vor dem Aufhören der Pulsation zu durchschneiden. Dadurch bekommt das Neugeborene noch das in der Placenta vorhandene Blut, das für die Mutter ohnehin verloren ist.

Beim Anlegen des Nabelbändchens wird einige Zentimeter vom Hautnabel entfernt ein Knoten gesetzt. Dieser wird angezogen, indem man die Enden des Bändchens um die beiden Zeigefinger schlingt und dann die ulnaren Seiten beider Hände gegeneinander stützt, damit der Hautnabel beim Anziehen keiner Zerrung ausgesetzt wird (Abb. 204). Dann schlingt man das Bändchen noch einmal um die Nabelschnur, setzt noch einen Knoten und darüber eine Schleife. Dies ist nötig, weil sich der Knoten beim Baden des Kindes lockern könnte und man auf die erwähnte Weise die Möglichkeit hat, die Schleife nochmals zu öffnen, das Bändchen abermals anzuziehen und einen Knoten sowie eine Schleife anzulegen. Nachdem die Nabelschnur auch placentawärts unterbunden (oder abgeklemmt) ist, wird sie mit einer Nabelschere durchschnitten, wobei man

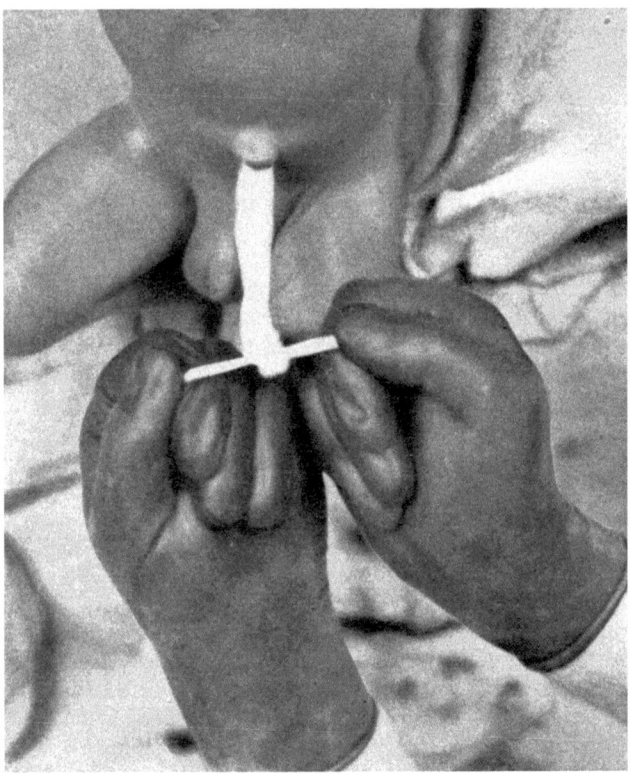

Abb. 204. Abbinden der Nabelschnur mit einem Nabelbändchen.

am besten die dorsale Fläche der linken Hand auf den Leib des Neugeborenen auflegt, während die Nabelschnur zwischen Zeige- und Mittelfinger zu liegen kommt. Auf diese Weise vermeidet man sicher Nebenverletzungen der sich bewegenden Extremitäten des Kindes (Abb. 205).

Zweckmäßiger ist es, besonders in Kliniken zur Versorgung der Nabelschnur statt eines Bändchens eine Klemme zu verwenden. Diese besteht aus Metall und ist daher nicht nur sicherer zu sterilisieren, sondern sie hält infolge ihrer Elastizität auch besser. Ein weiterer Vorzug ist, daß sie bei Benässung (was bei Knaben häufiger vorkommt) die Feuchtigkeit nicht hält und dadurch das Eintrocknen des Nabelstumpfes nicht verzögert. Dieses Eintrocknen und Abfallen des Nabelstumpfes pflegt innerhalb von 4—5 Tagen zu erfolgen. Bei Anwendung einer Nabelklemme geht es noch etwas rascher, weil diese unmittelbar in der Nähe des Hautnabels angelegt und der Nabelstumpf dicht davor durchtrennt wird. Somit wird dieser kürzer und trocknet rascher ein. Schon nach 24 Std darf man die Klemme entfernen. Bei anderen Methoden der Nabelschnurunterbindung verwendet man Seide oder Catgut. Solche Fäden schneiden aber das Gewebe leicht ein. Die erste Nabelklemme wurde von BAR konstruiert. Sie ist elastisch gefedert und gerieft, etwa wie eine Arterienklemme (Abb. 206) und haftet dadurch dem Stumpf sicherer an. Bei ihrer Verwendung kommen Nachblutungen kaum vor. Sollte aber doch einmal eine Blutung auftreten, so kann man die Klemme erneut anlegen oder — falls dies wegen der Kürze des Nabelstumpfes nicht möglich ist — den Hautnabel umstechen. Die Nabelklemme wurde verschiedentlich modifiziert.

Nach Versorgung des Nabels folgt die Reinigung des Neugeborenen. An der Haut, besonders in den Beugen, befindet sich Vernix caseosa, die nur mit Öl

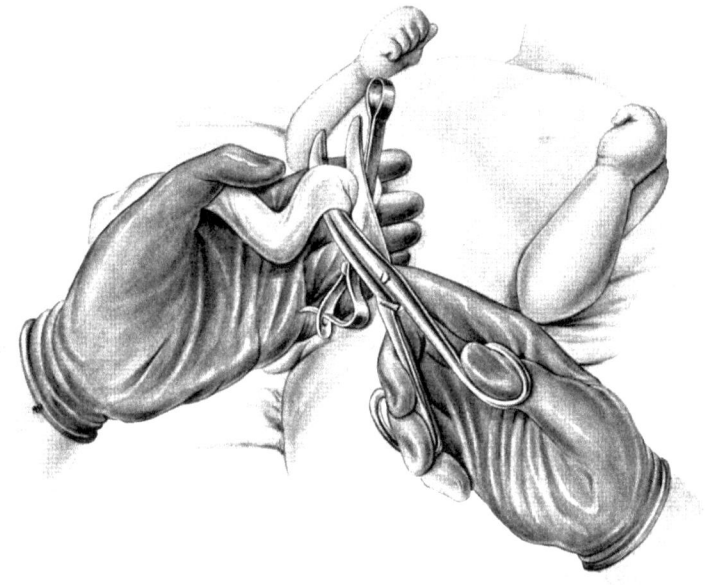

Abb. 205. Richtiges Abnabeln.

entfernt werden kann. Beim Baden hat man darauf zu achten, daß keine Augeninfektion durch Badewasser erfolgt. Sicherer wäre es, die Kinder unter fließendem Wasser zu reinigen, vor allem in Kliniken, in denen viele Geburten stattfinden. Nach der Säuberung wird das Nabelbändchen — falls ein solches verwendet wurde — endgültig befestigt. Neuerdings vertreten manche Autoren die Ansicht, man solle die Neugeborenen überhaupt nicht reinigen und die Vernix caseosa wegen ihres Hormongehaltes nicht entfernen. Außerdem schützt die Vernix caseosa die Haut des Kindes bis zu einem gewissen Grade.

Da an den Nabelarterien entlang eine Infektion aufsteigen kann, muß die Versorgung des Nabelstumpfes mit besonderer Sorgfalt vorgenommen werden. Um ein rascheres Eintrocknen zu erreichen, sorgt man für Luftzutritt, und zwar am besten, indem man den Nabel nur mit einer dünnen Gazeschicht bedeckt und darüber die Nabelschürze bindet (Abb. 207). Die früher bisweilen verwandten festen Verbände lassen die WHARTONsche Sulze langsamer eintrocknen. Sie sind, wie auch desinfizierende Puder (Xeroform, Jodoform usw.), die ebenfalls die Eintrocknung verzögern und außerdem ein Bakterienwachstum unter den Krusten begünstigen, abzulehnen. Desinfizierende Puder kommen nur dann in Frage, wenn der Nabelstumpf näßt oder andere Zeichen einer Infektion aufweist.

Bevor man das Kind ankleidet, darf man nicht vergessen, nachzusehen, ob nicht irgendeine Entwicklungsanomalie vorliegt.

Die Kleidung des Neugeborenen ist in den einzelnen Ländern verschieden. In manchen Gegenden finden noch Steckkissen Anwendung.

Bei uns ist es üblich, ein Flanelltuch auf den Wickeltisch auszubreiten, worüber eine dreieckige oder entsprechend gefaltete Windel gelegt wird, deren Spitze nach unten zeigt. Nachdem das Kind mit einem Hemdchen und einem Jäckchen bekleidet wurde, schlägt man den unteren Zipfel der Windel zwischen den Beinen hoch. Die eine seitliche Ecke schiebt man zwischen die Beine, damit diese nicht aneinander scheuern, die andere wird um den Leib gelegt. Endlich schlägt man zunächst die linke Seite des Flanelltuches nach rechts über den Leib des Neugeborenen, den unteren Teil nach vorn aufwärts und führt die rechte Seite unter mäßigem Anziehen nach links über den Körper des Kindes. Schließlich zieht man das Jäckchen glatt herunter und schließt es über dem Flanelltuch, indem man seine freien Ränder hinten möglichst weit übereinanderlegt. Zur Befestigung schlingt man etwa in Hüfthöhe ein ungefähr 5 cm breites Band mehrere Male um den Körper.

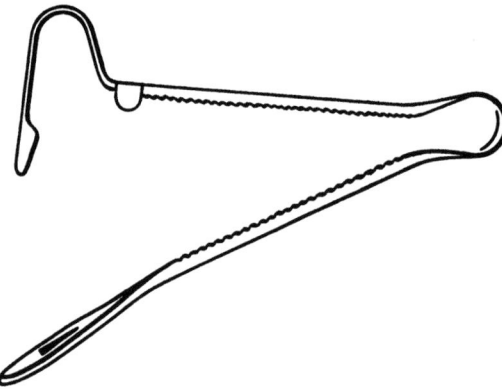

Abb. 206. Nabelklemme (nach BAR).

Die Placentarperiode. Während das Neugeborene versorgt wird, kommt es meistens schon zur Lösung der Placenta. Solange keine Regelwidrigkeiten auftreten, ist der oberste Grundsatz für die Leitung der Placentarperiode, den Uterus nach Möglichkeit in Ruhe zu lassen und nicht zu berühren. Wie wir aus der Physiologie wissen, kommt es auch zu dieser Zeit zu Kontraktionen. Die Gebärmutter ist also abwechselnd hart und erschlafft. Man muß sich auch darüber im klaren sein, daß schon physiologischerweise Blutungen auftreten, die aber im allgemeinen weniger als 500 g ausmachen. Solange also der Blutverlust $1/2$ Liter nicht übersteigt, besteht kein Grund für eine Beschleunigung der Placentalösung, besonders dann nicht, wenn die Blutung in kleineren Mengen schubweise erfolgt. Vorübergehende Erschlaffung der Gebärmutter ohne Blutung gibt keine Berechtigung, den Uterus zu reiben oder ihn durch Verabreichung von Wehenmitteln zu Kontraktionen zu zwingen. Vor allem bei Kreislaufstörungen, aber auch sonst empfiehlt es sich, dafür zu sorgen, daß der intraabdominale Druck nach der Geburt des Kindes nicht absinkt. Am besten erreicht man das, indem man dicht oberhalb des Fundus uteri einen Bleisack auf den Leib der Patientin legt und darüber noch einen breiteren Sandsack breitet. Diese Methode ist an der Würzburger Klinik üblich.

Die Leitung der Placentarperiode hat im Laufe der Zeit viele Abänderungen erfahren. Zu HIPPOKRATES' Zeiten verabreichte man der Gebärenden Niespulver (um durch das Niesen eine Verstärkung des intraabdominalen Druckes zu erreichen). So eigentümlich das auch klingen mag, im Grunde genommen war das Vorgehen doch zweifellos richtig, da man die Ausstoßung der Nachgeburt den natürlichen Kräften überließ. Ein großer Vorteil dieser merkwürdigen Methode lag jedenfalls darin, daß man nicht viel Schaden damit anrichten konnte und daß die Placenta nur dann ausgestoßen wurde, wenn sie sich schon gelöst hatte. Sicherlich war das Verabreichen von Niespulver viel richtiger und weniger schädlich als die Handlungsweise mancher Hebammen und Ärzte, die heutzutage in eigenmächtiger Weise auf dem Uterus herumkneten und die Placenta schon vor ihrer Ablösung immer wieder zu exprimieren versuchen, wodurch Retentionen von Placentastücken und schwere atonische Nachblutungen verursacht werden können. Eine unangebrachte Aktivität kann also den physiologischen Ablauf der Placentarperiode stören und das Leben der Gebärenden ernsthaft gefährden. Wie STOECKEL treffend sagt, rufen manche Ärzte durch ihre schädliche Polypragmasie erst schwere Blutungen hervor und glauben dann, nachdem sie diese

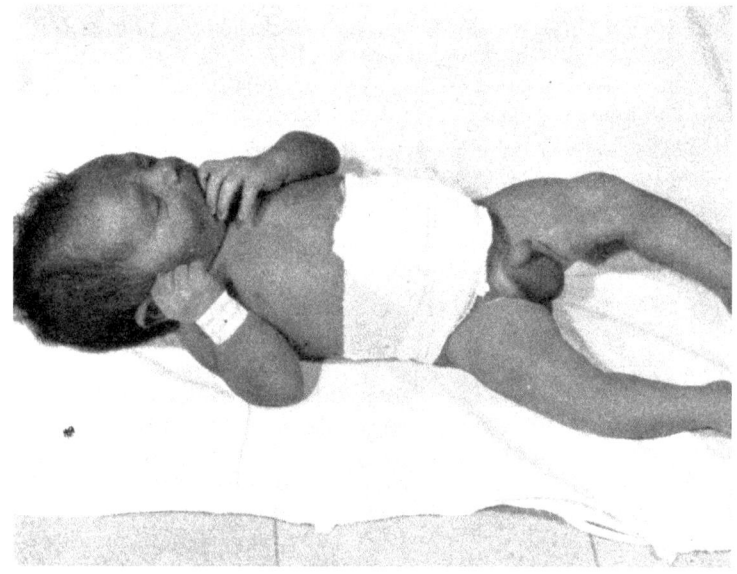

Abb. 207. Nabelverband.

mit großer Mühe gestillt haben, oft mit Stolz, das Leben einer Mutter gerettet zu haben. Dabei bedenken sie aber nicht, daß sie selbst durch ihre Handlungsweise die Patientin zuvor in Lebensgefahr gebracht hatten.

CELSUS entfernte die Nachgeburt mit der Hand aus der Scheide. Später beschleunigte man den natürlichen Ablauf durch Ziehen an der Nabelschnur. MAURICEAU überwachte die Wirkung dieses Zuges durch zwei in die Scheide eingeführte Finger. Einen großen Fortschritt bedeutete der Vorschlag CREDÉS, lediglich mit äußeren Handgriffen die Placenta aus dem Uterus zu befördern, ohne einen Zug an der Nabelschnur auszuüben. HARVIE hat zwar dieses Verfahren schon im 18. Jahrhundert angewendet, doch gebührt CREDÉ das Verdienst, als erster diese Methode systematisch ausgeführt und propagiert zu haben. Diese an sich gute Methode wurde dann übertrieben, indem man sie schon vor Lösung der Placenta anwandte, so daß bald Gegenströmungen ausgelöst wurden. Unter den Gegnern finden wir auch DOHRN und AHLFELD. Der Letztgenannte trat mit dem sog. abwartenden Verfahren hervor, und es ist sein großes Verdienst, es gegenüber dem aktiven Vorgehen CREDÉS verkündet zu haben. Er exprimierte schließlich auch die Placenta, aber — vorausgesetzt, daß keine wesentliche Blutung bestand — erst nach $1^1/_2$ Std. Eine vermittelnde Haltung zwischen CREDÉ und AHLFELD nahm SCHAUTA ein. Er zeigte auf Grund genauer Untersuchungen, daß es beim CREDÉSchen Verfahren *häufiger* zu Blutungen kommt, beim AHLFELDschen hingegen der Blutverlust im ganzen *größer* ist. Am besten wird man sich also bis zur Ablösung der Placenta konservativ verhalten, dann aber trachten, sie zur Ausstoßung zu bringen. Schließlich soll noch die Dubliner Methode erwähnt werden, nach welcher der Arzt oder die Hebamme nach der Geburt des Kindes die Hand auf die Gebärmutter legt. Meist wird jedoch durch unwillkürliches Reiben an der Gebärmutter viel geschadet.

Nach Geburt des Kindes hat man darauf zu achten, ob eine Blutung auftritt. Um das beurteilen zu können, muß die Frau jedoch nicht mehr die Steinschnittlage beibehalten, sondern sie kann mit gestreckten, überkreuzten Beinen liegen. Man deckt sie zu, kontrolliert ab und zu den Puls und sieht nach, ob die vor die Vulva gelegte Zellstofflage durchgeblutet ist und sich zwischen den geschlossenen Oberschenkeln Blut ansammelt. Wenn keine Blutung festzustellen ist, wartet man, bis sich die Placenta gelöst hat; tritt eine stärkere Blutung auf oder verzögert sich die Lösung der Nachgeburt, so muß selbstverständlich etwas unternommen werden.

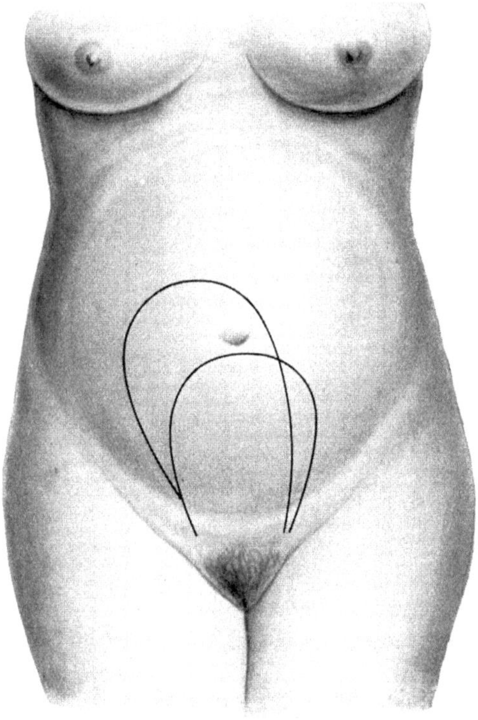

Der Fundus der Gebärmutter befindet sich unmittelbar nach Geburt des Kindes in Nabelhöhe und steigt später noch höher (Abb. 208). Erscheint der Uterus abgeflacht, so spricht das für die bereits erfolgte Lösung der Placenta. Bei Blutansammlungen in der Gebärmutter erscheint diese nicht abgeflacht, sondern rund, und der Fundus steigt immer höher, in extremen Fällen sogar bis zum Rippenbogen.

Ein allgemein bekanntes *Zeichen der Placentalösung* ist die *Kantenstellung* der Gebärmutter. Der Uterus kontrahiert sich infolge der Wehen (Dolores ad secundinas) und flacht sich ab. Der Fundus ist nicht mehr so dick wie vorher, d. h. er ist von vorn nach hinten abgeflacht und steigt höher, er „kantet sich". Dieses Zeichen ist jedoch nicht beweisend für die Placentalösung. Die Kantenstellung erfolgt ja nicht von 1 min auf die andere, sondern nur allmählich, und deswegen ist es

Abb. 208. Stand des Fundus uteri nach der Geburt des Kindes.

schwer zu erkennen, ob sie schon maximal ist oder noch nicht. Daher kann sich auch der Fachmann täuschen, was er dann an einem mißlungenen Expressionsversuch erkennt. Der erfahrene Geburtshelfer wird in diesem Falle die Expression nicht forcieren und deshalb auch keinen Schaden anrichten. Der Unerfahrene hingegen wird in der Meinung, die Placenta sei schon sicher gelöst, weiter versuchen zu exprimieren und dadurch die Patientin in Gefahr bringen.

Darum ist es ratsamer, sich nach dem KÜSTNERschen Zeichen zu richten. Wenn man während der Placentarperiode mit ausgestreckten Fingern die Bauchdecken oberhalb des Schambogens eindrückt (Abb. 209) und dabei wahrnimmt, daß sich die Nabelschnur nicht mehr zurückzieht, so ist die Placenta sicher gelöst und liegt entweder im Scheidengewölbe oder in der erschlafften Cervix (Abb. 210). Wäre sie noch in der Gebärmutter, so würde sich die Nabelschnur auf das Eindrücken der Bauchdecken hin zurückziehen. Ab und zu ist aber auch das KÜSTNERsche Zeichen nicht ganz zuverlässig. Manchmal hat sich nämlich die Placenta zwar gelöst, befindet sich aber noch in der Uterushöhle, und deswegen zieht sich die Nabelschnur zurück. In diesem Falle kann der Arzt kein Unheil anrichten, denn er wartet höchstens etwas länger zu. Dies ist, wenn keine Blutung besteht, nur von Vorteil, da so nach Lösung der Placenta mehr Zeit für die Lösung der Eihäute bleibt. Bei diesem Vorgehen kommt es dann seltener zu einer Retention der Eihäute, und der Verlauf des Wochenbettes ist glatter.

Dem KÜSTNERschen Zeichen einigermaßen ähnlich, jedoch nicht so zuverlässig wie dieses, ist das von KLEIN empfohlene Verfahren. Man fordert die Frau auf, zu pressen, woraufhin sich die aus der Scheide hängende Nabelschnur verlängert.

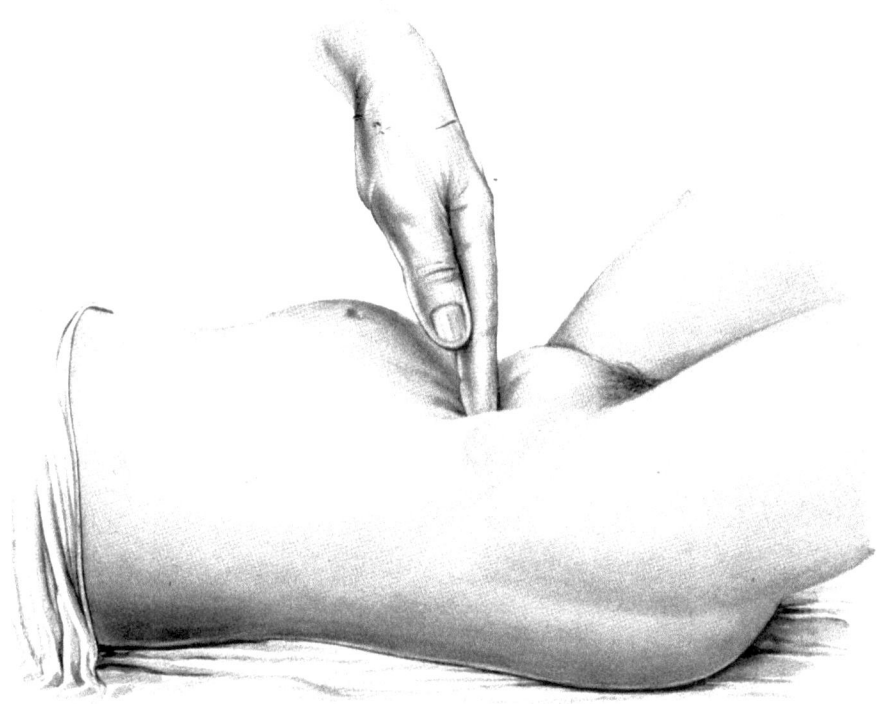

Abb. 209. KÜSTNERscher Handgriff.

Zieht sich die Nabelschnur anschließend wieder zurück, so ist die Placenta noch nicht gelöst.

Das von CALMANN empfohlene Zeichen ist ebenfalls nicht ganz verläßlich. Nach CALMANN hat sich die Placenta gelöst, wenn die Frau Stuhldrang verspürt; denn dann befindet sich die Nachgeburt in der Scheide, wo sie einen Druck auf den Mastdarm ausübt.

Wegen ihrer schweren Beurteilbarkeit sind die sog. Nabelschnurzeichen noch unzuverlässiger, wie z. B. das AHLFELDsche. Dabei beobachtet man, ob sich eine auf die heraushängende Nabelschnur geheftete Klammer (oder ein Band) während der Placentarperiode weiter von der Schamspalte entfernt. Diese Erscheinung spricht ohne Zweifel dafür, daß die Placenta im Zustand der Lösung begriffen ist oder sich bereits ganz gelöst hat; doch läßt es sich nicht mit Sicherheit beurteilen, ob die Lösung im gegebenen Falle tatsächlich schon erfolgt ist.

Drehungen der Nabelschnur. Im Verlaufe der Geburt dreht sich die Nabelschnur zweimal. Zum erstenmal, sobald die Frucht geboren ist und die Gebärmutter sich in Anpassung an ihren verminderten Inhalt zusammenzieht. Dadurch wird das Blut in den utero-placentaren Gefäßen besser in die Placenta und durch diese in die Nabelschnur gepreßt, die sich prall füllt und deswegen um die eigene Achse dreht. Die zweite Drehung erfolgt nach der Placentalösung, sobald die Placenta unter Drehung abwärts gleitet und ihre Rotation auf die Nabelschnur überträgt (HOCHENBICHLER).

Wenn man die Gebärmutter beklopft, so übertragen sich — falls sich die Placenta noch nicht gelöst hat — die Erschütterungen auf die Nabelschnur und sind

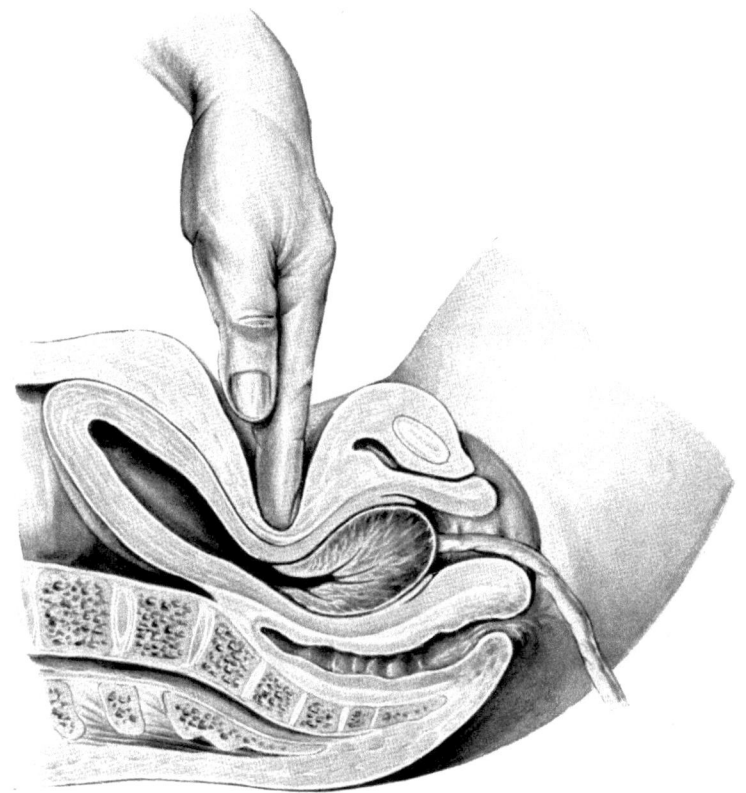

Abb. 210. Die gelöste Placenta liegt in der Cervix.

auf dieser fühlbar (STRASSMANN). Ähnliche Erscheinungen wurden auch von anderen beschrieben.

Sobald sich die Placenta gelöst hat, sucht man sie aus dem Geburtskanal zu entfernen. Wie schon erwähnt, ist es allerdings zweckmäßig, noch etwas länger, bis sich auch die Eihäute gelöst haben, zu warten. Die Placenta zieht diese, indem sie ihrer Schwere folgend nach abwärts gleitet, hinter sich her. Am zweckmäßigsten fordert man die Patientin auf, zu pressen. Hat sich die Placenta schon gelöst, dann wird sie in den meisten Fällen unter Einwirkung der Bauchpresse geboren. Falls sich eine Frau vor den Schmerzen fürchtet, wird man sie beruhigen, indem man sie darüber aufklärt, daß diese Periode der Geburt nicht mehr schmerzhaft ist. Manche Kreißende beginnt instinktiv von selbst zu pressen, weil sie das von CALMANN beschriebene, zum Druck reizende Gefühl verspürt.

Mancherorts wird auch heute noch gelehrt, man solle die Placenta nach ihrer Lösung mit dem CREDÉschen Handgriff exprimieren. Mit dem CREDÉschen Verfahren, das eigentlich zur Entfernung der noch nicht gelösten Placenta diente, kann man natürlich die schon gelöste um so leichter entfernen. Man bringt vor allem die Gebärmutter durch sanftes Reiben zur Kontraktion (solange der Uterus weich ist, darf wegen Inversionsgefahr nicht exprimiert werden), dann ergreift man sie mit der Hand, indem man den Daumen auf die Vorderwand, die restlichen vier Finger auf die Hinterwand der Gebärmutter legt und bringt sie aus der Anteflexion, in der sie sich nach der Geburt des Kindes befindet, in Streckstellung. Erst dann preßt man die Placenta mit schwachem Druck, etwa wie den Kern aus einer

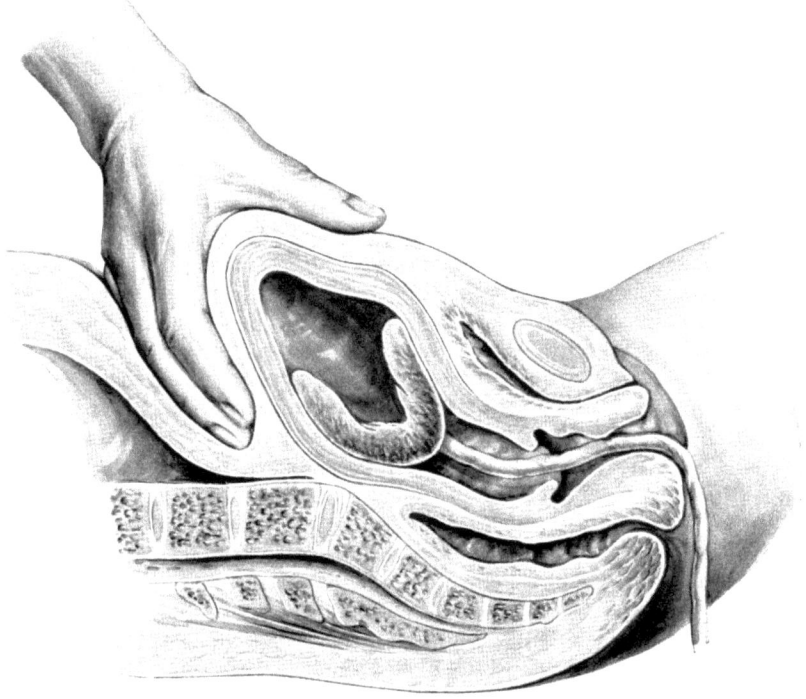

Abb. 211. Expression der gelösten Placenta aus der Gebärmutter.

Kirsche, aus dem Uterus heraus (Abb. 211). Eine Zwischenstellung zwischen den beiden Möglichkeiten, dem Herauspressen der Placenta durch die Kreißende und der Expression mit dem CREDÉschen Handgriff, nimmt das BAERsche Verfahren ein. Hier preßt zwar die Frau mit Hilfe der Bauchpresse die Placenta auch selbst heraus, jedoch wird sie dabei unterstützt, indem man ihre Bauchdecken in einer Längsfalte zusammenrafft (während man die Patientin auffordert zu pressen). Auf die BAERsche Methode wird man deshalb oft zurückgreifen, weil viele Frauen mit überdehnten Bauchdecken ihre Bauchpresse nur wenig in Anspruch nehmen und daher die Placenta nicht selbst herausdrücken können. Bei Erstgebärenden mit straffem Leib hat man dazu seltener Veranlassung. Während man die Bauchdecken in einer Falte rafft, darf man nicht insgeheim doch kräftig auf die Gebärmutter drücken; denn sonst hat das Verfahren keinen Zweck. Sein Vorteil ist nämlich gerade, daß die Placenta ebenso, wie wenn sie von der Gebärenden allein herausgedrückt würde, erst dann geboren wird, wenn sie sich schon vollkommen gelöst hat. Placentateile (Kotyledonen) bleiben demnach seltener zurück, als wenn jemand den CREDÉschen Handgriff verfrüht anwendet und die Placenta noch vor ihrer vollständigen Lösung exprimiert. Dies alles gilt in erster Linie für den Nichtfacharzt; der geschulte und erfahrene Geburtshelfer wird auch durch den CREDÉschen Handgriff keinen Schaden anrichten, weil er die Entfernung einer nicht vollkommen gelösten Placenta nicht forciert.

Das leitende Prinzip in der Placentarperiode ist, die Gebärmutter nicht überflüssigerweise zu berühren. Da die Steinschnittlage nicht mehr nötig ist, läßt man die Patientin mit ausgestreckten, überkreuzten Beinen liegen und ruhen. Wenn sie einschläft, wird man sie nicht stören (in Kliniken mit großem Betrieb, wo man gleichzeitig mehrere Placentarperioden im Auge behalten muß, bleiben die Frauen in Steinschnittlage liegen).

Die Miktion ist während der Geburt erschwert, besonders wenn sich der Kopf schon tief in der Beckenhöhle befindet. Die Blase gerät dabei unter Druck und infolge der entstehenden Schmerzen verschwindet der Drang zum Wasserlassen. Während der Placentarperiode sinkt die gefüllte Blase tiefer und kann die Geburt der Placenta verhindern, und zwar nicht nur, weil sie ihr den Weg versperrt, sondern auch, weil sie erfahrungsgemäß die Wehentätigkeit ungünstig beeinflußt. Darum muß sie entleert werden, wenn sich die Lösung der Placenta verzögert. Am besten geschieht dies durch Katheterisieren. Dabei muß man aber die Regeln der Asepsis streng einhalten; denn die durch die Geburt mehr oder weniger in Mitleidenschaft gezogene Blasenschleimhaut ist für Infektionen sehr empfänglich. Zweckmäßigerweise bedient man sich dabei des GAUSSschen Vulvaspreizers.

Ist ein Teil der Placenta — sei es spontan, sei es durch Expression — schon geboren, der andere hängen geblieben, so trägt meist ein Krampf des Muttermundes die Schuld. Der verkrampfte Muttermund erfaßt nämlich den zurückgebliebenen Teil der Placenta und verhindert seine Geburt. Früher zog man in derartigen Fällen die Placenta an der Nabelschnur heraus. Jetzt tut man das wegen der Gefahr einer Retention von Placentateilen nicht mehr sondern ergreift, unter Beobachtung der Regeln der Asepsis, den bereits geborenen Teil der Placenta und dreht ihn in einer Richtung. Bei diesem Vorgehen kommt es kaum zu einer Verletzung der Placenta, die Eihäute werden durch das Zusammendrehen widerstandsfähiger und reißen nicht so leicht ab. In gleicher Weise verfährt man, wenn zwar die Placenta geboren wurde, die Eihäute aber nicht folgen (Abb. 212). Man kann auch die Patientin auffordern, ihr Gesäß anzuheben, wodurch man erreicht, daß die Placenta durch ihr Gewicht die noch haftenden Eihäute nach sich zieht. Kommt man aber auf diesem Wege nicht zum Ziel, so faßt man die Eihäute mit einer Arterienklemme und übt unter Drehbewegungen einen leichten Zug aus. Bei all diesen Manipulationen darf man jedoch weder Gewalt anwenden noch ruckartige Bewegungen ausführen, da sonst die Eihäute abreißen und zurückbleiben.

Die Aufgaben des Arztes und der Hebamme haben sich mit der Geburt der Placenta noch nicht erschöpft; denn es ist noch eine sehr wichtige Frage zu beantworten. Es muß nämlich entschieden werden, ob die Placenta vollständig ist oder nicht. So leicht sich dies in der überwiegenden Zahl der Fälle — wenn die Placenta vollkommen glatt, ihr Rand nicht eingerissen und ihre Mitte nicht beschädigt ist — feststellen läßt, so schwer kann es in anderen Fällen sein. Bei der Beurteilung der Unversehrtheit der Placenta ist uns die Kenntnis ihrer Struktur ein guter Wegweiser. Zunächst legt man den Mutterkuchen auf eine ebene Unterlage und überzeugt sich, ob sich die einzelnen Kotyledonen berühren und nichts fehlt. Bekommt man hierbei den Eindruck, eine Stelle könne unvollständig sein, so versucht man die diese verdächtige Stelle umgebenden Zottenkomplexe — falls sie nahe beieinanderliegen — so zusammenzulegen, daß sie sich berühren. Wenn nun der Rand der scheinbar unvollständigen Stelle mit den

Rändern der benachbarten Teile zusammenpaßt, darf man die Placenta für vollständig halten. Auch der Rand des Mutterkuchens ist genau anzusehen; denn hier können ebenfalls Stücke abgerissen sein. Das Fehlen ganzer Kotyledonen ist meist unschwer zu erkennen. Viel schwieriger ist es, einen Defekt in der oberen Schicht festzustellen.

Um leichter beurteilen zu können, ob die Placenta vollständig ist oder nicht, wurden verschiedene Proben empfohlen. Eine davon ist die KÜSTNERsche Milchprobe, die im Einspritzen von Milch in die Nabelvene besteht. Erscheint dann auf der Oberfläche des Mutterkuchens Milch, so spricht das für irgendeine Läsion. FRANKEN empfahl die Placenta in Wasser zu legen und durch die Nabelschnur

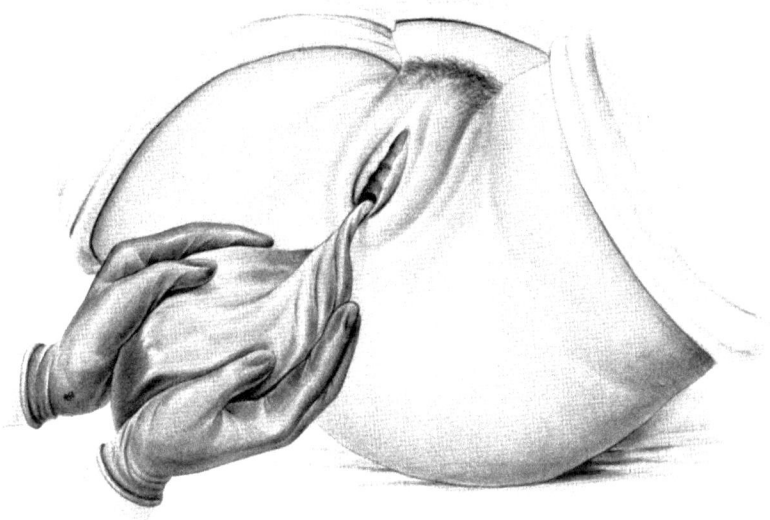

Abb. 212. Entfernung der Eihäute durch Drehen der bereits geborenen Placenta.

Luft einzublasen. Steigen Luftblasen in die Höhe, so ist eine Stelle sicher nicht intakt. Bei der Placentaschwimmprobe schwimmt ein mit Luft aufgeblasener, unbeschädigter Mutterkuchen horizontal oder schräg, ein defekter dagegen senkrecht oder überhaupt nicht (SACHS). Die erwähnten Verfahren zeigen leider nur an, ob die Placenta defekt ist, bzw. ob ihr Mängel anhaften oder nicht; auf die am meisten interessierende Frage, ob etwas zurückgeblieben ist, geben sie dagegen keine Antwort. Sie haben also nur im negativen Sinn eine Bedeutung, d. h. wenn nach Auffüllen keine Milch auf der Oberfläche der Placenta erscheint oder nach Aufpumpen keine Luftblasen im Wasser aufsteigen, so spricht das für die Intaktheit der Placenta. Zeigt eine der genannten Proben irgendeinen Defekt an, dann besteht immer noch die Möglichkeit, daß die Placenta zwar rissig, aber doch vollständig ist. In diesem Falle hätte man also nichts zu unternehmen.

Bei der Untersuchung der Placenta muß auch an eine eventuell zurückgebliebene Nebenplacenta gedacht werden. Deshalb ist es nötig, die Eihäute genau zu betrachten.

Bei Vorhandensein einer Nebenplacenta ist immer ein vom Rande des Mutterkuchens wegführendes Gefäß zu finden. Wenn also ein Gefäß nicht zur Placenta zurückkehrt, andererseits aber keine Nebenplacenta mitgeboren wurde, so ist diese zurückgeblieben (Abb. 213). Noch überzeugender ist es, wenn an dieser Stelle außerdem noch ein Defekt oder Riß der Eihäute besteht. Wegen der großen

240 Die normale Geburt.

Gefahr (Infektion, Blutung), die eine zurückgebliebene Nebenplacenta für die Mutter darstellt, muß, falls man nicht mit Sicherheit entscheiden kann, ob Placentareste zurückgeblieben sind oder nicht, mit der Hand in die Gebärmutter eingegangen und nachgetastet werden. Die Stelle der Gebärmutter, an der noch Placentateile haften, kontrahiert sich nicht und soll nach manchen Autoren auch durch die Bauchdecken hindurch zu tasten sein. Natürlich kann eine lebenswichtige Entscheidung, wie es die Frage nach der Vollständigkeit der Placenta darstellt, nicht auf Grund einer so subjektiven Beurteilung getroffen werden.

Nachdem man heute über hervorragende uteruskontrahierende Mittel, wie das Hypophysenhinterlappenhormon, verfügt, wurde von mancher Seite empfohlen, in der Placentarperiode immer solche Präparate zu verabfolgen. Unserer Ansicht

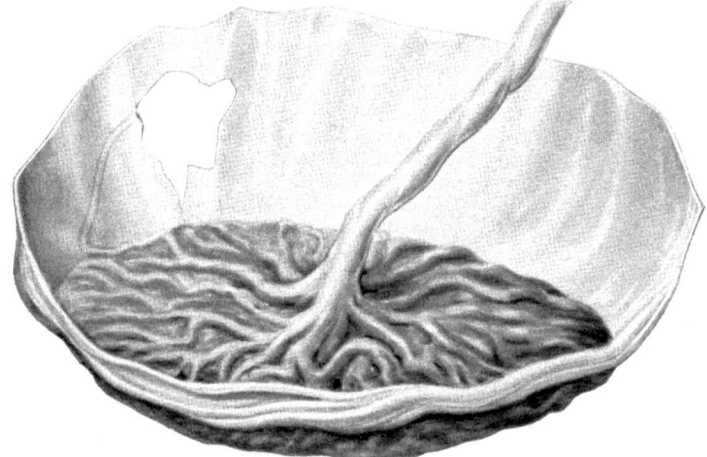

Abb. 213. Ein zu einer Nebenplacenta führendes Gefäß, das an der Stelle eines Eihautdefektes endet.

nach ist dies übertrieben, weil dadurch der natürliche Ablauf der Placentarperiode gestört wird. Anders liegen die Verhältnisse, wenn durch eine operative Entbindung der Uterus schneller als normal entleert wurde, oder wenn eine starke Überdehnung der Gebärmutter (Hydramnion, Zwillingsschwangerschaft) vorhanden war. In diesen Fällen kann selbstverständlich die prophylaktische Verabreichung von Hinterlappenpräparaten geboten sein. Die Anwendung von Mutterkornpräparaten führt zu einer Dauerkontraktion und wird deshalb in der Placentarperiode besser vermieden.

Nach Beendigung der Geburt und nachdem man sich von der Intaktheit der Placenta überzeugt und die Augen des Neugeborenen versorgt hat, muß man genau nachsehen, ob nicht eine Verletzung der Scheide oder des Dammes erfolgt ist, die anschließend unbedingt zu versorgen wäre (s. S. 583). Auch in diesem Falle leistet der genannte Vulvaspreitzer gute Dienste.

Die Schmerzlinderung in der Geburtshilfe.

Die einzelnen Stadien der Geburt sind nicht gleich schmerzhaft; außerdem werden die Wehenschmerzen auch individuell verschieden empfunden. Im allgemeinen wird jedoch eine Frau, die mehr klagt, auch mehr leiden. Es ist also nicht richtig, wenn ein Geburtshelfer die Klagen einer Patientin kurz abtut und meint, sie übertreibe oder sei ungebührlich wehleidig. Auf der einen Seite gibt es zwar Frauen, die bis zur Geburt des Kindes nur ein leichtes Ziehen im Leib verspüren, andere dagegen leiden Tage hindurch, raufen sich die Haare, und die Geburt geht doch nicht voran.

Die Schmerzstillung gestaltet sich bei einer normalen Geburt ganz anders als bei irgendwelchen Regelwidrigkeiten. In letzterem Falle ist von den schmerzstillenden Verfahren leider weniger zu erwarten. Erfolgreicher können wir nur die bei normalem Geburtsverlauf auftretenden Schmerzen bekämpfen. Heutzutage ist es nicht mehr fraglich, daß auch die Wehenschmerzen gestillt werden dürfen, wenn sich auch manche in übertriebener Weise auf den Bibelspruch: ,,Unter Schmerzen sollst Du Dein Kind gebären", berufen. Auch in der Geburtshilfe ist es eine der vornehmsten Aufgaben des Arztes, Schmerzen zu lindern; ,,Divinum est cessare dolorem".

Der Gedanke der Linderung von Geburtsschmerzen ist nicht neu. Es gibt Naturvölker (z. B. in Afrika, Südamerika), die den Gebärenden Palmwein zu trinken geben und in einer solchen Betäubung auch Operationen ausführen. Schon im 15. Jahrhundert wurde zur Stillung der Wehenschmerzen Scopolamin verabreicht.

Die in Betracht kommenden Verfahren kann man in zwei Gruppen einteilen. In die erste Gruppe gehören die Methoden, durch die eine allgemeine Betäubung hervorgerufen wird, in die zweite die Lokalanästhesie.

Als zur ersten Gruppe gehörig sei zunächst der *Äther* erwähnt, der erstmalig von dem Bostoner Zahnarzt MORTON, und zwar in der Zahnheilkunde, verwendet wurde. Zu seiner Zeit lebte in Edinburgh der berühmte Geburtshelfer SIMPSON, der versuchte, den Ätherrausch in die Geburtshilfe zu übernehmen. So führte er z. B. im Ätherrausch die Wendung auf den Fuß durch (1847), war jedoch mit den Ergebnissen nicht zufrieden. Auf seiner Suche nach einem zweckmäßigeren Mittel wurde ihm von einem Apotheker ein anderes Narkoticum empfohlen. SIMPSON setzte sich eines Abends, wie sein Kollege und Nachbar MILLER erzählte, mit seinen zwei Assistenten nach dem Abendessen zusammen, um die in Frage kommenden Betäubungsmittel zu prüfen. Schließlich einigte man sich auf das vom Apotheker empfohlene Chloroform. Nachdem sie längere Zeit an dem Präparat gerochen hatten, wurden sie, wie SIMPSON auch selbst schrieb, zunächst sehr gesprächig und schliefen dann, ohne es zu merken, ein. Beim Erwachen nach einigen Minuten fand SIMPSON seine beiden Assistenten noch schlafend am Boden. Einer schnarchte mit herabgefallenem Unterkiefer, der andere trat gegen den Tisch, als wolle er ihn umwerfen. Aus alledem schloß SIMPSON, daß er ein ausgezeichnetes Mittel gefunden habe und begann das Chloroform in der Geburtshilfe zu verwenden. Kurz darauf wurde die Entbindung der englischen Königin Viktoria durch SNOW unter Zuhilfenahme dieses Mittels durchgeführt. Deshalb wird das Verfahren ,,Narcose à la reine" genannt. Man gibt der Gebärenden bei jeder Wehe ein paar Tropfen Chloroform zu riechen. In England, wo diese Methode zuerst angewandt wurde, benutzt man Chloroform zum Teil auch heute noch in der Geburtshilfe. Vor allem beschäftigte man sich aber in England deshalb mit der schmerzlosen Entbindung, weil es die englischen Frauen großenteils ablehnen, die Geburtsschmerzen auszuhalten.

Unter den zur Inhalationsnarkose geeigneten Mitteln ist das *Lachgas* (Stickoxydul) zweckentsprechender und mit mehr Erfolg verwendbar. Seine Verbreitung begann in den zwanziger Jahren dieses Jahrhunderts. In Amerika wurde es schon um 1800, allerdings nicht in der Geburtshilfe, verwendet. Mit dieser ,,Gasnarkose", die jetzt besonders in der amerikanischen Geburtshilfe verbreitet ist, erreicht man jedoch kaum eine völlige Entspannung der Muskulatur, und deswegen kann man z. B. Bauchoperationen allein in Gasnarkose schwerlich ausführen. Gerade die unvollständige Erschlaffung der Muskulatur macht aber die Gasnarkose für die Geburtshilfe besonders geeignet. Bei Verwendung mäßiger Gaskonzentrationen halten die Wehen weiterhin an. Nur zu Beginn der Narkose pflegen sie für eine Weile auszusetzen. Daher ist die Gasnarkose für die beim Durchschneiden des Kopfes gebräuchliche „Durchtrittsnarkose" weniger geeignet. Vorübergehend kann sie auch den Zustand der Frucht ungünstig beeinflussen. Weiterhin haben wir bei Operationen mehrfach eine Blutungsbereitschaft festgestellt. Eine solche sahen wir nicht nur bei gynäkologischen Operationen, sondern auch in Form von Atonien nach Entbindungen. Wenn man aber die Gasnarkose mit einem anderen Mittel kombiniert, kann man recht gute Resultate erzielen. Man spricht dann von der sog. kombinierten Narkose, zu der heute auch viele Chirurgen übergegangen sind. Mit ihrer Hilfe gelingt es — ein besonderer Vorzug dieser Methode — eine Wirkung über längere Zeit zu erreichen. Auf alle Fälle scheint es, wenigstens im Augenblick, als sei die Schmerzlinderung in der Geburtshilfe mit Stickoxydul dann am besten, wenn es in Verbindung mit anderen Mitteln verabreicht wird. Der Hauptnachteil der Gasnarkose ist ihre Kostspieligkeit und die schlechte Transportierbarkeit des Narkoseapparates. Die kleinen tragbaren Geräte (KILLIAN, v. THURN-RUMBACH) sind kein vollständiger Ersatz für die größeren.

Das *Chloräthyl* ist nur für kurzdauernde Narkosen geeignet und wird daher in der Geburtshilfe hauptsächlich beim Durchschneiden des Kopfes (Durchtrittsnarkose) verwendet. Auch hierbei ist Vorsicht geboten, da Chloräthyl kein ungefährliches Betäubungsmittel ist.

Der *Äther* wird, wie das Chloroform, im allgemeinen ebenfalls zu Inhalationsnarkosen benutzt. Eine andere Applikationsart ist die Verabreichung durch den Mastdarm. THALER-HÜBEL empfahlen als erste die Verwendung einer Äther-Öllösung zu Narkosezwecken. Auch wir gaben diese in mehreren Fällen, nahmen aber, nachdem danach einige Kinder in stark berauschtem Zustand zur Welt kamen, Abstand davon. Das Verfahren hat aber auch noch andere Nachteile; so wurde z. B. in der Literatur mehrfach über starke Proktitis berichtet.

Die GWATHMEYsche *synergetische Narkose* besteht gleichfalls aus der rectalen Verabfolgung eines Äther-Ölgemisches; außerdem wird dabei aber noch Magnesium sulfuricum, Morphium und Alkohol gegeben. Zur Verstärkung der Wehen und zur Kompensierung der wehenschwächenden Wirkung der verabreichten Narkotica gibt GWATHMEY noch zusätzlich Chinin. Diese Methode breitete sich nicht aus, obwohl über recht gute Erfolge berichtet wurde.

Unter den *parenteral* zu verabreichenden Mitteln wollen wir an erster Stelle das *Morphium* anführen. Seine schmerzstillende Wirkung ist allgemein bekannt. In recht vielen Fällen legt es allerdings die Wehentätigkeit für einige Zeit lahm. Erfahrungsgemäß kommt dem Morphium insofern eine wehenregelnde Wirkung zu, als die Kreißende bei schleppendem Geburtsverlauf und Erschöpfung unter seiner Einwirkung zunächst einschläft, hernach aber kräftigere Wehen bekommt, so daß dann die Geburt gut fortschreitet. Heute sieht man die sog. „wehenerregende" Wirkung des Morphins mehr in einer Entspannung der Muskulatur, besonders des Muttermundes, der sich während der Geburt bisweilen infolge spastischer Kontraktion (Trismus uteri) nicht öffnet. Unter der Wirkung des Morphiums hört dieser Krampf auf, und die Geburt schreitet besser voran. Das Morphium wirkt also in doppeltem Sinne: Einmal verschafft es einer erschöpften Kreißenden Ruhe und neue Kraft, zum anderen stellt es, besonders in Fällen von Trismus uteri, ein ausgezeichnetes krampflösendes Mittel dar. Wenn also die Kreißende sehr leidet, die Wehen besonders schmerzhaft sind und die Geburt trotzdem nicht voranschreitet, darf man sich durch die ausbleibende Eröffnung des

Muttermundes nicht irreleiten lassen und Wehenmittel geben, sondern man wird zweckmäßigerweise eher Morphium oder ein anderes, im Falle von Trismus uteri gut wirkendes, krampflösendes Mittel verabreichen (s. S. 498).

Das *Scopolamin*, welches man bereits vor Jahrhunderten als schmerzstillendes Mittel anwandte, wurde um die Jahrhundertwende von STEINBÜCHEL wieder aufgegriffen und spielte später auch in dem von KRÖNIG und GAUSS ausgearbeiteten Dämmerschlaf eine Rolle. Im Dämmerschlaf spürt die Patientin zwar die Schmerzen noch, nimmt sie aber nicht zur Kenntnis und erinnert sich nach dem Erwachen nicht mehr daran. Die genannten Autoren gaben, als die Wehen regelmäßig und kräftig, also schmerzhaft zu werden begannen, 0,0003 g Scopolamin und 0,01 g Morphium und wiederholten, wenn die Patientin zu erwachen begann, im Bedarfsfalle diese Applikation. Manche erzielten mit diesem Verfahren gute, andere weniger gute Erfolge, und wieder andere berichteten über eine mehr oder weniger schädigende Wirkung auf die Kinder. Der erfahrene und in der Dosierung geübte Geburtshelfer wird mit dieser Methode natürlich bessere Erfolge erzielen als ein weniger erfahrener, der leicht überdosiert. Im allgemeinen sah man dabei ein Ansteigen der Operationsfrequenz und auch der Sterblichkeit der Früchte. Heute wird der KRÖNIG-GAUSSsche Dämmerschlaf kaum mehr angewandt. Später empfahl SIEGEL den sog. schematischen Dämmerschlaf. Dabei werden Scopolamin und Morphium nach einem gewissen Schema gegeben. Natürlich sind hier die Erfolge noch weniger befriedigend als bei dem oben erwähnten individualisierenden Verfahren.

In Form von Injektionen kann man die verschiedenartigsten Mittel anwenden: *Somnifen*, *Evipan*, *Eunarcon* usw. Verhältnismäßig gute Ergebnisse erreicht man mit *Pernocton* (Barbitursäurepräparat), das intravenös verabreicht wird, und zwar der Originalvorschrift entsprechend, pro 12,5 kg Körpergewicht 1 cm³. Pernocton kann aber auch unangenehme Nebenerscheinungen hervorrufen, indem die Gebärenden sehr unruhig werden, sich hin und her werfen und kaum im Bett gehalten werden können. Ferner beobachteten wir im Anfang eine oft noch Stunden nach der Entbindung anhaltende Betäubung. Deshalb ist es zweckmäßiger, Pernocton so zu dosieren, daß man es langsam (1 cm³/min) einspritzt, bis die Frau nicht mehr weiterzählen kann. Auf diese Weise lassen sich gute Erfolge erzielen. Die Wirkung ist aber nicht immer gleich lang und schwankt zwischen $\frac{1}{2}$ und $1\frac{1}{2}$ Std. Da Wirkungsdauer viel kürzer ist als die Zeit der Wehentätigkeit, gibt man Pernocton bei Erstgebärenden erst dann, wenn der Muttermund bereits 4-querfingerbreit oder bis auf einen Saum eröffnet ist, bei Mehrgebärenden dagegen schon bei 2—3 querfingerbreitem Muttermund. Wegen seiner kurzen Wirkungsdauer kann es auch wiederholt verabreicht werden. SCHROEDER gab die erste Dosis intravenös und kurz nachher ebensoviel intramuskulär, damit die Wirkung des intramuskulär gespritzten Pernoctons dann einsetzte, wenn die des intravenös gegebenen zu Ende ging. Wir selbst hatten für die wiederholten Injektionen nie viel übrig und versuchten lieber, durch eine Kombination mit anderen Mitteln die gewünschte Wirkung zu erzielen. Manche Geburtshelfer gaben Pernocton in Verbindung mit Scopolamin, indem sie erst (0,00015 g) Scopolamin und, sobald sich der Muttermund entsprechend erweitert hatte, noch Pernocton verabreichten. Der Nachteil dieser Methode besteht darin, daß eine zu geringe Dosis von Scopolamin der Gebärenden nicht viel hilft und eine zu große die Gefahr aller unangenehmen Komplikationen des Scopolamindämmerschlafes mit sich bringt.

Paraldehyd und Avertin werden durch den Mastdarm appliziert (Avertin hauptsächlich in England). Manche sahen dabei gute Erfolge, andere geben dagegen dem *Rectidon* den Vorzug.

RISSMANN empfahl das *Novalgin*. Wenn man sich auch keine größeren Erfolge davon versprechen darf, so macht es mitunter die Wehenschmerzen ganz gut erträglich. Vor allem hat es den Vorteil der Ungefährlichkeit.

Erwähnt sei noch das von SELLHEIM empfohlene *Skopan*, das er den Hebammen zugedacht hatte (in Alkohol gelöstes Scopolamin + Dilaudid). Leider hat es sich nicht bewährt und ist besonders im Privathaus nicht verwendbar; denn in geringen Dosen wirkt es kaum und bei größeren sinkt die Kreißende in sehr tiefen Schlaf oder wird bisweilen so unruhig, daß man sie kaum halten kann.

Viele Autoren versuchten, mit *Lokalanästhesie* zum Ziel zu kommen. Die *Lumbalanästhesie* wird in der Geburtshilfe im allgemeinen nicht gerne angewandt, weil sie nach Ansicht vieler Fachleute während der Schwangerschaft und Geburt gefährlicher ist als außerhalb derselben. Eine Zeitlang führten wir Kaiserschnitte in Lumbalanästhesie aus. Wir selbst sahen zwar nichts Nachteiliges dabei, nahmen aber infolge einiger ungünstiger Angaben in der Literatur langsam davon Abstand.

Schon wegen der geringen Wirkungsdauer ist es nicht zweckmäßig, bei einer Kreißenden lediglich zur Linderung der mit einer normalen Geburt vorhandenen Schmerzen eine Lumbalanästhesie anzuwenden.

Die *Sacralanästhesie* hat sich ebenfalls wegen ihrer verhältnismäßig kurzdauernden Wirkung nicht durchgesetzt. Dieses ursprünglich von STOECKEL empfohlene Verfahren wird neuerdings in den Vereinigten Staaten als sog. Dauercaudalanästhesie (continuous caudal anaesthesia) (HINGSON-EDWARDS) angewandt, doch scheint es, teils wegen der technischen Schwierigkeiten, teils weil es nicht ganz gefahrlos ist, den Erwartungen nicht zu entsprechen.

Auf Grund theoretischer Erwägungen und einiger praktischer Erfahrungen (ANSELMINO) darf man unter gewissen Voraussetzungen wohl auch von der Periduralanästhesie einen Erfolg erwarten.

Die *Pudendusanästhesie* mit Novocain (ILMER, SELLHEIM) kann gelegentlich beim Durchschneiden des Kopfes gut wirken. Vorteilhaft ist dabei, daß sich die Kreißende wegen der geringeren Empfindlichkeit des Dammes eher zu pressen getraut; zudem wird der Damm auch schlaffer. Die Wirkung ist jedoch sicherer, wenn man den Damm selbst mit Novocain infiltriert. Hierdurch kann er aber ödematös werden und leicht einreißen. Wenn also ein Geburtshelfer den Damm infiltriert, damit er schlaffer werden und nicht einreißen soll, erreicht er manchmal das Gegenteil. Zweckmäßiger ist es also, eine Episiotomie auszuführen. Der größte Nachteil der Anästhesie des Dammes ist der, daß die Wehenschmerzen dabei unbeeinflußt bleiben, und deshalb kommt sie mehr für Operationen (Zange, Extraktion, Episiotomienaht) in Frage.

Die *Parametrananästhesie* (GELLERT) ist ein besonders in der Frauenheilkunde bekanntes Verfahren (Curettage, vaginale Totalexstirpation), kann aber auch in der Geburtshilfe ausgeführt werden. Man sticht mit einer langen Kanüle durch das Scheidengewölbe in das Parametrium ein und schiebt, während man ständig anästhesierende Lösung spritzt, die Kanüle immer tiefer vor. Man muß deshalb ständig spritzen, damit die Flüssigkeit die Gefäße und Nerven ausweichen läßt. Durch dieses Verfahren kann man bis zu einem gewissen Grad auch Wehenschmerzen stillen. Da aber auch das Ganglion cervicale beeinflußt wird, ist es empfehlenswert, gleichzeitig noch ein Wehenmittel zu geben, weil sonst die Wehen ausbleiben. Der Nachteil dieser Methode besteht darin, daß es wegen der in der Schwangerschaft erweiterten Gefäße des parametranen Bindegewebes zu Blutungen kommen kann. Deshalb wenden wir die Parametrananästhesie nicht an.

Die *Paralumbalanästhesie* von FRIGYESI haben wir auch in der Geburtshilfe versucht; sie hat aber, wie jedes andere Lokalanästhesieverfahren, den Nachteil einer verhältnismäßig kurzen Wirkung.

V. OETTINGEN empfahl den *hypnotischen Dämmerschlaf*, mit dem man besonders gute Erfolge erzielen kann, wenn man die Frau schon während der Schwangerschaft darauf vorbereitet hat. Am besten hypnotisiert der Arzt im Beisein der Vorzubereitenden jemanden, der seinem Willen schon unterworfen ist. Der hypnotische Dämmerschlaf hat sich nicht verbreitet.

Manche empfahlen die *Narkohypnose*, so z. B. HALLAUER. Wer in Lokalansäthesie zu operieren pflegt, weiß, daß man die Schmerzempfindung bis zu einem gewissen Grad beeinflussen kann. Das ist aber eher dann nötig, wenn man bei guter Anästhesie eine sehr unruhige und ängstliche Patientin beruhigen will.

Ein Übergang zu den letztgenannten Verfahren besteht in der *seelischen Vorbereitung* der Kreißenden auf die Entbindung. Eine Steigerung der Schmerzempfindung bei der Geburt erfolgt bis zu einem gewissen Grad durch die Furcht vor den Schmerzen, infolge deren die Kreißende ihre Muskulatur, und was in diesem Zusammenhang besonders wichtig ist, den Damm und die Adductoren nicht gut entspannt. Wenn es also dem Arzt gelingt, die Gebärende von ihrer übertriebenen Angst zu befreien, so daß sie ihre Muskulatur entsprechend relaxiert, können die Schmerzen auch mit schwächeren Betäubungsmitteln gelindert werden.

Wie aus den vorstehenden Ausführungen ersichtlich ist, kann man die Frage nach der Schmerzstillung in der Geburtshilfe noch nicht als gelöst betrachten. Die besten Erfolge auf diesem Gebiete erzielten einige amerikanische Geburtshelfer, aber nicht, weil sie besser Schmerzen stillen können, sondern weil sie noch einen Schritt weiter gingen, den Muttermund künstlich dilatierten und dann, nach seiner völligen Erweiterung, die Geburt beendeten. Jeder Vorteil hat seinen Preis. Der Preis dieser Methode ist aber zu hoch, und einer derartigen Polypragmasie können wir, wie auch die meisten ernsten, auf wissenschaftlicher Grundlage stehenden amerikanischen Geburtshelfer, nicht folgen. Für Mutter und Frucht bedeutet es einen kleineren Nachteil, wenn man die Schmerzen bei der Geburt weniger gut lindern kann, als wenn man viele überflüssige operative Eingriffe vornimmt. Jedes schmerzstillende Verfahren wirkt nur für einige Zeit, und deswegen ist das schwierigste Problem die Schmerzstillung in der Eröffnungsperiode, da diese am längsten dauert. Forciert man die Schmerzstillung zu sehr, so bringt man in erster Linie das Leben der Frucht, außerdem aber auch das der Mutter in Gefahr. Dazu hat man jedoch kein Recht, und unser ärztliches Gewissen verbietet es. Neuerdings wird auch von seiten der übertrieben aktiven Geburtshelfer zugegeben, daß die mit zu aktivem Vorgehen kombinierte Schmerzstillung sich nicht bewährt hat. Sie kostet manchen Kindern das Leben und vielen Müttern ihre Gesundheit. Der gewissenhafte Arzt darf sich also nur nach den Prinzipien der klassischen Geburtshilfe richten. Dies bedeutet natürlich nicht, den Verzicht auf das Bestreben, die Schmerzen bei der Geburt zu lindern, wenn das ohne größere Gefährdung von Leben und Gesundheit der Mutter und Frucht geschehen kann.

Die Frage der Schmerzstillung bei gynäkologischen Operationen behandeln wir in unserer gynäkologischen Operationslehre.

VII. Das normale Wochenbett.
(Die Pflege des Neugeborenen.)

Die Rückbildung der Schwangerschaftsveränderungen.

Das Wochenbett nimmt mit der Geburt der Placenta seinen Anfang und dauert, bis die Rückbildung der Schwangerschaftsveränderungen an den Genitalorganen beendet ist. Dies ist in ungefähr 6 Wochen der Fall. Da während der Schwangerschaft die Veränderungen an der *Gebärmutter* am ausgesprochensten sind, vollzieht sich im Wochenbett an ihr auch die augenscheinlichste Rückbildung. Ein Teil ihrer Muskelfasern geht infolge fettiger Degeneration zugrunde, und zwar nach den Untersuchungen STIEVES nicht nur teilweise, wie man früher annahm, sondern vollständig. Die Degeneration wird durch die auf der Dauerkontraktion der Gebärmutter beruhende Anämie gefördert. Zu gleicher Zeit sammelt sich in anderen Muskelfasern Glykogen an. Nach Ansicht mancher Autoren spielt die mit der Degeneration zusammenhängende Verfettung und Glykogeneinlagerung bei der Milchbildung eine Rolle.

Außer den genannten findet man noch andere Veränderungen, die mit der Rückbildung der Gebärmutter in Zusammenhang stehen. So steigert sich z. B. der Stickstoffgehalt des Urins und kann statt des normalen Wertes von 10—15 g pro Liter ausnahmsweise 30—40 g pro Liter betragen. Lange Zeit konnte man sich diese Erscheinung nicht erklären, bis SLEMONS beobachtete, daß die gesteigerte Stickstoffausscheidung nicht erfolgt, wenn die Gebärmutter bei der Geburt amputiert wurde. Wahrscheinlich besteht also ein Zusammenhang mit den Veränderungen in der Gebärmuttermuskulatur. Die gesteigerte Stickstoffausscheidung hält ungefähr 1 Woche an, und auch der Kreatiningehalt des Urins ist, gleichfalls infolge der Rückbildung der Uterusmuskulatur, im Wochenbett größer. Nach Amputation der Gebärmutter tritt auch die Erhöhung der Kreatininausscheidung nicht ein (MORSE). In unserem Material fanden BIRÓ-SZÉKÁCS eine Erhöhung der Kolloidlabilität des Blutplasmas bei Wöchnerinnen bis zum 4. Tage und von da an eine Abnahme. Diese Erscheinung hängt wohl ebenfalls mit der Resorption von Zerfallsprodukten des sich rückbildenden Uterus zusammen. Eine weitere Veränderung im Urin der Wöchnerinnen ist das mit dem Stillen in Zusammenhang stehende Auftreten von Milchsäure und Milchzucker. Bei etwa 5—6%, anderen Autoren zufolge bei 30—40% der Wöchnerinnen findet sich während der ersten 24 Std nach der Geburt Eiweiß im Urin.

Auch die Schleimhaut der Gebärmutter verändert sich in charakteristischer Weise. Die abgestorbene obere Schicht der Schwangerschaftsdecidua wird mit den Lochien ausgestoßen. Es hinterbleibt eine große Wundfläche besonders dort, wo die Placenta saß. Dementsprechend vollzieht sich die Epithelisierung der Uterusinnenfläche an der Stelle der Decidua und der Placenta nicht in der gleichen Zeit. An der erstgenannten Stelle ist bereits nach 3 Wochen, an der anderen aber erst etwa nach 6 Wochen wieder ein funktionstüchtiges Endometrium entstanden. Im Verlaufe der Epithelisierung bilden sich die Deciduazellen zu Bindegewebszellen um. Das Sekret der Wundfläche nennt man Lochien oder Lochienfluß.

Unmittelbar nach der Geburt entleert sich aus der Gebärmutter reines Blut, später blutig-schleimiger Ausfluß, der nach und nach immer heller wird. So spricht man von Lochia cruenta, serosa und, sobald sie nach einigen Tagen mehr weiße Blutkörperchen enthalten, von Lochia alba. In unserem Krankengut waren die Lochien in 82% der Fälle noch am 6. Tag und in 40% sogar noch am 11. Tag blutig gefärbt. Wenn die Lochien etwas länger sanguinolent bleiben, muß das also nicht gleich eine ernstere Anomalie bedeuten. Bei der Beurteilung der Lochien ist es wichtiger, ihre anderen Eigenschaften, wie Menge und Geruch, zu berücksichtigen. Hiervon wird bei der Behandlung des pathologischen Wochenbetts noch die Rede sein.

Nach Ansicht vieler Autoren gelangen die in der Scheide vorhandenen Keime mitunter schon vom 2., meist aber vom 4. Tag ab in die Gebärmutter. Wenn man bedenkt, daß auch in der Scheide der gesunden Frau pathogene Keime vorkommen können, muß man sich fragen, warum nicht jede Frau im Wochenbett Fieber bekommt. Zwei Umstände verhindern oder erschweren das Vordringen der Keime in die Gewebe. Einmal befindet sich, wie AHLFELD nachwies, der Uterus während des Wochenbettes in Dauerkontraktion. Außerdem entsteht in der Gebärmutter ein Schutzwall, der Antikörper und Fermente enthält und den Organismus gegen die Bakterien schützt. Über die genaue Lokalisation dieser Schicht in der Gebärmutterwand herrscht keine einheitliche Auffassung. Falls die neuesten Untersuchungen über den Keimgehalt der Gebärmutter zutreffen sollten (s. S. 204), wäre die Bedeutung der vorstehenden Ausführungen wesentlich geringer. Das Zustandekommen einer Infektion kann durch verschiedene Umstände gefördert werden. Hierher gehört z. B. eine unvollständige Kontraktion der Gebärmutter nach Geburt der Placenta und ein dadurch bedingter mangelhafter Abschluß der eröffneten utero-placentaren Gefäße. In solchen Fällen kommt der Thrombenbildung eine erhöhte Bedeutung zu; entlang den Thromben dringen Infektionserreger auch leichter ein.

Ungefähr dem Uterushals entspricht während der Geburt der passive Teil, dem Uteruskörper der aktive Teil der Gebärmutter. Während der Geburt weitet sich der Cervicalkanal solange aus, bis der aktive und passive Abschnitt samt der Scheide zu einem einheitlichen Schlauch umgebildet sind. Nach der Geburt, am 3.—4. Tag, formt sich der Uterushals wieder. Mit dem Ende der 1. Woche beginnt er sich zu schließen, und ungefähr am 10. Tag ist der Cervicalkanal fast geschlossen, und nur der äußere Muttermund weist noch eine kleine Öffnung auf. Während dieser Zeit werden auch die bei der Geburt entstandenen kleinen Verletzungen epithelisiert; sogar größere Dammwunden haften, wenn sie genäht wurden, schon am 7.—8. Tag fest zusammen.

Der Gelbkörper ist bis zur Mitte der Schwangerschaft in Blüte; dann bildet er sich zurück, und die Placenta übernimmt seine Rolle. Im Wochenbett wird er zum Corpus fibrosum umgewandelt. Das Luteohormon verhindert während der Gravidität eine weitere Follikelreifung. Nach der Geburt der Placenta fällt diese Hemmung fort und die Follikelreifung beginnt, besonders bald bei Nichtstillenden, von neuem. 6—8 Wochen nach der Entbindung tritt meist wieder die erste Blutung auf. Diese ist aber unseren Untersuchungen zufolge (DUBRAUSZKY) nur in ungefähr einem Drittel der Fälle eine echte Menstruation; in den anderen handelt es sich um eine monophasische Blutung. Während der Zeit des Stillens pflegen sich die Periodenblutungen einige Monate nicht zu wiederholen. Es liegt eine physiologische Amenorrhoe vor. In Laienkreisen faßt man die Lactationsamenorrhoe mitunter falsch auf und glaubt, eine stillende Frau könne nicht in andere Umstände kommen. Diese Meinung ist aber irrig; denn wenn es auch während der Lactation nicht zu einer Menstruation kommt, kann zu dieser Zeit doch eine Konzeption eintreten. Solche Fälle beweisen die längst bekannte Tatsache, daß eine Ovulation auch ohne eine Menstruation möglich ist. Die Rückbildung der Gebärmutter ist infolge des Stillens oft übermäßig stark (Hyperinvolutio), doch nimmt der Uterus nach Beendigung des Stillens regelmäßig wieder seine ursprüngliche Größe an. Gelegentlich kommt es allerdings auf Grund krankhafter Vorgänge in der Hypophyse nach der Geburt zu einer länger dauernden *pathologischen* Amenorrhoe mit Hyperinvolutio uteri. Bei Frauen, die schon geboren haben, pflegt der Uterus etwas größer zu sein (etwa 60 g gegenüber 50 g bei einer Nullipara).

Die während der Schwangerschaft bestehende Leukocytose erstreckt sich auch noch über einige Tage des Wochenbettes. Die Blutkörperchensenkungsgeschwindigkeit erreicht nach etwa 1 Woche wieder normale Werte. Das während der Gravidität zugunsten des Globulins verschobene Verhältnis Albumin : Globulin wird wieder normal. Ebenso hört die in der Gravidität vorhandene Fibrinogenanhäufung auf, und der bei der Schwangeren eher etwas niedrige Reststickstoffwert kehrt im Wochenbett zur Norm zurück. Desgleichen wird die Alkalireserve des Blutes wieder normal und die biologische Schwangerschaftsreaktion (ASCHHEIM-ZONDEK) pflegt vom 6.—8. Wochenbettstag an negativ auszufallen.

Der klinische Verlauf des Wochenbettes.

Als Folge der mit der Geburt zusammenhängenden erhöhten Arbeitsleistung beobachtet man bei der Wöchnerin unmittelbar nach der Entbindung oft ein Frösteln. Anschließend stellt sich dann eine angenehme Ermattung ein. Vor allem früher trauten sich viele Frauen aus Angst, sie könnten verbluten, nicht einzuschlafen. Dies trifft natürlich für eine unter Aufsicht stehende Wöchnerin nicht zu. Bisweilen sieht man übertriebene Lebhaftigkeit und Unruhe als Folge der nervösen Ermüdung, zu welcher sich noch die Mutterfreude hinzugesellt. Es ist darum angebracht, für die erste Nacht nach der Entbindung ein leichtes Schlafmittel zu verabfolgen, damit sich die Wöchnerin von den überstandenen Schmerzen und der Erschöpfung gut ausruhen kann. Die *Temperatur* entspricht im allgemeinen der Norm, steigt aber am Nachmittag oder Abend des Entbindungstages mitunter auf 38° C an, ohne daß dies als pathologisch zu betrachten wäre.

Die öfter zu beobachtende *Puls*verlangsamung (Bradykardie) der Wöchnerin wird teils durch die Resorption verschiedener Stoffe, teils durch die Erschwerung des Rückflusses des Venenblutes in die rechte Herzkammer infolge Verminderung des intraabdominalen Druckes hervorgerufen. Einige Autoren erklären diese Bradykardie hauptsächlich durch hormonale Einflüsse. Eine Pulsbeschleunigung (Tachykardie) mahnt dagegen immer zur Vorsicht; denn wenn der während der Geburt erlittene Blutverlust oder eine Nervosität keine Erklärung dafür bieten, kann sie das erste Zeichen einer puerperalen Infektion sein.

Der behandelnde Arzt hat die Aufgabe, die *Uterusrückbildung* zu kontrollieren. Hierzu muß er wissen, in welchem Maße sich die Gebärmutter unter normalen Verhältnissen während der ersten Tage des Wochenbettes zurückzubilden pflegt (Abb. 214). Erfahrungsgemäß ist der nach der Geburt der Placenta in der Mitte zwischen Nabel und Symphyse stehende Fundus am 1. Wochenbettstag in Nabelhöhe, am 2. ungefähr fingerbreit, am 3. zweifingerbreit und am 4. dreifingerbreit unter dem Nabel anzutreffen. Am 5. Tag befindet er sich in der Mitte zwischen

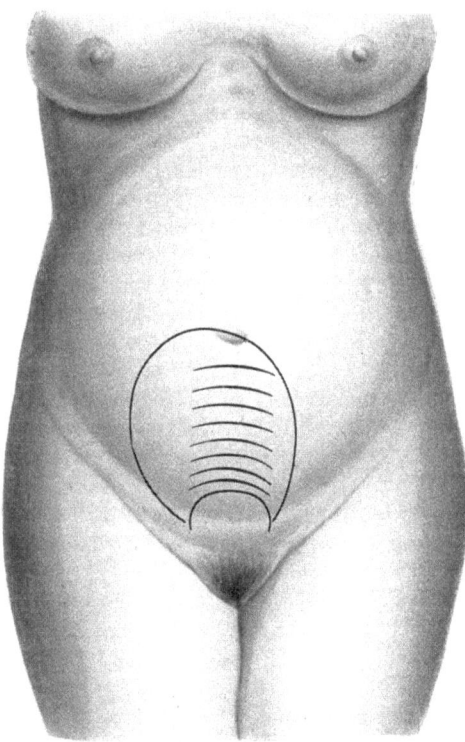

Abb. 214. Fundusstand an den einzelnen Wochenbettstagen.

Nabel und Symphyse, am 6. vierfingerbreit über der Symphyse, am 7. dreifingerbreit, am 8. zweifingerbreit, am 9. fingerbreit über der Symphyse und am 10. Tag ist er bereits wieder in das kleine Becken zurückgesunken. Eine gefüllte Harnblase hebt die Gebärmutter nach oben und kann zu Irrtümern Anlaß geben.

Bei der Untersuchung des Leibes genügt es nicht, nachzusehen, wie sich die Gebärmutter zurückbildet. Man muß sich auch davon überzeugen, ob keine Empfindlichkeit in der Umgebung des Uterus besteht. Eine solche kann im Wochenbett von zweierlei Art sein. Entweder ist der Leib nur auf Berührung hin empfindlich, oder man findet spontane Schmerzäußerungen. Im letzten Fall kann der Schmerz auch krampfartig sein (Nachwehen). Normalerweise dauern die Nachwehen (Uteruskontraktionen) 1—2 Tage. Die Wochenbettwehen haben das Gute, daß sich der Uterus dabei entsprechend zusammenzieht. Deshalb gibt man auch, wenn die Schmerzen erträglich sind, höchstens für die Nacht ein Linderungsmittel, damit die Wöchnerin in ihrem Schlaf nicht gestört wird. Uteruskontraktionen, also Nachwehen, können noch nach Tagen vorhanden sein, besonders während des Stillaktes.

In diesem Zusammenhang wollen wir auch die im Wochenbett nicht allzu selten auftretende Appendicitis erwähnen. In Kliniken mit größerem Betrieb kommen jährlich immerhin 2—3 Fälle vor. Wenn also eine Wöchnerin über Krämpfe klagt, darf man das nicht leichtfertig abtun und glauben, es handle sich bestimmt um Nachwehen, sondern man muß die Frau immer *genau untersuchen*, sonst kann die Oberflächlichkeit des Arztes der jungen Mutter das Leben kosten.

Von Wichtigkeit ist auch die Beobachtung der Brüste und Brustwarzen. Schon geringe Entzündungserscheinungen können mit hohem Fieber einhergehen. Eine Temperaturerhöhung in der Achselhöhle zur Zeit des Einschießens der Milch ist oft physiologisch.

Auch die *Lochien* bedürfen der Kontrolle. Wie schon erwähnt, sind nicht nur die Qualität und Farbe, sondern auch Quantität und Geruch in Betracht zu ziehen. Ein zu geringer Lochienfluß kann Temperatursteigerungen veranlassen (siehe Kapitel: Pathologie des Wochenbettes).

Die Pflege der Wöchnerin.

Die Wöchnerin soll — besonders wenn sie genäht wurde — ungefähr eine Woche liegen, da sie nach der großen und ermüdenden Arbeit, die die Entbindung für sie bedeutete, der Ruhe bedarf. Zieht man in Betracht, daß heutzutage die meisten Frauen zu arbeiten genötigt sind, so ist es erst recht wichtig, ihnen im Wochenbett Ruhe zu gönnen. Natürlich kann man die Wöchnerin auch schon früher aufstehen lassen. Bei den wilden Völkern pflegen die Frauen sogleich nach der Entbindung ihren täglichen Obliegenheiten nachzugehen, und es gibt sogar Stämme, bei denen sich nach der Geburt der Mann an Stelle der Frau legt und die Besuche empfängt. Auf dem Lande verrichten auch viele Frauen schon an dem ersten Tag nach der Entbindung ihre häuslichen Pflichten. Das tun sie aber nicht auf Grund prinzipieller Erwägungen, sondern weil sie dazu gezwungen sind. Früher, noch zu Beginn dieses Jahrhunderts, ließ man die Frauen wochenlang liegen, und es bedeutete einen großen Fortschritt, als man ihnen gegen Ende der ersten Woche das Aufstehen erlaubte. Manche Geburtshelfer geben sich auch damit noch nicht zufrieden und lassen die Wöchnerin schon in den ersten Tagen nach der Geburt aufstehen. Dieses Verfahren ist nicht neu; es wurde bereits am Ende des 18. Jahrhunderts von WHITE und 100 Jahre später von GOODELL empfohlen. Die Anhänger des Frühaufstehens glauben durch diese Methode die Thrombose- und Emboliefälle vermindern zu können. Es ist aber fraglich, ob es unbedingt vorteilhaft ist, wenn die Gebärmutter mit ihrem in den ersten Tagen noch erheblichen Gewicht den Halteapparat belastet — was ja bei aufrechter Haltung zweifellos der Fall ist — und dadurch ausdehnt, so daß eine Disposition für Senkungen geschaffen wird.

Einen Übergang zwischen dem frühzeitigen und dem üblichen Aufstehen am 6.—8. Tage bildet die Gymnastik der Wöchnerinnen, die auch an der Würzburger Klinik üblich ist. Die Turnübungen, die zunächst aus Atemgymnastik und muskeltonisierenden, also kreislauffördernden Übungen bestehen, dienen besonders der Kräftigung der Bauch- und später der Dammuskulatur.

In den meisten Kliniken pflegt man der Wöchnerin an den ersten Tagen möglichst flüssige und breiige Kost zu geben; vom 3. Tage ab können, wenn schon für Darmtätigkeit gesorgt wurde, leichte, für Bettlägerige geeignete Speisen verabreicht werden. Man denke daran, daß der Mehrbedarf der Wöchnerin ungefähr 800 Calorien pro Tag ausmacht. Außerdem ist eine reichliche Flüssigkeitszufuhr geboten. Für *Stuhlgang* pflegt man im allgemeinen am 3. Tage durch einen Einlauf zu sorgen, und am darauffolgenden Tage gibt man dann ein leichtes Abführmittel. In Betracht kommen Seifenwasser- oder Glycerineinläufe. Senna und andere stärker wirkende Mittel geben wir der Wöchnerin nur ausnahmsweise auf Grund einer besonderen Indikation. Wurde ein größerer Dammriß genäht, so wartet man mit dem Einlauf bis zum 4., im Falle eines kompletten Dammrisses sogar bis zum 5. oder 6. Tage. Bei einem kompletten Dammriß gibt man außerdem zweckmäßigerweise bis dahin 1—2mal täglich 10 Tropfen Tinctura opii; bei Stuhldrang wird man diese Dosis noch etwas erhöhen. Manche verabreichen den Wöchnerinnen prinzipiell Ricinusöl als Abführmittel, wie es schon die alten Ägypter taten. Bitterwasser wird von vielen mit der Begründung abgelehnt, es entziehe der Mutter die Milch. Dies trifft jedoch nicht ganz zu; denn die schwerdiffundierenden salzigen Abführmittel führen nur dann zu einem gewissen Flüssigkeitsverlust, wenn ihr Gehalt an Salzen höher als 3—5 % ist. Wir selbst sahen nach Anwendung von Bitterwasser niemals unangenehme Folgen bei Wöchnerinnen.

Wenn die Frauen nach der Geburt häufig nicht von selbst Wasser lassen können, kommt dies zum Teil daher, daß die Harnblase infolge der Rückbildung des Uterus ihre Lage in gewissem Maße ändert. Die Ursache kann aber auch in der Blase selbst liegen, teils weil sie schlaff ist (Atonie), teils weil mitunter nach der Geburt in der Schleimhaut der Blase kleinere Blutungen auftreten, die auch cystoskopisch zu erkennen sind. Es ist also nicht verwunderlich, wenn die Tätigkeit einer solchen Blase gestört ist. Daneben gibt es noch psychische Ursachen für eine Ischurie. So verursachen Damm- und Scheidenverletzungen ein brennendes Gefühl beim Wasserlassen, weswegen besonders empfindliche Frauen sich nicht zu urinieren getrauen. Bei Harnverhaltung kann man sich eines alten Kunstgriffes bedienen, indem man der Wöchnerin eine Bettschüssel mit heißem Wasser unterschiebt; der heiße Wasserdampf reizt nämlich häufig die Blase zur Entleerung. Denselben Erfolg erzielt man mitunter auch durch Öffnen des Wasserhahns. Auch die Verabfolgung von Medikamenten kommt in solchen Fällen in Betracht. Urotropin kann man per os verabreichen; es hat aber mehr eine suggestive Wirkung und verspricht nicht viel Erfolg. Besser ist es, eine 40%ige Urotropinlösung intravenös zu geben, woraufhin das Urinieren oft einsetzt, mitunter allerdings in Begleitung starker Krämpfe. Zweckmäßiger erscheint es, die Blase durch einen Katheter zu entleeren. Ganz neutral und ungefährlich ist dieses Verfahren allerdings nicht. Muß man aber katheterisieren, so soll dies unter Einhaltung aller Vorsichtsmaßregeln geschehen und anschließend eine Protargolinstillation vorgenommen werden.

Zur Pflege der Wöchnerin gehört auch die Reinhaltung des äußeren Genitale. In erster Linie ist dies Aufgabe der Hebamme; aber auch der Arzt muß sich damit auskennen, um in der Lage zu sein, ihre Arbeit zu kontrollieren. Die Reinhaltung des Genitale ist deshalb wichtig, weil sonst die austretenden Lochien dieses und die Innenseite der Schenkel verunreinigen. Man spült deshalb das äußere Genitale der Wöchnerin mehrmals am Tage ab und legt anschließend ein Leintuch (Windel) unter das Gesäß der Wöchnerin und eine Vorlage vor die Vulva, damit die Lochien, die auch bei einer gesunden Wöchnerin Infektionskeime enthalten können, nicht verschmiert werden. Der Zweck dieses Verfahrens ist nicht allein die Reinhaltung des Bettes, sondern vor allem die Verhütung einer Schmierinfektion auf die Brustwarzen und das Kind durch die Mutter. Die Haut des Neugeborenen ist, wie sein ganzer Organismus, gegen Infektionen nicht sonderlich widerstandsfähig; so folgt z. B., wenn ein Pemphigus entsteht, eine Blase der anderen. Das ist vor allem an Kliniken gefährlich, wo das Übel zur Epidemie werden kann. Berührt die Mutter mit ihren infizierten Händen ihre Brustwarzen, so entsteht daraus unter Umständen, besonders wenn Rhagaden vorhanden sind, eine Brustentzündung (Mastitis). *Die vor die Schamspalte gelegte Vorlage darf die Hebamme nicht mit ihrer Hand anfassen,* sonst kann sie Infektionserreger auf andere Wöchnerinnen und Gebärende übertragen. Wie gefährlich die sog. Passageinfektion ist, ist hinreichend bekannt. Die Hebamme soll also zur Behandlung der Wöchnerin Gummihandschuhe anziehen, die Kompressen mit einer ausgekochten Pinzette entfernen und die neuen auf die gleiche Weise vor die Schamspalte legen. Wegen der Infektionsgefahr durch die Lochien ist es — falls ein und dieselbe Person die Mutter und das Neugeborene pflegt — auch zweckmäßig, immer zuerst das Kind zu versorgen.

Die Wunde einer eventuell vorhandenen Dammnaht muß besonders sauber gehalten werden. Man spült sie nach dem Urinieren mit einem ungiftigen Desinfektionsmittel ab und hält sie möglichst trocken. Zu diesem Zweck benützt man Xeroform oder irgendein anderes desinfizierendes Pulver. Die Nähte werden im allgemeinen am 6. Tage entfernt; bei einer Catgutnaht ist das aber nicht unbedingt erforderlich, weil sie resorbiert wird. Besser ist es aber, auch Catgutnähte zu entfernen, da sich sonst meist Eiterpfropfen an den Stichkanälen bilden.

Auf den Leib der Wöchnerinnen pflegt man nach der Geburt einen Prießnitzumschlag zu geben, den man 2—3mal am Tage erneuert. Dieser lindert einerseits die Nachwehen, andererseits fördert er, vor allem, wenn er straff genug angelegt wird, die Rückbildung der Bauchwand.

Nach dem Aufstehen der Wöchnerin ist das Wochenbett eigentlich noch nicht beendet. Dies zeigt sich unter anderem darin, daß der Lochienfluß, wenn auch schwach, noch Wochen hindurch anzuhalten pflegt. Während dieser Zeit soll sich die Frau als Rekonvaleszentin betrachten. Aus ähnlichen Erwägungen, wie sie für die Zeit vor der Geburt gelten, ist es ratsam, wenn die Frau, anstatt ein Vollbad zu nehmen, sich während der ersten 6 Wochen nach der Geburt nur unter der Brause abwäscht. Um diese Zeit pflegt sich die Menstruation wieder einzustellen. In den meisten Fällen handelt es sich aber, wie erwähnt, um eine anovulatorische Blutung. Der geschlechtliche Verkehr ist in den ersten 6—8 Wochen streng verboten, da er große Gefahren in sich birgt. Dies beweist ein Fall unserer Klinik, bei dem eine Frau kurz nach der Geburt aus ihrem Heim mit einer Sepsis in die Klinik zurückgebracht wurde und bald darauf verstarb. In der Gebärmutter konnte man Spermien nachweisen (BATISWEILER).

Die Pflege des Neugeborenen.

Während des Wochenbettes ist natürlich auch die Pflege des Neugeborenen mit Sorgfalt durchzuführen (über die unmittelbar nach der Geburt zu ergreifenden

Maßnahmen s. S. 228); besonders ist auf seine Reinhaltung zu achten. Darum ist es seit altersher Brauch, das Neugeborene täglich zu baden. In neuerer Zeit nehmen aber manche Abstand von dem ohne Überlegung vorgenommenen Baden. So gibt es Geburtshelfer, die auch nach der Geburt das Kind nicht baden, sondern seine Haut nur mit Öl reinigen. Andere wieder verzichten auf das Baden, bis der Nabelstrangrest abgefallen ist, womit sie ein schnelleres Eintrocknen erreichen wollen. Da es aber nicht erwiesen ist, ob der im Eintrocknen begriffene Nabelstrangrest tatsächlich Flüssigkeit aufsaugt, wenn er mit Wasser in Berührung kommt, kann man das Neugeborene auch in den ersten Tagen nach der Geburt baden. Nach Möglichkeit soll jedoch eine Durchnässung der Nabelgegend verhütet werden.

Eine größere Bedeutung als der Frage des Badens kommt der Infektionsmöglichkeit vom Nabel aus zu. Besonders in Anstalten mit vielen Neugeborenen ist es deshalb zweckmäßiger, sie unter dem Wasserhahn abzuwaschen.

Die *Temperatur* des Neugeborenen zeigt unmittelbar nach der Geburt noch für kurze Zeit eine Erhöhung um $0,1—0,6^0$ C gegenüber der Mastdarmtemperatur der Mutter. Sie fällt aber bald ab und liegt im allgemeinen um 37^0 C. Für das gesunde Neugeborene ist bei richtiger Bekleidung eine gleichbleibende Temperatur charakteristisch. Die Tagesschwankungen bewegen sich im allgemeinen innerhalb $0,5^0$ C. Frühgeburten wechseln dagegen ihre Temperatur unter dem Einfluß der Umgebung stark. Am 3.—4. Tage — in der Regel dem maximalen Gewichtssturz des Körpers entsprechend — kann auch Fieber auftreten; oft beruht es auf einem Wassermangel („transitorische Hyperthermie") und verschwindet wieder nach entsprechender Flüssigkeitszufuhr. Die Diagnose „transitorische Hyperthermie" ist aber nur dann begründet, wenn man eine Infektion oder Geburtsverletzung ausschließen kann, wenn ein großer Gewichtssturz das Fieber begleitet und wenn man es durch Flüssigkeitszufuhr innerhalb von 24 Std zum Verschwinden bringt.

Im Neugeborenenalter ist die Kontrolle der Häufigkeit und Qualität des täglichen *Stuhles* ebenso wichtig, wie später im Säuglingsalter. Man muß wissen, daß der Stuhl des Neugeborenen am 1. Tage reines Kindspech in einer Menge von etwa 70—90 g ist. Das Kindspech (Meconium) pflegt weich, klebrig, geruchlos und grünlich oder bräunlich-schwarz zu sein. Unter dem Mikroskop sieht man Epithelzellen der Darmschleimhaut, Plattenepithelien der äußeren Haut, ferner Lanugohärchen, Cholesterin- und Bilirubinkrystalle, Fett und außerdem Meconiumkörper. Diese sind kreis- oder eiförmige, mit Gallenfarbstoff durchtränkte und wahrscheinlich aus den Epithelien der Darmschleimhaut stammende Schuppen. Beobachtet man in den ersten Tagen überhaupt keinen Stuhlgang, so spricht das für eine Atresia ani bzw. recti.

Im allgemeinen erscheint am 3. Tage der erste *Milchstuhl*. Dieser kann noch mit Meconiumresten gemischt sein; man nennt ihn Übergangsstuhl. Der richtige Milchstuhl ist frei von jeder Fäulnis und daher auch nicht übelriechend. Er hat einen eigenartigen, nicht unangenehmen, etwas säuerlichen Geruch, eine goldgelbe Farbe und erfolgt in der Regel täglich 2—3mal. Der Stuhl von künstlich ernährten Neugeborenen ist anders geartet und hat einen an den Stuhl des Erwachsenen erinnernden Geruch; auch ist seine Menge größer als bei Ernährung mit Muttermilch.

Der *Urin* des Neugeborenen sieht nach der Geburt meist wasserklar und kaum ein wenig gelblich aus. Später — besonders während des in den ersten Tagen erfolgenden Gewichtsabfalles — wird er dunkler und hinterläßt auf den Windeln wegen seines Gehaltes an Uraten mitunter bräunlich-rote Flecken. Sobald das Kind sein ursprüngliches Gewicht zurückerlangt, wird meist auch der Urin wieder heller. Das Neugeborene pflegt regelmäßig nach der Geburt Wasser zu lassen, in den folgenden 24 Std jedoch mitunter überhaupt nicht. Erst dann erfolgt eine regelmäßige Urinausscheidung, wobei das Kind täglich 10—12 Windeln naß macht. Während der ersten Lebenstage findet man auch unter physiologischen Umständen infolge erhöhter Durchlässigkeit der Nierenepithelien Eiweiß im Urin. Besonders charakteristisch für den Urin des Neugeborenen ist sein hoher Harnsäuregehalt. Verhältnismäßig häufig kommen auch sog. Harnsäureinfarkte in der Niere des Neugeborenen vor, wobei die geraden Harnkanälchen mit Harnsäurekrystallen vollgestopft sind.

In den ersten Tagen nach der Geburt, mitunter schon am 2. Tage, verfärben sich Haut und Skleren mehr oder weniger gelblich. Diese *Gelbsucht des Neugeborenen* ist sehr häufig und dauert meist nur einige Tage. Während dieser Zeit haben die Kinder ein größeres Schlafbedürfnis, das auch ihre Ernährung etwas stören kann. Trinkt das Neugeborene zu dieser Zeit weniger oder schläft es an der Brust ein, wird man es aufwecken, indem man ihm mit dem Finger leicht auf die Wange klopft. Die Gelbsucht des Neugeborenen ist nach Angabe mancher Autoren rein hämatogenen, anderen zufolge hämatogenen und hepatogenen Ursprungs. Sie beruht auf einem Abbau eines Teils der roten Blutkörperchen, der nach der Geburt nicht mehr benötigt wird. Bekanntlich ist ja die Zahl der Erythrocyten bei der intrauterinen Frucht viel größer als beim Neugeborenen. Nach neueren Untersuchungen (YLPPÖ, HANNES u. a.) ist der Bilirubingehalt des Blutes beim Neugeborenen infolge des Zugrundegehens von roten Blutkörperchen so sehr erhöht, daß der unmittelbar nach der Geburt das 2—3fache des Normalen betragende Wert während der ersten Tage bis auf das 20fache ansteigt und erst nach einigen Wochen auf das für das extrauterine Leben charakteristische Maß absinkt. Bei dem physiologischen Icterus neonatorum findet sich kein gelöster Gallenfarbstoff im Urin. Manche Autoren glauben jedoch, daß beim Zustandekommen des Icterus neonatorum neben den erwähnten Faktoren auch die gesteigerte Rückresorption infolge der erhöhten Darmdurchlässigkeit eine Rolle spielt. Eine große Gefahr stellt für das Neugeborene der sog. Icterus gravis dar, der mit der kongenitalen Anämie und dem Hydrops fetus et placentae unter dem Namen fetale Erythroblastosen zusammengefaßt wird (s. S. 381).

Die Haut des Neugeborenen ist bei der Geburt zart rosa, wird aber bald lebhaft rot. Diese intensivere Rotfärbung bildet sich jedoch nach dem 1. Tage wieder zurück. Im allgemeinen ist die Haut sammetweich und von auffallender Turgeszenz. Die Schweißdrüsen sind schwach entwickelt, die Talgdrüsen hingegen stärker. Die Vernix caseosa soll nach KEIFFER nicht von den Talgdrüsen der Haut, sondern von dem Amnionepithel erzeugt werden. Die Brust des Neugeborenen schwillt mitunter um die Brustwarzen herum etwas an, aus den Brustwarzen kann sich eine milchähnliche Flüssigkeit entleeren *(Hexenmilch)*. Hier und da erlebt man auch eine Entzündung, ja sogar Vereiterung der Brust *(Mastitis neonatorum)*. Die Ursache für das Anschwellen der Brust sind mütterliche Hormone, in erster Linie das Follikelhormon, die während der ersten Tage auch im Urin des Kindes nachzuweisen sind. Aus ähnlichen Gründen schwellen in den ersten Tagen die Genitalorgane der Mädchen an. Nicht allzuselten beobachtet man auch eine blutige Ausscheidung aus der Vagina. Diese stammt nach PHILIPP aus der Cervixschleimhaut und soll mit der Wirkung mütterlicher Hormone in Zusammenhang stehen. Sobald nämlich diese Hormone aus dem Organismus der Frucht verschwinden, erfolgt eine Ausscheidung des Drüsensekretes.

Für die *Ernährung* des Neugeborenen ist die Muttermilch das Geeignetste. Diese pflegt, wie schon erwähnt, während der ersten Tage in Form von Vormilch (Colostrum) vorhanden zu sein, die durch einen höheren Mineral- und

Eiweißgehalt charakterisiert ist (s. S. 116). Weiterhin enthält sie auch Schutzstoffe, durch die sie für das Kind besonders wichtig wird. Aber auch später stellt das Stillen die optimale Ernährungsform dar; dies sieht man vor allem daraus, daß Ernährungsstörungen bei mit Muttermilch ernährten Säuglingen kaum auftreten. Bisweilen ist allerdings die Milch in zu reichlicher oder zu geringer Menge vorhanden.

Gewöhnlich pflegt man das Neugeborene erst 24 Std nach der Geburt anzulegen. Man kann aber auch schon nach 12 Std mit dem Stillen beginnen lassen, weil dies aus mehreren Gründen vorteilhaft erscheint. Einerseits beginnt sich nämlich der Säugling schon früher im Saugen zu üben, andererseits — und das ist nicht weniger wichtig — regt das Trinken des Kindes die Brust zur Milchabsonderung an. Das Stillen des Neugeborenen muß in regelmäßigen Abständen erfolgen. Im allgemeinen wird man alle 4 Std, also 5mal täglich, bei 8stündiger Nachtruhe, stillen lassen. Andere und auch wir selbst halten, besonders in bestimmten Fällen, häufigeres Stillen für zweckmäßiger und lassen dann das Kind mit 3stündigen Intervallen 6—7mal anlegen. Zweifellos steigert sich bei dieser Methode die Milchabsonderung, und der überwiegende Teil der Neugeborenen erreicht in kürzerer Zeit wieder sein Geburtsgewicht. Über die Dauer des Stillens bestehen keine allgemeingültigen Regeln. Sie hängt von der Menge der zur Verfügung stehenden Milch, von der Art ihrer Entleerung und von der Saugfähigkeit des Neugeborenen ab. Die Stilldauer soll aber nicht mehr als 10—15 min betragen; denn zu langes Saugen nimmt die Brustwarze sehr in Anspruch, besonders bei Erstgebärenden sowie bei Frauen mit schwächer pigmentierten Brustwarzen, weißer Haut oder blonden und rötlichen Haaren; außerdem saugt ja das Neugeborene während der ersten 10 min des Stillens ohnedies den größten Teil der auf einmal zur Verfügung stehenden Milch ab. Um eine Kontrolle über die getrunkene Menge zu **erhalten, stellt man das Gewicht des Neugeborenen vor und nach dem Stillen fest und errechnet aus der Gewichtsdifferenz die aufgenommene Milchmenge.** Dieses sog. Probesaugen hat aber erst vom 4. Tage an einen Wert, da dann die Milchabsonderung bereits in größerem Maße begonnen hat. Nebenbei muß man natürlich die täglichen Gewichtsschwankungen des Neugeborenen regelmäßig kontrollieren.

Während der ersten 4 Lebenstage verliert das Neugeborene bekanntlich an Gewicht. Dieser Verlust übersteigt jedoch im Durchschnitt nicht 10% des Körpergewichtes. Unter physiologischen Verhältnissen beginnt am 4. Tage die Gewichtszunahme, anscheinend deshalb, weil die Brust dann schon etwas mehr Milch absondert. Während der ersten Tage, in denen die Milchabsonderung noch gering ist, kann man den Kindern zum Ausgleich Tee oder ein Teegemisch geben. Wichtiger ist selbstverständlich regelmäßiges Stillen. Innerhalb der ersten 3 Tage trinkt das Kind 5—30 g auf einmal, so daß das Tagesquantum 50—150 bis 200 g beträgt. 200 g pro Tag erreicht es ungefähr am 3.—4. Tage, und von da an trinkt es täglich um 50—100 g mehr, so daß es am 8.—10. Tage ungefähr $1/2$ Liter aufnimmt. Der größte Teil der Neugeborenen erreicht bereits am 10. Tage, ein kleinerer erst in der 3. Woche wieder sein Geburtsgewicht. Letzteres scheint jedoch nicht ganz physiologisch zu sein, denn bei richtiger Stilltechnik — wie Kerpel-Fronius-Kamocsay in meinem Material nachwiesen — haben 85% der Neugeborenen schon am 10. Tage ihr Geburtsgewicht zurückerlangt. Die langsame Entwicklung ist selten konstitutionell bedingt und eher auf Hungern oder Erkrankung des Kindes zurückzuführen.

Das *Stillen* des Neugeborenen kann mit *Schwierigkeiten* verbunden sein. Da sich diese bereits in den ersten Tagen bemerkbar machen, noch mehr aber, weil man von vornherein dagegen anzukämpfen hat, muß der Geburtshelfer bis zu einem gewissen Grad mit diesen Fragen vertraut sein. Die größten Schwierigkeiten verursachen Hohlwarzen. Zu ihrer Korrektion bedient man sich einer Milchpumpe, und zwar schon während der Schwangerschaft (s. S. 170; Abb. 215). Aber nicht nur Hohlwarzen, sondern auch flache oder schlecht entwickelte Warzen versucht man noch vor dem Stillen durch eine Milchpumpe hervorzuziehen, damit sie das Neugeborene besser fassen kann. Außer bei der Korrektion von Hohlwarzen und flachen Warzen kann man die Milchpumpe (eventuell eine elektrische Pumpe) noch verwenden, wenn die Warzen zwar gut sind, das Stillen aber durch eine straffe Brust erschwert ist. Diese Schwergiebigkeit der Brust pflegt besonders zu Beginn des Stillens vorzukommen. Wenn man die Entleerung der Milch mit einer Milchpumpe gleichsam in Gang gebracht und dadurch dem Neugeborenen seine Aufgabe erleichtert hat, kann es auch von selbst trinken. In einer Klinik besteht noch die Möglichkeit, in einem solchen Falle die Brust durch ein kräftiges, gut trinkendes Kind ansaugen zu lassen. Das kommt aber natürlich nur dann in Frage, wenn sowohl die Mutter mit der prallen Brust als auch das anzulegende Neugeborene gesund sind (Wa.R. negativ!). Zur Steigerung der Milchabsonderung kann man Quarzlicht verwenden. Auch die Verabreichung von geeigneten, meist aus Placentaextrakten hergestellten Hormonpräparaten ist nicht abzulehnen.

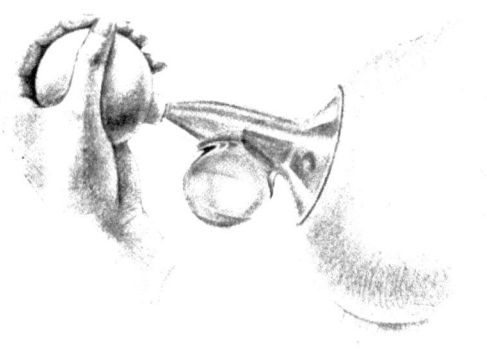

Abb. 215. Verwendung einer Milchpumpe.

Auf Grund von Tierexperimenten wäre auch vom Prolactin ein Erfolg zu erwarten, jedoch nur während der ersten Zeit nach der Geburt. Am wichtigsten ist jedoch reichliche Flüssigkeitsaufnahme, entsprechende Ernährung und der mechanische Reiz der Brüste durch das Saugen des Kindes, eventuell auch durch eine Milchpumpe, ferner — nach Beendigung des Stillens — das restlose Entfernen der nicht abgetrunkenen Milch mittels Brustsauger oder Pumpe. Eine übermäßig reichliche Ernährung der Mutter ist nicht richtig und man erreicht damit gerade das Gegenteil dessen, was man will. Was im Falle von Schrunden der Brustwarze zu tun ist, ist auf S. 603 nachzulesen.

In der überwiegenden Zahl der Fälle sind die Frauen in der Lage, ihr Kind zu stillen, und anfängliche Schwierigkeiten sollen uns nicht dazu bewegen, auf die für das Kind so wichtige Muttermilch zu verzichten. Wenn man dabei auch häufig mit großen Schwierigkeiten zu kämpfen hat, so werden die Bemühungen in der Regel doch von Erfolg gekrönt sein. Falls die Mutter aber in keiner Weise geeignet ist, ihr Kind zu stillen, ist die Verwendung einer Amme selbstverständlich vorteilhafter als künstliche Ernährung. Abgesehen von einer ungenügenden Milchabsonderung können dazu auch mancherlei Erkrankungen der Mutter zwingen, z. B. offene Tuberkulose oder ein stark reduzierter und schlechter Allgemeinzustand. Dies ist aber ein sehr relativer Begriff, und man muß die Fälle sehr ernst und gewissenhaft beurteilen. Als Stillhindernis kommen auch noch sehr starke Blutarmut, schwere dekompensierte Herzfehler und eventuell noch Epilepsie in Frage. Falls die Mutter gerade während des Stillens einen Anfall erleidet, trägt das Neugeborene unter Umständen schwere Verletzungen davon. Bei akuten ansteckenden Krankheiten kann die Mutter ihr

Kind stillen, es sei denn, der Allgemeinzustand läßt es nicht zu. Auch eine luische Frau darf ihr eigenes Kind meist anlegen. (Näheres s. S. 271.)

In jenen Fällen, in denen die Mutter nicht stillen kann, besonders aber dann, wenn die Frucht bei oder kurz nach der Geburt stirbt, muß man die Milchabsonderung möglichst rasch beenden, weil sonst die Spannung in den Brüsten große Schmerzen verursacht. Das seit altersher bekannte Verfahren des größtmöglichen Flüssigkeitsentzuges und der Verabfolgung von salinischen Abführmitteln bewährt sich dabei sehr gut. Nach neueren Erfahrungen ist die Verabreichung großer Mengen von Follikelhormon knapp nach der Geburt zum Abstillen ebenfalls zweckmäßig.

Das Auswählen der Amme stellt für den Arzt eine sehr verantwortungsvolle Aufgabe dar. Als Ammen sind zum zweiten oder dritten Male entbundene Frauen gut geeignet, deren eigenes Kind 2—3 Monate alt und über die anfänglichen Ernährungsschwierigkeiten schon hinaus ist. Bei ihrer Auswahl hat man nicht nur auf den Milchreichtum der Brust zu achten, sondern den ganzen Organismus besonders auf Lues, Gonorrhoe und Tuberkulose genau zu untersuchen. Die beste Eignung als Ammen besitzen die Frauen, die gleichzeitig 2 Kinder, also auch ihr eigenes, ernähren können.

Die Einführung und Organisation der *künstlichen Ernährung* ist bereits eine so spezielle Frage, daß sie in den Wirkungsbereich des Kinderarztes gehört. Seit der Errichtung von Mütterberatungsstellen ist auch den ärmsten Frauen die Möglichkeit gegeben, für die künstliche Ernährung des Kindes den Rat des Facharztes einzuholen. Für den Übergang muß aber auch der Geburtshelfer einen Rat geben können, mindestens während der ersten Tage.

Zur künstlichen Ernährung wird meist Kuhmilch verwendet. Da sie aber mehr Eiweiß und weniger Zucker enthält als die Muttermilch, muß sie verdünnt und gezuckert werden. Die Frauenmilch enthält 1,3% Eiweiß und 7% Milchzucker, die Kuhmilch 3,5% Eiweiß und 4% Zucker. Im allgemeinen gilt die Regel, daß man auf das Doppelte verdünnte Kuhmilch gibt, der man 5% Zucker oder andere Kohlenhydrate, wie Reisschleim und Nährzucker, hinzufügt. Zum Verdünnen kann man schwarzen Tee nehmen. Die künstliche Nahrung wird sterilisiert. Hierzu genügt ein kurzdauerndes Aufkochen (3 min) zur Vernichtung der vegetativen Formen der meisten Bakterien. Längeres oder wiederholtes Kochen, das auch die Sporen töten würde, ist nicht ratsam, weil es die Milch zu stark denaturiert. Nach dem Kochen ist schnelles Abkühlen wichtig, um die am Leben gebliebenen Sporen in ihrer Entwicklung zu hindern. Selbstverständlich dürfen dann keine neuen Infektionserreger durch anderes Geschirr oder durch die Hand an die Nahrung gebracht werden. Zu diesem Zwecke ist der SOXHLET-Apparat gut geeignet, in dem man die einzelnen Milchportionen in Flaschen mit abgerundetem Boden füllt, zusammen aufkocht und dann abkühlt.

Frühgeborene und *schwächer entwickelte Kinder* bedürfen einer erhöhten Pflege und Betreuung. Zur Vermeidung von Infektionen sind sie möglichst zu isolieren. Vor allem muß man oft auftretende Temperaturschwankungen berücksichtigen und die Kinder gut warm halten. In früherer Zeit erfreuten sich die sog. Couveusen großer Beliebtheit. Ihr Nachteil ist jedoch, daß sich auch der Kopf des Kindes in dem gleichsam als Brutstätte von Infektionskeimen zu betrachtenden Wärmeapparat befindet. Darum sind die nur den kindlichen Rumpf umhüllenden Wärmeapparate günstiger (Abb. 216). Man kann das Frühgeborene auch in Watte einpacken oder auf Wärmeapparate legen, deren trogförmiger, doppelwandiger Blechbehälter mit warmem Wasser gefüllt wird. Dabei ist aber besondere Vorsicht geboten, denn wenn das Wasser abkühlt, erfüllt es seinen Zweck nicht mehr; ist es aber zu heiß, kann das Kind Verbrennungen erleiden, wie das leider hin und wieder vorkam.

Die Pflege des Neugeborenen.

In erhöhtem Maße muß man auch deshalb auf Frühgeborene achten, weil sie infolge von Zirkulations- und Atmungsstörungen oft asphyktisch werden. In solchen Fällen kann eine entsprechende medikamentöse Behandlung (Lobelin) lebensrettend wirken. Empfehlenswert ist die Verabreichung von K-Vitamin gleich nach der Geburt, da eine erhöhte Bereitschaft zu Gehirnblutungen besteht. Die Ernährung ist so zu gestalten, daß häufige, aber kleine Mahlzeiten gegeben werden. Kann ein Frühgeborenes nicht trinken, oder wird es infolge seiner Schwäche durch das Saugen zu stark in Anspruch genommen, dann füttert man es mit dem Löffel. Wenn es auch nicht schlucken kann, nährt man es mit einer durch die Nase eingeführten Sonde.

Eine besonders sorgfältige Pflege ist den Neugeborenen bei *Infektionen* und *Anpassungsstörungen* angedeihen zu lassen.

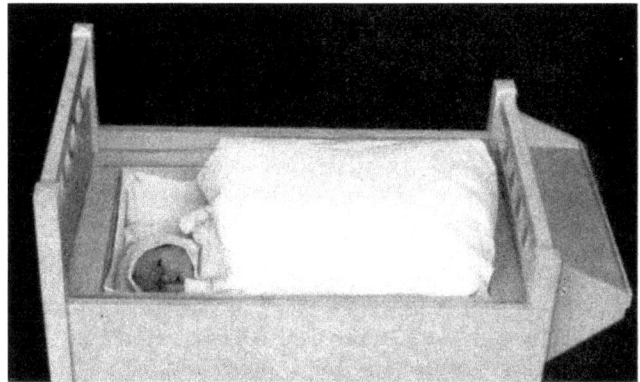

Abb. 216. Elektrisches Wärmebett für ein Neugeborenes.

Infektionen des Neugeborenen. Diese können sich auf verschiedene Organe erstrecken. Unter Infektionen der *Haut* wäre zunächst die *Intertrigo* zu erwähnen. Meist handelt es sich um lokalisierte entzündliche Rötungen. Mitunter beobachtet man aber auch gröbere Veränderungen (Erosionen, flache Knötchen). Die Ursache der Erkrankung (von manchen treffend als ,,Windelkrankheit" bezeichnet) ist gewöhnlich mangelnde Sauberkeit und Pflege. Die Behandlung besteht dementsprechend aus der Reinigung der befallenen Gebiete mit Öl und der Anwendung von Schutz- und Desinfektionssalben. Kleine, an der Haut auftretende Eiterpusteln eröffnet man und bepinselt sie mit einer schwachen Jodtinktur. Auf diese Weise kann man einem Pemphigus neonatorum oft vorbeugen. Der *Pemphigus neonatorum* beruht gewöhnlich auf einer Staphylokokkeninfektion und führt, besonders in Entbindungsanstalten, leicht zu einer epidemischen Ausbreitung. Die Therapie besteht im Eröffnen der Blasen und einem Betupfen mit 2%igem Mercurochrom oder 5%iger Argent. nitr.-Lösung. Anschließend pudert man die befallenen Stellen mit Sulfonamid- bzw. Penicillinpuder ein. In Entbindungsanstalten hat man zur Vermeidung einer Epidemie die Kinder sofort zu isolieren.

Die *Ophthalmoblenorrhoe* äußert sich in entzündlichen Veränderungen der Conjunctiva, die oft mit starker Eiterabsonderung verbunden sind. Das Wichtigste ist die bakteriologische Untersuchung des Eiters, mit anderen Worten die Klärung der Frage, ob nicht eine gonorrhoische Infektion vorliegt. In diesem Fall übergibt man das Kind einem Augenarzt zur Weiterbehandlung. Bei einer nichtgonorrhoischen Augenblenorrhoe ist dies nicht nötig. Man entfernt das Sekret und spült die Augen mit Borwasser. Anschließend träufelt man eine Silberlösung (z. B. Protargol) oder Penicillinlösung ein.

Burger, Lehrbuch der Geburtshilfe.

Bei einer *Rhinitis* ist die Nasenatmung erschwert und deswegen das Trinken des Kindes an der Brust gewöhnlich mit Schwierigkeiten verbunden. Man denke dabei immer an die Möglichkeit einer Rhinitis syphilitica und nehme die entsprechenden Blutuntersuchungen vor. Im Fall einer Lues ist eine spezifische Therapie durchzuführen.

Unter den Infektionen im Bereich der Mundhöhle sieht man relativ oft eine *Soorinfektion*. Diese ist durch charakteristische plaqueartige Beläge an der Mundschleimhaut gekennzeichnet und kommt häufig bei Kindern in schlechtem Ernährungszustand vor. In erster Linie ist die Grundkrankheit zu behandeln. Zur lokalen Therapie eignen sich gut aus Gaze verfertigte, in Boraxglycerin getauchte Sauger.

Größere Bedeutung besitzen *Nabelinfektionen*, die verschiedene Ausmaße annehmen können. Die Ursache der *Gangrän* des Nabelstrangrestes ist meist eine verzögerte Eintrocknung. Am besten trägt man bei dieser Erkrankung den Nabelschnurrest noch im gesunden Gewebe mit einem Thermokauter ab. Zur Prophylaxe einer Gangrän sind metallene Nabelklemmen gut geeignet; denn bei ihrer Verwendung kann man die Nabelschnur dicht an der Klemme abschneiden. Es bleibt also nicht viel Gewebe übrig, das nekrotisch werden könnte. Eine verzögerte Epithelisierung nach Abfall des Nabelschnurrestes führt leicht zu einer *Nabelblennorrhoe* und zu einem Sickern aus dem Nabelgrund. Therapeutisch sind Lapisätzungen zu empfehlen. Ein am Nabelgrund entstehendes Granulationsgewebe, also ein *Nabelgranulom*, wird ebenfalls mit Lapisätzungen behandelt. Hinzutretende Infektionserreger können zu einer Geschwürbildung, zu einem *Nabelulcus*, führen. In diesem Fall ist sehr große Vorsicht geboten; denn die Infektion schreitet leicht auf dem Lymph- oder Blutweg weiter und kann dann z. B. eine Phlegmone der Bauchhaut (auf Nabeldiphtherie achten!), eine Peritonitis oder allgemeine Sepsis verursachen. Nabelgefäßinfektionen treten mitunter auch ohne besondere äußere Erscheinungen auf. Die Therapie des Nabelulcus besteht in der Verwendung desinfizierender Puder. Am vorteilhaftesten ist ein Sulfonamid- oder Penicillinpuder.

Anpassungsstörungen des Neugeborenen. Der Übergang vom intrauterinen zum extrauterinen, also zu einem individuellen Leben ist begreiflicherweise oft mit Störungen verbunden. Schuld daran ist eine mangelhafte Anpassungsfähigkeit an das neue Milieu. Relativ häufig beobachtet man Ernährungsstörungen. Bei Brustkindern sind sie glücklicherweise selten. *Schlechtes Gedeihen* eines Brustkindes ist gewöhnlich die Folge einer Hypogalaktie oder einer Schwergiebigkeit der Brust. Manchmal liegt aber auch eine Saugschwäche, Brustscheu oder Trinkfaulheit vor. Die wesentlichsten Symptome sind mangelhafte Gewichtszunahme, verminderter Hautturgor, Pseudoobstipation oder eventuell auch häufige Entleerungen eines schleimigen, zerfahrenen, grünlichen Stuhles. Um den Nahrungsbedarf des Kindes zu decken, füttert man nach dem Anlegen, je nach Bedarf, zu. Störungen infolge Überernährung äußern sich in breiigen, gelbgrünen, mit weißen Bröckeln und Schleim durchsetzten Durchfällen. Diese sog. *Pseudodyspepsie* ist oft die Folge einer konstitutionellen Übererregbarkeit des kindlichen Darmes. Solche Kinder sind auch manchmal appetitlos, unruhig und erbrechen. Die Gewichtskurve steigt nicht weiter an. Mitunter tritt auch Fieber auf. Bei der Pseudodyspepsie mit breiigen Entleerungen empfiehlt es sich, Teepausen einzulegen und eventuell Buttermilch oder dementsprechende Präparate zu verabreichen. Die auf einer Infektion beruhende Dyspepsie kommt bei Brustkindern kaum vor.

Eine wichtige Erkrankung des Verdauungskanals ist der *Pylorospasmus*, der manchmal schon sehr früh in Erscheinung tritt. Charakteristisch sind krampfartiges, explosives Erbrechen, braune, schleimige Stühle, eine Vorwölbung des Oberbauches und ein Absinken der Gewichtskurve. Guten Erfolg bringen oft kleinere, aber häufigere Mahlzeiten, eventuell verbunden mit rectaler Flüssigkeitszufuhr. Von Medikamenten gibt man eine 1$^0/_{00}$ige Atropinlösung (4—8mal einen Tropfen vor den Mahlzeiten). Ein hypochlorämisches Erbrechen spricht gut auf Salzinfusionen an. Falls es sich nicht um eine hypertrophische Pylorusstenose handelt und eine richtige Behandlung vorgenommen wird, kommt es bei einem Pylorospasmus meist nach 1—2 Wochen zum Abklingen der Beschwerden.

Die *Melaena neonatorum* besteht im Abgang großer Mengen Blut aus dem Magen-Darmkanal. Nicht immer entleert sich aber das Blut durch den Darm. Mitunter wird auch Blut erbrochen. Therapeutisch verwendet man Vitamin-K-Injektionen. Die Sterblichkeit ist besonders in schweren Fällen sehr hoch. Sollte sich bei einer Melaena (wie auch bei einer Dyspepsie) auf die entsprechende Behandlung hin (Diät usw.) nicht bald eine Besserung einstellen, so übergibt man den Fall am besten einem Kinderarzt.

Die Anämie des Neugeborenen. Über die Frage des Rhesusfaktors wird auf S. 382 gesprochen. Wie erwähnt, gehören zu den sog. *Erythroblastosen* der *Icterus gravis*, die *Neugeborenenanämie* und der *Hydrops fetus et placentae*. Der Icterus gravis kann schon bald nach der Geburt auftreten. Außer durch seine besondere Intensität ist er durch die Anamnese und Feststellung einer Erythroblastose zu erkennen. Zur Therapie des Icterus gravis und der Anaemia gravis dienen Bluttransfusionen mit Rh-negativem Blut (aber nicht von der Mutter!). Bei der Neugeborenenanämie verwendet man außerdem noch Leber- und Eisenpräparate. Eine Behandlung des Hydrops fetus et placentae erübrigt sich gewöhnlich, da die Kinder meist rasch nach der Geburt sterben. Die Frage der Desensibilisierung während der Schwangerschaft kann noch nicht als geklärt betrachtet werden. Manche Autoren empfehlen, nach sorgfältigen Titerbestimmungen vor dem Ende der Gravidität einen Kaiserschnitt auszuführen. Andere wieder schlagen Austauschtransfusionen zur Therapie der Erythroblastosen vor.

Von den verschiedenen Arten von *Mißbildungen* wird in einem anderen Kapitel gesprochen. Mit gröberen Veränderungen einhergehende Mißbildungen führen entweder schon vor oder bald nach der Geburt zum Tod der Frucht. Leichtere Fälle können behandelt werden. Dies ist jedoch Aufgabe der entsprechenden Fachdisziplinen. So wird man z. B. eine Hernie, eine Atresia ani usw. dem Chirurgen, einen Klumpfuß etc. dem Orthopäden überlassen. Auf Einzelheiten soll deshalb hier gar nicht eingegangen werden.

VIII. Die regelwidrige Schwangerschaft.

Während der Schwangerschaft können Krankheiten, die bis dahin verborgen waren, zum Ausbruch kommen. Darum sagt man mit Recht, die Schwangerschaft bewege sich auf der Grenze zwischen Gesundheit und Krankheit. Wird das Gleichgewicht auch nur in geringem Maße gegen die Seite des Krankhaften verschoben, dann tritt das Übel zutage.

Die Regelwidrigkeiten der Schwangerschaft sind in Krankheiten und Anomalien des *mütterlichen* und *kindlichen* Organismus begründet.

Die *von seiten der Mutter* bestehenden Ursachen behandeln wir in 4 Gruppen: In den ersten drei (Infektionskrankheiten, anderweitige Krankheiten, Erkrankungen und Veränderungen des weiblichen Genitale) handelt es sich um ein mehr oder weniger zufälliges Zusammentreffen mit der Schwangerschaft;

demgegenüber sind die Erkrankungen der vierten Gruppe (Schwangerschaftstoxikosen) durch die Gravidität selbst bedingt.

Die *von seiten der Frucht* bestehenden Ursachen werden gleichfalls in mehreren Gruppen besprochen. So beschäftigen wir uns mit den Erkrankungen des Amnion, des Chorion, der Placenta, der Nabelschnur und der Frucht selbst jeweils in einem besonderen Abschnitt.

Schließlich werden zwei wichtige Regelwidrigkeiten der Schwangerschaft, nämlich der *Abort* und die *Extrauteringravidität*, gesondert behandelt.

Die Veränderungen und Krankheiten des mütterlichen Organismus.

Die Infektionskrankheiten.

Beim Auftreten akuter ansteckender Krankheiten während der Gravidität sind Aborte und Frühgeburten häufiger als unter normalen Bedingungen. Dies wurde früher mit dem die Infektionskrankheiten begleitenden hohen Fieber erklärt. Es konnte nämlich beobachtet werden, daß die Temperatur der intrauterinen Frucht ungefähr um einen Grad höher liegt als die der Mutter, und zwar wurde dies bei Beckenendlagegeburten festgestellt, indem man die Temperatur der Frucht durch ein in den Mastdarm eingeführtes Thermometer ermittelte. Man gibt auch heute noch zu, daß hohes Fieber Aborte und Frühgeburten verursachen kann, doch hält man die durch pathogene Keime erzeugten Toxine, die entweder auf die Frucht selbst einwirken oder charakteristische Nekrosen sowie Blutungen in Decidua und Placenta verursachen, für wichtiger. Aber nicht nur die durch Infektionserreger erzeugten Gifte können in die Frucht gelangen, sondern auch die Keime selbst, und zwar auf dem Wege über die Placenta.

Die *Masern* verlaufen während der Schwangerschaft ähnlich wie außerhalb derselben. Auf einige Besonderheiten soll trotzdem hingewiesen werden. So kommen während der Gravidität Lungenkomplikationen häufiger vor, und im Wochenbett ist die Mortalität infolge einer erhöhten Neigung zu Wundinfektionen größer. Aus diesem Grunde und auch weil die Frucht die Masern besser innerhalb der Gebärmutter übersteht als nach der Geburt, soll man, falls eine von Masern befallene Frau Wehen spürt, die Geburt (oder den Abort) nicht beschleunigen, sondern im Gegenteil zum Stehen zu bringen versuchen. Eine intrauterin mit Masern infizierte Frucht kann auch mit einem Exanthem geboren werden. Aber selbst wenn man an ihr post partum keine Spur der Krankheit wahrnimmt, ist sie trotzdem immun. Eben deshalb kann die an Masern erkrankte Mutter ihr Kind ruhig stillen, gleichgültig, ob das Kind mit oder ohne Masernsymptome zur Welt kam.

Der *Scharlach* ist von allen Infektionskrankheiten, die während der Gravidität auftreten, die seltenste. Die Schwangere besitzt demnach eine gewisse Immunität gegen diese Erkrankung. Tritt doch einmal Scarlatina in der Schwangerschaft auf, so zeigen sich einige Abweichungen vom sonst beobachteten Krankheitsbild: Die Erscheinungen im Rachen sind nicht so ausgeprägt, das Exanthem ist weniger deutlich und beginnt gewöhnlich an den Oberschenkeln und nicht, wie sonst, an Hals und Brust. Im Wochenbett verläuft der Scharlach meist schwer. An der Schamspalte und in der Scheide kann man dabei Geschwüre und Beläge finden, die bisweilen mit Puerperalgeschwüren verwechselt werden. Darüber, ob das Kind schon in utero eine Scarlatina durchmachen kann oder nicht, sind die Meinungen noch geteilt. Von manchen wird diese Möglichkeit bestritten, von anderen bejaht. So berichtete BALLANTYNE über ein mit Scharlach zur Welt gekommenes Kind. Neugeborene sind dagegen für Scharlach nicht empfänglich.

Die *Pocken* gehören heutzutage zu den seltenen Erkrankungen. Während der Schwangerschaft treten sie unter einem ausgesprochen schweren Krankheitsbild auf, meist als Variola confluens oder Variola haemorrhagica und haben eine sehr hohe Mortalität. So starben während der Epidemie in Hamburg und Dresden in der Mitte des vorigen Jahrhunderts 35—50% der erkrankten Schwangeren, während die Sterblichkeit bei Nichtschwangeren nur 10% betrug. Auch die Frucht kann schon innerhalb der Gebärmutter von der Krankheit befallen werden. Der berühmte französische Geburtshelfer MAURICEAU kam pockennarbig zur Welt. Bei Zwillingsschwangerschaften wurde schon beobachtet, daß das eine Kind ohne, das andere mit Pockennarben geboren wurde. Wenn die Schwangere gegen Pocken geimpft wird, überträgt sich die Immunität auch auf das Kind.

Diphtherie im Wochenbett kann zu Geschwürbildung in der Scheide von solchen Ausmaßen führen, daß es später zu einem Verschluß der Vagina (Atresie) kommt. Beim Neugeborenen pflegt die Diphtherie einen leichten Verlauf zu nehmen. Erkrankt die Mutter während der Schwangerschaft an Diphtherie, so erhält das Kind dadurch eine Immunität. Eine diphtheriekranke Frau darf also bedenkenlos das Neugeborene stillen.

Eine *Tetanusinfektion* ist während der Gravidität selten. Im Wochenbett kommt sie gelegentlich schon eher vor. Wohnungen mit Lehmböden stellen dabei als Infektionsquelle eine besondere Gefahr dar. Häufiger findet man den Tetanus in Verbindung mit kriminellen Aborten. Der Krankheitsverlauf ist ebenso schwer wie außerhalb der Schwangerschaft. Die Tetanusbacillen dringen nicht in die Frucht ein, schädigen diese aber durch ihre Toxine.

Der *Typhus abdominalis* tritt während der Schwangerschaft nur selten auf. Seine Erkennung ist besonders im Wochenbett nicht immer leicht, weil er hier bisweilen einen atypischen Verlauf nimmt. Mitunter wird er mit Kindbettfieber verwechselt. Oft wird die Diagnose deshalb nicht gestellt, weil man an die Möglichkeit eines Typhus abdominalis nicht denkt. Schwangerschaft und Geburt verlaufen dabei im allgemeinen ohne besondere Störung, lediglich in der Nachgeburtsperiode kommen oft schwere Blutungen vor. Darauf muß man also immer gefaßt sein. Bei der Diagnosestellung gibt die WIDALsche Reaktion zuverlässigen Aufschluß. Beim Neugeborenen ist sie ebenfalls meistens positiv, ein Zeichen für einen Übertritt der Agglutinine durch die Placenta auf den Feten. LYNCH konnte auch in der Frucht typhuskranker Mütter Typhusbacillen nachweisen. Während des intrauterinen Lebens tritt der Typhus nicht als Darmerkrankung, sondern als Sepsis auf. Es wäre noch zu bemerken, daß es Dauerausscheiderinnen von Typhusbacillen gibt, bei denen die Bacillen nur aus der Scheide ausgeschieden werden (NÜRNBERGER). Ferner kommen bekanntlich bei Bacillenträgern die Bacillen z. B. in der Gallenblase vor. Wir selbst fanden einmal in einem Fall Typhusbacillen in einem vereiterten Ovarialtumor.

Cholera ist heuzutage bei uns kaum noch zu beobachten. In der Decidua und Placenta verursacht sie schwere Blutungen, die in 50% der Fälle zur Unterbrechung der Gravidität führen. Im Verlaufe der Choleraepidemie in Hamburg im Jahre 1892 starben 57% der an Cholera erkrankten Schwangeren.

Die *Grippe* verläuft während der Schwangerschaft im allgemeinen schwer. Das konnte man besonders zur Zeit der Epidemie im Jahre 1919 beobachten, als unzählige Frauen in der Schwangerschaft und bei der Entbindung dieser Krankheit erlagen. Auch eine Encephalitis tritt dabei verhältnismäßig häufig auf. Das Leben der Frauen ist durch die Grippe um so mehr gefährdet, je fortgeschrittener die Schwangerschaft ist. Eine schwere Komplikation ist die Grippepneumonie. Gegen Ende der Gravidität zwingt der Hochstand des Zwerchfells das Herz an sich schon zu einer gesteigerten Leistung; kommt nun dazu noch eine Lungenentzündung, so bedeutet dies selbstverständlich für den Organismus eine größere Belastung als zu Beginn der Gravidität; denn zu diesem Zeitpunkt ist die Gebärmutter noch relativ klein und befindet sich innerhalb des kleinen Beckens. Bei grippekranken Frauen sieht man recht häufig einen überstürzten Geburtsverlauf. Die Mortalität der Schwangeren liegt — wie schon erwähnt — während einer Grippeepidemie außerordentlich hoch. Im Wochenbett ist dagegen, im Gegensatz zu Masern und Scharlach, der Krankheitsverlauf im allgemeinen milder. Wenn also im Falle einer schweren Influenzaerkrankung ein Abort oder eine Frühgeburt droht, wird man sich nicht bemühen, diese mit allen Mitteln aufzuhalten, sondern vielmehr versuchen, sie zu beschleunigen. Da es zur Erkennung der Grippe keine so charakteristischen Reaktionen gibt, wie z. B. bei Typhus abdominalis, kommt es leicht zu Verwechslungen mit Kindbettfieber. Außer der ärztlichen Erfahrung kann uns das Blutbild bei der Diagnosestellung zu Hilfe kommen. Beim Kindbettfieber steigt beispielsweise die Zahl der Leukocyten an, bei der Grippe dagegen nicht. Ein zuverlässiges Unterscheidungsmerkmal ist dies aber nicht; denn auch beim Kindbettfieber kann gelegentlich die Leukocytenzahl niedrig sein. Nach manchen Angaben soll die Grippe des Neugeborenen meist einen milden Verlauf nehmen. Wir selbst konnten jedoch nur feststellen, daß Neugeborene gegenüber der Grippe keine besondere Widerstandsfähigkeit besitzen.

Die *Malaria* stört in leichteren Fällen den Verlauf der Schwangerschaft nicht, in schweren führt sie häufig zu einer Unterbrechung. Frauen mit schwerer chronischer Malaria sind im allgemeinen nicht mehr konzeptionsfähig. Die Malaria kann auch auf die Frucht übergehen. So gelang es, Tertiana- und Quartanaplasmodien zu Ende der Gravidität im Feten nachzuweisen. Die Therapie besteht in der Verordnung von Chinin, Plasmochin und Atebrin. Die regelmäßige Verabreichung von Chinin pflegt nicht zu einer Schwangerschaftsunterbrechung zu führen.

Die *lobäre Pneumonie* ist um so gefährlicher, je weiter die Gravidität fortgeschritten ist, und zeigte früher eine Mortalität von 20—40%. Da die schon durch den Zwerchfellhochstand eingeschränkte Atmungsfläche durch die Pneumonie noch weiter verkleinert wird, kommt es häufig zu Cyanose und Atemnot. Hat die Geburt bereits eingesetzt, so soll man sie durch die Anwendung von Wehenmitteln abkürzen. Steht der Kopf schon tief im Becken oder gar im Beckenausgang, wird man, falls dies ohne besondere Gefahr für die Mutter geschehen kann, die Geburt mit einer Zange beenden. Auch die unblutige Dehnung und in ganz besonders schweren Fällen sogar die blutige Erweiterung des Muttermundes (Hysterotomia anterior) kann in Frage kommen. Die letztgenannte Methode soll aber nur in der Klinik angewandt werden. Für die Frucht bedeutet die lobäre Pneumonie ebenfalls eine Gefahr; sie kann post partum an einer Pneumokokkensepsis zugrunde gehen. Die Bronchopneumonie nimmt im allgemeinen einen günstigeren Verlauf als die lobäre Pneumonie.

Die *Tonsillitis* trifft man in der Gravidität häufig an. Eine besondere Bedeutung kommt ihr dabei aber nicht zu. Während der Geburt und im Wochenbett führt sie dagegen bisweilen zu schweren lokalen Veränderungen und zu einer Keimverschleppung in die Blutbahn. So findet man gelegentlich bei Autopsien von schweren Tonsillitisfällen neben Peritonitiden bis in das Mediastinum reichende eitrige Phlegmonen. Die Infektion gelangt auf dem Blutwege unter Umständen auch in die Gebärmutter.

Der *akute Gelenkrheumatismus* zeigt im Verlaufe der Schwangerschaft dieselben Komplikationen (Herzinsuffizienz, rezidivierende Endokarditis) wie außerhalb. Übertriebene Wärmeanwendung kann dabei zur Unterbrechung der Schwangerschaft führen.

Weist die *Haut* der Schwangeren irgendeinen eitrigen Prozeß auf (Furunkel, Pyodermie), so ist sorgfältig darauf zu achten, daß die Erreger nicht auf das Genitale übertragen werden. Besonders gefährlich in dieser Hinsicht ist die *Wundrose*. Hierbei besteht die Möglichkeit einer intrauterinen Infektion und eines Absterbens der Frucht. Bis jetzt ist es noch nicht erwiesen, ob es eine angeborene Wundrose gibt. Beim Neugeborenen kommen dagegen sicher schwere, am häufigsten von der Nabelwunde ausgehende Fälle von Erysipel vor.

Die Tuberkulose. Von allen Erkrankungen, die als zufällige Komplikationen der Schwangerschaft auftreten, ist die Tuberkulose die bedeutungsvollste. Um die ganze Tragweite dieses Problems ermessen zu können, müssen wir uns über zweierlei im klaren sein: einmal über die Wirkung der Tuberkulose auf die Schwangerschaft, zum anderen über die Wirkung der Schwangerschaft auf die Tuberkulose. Im ganzen hält man dieses Problem nicht mehr für ganz so schwierig wie früher, weil heutzutage mehr Möglichkeiten der Behandlung zur Verfügung stehen (z. B. operative Behandlung). Außerdem besitzt man jetzt, nachdem eine große Anzahl von tuberkulösen Frauen durch Jahre von ausgezeichneten Fachärzten in den Lungenfürsorgestellen auch während der Schwangerschaft beobachtet und behandelt worden sind, eine reiche und gründliche Erfahrung auf diesem Gebiete.

Bezüglich der ersten Frage, welche *Auswirkung die Lungentuberkulose auf die Schwangerschaft* hat, interessiert vor allem, ob die in der Gebärmutter sich entwickelnde Frucht tuberkulös infiziert werden kann oder nicht. Die Tuberkulose selbst vererbt sich nicht, lediglich eine gewisse Disposition hierfür. Diese Anlage und die angeborene Schwäche der Kinder tuberkulöser Mütter fand man früher so hochgradig, daß am Ende des 1. Lebensjahres nur noch 30% und am Ende des 15. Lebensjahres nur noch 15% lebten. Wie neuerdings jedoch BRAEUNING nachwies, liegt die Sterblichkeit der Kinder tuberkulöser Mütter bis zum Ende des 1. Lebensjahres nur um 5% höher als bei den Kindern gesunder Mütter.

Während der Schwangerschaft tuberkulöser Frauen kann es, besonders im Falle fortgeschrittener aktiver Prozesse, zu tuberkulösen Veränderungen der Decidua und Placenta kommen. Von hier aus ist dann über die Blutbahn ein Eindringen in die Frucht, also eine intrauterine Infektion, möglich. Die Gefahr einer intrauterinen Infektion für die Frucht besteht auch bei einem Einbruch tuberkulöser Herde durch die amniale Fläche der Placenta in die Eihöhle. In der Folge schluckt dann der Fetus mit dem Fruchtwasser auch Tuberkelbacillen. Ferner ist nach der Ansicht COUVELAIRES eine Infektion des Feten innerhalb der Gebärmutter durch CALMETTSche Ultraviren möglich. Diese Auffassung hat besonders in Frankreich viele Anhänger. Eine tuberkulöse Infektion der intrauterinen Frucht kommt also, nach dem heutigen Stand unserer Kenntnisse, sicher vor. Glücklicherweise ist dieses Ereignis aber recht selten. Wir selbst sahen nur einen Fall, bei dem ein Kind mit Miliartuberkulose zur Welt kam.

Die zweite Frage betrifft den *Einfluß der Schwangerschaft auf die Tuberkulose.* Eine Zeitlang war man der Ansicht, die Gravidität wirke sich günstig auf diese Erkrankung aus; denn man sah, wie viele tuberkulöse Frauen während der Schwangerschaft an Gewicht zunahmen und aufblühten. Deshalb empfahl man auch tuberkulösen Frauen zu heiraten. Von dieser Ansicht kam man aber wieder ab, als man beobachtete, daß sich der Zustand tuberkulöser Frauen zwar während der Schwangerschaft besserte, nach der Geburt aber meist eine Verschlechterung eintrat, die — wie die neuesten Beobachtungen ergaben — bisweilen erst *nach Monaten* festzustellen war. Das ist der Grund für die spätere Auffassung, nach der tuberkulöse Mädchen nicht heiraten, tuberkulöse Frauen nicht schwanger werden oder jedenfalls nach einer Geburt nicht stillen sollten. Wie neuerdings genauere Beobachtungen, besonders in den Lungenheilstätten ergaben, ist aber einerseits der Einfluß der Schwangerschaft auf die Tuberkulose nicht so schlimm, wie man eine Zeitlang glaubte, andererseits kann man sich auch von einer Schwangerschaftsunterbrechung in besonders schweren Fällen keine erhebliche Besserung des Krankheitszustandes versprechen.

Die wiederholte Änderung der Anschauungen beweist, daß die Frage nach der Wirkung der Schwangerschaft auf die Tuberkulose nicht leicht zu beantworten ist, schon deshalb nicht, weil erhebliche individuelle Unterschiede bestehen.

Die *Therapie* der Tuberkulose hat, wie die jüngsten Erfahrungen zeigen, seit Anwendung entsprechender Verfahren (künstlicher Pneumothorax usw.) große Fortschritte gemacht und kann *während der Gravidität nach denselben Grundsätzen durchgeführt werden wie sonst*. Immer häufiger sieht man so behandelte Frauen Gravidität und Geburt gut vertragen. Damit soll aber nicht gesagt sein, daß die Schwangerschaft für sie keine Gefahr darstelle, denn es kann gelegentlich eine erhebliche Verschlechterung eintreten. Nach den neuesten Beobachtungen sind es nicht die schweren Fälle, auf die die Schwangerschaft besonders ungünstig einwirkt; man findet eher bei Patientinnen mit einem Frühinfiltrat (BRAEUNING), mit einer kleinfleckigen hämatogenen oder einer hämatogen-bronchogenen Aussaat (SZÜLE) eine ausgesprochene Verschlechterung. Man soll auch immer die **Form der Tuberkulose** beachten, ob es sich nämlich **um einen exsudativen oder einen cirrhotischen Prozeß** handelt.

Die Lebensaussichten der Kinder von lungenkranken Müttern sind — wenn man von den wenigen schon krank zur Welt gekommenen absieht — wesentlich günstiger als man früher annahm. Diese Feststellung hat für die immer wieder aktuelle Frage der Schwangerschaftsunterbrechung eine praktische Bedeutung. Im allgemeinen vertritt man heutzutage einen konservativeren Standpunkt als früher. In Frankreich hielt man schon seit längerer Zeit eine Schwangerschaftsunterbrechung wegen Tuberkulose nur in den seltensten Fällen für notwendig. Dies bestätigen auch die Untersuchungen des Schweden FORSSNER, der beim Vergleich des Schicksals von 341 lungenkranken Schwangeren mit dem von 396 Nichtschwangeren nach 2 Jahren weder in der Mortalität noch im Krankheitsverlauf einen wesentlichen Unterschied fand. Eine Schwangerschaftsunterbrechung wegen Tuberkulose soll also nach Möglichkeit vermieden werden.

Heilverfahren. Bei der Betrachtung der Zusammenhänge zwischen Schwangerschaft und Tuberkulose muß man sich vor allem darüber im klaren sein, daß nicht die Schwangerschaft, sondern die Tuberkulose das eigentlich Pathologische darstellt. Daraus ergibt sich die Forderung, nicht die Schwangerschaft zu unterbrechen, sondern die Tuberkulose zu heilen. Dies gilt um so mehr, als ja alle in Frage kommenden Heilverfahren — wie schon erwähnt — während der Schwangerschaft genau so zur Anwendung gelangen können und sollen, wie außerhalb der Gravidität. Eine besondere Bedeutung kommt hier den Lungenheilstätten sowie der klimatischen und chirurgischen Behandlung zu.

Nur in Fällen, in denen sich die Schwangerschaft ausgesprochen schädlich auf die Tuberkulose auswirkt, soll man sich mit der Frage der Schwangerschaftsunterbrechung beschäftigen.

Allgemeine Richtlinien hierfür kann man nicht geben; vielmehr muß jeder Fall individuell behandelt werden. Eine Zeitlang hielt man sich an die TURBAN-GERHARDTsche Einteilung, wonach man je nach Ausdehnung des Krankheitsprozesses drei Stadien unterschied (erstes Stadium: wenn eine Lungenspitze, zweites Stadium: wenn beide Lungenspitzen oder ein ganzer Lappen und drittes Stadium: wenn mehrere Lappen befallen sind). Dieses Schema dient zwar bis zu einem gewissen Grad zur Orientierung; ein endgültiges Urteil erlaubt es aber nicht, denn es berücksichtigt zwar die *Ausdehnung* des Prozesses, nicht aber dessen *Aktivität*.

Zur Entscheidung der Frage der Schwangerschaftsunterbrechung ist die Röntgenuntersuchung unerläßlich. HOFBAUER behauptete mit Recht, man müsse die beginnende Tuberkulose nicht hören, sondern sehen. Lediglich die Feststellung verschatteter Bezirke in der Lunge berechtigt aber noch lange nicht zur Unterbrechung der Schwangerschaft, denn es braucht sich dabei ja nicht um einen aktiven Prozeß zu handeln. Ein Fortschreiten der Erkrankung kann nur durch wiederholte Röntgenuntersuchungen festgestellt werden. Die Durchführung von Röntgenuntersuchungen auf breiterer Basis würde auch für die Versicherungen keine größeren Auslagen verursachen.

Auf diese Weise könnte nämlich manche Tuberkulose rechtzeitig erkannt und daher in viel kürzerer Zeit ausgeheilt werden. Die Heilung verschleppter Fälle erfordert dagegen einen bedeutend längeren Heilstättenaufenthalt. In diesem Falle kostet aber jeder weitere Behandlungstag mehr als eine Röntgenaufnahme.

Für die *Unterbrechung der Schwangerschaft* gelten in erster Linie die auch für andere Erkrankungen gültigen allgemeinen Prinzipien (s. S. 411). Eine Interruptio bei inaktiver Lungentuberkulose kommt also gar nicht in Frage. In den schwersten Fällen wird man auf eine Unterbrechung schon deshalb verzichten, weil man den Verlauf doch nicht aufhalten kann. Man wird sie also nur bei einem fortschreitenden aktiven Verlauf der Krankheit, der durch die drei charakteristischen Symptome: Fieber, Gewichtsabnahme und bacillenhaltiger Auswurf, gekennzeichnet ist, ausführen. Sind von den genannten Symptomen wenigstens zwei nachweisbar, so ist die Frage der Schwangerschaftsunterbrechung ernsthaft zu überlegen. Dies ist jedoch in erster Linie eine *internistische* und *lungenfachärztliche* Aufgabe. Aber auch der Geburtshelfer muß nach seiner eigenen Erfahrung und seinem Gewissen vorgehen und darf nicht allein als ausführendes Organ fungieren. *Man wird immer eine genaue klinische Beobachtung verlangen, da nur durch diese wirklich zuverlässig entschieden werden kann, ob eine Schwangerschaftsunterbrechung nötig ist oder nicht.* Besondere Beurteilung verlangen tuberkulöse Erkrankungen bei Schwangeren unter 20 Jahren, denn nach den neuesten Erfahrungen wird gerade bei ihnen der Krankheitsverlauf durch die Schwangerschaft besonders ungünstig beeinflußt. Eine Sonderstellung nehmen auch die oben erwähnten Fälle (Frühinfiltrat, kleinfleckige hämatogene oder hämatogenbronchogene Aussaat) ein, auf die BRAEUNING und SZÜLE aufmerksam machten. Sehr ernst ist weiterhin die Kehlkopftuberkulose zu beurteilen. Wenn sich hierbei der Lungenprozeß schon in einem weit fortgeschrittenen Stadium befindet, ist es fraglich, ob es sich lohnt, die Schwangerschaft zu unterbrechen, da man dazu ja nur dann berechtigt ist, wenn man eine Besserung des Krankheitszustandes erhoffen kann.

Bei der Entscheidung der Frage der Schwangerschaftsunterbrechung soll man sich auch vor Augen halten, daß der Eingriff selbst mit einer Gefahr verbunden ist und eine Mortalität von 1—4% aufweist. Weiterhin besteht dabei die Möglichkeit einer miliaren Aussaat.

Die Gefahr einer Verschlimmerung des Prozesses ist während des Wochenbettes weit größer als während der Schwangerschaft. Der Möglichkeit einer hämatogenen Verschleppung durch die Anstrengungen der Kreißenden im Verlaufe der Austreibungsperiode maß man früher (besonders im Falle kavernöser Prozesse) eine zu große Bedeutung bei. Diese Gefahr nimmt man jedoch jetzt weniger ernst. Demgegenüber machen aber Fachleute (BRAEUNING) darauf aufmerksam, daß plötzliche Verschlimmerungen nicht nur unmittelbar nach der Geburt, sondern sogar noch 6 Monate danach auftreten können. Deshalb sind tuberkulöse Frauen mindestens während eines halben Jahres nach der Entbindung noch gründlich zu beobachten.

Die Frage des Stillens ist von Fall zu Fall zu entscheiden. Im allgemeinen wirkt es sich auf den Krankheitsverlauf nicht so schädlich aus, wie man früher annahm. Bei geschlossener Tuberkulose droht keine Ansteckungsgefahr für das Kind. Auch im Falle eines künstlichen Pneumothorax darf das Kind gestillt werden.

Wenn es sich um eine aktive Tuberkulose handelt, empfiehlt es sich, Kind und Mutter zu trennen. Auch aus diesem Grunde wird also das Stillen nicht in Frage kommen.

Im Problem Schwangerschaft-Tuberkulose ist eine streng sachlich und wissenschaftlich begründete Stellungnahme außerordentlich schwer. Heute herrscht von Schweden bis zu den Mittelmeerländern die Ansicht, daß Schwangerschaftsunterbrechungen bei Tuberkulose viel seltener nötig sind als man früher annahm.

Nach einer Schwangerschaftsunterbrechung ist die tuberkulöse Frau selbstverständlich weiterhin fachgemäß zu behandeln; denn von der Unterbrechung allein kann man sich keine Besserung des Zustandes erhoffen.

Tuberkulöse Erkrankungen anderer Organe sind während der Gravidität selten. Auch in solchen Fällen besteht natürlich die Therapie in erster Linie in der Behandlung der Tuberkulose; denn diese und nicht die Schwangerschaft stellt das eigentlich Pathologische dar. Eine Unterbrechung kommt aber auch hier mitunter in Frage, z. B. bei Spondylitis tuberculosa und bei tuberkulöser Erkrankung der Niere.

Eine weitere Infektionskrankheit, die den Verlauf der Schwangerschaft komplizieren kann, ist die *Gonorrhoe.* Die Infektion erfolgt entweder schon vor der Konzeption oder erst während der Gravidität. In letzterem Falle verläuft die Erkrankung etwas anders als gewöhnlich. Der Unterschied ist aber nur graduell. Die während der Schwangerschaft aufgelockerten, succulenten und blutreicheren Gewebe sind für die Infektion empfänglicher und die an der Scheidenwand entstehenden Veränderungen ausgeprägter. So sieht man in der Scheide eine lebhaft rötliche Verfärbung sowie punktförmige Erhebungen (Colpitis granularis). Die von den Gonokokken bevorzugten Stellen sind, wie auch sonst, die Harnröhre, die SKENEschen Gänge, der Ausführungsgang der BARTHOLINIschen Drüsen und der Cervicalkanal. Während aber außerhalb der Gravidität die Infektion den Canalis cervicalis durchwandernd, auf das Corpus uteri und die Adnexe übergreifen kann, pflegt die in der Schwangerschaft erworbene Gonorrhoe über den Cervicalkanal nicht hinauszukommen, besonders dann, wenn schon der 4.—5. Monat erreicht ist. Um diese Zeit füllt nämlich das Ei die Uterushöhle bereits ganz aus.

Bei frischer Ansteckung treten die bekannten akuten Erscheinungen der Gonorrhoe häufig mit gesteigerter Heftigkeit auf. Es können, ebenso wie in chronischen Fällen, spitze Kondylome (Condylomata accuminata) entstehen (Abb. 217), die jedoch nicht ausschließlich bei Gonorrhoe zu beobachten sind. Die spitzen Kondylome werden nämlich durch ein filtrierbares Virus verursacht, und der Ausfluß gibt nur eine lokale Disposition für das Eindringen der Erreger in die Haut.

Die *Therapie* der Gonorrhoe während der Schwangerschaft ist im allgemeinen die gleiche wie außerhalb der Gravidität. Bei akuter Erkrankung sind Bettruhe und Reinhaltung des Genitale wichtig. Beim Auftreten von Miktionsbeschwerden verabreicht man Harndesinfizienzien (Hexamethylentetramin, Azofarbstoffe). In der Behandlung der Gonorrhoe erwiesen sich neuerdings Sulfonamide, Sulfapyridine und Sulfathiazole (Cibazol, Eleudron, Globucid) und Penicillin als sehr wirksam. Eine lokale Behandlung kommt während der Gravidität und im Wochenbett nicht in Frage.

Nach der Entbindung bleibt die gonorrhoische Frau am besten weiterhin liegen, weil erfahrungsgemäß erst am Ende der zweiten Woche eine Ascension

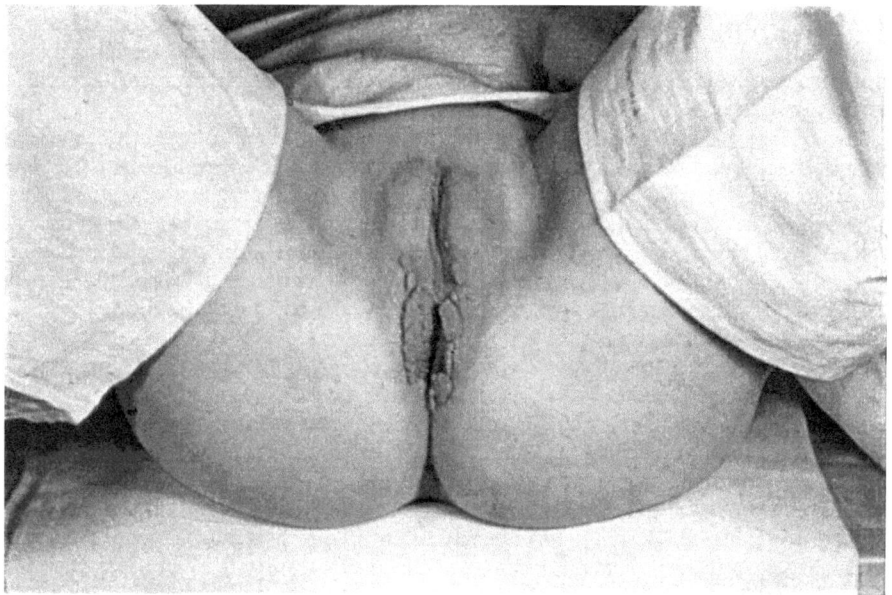

Abb. 217. Condylomata acuminata.

der Gonokokken in die Gebärmutter und die Adnexe zu erfolgen pflegt. Zur Vorbeugung empfiehlt es sich, im Wochenbett Uterotonica zu verabreichen. Bei gutem Abfluß des eitrigen Sekretes aus der Gebärmutter müssen nämlich die Eileiter nicht erkranken. Kommt es zu einem Aufsteigen der Erreger, so zeigt sich dies in erster Linie in einer Druckempfindlichkeit der Gebärmuttergegend infolge einer Entzündung der Adnexe. Falls das infizierte Sekret über die Eileiter in die Bauchhöhle gelangt, treten schwere *peritoneale Erscheinungen* auf (aufgetriebener Leib, frequenter Puls, Erbrechen, Brechreiz). Diese gonorrhoische Peritonitis verläuft im allgemeinen nicht tödlich. In der Regel lokalisiert sie sich auf das Beckenbauchfell (Douglasexsudat, Pyosalpinx). (Siehe Kapitel bakterielle Infektion S. 615.) In diesen Fällen ist die Differentialdiagnose des oft bedrohlich aussehenden Krankheitsbildes gegenüber der septischen Bauchfellentzündung wichtig. Dabei kann uns in erster Linie der Krankheitsverlauf sowie der Nachweis der Erreger zu Hilfe kommen. So ist z. B. der Puls trotz bedrohlicher peritonealer Symptome meist nicht so frequent wie im Falle einer septischen Peritonitis. Das Wesentliche bei der Behandlung ist die Bettruhe sowie die Verabreichung einer Eisblase, von Antipyretica, Sulfonamiden und Penicillin. Später wird man resorbierende Maßnahmen anschließen.

Durch die Gonorrhoe der Mutter ist auch das Kind gefährdet (Ophthalmoblennorrhoe). Mädchen können bei der Geburt auch eine Infektion der Vulva erleiden.

Spitze Kondylome bei Schwangeren ätzte man früher mit rauchender Salpetersäure. Jetzt trägt man sie meist mit der Diathermieschlinge ab. Zum Schutze der Schwangerschaft gibt man einige Tage vor und nach dem Eingriff Corpus luteum-Hormon und Spasmolytica. Im Interesse der Asepsis der Geburtswege werden die spitzen Kondylome am besten schon vor der Entbindung entfernt.

Auf die Schwangerschaft übt die Gonorrhoe insofern einen Einfluß aus, als sie bisweilen Fehlgeburten veranlaßt. Die Cervicitis gonorrhoica und die Änderung der chemischen Reaktion des Scheidensekretes erschweren oft den Eintritt einer Gravidität. Greift die Krankheit auch auf die Eileiter über, so kann eine dauernde Unfruchtbarkeit die Folge sein. Die Ascension der Gonokokken erfolgt im allgemeinen zur Zeit der Periode oder des Wochenbettes. In letzterem Falle bildet sie oft die Ursache der sog. ,,Einkindsterilität''.

Eine Vaginitis während der Gravidität wird manchmal auch durch *Oidium albicans* (Soor) oder durch *Trichomonaden* verursacht. Bei Soorinfektion kommt ein Abstreifen der Beläge und Pinselung mit 10%iger Argent. nitr.-Lösung in Frage. Die Trichomonaden, deren Pathogenität von manchen Autoren bestritten wird, erzeugen ein Brennen und eventuell auch Jucken in der Scheide und rufen einen charakteristischen, gelben, schaumigen Ausfluß hervor, in dem die Krankheitserreger nachweisbar sind. Für die Behandlung kommen Phenylarsinsäurepräparate in Frage (Devegan usw.).

Lues. Der schädliche Einfluß der Lues auf die Schwangerschaft war schon früher bekannt und wurde teilweise sogar überschätzt. Man glaubte, jede Maceration der Frucht und auch die Mehrzahl der Fälle von intrauterinem Fruchttod würden durch sie hervorgerufen. Auch als Entstehungsursache von Aborten maß man ihr eine zu große Bedeutung bei. Nach unserem jetzigen Wissen spielt sie hierbei eine weniger große Rolle, als man früher annahm. Neuere Untersuchungen zeigten nämlich, daß die Frucht nur auf dem Wege über die Placenta infiziert werden kann, und zwar erst dann, wenn diese selbst schon befallen ist. Dazu ist aber eine gewisse Zeit nötig. Im allgemeinen wird wohl ein Abort vor dem 4. Monat nicht von einer Lues herrühren. PHILIPP wies beim Kaninchen ein Durchwandern der Spirochäten durch die gesunde, histologisch nicht veränderte Placenta nach. Daß die Spirochäten die *erkrankte* menschliche Placenta durchdringen können, steht ebenfalls außer Zweifel. McCORD gelang es, in einigen Fällen schon bei Früchten mit einem Gewicht unter 600 g Spirochäten nachzuweisen.

Die Geburtenanamnese der luischen Multipara ist wohlbekannt und dadurch charakterisiert, daß zunächst mehrere Schwangerschaften als Aborte oder Frühgeburten enden und die Früchte tot oder maceriert zur Welt kommen (Abb. 218). Später erfolgen Geburten am normalen Termin mit lebenden Kindern. Diese sind aber schwächlich und tragen oft, aber durchaus nicht immer, irgendwelche Zeichen einer angeborenen Lues. Bisweilen treten erst zur Zeit der Pubertät Krankheitserscheinungen (Lues hereditaria tarda) auf. Je weiter Infektion und Konzeption zeitlich auseinander liegen, desto berechtigter ist die Hoffnung auf ein lebendes, vielleicht sogar ein gesundes Kind. Das sieht man besonders in Fällen von Tabes und Paralyse der Mutter. Nach GRÄFENBERG sind nur 80% der macerierten und nur 40% der toten Früchte auf Lues zurückzuführen. In unserem Material war nur bei 36% der macerierten Früchte eine Syphilis nachzuweisen (BIRÓ). Nach den Angaben DE LEES soll der Prozentsatz ebenfalls unter 40 liegen.

Zu den Zeichen einer Lues congenita gehören eine Rhinitis luetica, Rhagaden um den Mund, Pemphigus syphiliticus, Pneumonia alba, Vergrößerung von

Leber und Milz sowie Gelbsucht. Handteller und Fußsohlen zeigen einen speckigen Glanz. Die Leber kann nach RUGE $1/10$—$1/8$ des Körpergewichtes erreichen, während sie normalerweise nur $1/30$ beträgt. Auch die übrigen parenchymatösen Organe zeigen bisweilen charakteristische Veränderungen. Die Krankheitserreger lassen sich in der Leber, in der Nebenniere und besonders in der Milz nachweisen. Die Osteochondritis syphilitica ist auch ohne Sektion röntgenologisch zu erkennen. Eine innerhalb der Gebärmutter mit Syphilis infizierte Frucht kann an einer Spirochätensepsis zugrunde gehen.

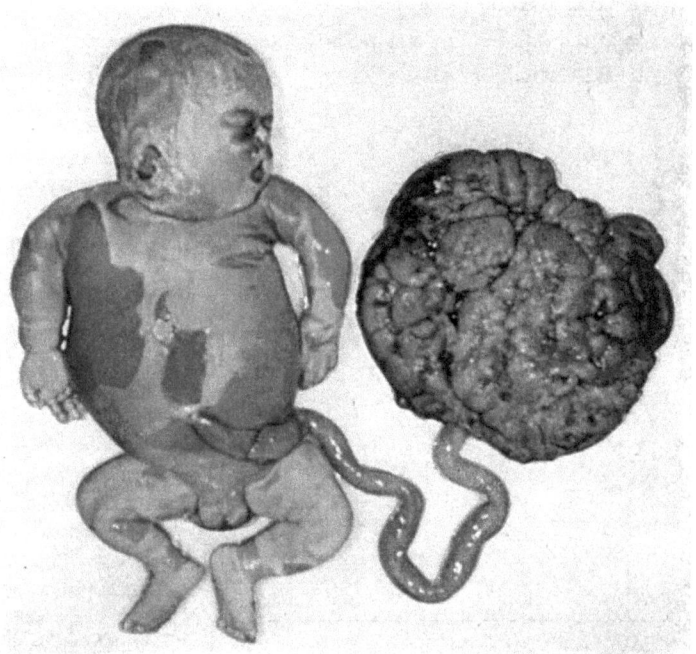

Abb. 218. Macerierter Fetus.

Die Bedeutung, die man der Lues für die Entstehung des Frühabortes zuschrieb, gründete sich auf die Vorstellung einer Lues ex patre (MATZENAUER). Demnach wäre die Infektion germinativ und erfolgte schon bei der Befruchtung des Eies. Aller Wahrscheinlichkeit nach hat jedoch BAB recht, der dies schon deshalb für unmöglich hält, weil eine Spirochäte dreimal so groß ist wie der Kopf eines Spermium. Die Möglichkeit einer Spirochätenübertragung durch das Spermium wäre nur dann gegeben, wenn auch bei der Spirochaeta pallida eine granuläre Form vorkäme, wie das bei manchen anderen Spirochäten der Fall ist. Das ist aber bis heute noch nicht erwiesen.

Deshalb darf auch das alte COLLES-BEAUMésche Gesetz nicht bestehen bleiben, nach dem die Frucht einer gesunden Frau luisch sein kann. Seit Bekanntwerden der serologischen Reaktionen weiß man nämlich, daß diese auch bei scheinbar gesunden Frauen (mit luischem Kinde) positiv zu sein pflegen.

Die BOAssche und HOCHSINGERsche Ansicht, nach der die Wa. R. in diesen Fällen nur deshalb positiv sein soll, weil die Mutter die Immunität der Frucht übernahm, ohne selbst erkrankt zu sein, erscheint wenig wahrscheinlich.

Heutzutage wird auch das sog. PROFETAsche Gesetz abgelehnt, wonach Kinder luischer Mütter gesund und gegen die Lues immun sein können. Mitunter kommen allerdings gesunde Kinder zur Welt, und zwar dann, wenn die Zeitspanne zwischen Ansteckung und Geburt kürzer ist als die für ein Erkranken der Placenta erforderliche Zeit (etwa 4—6 Wochen). Diese Möglichkeit ist jedoch mehr von theoretischer Bedeutung, denn wenn die Frucht durch die Placenta nicht infiziert wird, kann eine Ansteckung eventuell noch bei der Geburt erfolgen.

Der Primäraffekt wird von den Frauen im allgemeinen seltener wahrgenommen, besonders wenn er in der Scheide oder an der Cervix sitzt. Während der Schwangerschaft ist er meist ausgeprägter als sonst. Die Sekundärerscheinungen sind dagegen im großen und ganzen — von den Kondylomen, die während der Gravidität häufiger vorkommen, abgesehen — weniger deutlich.

Eine luische Placenta ist größer als eine normale; ihr Gewicht kann $^1/_4$—$^1/_3$ des Geburtsgewichtes der Frucht betragen (gegenüber $^1/_6$ bei einer gesunden Placenta). Sie ist blaßrosa, matt-glänzend und fühlt sich fest, bisweilen körnig an. Im histologischen Bild (Abb. 219) sieht man stark vergrößerte und dicht aneinander liegende Zotten, die den intervillösen Raum beträchtlich einengen. Die verdichteten Zotten enthalten nur wenige, manche sogar gar keine Blutgefäße. Dieser Zustand ist teils durch eine Endarteriitis obliterans, teils durch eine Proliferation und eine granulierende Wucherung sowie durch sekundäre Schrumpfungsprozesse der Stromazellen bedingt. Die Blutgefäße der größeren Zottenbäume sind wegen

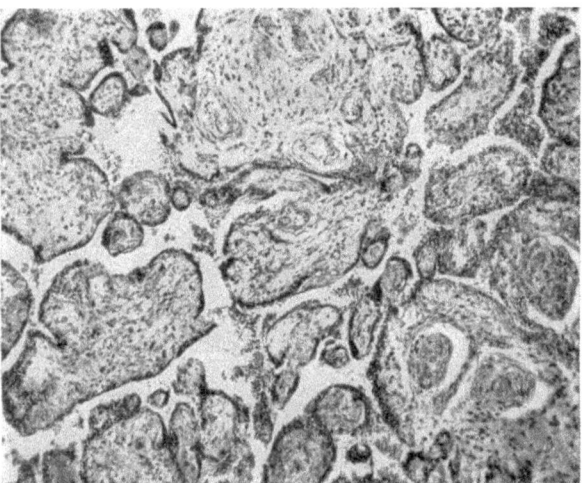

Abb. 219. Histologisches Bild einer luischen Placenta.

der Verdickung der Gefäßmuskulatur auffallend stark, während die Gefäßlumina auch hier durch die Endarteriitis obliterans verengt sind. Gummata kommen selten vor. Hingegen lassen sich häufiger Spirochäten nachweisen.

Diagnose der Lues. Die Symptome der manifesten Lues sind in und außerhalb der Gravidität die gleichen. Zur Erkennung der latenten Lues bedient man sich der serologischen Reaktionen. Wenn diese in Entbindungsanstalten regelmäßig durchgeführt werden, kommt dem eine zweifache Bedeutung zu. Für den Einzelfall sind sie insofern wichtig, als mancher bis dahin unbekannte Luesfall entdeckt und behandelt werden kann, so daß später gesunde Kinder zur Welt kommen. Für die Gemeinschaft aber sind sie deswegen bedeutungsvoll, weil sich dabei herausstellt, wieviele latente Lueserkrankungen es in der betreffenden Stadt oder im Staate gibt. Im allgemeinen betrug die Häufigkeit 6—10%. Bis vor dem Kriege war auf diesem Gebiete eine erfreuliche Besserung zu verzeichnen. In den letzten Jahren war z. B. an meiner früheren Klinik eine Häufigkeit der Lues latens von nur 2,7% zu verzeichnen. Die während der Schwangerschaft durchgeführten serologischen Reaktionen können in ungefähr 1% der Fälle auch eine unspezifische positive Reaktion ergeben. Man wird sie daher bei positivem Ausfall zweckmäßigerweise im Wochenbett wiederholen, jedoch erst nach dem 8. Tage, weil erst von diesem Zeitpunkt an die Ergebnisse zuverlässig werden (HANDORN-GEORGI, BURGER-HEINER).

Das zur Untersuchung benötigte Blut entnimmt man am besten unter einem anderen Vorwand (Blutarmut usw.), um eine bis dahin gute Ehe wegen eines früheren Fehltrittes eines Ehegatten nicht zu zerstören. Aus diesem Grunde trachtete man auch auf andere, weniger auffällige Weise Blut für die serologische Untersuchung zu gewinnen. Zunächst versuchte man es mit dem Blute der Nabelschnur oder des retroplacentaren Hämatoms.

Wir selbst befaßten uns ebenfalls mit dieser Möglichkeit (BURGER-HEINER); doch erwies sie sich leider als unbrauchbar. Beim Retroplacentarblut ist das leicht verständlich, weil es während des Geburtsvorganges verunreinigt werden kann. Das Nabelschnurblut reagiert bisweilen auch dann positiv, wenn die Frau keine Syphilis hat. Diese Fehlerquelle könnte noch in Kauf genommen werden, weil man ja bei positivem Ausfall nach dem 8. Wochenbettstage eine Kontrolle mit Blut aus der Cubitalvene anschließen könnte. Leider sahen wir aber auch das Gegenteilige, daß nämlich das Nabelvenenblut bisweilen negative Ergebnisse lieferte, obwohl das Blut der Cubitalvene nach dem Wochenbett wiederholt positiv reagierte.

Therapie der Lues. Die Behandlung der Lues muß auch während der Schwangerschaft, vor allem im Interesse der Frucht, möglichst früh einsetzen, um so mehr, als eine während der Gravidität durchgeführte antiluische Kur auch auf die Syphilis der Mutter von besonderer Wirksamkeit ist (GUSZMANN). Die Frage, ob man eine Schwangere, die zwar früher eine Lues hatte, infolge durchgemachter Kuren aber seit längerer Zeit seronegativ ist, behandeln soll, wird verschieden beantwortet. Manche Autoren (PHILIPP, SEITZ u. a.) halten dies für nötig, andere dagegen nur in Fällen, in denen irgendwelche Zeichen einer Syphilis vorhanden sind.

Die Behandlung der luischen Schwangeren besteht in der Verabreichung von Neosalvarsan und Wismut. Man gibt beide Mittel wöchentlich zweimal, insgesamt 5—5,5 g Salvarsan und 12 g Wismut. Nach Möglichkeit wird man zwei Kuren durchführen, die erste sofort, sobald sich die Schwangere in Behandlung begibt, die zweite gegen Ende der Gravidität. Nach MCKELVEY-TURNER ist die im letzten Drittel der Schwangerschaft durchgeführte Kur die wichtigste. Da eine Schwangere bisweilen ziemlich empfindlich gegen Arsenpräparate ist, wird man mit niedrigen Dosen beginnen (0,15 g Neosalvarsan) und dabei, wie bei jeder anderen Salvarsanbehandlung, den Urin kontrollieren. Von der 10%igen öligen Wismutlösung verabreicht man auf einmal nur 0,5 g. Die Bedeutung der Penicillinbehandlung bei Lues ist noch nicht völlig geklärt.

Bei Behandlung der Lues sind in der Schwangerschaft gute Erfolge zu erzielen, und erfahrungsgemäß kommen die Kinder in 90% der behandelten Fälle syphilisfrei zur Welt, sofern die Therapie rechtzeitig und entsprechend durchgeführt wurde.

Bezüglich des Stillens gilt der Grundsatz, daß eine luische Frau im allgemeinen ihr eigenes Kind stillen darf, Kinder von anderen aber selbstverständlich nicht, weil durch die Milch eine Infektion erfolgen kann. UHLENHUTH-MULZER konnten mit Milch von luischen Frauen junge Kaninchen infizieren. Nicht übersehen darf man aber, daß eine in den letzten Wochen der Gravidität oder noch später an Syphilis erkrankte Mutter ihr gesundes Kind durch das Stillen anstecken kann. Umgekehrt besteht auch die Möglichkeit der Infektion einer gesunden Amme durch ein Kind mit angeborener Lues. Aus diesem Grunde darf also eine gesunde Amme kein luisches Kind stillen.

Kurz sei auch das Problem der Ehe im Zusammenhang mit der Syphilis gestreift. Heutzutage gestattet man im allgemeinen die Heirat, wenn zwei Jahre nach Abschluß der Behandlung klinisch und serologisch kein Rückfall zu verzeichnen war und das Lumbalpunktat ebenfalls keinen krankhaften Befund zeigt.

Die Ansicht, daß bei Kindern luischer Eltern Fehlentwicklungen wie Hasenscharte, Wolfsrachen, Hydramnion usw. gehäuft vorkommen, ist nicht als erwiesen anzusehen.

Anderweitige Erkrankungen.

Herzerkrankungen. Wie auf S. 120 erwähnt wurde, bedeutet die Schwangerschaft bereits für das gesunde Herz und den Blutkreislauf eine zusätzliche Belastung. Darüber muß man sich im klaren sein, wenn man sich mit der für die Praxis so außerordentlich wichtigen Frage der Herzerkrankungen während der Gravidität befaßt. Zweifellos beeinflussen Herzleiden den Verlauf der Schwangerschaft; es kommt in 30% der Fälle zu Fehl- und Frühgeburten bzw. zum intrauterinen Absterben der Frucht.

Viel schwieriger ist die Frage zu beantworten, wie sich Gravidität und Geburt auf den Zustand des *kranken* Herzens auswirken. In der Mehrzahl der Fälle ist das unberechenbar. Man kann wohl durch internistische Untersuchungen über den augenblicklichen Zustand des Herzens Klarheit gewinnen, jedoch läßt sich nur vermutungsweise etwas darüber aussagen, wie sich ein Herzfehler im Verlaufe der Schwangerschaft und Geburt auswirken wird.

Man weiß schon seit langem, daß herzkranke Frauen die Gravidität verschieden gut ertragen. Ein Herzfehler bleibt oft während der ganzen Zeit kompensiert, und das Herz arbeitet weiter wie bisher. In anderen Fällen zeigen sich über kurz oder lang kleinere oder größere Dekompensationserscheinungen. Stenosen hielt man schon früher für gefährlicher als Insuffizienzen.

Auch heute macht man einen Unterschied in der Prognosestellung je nach Art des Herzfehlers. Vor allem mißt man der Mitralstenose eine ernste Bedeutung bei. Am gefährlichsten sind nach unseren Erfahrungen kombinierte Vitien.

Daß dem *Zustand des Herzmuskels* auch eine entscheidende Rolle zukommt, leuchtet bei genauer Betrachtung des Problems ein. Ob die Schwangerschaft ausgetragen werden kann oder nicht, hängt vom Zustand des Herzmuskels und dessen Reservekraft ab. Ein gesunder Muskel hat natürlich eine größere Reservekraft als ein kranker.

Das Herz einer jungen Erstschwangeren verfügt im allgemeinen über größere Reserven als das einer Multipara, das schon durch Schwangerschaften und Geburten sowie durch die anderen Belastungen des Lebens in Anspruch genommen worden ist. Bei einer alten Erstgebärenden kann sich der gesamte Organismus und somit auch das Herz — besonders wenn es krank ist — den gesteigerten Anforderungen einer Gravidität schwerer anpassen, und deswegen ist in solchen Fällen ein Vitium ebenfalls ernster zu nehmen.

Die Beurteilung des Zustandes des Herzmuskels gehört in den Aufgabenbereich des Internisten. Große Dienste leistet dabei das EKG. Seine Beurteilung ist aber nur im Zusammenhang mit dem klinischen Bilde möglich, weil es durch den gesteigerten intraabdominalen Druck und durch den Zwerchfellhochstand einige Veränderungen erfährt. Eine in jeder Beziehung zuverlässige Belastungsprobe gibt es nicht. Die Wasserbelastungsproben (KAUFMANN) kommen wegen der Neigung der Schwangeren zu Wasserretention weniger in Frage.

Herzmuskelerkrankungen können auch ohne Klappenfehler auftreten, und gerade diese Fälle bereiten oft die größten Überraschungen, hauptsächlich bei Mehrgebärenden. Häufig stößt man hierbei auf keine besonderen Beschwerden, die auf eine ernste Erkrankung hinweisen. Die Schwangeren klagen wohl, besonders gegen Ende der Gravidität, ab und zu über Atemnot und Herzklopfen. Eine genauere Untersuchung wird meist nicht vorgenommen, weil die genannten Beschwerden auch bei gesunden Frauen infolge des Zwerchfellhochstandes und der während der Gravidität auftretenden Störungen des vegetativen Nervensystems vorkommen können. *Man soll nie, auch wenn nur der geringste Verdacht auf eine Herzerkrankung besteht, versäumen, das Herz eingehend zu untersuchen.*

Ein plötzliches Versagen des Herzens während der Entbindung beobachtet man hauptsächlich bei Mehrgebärenden, besonders nach einem größeren Blutverlust. Diese zum Glück seltenen Fälle ereignen sich meist bei adipösen oder bei blassen und körperlich heruntergekommenen Frauen, bei denen zudem häufig noch eine latente Schwangerschaftstoxikose vorliegt. Die Sektion zeigt dann meistens eine fettige Degeneration des Herzens und der Leber.

Kommt eine herzkranke Frau in andere Umstände, so taucht immer die Frage auf, *ob die Schwangerschaft ausgetragen werden kann oder nicht.* Dies zu entscheiden, ist für den gewissenhaften Arzt eine sehr schwere Aufgabe. Zweifellos messen dabei auch heutzutage noch viele der Schwangerschaft eine zu große Gefahr bei und unterbrechen sie oft unnötigerweise. Obwohl es klar ist, daß sich die Gravidität auf das kranke Herz durch erhöhte Anforderungen an seine Leistung unvorteilhaft auswirkt, kann sie doch ausgetragen werden, sofern sich der Herzmuskel in einem guten Zustand befindet. Bei der Beurteilung dieser Frage ist auch noch zu berücksichtigen, ob es sich um eine Erst- oder Mehrgebärende handelt.

Da man bei einer Erstgebärenden nur auf Grund des Untersuchungsbefundes entscheiden kann, soll man sie in genauer Beobachtung halten. Wenn man bedenkt, daß nicht die Schwangerschaft, sondern der Herzfehler die eigentliche Erkrankung darstellt, wird man auch bei Auftreten von Dekompensationserscheinungen nicht gleich eine Unterbrechung vornehmen. Man behandelt also den Herzfehler, und falls sich dieser durch entsprechende internistische Maßnahmen kompensieren läßt, kann die Frau die Schwangerschaft weiter tragen. Erreicht man jedoch durch therapeutische Maßnahmen keinen Erfolg, so kommt in den ersten 5 Schwangerschaftsmonaten eine Unterbrechung in Frage. Während der letzten Monate wird man besser das Ende der Gravidität oder wenigstens den Zeitpunkt der Lebensfähigkeit des Kindes abwarten, weil in solchen Fällen eine Interruptio nicht weniger gefährlich ist als die Fortdauer der Schwangerschaft und die Geburt.

Falls schon Schwangerschaften und Geburten vorausgingen, kann man aus deren Verlauf wichtige Fingerzeige für seine Entscheidungen bekommen. Verlief bisher alles gut, dann darf man mit einer gewissen Wahrscheinlichkeit annehmen, daß auch dieses Mal keine besonderen Störungen auftreten werden. Stellten sich jedoch im Verlaufe früherer Schwangerschaften immer größere Herzbeschwerden ein, wird man sich überlegen müssen, ob die Schwangerschaft ausgetragen werden kann. Viel zweckmäßiger ist es natürlich, in solchen Fällen durch rechtzeitig erteilte Ratschläge eine neue Gravidität zu verhüten, als eine bereits eingetretene zu unterbrechen. Weitere organische Erkrankungen (z. B. Nierenerkrankungen) der betreffenden Frau fallen selbstverständlich bei der Frage nach einer Schwangerschaftsunterbrechung erschwerend ins Gewicht.

Während der Geburt wird das kranke Herz hauptsächlich durch die infolge der Wehen auftretenden Blutdruckschwankungen gefährdet. Deswegen soll man sich bemühen, den Geburtsverlauf nach Möglichkeit abzukürzen, was bis zu einem gewissen Grade durch Wehenmittel oder Spasmolytica erreicht werden kann. Dabei darf man aber nur solche Wehenmittel verwenden, die keine Wirkung auf das Gefäßsystem haben. Von den Hypophysenhinterlappenpräparaten kommen also diejenigen in Frage, die nur Oxytocin enthalten. Die Geburt kann auch durch eine Zangenoperation beendet werden, wenn der Kopf in der Austreibungsperiode schon so tief getreten ist, daß der Eingriff ohne größere Gefährdung der Mutter und des Kindes ausgeführt werden kann (Beckenmitte- und Beckenausgangszange). Sind, wie z. B. bei noch hoch im Beckeneingang stehendem Kopf, größere Nebenverletzungen zu erwarten, so wird man nicht auf Beendigung der Geburt drängen, weil sich ein eventuell eintretender Operationsschock und Blutverlust noch nachteiliger auf die Patientin auswirken kann. Eine völlige Ausschaltung der durch die Wehentätigkeit hervorgerufenen Blutdruckschwankungen sucht man neuerdings — falls die Geburt nicht auffallend gut fortschreitet — bei Frauen mit schwer dekompensierten Vitien durch Umgehung des Geburtskanales mit Hilfe eines Kaiserschnittes zu erreichen (wenn nötig mit hochgelagertem Oberkörper und möglichst in Lokalanästhesie). Dieses Vorgehen setzt sich auf der ganzen Welt immer mehr durch.

Nach der Geburt des Kindes, gleichgültig ob es auf natürlichem Wege oder durch eine Schnittentbindung zur Welt kam, legt man möglichst schnell einen *enganliegenden Druckverband um den Leib* an, um einen durch den plötzlichen intraabdominalen Druckabfall bedingten Kollaps zu vermeiden. Analeptica und Herzmittel sind natürlich immer bereitzuhalten. Bei Patientinnen mit einer Stenose, vor allem einer Mitralstenose, können sich besonders große und unangenehme Überraschungen einstellen. In solchen Fällen geht man ebenso vor wie bei Kreißenden, die an einer anderen Herzkrankheit leiden. Kommt es zu einem Versagen des Herzens — was gewöhnlich zu einer Stauung im kleinen Kreislauf und zu einem Lungenödem führt — so macht man einen Aderlaß (Venenpunktion oder Venaesectio) von 350—400 cm^3. Als rasch wirkende Mittel mit einer digitalisähnlichen Wirkung kommen nur Strophanthinpräparate, die in Traubenzuckerlösung intravenös verabreicht werden, in Frage. Eine Fortsetzung der Strophanthinbehandlung während des Wochenbettes ist nur selten erforderlich, wogegen auf die Einhaltung einer salzfreien und flüssigkeitsarmen Diät unbedingt zu achten ist.

Varicenbildung. Während der Schwangerschaft neigen die Venen, besonders der unteren Extremitäten und der Vulva sowie die Hämorrhoidalvenen zu Erweiterungen. Letztere machen hauptsächlich im Wochenbett Beschwerden, weil sich die Knoten während der Entbindung vergrößern. Der Grund für diese Venenerweiterungen liegt vornehmlich in der Schwangerschaft selbst, und erst in zweiter Linie in dem von der Gebärmutter auf die großen Beckenvenen ausgeübten Druck. Die Gefäßerweiterungen der unteren Extremitäten sind so kennzeichnend für die Gravidität, daß man die varicösen Beine der Frauen manchmal als ,,Kindsfüße" und die Krampfadern selbst als ,,Kindsadern" bezeichnet. Neben der Schwangerschaft spielt natürlich auch die Konstitution eine Rolle. Wenn die Gefäßerweiterungen nicht zu groß sind, kommt ihnen im allgemeinen keine besondere Bedeutung zu. Bisweilen entsteht jedoch eine Thrombophlebitis, hauptsächlich beim Vorhandensein größerer Varicen. Thrombosen der oberflächlich gelegenen Venen sind nicht so gefährlich wie die der tiefen, von denen bei der Besprechung des Kindbettfiebers noch die Rede sein wird. Embolien, die von Thrombosen der oberflächlich gelegenen Venen ausgehen, sind im ganzen recht selten.

Therapie. Auch wenn bei einer Varicositas noch keine Entzündungserscheinungen vorhanden sind, soll die Schwangere ihre Beine schonen. Gehen ist erlaubt, am schädlichsten ist langes Stehen. Zweckmäßigerweise wird sie sich auch tagsüber ab und zu für einige Minuten hinlegen und die Beine hochlagern, wodurch der venöse Rückstrom aus den unteren Extremitäten erleichtert wird. Aus diesem Grunde empfiehlt es sich auch, die Beine mit elastischen Binden zu bandagieren oder Gummistrümpfe zu tragen. Wenn man so den erweiterten Venen einen gewissen Halt bietet, kann man einer noch stärkeren Erweiterung vorbeugen. Die Varicenverödung durch Einspritzung sowie die Excision der erweiterten Gefäße empfiehlt sich während der Schwangerschaft nicht, weil die Gefahr besteht, daß sich gleich wieder neue Varicen bilden. Bei Auftreten von Entzündungserscheinungen legt man die Schwangere ins Bett, lagert das betroffene

Bein hoch und behandelt die entzündete Stelle mit Alkoholumschlägen. Eine ausgeprägte Varicenbildung an der Vulva verursacht während der Gravidität häufig unangenehme Beschwerden. In solchen Fällen komprimiert man die erweiterten Venen durch wattierte Binden, wodurch man das lästige, durch die Stauung bedingte Völlegefühl beseitigen kann. Auch die Hämorrhoidalknoten werden während der Schwangerschaft nur konservativ behandelt (Spülungen nach dem Stuhlgang, Sitzbäder, Suppositorien). Bei besonders empfindlichen, entzündlichen Knoten erweist sich eine Plumbum aceticum-Salbe als sehr wirksam (Plumbum aceticum 4,0, Lanolin, Axungia porci āā 10,0).

Erkrankungen der Niere. Akute und chronische Nierenerkrankungen können auch während der Schwangerschaft auftreten. Verlauf und Behandlung der akuten Nierenentzündung sind dieselben wie außerhalb der Gravidität. Bisweilen kommt es zu einer Fehlgeburt. Eine künstliche Schwangerschaftsunterbrechung ist kaum jemals erforderlich.

Von größerer Bedeutung ist das Zusammentreffen eines *chronischen* Nierenleidens mit der Schwangerschaft. Wegen der Ähnlichkeit der Symptome eines chronischen Nierenleidens und einer präeklamptischen Toxikose ist die Trennung beider Krankheitsbilder oft schwierig.

Bei chronischen Nierenleiden pflegen sich die charakteristischen Symptome schon in der *ersten* Hälfte der Gravidität einzustellen, wogegen die durch die Schwangerschaft bedingten Nierenerkrankungen meistens erst in der zweiten Hälfte der Gravidität in Erscheinung treten. Hoher Blutdruck, Hypertrophie des Herzens, Albuminurie und irgendwelche andere Nierenfunktionsstörungen sowie erhöhter Reststickstoffgehalt in der ersten Hälfte der Schwangerschaft sprechen für ein chronisches Nierenleiden. In der zweiten Hälfte der Gravidität ist die Differentialdiagnose — wie bereits erwähnt — wegen der Ähnlichkeit der Symptome beider Krankheiten erheblich schwieriger. Gewisse Hinweise auf die Art der Erkrankung gibt die Bestimmung des Reststickstoffes und der Harnsäure. Erhöhung des Reststickstoffes spricht für eine chronische Nierenerkrankung, Vermehrung der Harnsäure für eine präeklamptische Toxikose. Bei einer Schwangerschaftstoxikose ist außerdem die Urinmenge im allgemeinen geringer, während sie bei einem chronischen Nierenleiden gesteigert ist.

Ein chronisches Nierenleiden wirkt sich nicht nur auf die Schwangere, sondern auch auf die Frucht schädlich aus. Da sich der Zustand nierenkranker Frauen mit jeder Schwangerschaft verschlechtert, soll man das Leiden möglichst bald zu erkennen trachten. Falls man während der Gravidität eine präeklamptische Toxikose nicht ausschließen kann, ist durch eine genaue Beobachtung nach der Entbindung eine Diagnose möglich. Handelte es sich um ein chronisches Nierenleiden, so bleibt der Blutdruck auch nach dem Wochenbett noch erhöht, wohingegen er bei einer Schwangerschaftstoxikose gewöhnlich bald zur Norm absinkt. Bei beiden Erkrankungen kommen Sehstörungen vor (angiospastische Gefäßveränderungen, Ödeme im Augenhintergrund, Netzhautblutungen, Retinopathia gravidarum bzw. albuminurica, Netzhautablösung). Die Augenhintergrundveränderungen sind jedoch bei Schwangerschaftstoxikosen viel seltener. Eine Amaurose ohne Augenhintergrundveränderung pflegt sich parallel mit dem Urinbefund zu bessern, und deswegen ist eine Schwangerschaftsunterbrechung meistens nicht nötig. Dagegen kann sie bei einer Retinopathia albuminurica angezeigt sein, wenn die diätetische Behandlung zu keiner Besserung führt. Das gleiche gilt für eine Netzhautablösung.

Ein chronisches Nierenleiden ist bei einer Erstgraviden milder zu beurteilen als bei einer Frau, die schon mehrere Schwangerschaften durchgemacht hat und deren Gesundheitszustand mit jeder Gravidität schlechter geworden ist. Bei einer Mehrgebärenden stellt ein chronisches Nierenleiden, wenn auch nicht momentan, so doch im Laufe der folgenden Jahre, eine ernste Gefahr dar. Nach STANDER beträgt die Mortalität in den ersten 10 Jahren nach der Entbindung 40%.

Die Behandlung eines chronischen Nierenleidens während der Gravidität ist in erster Linie eine internistische. Verschlechtert sich der Zustand trotz der therapeutischen Maßnahmen, so ist, besonders im Falle drohender Urämie, eine Schwangerschaftsunterbrechung ernstlich in Erwägung zu ziehen; bei schon bestehender Urämie ist sie auszuführen. In solchen Fällen bedient man sich am besten einer Hysterotomia vaginalis anterior.

Von den Früchten der an einer schweren chronischen Nierenerkrankung leidenden Frauen gehen während der Schwangerschaft 60—70% zugrunde, teils weil sie in einem lebensunfähigen Alter zur Welt kommen, teils weil sie schon innerhalb der Gebärmutter absterben, und nur in 30% der Fälle kann man mit einem reifen, lebensfähigen Kinde rechnen. Deshalb ist grundsätzlich zu überlegen, ob man das Leben einer an einer chronischen Nierenerkrankung leidenden Mutter von mehreren Kindern durch eine neue Schwangerschaft in Gefahr bringen soll. In meinem Material endeten die Schwangerschaften von Frauen mit schwerer chronischer Nephritis nur in 32,1% mit einem lebensfähigen Kinde.

Frauen mit einem schweren chronischen Nierenleiden, die schon mehrere Kinder haben, sollen nach Möglichkeit eine weitere Schwangerschaft vermeiden. Kommen sie trotzdem in andere Umstände, so ist — wie schon erwähnt — die Frage einer Unterbrechung ernsthaft zu erwägen, vor allem, wenn es sich um Mehrgebärende handelt, und ganz besonders dann, wenn noch eine weitere Erkrankung (z. B. ein Vitium) die Gravidität kompliziert. Verhältnismäßig häufig sieht man bei einem chronischen Nierenleiden eine vorzeitige Lösung der Placenta. Das Leben der Mutter kann außer durch ein urämisches Koma auch noch durch eine Apoplexie gefährdet werden.

Eine weitere Erkrankung der Nieren ist die *Schwangerschaftspyelitis* (Pyelitis gravidarum), für welche die Gravidität eine besondere Disposition schafft. Manche Autoren reihen die Pyelitis gravidarum unter die Toxikosen ein. Dabei sollte man aber bedenken, daß die durch die Schwangerschaft bedingten Veränderungen allein niemals zur Entstehung einer Pyelitis ausreichen, wenn nicht zusätzlich eine bakterielle Infektion hinzukommt. Nach der genannten Auffassung wäre die Pyelitis gravidarum die einzige Schwangerschaftstoxikose, bei der auch eine Infektion als ursächliches Moment in Frage käme. Zweifellos kann aber eine Pyelitis gravidarum gemeinsam mit einer Schwangerschaftstoxikose auftreten.

Bei Schwangerschaftspyelitis sind Miktionsbeschwerden zu Beginn der Gravidität relativ häufig, weil sich der gravide Uterus nach vorne neigt und dadurch einen Druck auf die Blase ausübt. Zu Beschwerden beim Wasserlassen kann es auch durch einen Blasenkatarrh (Cystitis) kommen, der, begünstigt durch die Kürze der Harnröhre, infolge häufig bestehenden Fluors entsteht. Bei weiterem Aufsteigen der Infektion ist die Möglichkeit der Entstehung einer Pyelitis gegeben. Die Infektion des Nierenbeckens wird auch durch eine in den Ureteren und im Nierenbecken selbst auftretende Harnstauung begünstigt, die ihrerseits wieder durch den Druck des graviden Uterus oder des vorliegenden Teiles entlang der Grenzlinie (Linea terminalis) auf die Harnleiter verursacht wird. Da sich der gravide Uterus im allgemeinen etwas nach rechts neigt, ist eine Harnstauung und somit eine Pyelitis auf der rechten Seite häufiger. Von noch größerer Bedeutung als dieser Druck der Gebärmutter ist eine auch röntgenologisch nachweisbare Atonie der Ureteren während der Gravidität, die das Aufsteigen einer Infektion erleichtert. Weiterhin begünstigt eine Anschwellung der Schleimhaut des Blasengrundes, durch die die Entleerung der Ureteren gestört wird, eine Harnstauung (HOFBAUER). Eine zweite und häufigere Entstehungsmöglichkeit einer Schwangerschaftspyelitis ist das Durchwandern von Colibacillen durch die die Flexur des Colon und die die Nieren beiderseits verbindenden Lymphwege. Da jedoch die Verbindung mit dem rechten Nierenbecken enger ist als mit dem linken (die linke Niere ist durch eine Peritonealfalte von dem Colon descendens getrennt) ist die rechtsseitige Pyelitis häufiger.

Eine Nierenbeckenentzündung kann akut oder chronisch verlaufen. Die akute Entzündung ist gekennzeichnet durch Schüttelfröste, hohes Fieber, Schmerzen in der befallenen Nierengegend und einen entsprechenden Nierenbefund. Da der McBurneysche Punkt druckempfindlich und die Atmung oberflächlich und schmerzhaft sein kann, kommt es bisweilen zu Verwechslungen mit Appendicitis und Pleuritis. Die chronische Entzündung verursacht nur zeitweise heftigere Beschwerden. Wichtig ist es zu wissen, daß eine Pyelitis gravidarum während der Schwangerschaft eigentlich niemals völlig ausheilt. Die Schwangere kann allerdings frei von subjektiven Symptomen werden; die Bakteriurie bleibt aber gewöhnlich weiterhin bestehen, oft sogar noch längere Zeit nach der Entbindung. Man erlebt auch Fälle, in denen eine nach der Geburt als geheilt angesehene Pyelitis bei der nächsten Schwangerschaft, manchmal schon kurze Zeit nach dem Aussetzen der Periode, wieder auftritt.

Eine Pyelitis gravidarum führt gelegentlich zu einer Pyelonephritis bzw. einer Pyonephrose, die in eine septische Allgemeinerkrankung übergehen kann. Wir möchten sogar annehmen, daß bei Schwangerschaftspyelitis das Nierenparenchym relativ häufig in Mitleidenschaft gezogen wird, wenn auch die pathologisch-anatomischen Veränderungen nur gering sind.

In schweren Fällen kann auch die intrauterine Frucht geschädigt werden und schon in utero oder durch einen verfrühten Geburtseintritt zugrunde gehen.

Die *Behandlung* besteht in Bettruhe, Diät und Verabreichung verschiedener Harndesinfizienzien. In neuester Zeit erwiesen sich Azofarbstoffe und Sulfonamidpräparate als sehr wirksam und werden deswegen gerne verwandt. Aber es ist wohl nicht ratsam, sie längere Zeit zu verabreichen, weil sie nach Ansicht mancher Autoren die Bildung von Nierensteinen begünstigen. Für die Therapie kommen weiter die Anwendung eines Wasserstoßes sowie die wiederholte Änderung der chemischen Reaktion des Urines durch abwechselnde Zufuhr von alkalischen und sauren Stoffen in Betracht *(Schaukeldiät)*. Bei einer reinen Coliinfektion sieht man eine gute Wirkung von Mandelsäure (saurer Harn!). Äußerst wichtig ist auch die Regulierung der Darmtätigkeit. In schweren Fällen kommt im Interesse einer reichlichen Flüssigkeitszufuhr auch eine Dauertropfinfusion in Frage. Noch vor der Zeit der Sulfonamidtherapie sahen wir gute Erfolge bei Verabreichung von 40%igem Hexamethylentetramin oder von $1/_2$%igem Trypaflavin (20—30 cm^3), in besonders hartnäckigen Fällen auch von Salvarsan (0,15 g). Erzielt man durch diese Maßnahmen keine Besserung, so ist unbedingt durch Einlegen eines Ureterkatheters für eine Drainage des Nierenbeckens zu sorgen. Während man früher noch Spülungen des Nierenbeckens vornahm (Argentum proteinicum oder Borlösung), beschränkt sich heutzutage die Behandlung auf das Einlegen eines Dauerkatheters (Stoeckel) für einige Tage. Tritt nach Entfernung des Katheters erneut Fieber auf, so wird man ihn noch einmal (unter Umständen auch noch öfter) einführen. In Fällen, in denen trotz Einlegens eines Dauerkatheters keine Besserung zu verzeichnen ist, sondern weiterhin Fieber besteht, erneut Schüttelfröste auftreten und andere charakteristische Zeichen einer Nierenerkrankung, wie gesteigerte Druckempfindlichkeit, vergrößerte Niere und hochgradige Leukocytose zu beobachten sind, hat der Prozeß wahrscheinlich auch schon auf die Niere selbst übergegriffen. Es liegt also eine schwere Pyelonephritis vor. Diese Diagnose wird noch durch das Vorkommen zahlreicher

Erythrocyten und Cylinder im Sediment erhärtet. Ein ungünstiges Zeichen ist das Absinken der täglichen Urinausscheidung unter 600—800 cm³ trotz erhöhter Flüssigkeitsaufnahme (PHILIPP). Noch bedenklicher erscheint eine Erhöhung des Reststickstoffs. Trotzdem kann man sich auch in solchen Fällen, wie ich selbst sah, von der Drainage des Nierenbeckens und von der Nephrotomie noch immer einen Erfolg erhoffen (v. ILLYÉS). Andere versprechen sich dagegen mehr von einer Dekapsulation.

In besonders schwierigen, keiner Therapie zugänglichen Fällen kann unter Umständen nach Erreichung der Grenze der Lebensfähigkeit eine Geburtseinleitung vorgenommen werden.

Ganz ausnahmsweise taucht auch die Frage der *Schwangerschaftsunterbrechung* auf. Vielfach wird zwar auch heute noch kategorisch behauptet, wegen einer Nierenbeckenentzündung brauche die Gravidität niemals unterbrochen zu werden; doch hört man neuerdings auch in der Literatur von Fällen, in denen sich eine Schwangerschaftsunterbrechung nicht umgehen ließ, weil trotz aller möglichen Heilversuche (Einführen eines Ureterdauerkatheters) das Fieber nicht wich, die Leukocytenzahl weiterhin anstieg und der Allgemeinzustand sich verschlechterte (PHILIPP, v. MIKULICZ-RADECKI). Das bezieht sich besonders auf Fälle von Pyelitis, die mit schweren toxischen Symptomen einhergehen (STOECKEL).

Nach unserer Ansicht gehören die erwähnten Fälle in die Hand des Urologen, der im Notfall — wenn der Prozeß auch auf die Nieren übergreift — eventuell durch eine Operation (Dekapsulation, Öffnung und Drainage der Abscesse; v. ILLYÉS) noch eine Heilung herbeiführen kann, ohne die Schwangerschaft unterbrechen zu müssen. Von derartigen Erfolgen konnten wir uns selbst schon wiederholt überzeugen.

Die Behandlung der Schwangerschaftspyelitis muß, schon mit Rücksicht auf die spätere **Gefährdung der Mutter**, möglichst frühzeitig einsetzen. Aus unserem Material geht hervor, daß Frauen, die eine Pyelitis gravidarum durchmachten, zu mehr als 50% noch lange Zeit (1—10 Jahre) nach der Entbindung noch Krankheitserscheinungen aufwiesen (SZOLNOKI).

Bei *Nierentuberkulose* tritt eine Schwangerschaft im allgemeinen selten ein. Sofern nur eine Niere erkrankt ist, wird man selbstverständlich eine Operation — vorausgesetzt, daß die andere Niere gut funktioniert — auch während der Gravidität durchführen. Wenn beide Nieren befallen sind, kommt eine Schwangerschaftsunterbrechung in Frage.

Schwangere, bei denen aus irgendwelchen Gründen die eine Niere schon früher entfernt wurde, bedürfen einer besonders sorgfältigen, mit wiederholten Nierenfunktionsprüfungen verbundenen Beobachtung. Falls eine Niere wegen Tuberkulose exstirpiert wurde, besteht immer eine so große Gefahr für die Schwangere, daß man am besten prinzipiell die Gravidität unterbricht.

Augenerkrankungen. Bei Schwangerschaftstoxikose können die verschiedensten Augenbeschwerden, angefangen von zeitweiligem Augenflimmern bis zur völligen Erblindung, auftreten. Objektive Befunde lassen sich dabei oft nicht erheben. In manchen Fällen kann man jedoch Veränderungen am Augenhintergrund wie Gefäßspasmen, ödematöse Schwellung in der Papille und in der Umgebung der Macula, Blutungen, ja sogar Retinopathia gravidarum und eine Netzhautablösung nachweisen. Die Retinopathia gravidarum erinnert sehr an das Bild der bei chronischen Nierenleiden zu beobachtenden Retinopathia albuminurica. Die *Prognose* der infolge einer Schwangerschaftstoxikose auftretenden Augenerkrankungen ist im allgemeinen gut.

Anders ist die Lage zu beurteilen, wenn ein mit einer Schwangerschaft kompliziertes chronisches Nierenleiden die Ursache der Augenveränderungen (Gefäßspasmen, ödematöse Schwellung in der Papille und der Maculagegend, Blutungen, Retinopathia albuminurica, Netzhautablösungen) ist. Da hierbei die Heilungsaussichten weniger günstig sind, kommt in schweren Fällen eventuell eine Schwangerschaftsunterbrechung in Frage.

Im Falle einer hochgradigen Kurzsichtigkeit beobachtet man während der Gravidität hin und wieder auch eine *Netzhautablösung*, die unter Umständen eine Indikation für eine Schwangerschaftsunterbrechung bildet. Als Folge einer schweren Wochenbetterkrankung erlebt man manchmal auch das Auftreten einer *Panophthalmie*.

Zuweilen kommt es zu einem Ausfall im Gesichtsfeld während der Gravidität, was mit dem Anschwellen der Hypophyse im Laufe der Schwangerschaft erklärt wird (FINLAY). Hierdurch wird ein Druck auf den Sehnerv ausgeübt. Konjunktivale Suffusionen entstehen durch die Anstrengungen in der Austreibungsperiode und haben keine besondere Bedeutung. Sie verschwinden nach einigen Tagen von selbst. Die Asthenopia muscularis und die damit verbundenen Kopfschmerzen im Wochenbett haben nach DELEE ihre Ursache darin, daß die Mutter während des Stillens ihr Kind ständig ansieht. Eine im Wochenbett häufig schlechte Akkommodationsfähigkeit, die sich durch Sehstörungen beim Lesen bemerkbar macht, ist meist nur vorübergehend. Während der Lactation findet man gelegentlich eine Neuritis retrobulbaris, die jedoch mit Vorsicht zu bewerten ist, da sie der Anfang eines andersartigen Nervenleidens sein kann.

Von **Erkrankungen des Ohres** sei nur die Otosklerose erwähnt, die sich im allgemeinen während der Gravidität verschlechtert. War dies schon in den vorhergehenden Schwangerschaften in besonders hohem Maße der Fall und tritt die Verschlechterung bereits zu Beginn der Schwangerschaft auf, so wird von mancher Seite eine Unterbrechung befürwortet; doch sollte diese einen *extrem seltenen Ausnahmefall* darstellen.

Daß die **Zähne** während der Schwangerschaft oft schadhaft werden, ist eine bekannte Tatsache. Genauere Beobachtungen zeigten jedoch ein häufigeres Auftreten der Caries in der Stillperiode (s. S. 169). Um den Verheerungen, die sie hervorruft, vorzubeugen, ist eine peinliche Zahn- und Mundpflege unerläßlich. Die in Laienkreisen verbreitete und auch von manchem Zahnarzt vertretene Ansicht, nach der Zähne während der Schwangerschaft weder behandelt noch gezogen werden dürfen, ist natürlich nicht begründet. Eine Zahnbehandlung schadet der Schwangeren durchaus nicht, sondern wirkt sich im Gegenteil vorteilhaft aus; denn einerseits wird durch die Sanierung des Gebisses die Möglichkeit einer Herdinfektion ausgeschlossen und andererseits eine Keimverschleppung in die Atemwege bei operativen Eingriffen (Narkose) verhindert. Zur Vorbeugung der Caries empfiehlt man meist Calcium und D-Vitamin-Präparate. Wir tun das, wenn es nicht unbedingt nötig erscheint, nicht gerne, da der Calciumbedarf der Schwangeren vorteilhafter durch den Genuß von Milch und Milcherzeugnissen (Quark, Käse) gedeckt wird. Der in Form von Medikamenten verabreichte Kalk steigert nämlich die Neigung der Schwangeren zu Verstopfung. Als unangenehme Nebenwirkung von Vitamin-D-Gaben beobachtet man ein Härterwerden des kindlichen Schädels und eine schlechtere Konfigurabilität. Zahnfleischerkrankungen behandelt man mit Tinctura myrrhae und Wasserstoffsuperoxyd. Bei Neigung zu Blutungen der Gingiva haben Vitamin-C-Präparate guten Erfolg. SCHUCK stellte bei 200 Schwangeren in 96% der Fälle eine Gingivitis fest.

Hautveränderungen verschiedener Art kommen während der Schwangerschaft schon unter physiologischen Umständen vor, so z. B. die auch dem Laien bekannten Pigmentationen. Von verschiedenen Seiten wird gegen das Chloasma uterinum Quarzlichtbestrahlung empfohlen. DELEE hält Citronensaftumschläge für wirksam. Von größerer Bedeutung als die Pigmentationen sind urticariaähnliche *Schwangerschaftserytheme* (Abb. 220), die am Körper der Schwangeren in verschiedener Größe, auch in Form bisweilen konfluierender Erhebungen auftreten. Mitunter besteht ein erheblicher Juckreiz auch ohne besondere Hautveränderungen. Meistens ist nur das äußere Genitale davon befallen, doch tritt er oft auch am ganzen Körper auf und verursacht vor allem in der Nacht Beschwerden. Die verschiedensten Mittel wurden schon dagegen empfohlen. Häufig erreicht man aber keine Besserung. Auf jeden Fall wird man immer für gründliche Darmentleerung sorgen. Früher stellte die Infusion von Ringerlösung und Schwangerenserum die wirksamste Therapie dar. Neuere Feststellungen sprechen dafür, daß die Wirkung von Schwangerenserum auf seinem Gehalt an Follikelhormon beruht. Mit einer entsprechenden Menge Follikelhormon kann man nämlich ebenfalls einen Erfolg erzielen. Nach unseren jüngsten Erfahrungen pflegt selbst in den hartnäckigsten Fällen eine Besserung einzutreten, wenn man der Patientin Vitamin A und Nicotinsäureamid verabreicht. Zur momentanen Linderung der subjektiven Beschwerden kommen auch Beruhigungsmittel sowie indifferente und kühlende Salben in Frage. Bei einem nicht auf toxischer Grundlage entstandenen, sondern durch Fluor, Madenwürmer oder Diabetes mellitus hervorgerufenen Schwangerschaftspruritus muß natürlich das Grundübel beseitigt werden.

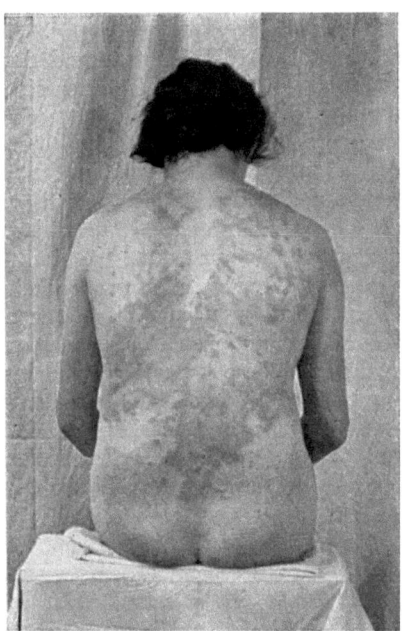

Abb. 220. Schwangerschaftserythem.

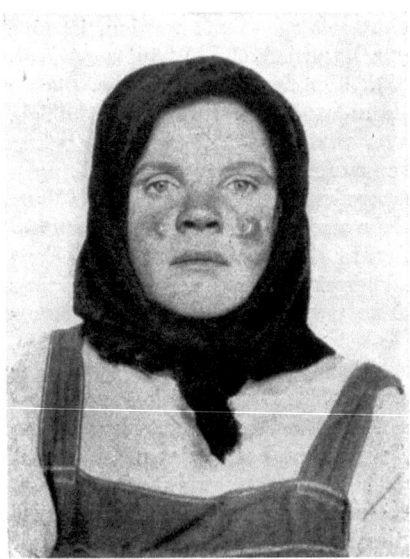

Abb. 221. Herpes gravidarum.

Die in der Schwangerschaft vorkommende *Prurigo* wird am besten diätetisch behandelt (eventuell Rohkost); außerdem kann man noch Abführmittel, Magnesiumsulfat sowie Kohle und Calcium (auch in Form von Milch) verabreichen.

Von den übrigen Ausschlägen seien noch die mit Erythemen und Pruritus verbundenen, durch Kratzeffekte komplizierten eitrigen Hautveränderungen erwähnt. Durch einen *Herpes* (s. Abb. 221), der in der Schwangerschaft meist harmlos, gelegentlich aber auch unter einem schweren Krankheitsbild verläuft, können im Wochenbett Temperatursteigerungen hervorgerufen werden.

Die *Impetigo herpetiformis Hebrae* kommt glücklicherweise recht selten vor. Sie tritt in Form von etwas erhabenen Flecken an den Oberschenkeln und am

Rumpf, weniger dagegen im Gesicht auf. Entstehende Pusteln haben entweder einen wasserklaren oder einen eitrigen Inhalt. Die Impetigo herpetiformis ist eine sehr gefährliche Erkrankung mit einer Mortalität von 70—80%. Die Behandlung ist ähnlich wie die der schon erwähnten Hauterkrankungen. Da aber die Impetigo herpetiformis Hebrae mit einer Calciumverarmung einhergeht, kommen für die Behandlung auch Nebenschilddrüsenpräparate in Frage. In schwersten Fällen muß man auch an eine Schwangerschaftsunterbrechung denken.

Die mit der Gravidität verbundenen Hauterkrankungen gehören oft in das Gebiet der Schwangerschaftstoxikosen (Gestosen). Sie werden gewöhnlich unter dem Namen Schwangerschaftsdermatosen zusammengefaßt.

Die Kreuzschmerzen der Schwangeren. Bekanntlich kommen Kreuzschmerzen bei Frauen auch außerhalb der Gravidität häufiger als bei Männern vor. Bezüglich ihrer Ursache und Entstehung sei auf die Lehrbücher der Gynäkologie verwiesen. Verhältnismäßig häufig klagen Schwangere über Kreuzschmerzen. Im allgemeinen treten diese Beschwerden erst in der zweiten Hälfte der Schwangerschaft auf; jedoch können sie auch schon zu einem früheren Zeitpunkt vorkommen. Nach Meinung vieler Autoren hängen die Schmerzen mit der Verlagerung des Körperschwerpunktes nach vorne und mit der größeren Beanspruchung der tiefen Rücken- und Bauchmuskulatur zusammen. Bei genauer Beobachtung stellt sich aber heraus, daß sie meist nur in der Gegend eines Ileosacralgelenkes (meist des rechten) empfunden werden. Mitunter geben die Schwangeren auch Schmerzen im Bereiche der Schamfuge an.

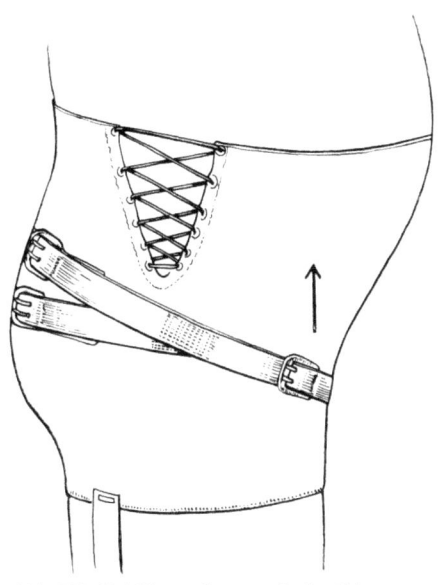

Abb. 222. Bei Kreuzschmerzen in der Schwangerschaft zu verwendendes Korsett (TITUS).

Obwohl viele Frauen während der Gravidität unter den eben erwähnten Beschwerden zu leiden haben, weiß man vom eigentlichen Wesen dieses Übels noch verhältnismäßig wenig, und auch die Fachliteratur beschäftigt sich wenig damit. Wahrscheinlich besteht ein Zusammenhang mit der Auflockerung der Beckengelenke während der Gravidität. Daß die Schmerzen vorwiegend im rechten Ileosacralgelenk sitzen, erklärt sich vielleicht aus einer gewissen Verlagerung des Uterus nach rechts und einer dadurch bedingten ungleichmäßigen Belastung des Beckens und der beiden unteren Extremitäten. Mit schmerzstillenden Mitteln kann man zwar vorübergehend Linderung verschaffen; besser ist es aber, ein Korsett oder einen für diesen Zweck konstruierten Gürtel zu verordnen, der nicht nur die Bauchdecken stützt, sondern auch den Beckengürtel straff zusammenhält und dadurch das Ileosacralgelenk weitgehend fixiert (Abb. 222).

Falls auch in der Nacht Schmerzen auftreten, kann die Fixierung durch einen Pflasterverband gute Dienste leisten. Für die Behandlung kommen weiterhin infrarotes Licht, Calcium und D-Vitamin in Frage. Lokalisieren sich die Schmerzen im knöchernen Becken, so ist auch an eine Osteomalacie zu denken. Bei neuralgischen Schmerzen gibt man Vitamin B_1 und führt die anderen in solchen Fällen üblichen therapeutischen Maßnahmen durch. Zu beachten ist, daß übermäßige Wärmeapplikationen zu einer Unterbrechung der Schwangerschaft führen können.

Gallenblasenentzündungen treten während der Schwangerschaft nicht selten auf, gewöhnlich allerdings in einer milderen Form. Ein großer Teil der schwangeren Frauen klagt über Druckgefühl von wechselnder Stärke in der Gallenblasengegend. Diese Beschwerden pflegen sich nicht unmittelbar nach den Mahlzeiten, sondern erst nach Ablauf einer gewissen Zeit bemerkbar zu machen. Eine Neigung zur Bildung von Gallensteinen ist durch verschiedene Umstände bedingt, so z. B. durch den Hochstand des Fundus uteri im 9. und 10. Schwangerschaftsmonat, wodurch auf die Gallenblase ein Druck ausgeübt wird, ferner durch die hochgradige Erschlaffung der Bauchwand im Wochenbett. Einer Vermehrung des Cholesteringehaltes im Blute während der Gravidität und einer gewissen Labilität des vegetativen Nervensystems, die beide zu Gallensteinbildung führen können, mag auch eine gewisse Bedeutung zukommen. Die Heilung wird am besten durch entsprechende internistische und diätetische Maßnahmen erzielt. Als Prophylaxe sind körperliche Betätigung und Atemübungen zu empfehlen. Nach anderen Angaben ist es vorteilhaft, wenn die Frau lange stillt, weil mit der Milch viel Cholesterin ausgeschieden wird. Eine Gallensteinoperation sucht man während der Gravidität nach Möglichkeit zu umgehen, es sei denn, außerordentlich starke und ernste Beschwerden zwingen dazu.

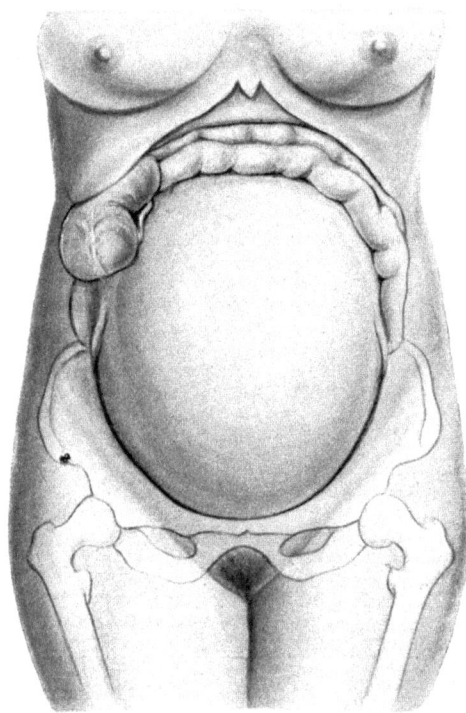

Abb. 223. Hochschieben der Appendix durch die schwangere Gebärmutter.

Die **Appendicitis** stellt eine schwere Komplikation der Gravidität dar, besonders in den letzten Monaten. Die Mortalität betrug früher in der zweiten Hälfte der Schwangerschaft 25%. Mit dem Hochsteigen des Fundus verlagert sich der Wurmfortsatz immer mehr nach oben (Abb. 223). Dieser Umstand hat zweierlei Folgen: Erstens verschiebt sich dadurch im Falle einer Entzündung die Stelle der größten Schmerzhaftigkeit ebenfalls nach oben, und zweitens wird durch die Verlagerung der Appendix in die freie Bauchhöhle die Gefahr einer allgemeinen Peritonitis größer. Differentialdiagnostisch sind eine Pyelitis, Nierensteine, Gallensteine, Gallenblasen- und Adnexentzündungen in Erwägung zu ziehen. Ein Adnexprozeß pflegt jedoch während der Schwangerschaft nur selten so stark aufzuflackern, daß er mit einer akuten Blinddarmentzündung verwechselt wird.

Die akute Appendicitis ist auch während der Gravidität möglichst frühzeitig zu operieren. Im kalten (à froid) oder chronischen Stadium wendet man eine symptomatische Therapie an. Eine Operation kommt hier nur in Frage, wenn sie unbedingt nötig ist. Bei periappendicitischen Exsudaten wird ebenfalls operiert. Zu Beginn der Gravidität gestaltet sich der Eingriff ebenso wie außerhalb der

Schwangerschaft. In den späteren Monaten aber, oder in Fällen von chronisch rezidivierender oder schon seit längerer Zeit bestehender Entzündung muß noch berücksichtigt werden, daß die um den Wurmfortsatz entstandenen Verwachsungen aufreißen können, wenn sich der Uterus im Falle eines Abortes oder einer Frühgeburt nach seiner Entleerung zusammenzieht und verkleinert. Dadurch kann sich der Inhalt eines eventuell vorhandenen Abscesses in die freie Bauchhöhle entleeren. Deshalb wurde von mancher Seite empfohlen, in solchen Fällen nach Entfernung der Appendix zuerst von der Scheide her den Uterus zu entleeren und dann das Operationsgebiet endgültig zu versorgen. Nach unserer Meinung ist ein solches Vorgehen nur ausnahmsweise nötig. Im allgemeinen wird man mit einer einfachen Appendektomie auskommen, wenn man gleichzeitig durch Injektion von Corpus luteum-Hormon und Spasmolytica für eine Erhaltung der Schwangerschaft sorgt. Entleert man unnötigerweise den Uterus, so erschwert das nur den operativen Eingriff.

Hernien kommen bei Schwangeren ebenfalls vor. Nach der Gravidität besteht infolge der starken Überdehnung der Bauchdecken sogar eine ausgesprochene Disposition für die Entstehung von Nabelhernien. Einklemmungen eines Nabelbruches beobachtet man besonders in der zweiten Hälfte der Schwangerschaft kaum, weil der große gravide Uterus den Nabelring wie eine Pelotte abdeckt. Auch andere Hernien treten bisweilen auf. Ein operatives Vorgehen ist während der Schwangerschaft nur bei Einklemmung angezeigt. Wenn man bei der Schwangeren eine Herniotomie schon im allgemeinen möglichst zu umgehen sucht, so gilt dies für die Nabelhernien in besonderem Maße, weil die Bauchdecken mit dem Fortschreiten der Schwangerschaft eine erneute Überdehnung und Beschädigung erleiden würden. Zweckmäßigerweise wird man also das Ende der Gravidität abwarten und erst mehrere Wochen nach der Entbindung operieren.

Der **Schwangerschaftsileus** ist eine ungewöhnlich gefährliche und mit hoher Mortalität (40—50%) einhergehende Erkrankung, vor allem deshalb, weil er selten rechtzeitig erkannt wird. Das kommt daher, daß die für den Ileus charakteristischen Symptome zwar auch während der Gravidität vorhanden sind, aber nicht immer so alarmierend und eindeutig in Erscheinung treten. An Obstipation leiden die Schwangeren ohnedies häufig, und stärkere, plötzlich auftretende Schmerzen werden leicht mit Wehen verwechselt. Infolgedessen wird die Erkrankung oft spät erkannt und zieht schwere Folgen nach sich. Ebenso wie beim Ileus außerhalb der Gravidität spricht man auch hier je nach Entstehungsursache von einem mechanischen und einem dynamischen Ileus. Differentialdiagnostisch kommen Appendicitis, Pyelitis, Peritonitis und eventuell auch Extrauteringravidität in Frage. Der mechanische Ileus wird z. B. durch Verwachsungen zwischen dem Uterus und seiner Umgebung oder zwischen den Bauchdecken und den Därmen (nach vorausgegangener Laparotomie) hervorgerufen. Diese Verwachsungen dehnen sich meist; mit dem Fortschreiten der Gravidität können sie aber zerreißen oder werden infolge der gesteigerten Hyperämie resorbiert. Mitunter bleiben sie jedoch auch als starke Stränge bestehen und führen gelegentlich durch Abknickung von Darmschlingen zur Unterbrechung der Darmpassage. Weiterhin kann auch gelegentlich eine Mesenterialvenenthrombose oder eine ungewöhnliche Länge des Dickdarmmesenterium usw. einen Ileus verursachen. Der rein dynamische Ileus ist meist durch eine Darmatonie bedingt. In der Schwangerschaft kombiniert sich oft eine dynamische und eine mechanische Komponente.

Eine besondere Disposition für das Auftreten eines Ileus besteht im 4. Schwangerschaftsmonat, in dem der Uterus aus dem kleinen Becken heraustritt, sowie zu dem Zeitpunkt, zu dem sich der Kopf in den Beckeneingang einstellt (am Ende der Gravidität), und schließlich noch im Anschluß an die Geburt, wenn der sich verkleinernde Uterus wieder in das kleine Becken zurücksinkt. Abgesehen von den Verwachsungen kann aber auch allein der Druck des Uterus auf den Darm einen Ileus erzeugen, wofür noch eine für die Schwangerschaft charakteristische Atonie des unteren Abschnittes des Verdauungskanales disponierend wirkt (STOECKEL). Der auf dem Sigma lastende Uterus drückt den atonischen Darm zusammen, so daß eine Behinderung der Darmpassage auftritt.

Die einzig richtige Therapie des Schwangerschaftsileus ist die Operation, falls ein hoher Einlauf, Ricinusöl und Prostigmin, die man zunächst verabreicht, die Störung nicht beseitigen.

Bluterkrankungen in der Gravidität. Zunächst sei die in letzter Zeit recht selten gewordene *Chlorose* erwähnt. Sie weist gewisse Beziehungen zur Funktion der Eierstöcke auf und kann deshalb Störungen des Menstruationscyclus bedingen, die sich teils in Amenorrhoen, teils in Menorrhagien äußern. In besonders schweren Fällen entsteht auch eine Sterilität, und wohl gerade deswegen sieht man die Chlorose während der Gravidität ziemlich selten. Tritt aber trotzdem eine Schwangerschaft ein, so beobachtet man meist eine Besserung der Erkrankung, was übrigens schon HIPPOKRATES bekannt war. Die Therapie besteht, wie außerhalb der Gravidität, in der Verabreichung von Eisen- und Arsenpräparaten.

Die perniciosaähnliche Schwangerschaftsanämie (ESCH) gleicht der perniziösen BIERMERschen Anämie weitgehend, unterscheidet sich von ihr aber dadurch, daß sie erst während der Gravidität beginnt, sich im Verlauf der Schwangerschaft verschlechtert und nach deren Beendigung wieder ausheilt. Während der Schwangerschaft gehen in der Placenta rote Blutkörperchen in großer Menge zugrunde. Das hierbei freiwerdende Hämoglobin verwendet der Organismus zur Deckung des Hämoglobinbedarfes der Frucht. Deshalb verglich ZANGEMEISTER die Schwangerschaftsperniciosa mit der durch Parasiten verursachten Anämie: die Frucht nimmt sozusagen die Stelle des Parasiten ein. Heute kennen wir die Bedeutung des sog. Antiperniciosastoffes und wissen, daß infolge einer in der Schwangerschaft häufig auftretenden Achylie und wegen der größeren Beanspruchung der Leber der ,,intrinsic factor" nur in ungenügender Menge vorhanden ist. Mit Beendigung der Gravidität schwindet die Ursache der Erkrankung, und es tritt Gesundung ein. Die Symptome der Schwangerschaftsperniciosa stimmen mit denen der echten perniziösen Anämie weitgehend überein; der Färbeindex kann jedoch kleiner als 1 sein.

Behandlung. Mit Ausnahme von BAUEREISEN, der eine Schwangerschaftsunterbrechung wegen perniciosaähnlicher Anämie grundsätzlich ablehnte, weil die Frau sowieso zugrunde gehe, war man im allgemeinen für eine Unterbrechung der Schwangerschaft. Wenn nämlich die Ursache für die Anämie in der Schwangerschaft liegt, kommt die Erkrankung nach Beseitigung der Gravidität sofort zur Heilung. Ganz so einfach läßt sich die Frage jedoch nicht beantworten, und die Schwangerschaft muß nicht in allen Fällen geopfert werden, wie wir früher (1926) schon beobachten und mitteilen konnten (BURGER). Aus unserem Krankengut berichtete auch BATISWEILER, daß die perniciosaartige Anämie während der Gravidität mit Erfolg behandelt werden kann. Hierfür kommen Eisenpräparate, Bluttransfusionen und neuerdings noch die Verabreichung von Leber- und eventuell Magenextrakten in Betracht. Die Schwangerschaft kann also, worauf wir seinerzeit selbst aufmerksam machten, oft ausgetragen werden. Wir wollen dies jedoch nicht verallgemeinern; denn ausnahmsweise verschlechtert sich trotz entsprechender Behandlung der Zustand der Kranken derart, daß sich die Einleitung einer Frühgeburt nicht umgehen läßt. In diesem Fall soll man womöglich so lange zuwarten, bis man mit einem lebensfähigen Kinde rechnen kann.

Die *Hämophilie* wird im allgemeinen nur auf die männlichen Nachkommen vererbt, während die weiblichen nur Trägerinnen der Erbanlagen sind. Zwar kommt bei Frauen eine echte Hämophilie nicht vor, doch neigen manche zu Blutungen. Bei solchen ist, besonders in der Nachgeburtsperiode, erhöhte Vorsicht geboten, weil bei ihnen — im Gegensatz zu den an perniziöser Anämie Leidenden — starke Blutungen auftreten können. Selbstverständlich hat man alle Mittel bereitzuhalten, um einer eventuellen Blutung wirksam begegnen zu können (Uterotonica, Aortenkompressorium, DÜHRSSEN-Tamponade, Transfusionen usw.).

SEITZ wies bei 80% der Schwangeren ein positives *Endothelsymptom* nach. Daraus erklären sich, im Zusammenhang mit dem erhöhten Blutdruck, die während der Geburt auftretenden Haut- und Bindegewebsblutungen.

Während der Schwangerschaft kann sich die Zahl der Thrombocyten verringern, so daß es zu einem der *thrombopenischen Purpura* ähnlichen Krankheitsbild kommt. Über die in unserem Krankengut beobachteten beiden Fälle berichteten VAJNA, BATIZFALVY.

Kommt in Verbindung mit der Gravidität eine *hämorrhagische Diathese* vor, so beobachtet man, je nach Ausmaß der Erkrankung, mehr oder weniger ausgedehnte Blutungen in die Haut, in die Schleimhäute und in die parenchymatösen Organe. Bisweilen findet man eine Ähnlichkeit mit der WERLHOFschen Erkrankung. Die Therapie besteht in erster Linie in der Verabreichung von Vitamin-C-Präparaten.

Das Zusammentreffen von Schwangerschaft und *Leukämie* ist nur zufällig und ohne kausalen Zusammenhang. Eine übermäßig vergrößerte Milz kann dabei die Entwicklung des Uterus stören und zu einer Unterbrechung der Gravidität führen. Von einer künstlichen Schwangerschaftsunterbrechung darf man sich nicht viel erhoffen.

Auch **Erkrankungen der innersekretorischen Drüsen** sieht man im Verlauf der Schwangerschaft. Das an eine Acromegalie erinnernde Aussehen mancher Schwangeren ist in Veränderungen der Hypophyse begründet. Seltener beobachtet man Diabetes insipidus und SIMMONDSsche Kachexie. Letztere tritt vorwiegend im Wochenbett auf.

Nach Untersuchungen CUSHINGs pflegt bei Eklampsie im Hypophysenhinterlappen eine Invasion basophiler Zellen zu erfolgen.

Die *Tetanie* steht mit Funktionsstörungen der Epithelkörperchen, die bekanntlich während der Schwangerschaft gesteigerte Aufgaben zu bewältigen haben, in Zusammenhang. MCCALLUM sah nach Exstirpation der Epithelkörperchen bei Versuchstieren ein Absinken des Blutcalciumspiegels. COLLIP gelang es, diesen Mangel durch Parathyreoideaextrakte auszugleichen. Diese Tatsache gibt uns gewisse Hinweise für die Tetaniebehandlung während der Schwangerschaft. Man verabreicht also Parathyreoideahormon und Calcium sowie neuerdings noch Vitamin D. Falls die Krankheit bereits ausgebrochen ist, kann man durch intravenöse Injektion von 2—5%igem Calcium lacticum und durch die zur Kalkmobilisation geeigneten Nebenschilddrüsenpräparate gute Erfolge erzielen. Als Symptome der Schwangerschaftstetanie beobachtet man Unruhe, Krämpfe, vorübergehende Ödeme, positives CHVOSTEKsches, TROUSSEAUsches und ERBsches Zeichen sowie Parästhesien. Die Schwangerschaftstetanie kann sich bei Eintreten einer erneuten Gravidität wiederholen und auch während der Lactationszeit vorkommen.

Diabetes mellitus. Im Jahre 1856 fand BLOT als erster Zucker im Urin von Schwangeren. Es stellte sich jedoch heraus, daß es sich um Milchzucker handelte. DUNCAN (ebenfalls 19. Jahrhundert) waren schon 22 Schwangere mit Diabetes mellitus bekannt. Da im Urin auch Milchzucker auftreten kann, muß man bei positiver Zuckerreaktion im Urin schwangerer Frauen vor allem feststellen, ob es sich nicht um Milchzucker handelt. Dieser ist nicht gärungsfähig und optisch inaktiv (Polarisationsprobe). Die Glykosurie der Schwangeren kann aber noch andere Ursachen haben (s. S. 124).

Das Auftreten eines Diabetes mellitus während der Gravidität hielt man bis in die neueste Zeit für sehr gefährlich, und WILLIAMS berichtete noch zu Beginn dieses Jahrhunderts (1909) über eine mütterliche Mortalität von 27%. Wegen dieser schlechten Erfahrungen unterbrach man bei Diabetikerinnen die Schwangerschaft, obwohl schon damals auffiel, daß sich der Zustand mancher Kranken während der Schwangerschaft nicht verschlechterte, sondern sogar besserte. Bis vor kurzem nahm man an, eine solche Besserung trete ein, weil das Pankreas der Frucht bis zu einem gewissen Grade den Insulinmangel des mütterlichen Organismus kompensiere. Das große Insulinmolekül vermag jedoch die Poren des Chorionepithels nicht zu durchdringen und die Glykosurie der Mutter vermindert sich deshalb, weil die Frucht den mütterlichen Blutzucker aufbraucht. Hieraus erklärt sich auch, warum Früchte von Diabetikerinnen besonders gut entwickelt sind. Bei Kindern mit ungewöhnlich großem Geburtsgewicht denke man deshalb immer an einen Diabetes mellitus der Mutter! Die Erklärung für die stärkere Entwicklung des Inselapparates bei Früchten von Diabetikerinnen ergibt sich ebenfalls aus der gesteigerten Zuckeraufnahme aus dem mütterlichen Blute. Weiterhin wird dadurch das Auftreten einer Hypoglykämie bei Neugeborenen zuckerkranker Mütter, die dem Kinde das Leben kosten kann, verständlich. Deshalb empfahlen KETTERINGHAM-AUSTIN bei Kindern von Diabetikerinnen sofort nach der Geburt den Blutzucker zu untersuchen, um im Falle einer Hypoglykämie eine Zuckerinfusion zu geben. Der Zuckerhaushalt ist dabei genau zu überwachen. Gelegentlich ist ein Diabetes mellitus während der Schwangerschaft noch durch andere Krankheiten kompliziert. Besonders gefährlich sind Fälle, bei denen eine Nierenerkrankung oder eine Tuberkulose hinzukommt.

Daß manche Frauen nur während, nicht aber außerhalb der Gravidität zuckerkrank sind, erklärte HOFBAUER mit der veränderten Funktion der Leber und BENTHIN mit der der Hypophyse.

Im Falle von Diabetes mellitus ist Zucker auch im Fruchtwasser nachweisbar und häufiger ein Hydramnion zu finden. Die Konzeption ist bei Diabetikerinnen oft erschwert.

Therapie. Wegen eines Diabetes mellitus unterbricht man seit Einführung des Insulins in die Therapie kaum noch eine Schwangerschaft. Eine Interruptio kommt nur dann in Frage, wenn sich der Zustand trotz entsprechender Behandlung verschlechtert, der Blutzucker also steigt und Aceton, Acetessigsäure usw. sowie auch Eiweiß im Urin nachzuweisen sind. Während der Schwangerschaft und ganz besonders bei der Entbindung zuckerkranker Frauen ist der Asepsis peinlichste Sorgfalt zu widmen, weil bei diesen Patientinnen eine besondere Disposition zu septischen Infektionen besteht. Seit Einführung des Insulins ist das Leben der Diabetikerinnen durch die Schwangerschaft viel weniger gefährdet als früher; bei der Frucht hingegen sind die therapeutischen Erfolge nicht in gleichem Maße befriedigend. Das soll uns jedoch nicht davon abhalten, zuckerkranken Frauen unter entsprechend gründlicher internistischer Behandlung und Beobachtung die Schwangerschaft nach Möglichkeit zu gestatten; denn wenn auch ein Teil der Früchte zugrunde geht, gelingt es doch in vielen Fällen, ein reifes Kind zu erhalten. Falls bei einer Diabetikerin schon einmal oder wiederholt das Kind vor dem Termin abgestorben war, kommt am Ende der Schwangerschaft eine Geburtseinleitung, eventuell auch ein Kaiserschnitt in Frage. Da erfahrungsgemäß Diabetikerinnen zu Schwangerschaftstoxikosen neigen, bei denen ein Ansteigen des Chorionprolans und eine Verminderung des Follikelhormons und Progesterons zu beobachten ist, kann man den mit einem Diabetes mellitus einhergehenden

Fruchttod bzw. eine Frühgeburt oft erfolgreich mit Follikelhormon und Progesteron bekämpfen (WHITE, TITUS, MURPHY u. a.).

Die *Schilddrüse* ist während der Gravidität vergrößert und der Grundumsatz infolge ihrer gesteigerten Funktion um 10%, eventuell bis 15% erhöht. An diese Zusammenhänge soll man bei gesteigertem Grundumsatz immer denken.

Da sich eine *Hyperthyreose* während der Schwangerschaft nicht unbedingt verschlimmert, braucht nach Ansicht vieler Autoren die Schwangerschaft nicht unterbrochen zu werden. In der Praxis sieht man jedoch leider Fälle, bei denen sich der Zustand der Schwangeren erheblich verschlechtert: Der Puls wird rascher, die Patientin ist unruhig, und sämtliche Zeichen einer Hyperthyreose machen sich in gesteigertem Maße bemerkbar. Bedrohlich wird der Zustand meist durch Herzbeschwerden. So beobachtet man unter Umständen eine ausgesprochene Tachykardie, Cyanose, Atemnot und Erstickungsanfälle. Besonders gefährlich ist die Erkrankung, wenn daneben noch eine Thymuspersistenz besteht.

In schweren, einer Behandlung nicht zugänglichen Fällen kommt also eine Schwangerschaftsunterbrechung schon einmal in Frage; jedoch wird man sich nur in seltenen Ausnahmefällen dazu entschließen. Während der Entbindung ist die Patientin besonders in der Nachgeburtsperiode gefährdet. Dabei kann es zu schweren Blutungen kommen, die deshalb so ernst zu nehmen sind, weil bei der an sich schon gestörten Herztätigkeit ein größerer Blutverlust eine erhöhte Gefahr darstellt.

Da die Schilddrüse während der Schwangerschaft in gesteigertem Maße beansprucht wird, erlebt man oft eine Verschlechterung einer *Hypothyreose*, die sich jedoch durch Schilddrüsenpräparate günstig beeinflussen läßt. Die Kinder von Myxomatösen, Kretins oder an Kachexia strumipriva Leidenden kommen nicht selten mit einem Kropf oder als Kretins zur Welt. Ein Kropf pflegt während der Gravidität zu wachsen; wenn nötig, kann er auch in dieser Zeit operiert werden.

Die Funktion der *Eierstöcke* der Graviden zeigt ebenfalls Veränderungen. Der Schwangerschaftsgelbkörper bildet sich allmählich zurück, und die Placenta übernimmt in gewissem Maße die Aufgaben der Ovarien, die während der Gravidität immer mehr an Bedeutung zurücktreten. Für die Funktionsveränderungen der innersekretorischen Organe sprechen ferner manche auch für das Klimakterium charakteristische Erscheinungen, wie Wallungen, Kopfschmerzen, Unwohlsein, Nervosität und Pruritus, über die Schwangere oft klagen.

Ein *Status thymico-lymphaticus* ist meist mit einer genitalen Hypoplasie verbunden, und deswegen tritt in solchen Fällen nur verhältnismäßig selten eine Gravidität ein. Wird die Frau aber trotzdem schwanger, so wirkt das günstig auf den Organismus. Bei der Geburt und besonders in der Nachgeburtsperiode muß man aber sehr auf der Hut sein, da einerseits Blutverluste schlecht vertragen werden (Tropfenherz, enge Aorta) und andererseits der hypoplastische Uterus zu Atonie neigt. Diese Schwäche der Gebärmutter, die in der Nachgeburtsperiode zu einer Atonie führen kann, kennzeichnet oft den ganzen Geburtsverlauf und tritt schon als primäre Wehenschwäche in Erscheinung.

Frauen mit ADDISONscher Krankheit werden selten schwanger. Bisweilen tritt die Erkrankung erst während der Gravidität auf und ist dann oft sehr gefährlich. Doch lassen sich, wie neuere Untersuchungen zeigten, beim Zusammentreffen von Gravidität und Morbus *Addison* durch eine verbesserte Substitutionstherapie günstigere Ergebnisse erzielen. Es scheint also angebracht, die Schwangerschaft bestehen zu lassen und eine entsprechende intensive Behandlung zu beginnen. Manche Beobachtungen sprechen sogar für eine gewisse Besserung dadurch, daß die fetale Nebenniere vorübergehend den fehlenden Hormongehalt der Mutter substituiert, oder daß kleinste Nebennierenreste der Schwangeren hypertrophieren.

Neuro- und Psychopathien. Während der Schwangerschaft stellen sich auch *psychische Veränderungen* ein, die sich oft schon zu Beginn der Gravidität in Launenhaftigkeit und Gereiztheit äußern. Frauen mit abnormer Beschaffenheit des Nervensystems, mit psychopathischer und hysterischer Veranlagung sind während der Entbindung oft sehr unruhig, gereizt, werfen sich hin und her, sind auf das zu erwartende Kind schon von vornherein böse und tragen sich mit Selbstmordgedanken. Dieser Zustand steigert sich zuweilen bis zu schweren Geistesstörungen, und die Betreffende ist für ihre Handlungen nur bis zu einem gewissen Grade oder kaum verantwortlich zu machen.

Mitunter werden diese *seelischen Störungen* im Wochenbett noch ausgeprägter, oder sie treten um diese Zeit überhaupt erst auf. Kennzeichnend sind Depressionszustände, negativistisches Benehmen und eventuell Selbstmordgedanken. Bei der Pflege ist große Aufmerksamkeit geboten. Gesellen sich zu den genannten Erscheinungen noch Halluzinationen, so wird die Erkrankung weiter erschwert. Manchmal kommt es auch zu einer Amentia. Im allgemeinen verläuft die Wochenbettpsychose gutartig und heilt nach einigen Wochen aus.

Die *Dementia praecox* kann während der Schwangerschaft unverändert bleiben (BUMKE) oder sich verschlechtern. Nicht selten bricht sie in dieser Zeit oder im Wochenbett erst aus.

Die in der Schwangerschaft auftretende *Chorea (Chorea gravidarum)* ist wahrscheinlich mit der SYDENHAMschen Chorea identisch. Nach Ansicht mancher Autoren gehört sie jedoch zu den Schwangerschaftstoxikosen. WILLSON, PREECE und KEHRER lehnen diese Auffassung ab. Für die leichteren Formen der Chorea gravidarum ist kennzeichnend, daß die bekannten Symptome der Chorea: Ungeschicktheit, Unruhe und Kopfschmerzen wenig ausgeprägt sind und Zuckungen nur in den Fingern und im Gesicht auftreten, im Gegensatz zu den schweren Fällen, in denen sich die Krämpfe auf den ganzen Körper ausdehnen können. Bei leichterem Krankheitsverlauf verhalten sich die Patientinnen im Schlaf ruhig, bei schwerem dagegen bleibt die Unruhe auch dann bestehen. Eine Schwangerschaftsunterbrechung ist in leichten Fällen nicht nötig. Gelegentlich bessert sich sogar die Krankheit während der Gravidität und klingt eventuell sogar ganz ab. Anders ist die Lage bei einer schweren Chorea zu beurteilen, wenn der Puls sehr rasch und die Temperatur gesteigert ist, wenn Delirien auftreten und sich vielleicht noch eine Endokarditis hinzugesellt. Die Frucht stirbt hierbei oft ab, und es kommt zu Aborten. Die Komplikation mit einer Endokarditis oder einem septischen Prozeß führt zu Mortalitätsziffern von 20—40%. In schweren Fällen, in denen sich also eine Endokarditis oder Sepsis schon entwickelt hat, ändert oft auch eine Schwangerschaftsunterbrechung nichts mehr am Schicksal der Patientin. Der Zustand kann sich auch noch nach einer Geburt oder Fehlgeburt verschlimmern. Für die Therapie wird die intramuskuläre Verabreichung von Blutserum (20 cm³) empfohlen. Im übrigen kommen Dextrose, Barbitursäurepräparate und Avertin in Frage.

Die *multiple Sklerose* verschlechtert sich manchmal während der Gravidität, und dann kann eine Schwangerschaftsunterbrechung in Erwägung gezogen werden. Davon darf man sich aber keine Besserung, sondern höchstens einen Stillstand des Verlaufes erhoffen. Bisweilen täuscht auch eine Hypovitaminose eine beginnende multiple Sklerose vor.

Bei *Myelitiden* ist, abgesehen von den schweren ascendierenden Fällen der sog. *toxischen Myelitis*, eine Interruptio nur bei besonders bedrohlichem Krankheitsverlauf angezeigt. Doch soll man es zunächst mit anderen therapeutischen Maßnahmen, wie z. B. Vitamin-B_1-Verabreichung, versuchen. Abzulehnen ist eine Schwangerschaftsunterbrechung auch bei einer Kompressionsmyelitis, die in keinem kausalen Zusammenhang mit der Schwangerschaft steht. Eine Ausnahme bilden hierbei Fälle, in denen sich die Erkrankung auf Grund einer tuberkulösen Caries der Wirbelsäule entwickelt hat, die während der Gravidität einen ausgesprochen ungünstigen Verlauf nimmt. Die Geburt pflegt bei Kompressionsmyelitis schmerzlos vor sich zu gehen.

Bei *Tabes* tritt selten eine Schwangerschaft ein. Falls es aber doch dazu kommt, verspürt die Schwangere keine Kindsbewegungen, da die Bauchwand unempfindlich ist. Die Geburt pflegt ebenfalls völlig schmerzlos zu verlaufen. Die Kinder sind gewöhnlich gesund. Eine Schwangerschaftsunterbrechung kommt nicht in Frage.

Das Zusammentreffen von Schwangerschaft und *Paralysis progressiva* ist gleichfalls selten. Die Geburt verläuft meist rasch und schmerzlos, und die Kinder sind in der überwiegenden Zahl der Fälle gesund.

Die *Epilepsie* tritt nicht selten im Zusammenhang mit den Geschlechtsfunktionen, z. B. anläßlich der ersten Menstruation oder während der Schwangerschaft und Geburt erstmalig auf. Obwohl der Einfluß der Gravidität auf die Epilepsie ungünstig sein kann, ist eine Unterbrechung nicht nötig, da es möglich ist, bei entsprechender Behandlung die Anfälle zu unterdrücken. Ausnahmsweise bildet sich ein Status epilepticus aus, wobei ein Anfall auf den anderen folgt. Wir selbst sahen eine Patientin, bei der während der Geburt 143 Anfälle gezählt wurden. Nachträglich stellte sich heraus, daß die Frau, bei der eine vorhergehende Schwangerschaft ebenfalls durch einen Status epilepticus kompliziert war, seitdem regelmäßig Luminal nahm, was sie aber in der Zeit vor der Geburt unterließ. JARDINE beobachtete in einem Falle 774, ZWEIFEL 593 Anfälle. Während der Geburt kann eine Verwechslung mit Eklampsie vorkommen (über die Differentialdiagnose s. S. 336).

Die *Schwangerschaftsnarkolepsie* zeigt gewisse Übergänge zu den normalen Zuständen in der Gravidität; denn bekanntlich besitzen ja Schwangere im allgemeinen ein größeres Schlafbedürfnis. In krankhaften Fällen können sie jedoch ständig schläfrig sein und auch im Sitzen und in Gesellschaft einschlafen. Nach der Entbindung hört die Krankheit gewöhnlich auf.

Von den mit der Schwangerschaft in kausalem Zusammenhang stehenden *Neuralgien* sei zunächst die traumatische Neuritis der unteren Extremitäten erwähnt. Diese wird durch einen Druck des in das kleine Becken eingedrungenen Kopfes auf den Plexus lumbosacralis verursacht. Die Schmerzen werden über den N. ischiadicus in die Waden fortgeleitet. Nach der Entbindung pflegen sie zu verschwinden. Wadenkrämpfe sind während der Geburt, besonders in der Austreibungsperiode, ziemlich häufig zu beobachten. Andere Neuritiden kommen auf *toxischer* Grundlage, entweder infolge einer Schwangerschaftstoxikose oder einer Toxikose anderer Genese zustande. In leichteren Fällen trifft man Parästhesien in den Fingern und Zehen oder auch Zahnschmerzen (Odontalgie). PLASS-MENGERT sammelten 12 schwere Fälle und meinten auf Grund der hierbei gemachten Erfahrungen, eine Schwangerschaftsunterbrechung sei in Erwägung zu ziehen, wenn sich trotz entsprechender Behandlung (neuerdings Vitamin B_1) keine Besserung zeige. Nach MCDONALD-STRAUSS ist die Erkrankung häufig durch eine auf gastro-intestinaler Grundlage beruhende Blutarmut bedingt; deshalb empfehlen sie, in Fällen von Hyperemesis prophylaktisch Vitamin B_1 und, falls darauf keine Besserung eintritt, auch Leberpräparate zu verabreichen. Die Schwangerschaftspolyneuritis ist nach neuester Auffassung keine selbständige Erkrankung, sondern eine Folge von Vitamin-B_1-Mangel. Aus diesem Grunde ist sie oft mit Vitamin-B_1-Präparaten gut zu beeinflussen.

Chronische Vergiftungen. Die *Bleivergiftung*. Bei Frauen, die in Bleibergwerken arbeiten oder mit bleihaltigem Material umgehen, sind Menstruationsstörungen, Sterilität und Aborte verhältnismäßig häufig. Das Blei hat nämlich eine Affinität zu jungen Zellen und dringt auch durch die Placenta in die Frucht ein. So wies FRONGEA nach, daß von den mit bleihaltigem Material umgehenden Frauen Sardiniens 20% steril sind und 23% nur ein Kind haben. Mit der Muttermilch kann Blei auch auf den Säugling übergehen.

Bei Frauen, die viel mit *Quecksilber* in Berührung kommen, sind die Kinder infolge einer chronischen Quecksilbervergiftung gewöhnlich schwächlich. *Phosphor* verursacht bei Frauen häufig Menstruationsstörungen. Durch *Arsen*dämpfe kommt es am äußeren Genitale oft zu schweren Ulcerationen. *Schwefel*dämpfe führen leicht zu Störungen der Genitalfunktionen sowie zu Aborten und Sterilität.

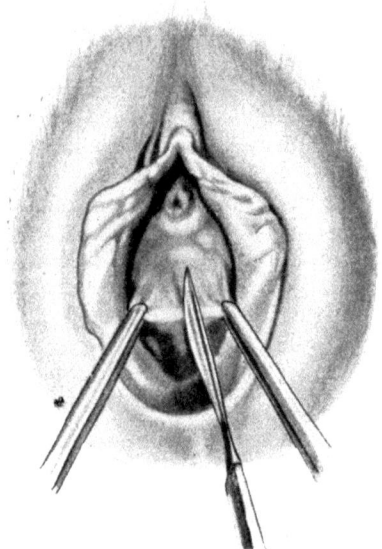

Abb. 224. Hymenincision.

Die Wirkung des *Nicotins* auf die Schwangerschaft ist noch nicht genügend geklärt. Bei Arbeiterinnen in Tabakfabriken kommen jedenfalls Aborte verhältnismäßig häufig vor. Anscheinend wirkt das Nicotin auch auf die Frucht ein; denn man beobachtet eine Veränderung der kindlichen Herztöne, während die Schwangere raucht.

Morphinistinnen sind meist amenorrhoisch und steril. Tritt aber trotzdem eine Schwangerschaft ein, so kommt es häufig zu Aborten. Manche glauben an Neugeborenen von Morphinistinnen Zeichen eines Morphinhungers erkennen zu können.

Der *Alkoholismus* erzeugt ebenfalls oft Sterilität. Seine schädliche Wirkung auf die Nachkommenschaft ist allgemein bekannt.

Krankheiten und Mißbildungen des weiblichen Genitale.

Bildungsanomalien. Bei einer *Hymenalatresie* ist der Scheideneingang durch den Hymen, der keine Öffnung besitzt, vollkommen verschlossen. Die oberen Abschnitte des Genitale können dabei ganz normal sein. Beschwerden stellen sich erst zur Zeit der Menarche ein und treten anfänglich als für die Menstruation typische Schmerzen, die allmählich einen krampfartigen Charakter annehmen, in Erscheinung, ohne daß eine Menstruationsblutung nach außen erfolgt. Das Blut aus der Gebärmutter staut sich zunächst in der Scheide und dann in der Gebärmutter, ja es kann sogar bis in die Tuben gelangen und das Krankheitsbild einer Hämatokolpos, einer Hämatometra und einer Hämatosalpinx hervorrufen. Eine geburtshilfliche Bedeutung besitzt diese Abnormität insofern, als es durch eine eventuell vorhandene haarbreite Öffnung des Hymens (aus der das Menstruationsblut abfließen kann, so daß keine Hämatokolpos entsteht) in äußerst seltenen Fällen doch zu einer Gravidität kommt. Bei der Geburt bereitet eine Hymenalatresie dem Geburtshelfer keine besonderen Schwierigkeiten, weil er sich durch eine einfache Hymenincision helfen kann (Abb. 224). Als ausgesprochene Seltenheit sei ein Fall erwähnt, in dem trotz völliger Atresie des Hymens und der unteren Scheidenpartie die Frau durch einen Coitus in die Harnröhre schwanger wurde. Die Konzeption wurde durch eine kleine, zwischen Blase und Cervix verlaufende Verbindung (Fistel) ermöglicht.

Eine *Atresie der Scheide* kann primär oder sekundär sein. Im ersten Fall ist die Gebärmutter meist hypoplastisch, und oft fühlt man bei der Untersuchung keinen oder nur einen haselnußgroßen Uterus. Eine Schwangerschaft tritt bei Vaginalatresie oder -aplasie auch nach künstlicher Scheidenbildung nur selten ein (Fall WAGNER), da die Gebärmutter meist unterentwickelt ist. Bei sekundärer Atresie und noch mehr bei Stenose der Scheide ist eine Schwangerschaft schon eher möglich. Die Geburt bringt in solchen Fällen jedoch die Gefahr schwerer Nebenverletzungen mit sich, zu deren Vermeidung eventuell ein Kaiserschnitt in Erwägung zu ziehen ist. Eine Verengerung der Scheide wird ausnahmsweise

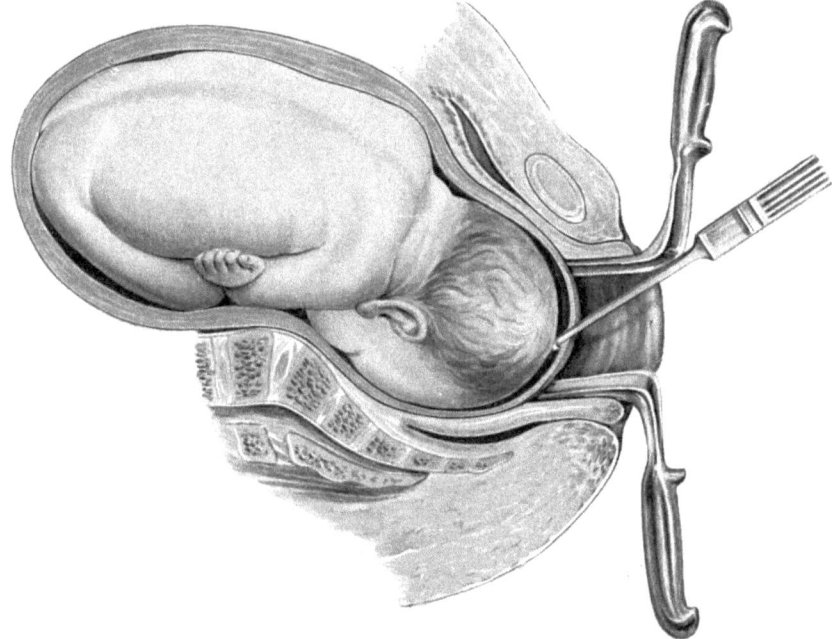

Abb. 225. Muttermundsincision mit einem Knopfmesser.

auch durch überreichlich im Parakolpium aufgespeichertes Fett verursacht. Eine solche Fettansammlung machte in einem Falle SELLHEIMs die Geburt per vias naturales unmöglich, und es mußte ein Kaiserschnitt ausgeführt werden. Durch Rigidität und Verengerung des Muttermundes kann ebenfalls die Geburt auf natürlichem Wege unmöglich gemacht werden. Hier sei noch die *Conglutinatio orificii uteri externi* erwähnt, die auf mechanische oder entzündliche Ursachen zurückzuführen ist. In solchen Fällen tritt der Kopf während der Eröffnungsperiode zwar tiefer, der Cervicalkanal wird entfaltet, die Portio papierdünn ausgezogen, aber der äußere Muttermund bleibt geschlossen oder ist nur als kleines hirsekorngroßes Grübchen zu tasten. Die Ursache dafür liegt gewöhnlich in einer cellulären Adhäsion und manchmal auch in Vernarbungen des Gebärmutterhalses. Diese Erscheinung wurde früher, als man noch den Cervicalkanal mit stark ätzenden Mitteln behandelte, häufiger beobachtet als jetzt. Während der Entbindung pflegen Verwachsungen keine großen Schwierigkeiten zu verursachen, weil sie sich gewöhnlich lösen, wenn man eine dünne Sonde einführt oder mit dem untersuchenden Finger einen Druck auf die kleine Öffnung des Muttermundes ausübt. Sollten die angegebenen Methoden zu keinem Erfolg führen, so kann man mit einem Knopfmesser eine Incision des Muttermundes vornehmen (Abb. 225).

Durch eine *Vagina septa* treten ebenfalls hin und wieder Störungen im Geburtsverlauf ein. Ein solches Septum reicht manchmal bis zum Scheidengewölbe und

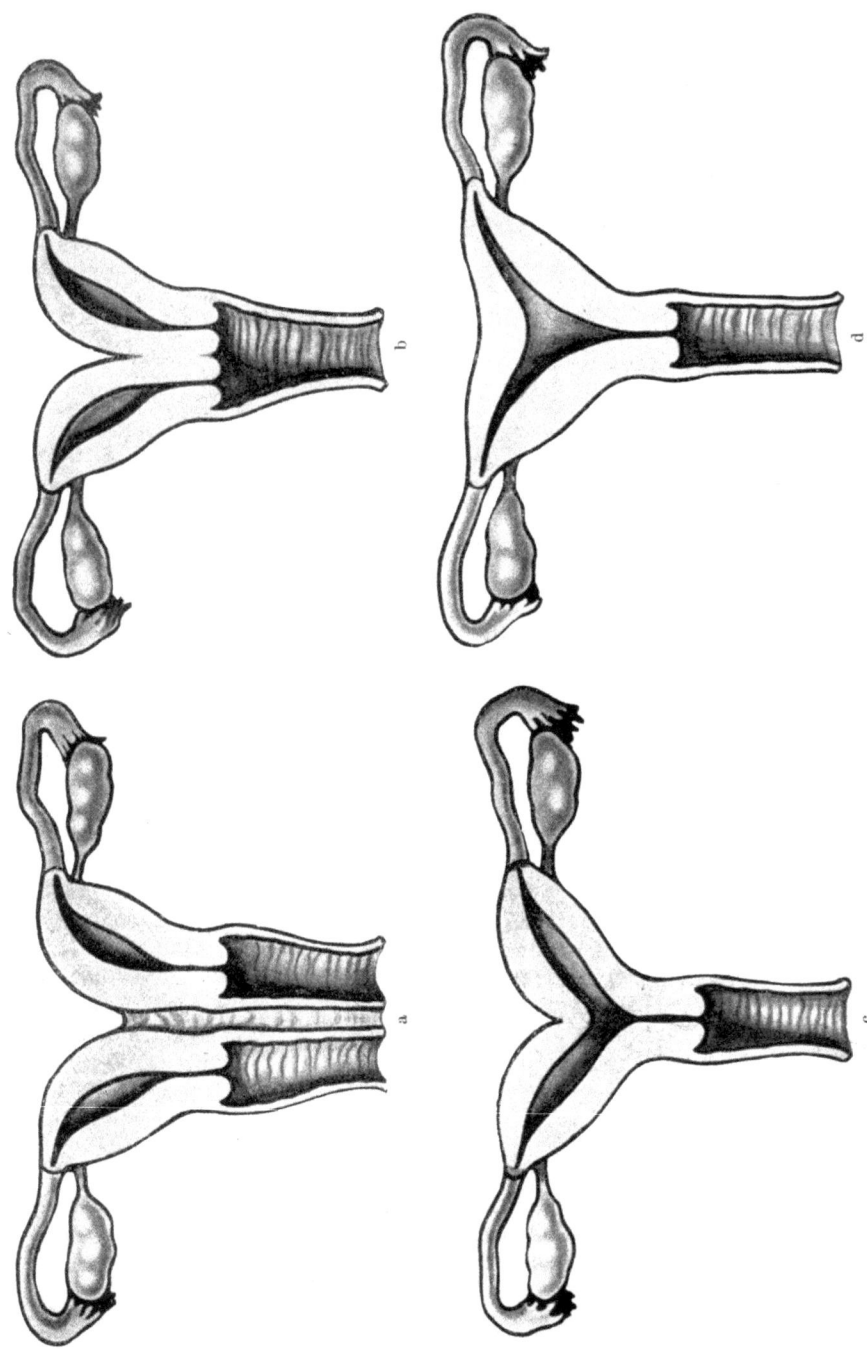

unterteilt die Vagina in zwei vollständig getrennte Hälften, oder läßt vor der Portio eine Verbindung zwischen rechtem und linkem Anteil offen. Manchmal schmiegt

Bildungsanomalien des weiblichen Genitale. 293

sich ein Septum an eine der Scheidenwände an und ist nur schwer zu erkennen, so daß es vielleicht erst bei einer späteren Geburt diagnostiziert wird. Ausnahms-

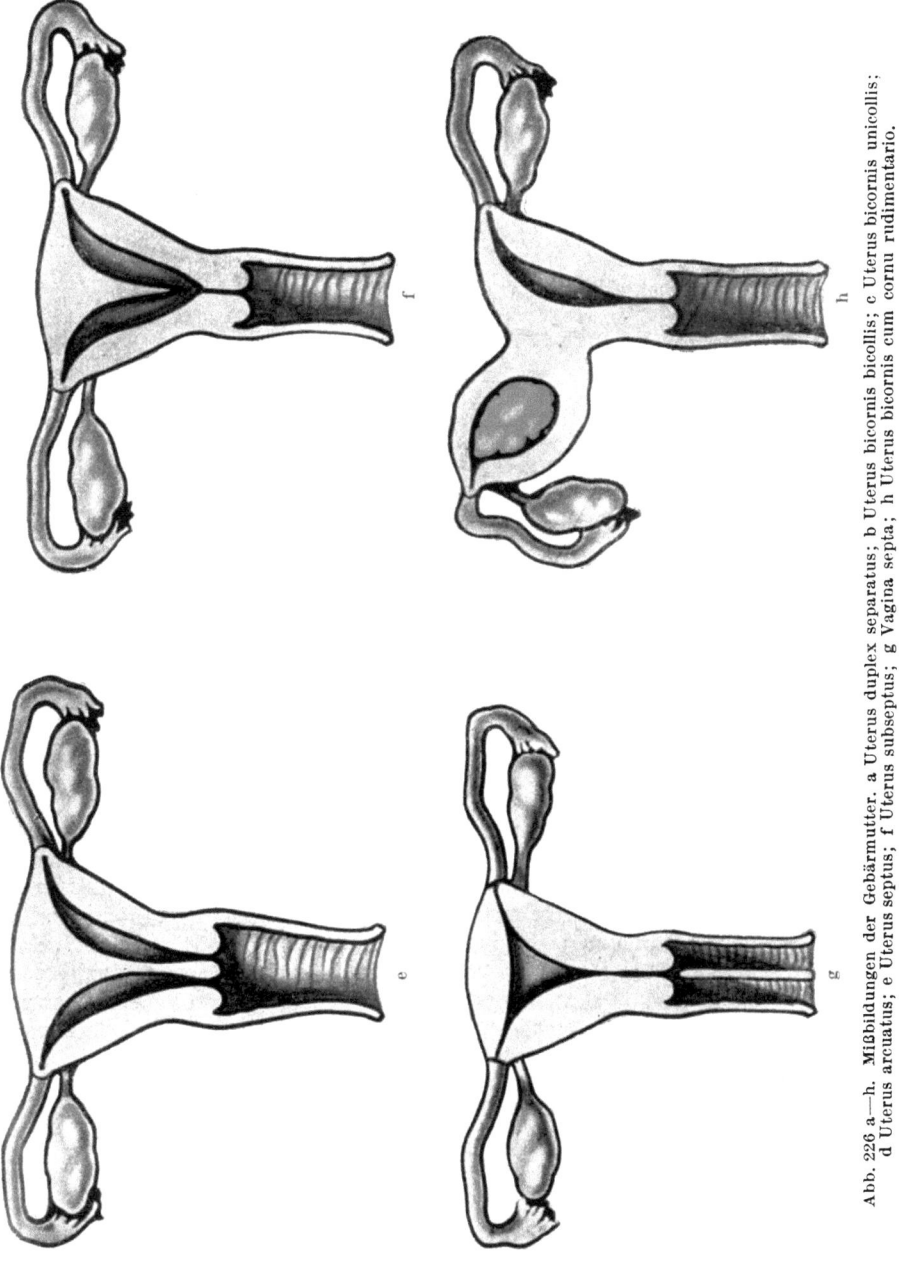

Abb. 226 a—h. Mißbildungen der Gebärmutter. a Uterus duplex separatus; b Uterus bicornis bicollis; c Uterus bicornis unicollis; d Uterus arcuatus; e Uterus septus; f Uterus subseptus; g Vagina septa; h Uterus bicornis cum cornu rudimentario.

weise kann ein Septum den tiefertretenden vorangehenden Teil aufhalten. Noch seltener sind die Fälle, in denen bei Beckenendlagen jederseits ein Bein in eine

Burger, Lehrbuch der Geburtshilfe. 19a

Scheidenhälfte gelangt und das Kind sozusagen auf dem Septum reitet. Die Therapie besteht hierbei in der Durchschneidung des Septum zwischen zwei Gefäßklemmen und der Vernähung der Wundränder nach der Geburt der Frucht. Auch Quersepten kommen vor und sind dann an der Grenze zwischen oberem und unterem Drittel der Scheide zu finden. Meist sind sie sekundär durch irgendwelche entzündliche Prozesse entstanden.

Im Falle einer *Vagina duplex* pflegen auch zwei Uteri vorhanden zu sein. Der Grund dafür liegt in einer Störung bei der Vereinigung der beiden MÜLLERschen Gänge. Geburtshilflich besitzt diese Anomalie die gleiche Bedeutung wie der Uterus duplex.

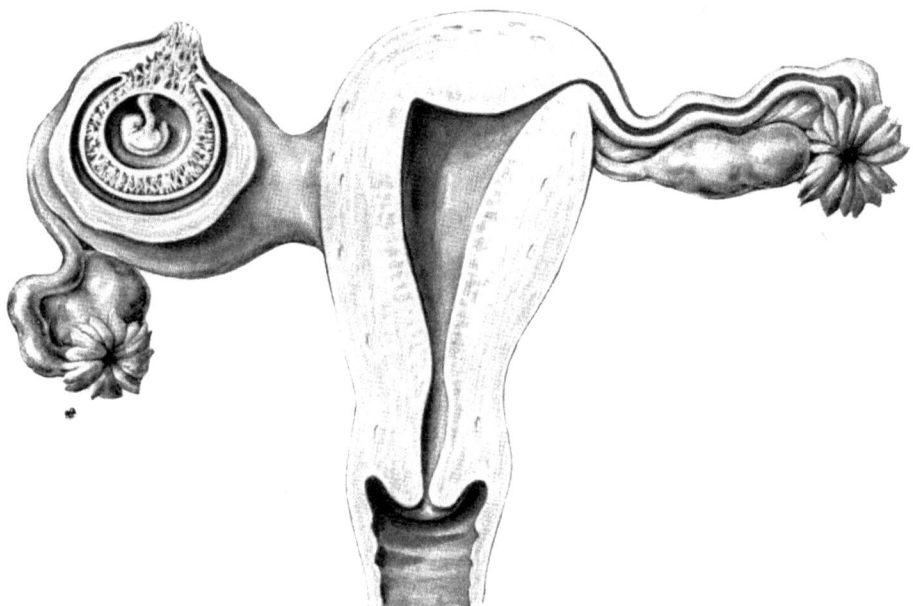

Abb. 227. Die Zotten durchnagen die Wand des rudimentären Nebenhornes.

Die *Mißbildungen des Uterus* sind in Abb. 226 zusammengestellt und veranschaulicht. Aborte und Frühgeburten treten in solchen Fällen gehäuft auf. So kam es dabei im Krankengut meiner früheren Klinik in 23% zu Aborten und in 32% zu Frühgeburten (SZATHMÁRY). Beim Uterus duplex separatus sind beide Gebärmutterhälften vollkommen getrennt. Der Uterus bicornis bicollis hat zwei Hörner und zwei Gebärmutterhälse. Von einem Uterus bicornis unicollis spricht man dann, wenn zwei Hörner aber nur ein Gebärmutterhals vorhanden sind. Varianten dieser Abnormität sind der Uterus arcuatus, der Uterus septus und der Uterus subseptus. Die gefährlichsten Komplikationen bei diesen Mißbildungen trifft man bei *Uterus bicornis cum cornu rudimentario*, bei dem das eine von den beiden Hörnern nur schlecht ausgebildet und nach dem Gebärmutterhals hin verschlossen ist. Bei Eintritt einer Schwangerschaft haben wir ein der Extrauteringravidität entsprechendes Krankheitsbild vor uns. Das Zustandekommen einer Schwangerschaft ist hier nur durch eine äußere Überwanderung der Spermien oder des befruchteten Eies zu erklären. Das rudimentäre Horn kann dem Wachsen des Eies nicht folgen. Da seine Schleimhaut nicht so gut ausgebildet ist wie die der normalen Gebärmutter, ist auch die Decidua dünner, die Zotten dringen oft bis in die Muskulatur ein und arrodieren die Wand, wodurch es zu den klinischen

Erscheinungen einer rupturierten Tubenschwangerschaft kommt (Abb. 227). Je nach der Dicke der von den Zotten durchnagten Uterushornwand kann die entstehende Blutung mehr oder weniger gefährlich sein. Da die Muskelwand des rudimentären Hornes stärker ist als die eines Eileiters, tritt eine Ruptur meist erst im 4.—6. Monat ein. Hin und wieder stirbt die Frucht auch ab, verkapselt sich (in 25% der Fälle) und wird dann entweder maceriert, oder sie versteinert durch Einlagerung von Kalk. Falls es zu einem Austragen der Schwangerschaft kommt, stellen sich am Ende der Zeit Wehen ein. Auffallend ist dabei, daß die Portio uteri schmäler ist als am Ende einer normalen Gravidität und der Gebärmutterhals trotz der Wehen sich nicht eröffnet. Eine durch den Cervicalkanal eingeführte Sonde gelangt in das nicht schwangere Horn. Die Therapie besteht in der Ausführung eines Kaiserschnittes und der Exstirpation des rudimentären Hornes.

Bei *Uterus duplex* (Abb. 228) kann die Geburt normal verlaufen, falls das nicht gravide Horn kein Geburtshindernis infolge seiner Größe darstellt. Wie alle Bildungsanomalien der Gebärmutter verursacht auch ein Uterus duplex eine Neigung zu Aborten und Frühgeburten, Regelwidrigkeiten der Lage, Wehenschwäche und schließlich zu Atonie in der Nachgeburtsperiode.

Wenn neben einem Uterus duplex auch noch eine Vagina septa besteht, können diagnostische Irrtümer unterlaufen, falls der Arzt während der Geburt bald den einen und bald den anderen Muttermund tastet.

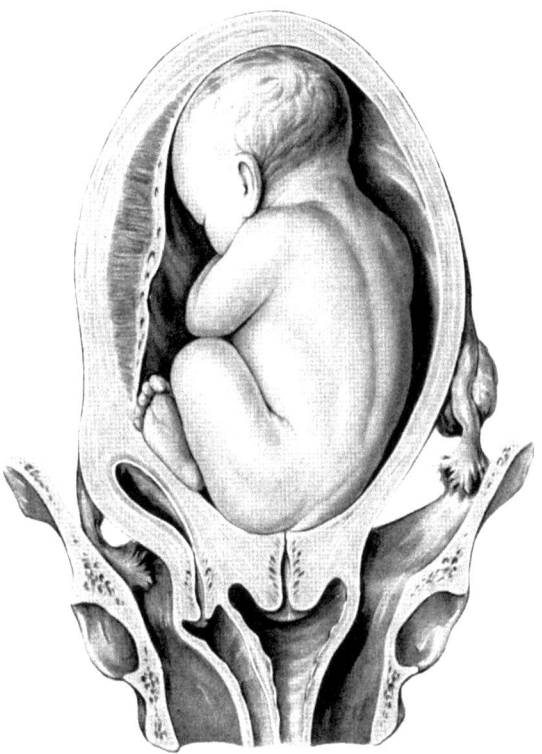

Abb. 228. Uterus duplex cum Vagina septa während der Gravidität.

Bei dem ziemlich häufig vorkommenden *Uterus arcuatus* findet man relativ oft Regelwidrigkeiten der Lage. Wegen des längeren Querdurchmessers kommt es leicht zu Querlagen. Wenn sich dagegen infolge vorhergegangener Schwangerschaften die Gebärmutterhöhle ausgedehnt hat, stellt sich bei den späteren Schwangerschaften das Kind häufiger in die Längsachse ein. Die Eindellung des Gebärmuttergrundes kann ausnahmsweise, besonders bei Erstgebärenden, so stark sein, daß eine Wendung unmöglich ist und ein Kaiserschnitt in Frage kommt. Wehenschwäche und Störungen in der Nachgeburtsperiode treten hierbei gehäuft auf.

Der *Uterus bicornis unicollis* führt bisweilen zu diagnostischen Irrtümern, weil zu Beginn der Schwangerschaft die nichtgravide Uterushälfte für eine Geschwulst oder Extrauteringravidität gehalten wird. Kommt es zu Aborten, so gehen sie mitunter alle von demselben Horn aus. Wir sahen einen Fall, in dem eine Frau aus dem linken Uterushorn immer abortierte, während eine im rechten Horn entstandene Schwangerschaft erhalten blieb.

Auch bei *Uterus septus* stellen sich die bisher erwähnten Regelwidrigkeiten gehäuft ein. Eine besondere Bedeutung kommt aber noch dem Umstande zu, daß die Placenta am Septum haften und während der Nachgeburtsperiode schwere Blutungen veranlassen kann. Das Septum besitzt ja keine Möglichkeit sich zu kontrahieren. Man wird also in solchen Fällen öfters gezwungen sein, die Placenta manuell zu lösen.

Als weitere Entwicklungsstörung sei noch die *Hypoplasie der Gebärmutter* erwähnt. Ist sie hochgradig, so geht sie mit Sterilität einher. Wenn sie weniger ausgeprägt ist, tritt — manchmal allerdings erst nach längerer Ehe — unter Umständen eine Schwangerschaft ein. Dann besteht aber die Gefahr einer Fehl- oder Frühgeburt. Bei der Geburt treten infolge der Insuffizienz der Muskulatur primäre Wehenschwäche und Atonien in der Nachgeburtsperiode auf. Da eine Hypoplasie des Uterus mit den Zeichen einer allgemeinen genitalen Hypoplasie einhergeht, ist das Becken meist allgemein verengt. An den hypoplastischen Weichteilen kommt es leichter, besonders bei operativen Entbindungen, zu Nebenverletzungen.

Die genannten Mißbildungen sind in der ersten Hälfte der Gravidität leichter zu erkennen als in der zweiten, weil hier z. B. ein schwangeres Uterushorn im Vergleich zum nichtschwangeren schon sehr groß ist. Die Erkennung bei der Geburt ist aber nur dann wichtig, wenn das nichtschwangere Horn ein Geburtshindernis bildet. Eventuelle Störungen in der Nachgeburtsperiode sind leichter zu diagnostizieren. Zu Beginn der Gravidität besteht — wie erwähnt — die Möglichkeit einer Verwechslung des nichtgraviden Hornes mit einer Extrauteringravidität. Mitunter läßt sich diese Frage nur durch eine Laparotomie entscheiden. Eine Hornschwangerschaft ist dann daran erkennbar, daß im Gegensatz zu normalen Verhältnissen nur an einer Seite Adnexe abgehen.

Zusammen mit einer schlechteren Ausbildung der Gebärmutter kommt manchmal eine Minderwertigkeit der Schleimhaut vor. Falls die deciduale Umwandlung nicht so vollkommen ist, sieht man zu Beginn der Gravidität bisweilen kleinere Blutungen.

Eine *pathologische Ausladung* der schwangeren Gebärmutter oder ein *Divertikel* wird meist erst bei einem Kaiserschnitt entdeckt. Durch die Verdünnung und Dehnung der Uteruswand an einer umschriebenen Stelle entsteht eine sackartige Ausbuchtung (Abb. 229 und 230), die durch eine kleinere oder größere Kommunikation mit der Gebärmutterhöhle in Verbindung steht. In einer solchen Ausbuchtung kann sich die Placenta oder die Frucht befinden.

Für die Entstehung dieser Anomalien gibt es verschiedene Ursachen. Die Wand einer mangelhaft ausgebildeten hypoplastischen Gebärmutter kann im Verlauf der Schwangerschaft stark ausgezogen und verdünnt werden, so daß an der Stelle des geringsten Widerstandes eine Aussackung entsteht.

Die häufigste Ursache für das Zustandekommen einer Ausbuchtung der Gebärmutter sind umschriebene Läsionen der Muskelwand, die auf vorausgegangene künstliche Eingriffe, z. B. wiederholte Ausschabungen, manuelle Placentalösungen oder Kaiserschnitte zurückzuführen sind. Ein solcher Locus minoris resistentiae entsteht bisweilen auch durch krankhafte Vorgänge in der Uteruswand, durch Entzündungen, Eiterungen und Cystenbildungen nach einer Adenomyosis.

Aus unserem Material veröffentlichte BATIZFALVY einen Fall, in dem aller Wahrscheinlichkeit nach vier künstliche Aborte den Grund für die Bildung der pathologischen Ausladung darstellten. In einem anderen Falle fanden wir (BENEDEK) die Ausbuchtung in einer alten Kaiserschnittnarbe. Für zwei weitere Fälle der letzten Zeit konnten wir ähnliche ätiologische Momente nachweisen.

Die Therapie dieser Anomalie hängt von vielerlei Umständen, von der Größe, der Lage, der Haftfläche der Placenta und von der Dauer der Schwangerschaft ab. Oft muß die Gebärmutter nach der Geburt des Kindes amputiert werden. Die pathologische Bedeutung besteht darin, daß die verdünnte Stelle der Uteruswand während der Wehentätigkeit bersten oder bei manueller Lösung verletzt werden kann. Wenn die Placenta an diesem weniger contractilen Gebiet haftet, treten in der Nachgeburtsperiode bisweilen atonische Blutungen auf. Im Wochenbett begünstigt eine pathologische Ausladung das Zustandekommen einer Infektion.

Die entzündlichen Erkrankungen. Akute Entzündungen der Vulva und der Scheide behandelt man in der Schwangerschaft wie außerhalb derselben mit Sitzbädern und indifferenten, später mit milden, adstringierenden Lösungen, nach Abklingen der akuten entzündlichen Erscheinungen mit Argent. nitr.-Lösungen. Nach Entzündungen und Verletzungen größeren Ausmaßes bleiben mitunter ausgedehnte Vernarbungen zurück, durch die eine Geburt per vias naturales gefährlich (schwere Nebenverletzungen) oder sogar unmöglich werden kann.

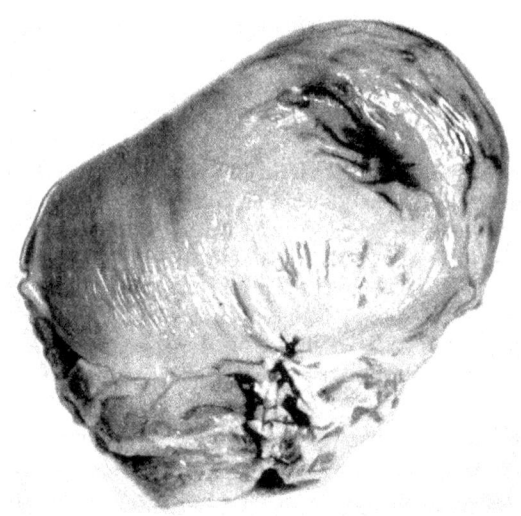

Abb. 229. Diverticulum uteri.

Unter den entzündlichen Erkrankungen hat die *Entzündung und der Absceß der* BARTHOLINI*schen Drüse* eine große Bedeutung. Die eitrige Bartholinitis ist meist gonorrhoischen Ursprungs. Zu Beginn der Gravidität incidiert man den Absceß, wie man das auch sonst zu tun pflegt. Am Ende der Schwanger-

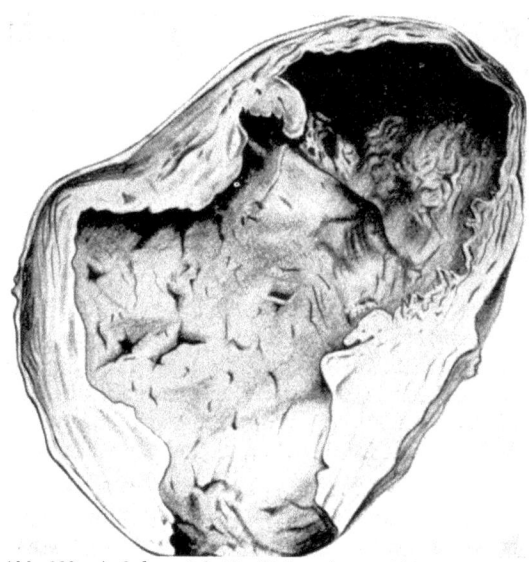

Abb. 230. Auf dem Schnitt (Präparat von Abb. 229) sieht man eine ringförmige Einschnürung zwischen Uteruscavum und Divertikel.

schaft bereitet dagegen ein Absceß der BARTHOLINIschen Drüse dem Geburtshelfer oft Sorgen und Schwierigkeiten, weil er nicht nur Gonokokken, sondern möglicherweise auch andere Eitererreger enthält, die bei der Geburt und vor allem im Wochenbett leicht in die oberen Abschnitte des Geburtskanals ascendieren. Eben deshalb ist es ratsam, diese Eiterherde noch zu Beginn der Gravidität zu entfernen. Prinzipiell soll der Absceß nicht nur eröffnet, sondern nach

Möglichkeit samt der Kapsel entfernt werden. Dies gelingt jedoch wegen der Infiltration der Umgebung nicht immer, ohne daß sich der eitrige Inhalt entleert. Deshalb bedient man sich hierbei mit Vorteil der Elektrokoagulation. Bisweilen führt dieser Eingriff zu einer Schwangerschaftsunterbrechung. Um dies zu vermeiden, gibt man Corpus-luteum-Hormon und Spasmolytica. Während der Geburt ist die Situation noch bedenklicher; denn wenn man nichts unternimmt, kann der Absceß spontan aufbrechen. Eben deshalb eröffnen ihn manche und brennen ihn aus. Nach unserer Ansicht ist es am besten, den Inhalt des Abscesses mit einer Spritze abzusaugen und mit einer Desinfektionslösung (Rivanol) zu ersetzen, wodurch man die Virulenz der noch in der Absceßhöhle vorhandenen Krankheitserreger vorübergehend soweit wie möglich herabzusetzen sucht. Handelt es sich um eine Mehrgebärende nahe dem Klimakterium, so kann *ausnahmsweise* die Geburt durch eine Schnittentbindung beendet werden; jedoch wird man dabei gleichzeitig die Gebärmutter amputieren. Entfernt man sie nämlich nicht, so ist die Lage noch ungünstiger, als wenn man keinen Kaiserschnitt ausgeführt hätte, weil eine aufsteigende Infektion zu einer Dehiszenz der Uterusnaht und damit zu einer sekundären Peritonitis führen kann.

Kleinere Abscesse der Vulva und der SKENEschen Gänge eröffnet man am zweckmäßigsten und brennt sie mit dem Elektrokauter aus.

Entzündungen der Cervicalschleimhaut (Endometritis cervicalis) können zu Sterilität führen. Während der Schwangerschaft findet man des öfteren polypöse Gebilde im Gebärmutterhals und noch häufiger im Muttermund. Diese verursachen, wie auch Portioerosionen, leicht Blutungen, so daß der Verdacht auf ein Carcinom auftaucht. Histologisch handelt es sich bei den ersteren meist um deciduale Polypen. Bei Polypabtragungen oder Probeexcisionen hat man für die Verhütung einer Fehlgeburt Sorge zu tragen.

Eine Schwangerschaft ist bei Entzündungen der Uterusschleimhaut selten. Kommt es dennoch dazu, so kann sie mit einer *Endometritis decidualis haemorrhagica* einhergehen. In den infolge der entzündlichen Reizung hypertrophierten Deciduamassen befinden sich sehr viele kleine Blutgefäße, die vor allem unter dem Einfluß von Blutdruckschwankungen leicht bersten. Als Symptom dieser Erkrankung sieht man besonders in der ersten Schwangerschaftshälfte Blutungen von verschiedenem Ausmaße. Bisweilen beobachtet man auch nur einen braunen Ausfluß. Die zwischen Decidua vera und Decidua capsularis entstehenden Hämatome führen infolge ihrer wehenanregenden Wirkung leicht zu Aborten (nach ABERNETTY in 8% der Fälle). Bei fortgeschrittener Gravidität (nach dem 4. Monat) kommt es dagegen seltener zu Blutungen, da einerseits die Decuida capsularis der Decidua vera anliegt und sie komprimiert, andererseits sich die Decidua infolge des Eiwachstums dehnt und dünner wird, und die Blutgefäße sich stark in die Länge ziehen (v. FRANQUÉ).

Eine Abart dieses Krankheitsbildes entsteht, wenn die Decidua nur stellenweise erkrankt. In solchen Fällen sieht man an der ausgestoßenen Decidua gelblich-weiße, graue Polster (*Endometritis decidualis tuberosa seu polyposa*) (Abb.231). Kennzeichnend für diese Erkrankung ist ein brauner, schokoladefarbener Ausfluß, der manchmal — allerdings mit Unterbrechungen — die ganze Schwangerschaft hindurch bestehen bleibt. Histologisch findet man außer Hypertrophien, Blutungen und Thrombenbildungen auch umschriebene Nekrosen und Rundzelleninfiltrate. Zur Therapie verordnete man früher Jodkali und Eisen; neuerdings gibt man zum Schutze der Schwangerschaft außerdem noch Luteohormon. Mikroorganismen ließen sich bei Endometritis decidualis nur ausnahmsweise nachweisen (MASLOWSKY, WILLIAMS).

In diesem Zusammenhang soll noch ein Krankheitsbild erwähnt werden, das man *Hydrorrhoea decidualis* nennt. Theoretisch stellt man sich vor, daß sich hierbei zwischen Decidua vera und Decidua capsularis ein dünnflüssiges, unter Umständen blutiges Sekret ansammelt, das sich von Zeit zu Zeit aus dem Muttermund entleert. Von manchen Autoren (MEYER-RUEGG, SCHMIDT) wurde dies jedoch bezweifelt und der Grund für die Flüssigkeitsentleerung in einem hohen Blasensprung gesucht. Eine *Hydrorrhoea amnialis* kommt zweifellos vor; als Folge davon setzt aber entweder die Geburt ein, oder es entleert sich der größte Teil des Fruchtwassers, und die Frucht entwickelt sich außerhalb der Eihäute weiter (extramembranöse Gravidität, s. S. 345). Eine Hydrorrhoea amnialis ist besonders am Ende der Schwangerschaft an Flocken und Kindspech in der abgehenden Flüssigkeit zu erkennen.

Früher nannte man ein Krankheitsbild, zu dem außer Blutungen und Ausfluß noch Hyperemesis, Temperatursteigerungen, Kreuzschmerzen und Uteruskontraktionen gehören, *Rheumatismus uteri*. Die Behandlung bestand in warmen Bädern, Umschlägen und in der Verabreichung von Narkotica. Falls keine Besserung eintrat, leitete man gegen Ende der Gravidität die Geburt durch Blasensprengung ein.

Praktisch spielen die *Entzündungen in der Umgebung der Gebärmutter* eine viel größere Rolle. Sie kommen in neuerer Zeit, seitdem die Zahl der kriminellen Aborte so

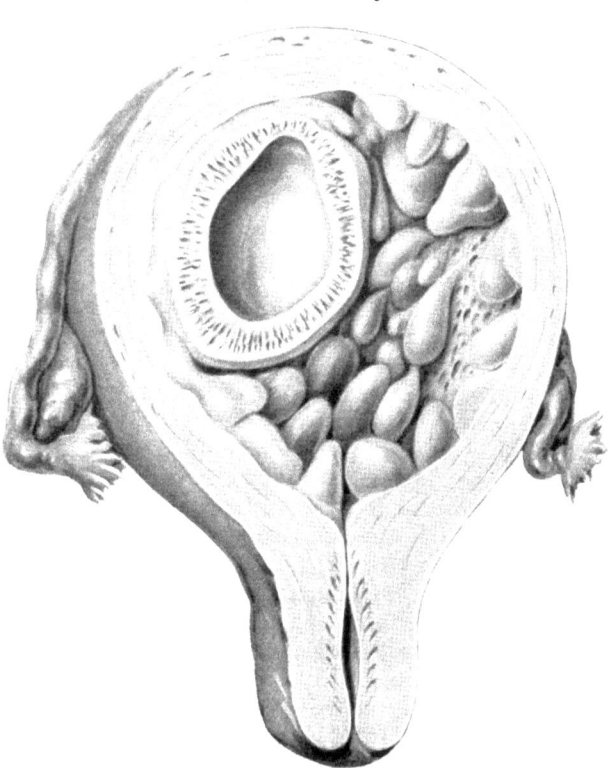

Abb. 231. Endometritis tuberosa seu polyposa in einem graviden Uterus.

sehr angestiegen ist, häufig vor und befallen Adnexe und Parametrien. Eine Adnexentzündung zieht häufig Sterilität nach sich, und zwar nicht nur im Falle eines Tubenverschlusses (Tubensterilität), sondern auch dann, wenn lediglich die Tubenschleimhaut erkrankt ist. Zu einem Tubenverschluß kann es, abgesehen von Infektionen, auch durch chemische Einwirkung, z. B. durch Jodinjektionen (FRIGYESI) kommen. Entsteht trotz einer entzündlichen Erkrankung der Adnexe oder Parametrien eine Schwangerschaft, so wirkt die monatelang anhaltende Hyperämie oft heilend auf die Entzündung. Im Wochenbett besteht jedoch die Gefahr eines erneuten Aufflackerns. Deshalb soll man die Patientin längere Zeit liegen lassen. Entzündungen in der Umgebung des Uterus, die zwar schmerzhaft sind, aber keine tastbaren anatomischen Veränderungen aufweisen, verursachen in der ersten Schwangerschaftshälfte häufiger Beschwerden, pflegen sich jedoch mit dem Fortschreiten der Gravidität zu bessern. Falls von früheren Erkrankungen herrührende Verwachsungen bestehen, steigern sich die Beschwerden häufiger, besonders zu der Zeit, in der der Uterus aus dem kleinen Becken heraustritt.

Ernst sind jene äußerst seltenen Fälle zu beurteilen, bei denen in der Umgebung der schwangeren Gebärmutter Exsudate oder sogar Eiterherde bestehen. Ob es sich hierbei um eine Pyosalpinx, einen Ovarialabsceß, einen parametranen oder Douglasabsceß (nach mißglückten kriminellen Eingriffen) handelt, immer droht die Gefahr eines Platzens der Absceßkapsel während der Schwangerschaft oder Geburt und damit einer diffusen Peritonitis. Deshalb soll man Eiterherde in der Umgebung des graviden Uterus vor der Entbindung eröffnen oder noch besser ganz entfernen. So einfach dieser Grundsatz auch klingen mag, so schwer ist er, schon wegen der Diagnosestellung, durchzuführen. So kann man z. B. einen Absceß in der Nähe der Gebärmutter, der schon längere Zeit besteht und deswegen eine derbe harte Wand besitzt, mit einem Myom verwechseln. In solchen Fällen braucht die Leukocytose nicht hochgradig zu sein, und eine beschleunigte Senkungsgeschwindigkeit der roten Blutkörperchen kann ja auch durch die Schwangerschaft selbst bedingt sein. Besteht dabei kein Fieber und ist das Allgemeinbefinden gut, so wird man sich trotzdem nicht leicht zu einer Operation entschließen, weil es dadurch zu einer Unterbrechung der Schwangerschaft und, falls sich noch virulente Krankheitserreger im Eiter befinden, zu einer Bauchfellentzündung kommen kann. Geht man dagegen zunächst konservativ vor, so hat man Aussicht, am Ende der Gravidität ein lebendes Kind zu gewinnen und vermag, wenn nötig, radikaler zu operieren, wodurch die Gefahr einer Peritonitis verringert wird. Spricht hohes Fieber für einen akuten Verlauf und dafür, daß der Inhalt des Abscesses noch virulent ist, so wäre es an sich besser, diesen von der Scheide her zu entleeren. Falls es aber, nachdem man den Absceß von der Scheide her drainiert hat, eben durch diesen Eingriff zu einer Schwangerschaftsunterbrechung kommt, droht von der infizierten Vagina her die Gefahr einer aufsteigenden Infektion. Da diese Gefahr in der ersten Hälfte der Gravidität geringer ist, soll man die Operation möglichst früh durchführen. Leichter ist die Entscheidung, wenn ein Douglasabsceß zu einem infizierten Abort hinzukommt. In einem solchen Falle kann man den Absceß ruhig eröffnen, da ja die Gebärmutter ohnehin infiziert ist. Manche ziehen es vor, den Absceß vom Rectum her anzugehen, wie es beim Mann üblich ist. Im übrigen muß jeder Fall individuell beurteilt werden. Dies ist oft auch für den Erfahrenen noch schwierig.

Lageveränderungen des Uterus. Normalerweise befindet sich die Gebärmutter in Anteversio-Flexio. Es kann aber auch eine Hyperanteflexio, Retroflexio, Retroversio, Dextro- bzw. Sinistro- und eine Ante- bzw. Retropositio sowie ein Descensus oder Prolapsus uteri bestehen. Eine Torsion ist ebenfalls möglich, kommt aber nur selten vor.

Die pathologische Anteflexio. Wie erwähnt, verändert die Gebärmutter zu Beginn der Schwangerschaft ihre Lage, und das schwerer gewordene Corpus neigt sich der Cervix gegenüber stärker nach vorne. Diese Hyperanteflexio ist nur vorübergehend und als physiologisch zu betrachten. Eine pathologische Anteflexio entsteht des öfteren am Ende der Gravidität bei schlaffen Bauchdecken oder bei einem räumlichen Mißverhältnis. Dadurch wird dann das Eintreten des Kopfes ins kleine Becken verhindert. Die pathologische Anteflexio kommt auch in Fällen von hochgradiger Kyphoskoliose vor, wenn zwischen Rippenbogen und Beckeneingang zu wenig Platz vorhanden ist.

Die häufigste Ursache einer pathologischen Anteflexio in der zweiten Schwangerschaftshälfte stellen aber überdehnte und schlaffe Bauchdecken dar. Diese Überdehnung ist manchmal so hochgradig, daß die Gebärmutter ganz nach vorne übersinkt und der Uterusgrund beinahe tiefer liegt als der Gebärmutterhals.

Die Folgen davon sind häufig Kreuz- und Leibschmerzen sowie Intertrigo (besonders wenn die Schwangere wohlbeleibt ist). Eine Intertrigo kann auch die Asepsis bei der Geburt gefährden. Die geburtshilfliche Bedeutung der pathologischen Anteflexio besteht in einem Ausweichen der Portio uteri nach hinten oben und in einer Verzögerung oder Verhinderung der Muttermundseröffnung, da die Wehen nicht in der Richtung der Beckenachse, also nicht auf den Muttermund hin, wirken.

Lage- und Einstellungsanomalien beobachtet man dabei während der Geburt häufig. Ja es kann sogar zu einem Hängenbleiben des kindlichen Kopfes an der

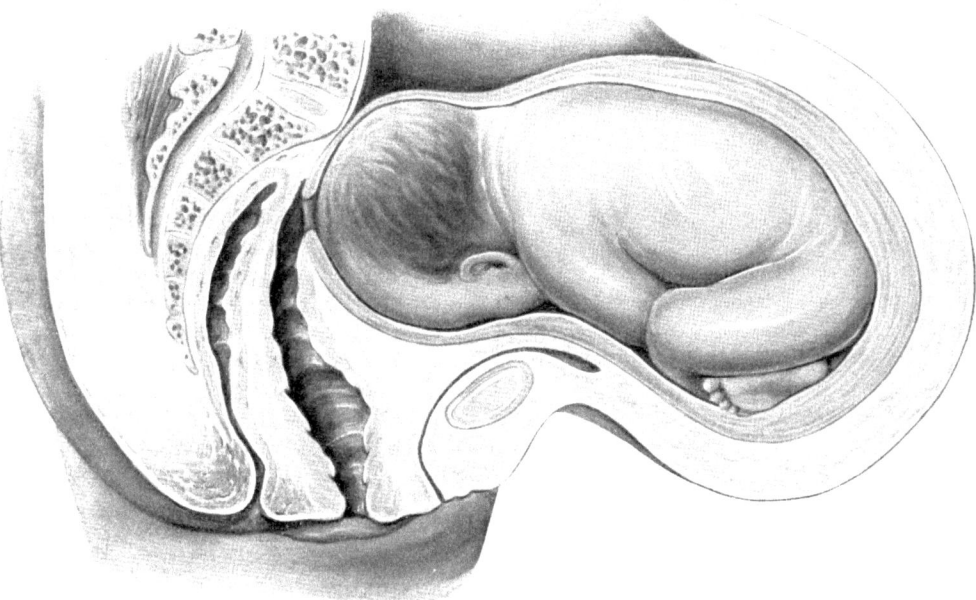

Abb. 232. Pathologische Anteflexion der schwangeren Gebärmutter. Die vordere Wand des unteren Uterinsegmentes wird durch den vorliegenden Teil vorgewölbt und die hintere gedehnt.

Symphyse kommen. Bei all diesen Anomalien besteht auch die Möglichkeit eines früh- oder vorzeitigen Blasensprungs, da der vorliegende Teil den Beckeneingang nicht ausfüllt. Infolge der Wehentätigkeit wird dann die hintere Wand des unteren Uterinsegmentes stark überdehnt (Abb. 232).

Behandlung. Zunächst wird man trachten, durch Hochbinden des Leibes die pathologische Anteflexio zu beseitigen. Außerdem versucht man den kreuzbeinwärts liegenden Muttermund zur Erweiterung zu bringen, indem man bei zwar noch nicht eröffneter aber dünn ausgezogener Cervix mit dem Finger in den Muttermund eingeht und diesen vorsichtig in Richtung der Beckenachse nach vorne zieht. Gelingt das nicht vollständig, so hat man doch schon viel erreicht, wenn man den Muttermund näher zur Beckenachse gebracht hat. Im äußersten Falle kommt eine Hysterotomia vaginalis anterior und in seltenen Ausnahmen sogar ein Kaiserschnitt in Frage.

Eine ähnliche Situation entsteht nach Fixierung des Uterus an die Bauchwand (vor der Schwangerschaft) *(Ventrofixation)*. Glücklicherweise wird dieser Eingriff heutzutage viel seltener ausgeführt als früher.

Besonders große Schwierigkeiten treten bei Geburten nach *Vaginaefixationen* auf. (Nach Eröffnung des vorderen Scheidengewölbes durch einen Querschnitt und Hochschieben der Blase wird die vordere Uteruswand durch die Plica vesicouterina, die vorher eventuell eröffnet wurde, an die Scheide genäht. Dadurch gerät die Gebärmutter in eine gesteigerte Anteflexion.) Dieser Eingriff wird bei Frauen im gebärfähigen Alter möglichst vermieden oder mit einer Tubensterilisation verbunden.

Noch schwieriger gestaltet sich die Geburt nach einer *Interpositio uteri*, bei der die Gebärmutter zwischen Blase und Scheide gelagert wird. Auch diese Operation kommt nur bei älteren Frauen in Frage und bei jüngeren höchstens dann, wenn gleichzeitig eine Tubensterilisation ausgeführt werden kann.

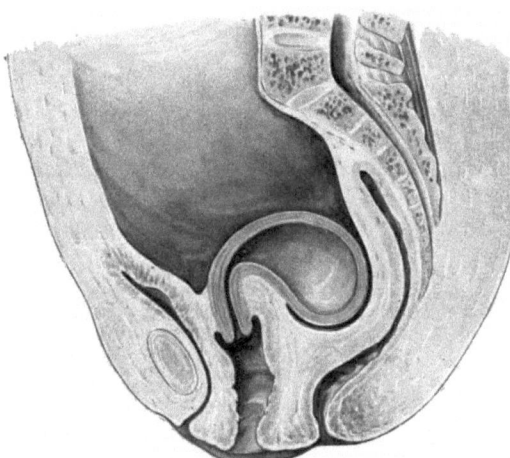

Abb. 233. Die retroflektierte schwangere Gebärmutter drängt die Cervix zur Symphyse hin, so daß die Urethra komprimiert wird.

Die antefixierenden Operationen, die den Uterus mit Hilfe der Ligg. rotunda in Richtung der Bauchwand fixieren, können selbstverständlich ebenfalls bis zu einem gewissen Grad eine Behinderung der Geburt verursachen. Ihre Bedeutung ist jedoch viel geringer als die von Operationen, bei denen das Corpus selbst an die Bauchwand genäht wird. Eine gewisse Vorbeugung gegen Schwangerschafts- und Geburtskomplikationen besteht in einer möglichst hohen Fixation oder, was noch richtiger ist, in der Vermeidung dieser Operationen bei jüngeren Frauen.

Die *Retroflexio uteri gravidi* stellt das Gegenstück zur pathologischen Anteflexio dar. Der Retroflexio schrieb man früher eine größere Bedeutung zu. Heute weiß man jedoch, daß die angeborene Retroflexio eine Teilerscheinung einer genitalen Hypoplasie bildet, die in solchen Fällen der Hauptgrund für die Sterilität ist und deswegen auch in erster Linie behandelt werden muß. Tritt bei retroflektierter Gebärmutter eine Schwangerschaft ein, so steigt der Uterus, sobald er die entsprechende Größe erreicht hat, aus dem kleinen Becken heraus oder wird darin eingeklemmt. Beim Heraustreten der Gebärmutter aus dem kleinen Becken spielt die Muskulatur der vorderen Uteruswand eine aktive Rolle, indem ihre zeitweiligen Kontraktionen den Uterus allmählich herausheben. Unterstützend wirken dabei auch körperliche Betätigung, Seitenlagerung und vornübergebeugte Haltung.

Steigt die Gebärmutter nicht aus dem kleinen Becken heraus, so nimmt sie darin immer mehr Raum ein, wodurch der Gebärmutterhals an den Schambeinbogen gedrückt wird. Dies wiederum hat eine Kompression der dazwischenliegenden Harnröhre zur Folge (Abb. 233). Zunächst kommt es zu Miktionsbeschwerden. Verschlimmert sich dieser Zustand und wird das Wasserlassen immer mehr erschwert, so füllt sich die Blase schließlich so stark, daß sie bis zum Nabel und noch höher reichen kann. Häufig beobachtet man eine Ischuria paradoxa, einen Zustand, bei dem es bei gefüllter Blase zu einem ständigen Harntröpfeln kommt. Wird in diesem Stadium noch immer keine Abhilfe geschaffen, so bilden sich durch die Überdehnung in der Blasenwand anämische Gebiete und infolge der mangelhaften Blutversorgung auch Nekrosen. Falls noch eine Infektion hinzukommt, tritt eine Blasengangrän auf; die Blase wird teilweise sequestriert, der Urin gelangt in die freie Bauchhöhle oder in das paravesicale Bindegewebe,

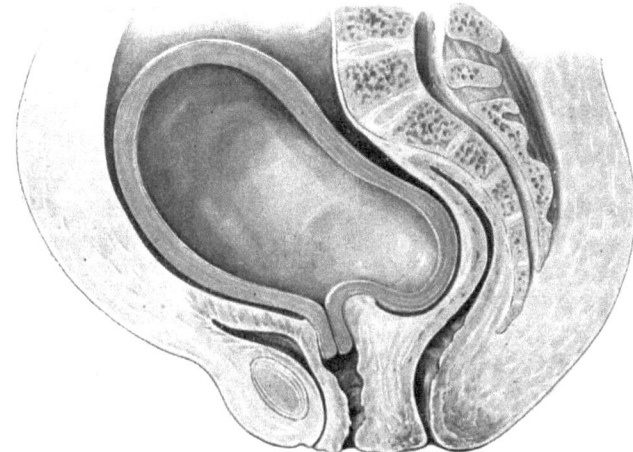

Abb. 234. Bei fixierter Retroflexio uteri kann sich der größere Teil der schwangeren Gebärmutter aus dem kleinen Becken herausheben.

und die Frau geht an einer Bauchfellentzündung oder einer Urosepsis zugrunde. Dieses Krankheitsbild nannte STOECKEL Cystitis dissecans gangraenescens.

Wenn es sich um eine fixierte Retroflexio handelt (Retroflexio uteri fixata), hebt sich ein großer Teil der Gebärmutter meistens auch aus dem kleinen Becken

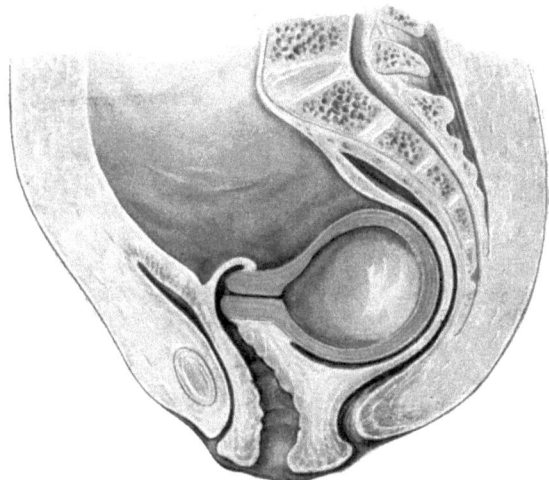

Abb. 235. Bei einer Retroversio uteri bleibt die Portio vaginalis nicht im kleinen Becken. Es kommt nur dann zu einer Kompression der Urethra, wenn die Schwangerschaft schon weiter fortgeschritten ist.

heraus, doch bleibt die hintere Uteruswand am Mastdarm und an der Excavatio rectouterina haften (partielle Incarceration) (Abb. 234). Bei dieser teilweisen Einklemmung entwickelt sich im Laufe der Geburt eine ähnliche Situation wie bei der pathologischen Anteflexio mit dem Unterschied, daß der Muttermund nicht nach rückwärts, sondern nach vorne gewendet ist. Man wird dann also dementsprechend versuchen, ihn kreuzbeinwärts zu ziehen. Gelingt das nicht, so ist eine

Hysterotomia posterior oder, wenn der Fall nicht infiziert ist, ein Kaiserschnitt in Erwägung zu ziehen. Ein retroflektierter schwangerer Uterus kann zu vielerlei diagnostischen Irrtümern Anlaß geben. Da die Konsistenz der Portio vaginalis uteri eine andere zu sein pflegt als die des Corpus und außerdem die Portio während der Gravidität manchmal anschwillt, besteht die Möglichkeit, daß der weniger Erfahrene die Portio für die Gebärmutter, das dahinterliegende Gebilde (Fundus uteri) aber für einen Tumor im DOUGLASSchen Raum (Ovarialtumor) oder, wenn an eine Schwangerschaft gedacht wird, sogar für eine Haematocele retro-uterina hält. Über die Differentialdiagnose dieser Möglichkeiten ist in den Lehrbüchern der Gynäkologie nachzulesen.

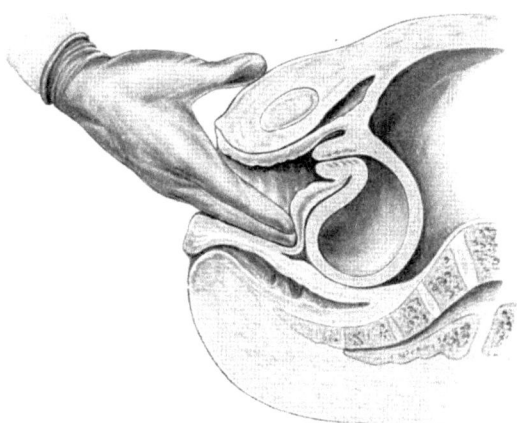

Abb. 236. Digitale Aufrichtung der retroflektierten schwangeren Gebärmutter. I. Phase.

Bei einer *Retroversio uteri* gerät die Portio der wachsenden Gebärmutter immer höher und gelangt allmählich über die Symphyse. Das kleine Becken wird dabei von dem graviden Uterus immer mehr ausgefüllt. Da sich die Portio vaginalis über der Symphyse, also nicht im kleinen Becken befindet, kommt es erst später, bei weiter fortgeschrittener Gravidität zu einer Kompression der Harnröhre und zu Miktionsbeschwerden (Abb. 235).

Behandlung. Richtet sich der retroflektierte oder retrovertierte schwangere Uterus von selbst aus dem kleinen Becken auf, so erübrigt sich jeder Eingriff. Ist das aber nicht der Fall, hat man zunächst zu klären, ob eine Fixation durch Verwachsungen besteht. Eine spontane Aufrichtung kann in den meisten

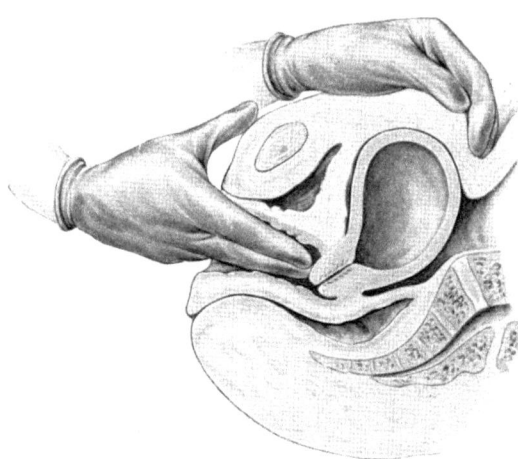

Abb. 237. Digitale Aufrichtung der retroflektierten schwangeren Gebärmutter. II. Phase.

Fällen durch eine morgens und abends für die Dauer von 5—10 min durchgeführte Knie-Ellenbogenlage erreicht werden. Vorherige Entleerung der Blase ist wichtig. Infolge des eigenen Gewichtes und des verminderten intraabdominalen Druckes hebt sich der Uterus fast immer aus dem kleinen Becken heraus. Man muß sich aber durch Kontrolluntersuchungen davon überzeugen. Während der Gravidität ist jede gynäkologische Untersuchung mit der größten Vorsicht auszuführen, damit die Schwangerschaft nicht gestört wird. Im Falle einer Retroflexio fixata kann sich der größte Teil der Gebärmutter von selbst aus dem kleinen Becken aufrichten (Abb. 234); doch ist meist eine Aufrichtung des fixierten Uterus per laparatomiam angezeigt. Zu bemerken wäre noch, daß die Retroflexio fixata uteri gravidi nur äußerst selten zu beobachten ist, weil infolge der Veränderungen an der Tube gewöhnlich eine Sterilität besteht. Manche Gynäkologen operieren sofort oder versuchen auch bei einer Retroflexio mobilis die Gebärmutter gleich aufzurichten und mit einem Pessar zu stützen. Unserer Ansicht nach ist das solange nicht nötig, als keine Anzeichen einer Incarceration vorliegen.

Desgleichen ist auch das Einlegen eines Pessars nach Möglichkeit zu vermeiden, weil es einerseits besonders für Erstgravide schmerzhaft und lästig sein und andererseits den Uterus auch zu Kontraktionen reizen kann, vor allem, wenn die Aufrichtung nicht vollkommen war.

Anders ist die Lage beim Auftreten von Miktionsbeschwerden zu beurteilen. In diesem Falle bemüht man sich, den Uterus aufzurichten, indem man ihn mit dem in das hintere Scheidengewölbe eingeführten Finger hebt und gleichzeitig mit der anderen Hand von außen her umgreift und in Anteflexion zu bringen versucht (Abb. 236 und 237). Kommt man so nicht zum Ziel, versucht man die Aufrichtung in Knie-Ellenbogenlage, wobei der verminderte intraabdominale Druck und das Eigengewicht des Uterus unterstützend wirken. Mißlingt auch dies, sucht man die Aufrichtung durch Anhaken der Portio mit einer Kugelzange zu erreichen, indem man sie zunächst nach vorne und oben zieht (Abb. 238, 239 und 240) und anschließend nach hinten und rückwärts drängt.

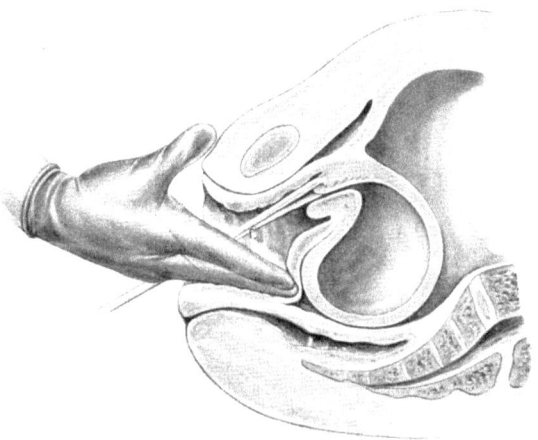

Abb. 238. Instrumentelle Aufrichtung der retroflektierten schwangeren Gebärmutter. I. Phase.

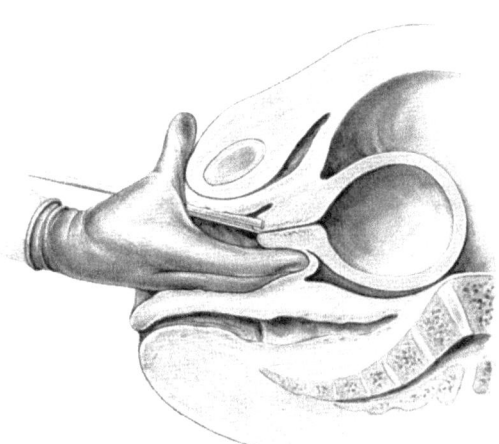

Abb. 239. Instrumentelle Aufrichtung der retroflektierten schwangeren Gebärmutter. II. Phase.

Nach gelungener Aufrichtung stützt man die Portio mit einem HODGE- oder THOMAS-Pessar.

Weil der Ring das Scheidengewölbe in sagittaler Richtung dehnt, wird die Portio vaginalis uteri nach rückwärts verlagert und die Gebärmutter gehindert, nach hinten überzusinken. Im 4. Monat kann das Pessar entfernt werden, da ein Zurückfallen des inzwischen größer gewordenen Uterus unmöglich ist (Promontorium!).

Erreicht man durch keines der angegebenen Verfahren eine normale Lage des Uterus und bestehen bereits ernste Incarcerationserscheinungen, so kann eine Laparotomie in Erwägung gezogen werden. Sieht man eine Patientin erst dann, wenn es schon zu schwerer Ischuria paradoxa, Blasennekrose oder Blasengangrän gekommen ist, wobei die Blase stark gefüllt ist und vielleicht schon bis in Nabelhöhe hinaufreicht, so hat man zunächst die Blase zu entleeren. Man könnte überhaupt manche Fehldiagnose vermeiden, wenn man grundsätzlich in allen Fällen, bei denen eine größere Resistenz im Unterleib zu tasten ist, zunächst die Blase entleeren würde. Es besteht nämlich auch die Möglichkeit, daß bei Incarcerationserscheinungen, die mit Fieber und heftigen Schmerzen einhergehen, die überfüllte Blase für einen stielgedrehten Tumor gehalten wird. Oft gelingt die Blasenentleerung nur mit einem männlichen Katheter, weil die Harnröhre infolge der Incarceration lang ausgezogen wird. Ist der Urin sehr trüb und eventuell von üblem Geruch, oder enthält er sogar Gewebsfetzen, so kann das auf Nekrosenbildung in der Blasenschleimhaut hindeuten. In solchen Fällen soll man sich zunächst mit dem Einführen eines Dauerkatheters begnügen, da eine so schwere Blasenschädigung sich sonst nur noch weiter ausdehnen würde. Nach Verlauf einiger Tage kann man die Aufrichtung versuchen. Falls sie mißlingt, muß die Schwangerschaft unterbrochen werden. Ist die Cervix bei einem schweren, fieberhaften, septischen Zustand so weit nach vorne hochgezogen, daß man nicht an sie herankommt und deshalb auch nicht ausräumen kann, so ist es das einfachste, den Uterus durch das hintere Scheidengewölbe zu punktieren und das Fruchtwasser abzulassen. Dadurch verkleinert sich die Gebärmutter, die Einklemmungserscheinungen werden geringer und vielfach kommt es zu einer spontanen Ausstoßung der Frucht. Der Geübte kann statt dessen den Uterus auch durch eine Hysterotomie entleeren. Hier soll ausdrücklich betont werden, daß eine Unterbrechung der Schwangerschaft nur im äußersten Fall in Frage kommt.

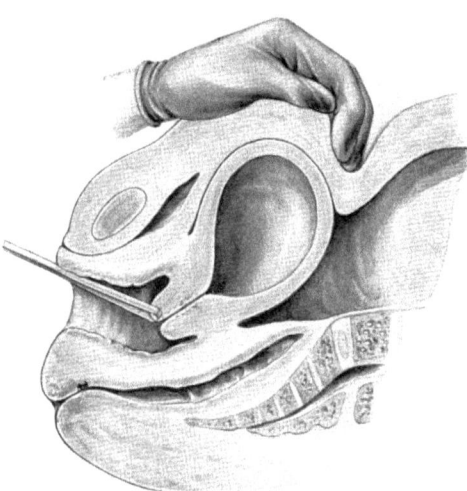

Abb. 240. Instrumentelle Aufrichtung der retroflektierten schwangeren Gebärmutter. III. Phase.

Der *Gebärmuttervorfall (Prolapsus)*. Bevor es zur Ausbildung eines Prolapses kommt, beobachtet man zunächst ein Herabsinken der Scheidenwände. Befindet sich in der tiefergetretenen vorderen Scheidenwand die Blase, so spricht man von einer Cystocele, senkt sich die hintere zusammen mit dem Rectum, von einer Rectocele. Erst im weiteren Verlauf tritt auch der Uterus selbst tiefer und erscheint unter Umständen samt der invertierten Scheidenwand vor der Vulva (Totalprolaps). Leichtere Fälle (Abb. 241) bilden bei der Geburt keine größeren Schwierigkeiten; die Geburt kann im Gegenteil sogar besonders leicht verlaufen, wenn der Scheidenvorfall mit einem hochgradigen alten Dammriß verbunden ist. Erschwerend für das Tiefertreten des Kopfes wirkt dagegen eine größere Cystocele bei gleichzeitig gefüllter Blase. Rechtzeitiges Katheterisieren ist hier von besonderer Wichtigkeit. Ausnahmsweise behindert auch eine besonders große Rectocele das Tiefertreten des vorliegenden Teiles (Abb. 242).

Bei einem Gebärmutterprolaps ist eine Schwangerschaft verhältnismäßig selten. Kommt es trotzdem dazu, so kann die Portio vaginalis und der Cervicalkanal, ja sogar die Gebärmutterhöhle selbst infiziert und die Asepsis des Geburtskanals schon in der Gravidität gefährdet werden. Um dies zu vermeiden ist es erforderlich, den prolabierten Uterus während der Schwangerschaft zu reponieren und durch einen MEYERschen oder SCHATZschen Ring zurückzuhalten. Dies gelingt allerdings nur dann, wenn der muskulöse Beckenboden fähig ist, den Ring zu stützen. Andernfalls muß man den Uterus durch einen Tampon, der natürlich täglich zu wechseln ist, hochhalten. Weiterhin ordnet man viel Bettruhe an, bis die Gebärmutter so groß geworden ist, daß sie das kleine Becken ausfüllt und sich aus ihm heraushebt, also nicht mehr prolabieren kann. Das ist gewöhnlich nach dem 4. Monat der Fall. Früher wurde bei einem Prolaps auch während der Schwangerschaft häufig eine Ventrofixation durchgeführt. Da aber

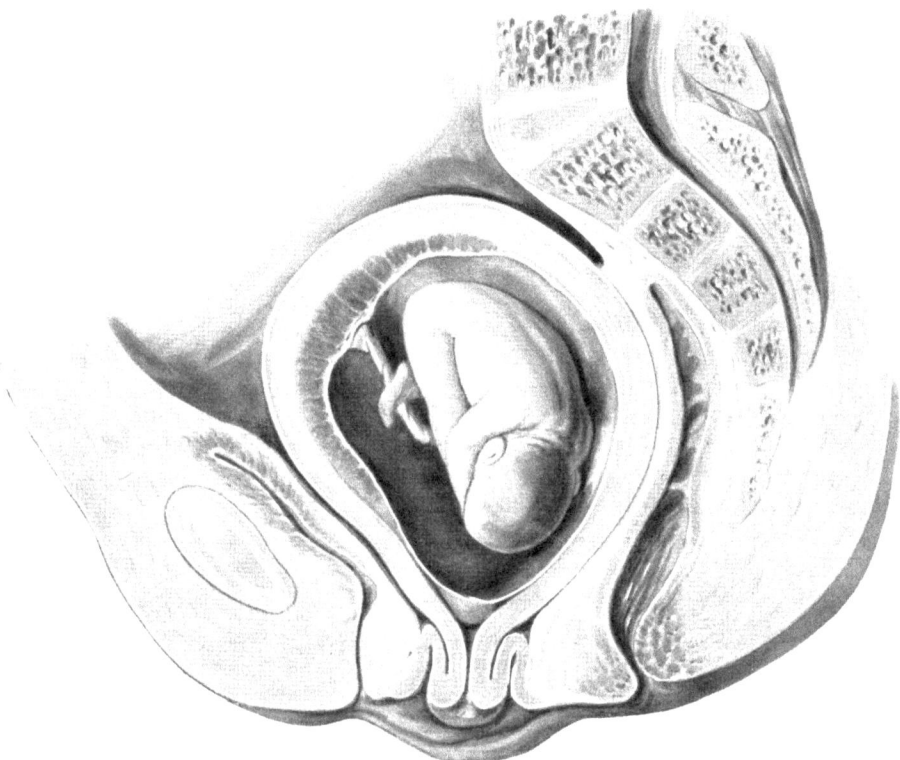

Abb. 241. Partieller Prolaps der schwangeren Gebärmutter.

die Wiederherstellung des Beckenbodens durch eine Plastik in solchen Fällen nicht in Frage kommt, vermag man das Problem nicht endgültig zu lösen; deswegen hat die Ventrofixation allein keinen Sinn.

In vernachlässigten Fällen entsteht an der Portio ein Decubitalulcus, das noch während der Schwangerschaft zur Heilung gebracht werden muß, damit es nicht zu einer Infektion des Geburtskanals und somit zu einer puerperalen Infektion kommt. Früher, solange man den prolabierten Uterus nicht reponierte, betrug die Geburtsmortalität ungefähr 50%. Unter Umständen stellt auch der ausgezogene, bisweilen hart indurierte Gebärmutterhals eine weitere Schwierigkeit im Verlauf der Geburt dar. Er kann zu einer Verzögerung in der Eröffnungsperiode, ja sogar zu einer Uterusruptur führen, falls nicht rechtzeitig für eine Dilatation gesorgt wird. In Frage kommt eine stumpfe Erweiterung oder — falls das nicht zum Ziele führt — eine Hysterotomia vaginalis anterior und ausnahmsweise eine Schnittentbindung.

Eine *Verlängerung des Gebärmutterhalses (Elongatio colli)*, die in Verbindung mit einem Uterusprolaps oder manchmal auch ohne diesen auftritt (Abb. 243), entsteht meist durch eine Stauung in dem Gebärmutterhals, so daß dieser anschwillt und sich verlängert. Die Lage bei elongiertem Gebärmutterhals ähnelt hinsichtlich des Geburtsverlaufes der bei Prolapsus uteri insofern, als die Erweiterung auch hier erschwert ist. Die Infektionsgefahr ist jedoch, solange das Collum innerhalb der Scheide bleibt, geringer.

Das *akute Ödem des Gebärmutterhalses* ist ganz anderen Ursprungs. Es entsteht plötzlich während der Schwangerschaft oder Geburt und bildet sich post

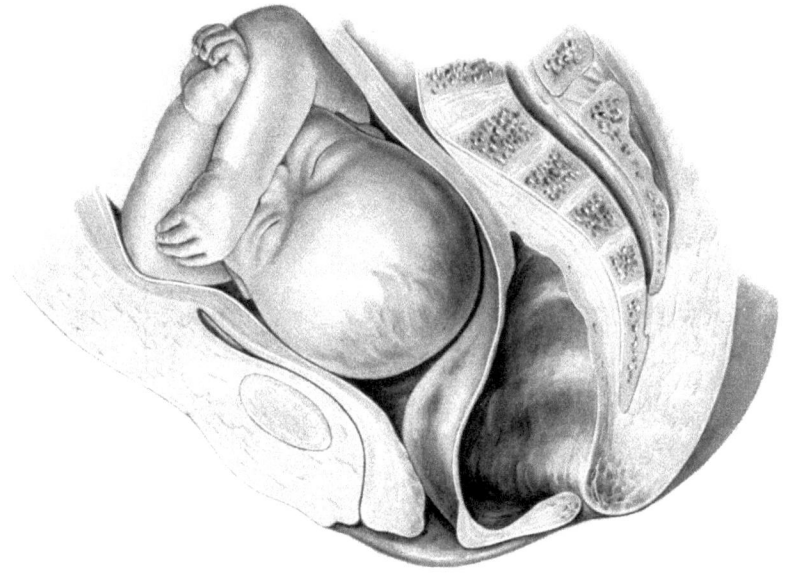

Abb. 242. Eine besonders große Rectocele kann das Tiefertreten des vorangehenden Teiles behindern.

partum wieder zurück. Nach Auffassung mancher Autoren ist es angioneurotisch bedingt. Häufiger aber bildet es sich durch eine Einklemmung der Cervix im Verlaufe der Geburt zwischen kindlichem Kopf und mütterlicher Symphyse. In manchen Fällen wird nur die Cervix ödematös, in anderen dagegen auch die ganze Scheide. Die Erklärung für diese von den Alten Gomphosis genannte Erscheinung liegt darin, daß der Kopf, besonders bei engem Becken, auf dem Beckeneingang lastet und so Zirkulationsstörungen in den Geweben innerhalb des Beckens hervorruft.

Im Zusammenhang mit den Lageveränderungen ist noch die *Achsendrehung (Rotation)* des Uterus zu erwähnen. Bekanntlich zeigt der gravide Uterus eine leichte Drehung und Neigung nach rechts, wodurch die rechte Fundusecke etwas weiter nach rückwärts verlagert ist als die linke. Diese physiologische leichte Achsendrehung kann sich jedoch ausnahmsweise so steigern, daß eine Rotation bis 200° erfolgt. Das klinische Bild ähnelt einer vorzeitigen Placentalösung oder einer Uterusruptur. In beiden Fällen kommt es zu inneren Blutungen und es fällt vor allem die akute Anämie auf. Die Diagnose wird meist erst während, manchmal allerdings auch schon vor der Operation gestellt, wenn sich nämlich eine Torsionsfurche im oberen Teil der Scheide nachweisen läßt. In der ganzen Weltliteratur wurden nur wenige Fälle beschrieben.

Geschwülste und Gravidität. Das Fibromyom ist die häufigste Geschwulst, die im Verlaufe der Schwangerschaft beobachtet wird. Es kommt laut Statistik in ungefähr $^1/_2\%$ der Graviditäten vor. Wahrscheinlich ist es aber häufiger, da ja nur die Fälle registriert werden, die deutliche Symptome verursachen oder während der Schwangerschaft und Geburt Störungen hervorrufen. Zu Beginn der Gravidität können eventuell in dem aufgelockerten Gewebe des Uterus Myomknoten nachgewiesen werden, die außerhalb der Gravidität nicht tastbar sind.

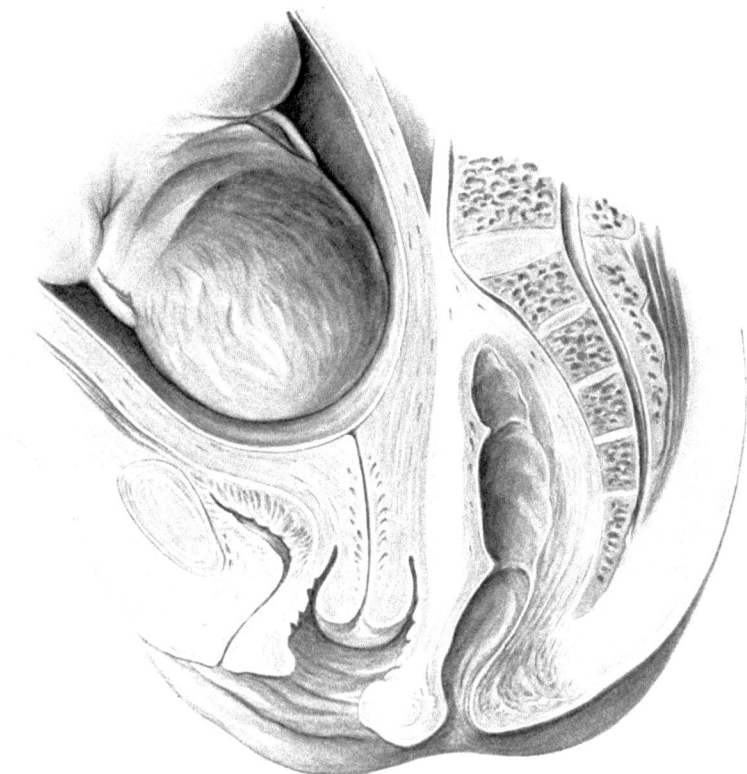

Abb. 243. Elongatio colli.

Später jedoch, wenn der Uterus mit dem Fortschreiten der Gravidität schon erheblich an Größe zugenommen hat, sind besonders die intramuralen Myome kaum mehr zu tasten. Nicht tastbare Myome besitzen gewöhnlich auch keine klinische Bedeutung. Wenn ein Myomknoten infolge der durch die Schwangerschaft bedingten Auflockerung und Hyperämie schneller zu wachsen beginnt, bleibt er — besonders wenn er auch noch Störungen verursacht — meist nicht unentdeckt und kann auch schon bei der Inspektion der Kreißenden auffallen (Abb. 244). Um eventuelle Myomknoten im Auge behalten zu können, ist es wichtig, die Schwangere schon vom Beginn der Gravidität an zu beobachten, weil ein Myom in den ersten Monaten der Schwangerschaft leichter erkennbar ist.

Die Einteilung erfolgt, wie auch außerhalb der Gravidität, in submuköse, intramurale und subseröse Myome. Die klinische Bedeutung der Knoten des aktiven und passiven Uterusabschnittes ist verschieden, besonders deshalb, weil Myome des passiven Teiles der Gebärmutter ein Geburtshindernis darstellen können.

Bei Betrachtung der Zusammenhänge zwischen Myom und Gravidität finden wir vor allem bei submukösen Myomen häufig eine Sterilität.

Erfahrungsgemäß treten Aborte bei Myomträgerinnen gehäuft auf (nach WERTHEIM z. B. in 30% der Fälle).

Diagnose. Zu Beginn der Schwangerschaft ist, wie schon erwähnt, in der aufgelockerten und erweichten Uteruswand ein Fibromyomknoten leichter zu tasten als außerhalb der Gravidität. Schwierigkeiten bereiten lediglich größere Knoten, die sozusagen die gesamte Muskelhülle des Uterus ausfüllen, so daß sich die ganze Gebärmutter auch während der Schwangerschaft härter anfühlt. Anamnestische Angaben, wie z. B. das Ausbleiben der Menstruation, ferner die Größe des Uterus, die durch wiederholte Untersuchungen zu kontrollieren ist, geben wichtige Hinweise für die Diagnosestellung. Bei den Untersuchungen ist besonders darauf zu achten, ob der Uterus eine Größenzunahme aufweist und ob sie vielleicht sogar stärker ist als dem Stadium der Gravidität entspricht. Die Frage nach dem Vorhandensein einer Schwangerschaft wird am einfachsten durch eine biologische Schwangerschaftsreaktion geklärt. Bei vermutlich durch ein Myom bedingten Formveränderungen der Gebärmutter ist zunächst darauf zu achten, daß man sie nicht mit einer PISKAČEKschen Ausladung verwechselt. Hierzu bedient man sich der von HOEHNE empfohlenen intravenösen Einspritzung von Hinterlappenpräparaten.

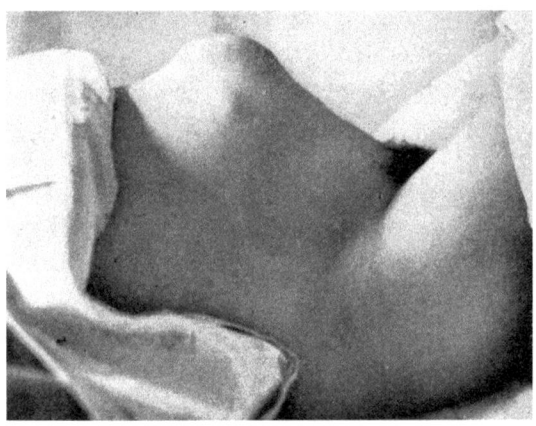

Abb. 244. Hervortreten von Myomknoten während der Wehe.

Das Myom kann während der Schwangerschaft, ebenso wie außerhalb derselben, mit den verschiedensten Veränderungen verwechselt werden. Nicht einmal bei einer Laparotomie ist die Entscheidung immer leicht zu treffen. So fühlt sich beispielsweise ein myomatöser schwangerer Uterus bisweilen hart und straff an, während andererseits ein Myom auch ohne Schwangerschaft gelegentlich sehr weich ist und einem graviden Uterus gleicht.

Im Verlaufe der Gravidität kann ein Myom verschiedene Störungen verursachen. So beansprucht es z. B. manchmal infolge *schnellen Wachstums* oder einer von vornherein erheblichen Größe viel mehr Raum in der Bauchhöhle als bei einer normalen Schwangerschaft zu erwarten wäre. Als Folge davon treten Zwerchfellhochstand sowie Druck-, Atem- und Herzbeschwerden auf. Aus diesem Grunde ist man mitunter, wenn auch nur selten, gezwungen, schon in der ersten Schwangerschaftshälfte zu operieren. Ein zu rasches Wachstum des Myoms verursacht bisweilen durch *Spannung der Myomkapsel* heftige Schmerzen ("Kapselspannung"), die sich nur durch einen operativen Eingriff beheben lassen. Ferner besteht während der Schwangerschaft erhöhte Gefahr einer *Stieldrehung*, weil infolge der Auflockerung der Gebärmutter auch die Verbindung zwischen dieser und einer mehr oder weniger lang gestielten Geschwulst lockerer wird, so daß das Myom eine größere Beweglichkeit erlangt. Die Symptome einer Stieldrehung sind während und außerhalb der Gravidität die gleichen.

Verursacht ein Myom in der Schwangerschaft *Verdrängungserscheinungen*, so betreffen sie in erster Linie die Blase, weniger den Mastdarm. In seltenen Fällen übt der wachsende Uterus auch einen Druck auf die Nerven der Parametrien aus, der zu starken Schmerzen führt. Ein Druck auf die Blase erzeugt dagegen Miktionsbeschwerden, die unter Umständen sogar eine Operation erfordern.

Auch *Regelwidrigkeiten der Lage und der Haltung* des Feten kommen durch ein Myom zustande. So erschweren oder verhindern mitunter Knoten im Gebärmutterhals das Eintreten des vorliegenden Teiles ins Becken. Ein Corpusmyom, das die Gebärmutter nach innen vorwölbt, kann, besonders bei entzündlicher oder ödematöser Schleimhaut, eine Disposition für die Entstehung einer Placenta praevia schaffen.

Im Verlaufe der Schwangerschaft kommt es relativ häufig zur *Nekrose* eines Myomknotens (Abb. 245). Die Diagnose ist auf Grund der vorhandenen Symptome (Schmerzhaftigkeit, Leukocytose, die manchmal nur geringgradig ist, beschleunigte Blutsenkung, schlechtes Allgemeinbefinden), wie auch außerhalb der Gravidität, mehr vermutungsweise zu stellen.

Während der Geburt kann das Myom Anomalien, z. B. Wehenschwäche, verursachen. In der Nachgeburtsperiode führt es teils wegen schlechter Kontraktion, teils auch wegen eines eventuell ungünstigen Sitzes zu Störungen der Placentalösung und zu schweren Blutungen.

In den schwierigsten Fällen stellt das Myom ein *Geburtshindernis* dar. Selbstverständlich kommen hier nur die Knoten des passiven Uterusabschnittes in Betracht (Abb 245). Doch hebt sich auch von diesen während der Schwangerschaft noch ein Teil aus dem kleinen Becken heraus, und zwar der Teil, welcher im Isthmus (der sich an der Bildung des Fruchthalters beteiligt) liegt. Im Prinzip soll man also die Myome während der Gravidität nicht, sondern nur auf Grund einer strikten Indikation operieren, weil ja die Geburt auch dann noch per vias naturales erfolgen kann, wenn es zu Beginn der Schwangerschaft gar nicht zu erwarten war. Wie schon oben angedeutet, birgt ein Myom in der Schwangerschaft noch eine weitere Gefahr in sich, die aber erst in der Nachgeburtsperiode auftritt. Wenn nämlich die Placenta an der einem größeren Myomknoten entsprechenden Stelle des Uterus haftet, kann der Mechanismus der Placentalösung gestört werden. In manchen Fällen löst sich dann die Nachgeburt überhaupt nicht, weil das Myom eine Kontraktion des entsprechenden Gebärmutterabschnittes verhindert. Zu einer atonischen Blutung infolge schlechter Kontraktion (Wehenschwäche) kommt es manchmal auch, wenn sich im Uterus mehrere Myomknoten befinden. Bisweilen verursacht eine oberhalb der durch den Myomknoten vorgewölbten Stelle sitzenden Placenta Blutungen in der Nachgeburtsperiode. Die Vorbuckelung in das Uteruscavum steht der Placenta im Wege und verhindert ihre spontane Ausstoßung.

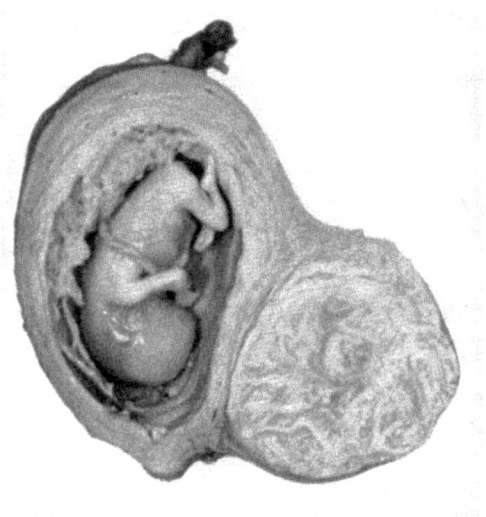

Abb. 245. Cervicales Myom mit beginnender Nekrose während der Schwangerschaft.

Behandlung. Während der Schwangerschaft soll nach Möglichkeit nicht operiert werden, weil man nie weiß, ob dadurch nicht eine Unterbrechung der

Gravidität erfolgt. Außerdem kann man von vornherein nie beurteilen, ob sich der Fall sicher konservativ operieren läßt und man nicht eventuell gezwungen wird, den schwangeren Uterus zu amputieren. Läßt man dagegen die Schwangerschaft austragen, so vermag man, falls am Ende der Zeit eine radikale Operation doch nötig sein sollte, zum mindesten das Kind zu retten. Ausnahmsweise wird man sich aber auch während der Gravidität zu einer Operation entschließen müssen, so z. B., wenn die Geschwulst unerträgliche Schmerzen bereitet (was äußerst selten vorkommt), schwere Verdrängungserscheinungen und Miktionsbeschwerden verursacht, und wenn eine mit ernsten Symptomen verbundene Nekrose oder eine Stieldrehung auftritt. Nach Ansicht mancher Autoren ist auch im Falle einer Nekrose der Geschwulst eine Operation nicht unbedingt nötig, sondern man soll möglichst zuwarten, weil sich das Fieber nicht selten beruhigt und die Schwangerschaft ausgetragen werden kann.

Ist der Zeitpunkt der Geburt herangerückt, so hat man in erster Linie festzustellen, ob das Myom ein Hindernis für den Geburtsverlauf darstellt. Wenn dies nicht der Fall ist, kann die Geburt per vias naturales vor sich gehen, andernfalls muß ein Kaiserschnitt ausgeführt und gleichzeitig das Myom entfernt werden. Läßt sich eine Operation während der Schwangerschaft oder Geburt nicht umgehen, operiere man möglichst konservativ, besonders wenn es sich um junge Frauen handelt.

Falls man aus irgendeinem Grunde gezwungen ist, in der Nachgeburtsperiode nachzutasten und dabei an der Insertionsstelle der Placenta einen *großen*, sich *stark vorwölbenden* submukösen Knoten findet, soll man die Lösung der Placenta (vom submukösen Knoten) nicht erzwingen und die Frau nicht der Gefahr einer schweren Blutung und Infektion aussetzen, sondern die Amputation des Uterus erwägen. Dies bezieht sich selbstverständlich nicht auf kleinere und nur wenig vorgewölbte Knoten. In solchen Fällen genügt es, die Patientin im Wochenbett mit besonderer Sorgfalt zu beobachten.

Dies ist im Wochenbett bei jedem Myom nötig, da die Gefahr einer Nekrose des Tumors zu dieser Zeit bedenklich erhöht ist. Durch gewissenhafte Beobachtung der Wöchnerin kann außerdem auch manches vorher noch nicht diagnostizierte Myom festgestellt werden. In dem sich zurückbildenden Uterus sind Myomknoten leichter zu tasten. Bei einer diffusen Myomatosis uteri fühlt sich die Gebärmutter härter an.

Bildet sich der Uterus schlecht zurück und bleibt dabei hart und vergrößert, muß man besonders wachsam sein; gesellt sich nämlich in solchen Fällen noch hohes Fieber dazu, so ist die Ursache dafür in einer Nekrose des Myoms zu suchen.

Ovarialtumoren. Von den Ovarialtumoren während der Gravidität sind etwa 60% Dermoide, 30% Cystome und 10% Parovarialtumoren; ganz selten kommt auch ein Ovarialcarcinom vor. Darüber, ob Eierstocksgeschwülste eine Sterilität verursachen können, sind die Ansichten geteilt.

Die Diagnose eines Ovarialtumors ist in der ersten Schwangerschaftshälfte leichter zu stellen als in der zweiten, in der der schwangere Uterus beinahe die ganze Bauchhöhle einnimmt. Bei genauer Untersuchung ist die Geschwulst allerdings oft auch noch in den späteren Monaten zu erkennen, besonders wenn sie den DOUGLASschen Raum ausfüllt, und noch mehr, wenn sie das hintere Scheidengewölbe vorwölbt. Schon hier sei darauf aufmerksam gemacht, daß sich in solchen Fällen die Diagnose am Ende der Schwangerschaft durch eine rectale Untersuchung zuverlässiger stellen läßt als durch eine vaginale.

Von den Komplikationen, die ein Ovarialtumor während der Gravidität hervorruft, ist die *Stieldrehung* die häufigste, und zwar beobachtet man sie dreimal so häufig wie außerhalb der Gravidität, vor allem, weil der wachsende

Uterus die Geschwulst am Stiele nach sich zieht. Dieser verlängert sich dadurch, und somit kommt eine Drehung leichter zustande, sobald der Tumor aus dem kleinen Becken herausgehoben ist. Gelegentlich beobachtet man auch Blutungen in einen Ovarialtumor; meist treten sie nach einer Stieldrehung auf und können sehr schwer sein. So sahen wir z.B. einen solchen Fall, der mit einer derart schweren Anämie einherging, daß man an eine durch Extrauteringravidität hervorgerufene innere Blutung denken konnte. Bisweilen stiftet eine Eierstocksgeschwulst schon infolge ihrer *Größe* Unheil. Solche Fälle sind jedoch sehr selten. Im allgemeinen verläuft die Gravidität auch bei großen Ovarialtumoren ohne besondere Schwierigkeiten. Die Gefahr einer *malignen Entartung* besteht in der Schwangerschaft ebenso wie außerhalb derselben. Neben den schon vorher erwähnten Gesichtspunkten ist dies einer der Hauptgründe, warum *Ovarialtumoren auch in der Schwangerschaft immer operiert werden müssen.* Kommt es zur Einklemmung einer Eierstocksgeschwulst im kleinen Becken, so können infolge des dadurch entstehenden Druckes starke *Schmerzen* auftreten.

Jeder Ovarialtumor wird also während der Gravidität operiert, im Gegensatz zu den Fibromyomen, die man nur dann operativ angeht, wenn sie besondere Beschwerden und Symptome verursachen. Aber auch von dieser Regel gibt es seltene Ausnahmen. Man kann nämlich die Operation verschieben, wenn der Zeitpunkt der Geburt schon nahe und keines der oben erwähnten Symptome zu verzeichnen ist. In solchen Fällen darf man unter genauer Kontrolle der Schwangeren ausnahmsweise den Zeitpunkt der Lebensfähigkeit des Kindes abwarten.

Kommt es beim Vorhandensein einer Eierstocksgeschwulst zur *Geburt*, so ist vor allem zu entscheiden, ob der Tumor im kleinen Becken oder in der freien Bauchhöhle liegt. Im zweiten Falle kann die Geburt spontan verlaufen, und die Geschwulst wird erst im Wochenbett oder hernach entfernt. Ein zunächst abwartendes Verhalten ist auch geboten, wenn sich die Diagnose Ovarialtumor nicht mit Sicherheit stellen läßt. Nach der Entbindung, bei entspannten Bauchdecken, ist die Frage leichter zu lösen. *Wenn kein Geburtshindernis besteht, operiert man also bei der Geburt nicht.* Es wäre auch nicht zweckmäßig, die Geschwulst zu entfernen und dann die Geburt spontan verlaufen zu lassen, denn unmittelbar nach einer Laparotomie bringt sie mancherlei Gefahren mit sich (Lösung von Unterbindungen, Platzen der Bauchnaht). Abgesehen davon kann man einer frisch operierten Patientin die Anstrengung des Kreißens kaum zumuten. Ebenso falsch wäre es, einen Tumor, der kein Geburtshindernis darstellt, zu entfernen und anschließend einen Kaiserschnitt durchzuführen; denn eine Gebärmutter, die durch eine Sectio eröffnet wurde, ist einer anderen gegenüber nicht mehr als gleichwertig zu betrachten. Außerdem muß auch die Operationsmortalität einer Schnittentbindung berücksichtigt werden.

Ganz anders ist die Lage zu beurteilen, wenn die Geschwulst im kleinen Becken eingeklemmt ist und ein *Geburtshindernis* darstellt (Abb. 246). *In diesem Falle ist die Entfernung des Tumors durch eine Laparotomie, die mit einem Kaiserschnitt verbunden wird, das einzig richtige Verfahren.*

Zur Zeit der Geburt soll also entschieden werden, ob der Ovarialtumor im kleinen Becken liegt oder nicht. Dies läßt sich durch eine rectale Untersuchung besser feststellen als durch eine vaginale, besonders wenn der Tumor plastisch, also konfigurabel ist, und infolgedessen durch den vorliegenden Teil leicht abgeplattet wird. Bei einem Tumor im kleinen Becken besteht bei der Geburt des Kopfes oder bei einer Zangenoperation die Gefahr, daß die Tumorkapsel platzt und der sich dabei in die Bauchhöhle ergießende Inhalt eine Peritonitis verursacht.

Im *Wochenbett* sind die Bauchdecken erschlafft, und deswegen ist ein Ovarialtumor leichter durchzupalpieren. Nach der Geburt drohen zweierlei

Komplikationen: 1. eine Stieldrehung, wenn sich der entleerte Uterus zusammenzieht und wieder ins kleine Becken gelangt; 2. eine Nekrose. Bei Verdacht auf eine dieser Komplikationen wird sofort operiert, andernfalls wartet man mit dem Eingriff bis zur Beendigung des Wochenbetts.

Das Uteruscarcinom. In äußerst seltenen Fällen ist auch ein Corpuscarcinom mit einer Schwangerschaft verbunden. In der Literatur wurden bis jetzt allerdings nur einige Fälle beschrieben. Demgegenüber kommt auf 1600—2000 Schwangerschaften 1 Collumcarcinom.

In diesem Zusammenhang sind zwei Fragen zu klären: Wie wirkt sich das Carcinom auf die Schwangerschaft und wie die Schwangerschaft auf das Carcinom aus? Beim Collumcarcinom kommt es häufig zu einer vorzeitigen Schwangerschaftsunterbrechung (in ungefähr 30—40% der Fälle). Je fortgeschrittener das Carcinom ist, desto häufiger sind Fehlgeburten, besonders deshalb, weil infolge der Gewebszerstörung der untere Eipol frei liegt.

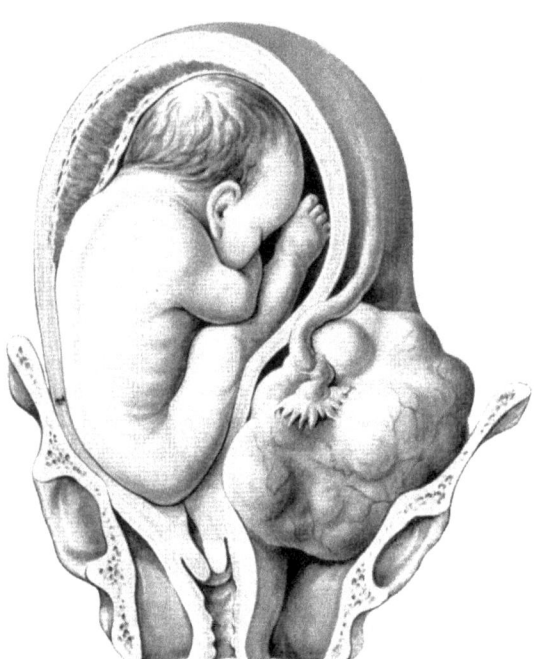

Abb. 246. Ovarialtumor als Geburtshindernis.

Bezüglich des Einflusses der Schwangerschaft auf das Carcinom besteht keine einheitliche Auffassung. Lange Zeit war man allgemein der Ansicht, die Schwangerschaft beschleunige die Ausbreitung des Carcinoms. Manche Autoren, so PINARD und VARNIER, betonten allerdings schon früher, daß dies nicht immer der Fall sei. Das Fortschreiten des Carcinoms scheint in und außerhalb der Schwangerschaft individuell verschieden und — was vielleicht noch wichtiger ist — unberechenbar zu sein. Wir sahen Carcinome, die sich in der Schwangerschaft sehr langsam ausbreiteten und andere, die schnell wuchsen. Wie rasch die Ausbreitung vor sich gehen kann, zeigte schon ZWEIFEL, der in einem seiner Fälle den Rand des krebsigen Gewebes mit einer Fadenschlinge bezeichnet hatte und 2 Wochen später ein Fortschreiten des Prozesses um 2 Querfingerbreiten fand. Im allgemeinen ist jedoch unserer Erfahrung nach die Ausbreitung des Carcinoms in der Schwangerschaft nicht allzu schnell. Im Wochenbett beobachtet man dagegen schon ein rascheres Fortschreiten.

Für die Diagnose des Collumcarcinoms genügt in den meisten Fällen eine einfache Inspektion und Palpation, weil so schon die für den Krebs typische brüchige und bröckelige Beschaffenheit des Kraters zu erkennen ist. In Fällen, in denen die Frage mit bloßem Auge und einfacher bimanueller Untersuchung nicht geklärt werden kann, *ist eine Probeexcision vorzunehmen, genau wie außerhalb der Schwangerschaft.* Wenn man nämlich ein bestehendes Collumcarcinom nicht erkennt, ist das viel verhängnisvoller, als wenn etwa infolge einer Probeexcision ein Abort hervorgerufen wird; denn falls die betreffende Frau kein Carcinom hat, kann sie in Zukunft wieder schwanger werden.

Nach Bestätigung der Diagnose Carcinom muß jeder noch operable Fall auch während der Gravidität radikal operiert und nachbestrahlt werden, ohne Rücksicht auf die Schwangerschaftsdauer und die Lebensfähigkeit des Kindes. (Manche ziehen die Strahlentherapie vor.) Die Diagnose Carcinom stellt also auch in der Schwangerschaft eine absolute Indikation zur Operation dar. Eine Radikaloperation ist sowohl auf vaginalem als auch auf abdominalem Wege möglich. Man wird sich dabei nach dem Alter der Schwangerschaft und danach richten, ob die Frucht schon lebensfähig ist oder nicht. Eine fortgeschrittene Gravidität bedeutet an sich noch keine Gegenindikation gegen vaginales Vorgehen. Wir hatten Gelegenheit, bei einer Schwangerschaft im 7. Monat ein Collumcarcinom unter Hemisektion der vorderen Uteruswand zu operieren. Für den in der vaginalen Technik weniger Geübten ist das abdominale Vorgehen (WERTHEIM) einfacher. Ist die Frucht schon lebensfähig, so operiert man abdominal (Schnittentbindung und WERTHEIM) (Abb. 247), weil das Kind auf diese Weise sicherer zu retten ist.

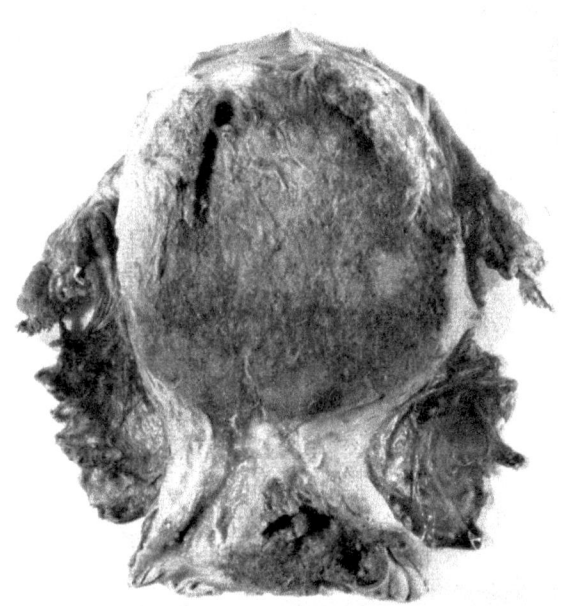

Abb. 247. Im Anschluß an einen Kaiserschnitt radikal (abdominal) operiertes Collumcarcinom.

Die Geburt bei einem Collumcarcinom auf natürlichem Wege ablaufen zu lassen, ist gefährlich und geht mit einer Mortalität von 40—50% einher, hauptsächlich, weil sich der carcinomatöse Gebärmutterhals nicht oder nur sehr schlecht dehnt. Falls er sich überhaupt nicht erweitert, kann es zu einer Uterusruptur kommen; dehnt er sich schlecht, so entstehen leicht schwere Cervixrisse, deren Versorgung wegen der Brüchigkeit des Gewebes sehr schwierig, wenn nicht gar unmöglich ist, insbesondere dann, wenn das Carcinom schon die Parametrien befallen hat. Die zweite, später auftretende Gefahr ist die Infektion. In dem carcinomatösen, zerfallenden Gewebe ist eine Unzahl von Bakterien vorhanden, für die die entstandenen Verletzungen oder die Haftstelle der Placenta eine günstige Eintrittspforte darstellen, so daß eine schwere Infektion zustande kommen kann. Deshalb sind in solchen Fällen auch vaginale Untersuchungen besonders gefährlich. Wegen der erwähnten Gefahren macht man im Interesse der Mutter und des Kindes auch bei *inoperablen Carcinomen* eine Laparotomie. Vor allem soll die Frucht durch einen Kaiserschnitt entbunden und so gleichzeitig eine Verletzung des Gebärmutterhalses vermieden werden. Anschließend amputiert man den Uterus, um einer von dem krebsigen Gewebe ausgehenden Infektion der Placentahaftstelle vorzubeugen. Hierauf wird eine Radium-Röntgenbehandlung durchgeführt.

Manche bestrahlen auch während der Schwangerschaft. Dabei ist jedoch eine eventuelle Schädigung der Frucht in Betracht zu ziehen. Es wurden Fälle veröffentlicht, in denen das Kind nach Strahlenbehandlung geschädigt, z. B. mikrocephal war. Neuerdings sind Bestrebungen im Gange, eine Radiumbestrahlung in der Weise vorzunehmen, daß solche Schädigungen der Frucht nicht mehr auftreten.

Geburtshindernisse können auch durch *Geschwülste und sonstige Veränderungen anderer Organe* bedingt sein, so z. B. durch Tumoren des Sigma und des Rectum (PEDERSEN) sowie durch Echinococcusblasen (von letzteren fand TRAUTA seit 1902 22 Fälle in der Literatur). Ja sogar Geschwülste weiter entfernt liegender Organe, wie der Niere und der Milz (BLAND-SUTTON) bilden bisweilen ein Geburtshindernis. Ferner gehören hierher von der Beckenwand ausgehende Knochen- und Knorpelgeschwülste, von denen noch bei der Besprechung des engen Beckens die Rede sein wird. In seltenen Fällen verhindert auch einmal eine Enterocele die Geburt. Meistens wird man dabei mit einer Reposition der eingestülpten Darmschlingen auskommen. Ausnahmsweise muß man sich jedoch zu einem Kaiserschnitt entschließen (WILLIAMS, STANDER). Hier sei auch der Fall NEERS erwähnt, bei dem ein größerer Blasenstein den normalen Geburtsverlauf zum Stocken brachte. In einem unserer Fälle bildete eine *retrocervicale Adenomyose* ein Geburtshindernis (BATIZFALVY). Wie außerordentlich wichtig es ist, nach Feststellung eines Tumors im Abdomen die Wöchnerin selbst dann genau zu beobachten, wenn die Geschwulst kein Geburtshindernis bildet, sei schließlich noch an folgendem Fall unserer Klinik gezeigt: Bei der Geburt war neben dem graviden Uterus ein mächtiges fluktuierendes Gebilde, das ein Ovarialtumor zu sein schien, getastet worden. Da es kein Geburtshindernis darstellte, ließen wir die Geburt auf natürlichem Wege verlaufen. Nach der Entbindung eines 4000 g schweren Kindes führten wir am 3. Wochenbettstage wegen einer plötzlich auftretenden, mit hohem Fieber verbundenen Übelkeit und Zeichen von Bauchfellreizung eine Laparotomie aus. Dabei entpuppte sich das vorher getastete Gebilde als eine ungefähr 3 Liter Urin enthaltende Hydronephrose, nach deren Entfernung die Patientin glatt genas.

Die besprochenen Krankheiten und Anomalien treffen im allgemeinen nur zufällig mit der Schwangerschaft zusammen; einige von ihnen weisen aber eine engere Beziehung zu ihr auf und bilden den Übergang zu einer Gruppe von Erkrankungen (Schwangerschaftstoxikosen), die in direktem, kausalem Zusammenhang mit der Gravidität stehen und als deren Folge aufzufassen sind. Hierher gehören auch gewisse früher bereits erwähnte Erkrankungen der Haut und des Blutes (ausgenommen davon sind Chlorose und Hämophilie), mancherlei psychische Störungen und bestimmte Arten von Neuralgien. Manche Autoren reihen die Schwangerschaftspyelitis und die Chorea gravidarum auch in diese Gruppe ein.

Die Schwangerschaftstoxikosen.

Unter Schwangerschaftstoxikosen oder Gestosen (SEITZ) versteht man die in der Schwangerschaft selbst begründeten Erkrankungen der Schwangeren. Die Bedeutung der Toxikosen ist sehr groß. 10% aller Schwangeren sind in irgendeiner Form davon befallen, und ein Drittel, nach anderen Autoren ein Viertel, jedenfalls aber ein ganz beträchtlicher Teil der während der Gravidität und Geburt sterbenden Frauen fällt diesen Krankheiten zum Opfer.

Schon seit langem weiß man, daß die Schwangerschaft den Gesundheitszustand der Frau bis zu einem gewissen Grad in günstigem oder auch ungünstigem Sinne beeinflussen kann. Es gibt Frauen, die während der Gravidität aufblühen, und andere, die die ganze Zeit kränkeln. Im Hinblick auf diese letzten meinte wohl MAURICEAU, die Schwangerschaft sei eine Krankheit von neunmonatiger Dauer. Wenn sich die Gravidität auch manchmal ungünstig auf den Gesundheitszustand auswirkt, so ist diese Meinung doch als übertrieben anzusehen. Gewisse Erscheinungen der Toxikose sind seit langem bekannt. So erwähnte schon SORANUS die Hyperemesis gravidarum und HIPPOKRATES ein Krankheitsbild, das der Eklampsie entspricht.

Die Schwangerschaft stellt für den weiblichen Organismus eine gewisse Belastung dar. Wir wiesen schon in früheren Abschnitten darauf hin, daß manche vorher symptomlose Erkrankung während der Schwangerschaft sehr bald in Erscheinung tritt. Dies erlebt man immer wieder bei Tuberkulose, Herzfehlern, Nierenleiden usw. Die Entstehung der Schwangerschaftstoxikosen ist wohl auch auf eine Überbelastung des Organismus zurückzuführen, und man beobachtet sie ebenfalls häufig bei Frauen, die vorher in keiner Weise krank waren. Ja oft erkranken gerade die anscheinend gesündesten Frauen an einer Schwangerschaftstoxikose. Da besonders einzelne Abarten dieser Erkrankung an eine Vergiftung erinnern, spricht man von Schwangerschaftstoxikosen. Ein bestimmtes Toxin, das hierfür verantwortlich gemacht werden könnte, ist aber nicht bekannt. Eher handelt es sich um gewisse Umstellungen des Stoffwechsels, um eine Anhäufung von intermediären Stoffwechselprodukten oder eine Änderung des Verhältnisses dieser Produkte zueinander. Auch im Blute selbst oder im Chemismus der Blutzellen tritt eine Änderung ein, die man mit entsprechenden Untersuchungsmethoden nachweisen kann.

Die Frage nach der *Ursache* der Schwangerschaftstoxikosen wurde schon früher vielfach untersucht, und auch heute beschäftigt man sich noch eingehend damit; denn es handelt sich ja hierbei wohl um eines der interessantesten Kapitel der Pathologie der Schwangerschaft. Manche Forscher versuchten die durch die Schwangerschaftstoxikosen hervorgerufenen Veränderungen im Organismus mit *serologischen* oder *physiologisch-chemischen* Untersuchungen aufzuklären. Auf diesem Wege kam man ebensowenig zu einem befriedigenden Ergebnis, wie auf Grund der Vorstellungen, daß die Ursache in der *Konstitution*, in der *Witterung* und im *Klima* oder auch in einer *Herdinfektion* zu suchen sei. Am einfachsten waren die Begründungen früherer Zeiten. So stellte man sich z. B. vor, die schwerste Art der Schwangerschaftstoxikosen, die Eklampsie, komme durch den Druck des wachsenden Uterus auf die Ureteren und die Gallenblase sowie die Fixation des Zwerchfells zustande. BAR wies jedoch schon bald nach, daß das Zwerchfell während der Gravidität ebenso beweglich ist wie außerhalb der Schwangerschaft. Somit wurde die so einfach scheinende Erklärung recht schnell widerlegt. Auch die Annahme einer Infektion als Krankheitsursache konnte sich nicht lange halten. Neuerdings wird die Ursache der Eklampsie wieder von manchen englischen Autoren vor allem in mechanischen Momenten gesucht. Infolge der erhöhten Spannung der Gebärmuttermuskulatur soll es nach ihrer Meinung über das vegetative Nervensystem zu Veränderungen der Niere usw. und somit dann zu einer Toxikose kommen.

Wie schon erwähnt, können Schwangerschaftstoxikosen infolge der *größeren Belastung* mancher Organe entstehen. Dies wollte wohl STANDER zum Ausdruck bringen, als er bei einer gewissen Art der Toxikosen von einer über geringere Reserven verfügenden Niere (low reserve kidney) sprach. Gemeint ist hiermit jenes Krankheitsbild (während der Schwangerschaft in einer Häufigkeit bis zu 10% zu beobachten), bei dem der Eiweißgehalt des Urins weniger als $1-2^0/_{00}$ und der Blutdruck nicht mehr als 160 mm Hg beträgt. In ähnlicher Weise spricht TITUS von „low reserve pancreas", um auszudrücken, daß das Pankreas den gesteigerten Anforderungen der Gravidität nicht nachzukommen vermag. Das von den Franzosen als Leberinsuffizienz beschriebene Krankheitsbild entspricht etwa dem Zustand, den HOFBAUER als „Schwangerschaftsleber" bezeichnete, um damit auf gewisse Störungen der Leberfunktion während der Gravidität hinzuweisen (s. S. 125). Andererseits wird die Leber der Graviden manchmal zu Höchstleistungen angeregt.

ZANGEMEISTER suchte die Ursache der Schwangerschaftstoxikosen auf anderen Gebieten. Nach seiner Meinung wird die schwerste Form, die Eklampsie, durch Wasserretention verursacht und durch ein Hirnödem ausgelöst.

Andere Autoren wollten eine Verschiedenheit der Blutgruppen der Mutter und des Kindes verantwortlich machen (MCQUARRIE). Wir konnten diese Ansicht durch unsere Untersuchungen nicht bestätigen, da wir Fälle sahen, in denen Vater, Mutter und Kind derselben Blutgruppe angehörten und trotzdem schwere Eklampsien auftraten. Bei anderen hingegen kam es trotz Verschiedenheit der Blutgruppen zu keiner Toxikose. Vermutungen über eine eventuelle Bedeutung des Rhesusfaktors konnten durch diesbezügliche Untersuchungen nicht bestätigt werden (STADTMÜLLER).

Von großer Tragweite auf dem Gebiet der Toxikoseforschung ist die zu Beginn dieses Jahrhunderts von VEIT gemachte Feststellung, der zufolge während der Gravidität Syncytiumzellen in den Blutkreislauf gelangen und beispielsweise in der Lunge auch schon bei normaler Schwangerschaft nachzuweisen sind. Es kommt also *fetales Eiweiß* in den mütterlichen Organismus. Die Schwangerschaftstoxikose kann demnach unter Umständen als eine Reaktion des mütterlichen Organismus gegenüber dem fetalen Eiweiß betrachtet werden, worauf auch die schon erwähnte ABDERHALDENsche Reaktion (s. S. 132) beruht.

Von anderer Seite wurden Versuche bezüglich des *Säure-Basengleichgewichtes* angestellt. Dabei ließ sich jedoch nur ausnahmsweise, in sehr schweren Fällen, eine echte Acidose nachweisen. Das Kohlensäurebindungsvermögen des Blutes verringert sich auch nur in schweren Fällen (Eklampsie) wesentlich (unter 30 Vol.-%). Manche stellten nicht nur eine Verringerung der Alkalireserve, sondern auch eine Abnahme des Gesamtalkali und der Kationen fest (MARRACK-BOONE, OARD-PETERS).

Vielfach beschäftigte man sich im Zusammenhang mit der Toxikose auch mit der Frage des *Eiweißstoffwechsels*, so z. B. mit dem Verhalten der Aminosäuren und Polypeptide. Unsere eigenen Untersuchungen (BURGER) zeigten zwar in manchen Fällen von Schwangerschaftstoxikose eine Anhäufung von Aminosäuren und Polypeptiden; doch kann man eine Toxikose dadurch nicht erkennen und noch weniger hinsichtlich der Schwere der Erkrankung beurteilen. Dasselbe gilt, wie wir nachwiesen, für die Xanthoproteinreaktion (BURGER). Der Gehalt an Chloriden ist in gewissen Fällen von Schwangerschaftstoxikose, besonders bei schwerer Hyperemesis und Präeklampsie, erniedrigt; bei Eklampsie fand ROSSENBECK den Wert jedoch erhöht.

Ferner wurde eine Bildung von Giftstoffen mit ausgesprochener Gefäßwirkung beobachtet. So fanden HÜSSY, LABHARDT auf die Blutgefäße wirkende Amine.

Auch hinsichtlich des Blutzuckers sind die Forschungsergebnisse widersprechend. TITUS fand den Blutzuckerspiegel besonders vor dem eklamptischen Anfall erniedrigt. Hierbei handelt es sich meist um eine „relative Hypoglykämie", weil der absolute Blutzuckergehalt nicht geringer ist, sondern nur ein Absinken im Vergleich zu den vorhergehenden Werten erfolgt. Wichtig ist auch zu wissen, wie schnell das Absinken eintritt. Nach TITUS ist der eklamptische Anfall ein hypoglykämischer Schock. Manche Autoren (LAFERTY, MINOT-CUTLER, SIEGEL-WYLIE) bestätigten seine Ansicht. BENTHIN, WALTHARD, OBATA-HAYASHI sahen dagegen eher eine Hyperglykämie.

Der Cholesteringehalt des Blutes ist in der Schwangerschaft meist erhöht (PRIBRAM, HELLMUTH u. a.). Diese Erscheinung hängt vielleicht mit der starken Vermehrung des Follikelhormons zusammen, da beide Verbindungen chemisch ähnlich aufgebaut sind. Bei toxischer Schwangerschaft vermindert sich jedoch der Cholesteringehalt eher, das *Serumbilirubin* steigt dagegen an.

Während der Gravidität ändern sich nicht nur die Mengen der organischen, sondern auch der *anorganischen* Stoffe. So sieht man z. B. eine Verschiebung des Verhältnisses von Kalium, Calcium, Phosphor und Magnesium zueinander. Unsere Kaliumbelastungsproben ergaben bei Toxikose eine andere Kaliumkurve als bei normaler Schwangerschaft. RANDALL-MURRAY-MUSSEY sowie mein früherer Mitarbeiter BAK beobachteten bei der Untersuchung mit dem sog. *cold test* bei toxischem Verlauf der Schwangerschaft andere *Blutdruckschwankungen* als bei normalem. Während im letzten Falle der Blutdruck auf Kältereiz zu steigen pflegt, bleibt er bei der Toxikose unverändert oder fällt sogar ab.

Schon seit langem beschäftigte man sich mit dem Zusammenhang zwischen *Konstitution* und Toxikose. Es fiel nämlich — wie erwähnt — auf, daß oft gerade Frauen von gesündestem Aussehen (Pyknikerinnen) von dieser Erkrankung befallen werden. Neuerdings schreibt man Capillarspasmen und einer *veränderten Erregbarkeit des vegetativen Nervensystems* eine Bedeutung zu. HINSELMANN gelang es mit einem Capillarmikroskop, bei Eklampsie Capillarspasmen nachzuweisen. Manche Autoren suchten Zusammenhänge zwischen *Witterung* und Eklampsie aufzufinden. Man hatte nämlich schon lange eine Häufung der Eklampsiefälle an schwülen Sommertagen beobachtet. Seitdem man sich in der medizinischen Wissenschaft immer mehr mit den Zusammenhängen zwischen anscheinend so weit auseinander liegenden Dingen zu beschäftigen begann, fand man auch eine Beziehung zwischen dem Auftreten des eklamptischen Anfalls und Fronteinbrüchen. EBERGÉNYI glaubte einen Zusammenhang zwischen Eklampsie und Sonnenflecken gefunden zu haben.

Sicher besteht eine gewisse Abhängigkeit zwischen *Ernährung* und Schwangerschaftstoxikosen. Am deutlichsten zeigten das die Erfahrungen des Krieges. In Gegenden mit unzureichender Ernährung verringerte sich z. B. während des ersten Weltkrieges die Zahl der Eklampsiefälle. Wahrscheinlich spielt jedoch neben der Menge auch die Zusammensetzung der Nahrung eine Rolle. An diesem Punkte schaltet sich die Vitaminforschung in die Bearbeitung des Toxikoseproblems ein.

In den bisherigen Ausführungen streiften wir nur flüchtig einige Ergebnisse der Forschungen auf dem Gebiete der Schwangerschaftstoxikosen. Wie ersichtlich, ist schon eine ganze Reihe von Einzelheiten bekannt, *die eigentliche Ursache der Toxikosen kennt man jedoch auch heute noch nicht.* Ob es sich dabei wirklich um eine Vergiftung handelt, konnte bis jetzt nicht bewiesen werden. Die von SEITZ empfohlene Benennung als *Gestose* erscheint daher fast zweckmäßiger. Sie bringt zum Ausdruck, daß diese Krankheitsform mit der Schwangerschaft in Zusammenhang steht, daß man aber noch nicht weiß, was ihr eigentliches Wesen ausmacht. Wir selbst behielten die Bezeichnung *Toxikose* deshalb bei, weil sie in der internationalen Literatur geläufig ist. Die Benennung ist schließlich auch nicht ausschlaggebend; viel wichtiger ist die Erkenntnis, daß der Grund für diese große, als „Schwangerschaftstoxikosen" zusammengefaßte Gruppe von Erkrankungen letzten Endes im Ei, in der Frucht bzw. in deren Stoffwechselprodukten zu suchen ist. Da die Frucht mit der Mutter durch die Placenta in Verbindung steht, ist es naheliegend, die Funktion des Trophoblast und der Placenta, bzw. den Stoffwechsel der intrauterinen Frucht für die tiefgreifenden Veränderungen im mütterlichen Organismus während der Schwangerschaft verantwortlich zu machen. Die Gravidität bedeutet, wie wiederholt betont wurde, besonders mit der fortschreitenden Entwicklung der Frucht, eine zusätzliche Belastung für den mütterlichen Organismus. Wenn dieser den gesteigerten Anforderungen nicht nachzukommen vermag, d. h., wenn die Funktion des Eies — also der Frucht und ihrer Nebenteile (Placenta usw.) — den Organismus der Mutter zu sehr belastet, entsteht eine Toxikose. Das gleiche ist der Fall, wenn der mütterliche Organismus zu Beginn der Gravidität den Umstellungen, die eine Schwangerschaft mit sich bringt, nicht gewachsen ist. Bekanntlich erzeugt der Throphoblast und später die Placenta große Mengen von gonadotropem Hormon und Follikelhormon. Die Placenta produziert außerdem noch Progesteron; *es wird also ein neues innersekretorisches Organ in das endokrine System eingeschaltet und dadurch dessen Gleichgewicht gestört* (Schilddrüse, Nebenniere usw.). Bei den engen Zusammenhängen, die bekanntlich zwischen endokrinem Hormonhaushalt, vegetativem Nervensystem und Stoffwechsel bestehen, ist es nicht verwunderlich, wenn sich eine Gleichgewichtsstörung in einem System auch auf die beiden anderen auswirkt.

Die auf der ganzen Welt durchgeführten Forschungsarbeiten brachten eine Reihe von Teilergebnissen von mehr wissenschaftlichem als praktischem Wert. Das Wesentliche ist die Erkenntnis eines gemeinsamen Ursprungs der zahlreichen und in mannigfaltigen Formen auftretenden Schwangerschaftserkrankungen. Zur Toxikose gehören sämtliche durch die Gravidität bedingten Krankheiten, das harmlose Erbrechen der Schwangeren, die schwere Hyperemesis, der Ptyalismus, die in der Schwangerschaft auftretenden Leberschädigungen wie auch die toxische Leberentartung und die akute gelbe Leberatrophie. Ferner sind hierher zu zählen Störungen des vasomotorischen Systems, verschiedene andere Erscheinungen der veränderten Funktion des vegetativen Nervensystems, die Schwangerschaftsnierenerkrankungen und die schwerste Form der Toxikosen, die Eklampsie. Schließlich wären in diesem Zusammenhang die in der Schwangerschaft auftretenden Augen-, Haut- und Nervenerkrankungen zu erwähnen.

Die Gruppierung der Schwangerschaftstoxikosen kann nach verschiedenen **Gesichtspunkten erfolgen.**

Einmal besteht die Möglichkeit, sie nach gewissen pathologischen Erscheinungen zu ordnen, und man spricht dann z. B. von Erkrankungen des vegetativen Nervensystems oder verschiedener anderer Organe usw.; zum anderen kann man sich an die alte Einteilung halten und *zwei große Gruppen der Toxikosen annehmen. Die erste Gruppe umfaßt die Krankheiten der ersten Schwangerschaftshälfte, die zweite solche, die in der zweiten Hälfte der Gravidität vorkommen.* Vom wissenschaftlichen Standpunkt aus ist die erste Einteilung die zweckmäßigere; den Bedürfnissen der Praxis wird aber die ältere Gruppierung besser gerecht, und zwar deshalb, weil zwischen den zu Beginn und den am Ende der Schwangerschaft auftretenden Toxikosen eine gewisse Parallelität besteht. Zu Beginn der Gravidität ist das Erbrechen das häufigste und erste Symptom einer Toxikose, das sich unter Umständen bis zur Hyperemesis gravidarum bzw. zum perniziösen Erbrechen steigert. Das schwerste Krankheitsbild, das gegen Ende der ersten Schwangerschaftshälfte, aber auch noch im 6.—7. Monat auftreten kann, ist die toxische Leberentartung bzw. die akute gelbe Leberatrophie. Letztere ist häufig auf andere Ursachen zurückzuführen, kann aber auch das Endstadium eines mit einer Hyperemesis gravidarum beginnenden toxischen Zustandes sein. Auch die Toxikosen der zweiten Schwangerschaftshälfte zeigen untereinander gewisse Übergänge. So geht z. B. recht häufig eine leichte, noch als physiologisch zu betrachtende Albuminurie in eine Schwangerschaftsnephropathie über. Gesellen sich zur Albuminurie noch eine Hypertonie und Ödeme hinzu, so steigert sich diese präklamptische Toxikose unter Umständen zum gefährlichsten Krankheitsbild, zur Eklampsie.

Außer den genannten wären noch — wie erwähnt — die toxischen Erkrankungen der Nerven (s. S. 288) und Haut (s. S. 279) zu nennen, die während des *ganzen Verlaufes der Gravidität vorkommen können.* Wie bei allen Schwangerschaftserkrankungen gibt es auch bei diesen zwischen den mehr oder minder physiologischen und den schon toxischen Formen keine scharfe Grenze.

Die Toxikosen der ersten Schwangerschaftshälfte.

Hyperemesis gravidarum (unstillbares, perniziöses Schwangerschaftserbrechen). Bei der Besprechung der Schwangerschaftsveränderungen wurde das häufige Vorkommen von Übelkeit, Brechreiz und Erbrechen in der ersten Hälfte der Gravidität schon erwähnt. Das Erbrechen tritt vor allem morgens auf, weshalb es auch als ,,morning sickness" bezeichnet wird. Natürlich beschränkt sich das Erbrechen nicht auf den Morgen, es kann sich auch im Laufe des Tages öfter wiederholen. Unter Umständen führt es zur Entstehung eines schweren Krankheitsbildes, bei dem das Erbrechen mit kleinen Pausen den ganzen Tag über anhält. Das mehr oder minder physiologische Erbrechen der Schwangeren kann also in eine Hyperemesis oder sogar in ein perniziöses Erbrechen, dem schon eine ernste Bedeutung zukommt, übergehen. Während die Schwangerschaft bei manchen Frauen nicht die geringsten Beschwerden verursacht, werden andere von den verschiedensten Störungen betroffen und sind in manchen Fällen überhaupt nicht imstande, Nahrung zu behalten. Ein Teil der Frauen verspürt nur Gelüste nach gewissen Speisen oder Abscheu gegenüber anderen Nahrungsmitteln, ein anderer Teil gerät, allerdings nur selten, in einen so schweren Zustand, daß ein unstillbares Erbrechen mit allen seinen Folgen (Hungerzustand, Acidose) sogar das Leben gefährdet. Schwangerschaftserbrechen tritt mitunter nicht nur in den ersten Schwangerschaftsmonaten, sondern auch gegen Ende der Gravidität auf. Dann ist es aber meist nicht toxischen Ursprungs, sondern mehr durch den Druck des im 9. Monat bis in die Magengegend hinaufreichenden Uterus auf den Magen bedingt. Bisweilen ist aber das am Ende der Gravidität auftretende Erbrechen toxischer Natur. Erbricht die Schwangere auch dann noch, wenn sich der Uterus bereits gesenkt hat, so nehme man dies nicht zu leicht, da es das einzige Zeichen einer latenten Toxikose sein kann. Wichtig ist dann die Kontrolle der Leberfunktion. Mit entsprechenden Untersuchungsmethoden findet man sie manchmal gestört, in anderen Fällen ist jedoch nichts Pathologisches (Serumbilirubin, Urobilinogen!) nachzuweisen. Trotzdem ist es ratsam, reichlich Traubenzucker intravenös zu geben. Bei der Geburt muß man auf der Hut sein, da Blutverluste schlecht vertragen werden.

Das einfache Schwangerschaftserbrechen ist eine sehr häufige Erscheinung und wird auch bei Tieren (Hund, Katze) beobachtet. Das sog. *unstillbare Schwangerschaftserbrechen*, das eine Gefahr für das Leben bedeuten kann, ist außerordentlich selten. Es äußert sich, wie schon erwähnt, nicht nur in Erbrechen, sondern auch in Übelkeit, Speichelfluß, schlechtem Allgemeinbefinden und Schwindelgefühl. Verschlimmert sich der Zustand weiterhin, treten außerdem noch leichte Temperaturerhöhungen, beschleunigter Puls, übler Mundgeruch, Unruhe und Delirien auf, so kommt es schließlich zu einem Koma, zu Fieber und Gelbsucht und — allerdings in sehr seltenen Fällen — auch zu einer akuten gelben Leberatrophie. Scharfe Grenzen sind hier ebenfalls nicht zu ziehen.

Bei den schweren Fällen des Schwangerschaftserbrechens zeigt die Leber typische Veränderungen, wie fettige Degeneration und Nekrosen. Diese Veränderungen werden von vielen Autoren für charakteristisch angesehen, andere hingegen, z. B. HEINRICHSDORFF, lehnen ein Entstehen von Leberveränderungen durch das Schwangerschaftserbrechen ab. Nach Ansicht des genannten Autors sind sie vielmehr durch besondere, durch die Gravidität hervorgerufene Erkrankungen der Leber bedingt. Das Schwangerschaftserbrechen kann aber, besonders über einen Hungerzustand, tatsächlich nachweisbare histologische Veränderungen in der Leber erzeugen.

Das perniziöse Schwangerschaftserbrechen war, wie bereits erwähnt, schon SORANUS bekannt. DUBOIS hielt im Jahre 1852 an der Pariser Akademie einen zusammenfassenden Vortrag über diese Erkrankung und SIMMONDS unterbrach bereits 1813 wegen unstillbaren Erbrechens eine Schwangerschaft. Störungen der Leberfunktion bei Hyperemesis wurden schon 1879 von DUNCAN beschrieben.

Manchmal tritt das Schwangerschaftserbrechen gleich von Anfang an in einer schweren Form auf. In anderen Fällen verschlimmert sich ein anfänglich erträglicher Zustand später so sehr, daß die Kranke abmagert, der Allgemeinzustand stark reduziert wird und die oben beschriebenen bedrohlichen Erscheinungen auftreten. Im allgemeinen hört das Erbrechen im Laufe der ersten drei Monate wieder auf. Ist dies nicht der Fall und steigert es sich sogar zu einem quälenden Zustand, so handelt es sich gewöhnlich um eine ernstere Erkrankung.

Da zur Beurteilung der Schwere des Schwangerschaftserbrechens mitunter klinische Beobachtungen nicht ausreichen, muß man zur besseren Orientierung die Untersuchungsmethoden der Blutchemie heranziehen. HADEN-GUFFEY, DIECKMANN-GROSSEN wiesen bei Hyperemesis eine Verminderung der Chloride im Blute nach. BOKELMANN-BOCK stellten eine Ketonämie fest, wobei die Ketone auf das Fünffache des physiologischen Wertes vermehrt waren. Bekannt ist auch die gelegentliche Erhöhung des Reststickstoff-, Harnsäure- und Harnstoffgehaltes im Blute bei schwerer Hyperemesis (PECKHAM). Der Serumbilirubingehalt ist ebenfalls verändert und in schweren Fällen ist sogar die direkte Reaktion positiv, was für eine Schädigung der Leberzellen spricht (SEITZ, EUFINGER-BADER, BÁRSONY). In unserem Krankengut fand BIRÓ bei gesunden Schwangeren die direkte Serumbilirubinreaktion stets negativ, bei schweren Fällen von Hyperemesis hingegen (6 von 28) fiel sie positiv aus. Häufiger sieht man eine erhöhte indirekte Reaktion. Dies deutet entweder auf einen Krampf der Gallencapillaren oder auf eine Störung im reticuloendothelialen System hin. Zur Beurteilung der Hyperemesis ist in erster Linie die direkte Reaktion ausschlaggebend. Man kann sich aber auch auf Grund der indirekten Reaktion gut orientieren. Liegt der Bilirubingehalt höher als 2 mg-%, so ist der Fall ernst zu beurteilen (HEYNEMANN-NÜRNBERGER).

Im Harn sind meist Eiweiß, Urobilinogen, Aceton, Acetessigsäure und in schweren Fällen sogar β-Oxybuttersäure vorhanden. Bei sehr schwerer Erkrankung lassen sich auch Leucin und Tyrosin nachweisen. Als *Ammoniumkoeffizient* wird das Verhältnis der in Form von Ammonium ausgeschiedenen Stickstoffmenge zum Gesamtstickstoffgehalt im Harn bezeichnet. In schweren Fällen kann er vom normalen Wert (5) auf 10—20, ja sogar 40 ansteigen. Neuerdings wurde auf die Vermehrung des Porphyrins im Harn bei Hyperemesis hingewiesen (L. HEROLD).

AHLFELD, KALTENBACH machten für das Schwangerschaftserbrechen ausschließlich nervöse (hysteroneursathenische) Faktoren verantwortlich. Aber auch sie gaben zu, daß dieser nervös bedingte Zustand unter Umständen in einen schweren toxischen übergehen kann. WILLIAMS unterschied eine neurotische, eine reflektorische und eine toxische Form. Ein reflektorisch bedingtes Erbrechen nahm man auch schon früher an. So schrieb z. B. HEGAR, daß das Erbrechen aufhöre, wenn man bei einer Schwangeren den retroflektorierten Uterus in seine normale Lage zurückbringe. Auch Portioerosionen hielt man früher für eine Ursache des Schwangerschaftserbrechens und glaubte, es höre auf, wenn die Erosionen abheilen. Welche Bedeutung dabei den erwähnten Behandlungsmethoden und welche der damit verbundenen suggestiven Wirkung zukommt, bedürfte allerdings noch einer näheren Erläuterung. WILLIAMS hielt später das reflektorische Erbrechen mehr für eine Abart des neurotischen. An toxisches Erbrechen glaubte er in den schweren, nicht neurotisch oder reflektorisch bedingten Fällen. Zur Erkennung der Toxizität empfahl er seinerzeit die Bestimmung des Ammoniumkoeffizienten, der jedoch infolge einer durch einen Hungerzustand hervorgerufenen Acidose eher erhöht ist (LONGRIDGE, LEATHES). Nach unseren heutigen Kenntnissen ist jedes Schwangerschaftserbrechen bis zu einem gewissen Grade neurotisch bedingt. Dabei spielt aber zweifellos stets auch eine ,,toxische" Komponente eine Rolle. Dies leuchtet ein, wenn man bedenkt, daß in der Gravidität, wie schon des öfteren erwähnt, fetale Elemente, also fremdes Eiweiß, in den mütterlichen Blutkreislauf gelangen, und daß sich auch die Mengenverhältnisse im intermediären Stoffwechsel ändern. Zieht man noch die Umstellungen in der Funktion der innersekretorischen Organe während der ersten Schwangerschaftshälfte, wie z. B. eine Insuffizienz der Nebennierenrinde, in Betracht, so wird das Auftreten tiefgreifender Veränderungen im schwangeren Organismus verständlich. Das Weitere hängt dann vom Nervensystem ab, vor allem von dem *vegetativen*, das bekanntlich mit dem innersekretorischen System in engem Zusammenhang steht. Erträgt der Organismus die durch die Schwangerschaft bedingten Umstellungen gut, so treten keinerlei Beschwerden auf; ist aber das *Nervensystem labil*, die *Reizbarkeit* der *hypothalamischen Zentren erhöht*, dann kommt es zu den genannten Störungen. So betrachtet ist also jedes Schwangerschaftserbrechen toxischer und zugleich neurotischer Herkunft, und die zweite Komponente steht zum mindesten zu Beginn der Erkrankung im Vordergrund. Hierfür spricht auch das erfahrungsgemäß häufigere Vorkommen des Schwangerschaftserbrechens bei Frauen, die kein Kind haben wollen. Frauen, die die Schwangerschaft nur widerwillig ertragen, leiden meist auch mehr unter den Beschwerden der Gravidität. Diese Zusammenhänge muß der Arzt für die Beurteilung seiner Fälle kennen. Die Reaktionen von seiten des Nervensystems sind zwar oft unbewußt, können gelegentlich aber auch mit Absicht hervorgerufen werden. Diese Ansicht wird durch die Beobachtung von SCHULTZE-RHONHOFF gestützt, nach der eine Hyperemesis bei verheirateten Frauen häufiger vorkommt, und zwar deshalb, weil diese Mitleid oder Anerkennung zu erlangen suchen, während Unverheiratete in vielen Fällen die Schwangerschaft zu verheimlichen trachten.

Behandlung. Hinsichtlich der Therapie muß man in erster Linie unterscheiden zwischen einem sich in physiologischen Grenzen haltenden und einem pathologische Ausmaße annehmenden Schwangerschaftserbrechen. Tritt bei jungen Frauen morgens oder auch öfter am Tage Erbrechen auf, während das Allgemeinbefinden gut bleibt, so frage man vor allem, ob nur Speichel und Magensaft oder auch Speisen erbrochen werden. Eine Schwangere, die am Tage 3—4mal erbricht, braucht hierdurch nicht besonders geschwächt zu werden, wenn sie den größten Teil der aufgenommenen Speisen behält.

Im allgemeinen tritt der Brechreiz auf, wenn der Magen leer oder sehr voll ist. Deshalb soll die Patientin häufig, vielleicht sogar zweistündlich, kleine Mahlzeiten zu sich nehmen. Dem morgendlichen Erbrechen beugt man am besten vor, indem man die Schwangere nicht mit leerem Magen aufstehen, sondern im Bett frühstücken und anschließend noch $1/2$ Std ruhen läßt. Für die gleichfalls sehr wichtige Regulierung der Darmfunktion kommen die verschiedenen bei der Diätetik der Schwangerschaft besprochenen Verfahren und Medikamente in Frage. Falls die verabreichten Abführmittel stets mit der Nahrung erbrochen werden, verordnet man mildwirkende Einläufe.

In schwierigeren Fällen sind Bettruhe, Milieuwechsel und eventuell Isolierung angezeigt. Es ist oft erstaunlich zu sehen, wie bei mancher Frau, die sich in einem äußerst schweren Zustand befand und täglich 10—20mal erbrach, das Erbrechen aufhört, sobald sie aus ihrer gewohnten Umgebung herausgenommen und in eine Klinik gebracht wird. Ein Besuchsverbot hat hierbei oft eine auffallend günstige Wirkung. Wenn man auch das Erbrechen durch die genannten Maßnahmen nicht gleich zum Verschwinden bringen kann, so stellt sich doch meist eine wesentliche Besserung ein. Man soll auch in schwersten Fällen, bei denen ein einfacher Milieuwechsel natürlich nicht zum gewünschten Ziele führt, sein Möglichstes zur Erhaltung der Schwangerschaft bzw. zur Erreichung einer Heilung tun. Man gibt hierbei, wie auch in weniger schweren Fällen, kalte, flüssige oder andere leichte Speisen (Haschee, Fische in Gelee usw.). Im allgemeinen wird man sich aber bei der Diätverordnung nicht an ein starres Schema halten, sondern sich danach richten, was am besten vertragen wird. In schwierigeren Fällen ist eine reichliche Flüssigkeitszufuhr in Form von Nährklysmen erforderlich. Manchmal wirkt sich auch die Anwendung einer Duodenalsonde oder eine Magenspülung gut aus. Infusionen können subcutan und intravenös, eventuell sogar als Dauertropfinfusionen verabreicht werden. Am häufigsten kommen physiologische Zuckerlösungen (4,8%; s. c.) oder, besonders bei Hypochlorämie, auch Salzlösungen (KESSLER-ALBERS) in Frage. Zucker gibt man am besten in Form einer intravenös infundierten 5—10%igen Lösung (2—3 Liter täglich). Manche verabreichen dazu auch noch Insulin (THALHIMER, VOGT), andere wieder geben nur Insulin. Insulin beugt nämlich einer Acidose vor und verhilft zu einer besseren Verwertung des im Organismus vorhandenen Zuckers. Theoretisch besteht hierfür nur dann eine Indikation, wenn der Blutzuckerspiegel hoch ist oder der infundierte Zucker nicht schnell genug abgebaut wird („low reserve pancreas", TITUS). Handelt es sich dagegen um eine Hypoglykämie, so verabreicht man nur Zucker. Theoretisch könnte das zu einer Überreizung des Pankreas und infolgedessen zu einer erhöhten Insulinausschüttung führen, die wiederum eine Hypoglykämie nach sich zieht. Praktisch kommt das aber nicht vor, und man darf Zucker allein oder mit Insulin zusammen geben (6—8 E), ohne Gefahr zu laufen, dabei irgendwelche Schäden zu verursachen. Es empfiehlt sich jedoch, erst nach einer Blutzuckerbestimmung eine Entscheidung zu treffen, ob man nur Zucker, nur Insulin oder beides zusammen verabreichen soll. In schweren Fällen denke man auch daran, daß die Kranke nicht nur Flüssigkeit und Salz, sondern auch Eiweiß verliert und man bei einer Störung des Eiweißgleichgewichtes im negativen Sinne für eine Deckung des Eiweißdefizits sorgen muß. Unserer Meinung nach kommt hierbei die intravenöse Verabreichung von Aminosäuren ebenso in Frage wie bei völlig Ausgehungerten, deren Magen nicht mehr fähig ist, Speisen aufzunehmen.

Früher gab man bei unstillbarem Erbrechen wie bei *anderen Schwangerschaftstoxikosen* Schwangerenserum. Die dabei erzielten guten Erfolge waren wahrscheinlich dem Follikelhormongehalt des Serums zuzuschreiben. Mit diesem Hormon erreicht man nämlich gute Ergebnisse. Im allgemeinen bevorzugt man heute Gaben von Luteohormon, was HIRST schon im Jahre 1916 empfahl (damals allerdings noch in Form einer Organotherapie). Außer Schwangerenserum kommt noch RINGERsche Lösung in Frage, die nicht nur bei Hyperemesis, sondern auch bei Schwangerschaftsdermatosen und Pruritus von guter Wirkung ist. Liegt bei Hyperemesis gleichzeitig eine Hypothyreose vor, so verwendet man auch Schilddrüsenpräparate. KEMP empfahl Nebennierenrindenpräparate, weil die Zeichen einer cortico-adrenalen Insuffizienz mit der Hyperemesis eine gewisse

Ähnlichkeit aufweisen. Seine guten Erfolge wurden von verschiedener Seite (Freeman-Melick, Anselmino) und auch von uns selbst bestätigt. Wir geben Nebennierenrindenpräparate zusammen mit Vitamin B_1 und C, weil meistens auch der Vitaminhaushalt gestört ist.

Außer diesen mehr oder weniger spezifisch wirkenden Mitteln spielt auch eine Reihe von anderen Medikamenten eine wichtige Rolle: z. B. Sedativa (Barbitursäurepräparate, Brom) sowie brechreizvermindernde und appetitanregende Mittel.

In hartnäckigen, keinerlei Besserungstendenz zeigenden Fällen kommt schließlich noch die Psychotherapie und die Hypnose in Frage. Schon die Isolierung gehört eigentlich in das Gebiet der Psychotherapie. Bei der ganzen Behandlung wird man suggestiv auf die Patientin einwirken, um das Erbrechen zum Stillstand zu bringen. Steht bei einem schweren Fall die neurotische Komponente im Vordergrund, so kann man auch mit der Hypnose einen guten Erfolg erzielen. Diese kommt selbstverständlich nur für den in Betracht, der sie wirklich beherrscht, sonst kann man damit mehr schaden als nützen.

Das schwierigste Problem bei der Behandlung der Hyperemesis ist die Frage, *ob die Schwangerschaft erhalten werden kann.* Es gibt nämlich keine absolut sicheren Zeichen oder Untersuchungsmethoden, die über die Schwere des einzelnen Falles Aufschluß geben. Eine hochgradige Acidose läßt sich zwar aus dem Kohlensäurebindungsvermögen des Blutes und aus dem Ammoniumkoeffizienten feststellen, ob es sich dabei aber um eine Folge des Hungers oder eine von Anfang an bestehende, schwere Toxikose handelt, ist daraus nicht ersichtlich. Der Fall kann im übrigen auch dann sehr ernst sein, wenn die hochgradige Acidose durch den Hunger bedingt und keiner Therapie zugänglich ist. Als hoffnungslos ist ein Fall zu betrachten, wenn das Schwangerschaftserbrechen zu einer schweren Leberschädigung oder sogar zu einer akuten gelben Leberatrophie geführt hat. Ausschlaggebend für die Beurteilung der Schwere der Erkrankung ist auch heute noch die Beobachtung durch einen geübten und erfahrenen Kliniker. Die Verantwortung dabei ist groß; denn es ist ebenso fehlerhaft, einen Fall für leicht zu halten und dann ein Zugrundegehen der Patientin erleben zu müssen, wie ihn zu ernst zu beurteilen und überflüssigerweise eine Schwangerschaftsunterbrechung durchzuführen. Manche klinischen Erscheinungen bieten zwar einen guten Anhaltspunkt; eine Entscheidung ist aber letzten Endes nur auf Grund des *gesamten Krankheitsbildes* möglich. Rascher Puls, Temperaturerhöhung, übler Mundgeruch, Steigerung der subjektiven Beschwerden und Gelbsucht sind ernst zu beurteilen. Am gefährlichsten ist jedoch das Auftreten von *Gelbsucht* und cerebralen Erscheinungen. Nach Seitz, Nürnberger ist es auch ein ernstes Zeichen, wenn die Schwangere trotz genügender Flüssigkeitsaufnahme nur geringe Mengen konzentrierten Harns entleert. Manchmal ist das allerdings nur durch den großen Flüssigkeitsverlust infolge des Erbrechens bedingt. Das Auftreten von Cylindern (Heynemann) und Eiweiß (Naujoks) im Urin spricht für eine Nierenschädigung und ist ebenfalls ernst zu nehmen. Die Ansicht Pinards, nach der die Schwangerschaft zu unterbrechen ist, wenn die Pulsfrequenz über 100 steigt, ist sicherlich übertrieben. Ebenso stellt das Auftreten von Ketonkörpern im Urin als einziges Symptom keine ausreichende Indikation für eine Schwangerschaftsunterbrechung dar. Von den Laboratoriumsuntersuchungen ist vielleicht die Bestimmung des Serumbilirubins die einzige, die unter *Berücksichtigung des klinischen Bildes* bei der Entscheidung über eine Interruptio verwertbar ist. Die endgültige Entscheidung kann jedoch wegen der Schwierigkeit des Problems und der großen Verantwortung nur ein *erfahrener Fachmann* auf Grund einer *längeren klinischen Beobachtung* und einer eingehenden Untersuchung treffen.

Ptyalismus (Speichelfluß). Außer den bisher erwähnten Erscheinungen (Erbrechen, Brechreiz, Schwindelgefühl usw.) findet man bei manchen Frauen als weiteres unangenehmes Symptom einen Speichelfluß. Dieser tritt bisweilen auch ohne Erbrechen auf, geht jedoch meist mit einem schlechten Allgemeinbefinden einher und kann sehr lästig und quälend sein. Manche Kranke entleert mehr als 1 Liter Flüssigkeit im Tag. Dabei muß aber darauf geachtet werden, ob es sich tatsächlich nur um Speichel handelt, oder ob auch Magensaft beigemengt ist. Diese Entscheidung läßt sich mit Hilfe chemischer Reaktionen treffen. Der Ptyalismus vermag zwar den Organismus der Schwangeren auch bis zu einem gewissen Grade zu schwächen, für sich *allein* stellt er jedoch niemals eine ausreichende Indikation für eine Schwangerschaftsunterbrechung dar, denn die Patientin kann ja Speisen aufnehmen und behalten. Gewöhnlich dauert er vom 2.—4. Monat, ausnahmsweise auch bis zum Ende der Schwangerschaft. Therapeutisch empfiehlt man Mundspülungen mit Wasserstoffsuperoxyd sowie Zahnfleischpinselungen mit Tinct. Myrrhae. Auch Atropin, Luteohormon, Eigenblut, Ringerlösung, Traubenzucker sowie alle anderen bei Hyperemesis üblichen Medikamente können versucht werden.

Lebererkrankungen in der Schwangerschaft. Die Leber ist in der Schwangerschaft einer schwereren Belastung ausgesetzt, worauf schon im physiologischen Teil hingewiesen wurde. Es kann in dieser Zeit auch ohne Hyperemesis und Pyelitis gravidarum zu Leberstörungen mit und ohne Ikterus kommen. Gewisse Arten der Gelbsucht, die nicht auf eine anderweitige Organerkrankung zurückzuführen sind, z. B. die idiopathische Schwangerschaftsgelbsucht, haben eine Neigung, bei jeder neuen Schwangerschaft zu rezidivieren und führen häufig zu Früh- bzw. Totgeburten. Immer droht dabei die Gefahr einer akuten gelben Leberatrophie.

Zu den schweren toxischen Leberschädigungen in der Gravidität gehören die *toxische Leberentartung* (HEINRICHSDORFF) und die *akute gelbe Leberatrophie*. Bei der toxischen Leberentartung handelt es sich um eine fettige Degeneration der Leberzellen ohne größere Nekrosen. Die Frage, ob es sich dabei um eine selbständige Lebererkrankung handelt oder nicht, wird noch verschieden beantwortet. Sicher kommen gelegentlich fließende Übergänge zur akuten gelben Leberatrophie vor. Ebenso gibt es viele Zwischenstufen von den Leberfunktionsänderungen in der Gravidität bis zu einer Atrophia hepatis flava, die als Endstadium dieser Erkrankung aufgefaßt werden kann. In jeder Schwangerschaft hat man auf den Zustand der Leber genau zu achten und besonders in der zweiten Hälfte den Urin auf Urobilinogen systematisch zu untersuchen. Bei jeglicher Störung der Leberfunktion bzw. Entartung der Leber ist eine entsprechende internistische Behandlung unter besonderer Berücksichtigung der Schwangerschaft erforderlich. Jeder Ikterus soll sehr ernst genommen und in eine Klinik eingewiesen werden, da er das erste Zeichen einer akuten gelben Leberatrophie sein kann.

Die Pathologie der akuten gelben Leberatrophie ist bekannt. Ungefähr ein Drittel aller Fälle tritt im Zusammenhang mit der Schwangerschaft auf, und zwar meist nach dem 3. Monat, ausnahmsweise allerdings auch schon früher. (Erstmalig wurde diese Erkrankung im Zusammenhang mit der Gravidität im Jahre 1706 von KERKRING beschrieben.) Sie kann das Endstadium einer Hyperemesis gravidarum darstellen, oder bisweilen auch — wie erwähnt — in der zweiten Hälfte der Gravidität als selbständiges Krankheitsbild auftreten. *Deshalb sei man sehr vorsichtig, wenn sich zu irgendeinem Zeitpunkt der Schwangerschaft eine Gelbsucht einstellt*, die keine Heilungstendenz zeigt und nicht katarrhalischer Herkunft ist, und beurteile sie nicht leichtfertig; denn wenn sich eine akute gelbe Leberatrophie erst einmal entwickelt hat, ist sie nicht mehr aufzuhalten.

In akuten Fällen beobachtet man bei schlechtem Allgemeinbefinden Übelkeit, Erbrechen, Schwindelgefühl, heftige Schmerzen in der Magengegend, cerebrale Erscheinungen, Schrumpfung der Leber usw. Im Urin sind Leucin und Tyrosin nachweisbar, der Harnstoff ist vermindert, der Gesamtstickstoff erhöht. Der Aminosäuregehalt im Blute steigt beträchtlich an. Bei schweren toxischen Erscheinungen ist in solchen Fällen eine Schwangerschaftsunterbrechung unbedingt nötig. Wird diese aber zu spät durchgeführt, so ändert sie an dem Zustand nichts mehr, und der tödlich endende Verlauf ist nicht aufzuhalten. Therapeutisch soll man rechtzeitig bei jeder Funktionsstörung der Leber in der Schwangerschaft für Stuhlregelung sorgen, die Diät auf Kohlenhydrate einstellen und reichlich Traubenzucker in Form von Infusionen, die eventuell mit kleinen Mengen von Insulin, Nebennierenrindenhormon und Vitamin K kombiniert werden, verabreichen.

Die Toxikosen der zweiten Schwangerschaftshälfte.

Schon lange ist bekannt, daß die Eklampsie häufiger zu beobachten ist, wenn schon im Verlaufe der Schwangerschaft Eiweiß im Urin nachzuweisen war. LEYDEN kannte bereits Beziehungen zwischen Albuminurie und Schwangerschaft. Von ihm stammt auch der Begriff der „Schwangerschaftsniere". Als die schwierigste Komplikation der Schwangerschaftsniere betrachtete er die Urämie, und auch die Eklampsie hielt er für eine solche. Die Ödeme der Schwangeren wurden zur damaligen Zeit als Folge einer Herz- oder Nierenerkrankung, nicht aber als selbständiges Krankheitsbild aufgefaßt. Erst später stellte sich heraus, daß der Schwangerschaftshydrops wie auch die beiden anderen Symptome der Schwangerschaftsspättoxikose, die Hypertonie und die Albuminurie, selbständig vorkommen können.

Bei der Klärung des Wesens eines **Schwangerschaftshydrops (Hydrops gravidarum)** erwarb sich ZANGEMEISTER besondere Verdienste. Nach unserem heutigen Wissen stellt der Hydrops gravidarum ebenso ein charakteristisches und essentielles Zeichen der Schwangerschaftstoxikose dar, wie die Blutdruckerhöhung und die Nierenveränderungen oder eines ihrer Erscheinungsbilder, die Albuminurie. Der Schwangerschaftshydrops kann bis zu einem gewissen Grade als physiologisch betrachtet werden, solange jedenfalls, als in der zweiten Hälfte der Gravidität nur die Knöchelgegend gegen Abend etwas anschwillt. Der Hydrops gravidarum ist eine typische Erkrankung des schwangeren Organismus und kommt infolge einer erhöhten Durchlässigkeit der Blutgefäße und eines Übertritts eiweißhaltiger Flüssigkeit aus dem Blute in die Gewebe zustande. Diesen Flüssigkeitsverlust sucht der Organismus durch Wasserretention (verminderte Diurese), also durch eine *eiweißfreie* Flüssigkeit auszugleichen. Dadurch wird zwar die Blutmenge wieder auf ihr ursprüngliches Quantum ergänzt, der Eiweißgehalt erreicht jedoch nicht dieselbe Höhe. Aus diesem Grunde *enthält also das Blut* während der Gravidität, besonders aber in Fällen von Hydrops gravidarum, *weniger Eiweiß* (Hypalbuminose, Hydroplasmie). Normalerweise beträgt der Eiweißgehalt des Blutes einer Schwangeren ungefähr $68^0/_{00}$, bei Hydrops dagegen nur etwa $60^0/_{00}$ (bei einer Nichtschwangeren $78^0/_{00}$). Das Verhältnis der einzelnen Eiweißfraktionen im Blute ändert sich ebenfalls, und es kommt zu einer Vermehrung der grobdispersen Globuline auf Kosten der feindispersen Albumine. Dadurch nimmt der kolloidosmotische Druck des Blutplasmas ab und der von den Blutgefäßen in Richtung auf die Gewebe wirkende Filtrationsdruck (Capillardruck) erhält das Übergewicht, so daß der Flüssigkeitsrückstrom in die Capillaren erschwert wird. Das so entstandene Ödem hat eine Kochsalzretention zur Folge, deren Ausmaß von der täglich aufgenommenen NaCl-Menge abhängig ist. Der Hydrops gravidarum unterscheidet sich von den übrigen ödematösen Zuständen durch Fehlen einer Flüssigkeitsansammlung in den präformierten Höhlen. In erster Linie schwellen die unteren Extremitäten und sodann die Bauchwand an. Die Vulva kann — allerdings nur selten — ein so hochgradiges Ödem aufweisen, daß sie beinahe ein Geburtshindernis bildet (Abb. 248). Nicht selten reißt der ödematöse Damm beim Durchschneiden des Kopfes auffallend leicht (wie feuchtes Löschpapier) auseinander; außerdem ist das ödematöse Gewebe auch besonders empfänglich für Infektionen. Der Schwangerschaftshydrops ist nicht immer eine monosymptomatische Erkrankung, er kann auch das Vorstadium einer Schwangerschaftsnephropathie, eventuell sogar einer Eklampsie sein. Dies beweist, daß der Schwangerschaftshydrops tatsächlich eine *Erscheinungsform der Schwangerschaftstoxikosen* ist.

Die im Organismus zurückgehaltene Flüssigkeit verursacht eine gesteigerte Gewichtszunahme. Diese Tatsache kann zur Erkennung latenter Ödeme verwendet werden. Eine gegen Ende der Gravidität über die Norm von wöchentlich 300 g hinausgehende Gewichtszunahme spricht für einen Schwangerschaftshydrops. Wie SIDDALL-MACK sowie MAUKS neuerdings zeigten, kann ein abnorm rasches Ansteigen der Gewichtskurve in manchen Fällen den übrigen Zeichen der Toxikose schon um Wochen vorauseilen und auf die drohende Gefahr hinweisen.

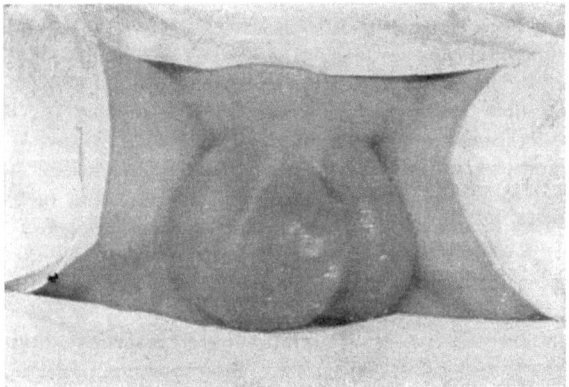

Abb. 248. Vulvaödem.

Nierenfunktion und Blutdruck sind bei einem typischen Schwangerschaftshydrops normal. *Die Ausscheidung ist an sich gut, jedoch etwas verzögert.* Der Reststickstoff zeigt keine Veränderung.

Behandlung. Mit flüssigkeits- und salzarmer Diät, nötigenfalls mit Bettruhe verbunden, erzielt man meist sehr gute Erfolge. Man schränkt die Eiweißzufuhr schon deshalb nicht zu sehr ein, weil eine *Ursache* des Hydrops eben in dem *verminderten Eiweißgehalt* des Blutes liegt. Der Schwangerschaftshydrops verändert weder die Nierenfunktion noch den Blutdruck erheblich und ist primär eine harmlose Erkrankung. Man hat ihn aber trotzdem ernst zu nehmen, da er bei Vernachlässigung unter Umständen in eine Schwangerschaftsnephropathie oder sogar in eine Eklampsie übergeht. Stirbt die Frucht ab, bildet sich auch der Hydrops zurück, wie dies sonst kurz nach der Geburt zu erfolgen pflegt. Bei hochgradigem Vulvaödem stichelt man die geschwollene Vulva mit kleinen sterilen Injektionskanülen, damit sich die Flüssigkeit entleeren kann.

Schwangerschaftshypertension. Bis in die neueste Zeit standen bei den Schwangerschaftstoxikosen die Nierenveränderungen im Mittelpunkt der Betrachtung. Jetzt mißt man dagegen *vaskulären Faktoren* die größere Bedeutung für die Entstehung dieser Erkrankung zu. Die sog. „Schwangerschaftstoxine" wirken auf die Blutgefäße, wodurch es zur Erhöhung des Blutdruckes kommt. Diese ist in manchen Fällen das einzige Symptom der bestehenden Toxikose (monosymptomatische Erkrankung); in anderen dagegen tritt sie zusammen mit weiteren Krankheitserscheinungen (Ödeme, Nierenveränderungen) auf.

Findet man lediglich einen erhöhten Blutdruck, so spricht man von einer *Schwangerschaftshypertension.* Daß diese wirklich durch die Toxikose hervorgerufen werden kann, erklärt sich aus zwei Umständen. Einmal besteht während der Schwangerschaft eine Neigung zu Blutdrucksteigerung, zum anderen — und das ist von entscheidender Bedeutung — hört die Hypertension nach der Geburt auf. Wenn dies nicht der Fall ist, hat aller Wahrscheinlichkeit nach auch schon vor der Gravidität ein erhöhter Blutdruck als essentielle Hypertonie oder als Symptom eines chronischen Nierenleidens bestanden. Für die Zugehörigkeit der Schwangerschaftshypertension zu den Toxikosen spricht auch, daß manche Autoren sie nicht scharf von den Erkrankungen abtrennen, die mit einer geringfügigen Albuminurie einhergehen.

Die Funktionen des vasomotorischen Systems können während der Gravidität gestört sein. Ein Zeichen dafür ist z. B. der Dermographismus. In diesem Sinne sind auch die schon erwähnten Beobachtungen HINSELMANNS zu deuten, nach denen die Blutströmung bei Schwangerschaftstoxikosen verlangsamt ist und die Capillaren zu Krampfzuständen neigen. MUSSEY-MUNDELL fanden einen Zusammenhang zwischen Spasmen der Retinagefäße und dem Blutdruck bzw. der Schwere der Toxikose. Ähnlich wie zum Schwangerschaftshydrops können sich auch zu einer länger bestehenden Schwangerschaftshypertension weitere Symptome der Toxikose, z. B. Nierenveränderungen, hinzugesellen.

Im allgemeinen ist die Schwangerschaftshypertension keine schwere Erkrankung und bessert sich bei entsprechender Diät (salzarme Kost) und Bettruhe. Ist das nicht der Fall, muß sie ernster beurteilt werden. Für die Mutter besteht meist keine größere Gefahr, wohl aber für die Frucht, die unter Umständen sogar intrauterin abstirbt. BIRÓ-LÁM fanden in unserem Krankengut bei Schwangerschaftshypertension einen aus „unbekannten Gründen" eingetretenen Fruchttod dreimal so häufig wie bei der Gesamtzahl der übrigen Geburten. Obwohl der Blutdruck im Wochenbett in solchen Fällen meist bald wieder zur Norm absinkt, ist doch eine weitere Kontrolle erforderlich, weil sich später häufig (15—30%) kardiovasculäre Veränderungen zeigen, die bei erneuter Gravidität unter Umständen sowohl für die Mutter als auch für die Frucht bedeutungsvoll werden.

Wie bereits erwähnt, kann man selbstverständlich dann nicht von einer Schwangerschaftshypertension sprechen, wenn es sich um Frauen handelt, bei denen bereits vor der Schwangerschaft eine essentielle Hypertonie bestand. Ein von Anfang an bestehender Hochdruck wird unter Umständen durch die Schwangerschaft noch weiter erhöht und erreicht mitunter extreme Werte. In solchen Fällen ist die Prognose für die Mutter (Apoplexie!) und auch für das Kind schlecht (ALBRECHT, GAETHGENS), so daß die Einleitung einer Frühgeburt in Erwägung gezogen werden kann.

Hier sei noch die *nicht zu den Toxikosen gehörende Schwangerschaftshypotonie* erwähnt, die mit Herzklopfen, Atemnot und Neigung zu Ohnmachtsanfällen einhergeht. Zur Therapie wird die Verabreichung von Sympatol, Cardiazol und Coramin, bei Zeichen einer Nebennierenrindeninsuffizienz eine entsprechende Hormontherapie empfohlen.

Nephropathie. Während man früher die Urämie als das Endstadium der Schwangerschaftsnierenerkrankung betrachtete und sogar die Eklampsie für eine Urämie hielt, weiß man heute, daß die Urämie mit den Schwangerschaftsnierenerkrankungen nichts zu tun hat. Es werden ja nicht einmal bei der Eklampsie harnfähige Substanzen zurückgehalten, und die Niere scheidet meist die Eiweißabbauprodukte gut aus (SEITZ). Neuerdings bezeichnete man die Schwangerschaftserkrankung der Niere mit dem nicht viel sagenden Namen Schwangerschaftsnephropathie. Im allgemeinen gehören die Schwangerschaftsnierenerkrankungen in die Gruppe der Nephrosen und weisen nur selten Zeichen einer Nephritis auf. Die schwersten Veränderungen trifft man in den Nierenepithelien, in denen sich Degenerationserscheinungen vorfinden. Die leichteste Form der Nierenerkrankung in der Gravidität ist eine Albuminurie, die ungefähr in 10% der Schwangerschaften — nach manchen Autoren jedoch noch häufiger — auftritt. Solange der im Urin nachweisbare Eiweißgehalt unter $1^0/_{00}$ liegt und im Sediment keine Formelemente vorhanden sind, kann der Zustand mehr oder weniger als physiologisch betrachtet werden.

Zur Schwangerschaftserkrankung der Niere kann sich ein Ödem von verschiedenem Ausmaße gesellen, wie dies auch bei einem für sich bestehenden, monosymptomatischen Schwangerschaftshydrops der Fall ist. Nierenerkrankungen kommen bei der ersten Gravidität ungefähr dreimal so häufig vor wie bei den folgenden. Die Funktion der Niere ist meist in Ordnung und die Konzentrationsfähigkeit im allgemeinen gut; lediglich die Ausscheidung ist etwas verzögert. In manchen Fällen findet man jedoch im Sediment reichlich hyaline und mitunter sogar granulierte Cylinder. Letztere können auch durch eine gleichzeitig bestehende chronische Nephritis bedingt sein. Erythrocyten fehlen meist oder sind nur spärlich vorhanden. Der Eiweißgehalt des Urins ist dabei nicht selten sehr hoch ($15-20^0/_{00}$); bisweilen erhält man nach Zusatz von Sulfosalicylsäure einen dicken Niederschlag. In der Mehrzahl der Fälle ist der Blutdruck nur wenig erhöht, ausnahmsweise kann er aber auch sehr hoch sein. Der Reststickstoff ist normal oder nur leicht vermehrt. Oft läßt sich eine Schwangerschaftserkrankung der Niere nicht leicht von einer schon von früher her bestehenden chronischen Nierenerkrankung (z. B. Nephritis chronica) unterscheiden. Im letzten Falle ist der Blutdruck gewöhnlich höher, der 2. Pulmonalton akzentuiert, der Eiweißgehalt im Urin erniedrigt, die Zahl der Erythrocyten und granulierten Cylinder im Sediment erhöht; der Reststickstoff kann ebenfalls erhöht sein. Häufiger stellen sich subjektive Beschwerden wie Kopfschmerzen, Augenflimmern usw. ein; ebenso sind in diesem Falle öfter Augenhintergrundveränderungen zu beobachten (s. S. 278). Für ein chronisches Nierenleiden spricht ferner ein frühes Auftreten (erste Schwangerschaftshälfte) der erwähnten Symptome. Manche Autoren unterscheiden auf Grund ihrer Untersuchungen zwei Arten der Nephropathia gravidarum, die nephrotische Form, die eine Retention von Salz und Wasser sowie Ödeme zur Folge hat, und die nephritische Form, bei der die Stickstoffretention, das weitere Ansteigen des Blutdrucks und Reststickstoffs sowie die Retinopathia albuminurica im Vordergrund stehen. Der zuletzt geschilderte Zustand entspricht nach dem heutigen Stand der Wissenschaft einer mit der Schwangerschaft einhergehenden chronischen Nephritis.

Die Unterscheidung einer Schwangerschaftserkrankung der Niere von einem neben der Gravidität bestehenden chronischen Nierenleiden ist oft erst nach der Entbindung möglich. Eine Schwangerschaftserkrankung der Niere pflegt sich nach der Geburt oder, falls die Frucht abstirbt, auch schon während der Gravidität zu bessern. Nur in Ausnahmefällen zieht sie sich noch wochenlang hin und kann gelegentlich in eine chronische Nierenerkrankung übergehen. Bleibt dagegen der Blutdruck auch nach der Geburt noch lange Zeit erhöht und die bestehende geringe Albuminurie die gleiche, so handelt es sich wahrscheinlich um ein schon vor der Schwangerschaft vorhandenes chronisches Nierenleiden.

Behandlung. Eine Schwangerschaftserkrankung der Niere wird mit Bettruhe, flüssigkeits-, salz- und eiweißarmer Diät behandelt. Zweckmäßig ist es auch, Rohkosttage oder Fasttage, eventuell mit Entzug von Flüssigkeit (VOLHARD) einzuschalten. Falls die Ödeme keine Tendenz zur Rückbildung zeigen, kann man auch Diuretica verordnen. In Fällen, in denen eine hochgradige Albuminurie verbunden mit Ödemen auftritt, der Blutdruck und Reststickstoff dagegen normale Werte haben, soll man die Eiweißzufuhr nicht zu stark einschränken, Kochsalz jedoch völlig entziehen und die Flüssigkeitaufnahme reduzieren. Die schwierigeren Fälle von Schwangerschaftsnephropathie sind häufig nur äußerst schwer oder kaum beeinflußbar. Es ist daher von größter Wichtigkeit, die Erkrankung rechtzeitig zu erkennen und zu behandeln — nicht allein, weil eine Schwangerschaftsnephropathie in eine Eklampsie übergehen, sondern weil es auch bisweilen zu einer vorzeitigen, das mütterliche und kindliche Leben bedrohenden Ablösung der Placenta kommen kann. Die bei einer Schwangerschaftserkrankung der Niere auftretenden weißen Infarkte der Placenta sind praktisch von geringerer Bedeutung. In schweren Fällen kommt eine künstliche Geburtseinleitung oder eine Schnittentbindung in Frage, besonders wenn die Frucht schon lebensfähig ist.

Wie schon erwähnt, sind die Grenzen zwischen normaler Gravidität, Schwangerschaftshydrops, Hypertension und Schwangerschaftserkrankungen der Niere fließend, und ebenso ist der Übergang von diesen Anomalien zur schwersten Form der Schwangerschaftstoxikose, der Eklampsie, nur ein gradueller.

Die *Eklampsie* ist also kein selbständiges Krankheitsbild, sondern nur das Endstadium eines Krankheitsgeschehens, das mit geringfügigen Symptomen einer Toxikose beginnen kann und sich in Hydrops, Hypertension und Nierenerkrankungen, eventuell sogar gleichzeitig in allen dreien äußert. Im weiteren Sinne gehören alle diese Erscheinungen eigentlich schon in das Kapitel der *Präeklampsie* oder — wie es von anderen nicht ganz richtig bezeichnet wird — des *Eklampsismus*.

Wo man die Grenzen der **Präeklampsie** ziehen, wann man den Zustand schon als Präeklampsie oder noch als Schwangerschaftsnephropathie bezeichnen soll, wird individuell beurteilt, ist also relativ. Die meisten Autoren sprechen nur dann von Präeklampsie, wenn die Schwere des Krankheitsbildes das plötzliche Auftreten einer Eklampsie möglich erscheinen läßt. Manche Autoren unterscheiden auch noch zwei Arten der Schwangerschaftsnephropathie: die akute und die chronische. Die chronische Form entspricht mehr einer Nephrose und weist reichlich Eiweiß im Urin, starke Ödeme und einen mäßig erhöhten Blutdruck auf. Bei der akuten Form ist die Albuminurie geringer, der Blutdruck dagegen höher, und vor allem stehen mehr *subjektive Beschwerden* wie Übelkeit, Erbrechen, Kopfschmerzen, Schwindelgefühl, Augenflimmern und Schmerzen in der Magengegend im Vordergrund. Auch diese Unterteilung ist durchaus berechtigt. *Vom klinischen Standpunkt aus ist es jedoch zweckmäßig, die schwierigsten Fälle, in denen dauernd mit einem eklamptischen Anfall zu rechnen ist, als Präeklampsie zu bezeichnen.* Die Stellung der Diagnose Präeklampsie, bei der als Präventivmaßnahme schon eine mit einem Aderlaß verbundene konservative Eklampsietherapie, mit Rücksicht auf das Kind eventuell sogar eine Schnittentbindung in Frage kommt, beruht natürlich bis zu einem gewissen Grad auf subjektiver Beurteilung, besonders was die untere, weniger gefährliche Grenze betrifft. Es läßt sich darüber streiten, wie groß im gegebenen Falle die Gefahr für den Ausbruch einer Eklampsie ist. Alle Fälle von Schwangerschaftstoxikosen, die zu einer Eklampsie führen können, weisen als charakteristische Symptome Hypertension, Ödeme (Hydrops) und Albuminurie auf. *Es scheint daher des besseren Verständnisses wegen angebracht, alle Krankheitsformen, in denen die genannten typischen Zeichen zusammen oder einzeln auftreten, als „präklamptische Toxikosen" zu bezeichnen. Damit soll noch nichts über die Schwere der Erkrankung ausgesagt werden (wie mit der Bezeichnung Präeklampsie), sondern nur soviel, daß es sich im wesentlichen um ein einheitliches Krankheitsgeschehen handelt, das weder gegen die normale Schwangerschaft noch in Richtung auf die Eklampsie hin genau abgegrenzt werden kann.* Die Ursache dieser verschiedenen Krankheitsbilder ist die gleiche, nämlich das befruchtete Ei, also die Schwangerschaft selbst. Der Unterschied ist lediglich graduell und äußert sich in der Schwere des Verlaufes. Hierfür spricht auch, daß Schwangere, die gegen Ende der Gravidität an einer schweren Toxikose erkranken, meist zu Beginn der Schwangerschaft schon an Brechreiz, Erbrechen, schlechtem Allgemeinbefinden und anderen Unannehmlichkeiten zu leiden hatten, und zwar allem Anschein nach deshalb, weil ihr Organismus schon von vornherein einen schwereren Kampf gegen die in ihn eindringenden fetalen Elemente auszutragen hatte. Man könnte auch sagen, der sich neu entwickelnde Organismus stellt schon von Anfang an eine Mehrbelastung für den Körper dar. Das Schwangerschaftserbrechen, das unstillbare Erbrechen (Hyperemesis) und das schlechte Allgemeinbefinden dauern solange an, bis das Gleichgewicht im Organismus wieder hergestellt ist. Dies pflegt, wie bereits erwähnt, im 3.—4. Monat der Fall zu sein (bis dahin hat sich auch die Placenta schon entwickelt) und dauert bis zum 7.—8. Monat an. Gegen Ende der Gravidität erhalten die vom wachsenden Ei oder von der Frucht verursachten Schädigungen wieder das Übergewicht, und als Zeichen dafür sieht man die für die zweite Schwangerschaftshälfte charakteristischen Toxikoseformen (Blutdruckerhöhung, Hydrops und Nierenveränderungen) auftreten.

Die Eklampsie ist die schwerste Form der Schwangerschaftstoxikosen. Schon HIPPOKRATES beschrieb ein der Eklampsie ähnliches Krankheitsbild. Die Bezeichnung Eklampsie wurde zuerst von BOISSIER DE SAUVAGES und von GEHLER verwendet (gegen Ende des 18. Jahrhunderts).

Ätiologie. Von der Eklampsie pflegt man zu sagen, sie sei die Krankheit der Theorien. Damit soll gesagt werden, daß man nicht weiß, wodurch sie verursacht wird. Von verschiedenen Autoren wurden eine ganze Reihe von Theorien aufgestellt.

DOLÉRIS - RODET (1884) versuchten vergeblich die Eklampsie auf bakteriologischer Grundlage zu erklären. Die Syncytiumdeportation VEITS wurde bereits erwähnt. Dabei nahm man an, der Organismus produziere gegen diese Zellelemente Syncytiolysin, welches das sog. Syncytiotoxin neutralisiert. Falls aber das Syncytiolysin nicht in ausreichender Menge vorhanden ist, sollte nach dieser Theorie eine Eklampsie entstehen. ASCOLI machte gerade das Entgegengesetzte, nämlich eine zu große Syncytiolysinproduktion für das Auftreten der Eklampsie verantwortlich. WILSON (1833) hielt die Eklampsie für eine Urämie, weil sich im Blute Harnstoff anhäuft. CLAUDE BERNARD fand jedoch bei seinen Tierexperimenten, daß man mit Harnstoff, trotz dessen Giftwirkung, keine für die Eklampsie charakteristischen Krämpfe auslösen kann. Die berühmte französische Hebamme Mme. LACHAPELLE nannte die Eklampsie „Epilepsie cérébrale"; ebenso bezeichnete sie MAURICEAU wegen ihrer Ähnlichkeit mit der Epilepsie. BOUCHARD (1887) und RIVIÈRE (1889) glaubten, die Eklampsie werde durch eine Anhäufung von Giftstoffen verursacht. TARNIER-CHAMBRELENT fanden den Urin eklamptischer Frauen weniger giftig als normalen Harn, die Giftwirkung des Blutserums dagegen stärker. BUMM-VOLHARD konnten jedoch bei Bluttransfusionen von eklamptischen an nichteklamptische Schwangere keine nachteilige Wirkung feststellen. Auch die Versuche von MACHT-LOSEE sprachen gegen das Vorhandensein eines bestimmten Toxins, sie fanden nämlich die Wirkung des Blutplasmas einer Eklamptischen auf Lupinus albus nicht schädlicher als die Serums von gesunden Schwangeren. DIENST nahm eine Überschwemmung des Körpers mit Fibrinferment an, das von den erkrankten Nieren nur mangelhaft ausgeschieden werden könne.

Wie schon erwähnt, treten während der Gravidität Änderungen in der Funktion der *innersekretorischen Organe* auf, und daher suchten manche Forscher die Ursache der Eklampsie in dieser Richtung. SCHÖNBERG-TAYLOR fanden bei Eklampsie z. B. eine Änderung in der Funktion der Nebenniere. LANGE machte das Fehlen einer gesteigerten Schilddrüsenfunktion während der Gravidität für eine Toxikosebereitschaft verantwortlich. Nach COLVIN-BARTHOLOMEW besteht im Falle von Hypothyreose eine Hypercholesterinämie, die die Ursache für die in den placentaren Blutgefäßen auftretenden Thrombosen und Infarkte darstellen soll. Das im Placentagewebe reichlich vorhandene Arginin soll dann in den Infarkten durch Autolyse in Guanidin umgewandelt werden, eine Hyperguanidinämie aber Gefäßkrämpfe verursachen. Die genannten Autoren beobachteten bei mehr als der Hälfte der Schwangeren, deren Grundumsatz im 3.—4. Monat unter der Norm lag, eine Schwangerschaftstoxikose. Von TSCHAIKOWSKY wurde das während der Gravidität ohnehin vermehrte

Follikelhormon bei Eklampsiefällen in besonders reichlicher Menge festgestellt. Weiter gab dieser Verfasser an, durch Verabreichung großer Follikelhormondosen eklampsieähnliche Veränderungen hervorrufen zu können. SMITH (Boston) sowie HEIM, RAKOFF fanden hingegen die Menge des Follikelhormons bei Eklampsie vermindert, die des gonadotropen Hormons jedoch vermehrt.

Eine größere Bedeutung kommt wohl den Beobachtungen und Untersuchungen zu, die sich auf den Hypophysenhinterlappen erstrecken. Der Gedanke ging von HOFBAUER aus, der schon früher annahm, der Hypophysenhinterlappen spiele bei der Entstehung der Eklampsie eine Rolle. HOFFMANN-ANSELMINO gelang es, im Blute, DUBRAUSZKY-BLAZSÓ im Urin von Eklamptischen Vasopressin und antidiuretische Stoffe nachzuweisen. FAUVET erzeugte als erster bei Kaninchen und Meerschweinchen durch Verabreichung von Hypophysenhinterlappenhormon für Eklampsie charakteristische Veränderungen. OHLIGMACHER bestätigte diese Versuche nicht. Meine Mitarbeiter v. VÉGH-PALLOS stellten jedoch nach Zufuhr großer Dosen Hypophysenhinterlappenhormon auch solche Veränderungen fest. Sie fanden die Lösungen sechsmal so toxisch, wenn sie die oxytocische und vasopressorische Komponente ausschalteten. Manche Umstände sprechen jedoch dafür, daß die Eklampsie nicht ausschließlich auf einer Funktionsstörung des Hypophysenhinterlappens beruht. So ist sie z. B. nicht immer mit Ödemen verbunden, obwohl die Funktionssteigerung des Hinterlappens auch eine Wasserretention zur Folge hat.

Für die Bedeutung des Hypophysenhinterlappens spricht auch die schon erwähnte Beobachtung CUSHINGS, nach der bei Eklampsie eine größere Invasion von basophilen Zellen aus dem Vorderlappen der Hypophyse in den Hinterlappen erfolgt.

Die auf dem Stoffwechsel, der Konstitution, auf klimatischen und meteorologischen Umständen (Fronteinbrüche) beruhenden Möglichkeiten wurden schon erwähnt, desgleichen die im Chemismus des Blutes nachweisbaren Veränderungen.

Bezüglich des Chemismus sei nur kurz wiederholt, daß bei einer Eklampsie der Reststickstoff meist nicht erhöht ist (nur in 10% der Fälle), das Kohlensäurebindungsvermögen und der Harnstoffgehalt des Blutes sinken, der Ammoniumstickstoffgehalt dagegen steigt. Der Glutathionwert bleibt normal, die Harn- und Milchsäuremenge ist vermehrt. Anscheinend wird die Anhäufung der Milchsäure durch die mit den eklamptischen Krämpfen verbundene erhöhte Muskelleistung hervorgerufen, wobei gleichzeitig die Resynthese gehemmt ist (BOKELMANN-BOCK). Die Ammonium- (DE RAADT), Indican- und Bilirubinwerte sind ebenfalls erhöht (EUFINGER-BADER). Die Kochsalzausscheidung im Urin ist vermindert. Ein *plötzliches* Absinken der Chloride im Harn hat man als ein schlechtes Zeichen zu betrachten. Nach ROSSENBECK steigt die Menge der Blutchloride, wogegen der Natriumbestand absinkt. Amerikanische Forscher wiesen jedoch auch hier eine Verringerung der Chloride nach, falls ein hochgradiges Ödem vorhanden ist. Auch die Serumkolloide ändern sich immer mehr und verschieben sich nach der grobdispersen Phase zu. Im ausgeschiedenen Eiweiß ist die Globulinfraktion relativ hoch.

Erwähnt sei noch, daß nach BICKENBACH eine ererbte Erkrankungsbereitschaft für Eklampsie besteht.

Pathologisch-anatomisch sind Degenerationserscheinungen, Thrombenbildungen und hämorrhagische Nekrosen besonders charakteristisch. Diese Veränderungen lassen sich am deutlichsten an der Leber nachweisen. Unter der Leberkapsel scheinen Blutextravasate zu bestehen (Abb. 249), die sich bei genauer Betrachtung als hämorrhagische Nekrosen entpuppen. Außerdem finden sich besonders an der Peripherie der Läppchen fettige Degenerationen, die im allgemeinen als charakteristisch für die eklamptische Leber angesehen wurden. Nach neueren, an Hand eines umfangreichen Materials durchgeführten Untersuchungen von ACOSTA-SISON kommen sowohl zentrale als auch periphere Nekrosen in gleicher Häufigkeit bei der Eklampsie vor; es ist also nicht die Lokalisation, sondern das Vorhandensein an sich entscheidend (Abb. 250). An den Nieren fand man unter anderem Veränderungen der Glomeruli in Form verbreiterter und gequollener Glomerulusschlingen, Veränderungen der Arteriolen, thrombosierende Prozesse in den Glomeruluscapillaren, Verfettungen an den Epithelien der Hauptstücke und Glomeruli, sowie Fettembolien (FAHR). Im ganzen sehen die Nieren meist bläulich-rot aus, ihre Kapsel ist gespannt, bisweilen sind sie auch kleiner und schlaffer. Auch an der Gehirnrinde kann es zu punktartigen oder größeren Blutaustritten sowie zu Erweichungsherden kommen. In einem erheblichen Teil der

Fälle (40%) bildet sich ein Hirnödem aus. Am Herzen findet man trübe Schwellung und fettige Entartung des Myokards, perikardiale, subperikardiale und

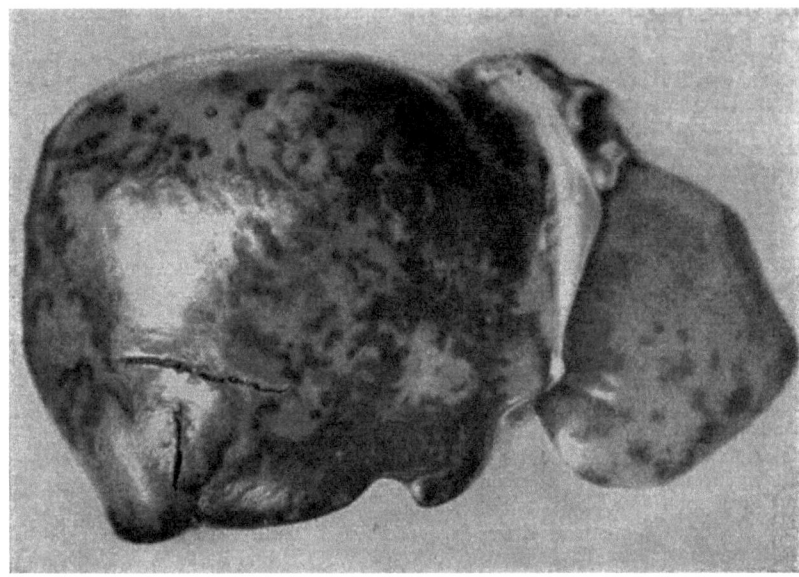

Abb. 249. Leber einer Eklamptischen.

subendokardiale Blutungen sowie Nekrosen in der Muskulatur. Eingeschleppte Syncytiumelemente trifft man in der Lunge in größerer Anzahl als bei normaler

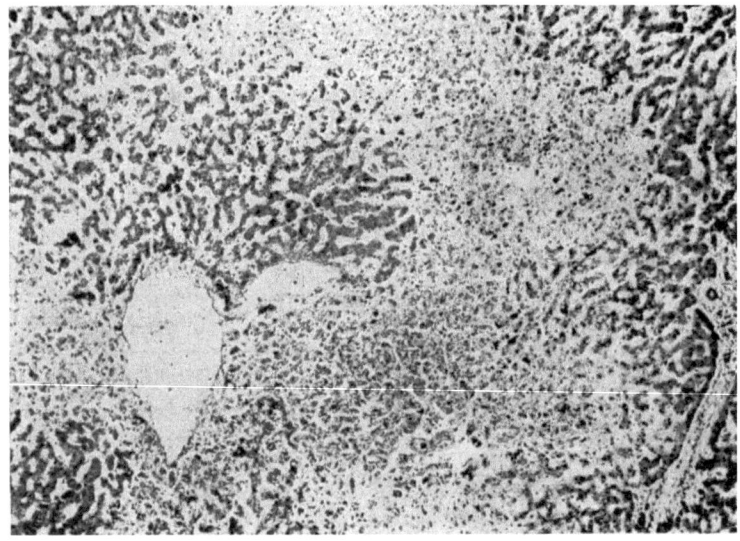

Abb. 250. Histologischer Schnitt aus der Leber einer Eklamptischen.

Schwangerschaft. Die Augenhintergrundveränderungen wurden bereits erwähnt (s. S. 278).

Die wesentlichsten Veränderungen sitzen also bei Eklampsie in den parenchymatösen Organen. Je nachdem, welches Organ am schwersten betroffen ist, unterscheiden manche Autoren eine Nieren-, Leber- oder Gehirneklampsie (SEITZ). Kennzeichnend für die Gehirneklampsie sind zahlreiche Krampfanfälle, langdauernde Bewußtseinsstörungen und posteklamptische Psychosen, für die Niereneklampsie erhöhter Blutdruck, Albuminurie, Cylinder sowie Nierenfunktionsstörungen, und für die Lebereklampsie tiefes Koma, Gelbsucht und, trotz des schweren Intoxikationszustandes eine verhältnismäßig geringe Zahl von Krampfanfällen. Hierher gehört auch das Krankheitsbild der Eklampsie ohne Krampfanfälle (s. unten). Bei Gehirneklampsie beobachtet man neben den bereits erwähnten längerdauernden Bewußtseinsstörungen und posteklamptischen Psychosen auch Fälle mit weniger rasch vorübergehenden Krampfzuständen und mit nur kurz anhaltenden Bewußtseinsstörungen (Labilitätseklampsie, SEITZ).

Krankheitsverlauf. Eine Eklampsie kommt bei Erstgraviden etwa dreimal so häufig vor wie bei Wiederholtschwangeren. Durchschnittlich trifft auf ungefähr 500 Schwangerschaften eine Eklampsie. Die Anfälle können in der *Schwangerschaft, während der Geburt* oder erst im Verlaufe des *Wochenbettes* zum Ausbruch kommen. Dementsprechend unterscheidet man eine *Schwangerschafts-*, eine *Geburts-* und eine *Wochenbetteklampsie*. Am häufigsten treten die Anfälle unter der Geburt oder in den nächsten 24 Std auf. Die Schwangerschaftseklampsie ist seltener. Die geringste Häufigkeit besitzt die Eklampsie im Spätwochenbett. Im Zusammenhang mit der Schwangerschaftseklampsie wäre noch die sog. *interkurrente Eklampsie* zu erwähnen. Man versteht darunter solche Fälle, bei denen die Eklampsie in der Schwangerschaft zum Ausbruch kommt, nach einer gewissen Zeit aber ausheilt, ohne zu einer Unterbrechung der Schwangerschaft zu führen. Die Frucht lebt und wird erst am Ende der Gravidität geboren. In anderen Fällen stellt sich jedoch heraus, daß die Frucht während der eklamptischen Anfälle abgestorben ist.

In der Praxis wird an den Arzt häufig die Frage gestellt, ob eine Frau, die während ihrer ersten Gravidität an einer Eklampsie erkrankt war, eine erneute Schwangerschaft austragen könne. Es ist zweifellos nichts dagegen einzuwenden; denn nach statistischen Angaben, die an Hand eines umfangreichen Materials ermittelt wurden, wiederholt sich die Eklampsie nur in 2% der Fälle. Neuere Angaben sprechen aber anscheinand doch für eine etwas häufigere Wiederholung (DELEE, GYULAY-ROHONYI). Gewisse Faktoren disponieren für das Auftreten der Eklampsie, so Zwillingsschwangerschaften (infolge der Mehrzahl der intrauterinen Früchte) und Molenschwangerschaften. Bei den letztgenannten kommt es jedoch meist schon früher zu einer Fehlgeburt. MAURICEAU beobachtete bereits ein gehäuftes Vorkommen der Eklampsie bei Zwillingsschwangerschaften und meinte, dies sei auch bei Hydramnion der Fall. Als Grund für das Auftreten der Eklampsie sah er nämlich eine gesteigerte Reizbarkeit der Gebärmutter an, die bei stark gedehnter Muskulatur in besonderem Maße vorhanden sei.

Zu Beginn des Anfalls blickt die Patientin starr in eine Richtung; hernach treten tonisch-klonische Krämpfe auf, die in der Gesichtsmuskulatur beginnend sich über den ganzen Körper und die Extremitäten ausbreiten. Der Krampf kann sich bis zu einem Opistotonus steigern. Aus dem Munde tritt Schaum, es kommt zu Zungenbissen, die Atmung steht still. Nach dem Anfall folgen 1—2 tiefe Atemzüge, und dann sinkt die Patientin in einen tiefen komatösen Schlaf. Die im Anfall auffallend weiten Pupillen sind im darauffolgenden Koma gewöhnlich verengt. Bisweilen wiederholen sich die Anfälle öfter hintereinander, und es setzen bereits während des komatösen Zustandes erneut Krämpfe ein. Die Zahl der Anfälle ist recht verschieden und kann ausnahmsweise sogar mehr als 100 betragen. Der Blutdruck ist erhöht, die ausgeschiedene Urinmenge verringert, die Haut trocken. Falls die Kranke schwitzt, stellt dies ein relativ günstiges Zeichen dar. Infolge des Aussetzens der Atmung während des Anfalls wird die Patientin cyanotisch. Sollte die Atmung nach dem Anfall nicht von selbst in Gang kommen, so muß der Arzt oder die Hebamme rechtzeitig mit künstlicher Atmung beginnen.

Im Zusammenhang mit dem Krankheitsverlauf der Eklampsie ist auch eine besondere Abart dieser Erkrankung zu erwähnen. Es ist dies die Eklampsie ohne Krampfanfälle oder — wie man sie noch zu nennen pflegt — *die Eclampsia sine eclampsia*. Sie verläuft meist in Form einer schweren Präeklampsie, und es kommt plötzlich, ohne daß Krämpfe vorhergegangen wären, zum Koma, das sich häufig erheblich vertieft und tödlich endet. Die Sektion solcher Fälle zeigt einen für die Eklampsie charakteristischen Befund: hämorrhagische Nekrosen und Thromben in den verschiedenen parenchymatösen Organen. An unserer Klinik trat in einem Falle der Tod ohne vorhergegangene Krämpfe und Bewußtlosigkeit unter den Zeichen einer Herzschwäche ein. Bei der Sektion fand sich jedoch eine typisch eklamptische Leber (BIRÓ). Interessant ist die Erklärung ZANGEMEISTERS, nach der zuerst ein Gehirnödem entsteht, das eine Anämie des Gehirns herbeiführt. In dem Augenblick, in dem der Blutdruck plötzlich ansteigt und nach Überwindung des Druckes in der Schädelhöhle das ischämische Gebiet wieder mit Blut versorgt, soll es zu klonischen Krämpfen kommen. Bei einer Eklampsie ohne Krämpfe ist aber nach ZANGEMEISTER der steigende Blutdruck nicht imstande, den vom Ödem verursachten Druck in der Schädelhöhle zu überwinden; die Blutversorgung der ischämischen Gehirnteile wird also nicht wieder hergestellt, und der Krampfanfall bleibt aus diesem Grunde aus.

Diagnose. Der eklamptische Anfall ist außerordentlich charakteristisch und nicht zu verkennen, wenn man nur einen einzigen gesehen hat. Differentialdiagnostisch kommt vor allem noch die *Epilepsie* in Frage. Der Hauptunterschied **zwischen beiden Krankheiten besteht darin, daß die Epilepsie meist schon früher, vielleicht bereits in der Kindheit, aufgetreten ist.** Bekanntlich gibt es aber auch Frauen, bei denen der erste epileptische Anfall gerade während der Schwangerschaft erfolgt. Bei der Epilepsie ist Eiweiß höchstens in Spuren im Urin vorhanden, wogegen die Eiweißreaktion bei Eklampsie einen dicken käsigen Niederschlag gibt. Sehr zahlreiche und rasch aufeinander folgende Anfälle sprechen mehr für Epilepsie; man soll dann an einen Status epilepticus denken.

Eine weitere Erkrankung, mit der die Eklampsie verwechselt werden kann, ist die *Urämie*. Diese hat, wie man heute mit Sicherheit weiß, mit der Eklampsie nichts zu tun. Eine Unterscheidung ist leichter zu treffen, wenn Übelkeit und Krampfzustände schon in der ersten Schwangerschaftshälfte auftraten, oder wenn in der Anamnese ein chronisches Nierenleiden nachweisbar ist. Ausnahmsweise kommt es auch in der ersten Schwangerschaftshälfte zu eklamptischen Anfällen. Bis zu einem gewissen Grade kann hierbei, wie erwähnt, eine Reststickstoffbestimmung die Diagnose unterstützen.

Erwähnt sei in diesem Zusammenhang auch die *Hysterie*. Kennzeichnend für den hysterischen Anfall, auch wenn dieser eklampsieartig verläuft, ist, daß das Bewußtsein erhalten bleibt, die Pupillen gut reagieren und nicht so sehr erweitert sind wie bei einer Eklampsie.

Verhältnismäßig selten hat man die Eklampsie von einer *Apoplexie*, einem *Gehirntumor*, einer *Meningitis*, einer *Thrombose der Gehirnvenen* und von *Vergiftungszuständen* abzugrenzen. Diese kommen in der Schwangerschaft sehr selten vor; ihre ausführliche Besprechung erscheint daher überflüssig.

Von der Eklampsie pflegte man zu sagen, sie trete ebenso unerwartet auf wie ein Blitz aus heiterem Himmel. Dies hat jedoch heutzutage nur mehr in Ausnahmefällen Geltung; denn ebenso wie der moderne Meteorologe auch bei schöner

Witterung voraussagen kann, ob ein Gewitter im Anzug ist, so vermag auch der Arzt bei einer scheinbar gesunden Schwangeren durch sachgemäße Untersuchung Symptome zu erkennen, die schon im voraus darauf aufmerksam machen, daß jener Blitz trotz des heiteren Himmels droht. In solchen Fällen hat man für den Ausbruch eines eklamptischen Anfalls bereitzustehen. Außerdem hat man, was noch viel wichtiger ist, in den meisten Fällen die Möglichkeit, dieser schlimmsten aller Erkrankungen, die die Kreißende befallen können, vorzubeugen und sie am Ausbruch zu verhindern.

Es gibt nämlich *prodromale Zeichen* der drohenden Eklampsie. Die ausgeprägtesten subjektiven Beschwerden wurden schon vor 100 Jahren von PLAYFAIR-CHAUSSIER beschrieben. Heute kennt man eine ganze Reihe objektiver Symptome, die einer Eklampsie vorausgehen, wie der Hydrops, die Hypertonie und die Albuminurie. An subjektiven Zeichen sind zu nennen: Kopfschmerzen, Schwindelgefühl, Übelkeit, Schmerzen in der Magengegend, Augenflimmern und eventuell Sehstörungen anderer Art. Die Kenntnis dieser Erscheinungen befähigt uns, alles vorbeugend zu unternehmen, um den Ausbruch der Eklampsie zu verhindern. Trotzdem gelingt dies nicht immer, besonders wenn die Schwangere nicht rechtzeitig in ärztliche Beobachtung gelangt. Nur äußerst selten wird man erleben, daß eine Eklampsie doch völlig unerwartet ausbricht, obwohl während der ganzen Schwangerschaft weder eine Albuminurie noch eine Blutdrucksteigerung, noch ein Ödem vorhanden war. In solchen Fällen treten plötzlich von Augenflimmern begleitete, heftige Kopfschmerzen auf, und es kommt in kürzester Zeit zu einem eklamptischen Anfall; im Urin ist reichlich Eiweiß nachweisbar. Es gibt also bis heute noch kein Verfahren, mit dessen Hilfe man einen eklamptischen Anfall sicher verhüten kann.

Die größte Bedeutung kommt der *Prophylaxe* zu. Diesem Zwecke dient die Kontrolle und Betreuung der Schwangeren im Rahmen der Schwangerenberatung (s. S. 162). Wichtig sind hierbei die regelmäßige Messung des Blutdrucks, des Körpergewichts und die Untersuchung des Urins. Man achte auch auf subjektive Beschwerden der Schwangeren und behandle sie *rechtzeitig*, je nach Art und Schwere der Toxikose.

Prognose. Ist die Eklampsie schon zum Ausbruch gekommen, so ist das Leben der Patientin schwer gefährdet. Die Mortalität beträgt 5—20%. Trotz aller Bemühungen kann man nicht vorhersagen, ob es gelingen wird, das Leben der Frau zu retten; denn es gibt keinerlei Anzeichen, die eine eindeutige Prognose erlauben. Gewisse Symptome sind hierbei allerdings mehr oder weniger bedeutungsvoll, so z. B. die *Häufigkeit der Anfälle*. Die Prognose gestaltet sich immer ernster, je größer die Zahl der Anfälle wird, in je kürzeren Abständen sie sich wiederholen und je länger die Bewußtlosigkeit andauert. In den schwersten Fällen ist die Patientin noch nicht aus dem auf den vorhergehenden Anfall folgenden Koma erwacht, und schon setzen erneut Krämpfe ein. Halten die Anfälle nur kürzere Zeit an, wiederholen sie sich nur in längeren Zeitabständen, tritt das Bewußtsein dazwischen wieder ein und reagiert die Kranke auf Fragen, kann man hoffen, ihr Leben und Gesundheit erhalten zu können.

Wichtige Rückschlüsse erlaubt auch die *Menge des ausgeschiedenen Urins*, die im allgemeinen zur Zeit der eklamptischen Anfälle abnimmt. Ja es kann sogar zu einer vollständigen Anurie kommen. Ein Absinken oder Sistieren der Urinausscheidung über längere Zeit stellt ein ungünstiges Symptom dar. Wenn dagegen nach den Anfällen eine ausgiebige Diurese einsetzt, darf man das als günstiges Zeichen betrachten. Neben der Menge des Harns gibt uns auch die Zusammensetzung, der Gehalt an Eiweiß und Chloriden einige Hinweise. Rasches Abnehmen der Chloride ist ein ungünstiges Symptom.

Der Blutdruck ist bei Eklampsie und Präeklampsie höher als unter normalen Verhältnissen und kann im Anfall 200 mm Hg und mehr erreichen. Das Absinken des Blutdrucks stellt nur dann ein günstiges Zeichen dar, wenn sich gleichzeitig das Allgemeinbefinden bessert. Folgt ein Anfall dem anderen, oder dauert bei wenig Anfällen die Bewußtlosigkeit sehr lange und sinkt trotzdem der systolische Blutdruck ab, während der diastolische ansteigt, so spricht das für ein Erlahmen der Herztätigkeit. Auch der *Pulsfrequenz* kommt eine Bedeutung zu. Im allgemeinen sieht man eine Beschleunigung über 120 für recht infaust an und wertet sie prognostisch ebenso wie das eben erwähnte Absinken des Blutdrucks. Bei häufig sich wiederholenden Anfällen beobachtet man ferner ein Ansteigen der *Temperatur*. Dies ist nur dann als ungünstig zu betrachten, wenn höheres Fieber auftritt. Geringere Temperatursteigerungen können durch die größere Muskeltätigkeit während der Krampfanfälle bedingt sein.

Eine Eklampsie ohne Ödeme wird von manchen für besonders schwer gehalten. Noch infauster ist das gleichzeitige Auftreten eines *Ikterus*. Die schlimmste Komplikation stellt aber ein *Lungenödem* dar. Ausnahmsweise wird es allerdings auch dann noch zur Heilung kommen.

Nach Überstehen der eklamptischen Anfälle und Wiedererlangung des Bewußtseins ist die endgültige Genesung immer noch nicht sicher; denn es können sich noch verschiedene Komplikationen einstellen. So kommt es mitunter zu einer Schluckpneumonie durch Aspiration während der Bewußtlosigkeit. Seltener treten Sehstörungen sowie Geistesverwirrungen oder Aphasien auf.

Bis vor nicht allzu langer Zeit glaubte man, daß sich die durch eine Präeklampsie oder Eklampsie hervorgerufenen Nierenveränderungen nach Beendigung der Schwangerschaft zurückbilden. Eingehende und regelmäßige Untersuchungen ließen aber in einem erheblichen Prozentsatz der Fälle *dauernde Nierenveränderungen* nach Eklampsie erkennen. Demnach kann sich aus einer **Präeklampsie oder Schwangerschaftsnephropathie eine chronische Nierenerkrankung entwickeln.** Es ist deshalb angezeigt, jede Frau mit irgendwelchen Nierenveränderungen während der Gravidität und noch mehr jede Eklampsiepatientin längere Zeit in Beobachtung zu behalten. Nur eine entsprechende Therapie (Bettruhe, Diät) kann oft vor einer sich über das ganze Leben erstreckenden Erkrankung schützen.

Diese Angaben bezüglich der *Nachwirkung* der Eklampsie betreffen vor allem die Nieren und ganz besonders das Blutgefäßsystem. Ein großer Teil der Ärzte hält auch heute noch die Toxikosen der zweiten Schwangerschaftshälfte für eine Erkrankung der Niere, während doch meist eine Hypertension *im Vordergrund steht*, und auch die *späteren Erkrankungen* vorwiegend *kardiovasculärer* Natur sind. HERRICK-TILLMAN-GREBENC fanden etliche Jahre „nach leichteren Schwangerschaftstoxikosen" in einem Drittel der Fälle eine dauernde Hypertension. Auch unseren eigenen Erfahrungen zufolge bleiben nach Schwangerschaftstoxikosen nicht selten kardiovasculäre bzw. kardiovaskulär-renale Erkrankungen zurück. Werden Frauen mit schwereren Nachkrankheiten später wieder schwanger, so sind die gesundheitlichen Aussichten für Mutter und Kind nicht die besten. Deshalb wird man solche Patientinnen auch weiterhin genau beobachten und ihnen für die nächste Zeit von einer neuen Schwangerschaft abraten (DOUGLAS, WOODNIX). Das heißt aber nicht, daß eine bereits eingetretene Schwangerschaft nicht doch ausgetragen werden könne.

Behandlung. Die Behandlung der Eklampsie kann eine konservative oder aktive sein oder aus der Therapie der mittleren Linie bestehen. Bevor wir darauf näher eingehen, seien kurz die Maßnahmen erwähnt, die in jedem Falle von Eklampsie angewendet werden können.

Da sich die eklamptische Kranke während des Anfalls herumwirft, hat man darauf zu achten, daß sie nicht aus dem Bett fällt und dabei Schaden erleidet. Deshalb ist es ratsam, das Bett mit Kissen oder Matratzen zu umstellen oder die Kranke festzuhalten. Hierzu benutzt man besondere Riemen, die den in der Chirurgie zur Fixierung der Extremitäten an den Operationstisch verwendeten ähnlich sind. Zur Verhütung von Zungenbissen im Anfall nimmt man im Privathaus einen in Watte und Gaze gepackten Holzlöffelstiel, in Kliniken einen Gummikeil. Da die Schneidezähne leichter abbrechen, steckt man den Gummikeil oder den Löffelstiel am besten zwischen die stärkeren Backenzähne. Jeder äußere Reiz, wie Licht und Lärm, ist geeignet, neue Anfälle auszulösen. Deshalb bringt man die Kranke in ein ruhiges, abgedunkeltes Zimmer. Falls die Atmung nach dem Anfall nicht wieder einsetzt, beginnt man mit künstlicher Atmung. Selbstverständlich darf man der Patientin, solange sie bewußtlos oder betäubt ist, wegen der Gefahr der Aspiration nichts zu trinken geben.

Die *konservative Behandlung* ist eigentlich eine symptomatische, obwohl man schon früh bestrebt war, die ,,Giftstoffe" aus dem Organismus zu entfernen. Hierzu sollten Schwitzkuren dienen (Packungen, Pilocarpininjektionen und, in Amerika, Veratrum album), die allerdings heutzutage auf dem Kontinent ebenso außer Gebrauch gekommen sind, wie die in den angelsächsischen Ländern jetzt noch mit Vorliebe zur Toxinentfernung angewendeten Darmspülungen. Die Ergebnisse dieser und anderer konservativer Methoden sind z. B. an dem Dubliner Rotunda Hospital relativ gut (10% Mortalität). Vielleicht ist es aber nicht ganz berechtigt, die in den einzelnen Ländern erzielten Ergebnisse prozentual miteinander zu vergleichen. Wie andere Erkrankungen, so verläuft auch die Eklampsie nicht überall und nicht immer gleich schwer. In den Vereinigten Staaten tritt sie z. B. seltener auf als in Europa; dagegen gibt es dort viel mehr schwere Hyperemesisfälle als bei uns.

Einen großen Fortschritt in der konservativen Therapie bedeuteten seinerzeit die von VEIT empfohlenen Morphiuminjektionen, die nach jedem Anfall verabreicht wurden. STROGANOFF entwickelte dieses Verfahren weiter, indem er nach einem gewissen Schema abwechselnd Morphium und Chloralhydrat verabreichte.

	STROGANOFF-Methode	RISSMANN-Methode
Sofort	0,01—0,015 g Morphium	0,01—0,015 g Morphium
Nach 1 Std	1,5—2 g Chloralhydrat	0,2 g Luminal
Nach 3 Std	0,015 g Morphium	0,015 g Morphium
Nach 7 Std	2 g Chloralhydrat	0,2 g Luminal
Nach 13 Std	1,5—2 g Chloralhydrat	0,2 g Luminal
Nach 21 Std	2 g Chloralhydrat	0,2 g Luminal

Die STROGANOFFsche Methode verbreitete sich auf der ganzen Welt, und man erzielte damit gute Erfolge. Obwohl niemand die ausgezeichneten Ergebnisse STROGANOFFs (6,9% Mortalität) erreichte, ist es zweifellos sein Verdienst, das konservative Verfahren in weitesten Kreisen verbreitet zu haben. Der einzige Nachteil der STROGANOFFschen Methode ist die Giftwirkung des Chloralhydrats auf das Herz. Deshalb wurde Chloralhydrat von RISSMANN durch Luminal ersetzt. Seine Methode unterscheidet sich also von der STROGANOFFschen durch die Verabreichung des auf das Herz weniger giftig wirkenden Luminals an Stelle von Chloralhydrat. In letzter Zeit setzte sich LAZARDS Vorschlag immer weiter durch, nach dem man 6mal je 20 cm^3 einer 10%igen Magnesiumsulfatlösung (gelöst in 20%iger Dextrose; i. v.) in 2stündigen Abständen gibt, solange sich die Anfälle wiederholen. Von verschiedenen Seiten wird über gute Erfolge dieses Verfahrens berichtet.

Auch eine Äthernarkose kommt besonders beim ersten Anfall in Frage. Man kann sie aber auch noch später anwenden, wenn erneut Anfälle einsetzen, oder wenn man irgendeinen Eingriff, sei er auch noch so gering (z. B. Katheterisieren), vornehmen will, da sonst eventuell erneut Anfälle ausgelöst werden können.

Ausgezeichnete Ergebnisse sind auch durch Verabreichung von Zucker zu erzielen, besonders durch intravenöse Zufuhr von Traubenzuckerlösungen. Theoretisch wäre dieses Verfahren dann berechtigt, wenn eine Hypoglykämie besteht; TITUS empfahl es auch — wie schon erwähnt — in der Annahme, der eklamptische Anfall sei ein hypoglykämischer Schock. Jedenfalls hat sich diese Behandlungsart gut bewährt. Die intravenöse Anwendung von *hypertonischen* Traubenzuckerlösungen wirkt zum Teil gegen die Acidose, zum Teil verringert sie den intrakraniellen Hochdruck (ALBERS). Auch *Insulin* wurde empfohlen, um eine bessere Verarbeitung des Zuckers zu erreichen und gleichzeitig die Acidose günstig zu beeinflussen. Im Falle einer Hypoglykämie kann Insulin natürlich schädlich wirken. In der Praxis braucht man aber bei der Verabreichung von Insulin keine allzu großen Bedenken zu haben, da man es ja meist in Verbindung mit Zucker gibt und die Hypoglykämie — wie schon erwähnt — auch bei einem Anfall höchstens relativ zu sein pflegt. Neuerdings wird das Insulin in der Behandlung der Eklampsie immer mehr verdrängt. In gut ausgerüsteten Kliniken, in denen entsprechende blutchemische Untersuchungen durchgeführt werden, kann jeder Fall auf Grund von Bestimmungen des Blutzuckerspiegels und des Kohlensäurebindungsvermögens individuell behandelt werden. Wo diese Möglichkeit fehlt, soll man ruhig Zucker verabreichen. Dieses Vorgehen hat sich in der Praxis bewährt, und eine Gefährdung der Patientin tritt dabei nicht auf.

Wie schon erwähnt, kann sich bei Eklampsie die Oligurie bis zur Anurie steigern. In solchen Fällen kommt, ebenso wie bei einer ausgeprägten Oligurie, die Anwendung *nicht quecksilberhaltiger* harntreibender Mittel (Euphyllin) in Frage. Bleibt dies erfolglos, so wird man versuchen, mit Wärmeapplikation auf die Nierengegend durch einen Thermophor oder sogar durch Diathermie eine Wirkung zu erzielen. Im äußersten Falle bleibt noch die von EDEBOHLS empfohlene Dekapsulation. Dieses Verfahren hat jedoch nicht allzu viele Anhänger, da der richtige Zeitpunkt für den Eingriff schwer zu bestimmen ist.

Zur Behandlung der Eklampsie wurde von mancher Seite auch die *Lumbalpunktion* empfohlen, mit der man, falls der Liquordruck erhöht ist, die Anfälle günstig beeinflussen kann.

Da die Ursache der Eklampsie in der Schwangerschaft liegt, wäre es sinngemäß, die Frucht und die Placenta baldmöglichst zu entfernen, also die Geburt so schnell wie möglich zu beenden oder wenigstens, soweit es geht, zu beschleunigen. Auf diesen Erwägungen basiert die sog. *aktive Therapie*, die bis zu einem gewissen Grade auch als eine kausale Therapie zu betrachten ist. Der Grundgedanke ist an sich nicht neu. LAUVERJAT führte z. B. schon im Jahre 1790 einen Kaiserschnitt durch, und PUZOS beschleunigte bereits in der ersten Hälfte des 18. Jahrhunderts den Geburtsverlauf durch Muttermundsincisionen. Regelmäßig und konsequent wurde die aktive Richtung erst von DÜHRSSEN gelehrt und zur Anwendung gebracht. Sein unbestreitbares Verdienst ist es, durch die Idee des vaginalen Kaiserschnittes und dessen technische Vervollkommnung die Entleerung des Uterus zu jedem Zeitpunkt der Gravidität ermöglicht zu haben. Dadurch, zusammen mit der abdominalen Methode des Kaiserschnittes, wurde erst eine aktive Therapie der Eklampsie ermöglicht. Daß sich der Kaiserschnitt bei der Behandlung der Eklampsie nicht sehr verbreitete, hat zweierlei Gründe. Früher war er mit einer zu großen Gefahr verbunden und heutzutage ist man in der Behandlung der Eklampsie weniger aktiv.

Anfänglich bestand das aktive Vorgehen aus dem sog. *accouchement forcé*. Dabei gingen viele Frauen zwar nicht an der Eklampsie, aber infolge des forcierten operativen Eingriffes zugrunde. Bei dem accouchement forcé sucht man mit der Hand oder einem Ballon den Muttermund künstlich zu dehnen und dann durch Wendung und Extraktion oder mittels hoher Zange die Geburt so rasch wie möglich zu beenden. Bei dem von DÜHRSSEN empfohlenen vaginalen Kaiserschnitt drohen unberechenbare Nebenverletzungen viel weniger. Dieser Methode war es vor allem auch zu verdanken, daß die Mortalität der Eklampsie von 20—25% auf 15% absank. Solche guten Ergebnisse wurden seinerzeit in erster Linie von den Geburtshelfern erzielt, die den Uterus in jedem Falle prinzipiell entleerten. BUMM erreichte z. B. durch seine Modifikation des vaginalen Kaiserschnittes, die Hysterotomia vaginalis anterior, in 88% der Fälle eine Heilung. In Kliniken, an denen der vaginale Kaiserschnitt nur in den schwersten Fällen durchgeführt und im übrigen konservativ vorgegangen wurde, waren die Ergebnisse weniger gut. Als eine neuere Art der aktiven Therapie sei noch das „moderne" accouchement forcé erwähnt, mit dessen Hilfe man in Fällen von Präklampsie und Eklampsie in Lumbalanästhesie (oder in Narkose) den Muttermund manuell dilatiert, anschließend auf den Fuß wendet und extrahiert (DELMAS). Dieses aktive Vorgehen kann in den Händen eines sehr geübten Fachmannes, der nicht nur die Technik vollkommen beherrscht, sondern auch die Grenzen der Möglichkeiten richtig erkennen und beurteilen kann, ausnahmsweise gute Dienste leisten.

Auf die Blütezeit der aktiven Behandlung folgte bald eine Periode stärkerer Kritik. Von mancher Seite wurde nicht ganz zu Unrecht betont, die guten Erfolge der aktiven Therapie seien vielleicht gar nicht so sehr auf die Beendigung der Geburt als vielmehr auf den damit verbundenen Blutverlust zurückzuführen. Zu dieser Zeit begann ZWEIFEL für die Behandlung eine *Venaesectio* zu propagieren. Auch das war sicher kein neuer Gedanke; denn schon MAURICEAU und seine Schüler wandten den Aderlaß an. ZWEIFELs Verdienst ist es jedoch, dessen planmäßige Ausführung empfohlen zu haben. Er ging dabei von der Überlegung aus, daß das Entscheidende bei den Operationen der Blutverlust sei und empfahl daher, nur eine Blutentnahme vorzunehmen, weil dadurch die sonst vorhandene Operationsmortalität wegfällt. Meist kombiniert man die *Venaesectio* mit *konservativen Verfahren*. Man wendet noch die STROGANOFFsche oder RISSMANNsche Methode an und injiziert Traubenzucker. Beim Aderlaß soll man immer berücksichtigen, daß die Patientin eine Reserve für weitere Blutverluste behalten muß (Verletzungen, Atonie).

Die Vorteile der aktiven und konservativen Behandlung sind vereinigt in der *Therapie der mittleren Linie*, auf die ENGELMANN als erster hinwies. Der Gedanke stammt aber nicht von ihm allein; denn schon vor ihm gingen andere Autoren in ähnlicher Weise vor. *Bei der Therapie der mittleren Linie, die heute von den meisten Geburtshelfern und auch von uns durchgeführt wird, ist man bestrebt, [neben der Anwendung von Aderlaß und konservativen Methoden (*RISSMANN-LAZARD*) sowie Injektion hypertonischer Traubenzuckerlösungen], die Geburt zu beschleunigen oder zu beenden, wenn dies ohne einen gefährlicheren operativen Eingriff möglich ist.* Schwere Operationen nimmt man jedoch nicht vor. Mit anderen Worten heißt das, man sucht die Geburt, falls der Muttermund völlig erweitert und der Kopf tief in das Becken eingetreten oder am Beckenausgang angelangt ist, durch eine leichtere Zangenoperation, die das Leben und die Gesundheit der Mutter nicht gefährdet, zu beenden. Man wird aber wegen Eklampsie keine Beckeneingangszange anlegen, sondern vielmehr warten, bis der Kopf tiefer getreten ist. Dabei kann man natürlich den Geburtsverlauf mittels anderer Verfahren beschleunigen (Blasensprengung, Wehenmittel usw.). Von den Hypophysenhinterlappenpräparaten dürfen aber nur solche verwendet werden, die lediglich die oxytocische Komponente enthalten, weil die antidiuretischen und vasopressorischen Wirkstoffe einen Anfall auslösen und das Leben der Patientin gefährden können. Außerdem wendet man die bereits erwähnten konservativen Methoden, verbunden mit einem Aderlaß von 200—300 cm³, an.

Ausnahmsweise kann auch ein Kaiserschnitt in Frage kommen, z. B. wenn die Geburt noch nicht oder kaum begonnen hat und die Anfälle in kurzen Abständen aufeinander folgen, die Frau zwischendurch ihr Bewußtsein nicht wieder erlangt und der Allgemeinzustand sich dauernd verschlechtert. Eine Schnittentbindung ist dann sowohl im Interesse der Mutter als auch der Frucht indiziert. Gerade auch wegen des Kindes sei man in schweren Fällen nicht allzu konservativ, da das kindliche Leben bei zahlreichen oder rasch aufeinander folgenden Anfällen erheblich gefährdet wird.

Auch auf die Frucht wirken die Schwangerschaftstoxikosen — selbst wenn es nicht zu einer Eklampsie kommt — schädlich. Unsere diesbezüglichen Beobachtungen (BAUMANN, DUBRAUSZKY-OTT) zeigten auch bei leichteren Fällen von Toxikose eine höhere kindliche Mortalität als bei normalen Schwangerschaften. Bei schweren Toxikosen ist die Sterblichkeit der Frucht um ein Vielfaches erhöht. Die Zahl der Frühgeburten ist bei Toxikosen größer, das Geburtsgewicht der reifen Kinder geringer. Alles das spricht auch für eine Gefährdung von Gesundheit und Leben des Kindes durch die Toxikose der Mutter. Bei der Entbindung wird man möglicherweise prophylaktisch auch Vitamin K geben, weil es sich vielfach um schwächliche und gegen das Geburtstrauma weniger widerstandsfähige Früchte handelt. VAN DER HOEVEN berichtete über gute Erfolge bei der Bekämpfung der kindlichen Mortalität durch Verabreichung von Thyreoideapräparaten an toxische Schwangere.

Das Wichtigste in der Behandlung der Eklampsie ist — wie erwähnt — **die Vorbeugung.** Durch regelmäßige Untersuchung der Schwangeren läßt sich dieses Ziel erreichen, wenn man rechtzeitig alles unternimmt, um einen erhöhten Blutdruck, eine Albuminurie und Ödeme wieder zum Verschwinden zu bringen. Meist wird man auch dann noch Erfolg haben, wenn bereits auf Eklampsie hinweisende subjektive Symptome (Kopfschmerzen, Schwindelgefühl, Augenflimmern und Schmerzen in der Magengegend) vorhanden sind.

Weiter oben wurde schon darauf aufmerksam gemacht, daß zwischen den Toxikosen am Anfang und am Ende der Gravidität eine gewisse Parallelität besteht. Wie sich zu Beginn der Schwangerschaft das mehr oder minder physiologische Schwangerschaftserbrechen von der Hyperemesis gravidarum und dieses wieder von der toxischen Leberentartung und der (äußerst seltenen) akuten gelben Leberatrophie nur graduell unterscheidet, so gibt es auch zwischen einer noch als physiologisch anzusehenden leichten Albuminurie, der Schwangerschaftsniere und der Eklampsie keine scharfen Grenzen. Diese Parallelität kommt auch hinsichtlich der Therapie zum Ausdruck.

Zu Beginn der Gravidität kann man dem Schwangerschaftserbrechen meist durch eine einfache Diät abhelfen. Medikamentös kommen in erster Linie Sedativa, Traubenzucker und Hormonpräparate (Follikel- und Gelbkörperhormon, Nebennierenrindenhormon und Insulin) in Frage. Ebenso sind auch bei den Toxikosen der zweiten Schwangerschaftshälfte diätetische Behandlung, Bettruhe sowie die Verabreichung von Traubenzucker, eventuell von gewissen Hormonpräparaten (Thyroxin, Insulin) und Betäubungsmitteln üblich. Wie man — wenn auch selten — in der ersten Schwangerschaftshälfte gezwungen sein kann, den Uterus wegen einer schweren Hyperemesis zu entleeren, also die Schwangerschaft zu unterbrechen, ebenso kann es am Ende der Gravidität dazu kommen, daß man wegen Eklampsie die Gebärmutter durch einen Kaiserschnitt entleeren muß.

Die Veränderungen und Erkrankungen des Eies.

Das Ei besteht aus Eihäuten, Fruchtwasser, Placenta, Nabelschnur und Frucht. Bei der Besprechung der Anomalien des Eies sind also alle diese Bestandteile zu berücksichtigen.

Anomalien des Fruchtwassers und der Eihäute.

Das Fruchtwasser wird vom Amnionepithel ausgeschieden und beträgt normalerweise ungefähr 1 Liter. Gegen Ende der Gravidität geht seine Menge auf etwa 800 cm^3 zurück.

Von einem *Hydramnion* pflegt man zu sprechen, wenn die Menge des Fruchtwassers mehr als 2 Liter beträgt; sie kann aber auch auf 15—20 Liter ansteigen. Kennzeichnend für das Hydramnion ist eine übermäßige Größe des Uterus, die sogar zu einem Zwerchfellhochstand und dadurch zu Atem- und Herzbeschwerden führen kann. Die Palpation des Leibes zeigt eine auffallende Fluktuation; die Frucht selbst ist nur schwer zu tasten. Verwechslungen eines Hydramnion mit einem Ovarialtumor (und umgekehrt) sind möglich. Irrtümlicherweise kann der Untersucher den prallen Gebärmutterhals für den Uterus und das mit Fruchtwasser gefüllte Corpus für ein Ovarialcystom halten. Die Vorgeschichte und besonders der Termin der letzten Menstruation sind uns bei der Diagnosestellung behilflich. Wichtig ist auch die Tatsache, daß die Ligamenta rotunda wohl am schwangeren Uterus, nicht aber an einer Eierstocksgeschwulst, zu fühlen sind.

Der *Grund für die Entstehung des Hydramnion* ist bis jetzt unbekannt. Bestimmte Beobachtungen werfen allerdings etwas Licht auf dieses Problem. Es fiel beispielsweise schon früher auf, daß im Falle eines Hydramnion gewisse pathologische Erscheinungen (Spina bifida, Anencephalus, Meningocele) gehäuft auftreten. Daher hielten manche Autoren den in gesteigertem Maße produzierten und in die Eihöhle entleerten Liquor cerebrospinalis für besonders bedeutungsvoll bei der Entstehung des Hydramnion. Hierfür spricht auch die Beobachtung, daß sich ein Hydrocephalus zu entwickeln pflegt, wenn später die Spina bifida geschlossen wird.

SALLINGER erklärte die Bildung eines Hydramnion auf Grund seiner Tierexperimente und seiner Beobachtungen an Schwangeren mit Zirkulationsstörungen in der Nabelschnur. Nach seiner Meinung soll eine Störung in der Zirkulation der Nabelschnur eine Stauung hervorrufen und dadurch die Entstehung eines Hydramnion begünstigen.

Im Zusammenhang mit der Tatsache, daß das Fruchtwasser auch fetalen Urin enthält, sei die Feststellung WOLFFS erwähnt, daß es bei trächtigen Kaninchen zu einer Steigerung der Nierenfunktion der Frucht und zu einem Hydramnion kam, wenn er den Muttertieren die Nieren exstirpierte. Relativ häufig ist ein Hydramnion bei (eineiigen) Zwillingsschwangerschaften. Hierbei beobachtet man eine Vergrößerung der Niere und des Herzens sowie eine Verdickung der Nabelschnur bei derjenigen Zwillingsfrucht, zu welcher mehr Fruchtwasser gehört.

FORSELL glaubte am Amnionepithel gewisse Veränderungen nachweisen zu können. Die ausgedehnten Untersuchungen von TAUSSIG u. a. bestätigten jedoch diese Angaben nicht.

Auch bei manchen Erkrankungen der Mutter kommt ein Hydramnion häufiger vor, so bei Lues, Herzkrankheiten, Leukämie, vor allem bei Nierenerkrankungen und Diabetes. In unserem Krankengut war bei 17,1% der Hydramnionfälle eine Lues nachzuweisen (ÁBRAHÁM).

Krankheitsverlauf. Ein Hydramnion kann akut oder chronisch entstehen. Bei akuter Erkrankung bildet sich plötzlich, innerhalb weniger Tage (besonders bei eineiigen Zwillingsschwangerschaften), eine so große Menge Fruchtwasser, daß der Leibesumfang bisweilen schon im 4.—5. Monat 100 cm erreicht. KÜSTNER fand bei einer Patientin, die im 5. Monat schwanger war, 15 Liter und SCHNEIDER in einem Falle sogar 30 Liter Fruchtwasser. Das chronische Hydramnion kommt häufiger vor, entwickelt sich nur langsam, verursacht keine so heftigen Beschwerden und überschreitet im allgemeinen 20 Liter nicht. Immerhin kann es zu Zwerchfellhochstand, Atem- und Herzbeschwerden sowie zu Stauungen in den unteren Extremitäten führen. Die größere Bewegungsfreiheit der Frucht bei Hydramnion hat häufig Unregelmäßigkeiten der Lage und Haltung zur Folge. Die kleinen Teile sind schwer zu fühlen und die Herztöne schlecht zu hören. Während der Geburt kann das Hydramnion infolge stärkerer Dehnung der Uteruswand eine primäre Wehenschwäche verursachen. Beim Blasensprung entleert sich das Fruchtwasser mit größerer Wucht und schwemmt häufiger kleine Teile oder die Nabelschnur heraus, da der vorliegende Teil wegen des vielen Fruchtwassers den Beckeneingang nicht abdichtet. Fließt Fruchtwasser plötzlich in größerer Menge ab, kommt es manchmal auch zu einer vorzeitigen Lösung der Placenta. In der Nachgeburtsperiode droht wegen der schnellen Entleerung und Verkleinerung der Gebärmutter die Gefahr einer Atonie.

Behandlung. Wegen eines chronischen Hydramnion greift man während der Schwangerschaft nur dann ein (Blasensprengung), wenn das Leben der Mutter gefährdet ist. Im übrigen wartet man das Ende der Gravidität ab. Bei einem akuten Hydramnion ist dies oft nicht möglich. Hier steht jedoch auch weniger auf dem Spiele, da es im 6.—8. Monat meist von selbst zu einer Unterbrechung kommt und die Lebensaussichten des Feten an und für sich schlecht sind. Nach VOGT stirbt die Frucht in 50% der Fälle ab. In unserem Krankengut (ÁBRAHÁM) waren 69,6% der Früchte tot, 12,7% kamen mit Mißbildungen zur Welt (hauptsächlich mit Defekten des Schädeldaches, Anencephalie, Akranie). Bei größeren Beschwerden wird man also die Blase sprengen.

Tritt die Geburt rechtzeitig ein, so kann wegen primärer Wehenschwäche ebenfalls eine Blasensprengung in Frage kommen. Nach Verminderung des Uterusinhaltes werden die Wehen dann im allgemeinen besser. Um eine möglichst vorsichtige Blasensprengung zu erzielen, empfahlen manche Geburtshelfer, das Fruchtwasser durch eine dünne, in die Fruchtblase eingeführte Kanüle langsam abfließen zu lassen. (Der schnelle Abfluß des Fruchtwassers kann zu einem Kollaps führen.) Leider mißlingt das in den meisten Fällen, weil die gespannte Fruchtblase neben der Kanüle weiterreißt und das Wasser mit derselben Wucht abfließt, wie wenn man die Blase auf die gewohnte Weise sprengt. Deshalb ist es besser, die Blase erst nach Einführen der ganzen Hand oder sogar des Unterarmes in die Scheide zu sprengen. Zieht man die Hand nicht gleich zurück, so wirkt sie bis zu einem gewissen Grad wie ein Tampon, und das Fruchtwasser entleert sich nicht allzu rasch. Falls der Muttermund noch eng ist (1—2fingerbreit), kann man den Abfluß des Wassers auch dadurch regulieren, daß man den Finger wie einen Stöpsel in den Muttermund steckt. Ein langsamer Fruchtwasserablauf läßt sich auch durch eine hohe Blasensprengung mit dem DREW-SMITHSchen Instrument erreichen. Auf Anraten von SCHATZ ließ HENKEL bei Hydramnion — besonders während der Gravidität — das Fruchtwasser mittels einer durch Bauchdecken und Uteruswand gestoßenen Kanüle ab. Dieses Verfahren verbreitete sich nicht weiter, obwohl es nach der Ansicht HENKELS mit keiner größeren Gefahr verbunden ist, da vor dem Uterus gewöhnlich keine Darmschlingen liegen. Als Kuriosum sei noch der Vorschlag DE SNOOS erwähnt, in das Fruchtwasser eine

Saccharinlösung einzuspritzen, damit dieses schmackhafter gemacht, von der Frucht in größerer Menge verschluckt werde.

Im Gegensatz zum Hydramnion ist bei *Oligohydramnie* sehr wenig Fruchtwasser vorhanden. Das Fruchtwasser und die Eihäute haben bekanntlich unter anderem die Aufgabe, die Frucht vor den schädigenden Einflüssen der Außenwelt und die Mutter vor den Bewegungen des Kindes zu schützen. Es ist also verständlich, daß bei Oligohydramnie die Schwangerschaft mit größeren Schmerzen verbunden ist, weil die Kindsbewegungen die Uteruswand direkt treffen. Bei der Geburt, die schwerer vor sich geht, legt sich die Gebärmutter mehr der Frucht an (trockene Geburt). Dadurch kann es zu Störungen des kindlichen Kreislaufes und auch zu einer vorzeitigen Ablösung der Placenta kommen.

Die Haut des Kindes ist gewöhnlich trocken und schuppt stark.

Zur Erklärung der Entstehung der Oligohydramnie führte JAGGARD einen seiner Fälle an, bei dem die Harnröhre der Frucht verschlossen war, eine Niere fehlte und die andere eine cystische Erweiterung zeigte. Überzeugend ist dieser Fall nicht, da ähnliche Anomalien auch im Zusammenhang mit einem Hydramnion beobachtet wurden. FORSELL gab an, bei Oligohydramnie Nekrosen im Amnionepithel feststellen zu können. Von anderen Forschern wurde diese Behauptung jedoch nicht bestätigt.

Die bisher besprochene Form der Oligohydramnie ist *primär*, d. h. aus noch nicht bekannten Gründen ist zu wenig Fruchtwasser vorhanden. Daneben gibt es auch eine *sekundäre* Oligohydramnie, bei der die Menge des Fruchtwassers zunächst normal ist und sich erst nachträglich durch Blasensprung und Fruchtwasserabfluß vermindert. Ein hoher Blasensprung und ein Heraustreten des Feten durch die sich retrahierenden Eihäute ist der Grund für die Entstehung der sog. *extramembranösen Entwicklung* des Kindes. Wenn der Blasensprung erst zu einem Zeitpunkt stattfindet, zu dem das Ei schon die ganze Uterushöhle einnimmt, fließt das Fruchtwasser nicht auf einmal ab, sondern es erfolgt ein langsamer, andauernder Abgang von Flüssigkeit. Diese Erscheinung wird als *Hydrorrhoea uteri gravidi* bezeichnet und dauert manchmal während der ganzen Schwangerschaft an. Wenn der Uterus kleiner ist, als dem Stadium der Gravidität entspricht, und gleichzeitig etwas Flüssigkeit abgeht, soll man an eine extramembranöse Schwangerschaft denken. Nach der Geburt der Frucht und der Placenta fällt auf, daß der Eihautsack im Vergleich zur Frucht sehr klein ist. Der Rand der Eihäute ist gewöhnlich verdickt. Meist handelt es sich um eine Placenta pseudomarginata. Bei einer extramembranösen Schwangerschaft entwickelt sich die Frucht also wohl innerhalb der Gebärmutter, aber außerhalb der Fruchthülle, der auffallend kleinen Fruchtblase. Meist kommt es im 6.—8. Monat zur Ausstoßung des Feten. Dieser befindet sich häufig in Beckenendlage, da wegen des Mangels an Fruchtwasser die normalerweise in der zweiten Schwangerschaftshälfte spontan erfolgende Wendung auf den Kopf erschwert ist. Daß es bei extramembranöser Schwangerschaft häufig zu Blutungen verschiedenen Ausmaßes kommt, hat nach STOECKEL seinen Grund darin, daß die Kindsbewegungen auch die Placenta in Mitleidenschaft ziehen und allmählich zur partiellen Ablösung bringen. An der Frucht kommt es wegen der geringen Fruchtwassermenge leicht zu Deformierungen.

Noch seltener als eine extramembranöse ist eine *extraamniotische Entwicklung* der Frucht (Abb. 251). Hierbei zerreißt lediglich das Amnion, nicht aber das Chorion. Wenn sich zur Zeit der Bildung der Amnionhöhle das Amnion unvollständig von der Körperoberfläche löst, bleiben Verbindungen zwischen Amnion und Frucht bestehen: die sog. SIMONARTschen Stränge (Abb. 252). Werden diese durch Kindsbewegungen, durch eine plötzliche Vermehrung des Fruchtwassers oder aus einem anderen Grunde stärker angespannt, so kann es zu einer Zerreißung des Amnion kommen, ohne daß das Chorion verletzt wird. Die Frucht entwickelt sich dann also außerhalb des Amnion, aber innerhalb des Chorion weiter, und das Fruchtwasser kann so, da noch ein lückenloses Chorion besteht, nicht abfließen. Die SIMONARTschen Stränge vermögen besonders durch Abschnürungen und Verstümmelungen von Gliedmaßen die Frucht schwer zu beeinträchtigen (Abb. 253).

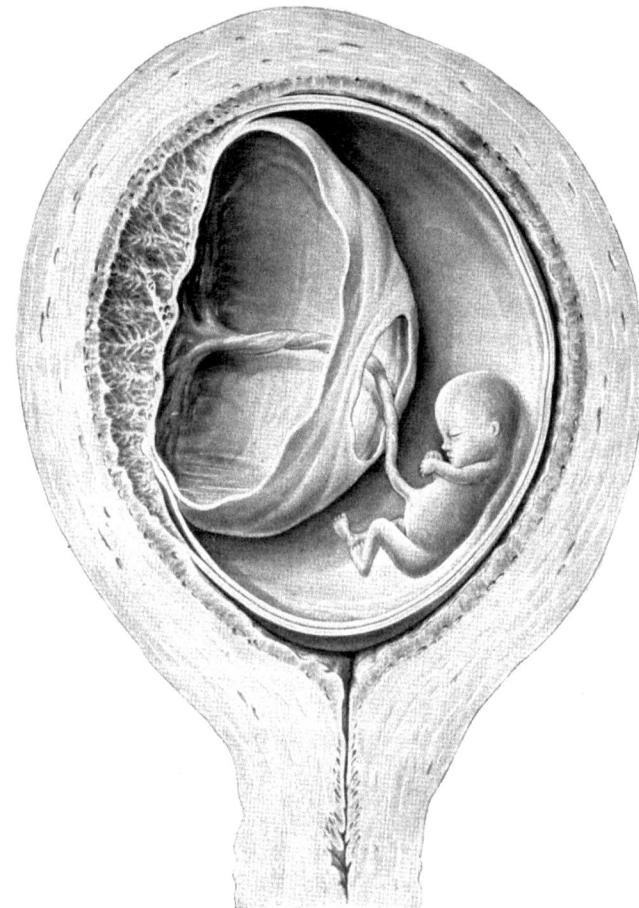

Abb. 251. Schematisches Bild einer extraamniotischen Schwangerschaft.

Die angeborenen Hautdefekte am Schädel des Feten führte man früher ebenfalls auf SIMONARTsche Stränge zurück. Heute ist man jedoch mehr der Ansicht, daß diese Anomalie, die gewöhnlich zusammen mit Knochenlücken verschiedenen Ausmaßes auftritt, eher durch eine Störung im Verschluß der Medullarrinne bedingt ist (WALZ, BURGER, KOVÁCS). Hierfür spricht vor allem die Tatsache, daß man solche Abnormitäten nur am Schädel vorfindet und nicht auch an den Extremitäten, wo relativ häufig Abschnürungen durch SIMONARTsche Stränge vorkommen.

Auch eine *entzündliche Erkrankung des Amnion* ist bekannt. Sie tritt bei Gonorrhoe, kriminellen Aborten und intrauterinen Infektionen zusammen mit Entzündungen des Chorion und der Decidua auf. Ferner beobachtet man kleinere

Cysten, die durch Verwachsung von Amnionfalten entstehen. AHLFELD fand im Amnion auch ein Dermoid. Die Carunculae amniales, die gar nicht so selten vorkommen, wurden bereits im physiologischen Teil erwähnt. Nach SOLON B. DODDS sind sie in 60% der Fälle vorhanden, besonders im placentaren Bereich des Amnion. Hier ist das Epithel mehrschichtig.

Springt die Fruchtblase bei völlig eröffnetem Muttermund, so spricht man von einem rechtzeitigen, geschieht dies schon früher, von einem frühzeitigen Blasensprung. Geht aber das Fruchtwasser bereits ab, bevor die Wehen eingesetzt haben, dann ist von einem vorzeitigen Blasensprung die Rede. Ein verzögerter Blasensprung liegt vor, wenn er erst längere Zeit nach der völligen Eröffnung des Muttermundes erfolgt.

Ein *vorzeitiger Blasensprung* kann *um die Zeit des Geburtstermines, vor Einsetzen der Wehen*, oder schon *während der Schwangerschaft*, wenn also die Frucht noch unreif oder frühreif ist, eintreten. Auch in letzterem Falle kommt meist in den folgenden Tagen die Geburt in Gang. Ausnahmsweise — besonders wenn es sich um einen hohen Blasensprung handelt — beobachtet man auch ein Versiegen des Fruchtwasserabflusses infolge Verklebung oder eventuell Heilung des Defektes in der Blase. Der Grund für einen vorzeitigen Blasensprung während der Gravidität liegt meistens in einer geringeren Widerstandsfähigkeit der Eihäute oder in einem kriminellen Eingriff. Wenn das Fruchtwasser nur langsam abfließt und der Muttermund noch geschlossen oder kaum eröffnet ist, kann es recht

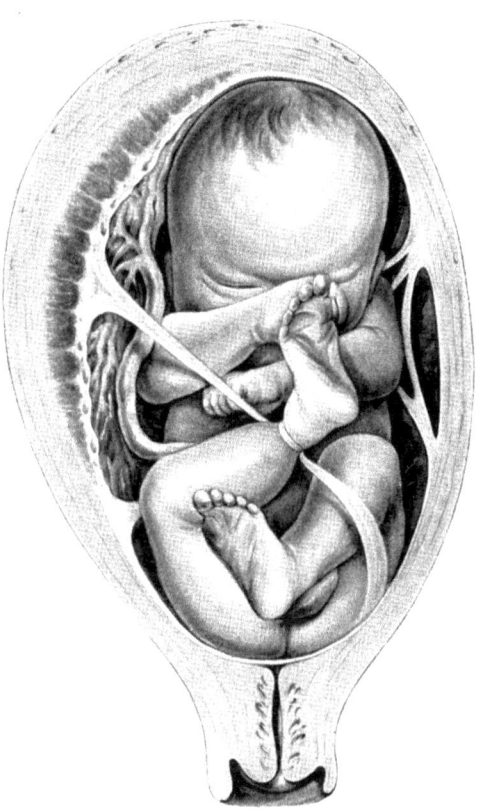

Abb. 252. SIMONARTsche Stränge.

schwierig sein, festzustellen, ob die Blase schon gesprungen ist. Am einfachsten ist es, am Bettuch oder an einer Vorlage zu beobachten, ob diese von Flüssigkeit benetzt werden. In Fällen, in denen die Blase hoch, also nicht im Bereich des Muttermundes gesprungen ist, geht nur wenig Fruchtwasser ab, und die Entscheidung, ob es sich wirklich um einen Blasensprung handelt, ist noch schwieriger. Hierbei gibt die chemische Reaktion des Sekretes Aufschluß. Alkalische Reaktion spricht für Fruchtwasser, saure für Scheidensekret. Unbedingt zuverlässig ist diese Probe aber nicht, da auch der Ausfluß aus der Scheide und der Urin alkalisch reagieren können. Findet man bei der mikroskopischen Untersuchung Lanugohaare oder Epithelzellen, so spricht das für Fruchtwasser; sieht man dagegen Uratkrystalle, so handelt es sich allem Anschein nach um Harnabgang. Andere Verfahren, wie z. B. verschiedene Farbreaktionen, sind auch nicht eindeutig (Bromthymolpapier, TEMESVÀRY; Nitrazinpapier, BAPTISTI; Sudanfärbung, NUMERS).

Fließt Fruchtwasser während der Schwangerschaft ab, so besteht die erste Aufgabe des Arztes darin, die Schwangerschaft nach Möglichkeit zu erhalten. Man verordnet Bettruhe, Spasmolytica, Gelbkörperhormon und Beruhigungsmittel. Falls sich jedoch die Gravidität in einem so frühen Stadium befindet, daß die Frucht nicht lebensfähig ist (innerhalb der ersten 28 Wochen) oder falls Temperatursteigerungen auftreten, ist es besser, den Ablauf der Geburt mit Wehenmitteln zu beschleunigen.

Zur Zeit der Geburt ist ein vorzeitiger Blasensprung von großer praktischer Bedeutung. Bis in die neueste Zeit wurde er aber nicht ganz richtig bewertet. Im allgemeinen war man der Ansicht — und die meisten glauben das auch heute noch — daß er eine sehr gefährliche Komplikation darstelle, da sich der Geburtsverlauf verzögere und schmerzhafter gestalte (trockene Geburt) und für eine ascendierende Infektion der Weg zur Gebärmutterhöhle offenstehe. Infolgedessen könne es zu einer Gasbildung im Uterus (Tympania uteri, Physometra) und auch zu einer Infektion der Frucht kommen. Man darf aber die Fälle von vorzeitigem Blasensprung nicht einheitlich beurteilen; denn es besteht — worauf wir im Jahre 1934 erstmalig hinwiesen — *ein wesentlicher Unterschied darin, ob der Blasensprung die einzige Regelwidrigkeit darstellt oder sich noch mit anderen verbindet.* Im ersteren Falle verläuft nämlich die Geburt — wie oben schon erwähnt — (s. S. 177) nicht langsamer, sondern sogar schneller als gewöhnlich. *Wenn aber ein vorzeitiger Blasensprung noch mit anderen Anomalien, die den Geburtsverlauf ungünstig beeinflussen können, kombiniert ist* (enges Becken, straffe Weichteile, Geschwulstbildungen, Placenta praevia, großer Kopf usw.), *so zieht sich die Geburt tatsächlich in die Länge. Dies geschieht jedoch nicht wegen des vorzeitigen Blasensprunges, sondern wegen der übrigen Anomalien.* Die Verzögerung der Geburt ist bei vorzeitigem Blasensprung begreiflicherweise gefährlicher, weil der Weg für die Ascension von Keimen offensteht. Es drohen dann tatsächlich sowohl für die Mutter als auch für das Kind die genannten Gefahren (schmerzhafte Geburt, Fieber usw.). Da sich aber bei Fehlen weiterer Regelwidrigkeiten der Geburtsverlauf nicht verzögert, ist trotz des vorzeitig erfolgten Blasensprunges die Gefahr einer Infektion nicht größer, wie das von mir und meinen Mitarbeitern an Hand eines umfangreichen Materials des öfteren nachgewiesen wurde. *Der vorzeitige Blasensprung ist also danach zu beurteilen, ob gleichzeitig noch andere, den Geburtsverlauf verzögernde Regelwidrigkeiten bestehen oder nicht.*

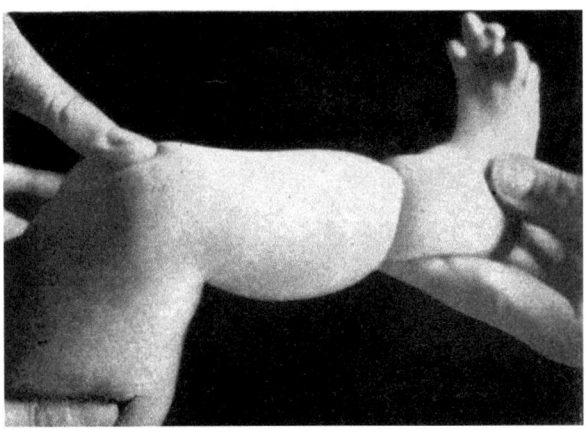

Abb. 253. Durch SIMONARTsche Stränge erzeugte Schnürfurche.

Die Tatsache, daß bei Fehlen anderer Abnormitäten die Geburt schneller verläuft, darf uns aber nicht veranlassen, einen vorzeitigen Blasensprung immer als ein willkommenes Ereignis anzusehen. Man hat nämlich noch einen weiteren Umstand zu berücksichtigen: die sog. *wehenlose Latenzzeit*, d. h. die Zeitspanne, die vom Blasensprung bis zum Einsetzen der Wehen verstreicht. Je länger sie ist, desto größer ist die Möglichkeit, daß die in der Scheide vorhandenen Krankheitserreger in die Gebärmutterhöhle aufsteigen und Fieber verursachen. Die *Prognose hängt* demnach nicht allein von den sonstigen Komplikationen, sondern *auch von der Länge der Latenzzeit ab.* Da es nicht gleichgültig ist, wie lange diese andauert, versuchte man sie mit Wehenmitteln abzukürzen. Erfahrungsgemäß ist es aber unzweckmäßig, gleich nach dem Blasensprung Wehen herbeiführen zu wollen, ohne abzuwarten, bis sich der Uterus seinem verminderten Inhalt angepaßt, d. h. seinen ursprünglichen Tonus wiedergewonnen hat. Es ist also überflüssig, besonders wenn viel Fruchtwasser abgegangen ist, sofort Wehenmittel zu geben, da sie doch nicht wirken. Deshalb halten wir es für ratsam, bei vorzeitigem Blasensprung erst nach Ablauf von einigen Std (6—8 Stunden) mit der Verabreichung von Wehenmitteln zu beginnen; schon deswegen, weil in der überwiegenden Zahl der Fälle (in unserem Krankengut in 68,8%) die Wehen innerhalb von 6 Std und in 92% innerhalb von 24 Std von selbst einsetzen. Nur hin und wieder kommt es vor, daß erst später (nach 48 Std) Wehen auftreten. Ausnahmsweise, wenn die Geburt durchaus nicht fortschreiten will, frage man sich, ob es sich nicht um einen Spasmus des Muttermundes handelt, da man in solchen Fällen eher mit krampflösenden Mitteln zum Ziele kommt.

Es wurde auch schon die Frage aufgeworfen, ob man nicht bei Fehlen irgendwelcher Anomalien die stehende Blase zur Beschleunigung der Geburt sprengen soll. Manche Geburtshelfer entschließen sich zu diesem Schritt. Nach unserer Ansicht ist dieses Vorgehen jedoch übertrieben. Man soll die Blase nur bei einer tatsächlich vorhandenen Indikation sprengen.

Eine künstliche Blasensprengung kommt auch zur Einleitung der Geburt in Frage, wenn dies medikamentös nicht glingt. Dieses Verfahren ist nach unserer Meinung besonders bei Mehrgebärenden in Betracht zu ziehen, wenn die vorausgegangenen Geburten gut verliefen und *sicher* keine den Geburtsverlauf störende Regelwidrigkeit vorliegt (Mißverhältnis, Lage- und Einstellungsanomalien usw.).

Von einem *frühzeitigen Blasensprung* spricht man, wenn die Blase nach Wehenbeginn springt, bevor der Muttermund eröffnet ist.

Falls nach dem Blasensprung die Preßwehen nicht bald einsetzen, handelt es sich meistens um einen frühzeitigen Blasensprung. Die Diagnose in dieser Weise zu stellen, genügt im allgemeinen für die Bedürfnisse der Praxis. Bezüglich der wissenschaftlichen Beurteilung liegen die Dinge etwas anders, da man genau bestimmen muß, in welchem Zustand sich der Muttermund zur Zeit des Blasensprunges befindet. Es ist also nicht nur festzustellen, ob die Blase frühzeitig springt, sondern auch wieweit der Muttermund zu diesem Zeitpunkt eröffnet ist. Meistens reicht die rectale Untersuchung aus, um dies mit Sicherheit beurteilen zu können. Mit diesem Problem beschäftigte sich PATAKY in meinem Auftrage. Dabei stellte sich heraus, daß die Bedeutung des frühzeitigen Blasensprunges auch davon abhängt, ob noch andere Anomalien vorhanden sind oder nicht. *Besteht keine zusätzliche Regelwidrigkeit, so verläuft die Geburt bei frühzeitigem Blasensprung um so schneller, je eher die Blase springt.* Liegen jedoch noch Anomalien vor, die den Geburtsverlauf verzögern, so wird die Situation selbstverständlich um so ungünstiger, je früher der Blasensprung erfolgt. Worin liegt nun die praktische Bedeutung dieser Erfahrung?

Man weiß schon seit langem, daß Wehen, die bis zum Blasensprung unregelmäßig waren, hernach oft regelmäßig werden. Da ein frühzeitiger Blasensprung ungefährlich ist, falls keine weiteren, geburtsverzögernden Komplikationen (Lage- und Haltungsanomalien, Störungen von seiten des knöchernen und weichen Geburtskanales) hinzukommen, kann man also die Blase sprengen, wenn die Wehen unregelmäßig oder wirkungslos sind (Abb. 254). Ebenso kommt eine künstliche Blasensprengung bei Placenta praevia in Frage, was schon seit langem bekannt ist.

Eine Blasensprengung wird im allgemeinen nur während einer Wehe vorgenommen, vorausgesetzt, daß die Wehentätigkeit gut und der vorliegende Teil fixiert ist, so daß er den Beckeneingang abdichtet. Wenn diese Voraussetzung nicht erfüllt ist, kann das ausströmende Fruchtwasser kleine Teile oder die Nabelschnur vorschwemmen. Der **Muttermund** soll mindestens dreifingerbreit eröffnet sein. Letzteres trifft natürlich nicht auf die Fälle zu, bei denen die Einleitung der Geburt bezweckt werden soll.

Der Grund für einen frühzeitigen oder vorzeitigen Blasensprung ist verschieden. Er kann in den schon erwähnten Komplikationen, die den Eintritt des Kopfes ins Becken behindern (Geschwülste, Placenta praevia, enges Becken, Rigidität

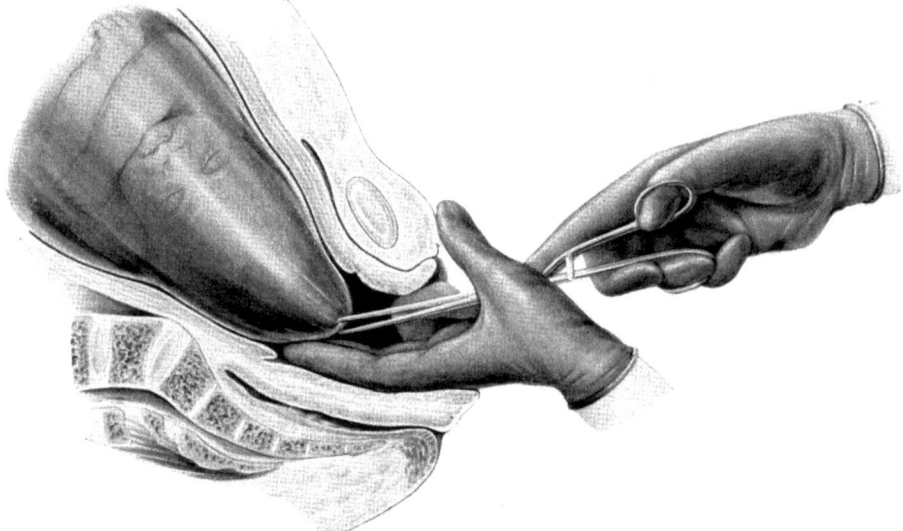

Abb. 254. Blasensprengung mit einer Kugelzange.

des unteren Gebärmutterabschnittes, Lage- und Haltungsanomalien) oder aber in einer angeborenen Schwäche und abnormen Dünne der Eihäute liegen. In manchen Familien beobachtet man durch Generationen hindurch immer wieder einen vorzeitigen Blasensprung. Schließlich können auch entzündliche Veränderungen die Ursache sein.

Schreitet bei einem vorzeitigen oder frühzeitigen Blasensprung die Geburt nicht gut fort, so sucht man sie zu beschleunigen. Falls die Entbindung aller Voraussicht nach keinen günstigen Verlauf nehmen wird (Mißverhältnis, Wehenanomalie, Einstellungs- und Lageanomalie), hat man sich rechtzeitig zu entscheiden, ob man die Geburt per vias naturales ablaufen lassen kann. Für einen eventuellen Kaiserschnitt muß also die Indikation schon frühzeitig gestellt werden, damit man nicht zur Operation gezwungen wird, wenn der günstigste Zeitpunkt bereits verpaßt und die Asepsis der Geburtswege zweifelhaft geworden ist.

Um einen *verspäteten* oder *verzögerten Blasensprung* handelt es sich, wenn die Blase erst längere Zeit nach der vollständigen Eröffnung des Muttermundes springt. In diesem Falle — darin ist man sich allgemein einig — wird der Geburtsverlauf verzögert. Ist also nach Eröffnung des Muttermundes der Blasensprung nicht erfolgt, und geht die Geburt trotz guten Mitpressens der Kreißenden nicht vorwärts, so sprengt man die Blase. Noch mehr ist dieses Vorgehen gerechtfertigt, wenn die Blase während der Austreibungswehen (Preßwehen) in der

Schamspalte erscheint. Besonders bei Mehrgebärenden beobachtet man nicht selten, daß der bis zum Blasensprung hochstehende Kopf, der keine Tendenz zum Tiefertreten zeigt, hernach durch 1—2 Wehen bis zum Beckenausgang gelangt oder sogar geboren wird. Das ist ein deutlicher Beweis dafür, daß eine Fruchtblase, die zu lange erhalten bleibt, die Geburt nur behindert. Ausnahmsweise kommt das Kind auch mitsamt den Fruchthüllen zur Welt (Abb. 164). In diesem Fall springt die Blase überhaupt nicht oder irgendwo seitwärts und liegt

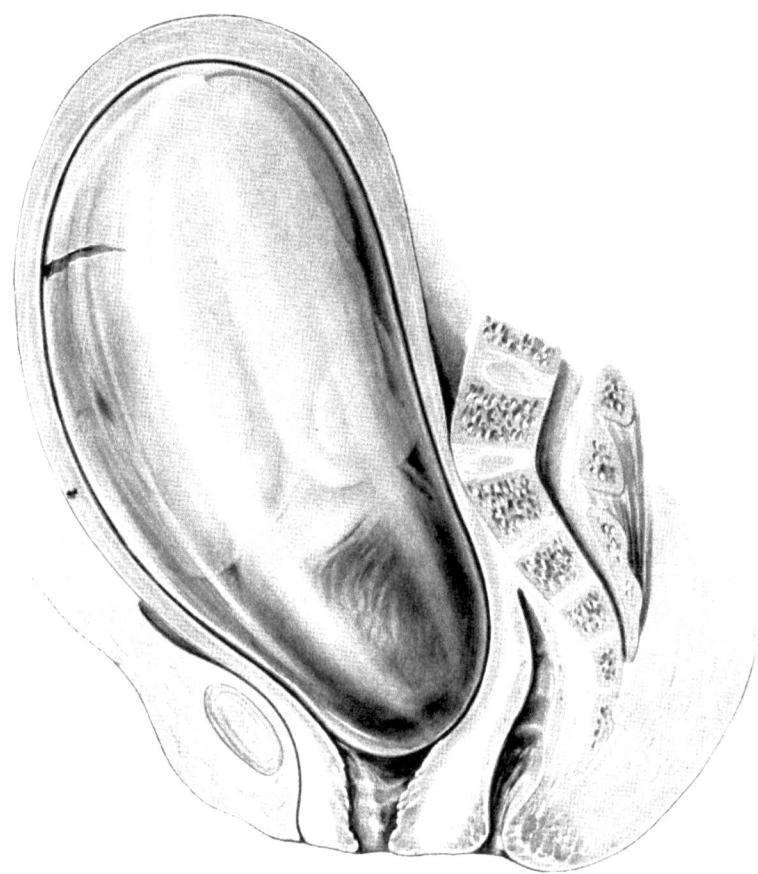

Abb. 255. Hoher Blasensprung.

weiterhin dem Körper bzw. dem Kopf des Kindes auf. Diese sog. Glückshaube ist sofort nach der Geburt zu sprengen, sonst kann es geschehen, daß das Kind mit dem Ingangkommen der Atmung Fruchtwasser aspiriert, oder daß die auf Mund und Nase liegenden Fruchthüllen die Atmung behindern.

Von einem *hohen Blasensprung* spricht man, wenn die Eihäute nicht im Bereiche des Muttermundes, sondern höher geborsten sind. Hierbei fließt das Fruchtwasser gewöhnlich nur langsam ab, und deshalb ist auch die Diagnose schwieriger zu stellen (Abb. 255). Im weiteren Verlauf der Geburt erfolgt dann meist im Bereiche des Muttermundes noch ein zweiter Blasensprung.

Die Blasen- oder Traubenmole (Mola hydatidosa) (Abb. 256). Die Chorionzotten bilden sich bekanntlich auf dem größten Teil der Eioberfläche, mit Ausnahme des an der Bildung der Placenta beteiligten Abschnittes, schon zu Beginn der Schwangerschaft zurück. Bei einer Blasenmole wandeln sich die Chorionzotten auf der ganzen Eioberfläche in ein traubenförmiges, beerenartiges Gebilde um. Die einzelnen Beeren sind durchschimmernd und aus diesem Grunde hielt man früher die Mole für eine Anhäufung von zahllosen Eiern (REGNIER DE GRAAF). WILLIAMS ist der Ansicht, daß es sich bei den im Kapitel Zwillingsschwangerschaft erwähnten 365 Mehrlingen der Gräfin Hagenau auch um eine Molenschwangerschaft gehandelt habe. Im übrigen beschrieb auch AETIUS aus Amida im 6. Jahrhundert schon einen der Blasenmole entsprechenden Zustand. SCHENK VON GRÄFENBERG berichtet im Jahre 1565

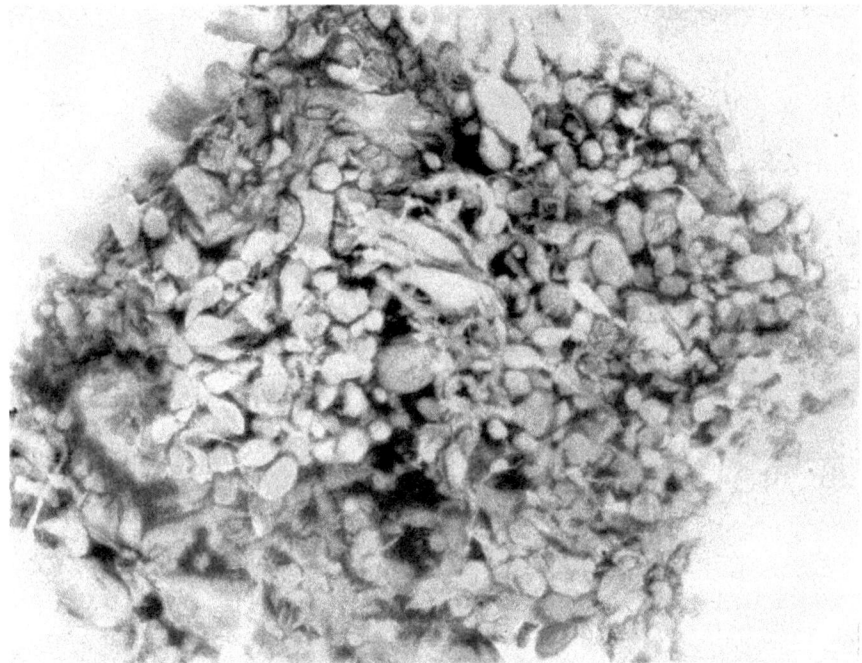

Abb. 256. Mola hydatidosa.

ebenfalls von einem ähnlichen Krankheitsbild. Auf den Zusammenhang dieser Abnormität mit dem Chorion machte im Jahre 1827 VELPEAU und Mme. BOIVIN aufmerksam. VIRCHOW hielt sie für ein Myxoma chorii. MARCHAND wies aber schließlich nach, daß es sich bei dem Inhalt der Zotten nicht um Schleim, sondern um ein Ödem handelt. Er stellte auch fest, daß das Wesen der Krankheit nicht so sehr in der Veränderung des Stroma als in der des Epithels der Zotten besteht.

Für den histologischen Bau der Mola hydatidosa (Abb. 257) sind zwei Dinge kennzeichnend. An den Bindegewebszellen der Zotten findet sich eine sulzige Entartung, die im mittleren Teil der Zotten beginnt und sich nach außen auf die Ränder ausbreitet. Im fortgeschrittenen Stadium bildet je eine Zotte eine mit sulzigem Inhalt gefüllte Blase und vergrößert sich erheblich. Das Epithel wuchert hauptsächlich an der Oberfläche dieser blasenartigen und vergrößerten Zotten, wodurch aus LANGHANSschen und Syncytiumzellen bestehende Epithelfortsätze und -inseln zustande kommen. Selbstverständlich kann eine auf diese Art veränderte Placenta ihrer physiologischen Bestimmung nicht mehr gerecht werden. Deshalb stirbt die Frucht meist schon zu Beginn der Gravidität ab und wird resorbiert. Manchmal bleibt sie allerdings am Leben. In solchen Fällen ist aber die Entartung der Zotten nicht allgemein, sondern auf einen Teil der Placenta beschränkt. Bei Zwillingsschwangerschaften kommt es auch vor, daß sich das eine Ei in eine Mole umwandelt, das andere jedoch nicht. Manche Autoren (MEYER) fanden bei systematischen histologischen Untersuchungen von abortierten Eiern in einem verhältnismäßig großen Prozentsatz für eine Mole charakteristische Veränderungen umschriebener Bezirke.

Über die Entstehungsursache der Blasenmole gibt es verschiedene Ansichten. Auch heute ist das Problem noch nicht geklärt. Wahrscheinlich spielt eine primäre Minderwertigkeit des Eies dabei eine Rolle. HINSELMANN schreibt diese Regel-

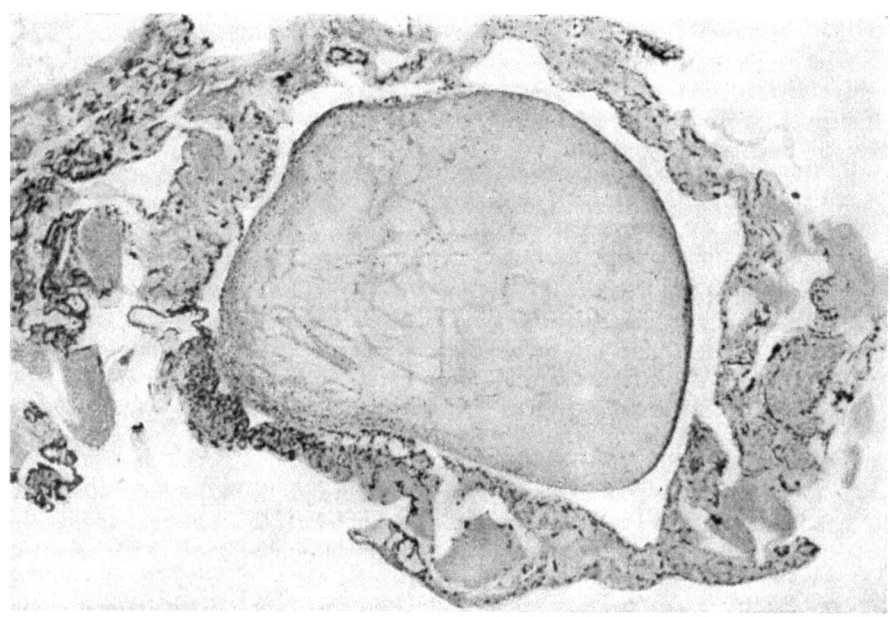

Abb. 257. Histologisches Bild einer Blasenmole.

widrigkeit Entwicklungsstörungen der Blutgefäße, DURANTE jedoch einer Endarteriitis zu. Nach anderen Angaben liegt die Ursache in der Decidua. Die Eindringungsfähigkeit des Chorionepithels in das mütterliche Gewebe, also das Eindringen der chorialen Wanderzellen in die Decidua und Muskulatur, ist in diesem Falle besonders intensiv. Bekannt ist ferner, daß es bei einer Mole meist auch zu charakteristischen Veränderungen des Eierstocks, den sog. *Luteincysten*, kommt. Da sich die Luteincysten nach Entleerung der Mole zurückzubilden pflegen, braucht man sie nicht zu operieren.

Molenschwangerschaften kommen hauptsächlich bei Mehrgebärenden über dem 30. Lebensjahr vor. Bei späteren Graviditäten wiederholen sie sich im allgemeinen nicht mehr. ESSEN-MÖLLER fand 18 Fälle in der Literatur, in denen sie sich bei weiteren Schwangerschaften von neuem entwickelten. Eine Blasenmole kommt aber nicht nur bei intrauteriner, sondern auch bei extrauteriner Gravidität vor. ESSEN-MÖLLER sah diese Abnormität im Zusammenhang mit einer Eierstocksschwangerschaft. Manchmal nistet sich eine Blasenmole nicht nur tief in der Schleimhaut ein, sondern durchdringt sogar die Uteruswand. Man spricht dann von einer *Mola destruens*.

Das erste und kennzeichnendste *Symptom* einer Blasenmole ist ein kurz nach dem Ausbleiben der Menstruation auftretender blutig-wäßriger Ausfluß, der sich nicht bessert. Bei der Untersuchung erscheint der Uterus gewöhnlich größer, als der Dauer der Gravidität entspricht. Nach Angabe mancher Autoren kann er in 30% der Fälle auch kleiner sein. Hierbei fällt die ASCHHEIM-ZONDEKsche Reaktion, die bei einer Molenschwangerschaft meist stark positiv ist, manchmal negativ aus. Der Grund dafür liegt aller Wahrscheinlichkeit nach darin, daß sich die Mole von der Uteruswand schon losgelöst hat, jedoch noch nicht ausgestoßen wurde und von Blutgerinnseln umgeben ist. Die Frucht pflegt bei einer Blasenmole durch autolytische Prozesse aufgelöst zu werden. Deshalb sind keine Fruchtteile zu tasten. Zu einem späteren Zeitpunkt der Schwangerschaft kann man daher auch röntgenologisch keine Fruchtteile nachweisen. Selbstverständlich sind keine Herztöne zu hören. Bei einer Molenschwangerschaft besteht auch eine Disposition zu Toxikosen; Schwangerschaftserbrechen ist häufiger, desgleichen Albuminurie und Ödeme. Schließlich kann es sogar zu einer frühen Eklampsie kommen. Dies ist jedoch recht selten, weil die Molenschwangerschaft gewöhnlich schon in den ersten Monaten von selbst unterbrochen wird.

Die ASCHHEIM-ZONDEKsche Reaktion fällt bei Blasenmole selbst bei mehrfacher Verdünnung des Harns positiv aus. Im Falle einer Toxikose ist bei der Beurteilung besondere Vorsicht geboten, da hier die Menge der Hormone auch stark erhöht sein kann. Im allgemeinen ist es aber schwer zu sagen, eine wievielfache Verdünnung des Urins beim Ansetzen der Reaktion für eine Mole charakteristisch ist. Nach neuesten Erfahrungen kann die Schwangerschaftsreaktion ausnahmsweise auch ohne eine ausgesprochene Toxikose bei Verdünnung positiv ausfallen, ohne daß es sich um eine Mole handelt. Untersucht man den Urin wiederholt, so ist es wichtig, immer eine ähnliche Konzentration zu verwenden. Daher ordnet man z. B. an, daß die Kranke abends eine Tasse Tee, dann aber bis zum Morgen nichts mehr trinkt.

Am sichersten ist eine Mole dann zu erkennen, wenn durch die Scheide Molenbläschen abgehen. Die Prognose ist im allgemeinen gut; doch besteht immer die Gefahr, daß sich früher oder später ein Chorionepitheliom entwickelt. Manche glaubten, die Prognose vom histologischen Befund abhängig machen zu können. Trotzdem ist die Frage, aus welcher Mole ein Chorionepitheliom entsteht und aus welcher nicht, schwer zu beantworten, weil es sich mehr um ein biologisches als um ein histologisches Problem handelt. Man kann also nicht sicher sagen, in welchem Falle diese schwere Gefahr droht. Deshalb soll jede Frau, die eine Molenschwangerschaft überstanden hat, in ihrem weiteren Leben mit gesteigerter Aufmerksamkeit beobachtet werden. Man bestellt sie von Zeit zu Zeit zur Untersuchung und macht sie mit besonderem Nachdruck darauf aufmerksam, daß sie sich sofort zum Arzt begeben soll, wenn sich zu irgendeinem Zeitpunkt unregelmäßige Blutungen einstellen. Neuerdings kann uns außer der gewissenhaften Beobachtung auch die biologische Schwangerschaftsprobe zu Hilfe kommen. Drei Wochen nach einer Molenschwangerschaft wird die ASCHHEIM-ZONDEKsche Reaktion im allgemeinen negativ. Neuere Erhebungen zeigen jedoch, daß sie ausnahmsweise sogar bis zu 6 Monaten positiv bleiben kann, ohne daß sich ein Chorionepitheliom entwickelt hat. Bleibt sie lange positiv, so taucht immer der Verdacht auf, daß im Uterus noch lebende Chorionzotten vorhanden sind. In diesen Fällen soll man eine intrauterine Exploration vornehmen. Ein für Chorionepitheliom verdächtiges Zeichen ist ein erneut positiver Ausfall der biologischen Schwangerschaftsreaktion, nachdem diese schon negativ geworden war. Dabei muß jedoch eine neue Gravidität mit Sicherheit ausgeschlossen werden.

Therapie. Hat man eine Molenschwangerschaft erkannt, so soll man sie nach Möglichkeit ausräumen. Prognostisch ist es allerdings besser, wenn sie von selbst abgeht, was durch Verabreichung von Wehenmitteln begünstigt wird.

Außer einem Chorionepitheliom drohen noch andere Gefahren: Blutungen und Infektionen. Die Blutungen können so stark sein, daß sie eine schwere akute Anämie nach sich ziehen. Deswegen kann man gezwungen sein, den Uterus zu entleeren. In solchen Fällen erweitert man den Cervicalkanal und *räumt den Uterus mit dem Finger* (Abb. 258), *niemals aber instrumentell aus*, da die Mole häufig tief in die Uteruswand eingedrungen ist und es leicht zu einer Perforation kommt (besonders bei destruierender Mole). Falls einzelne Teile sehr fest haften, lasse man sie lieber zurück, als daß man perforiert. Sollten jedoch später erneut

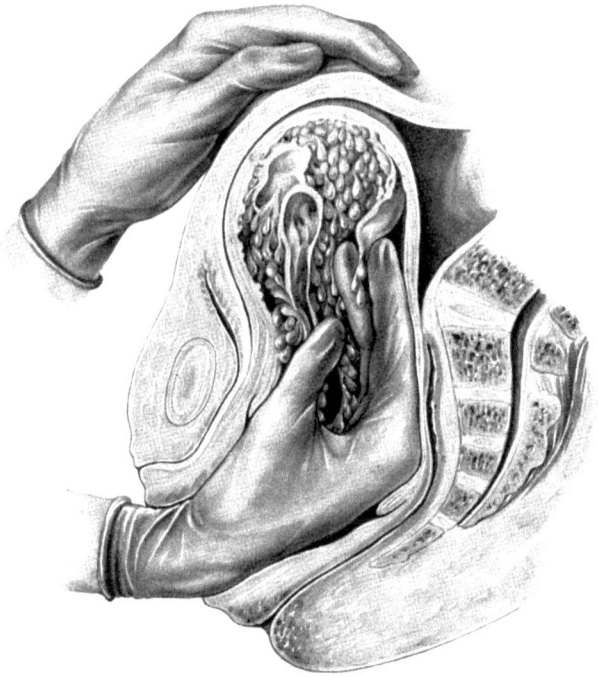

Abb. 258. Digitale Ausräumung einer Blasenmole.

Blutungen auftreten, wird man nach einigen Wochen eine Ausschabung vornehmen. Manche haben mit Rücksicht auf diese schwere Gefahr, vor allem aber wegen eines sich eventuell entwickelnden Chorionepithelioms bei einer Molenschwangerschaft die Amputation des Uterus empfohlen. Wenn das selbstverständlich auch ein übertriebener Standpunkt ist, so sollte man doch ab und zu eine Amputation in Erwägung ziehen, z. B. wenn eine Frau dem Klimakterium nahe steht und der Gebärmutterhals sehr rigide und schwer zu erweitern ist. In solchen Fällen kann, vor allem, wenn noch eine sehr starke Blutung auftritt und eine erhebliche Anämie besteht, eine radikalere Lösung wohl in Frage kommen. Nebenbei sei noch SCHUMANNs Vorschlag erwähnt, wonach man per laparotomiam den Uterus aufschneiden und, falls die Mole tief in die Gebärmutterwand eingedrungen ist, amputieren soll. Dieser Auffassung können wir uns *keinesfalls* anschließen, da auch bei normaler Schwangerschaft ein tiefes Einwachsen von Zotten in die Muskulatur der Gebärmutterwand vorkommt. Darauf wies auch WILLIAMS hin. V. SZATHMÁRY empfahl nach einer Molenschwangerschaft bei älteren Frauen, eine prophylaktische Radiumbehandlung anzuschließen.

Ein **Chorionepitheliom** pflegt nach Molenschwangerschaften in 5% der Fälle aufzutreten. Es kann aber auch dazu kommen, ohne daß eine Molenschwangerschaft oder überhaupt eine Gravidität vorausgegangen wäre. In Ausnahmefällen beobachtet man es sogar bei Männern (im Hoden). Bei Frauen, die noch nicht schwanger waren, tritt es gelegentlich in den Eierstöcken auf. Während für eine Mole histologisch eine ödematöse Durchtränkung des Zottenstroma und eine Wucherung des Chorionepithels kennzeichnend sind, *fehlen* beim Chorionepitheliom

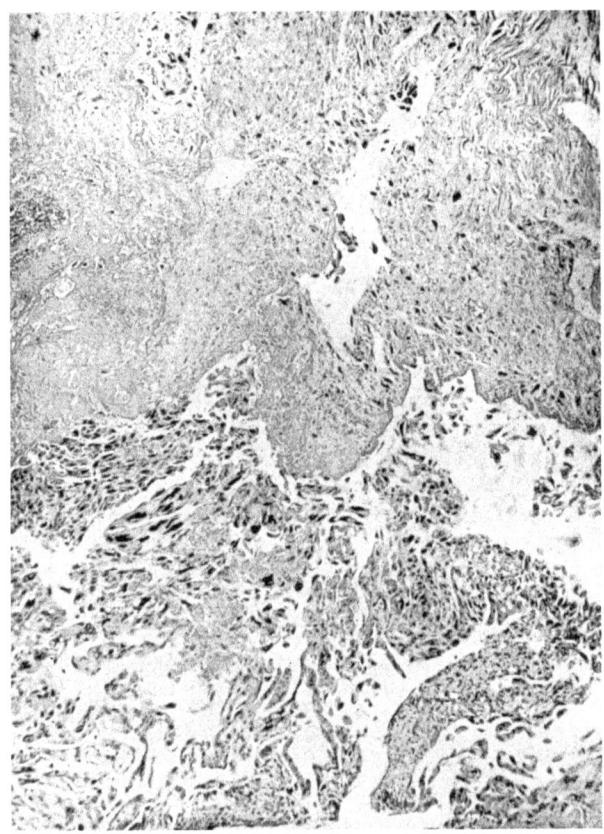

Abb. 259. Histologisches Bild eines Chorionepithelioms.

die bindegewebigen Bestandteile. Es besteht nur eine Wucherung der Epithelien. Die Syncytiumzellen sind meistens gegenüber den LANGHANSschen Zellen im Übergewicht (Abb. 259). MARCHAND machte einen Unterschied zwischen typischen und atypischen Chorionepitheliomen. In ersteren sind beide Zellarten auffindbar, in letzteren nur Syncytien. Anfangs wußte man nicht, daß diese Geschwulst fetaler Herkunft ist. Man meinte vielmehr, sie entstamme den Deciduazellen, und SAENGER bezeichnete sie deshalb als Deciduom. Später nannte man sie wegen ihrer Malignität Sarcoma deciduo-cellulare und sodann auch Carcinoma syncytiale, weil man die Syncytien für mütterliche Epithelien hielt. Schließlich führte MARCHAND die Bezeichnung Chorionepitheliom ein.

Die ersten *Zeichen* eines Chorionepithelioms sind unregelmäßige Blutungen, die auch gleich im Anschluß an eine Molenschwangerschaft auftreten können. Meistens bleibt in solchen Fällen die Gebärmutter vergrößert und mitunter stellt sich hohes Fieber ein. Frauen, die eine Molenschwangerschaft überstanden haben, müssen sich unbedingt auch bei eventuell später auftretenden unregelmäßigen Blutungen sofort an einen Facharzt wenden. Die Erkrankung manifestiert sich aber nicht nur in Blutungen; manchmal wird durch den Muttermund nur ein kleines Stück Gewebe ausgestoßen, das sich erst bei histologischer Untersuchung als Chorionepitheliom erweist. Bei einem Chorionepitheliom findet man im Uterus eine bläulich-rote Gewebswucherung, die im allgemeinen von der Placentahaftstelle ausgeht und oft tief in die Gebärmuttermuskulatur einwuchert

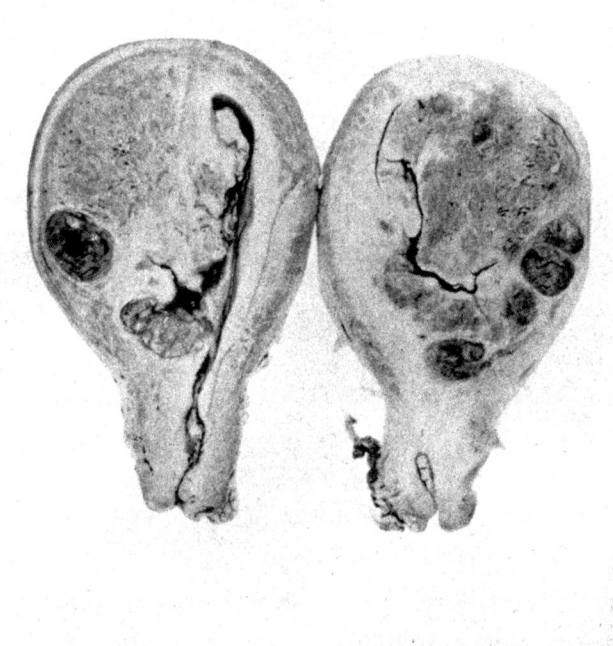

Abb. 260. Chorionepitheliom der Gebärmutter.

(Abb. 260). Die Verschleppung erfolgt vorwiegend durch die Blutbahn. So können z. B. in der Lunge Metastasen auftreten, die mit blutigem Auswurf, hohem Fieber und zunehmender Kachexie einhergehen (Abb. 261). Ebenso ist eine retrograde Ausbreitung möglich. So beobachtet man mitunter Metastasen in der Scheide, die durch ihre charakteristische Farbe leicht zu erkennen sind.

Im allgemeinen ist das Chorionepitheliom eine sehr bösartige Geschwulst, die die Kranke in kurzer Zeit zugrunde richtet.

Ausnahmsweise kann ein Chorionepitheliom auch klinisch gutartig sein. Aus der Literatur sind Fälle bekannt, die spontan oder nach einfacher Ausschabung zur Ausheilung kamen. Auch Lungenmetastasen heilen nach Entfernung des Primärtumors unter Umständen von selbst aus.

Die Feststellung eines Chorionepithelioms erfolgt durch die histologische Untersuchung. Auch für einen geübten Histologen stellt das manchmal noch eine schwierige Aufgabe dar. Neuerdings leistet uns dabei eine Hilfsmethode wertvolle Dienste, mit der man auch schon vor der histologischen Untersuchung einen begründeten *Verdacht* auf ein Chorionepitheliom äußern kann, nämlich die ASCHHEIM-ZONDEKsche Reaktion. Diese kann im Falle einer Molenschwangerschaft in dreifacher, bei Chorionepitheliom in noch stärkerer Verdünnung positiv sein. Fällt die Reaktion längere Zeit nach der Geburt oder nach einem Abort, besonders aber nach einer Molenschwangerschaft in hochgradiger Verdünnung positiv aus, so besteht ein starker Verdacht auf ein Chorionepitheliom. Durch die biologische Schwangerschaftsreaktion kann diese Erkrankung aber nur mit einer gewissen Wahrscheinlichkeit festgestellt werden. Das verdächtigste Zeichen ist der erneut positive Ausfall einer bei Molenschwangerschaft bereits negativ gewordenen ASCHHEIM-ZONDEKschen Reaktion, falls eine neue Gravidität ausgeschlossen werden kann. Mag diese ein noch so wertvolles diagnostisches

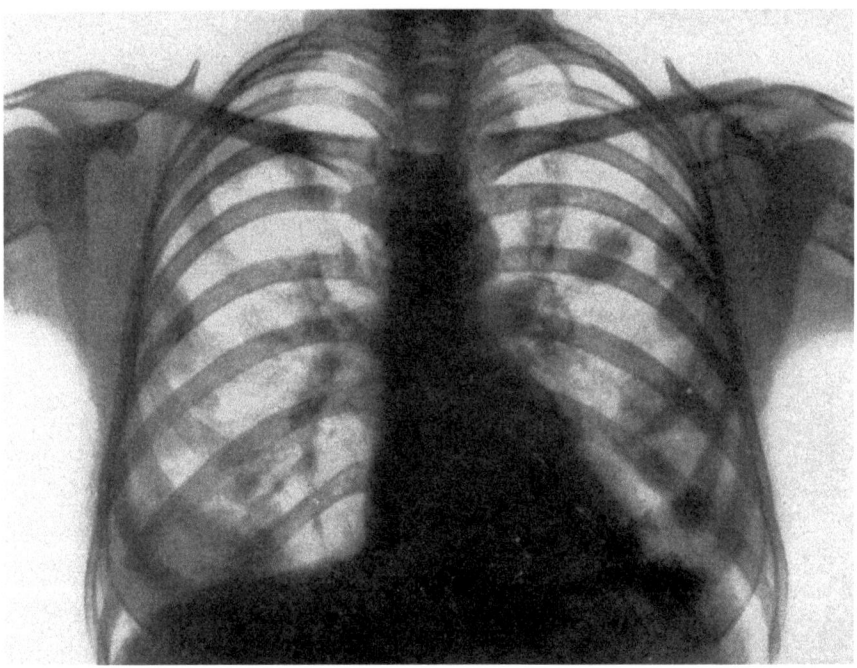

Abb. 261. Chorionepitheliommetastasen in der Lunge.

Hilfsmittel darstellen, *mit Sicherheit ist ein Chorionepitheliom nur auf Grund der histologischen Untersuchung festzustellen.* Die wesentlichsten Zeichen der Diagnose sind charakteristische choriale Zellen ohne Zottenstroma in der Muskulatur. Ergibt eine intrauterine Exploration ein negatives Ergebnis, während die biologische Probe positiv ausfällt, so suche man mit Hilfe der Röntgenuntersuchung in den Lungen nach einem Chorionepitheliom. Es soll ausdrücklich betont werden, daß in diesen Fällen die biologische Reaktion von einem geübten Fachmann durchgeführt werden muß. Noch wichtiger ist es aber, daß das Ergebnis von einem sehr erfahrenen Gynäkologen zusammen mit dem klinischen Befund verwertet wird, da schwerwiegende Irrtümer vorkommen können. Bei Vorhandensein eines Chorionepithelioms im Uterus ist eine Totalexstirpation der Gebärmutter auszuführen. Manche nehmen vor der Exstirpation noch eine intrauterine Radiumbestrahlung vor. Es liegen auch Berichte über Heilungen, die allein durch Strahlenbehandlung zustande kamen, vor. Scheidenmetastasen müssen (eventuell mittels elektrischen Messers) excidiert und anschließend bestrahlt werden. In unserem Krankengut waren von zwei mit Radium behandelten Patientinnen die eine nach 11, die andere nach 8 Jahren noch vollkommen gesund (v. SZATHMÁRY).

Es sei noch erwähnt, daß ein Chorionepitheliom auch in Zusammenhang mit einer extrauterinen Schwangerschaft oder in einer teratogenen Ovarialgeschwulst auftreten kann (ektopisches Chorionepitheliom).

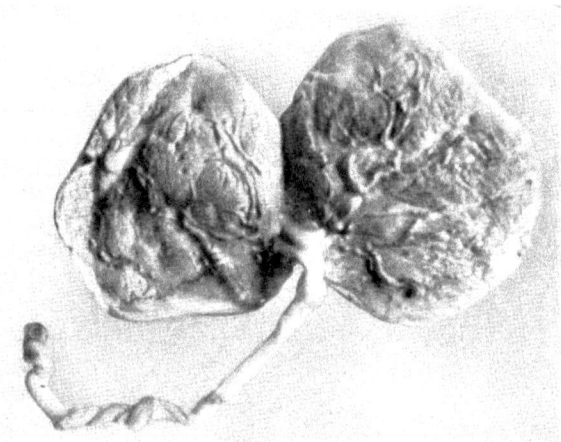

Abb. 262. Placenta bipartita.

Das diffuse *Myxom des Chorion*, bei dem das Bindegewebe sich verdickt und der WHARTONschen Sulze ähnlich wird, ist sehr selten. Eine praktische Bedeutung kommt ihm nicht zu.

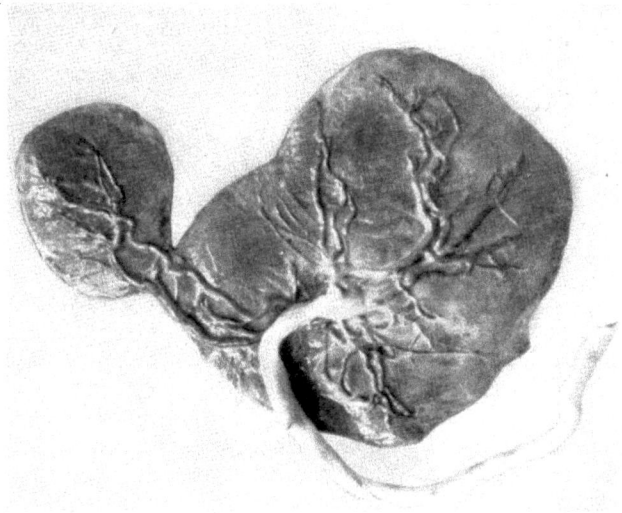

Abb. 263. Placenta succenturiata.

Anomalien der Placenta.

Die Placenta pflegt bei Lues und manchmal auch bei Hydramnion größer als normal zu sein. Die bedeutendsten Vergrößerungen sind in Fällen von *Hydrops fetus et placentae* zu beobachten. Das Gewicht kann hierbei sogar 2—3 kg betragen.

Abweichungen von der Norm kommen auch bezüglich der Form vor. So bleibt z. B. bei *Placenta membranacea* der Mutterkuchen sehr dünn, weil die Zotten aus irgendeinem Grunde nicht in der Lage waren, tiefer in die Decidua einzudringen. Deshalb wächst er, um den Bedürfnissen der Frucht gerecht werden zu können, mehr flächenartig. Sind im Bereiche der Placenta Stellen, in denen das Placentagewebe völlig fehlt, so spricht man von einer *Placenta fenestrata*. Es kommt auch vor, daß nicht das gesamte Gewebe in einer Placenta vereinigt, sondern auf mehrere ungefähr gleichgroße Lappen verteilt ist (*Placenta bi-, tri-, multilobulata*). Besteht die Placenta aus zwei vollkommen voneinander getrennten Teilen, so handelt es sich um eine *Placenta bipartita* (Abb. 262), solange die Blutgefäße, die zu den zwei Placentahälften gehören, in den Eihäuten vereinigt zur Nabelschnur führen. Verlaufen sie dagegen gesondert, spricht man von einer *Placenta duplex*. Häufiger finden sich neben der Placenta noch ein oder mehrere kleine Lappen (*Placenta succenturiata*) (Abb. 263). Auf die praktische Bedeutung dieser Anomalie ist bei der Behandlung der Regelwidrigkeiten in der Placentarperiode näher eingegangen worden (s. S. 239). Zu erkennen ist diese Abnormität daran, daß in den Eihäuten Blutgefäße zu finden sind, die von der Placenta

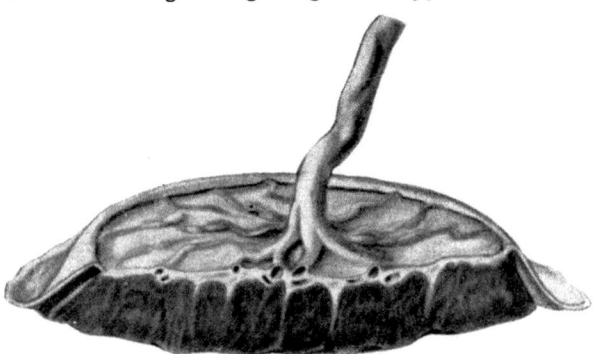

Abb. 264. Schematisches Bild einer Placenta marginata.

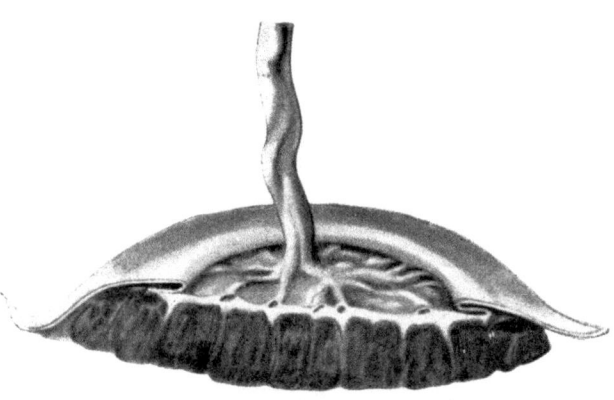

Abb. 265. Schematisches Bild einer Placenta circumvallata.

wegführen, aber nicht mehr dorthin zurückkehren. Als noch sichereres Zeichen gilt ein Defekt der Eihäute am Ende eines solchen wegführenden Gefäßes, der beweist, daß dort Placentagewebe fehlt. Oft ist am Rande der Placenta ein mehr oder weniger breiter gelblich-weißer Fibrinstreifen zu finden: *Placenta marginata* (Abb. 264). Ist dieser Ring breiter und wallartig nach innen umgestülpt, dann spricht man von einer *Placenta circumvallata* (Abb. 265 und 266). Die Ansatzstelle des Amnion befindet sich nach Ausbildung der Placenta normalerweise an deren Rand. In Fällen, in denen sich die Placenta als zu klein erwies, breitet sie sich jedoch noch weiter aus, um die Nährfläche zu vergrößern. Dadurch entsteht eine eigenartige Placentaform, für die R. MEYER den Ausdruck *Placenta extrachorialis* prägte. Diese besitzt auch in der Praxis eine gewisse Bedeutung, indem sie während der Gravidität des öfteren zu Blutungen verschiedenen Ausmaßes, ja sogar zu Aborten führen kann. In der Nachgeburtsperiode löst sie sich oft schwerer, wodurch ebenfalls Blutungen veranlaßt werden. Eine andere interessante Form stellt die — beim Menschen allerdings selten vorkommende — *Placenta zonaria* dar, die für Raubtiere charakteristisch ist. Sie umschließt wie ein Gürtel die Fruchtblase und die darin befindliche Frucht. Bei den meisten in der Literatur veröffentlichten Fällen handelt es sich um eine *Placenta pseudozonaria*. In der Nachgeburtsperiode traten Störungen auf (Verzögerung, Blutungen, Zurückbleiben von Placentaresten); im Wochenbett waren Fieber und Subinvolutio uteri eine häufige Erscheinung. Beim Blasensprung kann wegen der vielfach vorhandenen velamentösen Insertion der Nabelschnur die Frucht durch das Zerreißen eines Gefäßes in Gefahr geraten.

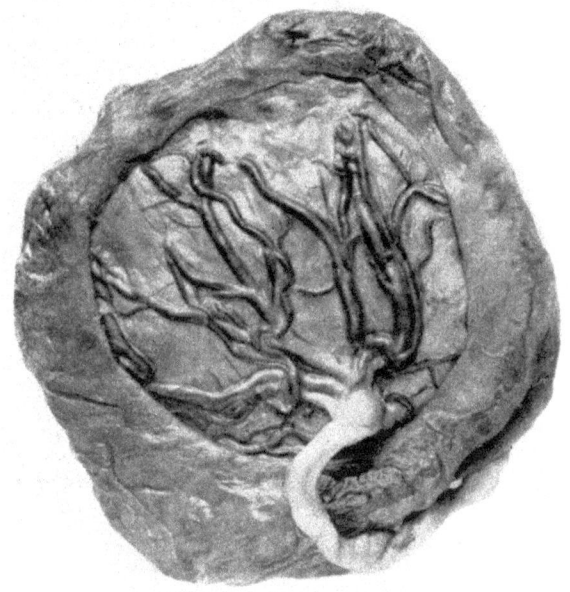

Abb. 266. Placenta circumvallata.

Nicht selten beobachtet man in der Placenta weißliche Knoten. Dringen diese tief in das Placentagewebe ein, so spricht man von *weißen Infarkten*. Am häufigsten trifft man sie bei Nierenerkrankungen. In Wirklichkeit handelt es sich aber nicht um echte, also auf einem Blutgefäßverschluß beruhende Infarkte, sondern um umschriebene Nekrosen unter dem Amnion mit fibrinoiden Einlagerungen. Ihre Entstehung verdanken sie entzündlichen Erkrankungen der Decidua, Verengerungen der intervillösen Räume sowie Verklebungen der Zotten. Die *roten Infarkte* sind für die Praxis bedeutungsvoller und man beobachtet im Zusammenhang damit häufig ein intrauterines Absterben der Frucht. COLVIN-BARTHOLOMEW brachten sie mit den Schwangerschaftstoxikosen in Verbindung.

An der Oberfläche des mütterlichen Placentaanteils sind häufig weiße Pünktchen oder Flocken zu sehen, die sich rauh anfühlen und manchmal die ganze Oberfläche bedecken. Diese *Kalkinkrustationen* entstehen meist in dem nekrotischen Gewebe um die Haftzotten.

Placentacysten (Abb. 267) kommen im allgemeinen an der fetalen Fläche des Mutterkuchens vor. Manchmal sitzen sie auch tiefer. Am Rande der Placenta sind meistens kleinere, in der Mitte hingegen größere Cysten anzutreffen. Ihr Inhalt ist gelblich und mehr oder weniger dickflüssig. Sie entstehen infolge ödematöser Entartung und anschließender Nekrose der am Septum wuchernden Throphoblastzellen (Abb. 268). Eine praktische Bedeutung kommt den Throphoblastcysten nicht zu. V. PALLÓS fand in unserem Krankengut mit freiem Auge in 4,6%, mit einer Lupe in 36,8% der Fälle Placentacysten.

Bei den *Geschwülsten* der Placenta handelt es sich meistens um *Angiome* des Chorion, welche ausnahmsweise die Größe eines kindlichen Schädels erreichen. Es kommen *Fibrome, myxomatöse Fibrome* und in ganz seltenen Fällen auch *maligne Tumoren* vor. Letztere können primär entstehen, bisweilen aber auch

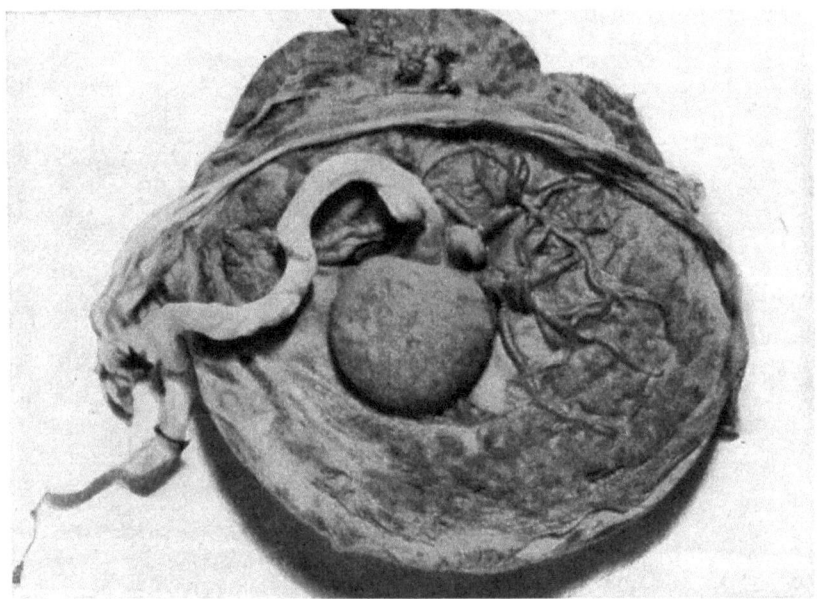

Abb. 267. Placentacyste.

Metastasen darstellen. In dem Falle von WALZ entstammte die Geschwulst einem Sarkom der unteren Extremität. SENGE berichtete über eine von einem Magencarcinom herrührende Metastase. Den Geschwülsten der Placenta kommt keine besondere praktische Bedeutung zu, wenn sie auch manchmal mit Hydramnion oder einem intrauterinen Fruchttod einhergehen. EMGEs Fall, bei dem ein gestieltes Hämangiom das Tiefertreten des Kopfes so lange verhinderte, bis man es hinter den Kopf zurückschob, ist eine Seltenheit (WILLIAMS).

Bisweilen beobachtet man eine *entzündliche Erkrankung* der Placenta *(Placentitis)*, insbesondere in Verbindung mit Nierenentzündung, Lues, Tuberkulose und Infektionen während der Geburt.

Weiterhin wären noch die in der Placenta anzutreffenden Veränderungen der Blutgefäße zu erwähnen. Auf eine Endarteriitis der fetalen Blutgefäße der Placenta machte zuerst ACKERMANN aufmerksam. Eine Zeitlang war man der Meinung, die Infarkte der Placenta würden von endarteriitischen Veränderungen der Placenta verursacht. Später stellte sich jedoch heraus, daß das nicht der Fall ist, denn man findet fibrinoide Entartungen auch ohne Gefäßveränderungen, andererseits aber auch schwere Endarteriitis ohne Infarkte. Ein Gefäßverschluß ist im allgemeinen eine Alterserscheinung der Placenta. Die Versorgung der Zotten hängt aber nicht von den Zottengefäßen, den eigenen Blutgefäßen der Placenta, sondern von der mütterlichen Blutzirkulation ab. Das sieht man z. B. an der luischen Placenta, bei der sich die Gefäße zum großen Teil verschließen, das Bindegewebe und Epithel der Zotten aber trotzdem nicht zugrunde geht. Es geschieht erst dann, wenn sich die Zotten vergrößern und die intervillösen Räume so weit einengen, daß die mütterliche Zirkulation zu deren Versorgung nicht mehr ausreicht.

Manchmal ist die Placenta fester als normal mit der Uteruswand verwachsen. Hierbei dringen die Zotten nicht nur in die Decidua spongiosa ein, sondern gelangen über diese hinaus, unter Umständen bis in die Uterusmuskulatur. Die

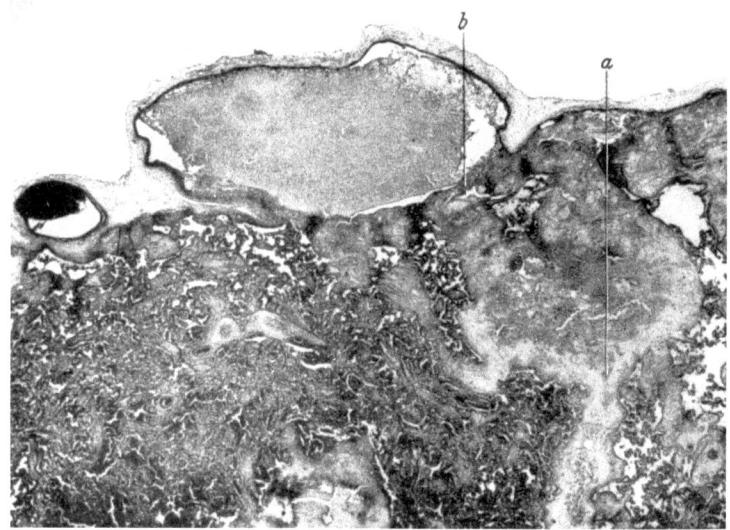

Abb. 268. Histologisches Bild einer Placentacyste. *a* Septum placentae, dessen vermehrte Throphoblastmassen in die Zellen der Cyste (*b*) übergehen.

Ursache ist entweder eine unvollkommene Ausbildung der Decidua oder eine gesteigerte Eindringungsfähigkeit des Chorionepithels.

Falls die lockere Spongiosa fehlt, spricht man von einer *Placenta adhaerens*. Fehlt auch noch die Compacta, so handelt es sich um eine *Placenta accreta*. Erstere kommt hauptsächlich bei Placenta praevia und bei Tubeneckenplacenta vor. In besonders seltenen Ausnahmen können die Zotten auch die Muskelwand durchfressen: *Placenta percreta* (ORSÓS).

Sind die Zotten in tiefere Schichten eingedrungen, so löst sich die Placenta schwerer oder — wie in manchen Fällen von Placenta accreta — überhaupt nicht. Äußerst selten kommt es auch vor, daß man gezwungen ist, den Uterus zu amputieren, weil sich die Placenta auf keine andere Weise entfernen läßt. Bei tief in die Muskelwand eingedrungener Placenta ereignet es sich gelegentlich, daß bei dem Bestreben, die Nachgeburt zu lösen, die Uteruswand perforiert oder durchrissen wird. Größere praktische Bedeutung als das bisher Erwähnte, besitzen die Fälle, in denen die Placenta nicht an normaler Stelle, also nicht am aktiven, sondern am passiven Uterusabschnitt sitzt. Darüber soll bei der Behandlung der Placenta praevia ausführlich gesprochen werden.

Anomalien der Nabelschnur.

Der Ansatz der Nabelschnur befindet sich im allgemeinen nicht in der Mitte der Placenta sondern etwas außerhalb davon *(exzentrische Insertion)*. Inseriert die Nabelschnur in der Mitte, so spricht man von einer *zentralen*, setzt sie am Rande an, von einer *marginalen* Insertion (Abb. 269), was jedoch ohne praktische Bedeutung ist. Zuweilen inseriert die Nabelschnur nicht an der Placenta sondern an den Eihäuten, so daß die Umbilicalgefäße in ihnen zum Mutterkuchen führen, ohne in WARTHONscher Sulze eingebettet zu sein: *Insertio velamentosa* (Abb. 270). Hierbei kann der vorliegende kindliche Schädel während seines Tieferrückens die in den Eihäuten verlaufenden Blutgefäße komprimieren. Dies hat manchmal eine Asphyxie oder ein Absterben der Frucht zur Folge. Endigt die Nabelschnur sehr weit vom Rande der Placenta und führen die Gefäße durch den Teil der Eihüllen, der im Bereich des Muttermundes liegt, so spricht man von *Vasa praevia*.

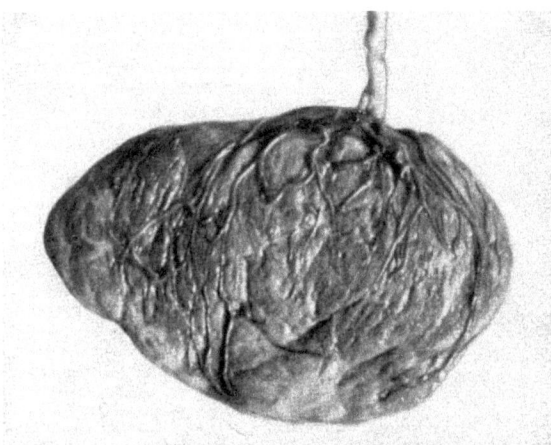

Abb. 269. Marginale Insertion.

Praktisch wichtig ist, daß bei einem Blasensprung im Bereiche dieser Gefäße deren Zerreißung und dadurch ein Verbluten der Frucht erfolgen kann. Dies tritt jedoch glücklicherweise sehr selten ein; denn wenn die Blase auch in der Nähe der Vasa praevia springt, bleiben die Blutgefäße meist trotzdem unbeschädigt. Ein Zerreißen vorliegender Gefäße beim Blasensprung führt zu einer Blutung und einer plötzlichen Verschlechterung der kindlichen Herztöne. Der Unterschied gegenüber einer Placenta praevia besteht darin, daß bei dieser auch schon vor dem Blasensprung Blutungen zu beobachten sind und daß bei innerer Untersuchung die Placenta im Muttermund zu fühlen ist. Differentialdiagnostisch kommt noch die vorzeitige Lösung der richtig sitzenden Placenta in Frage, bei der auch die übrigen Zeichen dieser Regelwidrigkeit vorhanden sind (kollapsartige Zustände der Mutter usw.).

Noch seltener kommen Vasa praevia zusammen mit einer tief sitzenden Placenta vor. Diesen Zustand beobachteten wir in einem unserer Fälle, wobei die von einer tief sitzenden Placenta herrührenden Blutungen das Bild der anderen Blutung verdeckten. Das Kind wurde glücklicherweise schnell geboren. Trotz guter Atmung war es auffallend blaß. Nach Geburt der Placenta zeigten sich an den Eihäuten mehrere aberrierende Gefäße; eines von ihnen war lädiert, wie ein an der beschädigten Stelle befindliches Blutkoagulum zeigte. Nach einer Bluttransfusion erholte sich das Neugeborene vollkommen (BAUMANN).

Manchmal kann dem Übel dadurch vorgebeugt werden, daß man nach Feststellung von Vasa praevia die Blase nach Möglichkeit schützt. Sobald es aber nötig ist, sprengt man sie weit von den Vasa praevia entfernt. In Kliniken kann in äußerst seltenen Ausnahmen ein Kaiserschnitt in Betracht gezogen werden. Falls die Blase schon gesprungen und das darin verlaufende Gefäß beschädigt ist, muß die Geburt möglichst rasch beendet werden. Die Art der Beendigung gestaltet sich verschieden je nach dem augenblicklichen Stand der Geburt und der Lage des vorliegenden Teiles. In Frage kommen Wendung auf den Fuß, Extraktion,

Herunterholen eines Fußes, Zangeneingriffe, Expression usw. Sind die entsprechenden Voraussetzungen für diese Eingriffe nicht gegeben, so ist die Frucht nicht zu retten. In Kliniken kann man höchstens noch — wenn es sich um eine Multipara handelt — eine Hysterotomia vaginalis anterior ausführen.

Wenn sich die Nabelschnur, bevor sie an der Placenta inseriert, verzweigt, haben wir einen *Funiculus umbilicalis bifurcatus* vor uns.

Die Nabelschnur ist normalerweise ungefähr so lang wie die dazugehörige Frucht. *In manchen Fällen ist sie erheblich verkürzt oder verlängert.* Eine kurze Nabelschnur besitzt nur dann eine Bedeutung, wenn die Verkürzung so erheblich ist, daß sie das Tiefertreten der Frucht im Geburtskanal erschwert oder verhindert. Ausnahmsweise kann die Nabelschnur auch vollkommen fehlen. Das ist jedoch außerordentlich selten und geht gewöhnlich mit anderen Entwicklungsanomalien einher. Infolge einer sehr kurzen Nabelschnur kommt es zuweilen durch den auf die Placenta ausgeübten Zug zu einer Einziehung an der entsprechenden Stelle der Uteruswand, ja sogar zu einer Ablösung der Placenta. Dies ist ebenfalls ein äußerst seltenes Ereignis. Für die Praxis besteht bei einer kurzen Nabelschnur ein Unterschied darin, ob die Placenta dem unteren Uterusabschnitt (tief) oder dem Gebärmuttergrund (hoch) aufsitzt. Bei tiefem Sitz verursacht eine Nabelschnur nur dann Störungen, wenn sie kürzer als 20 cm ist; bei hohem Sitz dagegen unter Umständen schon bei einer Länge von 35 cm. Eines der häufigsten und charakteristischsten Symptome einer zu kurzen Nabelschnur ist die Erscheinung, daß sich der während der

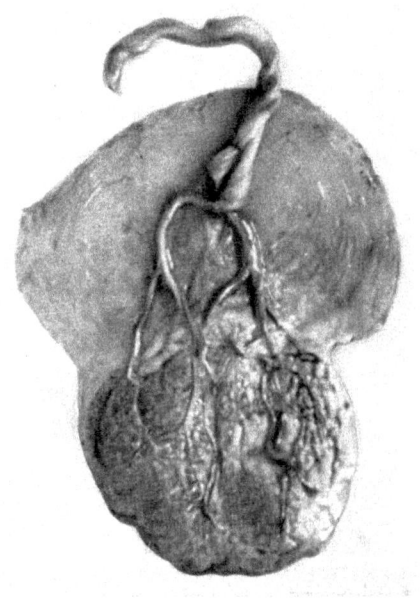

Abb. 270. Velamentöse Insertion der Nabelschnur.

Wehen in der Schamspalte gut sichtbare Kopf in der Wehenpause rasch wieder zurückzieht. Dabei pflegen sich die kindlichen Herztöne zu verschlechtern, ein Beweis dafür, daß die Blutgefäße infolge Anspannung der Nabelschnur ebenfalls gedehnt werden, wodurch es zu Kreislaufstörungen kommt. Dieselbe Erscheinung beobachtet man auch, wenn die Nabelschnur nicht primär verkürzt ist, sondern sich um die Frucht geschlungen hat. In jedem Falle, in dem sich der Kopf in der Wehenpause plötzlich zurückzieht (die Nabelschnur also zu kurz ist) und die Herztöne sich verschlechtern, entbinde man das Kind mit einer Zange oder beende die Geburt — wenn möglich — durch Expression, die nötigenfalls mit einer Episiotomie verbunden wird.

Eine *Nabelschnurumschlingung um den Hals* ist keine Seltenheit und kommt in ungefähr 25% der Fälle vor. Bisweilen liegt die Nabelschnur in mehreren Windungen um den Hals. Eine Umschlingung hat die gleiche Bedeutung wie eine zu kurze Nabelschnur, im allgemeinen ist sie jedoch etwas gefährlicher. Wird nämlich die Nabelschnur infolge der Umschlingung um den Hals sehr kurz, so spannt sie sich stark an und kann auch den Hals einschnüren. Diese Einschnürung ist unter Umständen so erheblich, daß am Hals eine tiefe Furche zurückbleibt, oder daß es zu einer Kompression der Blutgefäße und zu einer Stauung im kindlichen Kopf kommt. Die Folge kann eine Asphyxie bzw. eine intrakranielle Blutung sein.

Bei Nabelschnurumschlingung um den Hals sind die Herztöne meist von einem blasenden Geräusch (Nabelschnurgeräusch) begleitet. Aber auch noch andere Symptome sprechen für das Vorliegen dieser Regelwidrigkeit. Bei Betrachtung des Leibes der Schwangeren sieht man im allgemeinen, daß die eine Seite der Gebärmutter flacher ist als die andere. Die stärkere Wölbung befindet sich dort, wo die Placenta sitzt; die Abflachung entspricht der Stelle des kindlichen Rückens. Normalerweise ist die Frucht mit ihrer Bauchseite der Placenta zugekehrt. Hört man die kindlichen Herztöne an der gewölbten, also an der placentaren Seite, so muß sich die Placenta hinter dem Rücken der Frucht befinden, die Nabelschnur sich also um den Körper, meist um den Hals geschlungen haben (BURGER, DEMME). Auf diese Weise vermag man in der überwiegenden Zahl der Fälle vor der Geburt eine Nabelschnurumschlingung um den Hals zu erkennen. Eine Schwierigkeit des Verfahrens liegt allerdings darin, daß sich der gravide Uterus immer etwas nach rechts und rückwärts neigt, wodurch die rechte Seite mehr gewölbt erscheint. Begreiflicherweise kann man also eine Nabelschnurumschlingung um den Hals bei erster Lage mit größerer Sicherheit feststellen als bei zweiter (BURGER). Eine Nabelschnurumschlingung schon zu Beginn der Geburt zu erkennen, ist nicht besonders wichtig. Hauptsächlich muß man am Ende der Austreibungsperiode darauf achten. Zu diesem Zeitpunkt lenkt schon das für eine zu kurze Nabelschnur charakteristische rasche Zurückweichen des Kopfes in der Wehenpause unsere Aufmerksamkeit auf die Möglichkeit einer Umschlingung. Mit besonderer Sorgfalt sind hierbei die Herztöne zu kontrollieren. Falls sie absinken, ist die Geburt schnell zu beenden. Zeigt sich nach der Geburt des kindlichen Kopfes, daß sich die Nabelschnur um den Hals geschlungen hat, so folgt man einer alten, geburtshilflichen Regel und lockert die Schlinge oder klemmt sie nötigenfalls mit Gefäßklemmen ab, um sie zu durchschneiden. Unbedingt erforderlich ist beides nicht, da das Kind, nachdem der Kopf geboren ist, kaum noch ersticken würde. Auf jeden Fall muß man aber die Nabelschnur lockern, wenn sie das Kind sehr zurückhält und die Geburt dadurch verhindert. Eine Nabelschnurumschlingung um die Extremitäten kann dort ausnahmsweise Abschnürungen, ja sogar einmal eine Fraktur verursachen.

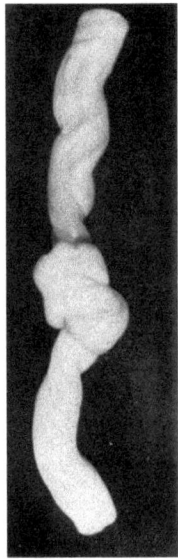

Abb. 271. Wahrer Nabelschnurknoten.

Eine übermäßig lange Nabelschnur braucht sich aber nicht unbedingt um den Hals der Frucht zu schlingen. In solchen Fällen vermag sich der Fetus, besonders wenn gleichzeitig viel Fruchtwasser vorhanden ist, infolge der größeren Bewegungsfreiheit in der Gebärmutterhöhle sehr gut zu drehen, so daß es an der Nabelschnur zur Bildung *echter Knoten* kommen kann (Abb. 271). Zunächst möchte man annehmen, die Frucht müsse infolge eines echten Knotens immer absterben. Erfahrungsgemäß trifft dies jedoch nur selten zu, da sich die Nabelschnur fast nie so fest verschlingt, daß dadurch die Blutzirkulation wesentlich gestört wird. Kommt also das Kind beim Vorhandensein eines echten Nabelschnurknotens tot zur Welt, so ist ein ursächlicher Zusammenhang nur dann anzunehmen, wenn man die Nabelschnur zwischen Knoten und Placenta erweitert, zwischen Fetus und Knoten aber erschlafft findet.

Bei eineiigen monoamniotischen Zwillingen kommt es mitunter zu einer Verknotung der Funiculi umbilicales beider Früchte (Abb. 272). Diese Verknotung kann so intensiv sein, daß sie den Tod der Früchte verursacht.

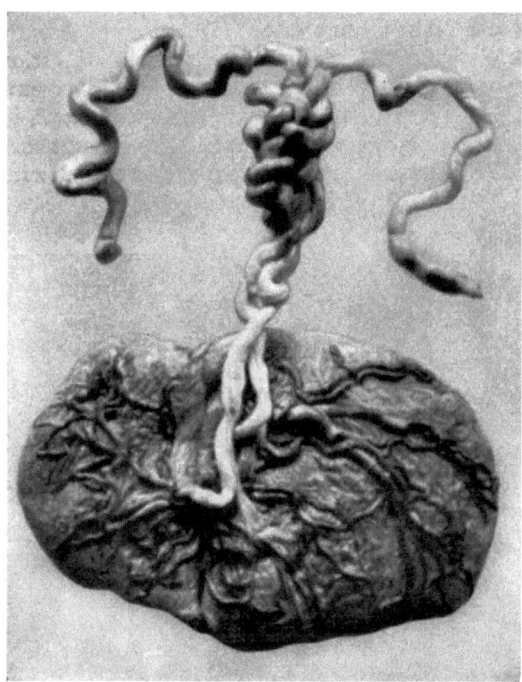

Abb. 272. Nabelschnurumschlingung bei monamniotischen Zwillingen.

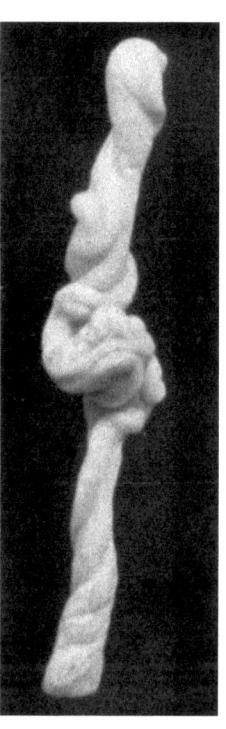

Abb. 273. Falscher Nabelschnurknoten.

Nicht zu verwechseln ist der echte mit dem *falschen Knoten* der Nabelschnur. In letzterem Falle besteht an irgendeinem Teil der Nabelschnur ein knotenähnliches Gebilde. Dieses kann einfach durch eine Gefäßdilatation in der Nabelschnur

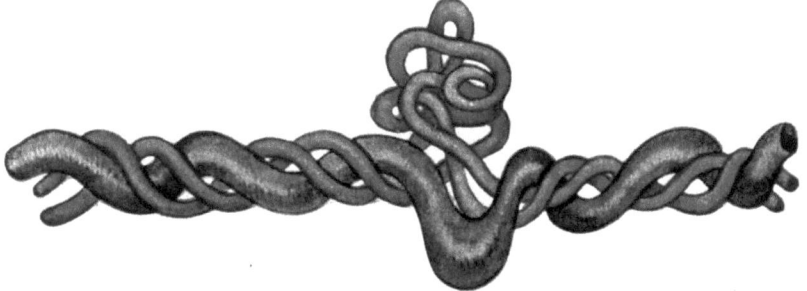

Abb. 274. Gefäßverlauf eines falschen Nabelschnurknotens (Injektionspräparat nach HYRTL).

(Nodus spurius vasculosus, Abb. 273 und 274) oder durch eine stärkere Ansammlung von WHARTONscher Sulze an dieser Stelle bedingt sein (Nodus spurius gelatinosus). Keine von beiden Formen besitzt eine praktische Bedeutung. Ferner beobachtet man *Drehungen der Nabelschnur um die eigene Achse* (Abb. 275). Ist die Torsion zu stark, so vermag sie auch zur vollständigen Abdrehung der

Nabelschnur zu führen. Eine weitere Anomalie ist *eine außergewöhnliche Dicke der Nabelschnur* (Abb. 276), der jedoch keine praktische Bedeutung zukommt.

Von den Anomalien der Nabelschnur sind diejenigen am gefährlichsten, bei denen die Nabelschnur neben oder vor dem vorangehenden Teile liegt. Solange die Fruchtblase steht, handelt es sich um ein *Vorliegen* (Abb. 277), ist sie dagegen gesprungen, um einen *Vorfall* der Nabelschnur (Abb. 278). Die größte Gefahr besteht bei Vorliegen und Vorfallen der Nabelschnur in einer Kompression des Nabelstranges zwischen tiefer tretendem vorliegendem Teil und Beckenwand. (Wenn es sich um den Kopf handelt, ist die Gefahr besonders groß.) Es kommt dann zu Zirkulationsstörungen und eventuell zum Absterben der Frucht.

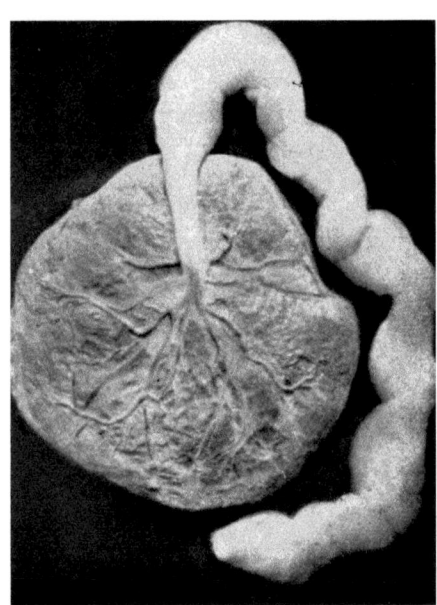

Abb. 275. Spiralförmige Nabelschnur.   Abb. 276. Verdickte Nabelschnur.

Ursache können alle Umstände sein, die den Eintritt des vorliegenden Teiles ins Becken erschweren (enges Becken, Tumor im kleinen Becken, Placenta praevia usw.). Bisweilen beobachtet man diese Erscheinung auch dann, wenn der vorliegende Teil klein ist (kleine Frucht, Fußlage) oder überhaupt fehlt (Querlage); am häufigsten ist sie bei Querlage.

Die *Bedeutung* dieser Anomalie ist sehr groß, da sie eine kindliche Mortalität von 30—50% aufweist.

Die *Erkennung* stößt besonders bei vorliegender Nabelschnur oft auf Schwierigkeiten. Um so leichter gestaltet sie sich jedoch, wenn die vorgefallene Nabelschnur aus der Schamspalte heraushängt. Vielfach macht schon eine Verschlechterung der kindlichen Herztöne auf eine Nabelschnurkomplikation aufmerksam. Wenn die Herztöne also schon in der Eröffnungsperiode schwankend sind oder sich verschlechtern, ohne daß man dies mit rasch aufeinanderfolgenden Wehen erklären könnte, muß man an eine vorliegende oder vorgefallene Nabelschnur denken. Im allgemeinen tritt der Nabelschnurvorfall beim Blasensprung ein. Deshalb ist es sehr wichtig, nach dem Blasensprung die kindlichen Herztöne dauernd gründlich zu kontrollieren. Manche Geburtshelfer nehmen nach dem Blasensprung prinzipiell eine innere Untersuchung vor. Bei genauer Beobachtung der Herztöne erübrigt sich das jedoch. Eine vaginale Untersuchung ist auch schon aus dem Grunde abzulehnen, weil — von den ganz seltenen Fällen, in denen die Nabelschnur vorgefallen ist, abgesehen — die nicht ganz ungefährliche vaginale Untersuchung überflüssigerweise vorgenommen würde. Besteht jedoch ein begründeter Verdacht auf Vorliegen oder Vorfall der Nabelschnur, so führe man unbedingt eine vaginale Untersuchung durch. Fühlt man hierbei im Muttermund oder in der Scheide einen pulsierenden Strang, so ist dieser Befund so

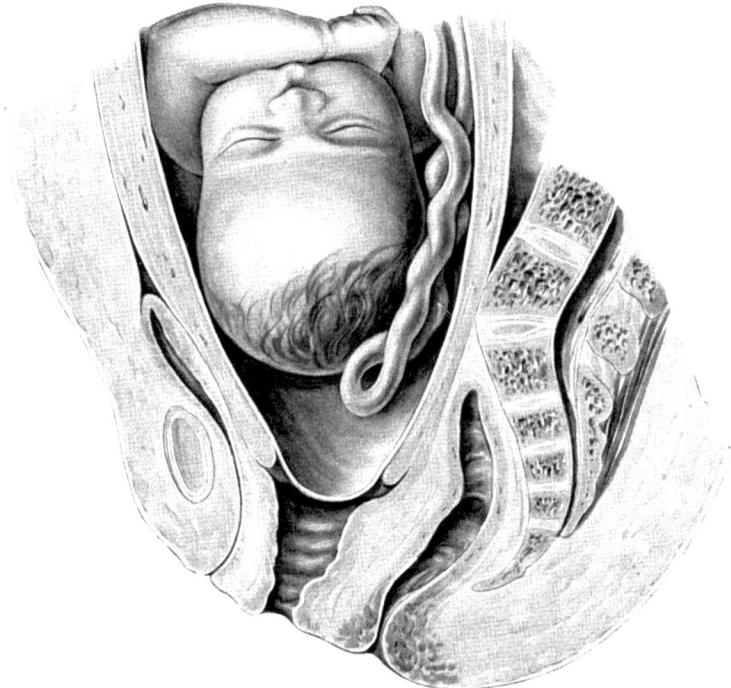

Abb. 277. Vorliegen der Nabelschnur.

charakteristisch, daß eine Fehldiagnose unmöglich ist. Bei rectaler Untersuchung kann allerdings ausnahmsweise eine um den Rand des Muttermundes verlaufende, pulsierende Arterie zu Verwechslungen Anlaß geben. Dies ist jedoch eine so seltene Anomalie (wir selbst fanden sie nur 2mal), daß sie fast gar nicht ins Gewicht fällt. Die Entscheidung ist auch in einem solchen Fall durch eine vaginale Untersuchung zu treffen.

Mag nun die Nabelschnur vorliegen oder vorgefallen sein, immer denke man daran, daß diese Regelwidrigkeit gewöhnlich nur eine Teilerscheinung irgendeiner anderen Anomalie (z. B. enges Becken) ist, derentwegen sich der vorliegende Teil nicht in den Beckeneingang einstellt. Besteht deshalb nicht viel Hoffnung auf eine Geburt per vias naturales, so versäume man keine Zeit mit Repositionsversuchen, sondern verfahre, wie es das Grundübel verlangt.

Falls man bei kaum eröffnetem Muttermund ein Vorliegen der Nabelschnur bemerkt, ist die erste Maßnahme eine zweckmäßige Lagerung. Die meisten Geburtshelfer legen die Frau auf die der vorliegenden Nabelschnur entgegengesetzte Seite, um dadurch die Nabelschnur aus dem Bereich des Muttermundes wegzubringen. In manchen Fällen, besonders wenn noch andere Regelwidrigkeiten vorliegen (enges Becken usw.) und man noch nichts Entscheidendes unternehmen kann, ist es nach unserer Ansicht zweckentsprechender, die Gebärende auf die Seite der Nabelschnur zu lagern. Dadurch wird der vorliegende Teil zum Ausweichen gebracht und die Nabelschnur von der Gefahr einer Kompression befreit. Nach Möglichkeit unterstütze man auch das Becken mit einem Steißkissen, damit die Nabelschnur noch mehr vom Druck befreit wird oder stelle das Fußende des Bettes hoch. Hierzu schiebt man am besten einen Schemel oder einen Stuhl unter das Bettende. Manche empfehlen statt dessen die Knie-Ellenbogenlage. Auch durch Seitenlagerung will man erreichen, daß die Blase

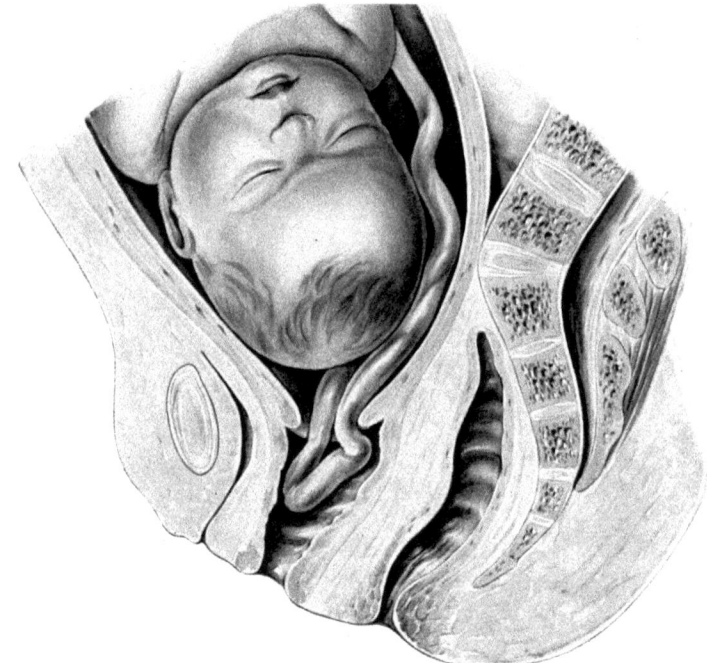

Abb. 278. Vorfall der Nabelschnur.

nicht zu früh, also zu einem Zeitpunkt springt, zu dem bei vorliegender Nabelschnur wegen des engen Muttermundes die Geburt noch nicht beendet und eine Wendung auf den Fuß nicht ausgeführt werden kann. Zum Schutze der Blase wurde auch das Einführen eines Kolpeurynters in die Scheide empfohlen. Dies will aber wohl überlegt sein; denn erstens gefährdet man dadurch die Sterilität des Geburtskanals, so daß ein Kaiserschnitt nicht mehr in Frage kommt, und zweitens kann der Ballon unter Umständen einen Druck auf die Nabelschnur ausüben, wenn sie neben dem Kopf tiefer hinunterreicht.

Erkennt man ein Vorliegen der Nabelschnur erst bei nahezu völlig eröffnetem Muttermund, so sprenge man während einer Wehe die Blase mit der in die Scheide eingeführten Hand, wobei gleichzeitig die äußere Hand den Kopf in den Beckeneingang hineinpreßt. Falls das gelingt, ohne daß die Nabelschnur vorfällt, kann man die Geburt sich selbst überlassen. Andernfalls bleibt nichts übrig als auf den Fuß zu wenden und anschließend zu extrahieren.

Anders gestaltet sich das Vorgehen, wenn es sich um einen Vorfall der Nabelschnur handelt. Ist der Muttermund noch nicht genügend eröffnet, um eine

Wendung auf den Fuß ausführen zu können, so kommt eine Reposition in Frage. Dieser Versuch lohnt sich aber nur, wenn lediglich eine kleinere Schlinge vorgefallen ist. Falls es sich um den Vorfall eines größeren Konvolutes handelt, wird die Reposition ohnedies nicht gelingen. Zur Reposition dienen verschiedene Methoden. Am einfachsten nimmt man einen NELATON-Katheter, an dessen Mandrin man eine Fadenschlinge einhängt. Mit der in die Scheide eingeführten Hand umschlingt man mittels der Fadenschlinge die Nabelschnur und legt das Schlingenende des Fadens über die Spitze des Katheters. Nun schiebt man unter Schutz der Hand den Katheter und damit die Nabelschnur hinter dem Kopf hoch. Zieht man den Katheter alsdann heraus, so bleibt die Nabelschnur zurück (siehe geburtshilfliche Operationslehre). ZANGEMEISTER empfahl, die Nabelschnur mit einem Stieltupfer zu reponieren. Ist der Muttermund weit genug, so kann man die Nabelschnur — eventuell auch in Knie-Ellenbogenlage — mit der Hand zurückschieben. Gelingt dies, so wird man die Nabelschnur an einem vorstehenden Körperteil, meist an den Extremitäten, aufhängen, um ein nochmaliges Vorfallen zu vermeiden. Ein anderer Kunstgriff besteht darin, daß man die Nabelschnur auf der einen Seite des kindlichen Kopfes hochbringt und die Hand nachher auf der anderen Seite zurückzieht. Von all diesen Verfahren darf man sich jedoch nur sehr wenig Erfolg versprechen, so daß heutzutage eine Reposition vielfach gar nicht mehr versucht wird. Bei zweifingerbreitem Muttermund wird man statt dessen eher eine Wendung auf den Fuß nach BRAXTON HICKS ausführen. An Stelle dieses nicht leichten Eingriffes kann man auch versuchen, den mit der *Kopfschwartenzange* schon vorher gefaßten Kopf gleich nach Reposition der Nabelschnur in den Beckeneingang zu ziehen und eventuell einen Dauerzug anzubringen.

In Kliniken kommt bei engem Muttermund, hauptsächlich bei Erstgebärenden, und vor allem bei alten Erstgebärenden auch ein Kaiserschnitt in Frage, um so mehr, als der Nabelschnurvorfall nicht selten nur ein Symptom bzw. die Folge eines räumlichen Mißverhältnisses darstellt. Vor der Ausführung des Kaiserschnittes muß der vorliegende Teil selbstverständlich zurückgehalten werden, damit er die Nabelschnur nicht komprimiert, solange man sich zur Operation vorbereitet. Weiter hat man dabei zu berücksichtigen, daß die in die Scheide vorgefallene Nabelschnurschlinge nicht mehr steril ist. Manche Geburtshelfer bestreichen sie mit irgendeinem Desinfektionsmittel, bevor sie sie durch die Bauchwunde herausheben. Am zweckmäßigsten ist es jedoch, sie abzuschneiden, während man die Frucht entwickelt und von der Scheide her zu entfernen.

Bei Mehrgebärenden kann auch eine Hysterotomia vaginalis anterior in Erwägung gezogen werden. Bei Erstgebärenden wird man lieber darauf verzichten, weil bei ihnen nach Beseitigung des Hindernisses von seiten des Muttermundes eine enge Scheide auch trotz einer Episiotomie noch immer Schwierigkeiten bereiten kann. Außerdem besteht die Möglichkeit, daß der Kopf am Ende der Schwangerschaft deshalb nicht eingetreten ist, weil auch ein leichtes räumliches Mißverhältnis vorhanden ist.

Ist die Geburt schon so weit fortgeschritten, daß der Muttermund genügend erweitert ist, so wendet man selbstverständlich auf den Fuß, indem man die vorgefallene Nabelschnurschlinge unter dem Schutze des Handtellers in die Gebärmutterhöhle hochbringt und extrahiert anschließend. Handelt es sich um eine Erstgebärende, besonders aber um eine alte Erstgebärende, und ist reichlich Fruchtwasser abgegangen, so forciere der weniger Erfahrene die Wendung und Extraktion nicht, da es sonst zu schweren Nebenverletzungen an den Weichteilen kommen kann. Man bringe also die Mutter wegen eines problematischen kindlichen Lebens nicht in Gefahr. Ist die Nabelschnur bei Steißlage vorgefallen, so holt man einen Fuß herunter und extrahiert die Frucht mit dessen Hilfe. Wenn der Steiß schon tief in das Becken eingetreten ist, hakt man in der Schenkelbeuge ein.

Weniger gefährlich ist ein Nabelschnurvorfall bei Querlage, weil hier mangels eines vorliegenden Teiles die Gefahr einer Kompression weniger droht. Sobald es möglich ist, führt man eine Wendung auf den Fuß mit anschließender Extraktion durch (Näheres siehe Operationslehre).

Die *Zerreißung der Nabelschnur* ist besonders in gerichtlicher Beziehung bedeutsam. Meist kommt es dazu bei Sturzgeburten, wenn das Kind nach ein oder zwei Wehen plötzlich unerwartet geboren wird. Bei ungefähr einem Viertel solcher Geburten reißt die Nabelschnur ab. Ob die Nabelschnur von selbst gerissen ist oder abgeschnitten wurde, ist meist nicht schwer festzustellen, da im ersten Falle die Wundränder unregelmäßig, im zweiten dagegen glatt verlaufen. Auch kommt es vor, daß die Nabelschnur nur an einer umschriebenen Stelle lädiert wird. In diesem Falle können darin Hämatome entstehen.

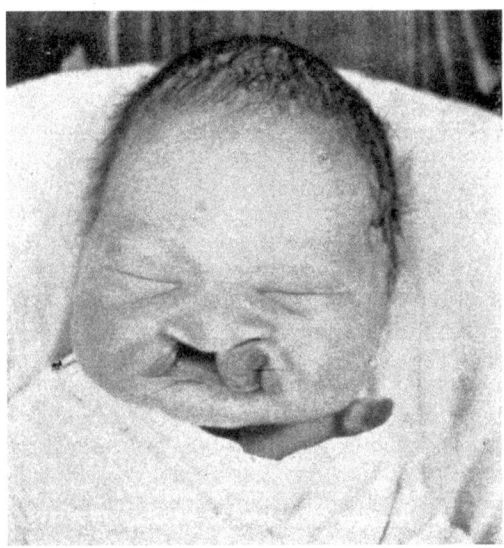

Abb. 279. Hasenscharte.

Bei den Anomalien der Nabelschnur seien auch noch die Erfahrungen von KLEINE sowie von KRISZT erwähnt, nach denen die Früchte, in deren Nabelschnur nur eine einzige A. umbilicalis vorhanden ist, schlechter entwickelt sind. Ob nun hierbei das Vorhandensein von nur einer A. umbilicalis den Grund für die Unterentwicklung der Frucht darstellt, oder ob es sich lediglich um ein zufälliges Zusammentreffen von fetaler Unterentwicklung und Entwicklungsanomalien der Nabelschnur handelt, bleibt eine offene Frage.

Sehr selten beobachtet man Geschwulstbildungen an der Nabelschnur. So wurden schon Myxome und Myxosarkome festgestellt. BUDIN sah ein Dermoid, MEYER und HAENDLY ein Teratom. Auch Cysten wurden schon beschrieben, kleinere, die dem Bauchstiel oder der Allantois entstammten und größere, die infolge Verflüssigung der WHARTONschen Sulze entstanden.

Anomalien des Feten.

Die ausführliche Besprechung der Anomalien des Feten gehört nicht in den Rahmen der praktischen Geburtshilfe. Deshalb wollen wir uns mit dieser Frage nur soweit beschäftigen, als sie für den Geburtshelfer von Interesse ist.

Entwicklungsanomalien. Die infolge von Defekten an den Schlußlinien des Körpers entstandenen Anomalien sind für den Geburtsverlauf weniger bedeutungsvoll. Hierher gehören die *Hasenscharte* (Abb. 279), der *Wolfsrachen*, der *Nabelbruch* (Abb. 280), die *Ectopia vesicae*, ferner die *Anencephalie* (Abb. 281 und 282), die *Meningeocele*, die *Encephalocele* und die *Rachischisis totalis* und *partialis (Spina bifida)* (Abb. 281, 283 u. 287). In weiterem Sinne gehört auch die *Hernia diaphragmatica* (Abb. 284) in diese Gruppe. Von diesen Anomalien stören im allgemeinen höchstens die Meningocele oder die Encephalocele den Geburtsverlauf; letztere aber nur dann, wenn die Ausbuchtung infolge ihrer Größe ein Geburtshindernis darstellt.

Entwicklungsanomalien des Feten.

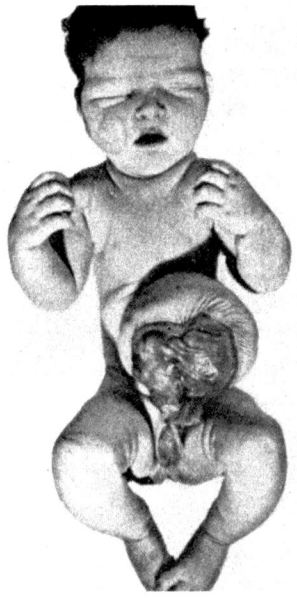

Abb. 280. Hernia umbilicalis.

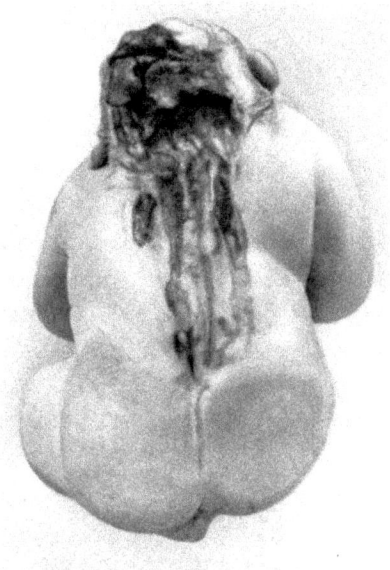

Abb. 281. Anencephalie und Rachischisis totalis.

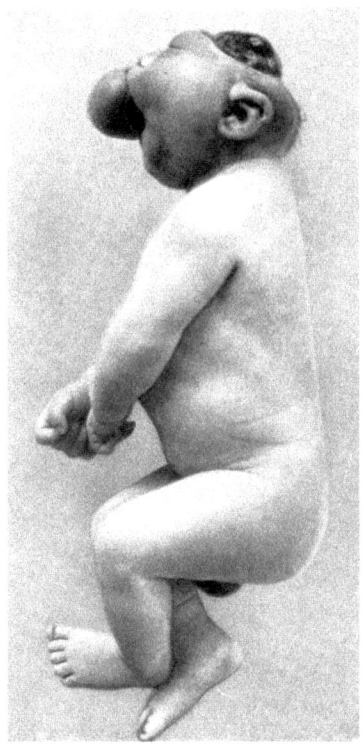

Abb. 282. Anencephalus und Epignatus.

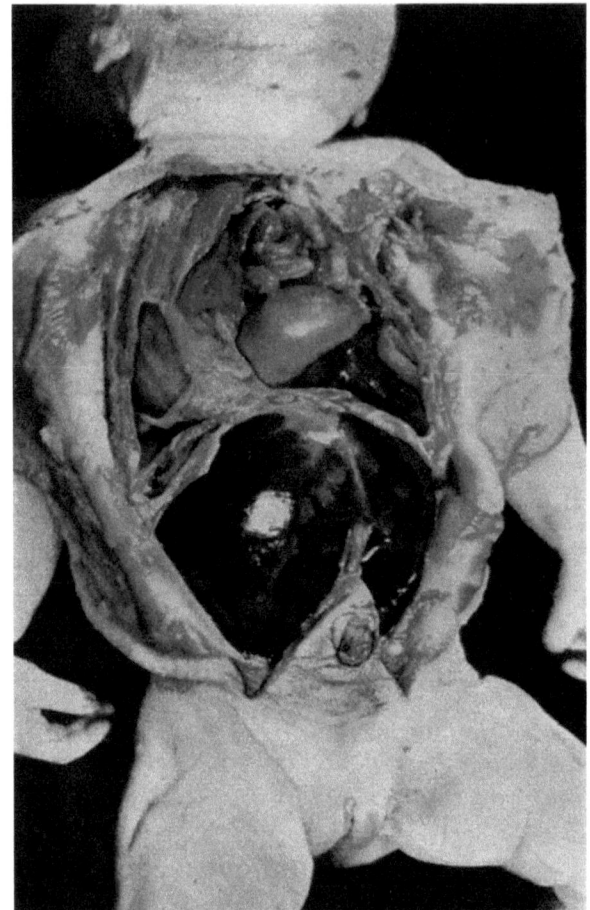

Abb. 283. Hernia diaphragmatica.

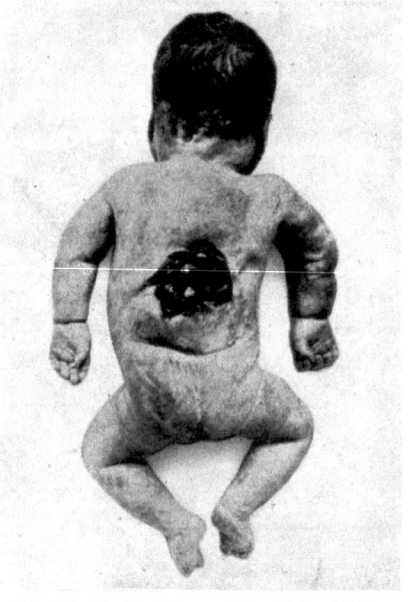

Abb. 284. Rachischisis partialis (Spina bifida).

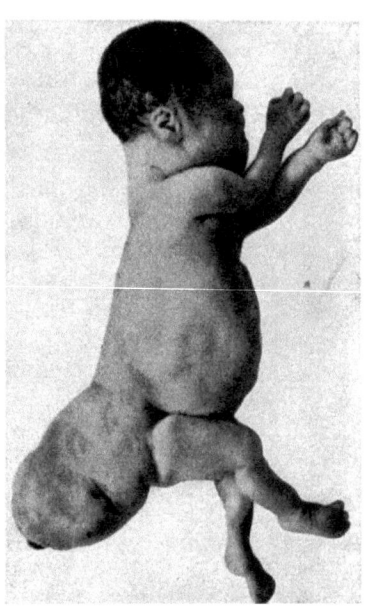

Abb. 285. Sacrales Teratom.

Die Situation gleicht in diesen Fällen derjenigen, die durch eine *Kreuzbeingeschwulst* hervorgerufen wird (Abb. 285). Das richtige Vorgehen besteht in einer Verkleinerung der Geschwulst. Was man dabei am zweckmäßigsten unternimmt, hängt von den Fähigkeiten des Geburtshelfers ab und muß in jedem Falle individuell beurteilt werden. Die *Anencephalie* ist meist mit einer Spina bifida und mit einem Hydramnion kombiniert. Da kein Hirnschädel vorhanden ist, wird die Frucht gewöhnlich in Gesichtslage geboren. Das gleiche beobachtet man bei Kindern mit einem angeborenen Kropf oder einem angeborenen Hygroma colli (Abb. 286). Bei Anencephalie kommt es meistens zu einer Frühgeburt. Wurde die Frucht ausgetragen, so kann die Entwicklung der manchmal ungewöhnlich breiten Schultern mit Schwierigkeiten verbunden sein. Wenn es nicht anders geht, ist es am zweckmäßigsten, das Schlüsselbein zu durchschneiden (Kleidotomie), da die Frucht sowieso lebensunfähig ist. Die Anencephalie muß, wenn die Geburt aus

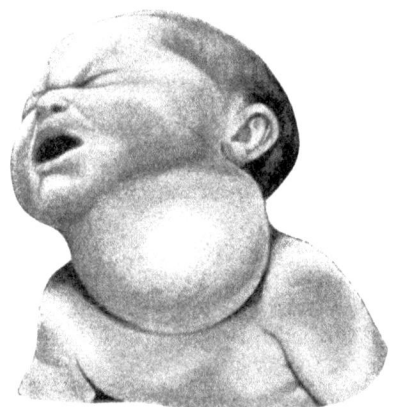

Abb. 286. Hygroma colli congenitum.

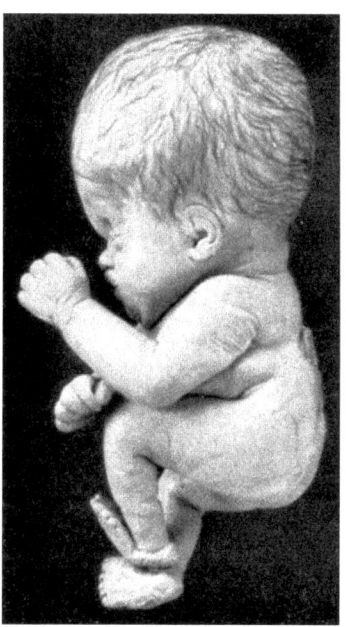

Abb. 287. Hydrocephalus und Spina bifida.

irgendeinem Grunde nicht vorwärts geht, rechtzeitig erkannt werden, da sonst mannigfache Gefahren entstehen können. Wir sahen einen Fall, bei dem ein Kollege wegen der sich verschlechternden Herztöne bei Gesichtslage eine Zangenoperation ausführen wollte. Die Zange glitt jedoch während des Ziehens wiederholt ab. Bei genauer Untersuchung stellte sich sofort heraus, daß eine Anencephalie vorlag. Wir beendeten die Geburt mit dem in den Mund der Frucht eingehakten Finger.

Von den auf *übermäßiger* Vergrößerung einzelner Organe beruhenden Anomalien ist für die Praxis der *Hydrocephalus* (Abb. 287 und 288) vielleicht am wichtigsten. Er gehört zu den häufigsten Entwicklungsanomalien. Auf ungefähr 1500 Geburten trifft ein Hydrocephalus. Es bestehen dabei graduelle Unterschiede, und es gibt Formen, die noch geboren werden können. In anderen Fällen ist der Schädel so groß, daß er verkleinert werden muß, weil sonst wegen des räumlichen Mißverhältnisses eine Uterusruptur droht. Zwei Drittel der Hydrocephalen pflegen sich in Kopflage, ein Drittel in Beckenendlage einzustellen. Charakteristisch ist ein kleines Gesicht und ein außergewöhnlich großer, sich meistens weich anfühlender Hirnschädel. Die Kopfknochen lassen sich bei der Untersuchung oft leicht eindrücken und knistern pergamentartig. Die

Fontanellen und Nähte klaffen. Gewöhnlich fällt es schon bei der äußeren Untersuchung auf, daß der Kopf sehr groß ist und daß ein ausgesprochenes räumliches Mißverhältnis besteht. Bei der Geburt verursacht eine hydrocephale Frucht in Kopflage die größten Schwierigkeiten. Wenn sich das Kind in Steißlage befindet, treten seltener schwere Komplikationen ein, da der kindliche Körper ohne besondere Schwierigkeiten geboren wird, die Hebamme aber beim Hängenbleiben des Kopfes — auch wenn sie die Situation nicht erkennt — gezwungen

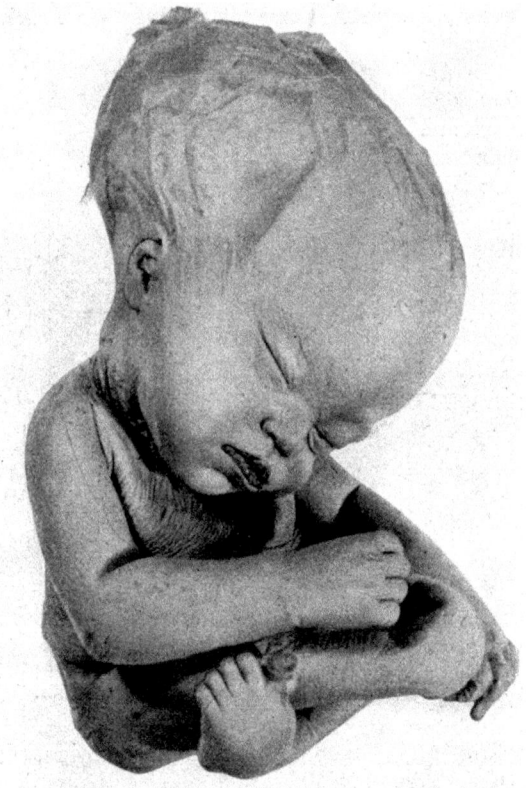
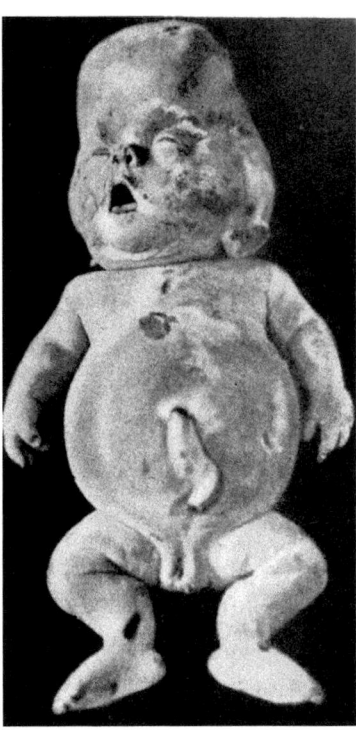

Abb. 288. Hydrocephalus.   Abb. 289. Chondrodysplasie.

ist, einen Arzt herbeizuholen, der dann den nachfolgenden Kopf perforieren kann. Bei Schädellage wird jedoch ein nicht allzu großer Wasserkopf oft nicht rechtzeitig erkannt, so daß es bei ungenügender Beobachtung des Geburtsverlaufes unter Umständen zu einer Uterusruptur kommt. Falls das Schädeldach sehr weich und die Fontanellen abnorm weit sind, unterlaufen auch Verwechslungen mit einer Steißlage. Sobald die Diagnose gestellt ist, besteht bezüglich des Eingriffes kein Zweifel mehr. Man punktiert den Kopf in der Gegend einer Fontanelle oder bohrt ihn mit der NAEGELEschen Schere an. Die Diagnose muß selbstverständlich gesichert sein, damit man nicht irrtümlicherweise ein gesundes Kind perforiert. Eben deshalb empfiehlt es sich in allen Fällen, in denen die Diagnose nicht sicher ist, eine Röntgenaufnahme anzufertigen. Es wäre auch falsch, die Mutter im Falle eines durch einen Wasserkopf bedingten räumlichen Mißverhältnisses den Gefahren einer Schnittentbindung auszusetzen. Leichtgradig hydrocephale Früchte können — wie schon erwähnt — auch per vias naturales zur Welt kommen und manchmal sogar geistige Größen werden (HELMHOLTZ, CUVIER).

Nicht nur der kindliche Schädel, sondern auch *andere Körperteile können eine abnorme Größenentwicklung aufweisen*. Bisweilen ist der Leib außergewöhnlich groß. Den Grund dafür bildet z. B. ein Ascites, eine übergroße Leber oder, was das häufigste ist, eine polycystische Niere. Hat man die Anomalie erkannt, so führt man eine Punktion aus oder entfernt die Eingeweide des Kindes (Eviszeration). Weiterhin kann die Geburt einer chondrodystrophischen (richtiger chondrodysplastischen, GRUBER) Frucht (Abb. 289), teils infolge der Größe des Kopfes, noch mehr aber wegen dessen Härte Schwierigkeiten bereiten. Eine häufigere, aber für die Geburt bedeutungslose Anomalie stellt die Polydaktylie dar, bei der

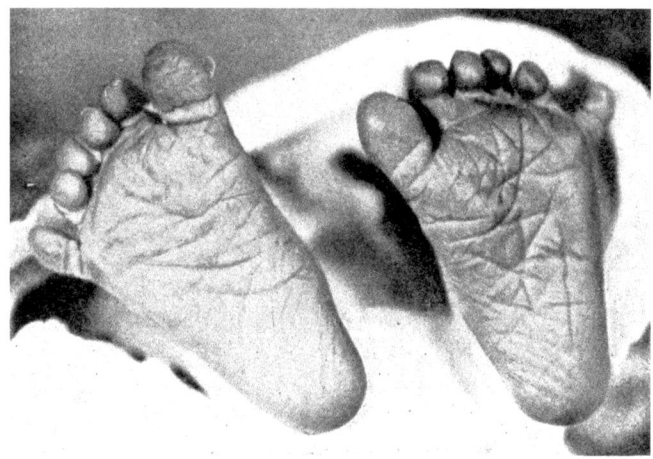

Abb. 290. Polydaktylie.

an den Händen oder Füßen mehr als 5 Finger bzw. Zehen vorhanden sind (Abb. 290).

Vor die schwierigste Aufgabe wird der Geburtshelfer durch *Doppelmißbildungen* gestellt. Man unterscheidet hierbei zwei Gruppen: symmetrische und asymmetrische Mißbildungen. Die symmetrischen Doppelmißbildungen unterteilt man wieder in verschiedene Gruppen, je nachdem ob sie parallel oder in Richtung der Längsachse — wobei also die eine gewissermaßen die Fortsetzung der anderen bildet — aneinander gewachsen sind. So können z. B. zwei Früchte am Kopfe miteinander zusammenhängen *(Kraniopagen)*. Von den parallel verwachsenen Zwillingen gibt es viele Abarten. Sind die Becken miteinander verwachsen, so spricht man von *Ischiopagen*, ist die Verwachsung am Steiß erfolgt, von *Pygopagen*. Bei den am Brustkorb zusammenhängenden Zwillingen unterscheidet man nach dem Ausmaß der Verwachsung *Sternopagen, Xyphopagen und Thorakopagen* (Abb. 291). Charakteristische Xyphopagen waren die Siamesischen Zwillinge. Zu den Pygopagen zählten die berühmten Schwestern Blažek, von denen die eine heiratete und schwanger wurde. Nach der Entbindung der einen setzte — wie bereits erwähnt — die Milchsekretion auch in der Brust der anderen ein. Angeblich hatte die Nichtschwangere während der Geburt der Schwester ebenfalls Uteruskontraktionen. Zur Gruppe der asymmetrischen Doppelmißbildungen gehören die *Epignathen*, bei denen die Zwillingsfrucht als Tumor aus dem Munde herauswächst, ferner die *Diprosopen* und die *Dipygen*.

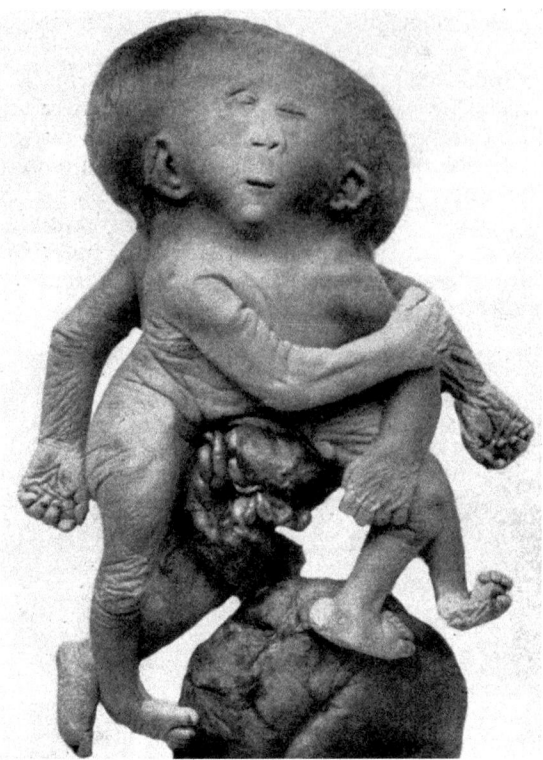
Abb. 291. Cephalothoracopagus.

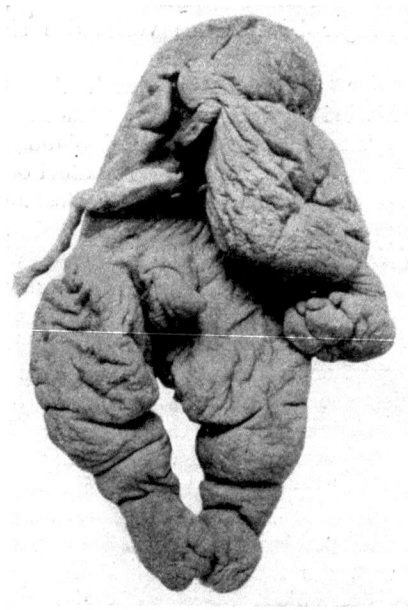
Abb. 292. Acardius acephalus.

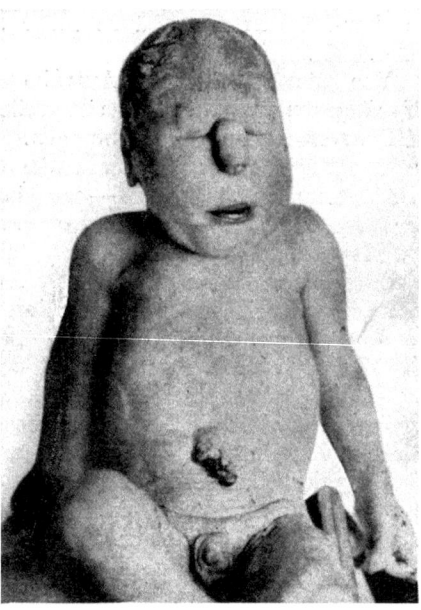
Abb. 293. Proboscis (Rüssel) bei Ethmocephalie.

Was man in diesen Fällen bei der Geburt zu tun hat, kann nicht in einer Regel zusammengefaßt werden, weil es stets von der jeweiligen Situation abhängt. Immer besteht die erhöhte Gefahr einer Uterusruptur. Schon allein um diese zu verhindern, muß die Geburt rechtzeitig beendet werden, wenn es nicht anders geht, durch Zerstückelung der Frucht. In besonders günstigen Fällen kann es sich ereignen, daß z. B. Thorakopagen, die nur oberflächlich an der Haut miteinander verwachsen sind, während der Geburt getrennt werden, so daß die Früchte nacheinander zur Welt kommen. Schwierigere Fälle, bei denen festere Verwachsungen bestehen, bedürfen der ganzen Geschicklichkeit und Intuition des Geburtshelfers. Einen Übergang zu den Doppelmißbildungen stellt in gewissem

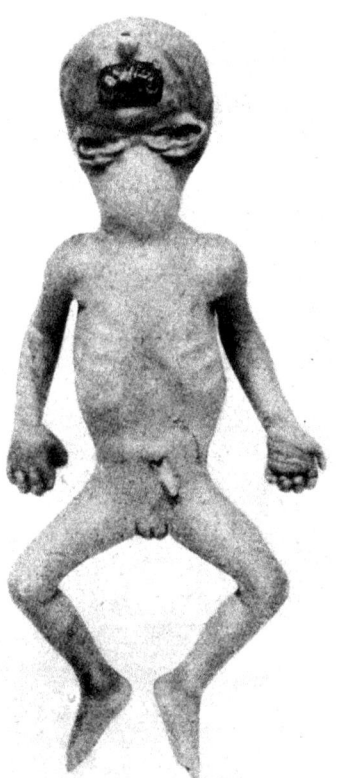
Abb. 294. Cyclopie und Synotie.

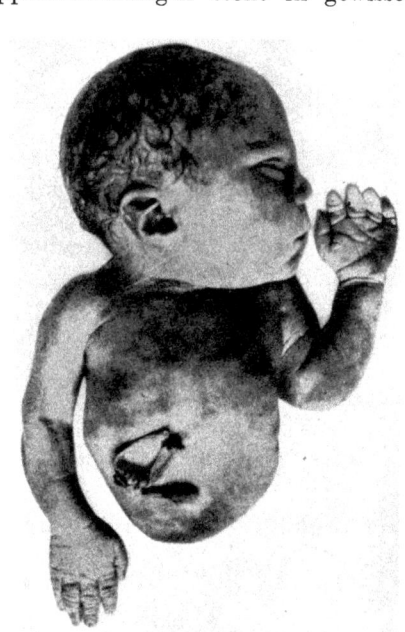
Abb. 295. Amelus.

Maße der Akardius dar, der nur bei eineiigen Zwillingen vorkommt. Dabei ist die eine Frucht normal entwickelt, während bei der anderen die einzelnen Organe nicht ausgebildet sind. Meistens fehlen der Brustkorb und der Kopf (*Acardius acephalus*) (Abb. 292). Sind auch die unteren Extremitäten schlecht entwickelt, so kann schließlich eine völlig unförmige, aufgedunsene Masse entstehen (Acardius amorphus). Einige seltenere Mißgeburten sind auf den Abb. 293, 294, 295, 296 und 282 zu sehen.

Entwicklungsanomalien der inneren Organe sind zwar für den Geburtsmechanismus von geringerer Bedeutung; um so mehr aber für das Verantwortungsbewußtsein und Gewissen des Geburtshelfers. Wenn das Neugeborene kurz nach der Geburt abstirbt, ist es daher wichtig, die Todesursache durch eine Sektion festzustellen. Der Fall ist nämlich ganz anders zu beurteilen, wenn das Kind infolge eines angeborenen Herzfehlers oder einer Zwerchfellhernie bei der Geburt abstarb, als wenn dies wegen einer falschen Geburtsleitung erfolgte.

Die Entstehungsursache für Mißgeburten ist noch wenig geklärt. Auf alle Fälle spielt die Vererbung hierbei eine Rolle. Auch Erkrankungen der Eihäute und der Decidua können die Entwicklung beeinträchtigen. So weiß man z. B., daß bei Schwangerschaften, die mit unregelmäßigen Blutungen einhergehen, Entwicklungsanomalien der Früchte häufiger vorkommen. Nach den Beobachtungen von GREENHILL sollen Mißbildungen in Verbindung mit Placenta praevia ebenfalls gehäuft auftreten. Eine Prüfung unseres Materials bestätigte diesen Befund (BRASCHE). Vielerorts wurde versucht, Klarheit in den Fragenkomplex der Mißbildungen zu bringen. So gelang es BARDEEN durch Röntgenbestrahlung des Samens von Fröschen Entwicklungsanomalien hervorzurufen. ARLITT-WELLS fanden an Tieren bei Einwirkung geringerer Mengen von Alkohol abnorm gebildete Spermatozoen und späterhin eine Sterilität. GUYER-SMITH immunisierten mit der Augenlinse von Kaninchen Hühner und behandelten dann mit deren Blutserum trächtige Kaninchen, worauf Junge mit unvollkommen ausgebildeten Augen zur Welt kamen. STOCKARD, LEWIS gelang es, aus Elritzeneiern, die mit Magnesiumchlorid behandelt waren, Junge mit einer Cyclopie zu erhalten. Allerdings fanden die erwähnten Versuche von anderer Seite noch keine Bestätigung. So viel mögen sie auf alle Fälle beweisen, daß man auch durch künstliche Einwirkungen von außen her Entwicklungsanomalien hervorrufen kann.

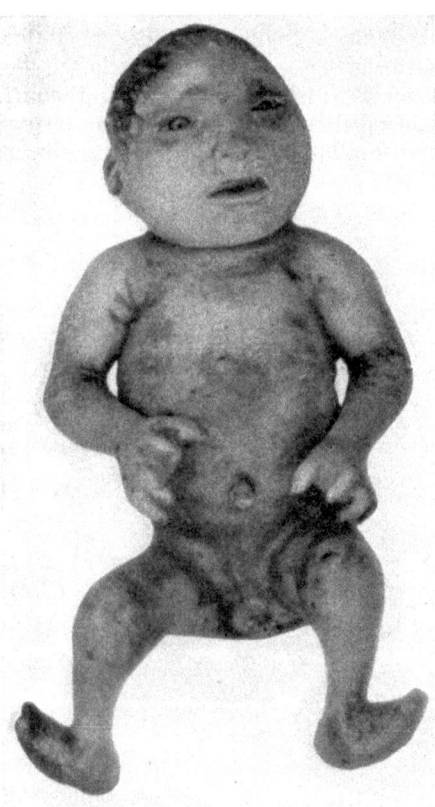

Abb. 296. Lipodystrophia congenita.

Hydrops fetus et placentae. Mit diesem Namen bezeichnet man das zuerst von SCHRIDDE beschriebene Krankheitsbild, bei dem ein auf das subcutane Bindegewebe des ganzen Körpers und die Körperhöhlen sich erstreckendes Ödem gefunden wird. Die Placenta ist infolge ödematöser Durchtränkung stark vergrößert. Ihr Gewicht kann ein Mehrfaches des normalen erreichen und betrug z. B. in einem unserer Fälle 3 kg. Das Ödem ist besonders am Kopf, im Gesicht und am Brustkorb des Feten stark ausgeprägt; an den Extremitäten hingegen kann es fehlen. Die Augen sind infolge des Ödems der Lider nicht sichtbar, die Haut der Stirn und Supraorbitalgegend wölbt sich als eine dicke Falte vor. Die Nase, der Mund und die Ohrmuscheln sind unförmig gestaltet (Abb. 297). Im mikroskopischen Bild zeigen sich charakteristische extramedulläre Blutbildungsherde in der gewöhnlich stark vergrößerten Leber sowie in der Milz, den Nieren und Nebennieren; sie können so zahlreich sein, daß sie das gewohnte histologische Bild ganz verdecken. Diese Blutbildungsherde bestehen in der Hauptsache aus Erythroblasten, Myeloblasten und Myelocyten. Die Vergrößerung der Placenta wird außer von der Vermehrung der Zotten in erster Linie von deren Größenzunahme verursacht. Die normal großen Zotten werden von breiten, um ein Mehrfaches größeren Zotten verdrängt (Abb. 298). Die Vergrößerung beruht vor allem auf einer hochgradigen Hyperplasie des Bindegewebsgerüstes. Das Bindegewebe erscheint zellreich; die Zellen sind reif und zeigen eine ausgesprochene kollagene Faserbildung. In den einzelnen Zotten ist ein stellenweise mit kleineren Höhlenbildungen verbundenes Ödem feststellbar. In einigen Zotten sind auch Blutbildungsherde zu erkennen.

Was die Klinik der Erkrankung betrifft, so wäre zu erwähnen, daß sich bei der Mutter häufig eine Nephropathie mit Ödemen verschiedenen Ausmaßes, mit Blutdruckerhöhung und einem unterschiedlichen Eiweißbefund im Urin feststellen läßt (W. FISCHER, SCHRIDDE, KOVÁCS). In anderen Fällen ist nur eine latente Toxikose vorhanden. Nach Ansicht mancher Autoren findet sich die Störung vorwiegend bei Schwangerschaften mit männlichen Früchten. Die Geburt setzt gewöhnlich früher, im 8. oder 9. Monat, ein. Die Frucht ist meist tot oder stirbt, falls sie lebend zur Welt kommt, gewöhnlich innerhalb weniger Minuten ab.

Bezüglich der *Ätiologie* war man bis in die neueste Zeit im unklaren. Lange hielt man eine Lues für die

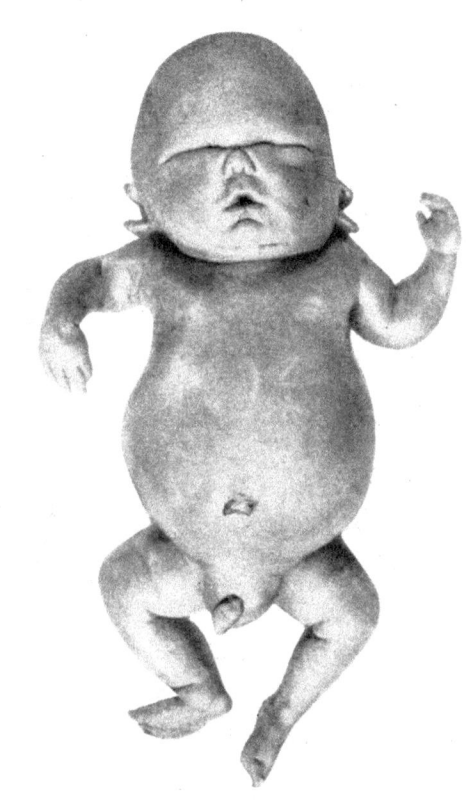

Abb. 297. Hydrops fetus universalis.

Ursache; doch stellte sich heraus, daß diese Erkrankung nichts damit zu tun hat. Andere hielten sie für eine fetale Blutkrankheit ähnlich dem Icterus neonatorum (GIERKE). Wegen der ständigen Störung in der Bildung der roten Blutkörperchen benannte sie RAUTMANN „fetale Erythroblastose", zu der heute außer dem Hydrops fetus et placentae noch die kongenitale Anämie und der Icterus gravis neonatorum gerechnet werden. Die Untersuchungen der letzten Jahre sprechen dafür, daß es sich bei der Entstehung des Hydrops fetus universalis et placentae um eine hormonale Gleichgewichtsstörung handeln könnte, die in erster Linie von der Placenta verursacht wird. Auf diese Möglichkeit wiesen zuerst HELLMANN-HERTIG hin, indem sie die Placenten hydropischer Früchte histologisch untersuchten und mit unreifen Placenten und Blasenmolen verglichen.

TSCHERNE fand bei Hydrops fetus das Follikelhormon in der Placenta stark vermehrt. In 3 Fällen von HERRNBERGER war der Gehalt an gonadotropem

Hormon in der Placenta, im retroplacentaren Hämatom, im Fruchtwasser, im mütterlichen Blut und Harn viel größer als sonst. Follikelhormon fand er dagegen nicht vermehrt. Zu ähnlichen Ergebnissen gelangte an meiner Klinik auch ZSIG-MOND, wogegen v. PALLÓS im Inhalt der in unserem Falle vorgefundenen Luteincysten eine gesteigerte Menge von Gonadotrop- und Follikelhormon nachweisen konnte. Diese zwar nicht eindeutigen Ergebnisse zeigen immerhin, daß die fetalen Erythroblastosen mit hormonalen Gleichgewichtsstörungen einhergehen. Wir selbst (BURGER) fanden in einem Falle, bei welchem wir wegen hochgradiger Blutung den Uterus zu amputieren gezwungen waren, beiderseitig *Luteincysten*. Seit wir auf diese Möglichkeit achteten, sahen wir solche auch in anderen Fällen

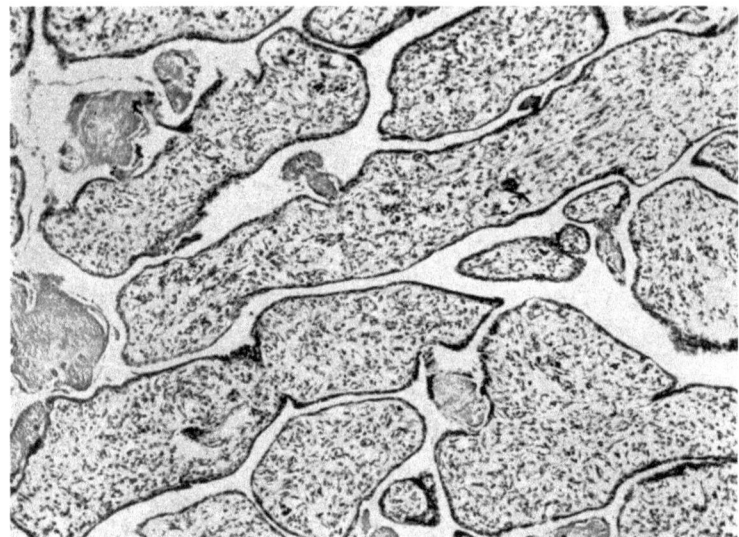

Abb. 298. Hydrops placentae (histologisches Bild).

und sind der Ansicht, daß sie die Folge einer abnormen Chorionprolanbildung sind. Inzwischen wurde meine diesbezügliche Beobachtung auch durch andere (KÄUFF-LER, SCHUTLHEISS-LINDER) bestätigt. Neuerdings brachte die Erkenntnis des sog. Rh-Faktors (LANDSTEINER-WIENER) neue Gesichtspunkte hinsichtlich der Ätiologie der fetalen Erythroblastosen. LANDSTEINER fand, daß sich nach Injektion einer Aufschwemmung roter Blutkörperchen von Rhesus-Affen bei Kaninchen, Ratten oder Meerschweinchen in den Versuchstieren Agglutinine bilden, die die roten Blutkörperchen der Affen agglutinieren. Weiterhin stellte er fest, daß dieses tierische Antirhesusserum auch beim Menschen eine Agglutination hervorruft, und zwar bei der weißen Rasse in ungefähr 85%, bei Negern in 92% und bei Chinesen und Ostasiaten in fast 100%. Es gibt also rhesus-positive (Rh) und rhesusnegative (rh) Menschen. Beachtenswert ist aber, daß beide Typen (Rh und rh) positive antigene Eigenschaften besitzen. In geburtshilflicher Hinsicht spielt der Rh-Faktor insofern eine Rolle, als er in der *Ätiologie der fetalen Erythroblastosen* (auch der Anaemia congenitalis und des Icterus gravis) eine entscheidende Bedeutung besitzt. Gehört nämlich der Vater und das Kind zum Typ Rh, die Mutter aber zum Typ rh, so entstehen im mütterlichen Blut Antikörper, die das Rh-Blut des Feten durch Hämolyse schädigen. Da es aber für das Zustandekommen der schädigenden Wirkung eines gewissen Immunisierungsgrades der Mutter bedarf, tritt meist erst bei wiederholten (3., 4.) Schwangerschaften eine Schädigung des

Feten auf. Hieraus sowie aus der Tatsache, daß die rhesus-positiven Männer meistens vom Genotyp Rh, rh sind und ihre Kinder infolgedessen nur in 50% der Fälle zum Typ Rh gehören, die Mutter also immunisieren, erklärt sich, warum die Erythroblastosen nicht in etwa 10%, wie man zunächst annehmen möchte, sondern nur in 0,4% der Ehen vorkommen.

Hinsichtlich der *Prophylaxe* wäre zu bemerken, daß rh-negative Frauen bei eventuellen Bluttransfusionen nur rh-negatives Blut bekommen dürfen. Die *Therapie* der Rh-bedingten fetalen Erkrankungen ist noch durchaus unbefriedigend. Manche Autoren halten den Übertritt der Antikörper aus dem mütterlichen Blute auf das Kind intra partum für sehr wesentlich und sehen daher in der Schnittentbindung einen Nutzen. Auch Versuche einer Rh-Desensibilisierung rh-negativer Mütter wurden angestellt. Die Behandlung eines Rh-geschädigten Kindes besteht in sog. Austauschtransfusionen. Man führt dem Kind wiederholt gruppengleiches, rh-negatives Blut am besten durch die Nabelvene zu und macht an einer anderen Körperstelle einen Aderlaß. Auf keinen Fall darf das mütterliche Blut, das ja Rh-Antikörper enthält, zur Transfusion Verwendung finden.

Bemerkt sei noch, daß die Kombination: Vater Rh, Kind Rh und Mutter rh nur in 90% der Erythroblastosen zu beobachten ist und daß auch Fälle beschrieben wurden (POLAYES), in denen die Mutter zum Typ Rh gehörte. Der Rh-Faktor allein vermag demnach die Ätiologie der fetalen Erythroblastosen auch nicht völlig zu klären. Manche Fälle sprechen dafür, daß auch die Blutgruppeneigenschaften A, B, 0 durch Isoimmunisierung fetale Erythroblastosen hervorrufen können, so z. B. der Fall von AUSTIN-SMITH, in dem das Kind zur Blutgruppe A, die Mutter zur Gruppe 0 gehörte, wobei die Mutter einen sehr hohen Titer von Anti-A aufwies.

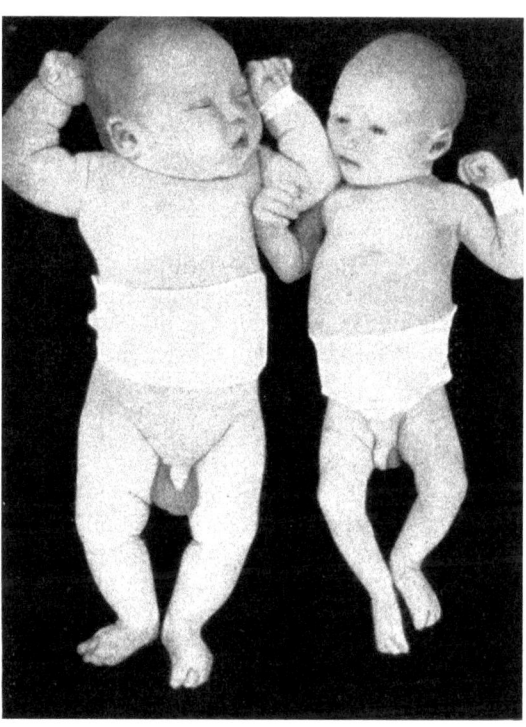

Abb. 299. Riesenkind und reifes Kind.

Überentwicklung und Übertragung. Ist das Neugeborene schwerer als 4 kg, so spricht man von einem abnorm großen, ist es schwerer als 5 kg, von einem Riesenkind (Abb. 299). Selbstverständlich ist der Geburtsverlauf bei einem 4—5 kg wiegenden oder noch schwereren Kind schwieriger, falls die Mutter nicht ein besonders weites Becken hat. Das größte Kind, das in der Weltliteratur bekannt wurde, wog 11 300 g und hatte eine Länge von 70 cm. In unserem Krankengut wog das größte, lebend geborene Kind 6 kg und hatte eine Länge von 59 cm.

Der Grund für das übermäßige Wachstum der Kinder kann konstitutionell bedingt sein und somit von der Gestalt der Vorfahren abhängen; doch mag dabei auch das Alter der Schwangeren eine Rolle spielen. *Ältere Frauen und*

Mehrgebärende bringen häufiger größere Kinder zur Welt. Manche schreiben ferner dem Ernährungszustand der Mutter eine Bedeutung zu. Deshalb empfahl seinerzeit PROCHOWNICK, in der Nahrung der Schwangeren die Kohlenhydrate einzuschränken (s. S. 168). Anscheinend besitzen auch die Vitamine einen gewissen Einfluß. So sahen wir z. B. manchmal auffallend harte Schädelknochen bei Kindern von Schwangeren, die Vitamin D verabreicht bekamen. Das entspricht den Erfahrungen NAHMMACHERs, wonach Vitamin A und D die intrauterine Entwicklung der Frucht begünstigen. Für diese Eigenschaft der Vitamine spricht wohl auch die Erfahrung, daß das Gewicht der im Sommer geborenen Kinder im allgemeinen etwas höher liegt als das der Frühlingskinder, wie ABELS, PELLER-BASS, SOLTH und an unserem Krankengut KEHIDAI fanden. Von den innersekretorischen Drüsen können dabei die Hypophyse, die Schilddrüse und der Eierstock eine Rolle spielen. In dieser Richtung wirkt vielleicht auch eine besonders gute Funktion der Placenta, und zwar in dem Sinne, daß die Frucht reichlicher mit Nahrung versorgt wird.

Bei überentwickelter Frucht ist der Kopf härter, konfiguriert sich schwerer, und die Geburt verzögert sich. Nach der Geburt des Kopfes bleiben manchmal die Schultern hängen. Die erste Aufgabe ist es, auf Störungen im Geburtsmechanismus zu achten. Man wird sich also überzeugen, ob sich die Schultern in den geraden Durchmesser des Beckenausganges eingestellt haben. Befinden sie sich nämlich noch im schrägen Durchmesser, so muß zuerst die ausgebliebene Drehung nachgeholt werden, indem man mit der in die Scheide eingeführten Hand die vordere Schulter nach vorne dreht. Erzwingt man die Extraktion der Schultern, bevor diese Drehung erfolgt ist, so kann der Plexus brachialis beschädigt, ja sogar das Schlüsselbein und eventuell auch die Halswirbelsäule gebrochen werden. Befinden sich die Schultern im geraden Durchmesser und gelingt es trotzdem nicht, sie zu entwickeln, so lagert man die Kreißende auf das Querbett, weil man dann steiler nach unten ziehen kann. Kommt man auch so nicht zum Ziele, dann bleibt nichts anderes übrig, als mit der Hand in die Scheide einzugehen und den vor dem Kreuzbein gelegenen Arm des Kindes dem Brustkorb entlang herunterzuholen. Genügt auch das nicht, kann man noch den vorderen Arm entwickeln. Dies ist jedoch schon gefährlicher, weil es leicht zu einer Fraktur kommt. Bei einer *toten Frucht* ist die Situation selbstverständlich einfacher. Man schlingt ein Handtuch um den Hals des Kindes und zieht die Frucht damit nach unten. Wenn es nicht anders geht, kann man das Schlüsselbein durchschneiden (Kleidotomie). Dadurch fallen die Schultern zusammen und das Kind ist leichter zu extrahieren. Bei übermäßig großem, lebendem Kinde und gleichzeitig bestehendem räumlichem Mißverhältnis führt man selbstverständlich — falls keine Gegenindikation besteht — einen Kaiserschnitt aus.

Bei *habituellem* übermäßigem Wachstum gibt es zwei Möglichkeiten: Entweder bringt man die Frucht durch eine rechtzeitig eingeleitete künstliche Frühgeburt zur Welt, oder man macht einen Kaiserschnitt.

Wenn bei übergroßen Früchten die Geburt durch den Geburtskanal verläuft, kommt es häufiger zu ernsteren Weichteilverletzungen, und in der Placentarperiode besteht die Gefahr einer Atonie.

Der Gedanke, daß bei *Übertragung* die Kinder überentwickelt sind, liegt nahe, trifft jedoch nur in 10% der Fälle zu (SOLTH). SOLTH fand im Material der Marburger Klinik die Tragzeit bei Riesenkindern im Durchschnitt nicht erhöht. Darauf, daß übertragene Früchte nicht überentwickelt sein müssen, machte schon HOHL (1855) aufmerksam. BOSSI beobachtete (1907) bei übertragenen Früchten oft eine stärkere Abmagerung, ja sogar ein intrauterines Absterben, was auch BÄCKER seinerzeit feststellte. Jeder Geburtshelfer kennt die Tatsache, daß die Haut übertragener Kinder infolge der Abmagerung häufig schlaff und welk ist. Den Grund für diese Abmagerung und den Tod der Frucht kann man in der schlechteren Ernährung infolge regressiver Veränderungen der Placenta sehen. Neuerdings machte RUNGE auf die Verringerung der Vernix caseosa an der Haut übertragener Kinder und auf geringe Macerationserscheinungen, vor allem an der Haut des Genitale, aufmerksam. FRIGYESI wies auf regressive Veränderungen der Placenta bei Übertragung hin, die aus verkalkten weißen Infarkten, verdickten Gefäßwänden mit zum Teil verschlossenem Lumen und fibringefüllten intervillösen Räumen bestehen. Wie SCIPIADES-BURG betonten, kommen diese Veränderungen auch ohne Übertragung vor.

Wie die Ursache für das Einsetzen der Geburt, ist auch der Grund für die Übertragung der Schwangerschaft unbekannt. Nach neueren Forschungen spielen dabei allerdings die hormonalen Verhältnisse eine Rolle. An dieser Stelle seien nur die Versuche meines Mitarbeiters MIKLÓS mit Gelbkörperhormon sowie die Beobachtungen von SNYDER, ÁRVAY (s. S. 172) erwähnt, denen es gelang, mit gonadotropem Hormon die Tragzeit von Versuchstieren zu verlängern. Wahrscheinlich handelt es sich hierbei, wie auch SNYDER behauptet, ebenfalls um eine Luteohormonwirkung. Erwähnt sei noch, daß ROSENKRANZ bei Fällen von Übertragung in der Placenta mehr Gelbkörperhormon und weniger Follikelhormon vorfand. Die an unserer Klinik durchgeführten Versuche PATAKYs weisen auch auf eine gewisse Bedeutung des Vitamin C in dieser Hinsicht hin.

Ein übertragenes Kind kann also überentwickelt sein oder nicht. In ersterem Falle nimmt die Geburt einen schweren Verlauf. Ein nicht überentwickeltes Kind kann trotzdem ebenso wie ein überentwickeltes noch vor der Geburt intrauterin absterben. Obwohl dies verhältnismäßig selten vorkommt, wäre es doch ratsam, vorbeugend die Geburt rechtzeitig einzuleiten. Dies als Prinzip aufzustellen, ist jedoch viel einfacher als eine Übertragung mit Sicherheit zu erkennen. Man denke nur daran, wie schwer es oft ist, den Geburtstermin genau festzulegen. Man weiß ja nicht einmal genau, wieviel Tage im gegebenen Fall die Schwangerschaftsdauer ist (s. S. 139).

Eben deshalb muß man bei der Beurteilung der Übertragung sehr umsichtig vorgehen und alle in Frage kommenden Umstände berücksichtigen. So sei z. B. erwähnt, daß man die Übertragung (intrauterin) auch mittels Röntgenaufnahmen, und zwar auf Grund des Erscheinens einzelner Verknöcherungszentren festzustellen versuchte (SZELLÖ nach den Knochenkernen im Os capitatum und hamatum, LAHM sowie STAMPFEL-TSCHERNE nach den Knochenkernen in der Tibia). Dies alles bedarf jedoch noch weiterer Bekräftigung. Alle diese Methoden sind schon deshalb nicht zu empfehlen, weil sie, wie jede Röntgenuntersuchung während der Gravidität, zu einer Keimschädigung führen können. Bedeutsamer ist die Beobachtung RUNGEs, nach der für die übertragene Frucht eine Gefahr entsteht, wenn sich das Fruchtwasser zu vermindern beginnt. Dieser Umstand manifestiert sich in einer Abnahme des Leibesumfanges. Solange die Schwangerschaft den zu erwartenden Zeitpunkt der Geburt nicht um mehr als 2 Wochen überschreitet, spricht man im allgemeinen nicht von einer Übertragung. Dabei ist auch empfehlenswert, die Beobachtung zu berücksichtigen, daß Frauen mit kürzerem Menstruationscyclus meist früher gebären (s. S. 140). In solchen Fällen entschließt man sich also eher zu einer Geburtseinleitung als bei Frauen mit längerem Cyclus (über 31 Tage), bei denen auch die Schwangerschaft länger zu dauern pflegt.

Hat man sich wegen Übertragung zur künstlichen Einleitung der Geburt entschlossen, so muß man bezüglich der Methode unterscheiden, ob es sich nur um eine Übertragung oder auch um eine Überentwicklung handelt. Eine medikamentöse Einleitung möglichst ohne Chiningabe ist in beiden Fällen am Platze.

Die Blase zu sprengen oder einen Ballon einzuführen, erscheint aber in Fällen, in denen *nur der leiseste Verdacht auf ein räumliches Mißverhältnis besteht, nach unserer Ansicht kontraindiziert*, weil man nie von vornherein wissen kann, ob nicht ein Kaiserschnitt notwendig wird. Mit operativen Einleitungsmethoden gefährdet man aber die Asepsis der Geburtswege. *Über die medikamentösen Verfahren hinauszugehen ist höchstens dann erlaubt, wenn sicher kein räumliches Mißverhältnis besteht.* Wir sind mit der operativen Einleitung der Geburt, besonders bei Erstgebärenden, ziemlich zurückhaltend, weil bei diesen die Wehentätigkeit im Gegensatz zu Mehrgebärenden mit guter Geburtenanamnese ein unbekannter Faktor ist. Die Gefährdung des kindlichen Lebens nimmt mit der Länge der Übertragung zu, doch sollte man immer bedenken, daß ein intrauteriner Fruchttod allein infolge Übertragung selten vorkommt. Daher empfiehlt es sich nicht, die Geburtseinleitung bei einer angenommenen Übertragung zu forcieren, solange keine Gefahrzeichen, wie Abnahme des Leibesumfanges, vorhanden sind. Dies gilt schon deswegen, weil ein zu aktives Vorgehen bei nicht geburtsreifem Uterus sowohl das kindliche als auch das mütterliche Leben gefährdet.

Zur medikamentösen Geburtseinleitung ist die kombinierte Anwendung von Ricinusöl und heißen Bädern einerseits, Hypophysenhinterlappenpräparaten und Chinin andererseits am zweckmäßigsten (WATSON, STEIN). Wir selbst haben die Verordnung von Chinin so gut wie ganz verlassen und geben höchstens am Abend vor der Einleitung im Laufe 1 Std 2mal 0,1 g Chinin. Nach unseren Erfahrungen haben nämlich größere Chinindosen keine besonders wehenfördernde Wirkung, regen aber die Frucht meist zu Meconiumentleerung an, was keineswegs als vorteilhaft angesehen werden kann. Der ungünstigen Erfahrungen wegen sind auch schon andere vom Chinin abgekommen. Mancherseits berichtet man von einer geradezu schädlichen Wirkung. So schrieb z. B. KUBOTA in einem Falle den intrauterinen Fruchttod dem Chinin zu, obwohl er es nur in geringen Dosen verabreicht hatte. WEST sah bei Tierversuchen als Nachwirkung des Chinins eine degenerative Veränderung der Gehörnerven der intrauterinen Frucht.

Wir selbst führen die medikamentöse Einleitung so aus, daß wir am Morgen der Schwangeren auf nüchternen Magen 2 Eßlöffel (30 g) Ricinusöl geben, sodann nach dem Einsetzen der purgierenden Wirkung (eventuell mit Einlauf) ein heißes Bad nehmen lassen und stündlich 2—3 iE Hinterlappenhormon intramuskulär verabreichen (unter Umständen abwechselnd mit 0,2—0,3 cm^3 Thymophysin). Diese Methode hat allerdings nach unseren Erfahrungen nur in ungefähr 60—70% der Fälle einen Erfolg. Bei einer Übertragung ist sie natürlich wirksamer als vor dem Geburtstermin; doch ist die Meinung mancher Geburtshelfer, daß sie vor dem Geburtstermin völlig wirkungslos sei, nicht zutreffend. Die *Feststellung einer Übertragung* ist nach unserer Ansicht auf diese Art nicht möglich. Zur Steigerung der Reizbarkeit des Uterus kann man auch eine große Dosis Follikelhormon, eventuell zusammen mit Vitamin B_1, verabreichen (s. S. 42 und 45).

Hinsichtlich der Behandlung der Übertragung bestehen zwei Schwierigkeiten. Einmal gibt es kein Verfahren, mit dem man in *jedem* Falle eine Übertragung mit *Sicherheit* feststellen kann. Eine Ausnahme bildet nur das von RUNGE beschriebene Gefahrzeichen, ein Abnehmen des Leibesumfangs, also des Fruchtwassers. Andererseits verfügen wir über kein Medikament, das die Geburt mit Sicherheit in Gang bringt. Manche verwerfen z. B. neuerdings das Ricinusöl, dem andere eine ausgezeichnete Wirkung zuschreiben und verabreichen statt dessen eine 10%ige Ca-Gluconatlösung intramuskulär. Die operativen Verfahren bergen — wie erwähnt — eine gewisse Gefahr für die Mutter in sich. In manchen Fällen von Übertragung ist die kindliche Mortalität möglicherweise auch die

Folge einer durch operative Eingriffe zu sehr forcierten (und deshalb unvollkommenen) Wehentätigkeit und Geburt, wodurch häufig Geburtsanomalien zustande kommen. Eine Schwangerschaft kann allen Anzeichen nach übertragen sein, ohne daß die Gebärmutter „reif" für die Geburt wäre. Ein Zeichen für diese Reife scheint — jedoch nicht immer — die Entfaltung der Cervix und die Eröffnung des Muttermundes zu sein. Bei Erstgebärenden, besonders bei alten Erstgebärenden, ist bei einer Übertragung von längerer Dauer nach Versagen der medikamentösen Einleitung eine Schnittentbindung in Erwägung zu ziehen.

Eine Blasensprengung kommt bei Erstgebärenden — wie erwähnt — nur dann in Frage, wenn eine Gefährdung des kindlichen Lebens aus der Abnahme des Leibesumfanges erkennbar wird. In diesen Fällen bedienen wir uns des DREW-SMYTHEschen Instrumentes, weil man damit die Blase hoch sprengen und den unteren Eipol schonen kann.

Der intrauterine Fruchttod. Im intrauterinen Leben kann die Frucht Schädigungen erleiden, die ihre Erkrankung oder ihren Tod zur Folge haben. Diese Schädigungen sind nur zum Teil bekannt. Deshalb ist verhältnismäßig oft nicht feststellbar, was eigentlich den Tod der Frucht verursachte. Besonders trifft das auf den zu Beginn der Gravidität eintretenden sog. habituellen Fruchttod und Abortus zu. Es wäre jedoch hierbei sehr wichtig, die Ursache des Übels zu ergründen, weil man nur gegen bekannte Faktoren erfolgreich anzukämpfen vermag.

Die *Ursache* für den intrauterinen Tod der Frucht kann *sowohl im Ei als auch in der Mutter* liegen. Bei der Besprechung der in Verbindung mit der Schwangerschaft auftretenden Krankheiten und Regelwidrigkeiten wurde schon erwähnt, inwiefern diese ein intrauterines Absterben der Frucht verursachen können. Trotzdem sei wegen der Einheitlichkeit der Darstellung (des intrauterinen Fruchttodes) hier noch einmal kurz darauf hingewiesen. Von *seiten des Eies* kommen in erster Linie *Anomalien* in Frage, wie krankhafte Veränderungen der *Placenta* (z. B. Blasenmole), Regelwidrigkeiten ihrer Struktur (z. B. Infarkte, unvollständige Ausbildung). Natürlich vermögen Entwicklungsanomalien und Krankheiten der *Frucht* deren Tod ebenfalls herbeizuführen. Nicht selten liegt der Grund auch in der *Nabelschnur*. Diesbezüglich spielen in erster Linie mechanische Gründe eine Rolle, so von SIMONARTschen Strängen verursachte Abschnürungen, Nabelschnurumschlingungen um irgendeinen Körperteil (am häufigsten um den Hals), eventuell auch die Bildung eines echten Knotens. Ferner kann eine velamentöse Insertion der Nabelschnur den Tod der Frucht herbeiführen, wenn beim Blasensprung die Umbilicalgefäße beschädigt oder vom vorliegenden Teil komprimiert werden. Anomalien der *Fruchthüllen* und des *Fruchtwassers* gehen auch verhältnismäßig häufig mit Entwicklungsanomalien und mit einem intrauterinen Fruchttod einher.

Mechanische Gründe können den Tod der Frucht durch Erschwerung und Verhinderung der Nabelschnurzirkulation herbeiführen oder auch dadurch, daß es infolge eines Traumas zu einer vorzeitigen Placentalösung kommt. Der Placentakreislauf kann ferner manchmal durch sehr rasch aufeinanderfolgende Wehen oder Dauerkontraktionen gestört werden. Auch der Geburtsverlauf selbst führt bisweilen zu Schädigungen der Frucht, besonders, wenn zwischen kindlichem Kopf und mütterlichem Becken ein räumliches Mißverhältnis besteht, oder wenn sich die Eröffnungsperiode durch Weichteilschwierigkeiten verzögert und die Blase frühzeitig springt. Das Absterben des Kindes während der Geburt ist von dem eigentlichen intrauterinen Fruchttod zu unterscheiden. Über ersteres werden wir bei den Regelwidrigkeiten der Geburt ausführlicher sprechen.

Von den Faktoren, die infolge *mütterlicher Erkrankungen* einen intrauterinen Fruchttod verursachen können, seien vor allem die *Infektionskrankheiten* erwähnt. Dabei spielen die *akuten* Infektionskrankheiten keine wesentliche Rolle, weil sie verhältnismäßig selten in der Schwangerschaft auftreten. Früher war man der Meinung, der Tod des Kindes werde in diesen Fällen von dem hohen Fieber verursacht. Heute mißt man der Tatsache, daß die Placenta die Toxine der pathogenen Keime und, wenn sie erkrankt, sogar die Krankheitserreger in die Frucht durchläßt, eine viel größere Bedeutung als dem vorher Gesagten bei. Die Frucht kann also intrauterin durch eine Infektionskrankheit der Mutter angesteckt werden. In Verbindung mit den akuten Infektionskrankheiten beobachtet man häufig in der Decidua bzw. in der Placenta rote Infarkte, die den fetalen Blutkreislauf stören und eventuell zum Tod der Frucht führen.

Von größerer Bedeutung sind die *chronischen* Infektionskrankheiten, wie Tuberkulose und Lues. Ein Teil der tuberkulösen Schwangeren trägt die Schwangerschaft nicht aus. Dies geschieht jedoch meist nicht, weil die Frucht intrauterin abstirbt, sondern weil es häufig zu einer Fehl- oder Frühgeburt kommt. In manchen Fällen ist auch eine künstliche Schwangerschaftsunterbrechung in Erwägung zu ziehen. Es sei jedoch auch hier noch einmal darauf hingewiesen, daß heutzutage sowohl die Geburtshelfer als auch die Lungenfachärzte in der Frage der Schwangerschaftsunterbrechung wegen Tuberkulose einen viel konservativeren Standpunkt einnehmen als früher (s. S. 266).

Die Schwangerschaft luischer Frauen endet gleichfalls häufig mit einer Frühgeburt. Noch wichtiger ist jedoch die Tatsache, daß ein großer Teil der Früchte während der Schwangerschaft abstirbt. Weiterhin ist allgemein bekannt, daß ein erheblicher Prozentsatz der macerierten Früchte luisch ist. Gegen die syphilitische **Schädigung stehen uns heute ausgezeichnete Abwehrmaßnahmen zur Verfügung. Wenn das Übel rechtzeitig erkannt wird — was seit Einführung der regelmäßigen Untersuchung der Schwangeren leicht möglich ist — kann durch die Behandlung der Mutter fast jedes Kind symptomfrei zur Welt gebracht werden.** Die Gefahr einer luischen Schädigung der Frucht läßt sich also ohne größere Schwierigkeiten feststellen, und man kann erfolgreich dagegen vorgehen (s. S. 271).

Vergiftungen vermögen ebenfalls ein intrauterines Absterben der Frucht hervorzurufen (Blei, Quecksilber, Schwefel, Nitrobenzol, nach Ansicht mancher Autoren auch Tabak usw.). Weil auch eine Serumkrankheit dazu führen kann, soll man mit der Anwendung artfremder Seren in der Gravidität sehr vorsichtig sein.

Herzerkrankungen der Mutter führen besonders bei Dekompensation leicht zum Tod der Frucht in utero; doch gefährdet ein Vitium der Mutter das Leben der Frucht eher dadurch, daß es in ungefähr 30% der Fälle zu Fehl- oder Frühgeburten kommt (s. S. 272).

In Verbindung mit den Erkrankungen des *hämatopoetischen Systems* beobachtet man ebenfalls eine große kindliche Mortalität. So sind bei perniciosaartigen Schwangerschaftsanämien Frühgeburten häufig, und etwa 35% der Früchte sterben ab. Bei hämorrhagischer Diathese gehen etwa 50—60% in utero zugrunde. *Entwicklungsanomalien* des weiblichen Genitale, *Lageveränderungen* des Uterus, *Erkrankungen und Veränderungen der Uterusmuskulatur* und der *Schleimhaut* führen eher eine frühzeitige Unterbrechung der Schwangerschaft herbei.

Von viel größerer Bedeutung als das bisher Erwähnte sind die *chronischen Erkrankungen der Niere*, die laut Angaben der Literatur in etwa 70% zu einem intrauterinen Fruchttod führen. Diese Tatsache ist sehr bedeutungsvoll und legt die Frage nahe, ob man bei *schwerer chronischer Nierenerkrankung einer Mutter von mehreren Kindern eine weitere Schwangerschaft gestatten soll*. Ein chronisches

Nierenleiden pflegt sich nämlich mit jeder neuen Gravidität immer mehr zu verschlechtern. Die Aussicht auf ein lebendes Kind, die nur 30% beträgt, steht also in keinem Verhältnis zu der Gefährdung des Lebens, der eine Mutter von mehreren Kindern ausgesetzt wird. Selbstverständlich ist die *Lage anders zu beurteilen, wenn es sich um die erste Gravidität einer Frau handelt.* Falls aber bei einer Patientin mit einem chronischen Nierenleiden *bereits eine Gravidität eingetreten ist, ist ihr Gesundheitszustand mit erhöhter Aufmerksamkeit zu beobachten.* Eine Urinuntersuchung (selbst wenn sie mit einer Untersuchung des Sedimentes verbunden ist) wird hierbei nicht genügen, sondern man muß auch die *Nierenfunktion* und den *Blutdruck* wiederholt kontrollieren, sowie *Reststickstoffbestimmungen* und *Augenhintergrunduntersuchungen* vornehmen.

Daß durch die Schwangerschaftstoxikosen auch das Leben der Frucht gefährdet wird, ist noch nicht allgemein bekannt. Dabei besteht die Gefährdung nicht nur in einem häufigeren Absterben der Frucht während der Schwangerschaft, sondern auch in der größeren Zahl der Frühgeburten und deren erhöhter Mortalität. Außerdem gefährdet die *essentielle Hypertonie* das Leben der Frucht und es kommt häufiger zu einem intrauterinen Absterben.

Es sei noch erwähnt, daß es infolge schwerer Toxikosen und chronischer Nierenerkrankungen — ebenso wie bei Traumen — zu einer vorzeitigen Lösung der normal sitzenden Placenta und damit zum Tode der Frucht kommen kann.

Auch Erkrankungen der *innersekretorischen Organe* können einen intrauterinen Fruchttod verursachen. Das Leben zuckerkranker Schwangerer ist bekanntlich erhöhten Gefahren ausgesetzt. Weiterhin weiß man schon seit langem, daß bei Diabetes eine größere Anzahl von Früchten intrauterin abstirbt. Seit Einführung des Insulins stellt die Zuckerkrankheit für die Schwangere selbst keine so große Gefahr mehr dar, doch zeigt sich die segensreiche Wirkung des Insulins an den Früchten leider in viel geringerem Maße. Trotz Insulinbehandlung gehen nämlich nach Literaturangaben über 20% der Kinder zugrunde.

Die Schilddrüsenfunktion ist während der Gravidität gesteigert. Wie Tierexperimente zeigen, gefährdet die Verabreichung von Schilddrüsenpräparaten das Leben der Frucht. Auch die klinischen Erfahrungen sprechen für eine nachteilige Wirkung der krankhaft gesteigerten Schilddrüsenfunktion auf die intrauterine Frucht. Dagegen sahen wir, wenn der Grundumsatz nicht erhöht war, z. B. *bei habituellem Abort gute Erfolge durch die Verabreichung von Schilddrüsenpräparaten.*

Gute Ergebnisse bei habituellem Abort werden auch durch Verordnung von Follikelhormon erzielt. Wahrscheinlich betrifft dies aber besonders Fälle, in denen der Uterus eine Unterentwicklung zeigt und in denen das Follikelhormon, seiner physiologischen Wirkungsweise entsprechend, die Kräftigung und Entwicklung der Gebärmutter unterstützt. Noch mehr Berichte liegen über gute Behandlungserfolge des habituellen Fruchttodes und Abortes bei Verabreichung von Gelbkörperhormon vor, selbst in den Fällen, in denen sich die Placenta bereits entwickelt hat. Das Luteohormon vermindert die Empfindlichkeit des Uterus gegenüber dem Hypophysenhinterlappen; doch führt auch dieses Heilverfahren nicht immer zum Ziele. Dies ist leicht verständlich, wenn man bedenkt, daß bei den Tieren, die mehrere Junge gebären, häufig die Anzahl der Früchte geringer ist als die in den Ovarien vorhandenen Gelbkörper, weil ein Teil der Früchte früh zugrunde gegangen ist. Das deutet darauf hin, daß der Gelbkörper auch unter physiologischen Umständen einen intrauterinen Fruchttod nicht immer verhindert.

Übergroße Dosen von Gonadotrophormon können — wie Tierexperimente zeigen — auf das Leben der Frucht schädlich einwirken. Uns selbst gelang es mittels sehr großer Mengen dieses Hormons an einer trächtigen Hündin eine so hochgradige Wucherung der syncytialen Elemente hervorzurufen, daß diese die Uteruswand durchbrachen (Abb. 300) und ein dem Chorionepitheliom ähnliches

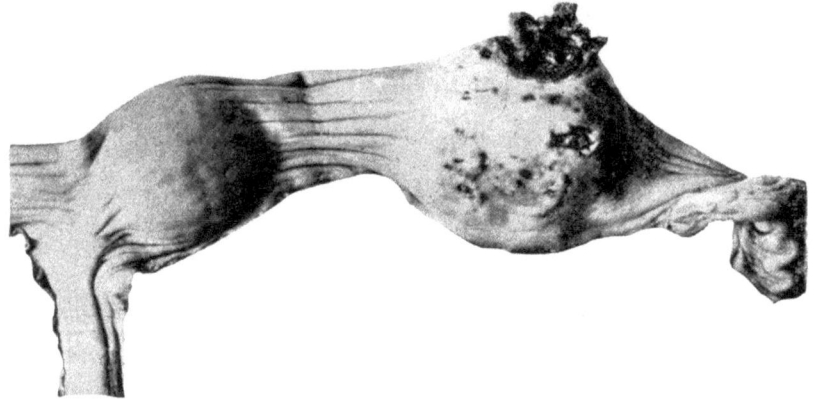

Abb. 300. Nach starker Überdosierung von gonadotropem Hormon durchwucherten die chorialen Wanderzellen die Uteruswand einer Hündin.

Bild erzeugten (Abb. 301). Möglicherweise besitzt die größere Menge von gonadotropem Hormon bei toxischer Schwangerschaft für das häufigere Auftreten eines Fruchttodes eine gewisse Bedeutung. Dies wird noch wahrscheinlicher, wenn

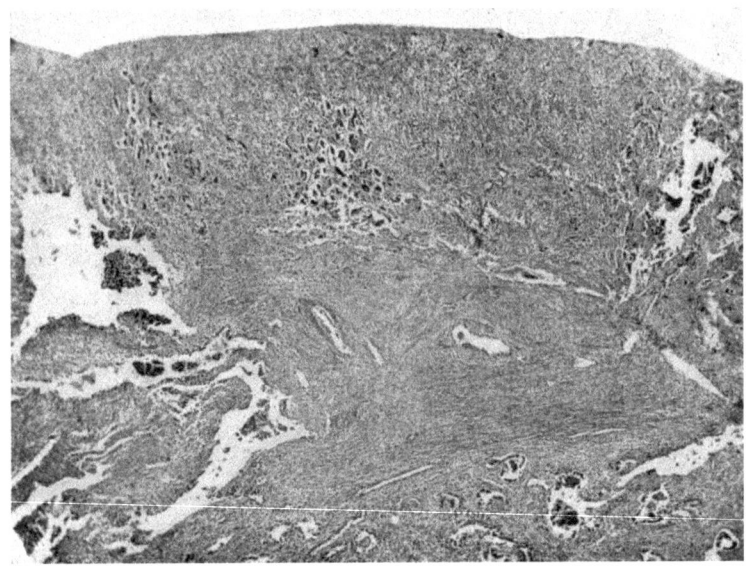

Abb. 301. Histologisches Bild aus dem Präparat der Abb. 300.

man bedenkt, daß ZONDEK durch hohe Dosen von Gonadotrophormon den Tod tierischer Früchte verursachen konnte.

Außer den Störungen des innersekretorischen Systems vermögen ferner die *Vitamine* bei dem intrauterinen Fruchttod eine Rolle zu spielen. So sterben z. B. die Früchte vitamin-A- und -B-arm ernährter Ratten ab. Die Bedeutung des C-Vitamins für die Gravidität ist noch besser bekannt. Vitamin-C-Mangel kann auch die Gelbkörperbildung stören. Dadurch erklärt sich auch, warum in der Therapie des drohenden und habituellen Abortes durch Verabreichung von Vitamin C zum Teil gute Erfolge erzielt werden. Die größte Bedeutung für den intrauterinen Fruchttod besitzt jedoch das Vitamin E, das seinerzeit gerade in diesem Zusammenhang entdeckt wurde. Die Bedeutung der Vitamine für die Entwicklung der Frucht war zunächst nur aus Tierexperimenten bekannt; für den menschlichen Organismus scheinen sie ähnlich wichtig zu sein. Dafür spricht auch die klinische Erfahrung, wonach besonders Vitamin C und E für das Leben und die Entwicklung der menschlichen Frucht von günstigem Einfluß sind.

Im Zusammenhang mit den Vitaminen tauchen gewisse Fragen bezüglich der Ernährung auf. Nach den Erfahrungen in der Tierzucht ist die Zufuhr von Jod und Kalk sowie die Einschränkung des Eiweißes bedeutungsvoll für Entwicklung und Leben der Frucht. Es ist auf alle Fälle interessant, daß schon die alten Ärzte rein empirisch die Bedeutung von Jod und Kalk erkannten.

Auch eine Keimschädigung mütterlicher- oder väterlicherseits vermag den intrauterinen Fruchttod herbeizuführen. Bei einer Keimschädigung von seiten des Vaters ist die Frage besser zu studieren, weil bei einer Keimschädigung mütterlicherseits noch andere Faktoren an der schlechteren Entwicklung der Frucht schuld sein können. Eine Schädigung durch Röntgenstrahlen ist allgemein bekannt. Auch Cholin vermag in dieser Richtung endogen einen nachteiligen Einfluß auszuüben.

Interessant sind die auf die sog. *letalen* und *subletalen Gene* bezüglichen Beobachtungen der Vererbungsforschung. Bei gewissen Tierarten vererben sich diese Gene nach dem recessiven oder dominanten Modus in homocygoter oder heterozygoter Form. Beim Menschen ist die Bedeutung der Letalfaktoren nicht so leicht nachweisbar. Wahrscheinlich ist sie größer als bisher angenommen wurde, wie das nach manchen Autoren, z. B. in Fällen von Zwillingsschwangerschaft, betont wird. Auch bei der Entstehung von Mißbildungen spielen die letalen und subletalen Faktoren eine Rolle. Schließlich könnten beim Zustandekommen von Frühgeburten sowie in jenen Fällen, in denen die Menstruation steriler Frauen verspätet eintritt und so das Bild eines Frühabortes verschleiert, letale und subletale Gene von Wichtigkeit sein.

Einen intrauterinen Fruchttod beobachtet man auch bei *Übertragung*, doch weniger bei normal entwickelten Kindern, die ungefähr drei Viertel der Fälle ausmachen, als bei zu kleinen und übergroßen Kindern (SOLTH).

Behandlung. Die Behandlung des intrauterinen Fruchttodes kann selbstverständlich nur in einer Vorbeugung bzw. Ausschaltung schädlicher Faktoren bestehen. Hierzu muß man sich über die Ursache des Übels im klaren sein. So läßt sich z. B. unter Umständen bei Lues durch rechtzeitige Diagnosestellung und entsprechende Behandlung der Mutter das intrauterine Absterben der Frucht verhindern. Bei Gefährdung der Schwangerschaft durch Kontraktionen der Gebärmutter verabreicht man neben Uterusberuhigungsmitteln Luteohormon und Vitamin C. Im Falle einer Erkrankung der Blutbildungsorgane kann die Diagnosestellung und die Einleitung entsprechender Maßnahmen die Schwangerschaft erhalten und auch den Allgemeinzustand der Patientin bessern. Bei internen Erkrankungen beeinflußt eine Besserung des Zustandes der Mutter oft gleichzeitig auch die Aussichten der Frucht günstig. Wenn es sich um chronische Vergiftungszustände handelt, ist die Ausschaltung der Giftwirkung das Vordringlichste. Entsprechende Maßnahmen gehören bei industriellen Vergiftungen in den Rahmen der Betriebshygiene. Die Insulinbehandlung sowie die Verabreichung von Follikelhormon und Progesteron an Frauen mit einem schweren Diabetes wirkt sich oft auch auf die Frucht vorteilhaft aus, obwohl man daran keine unberechtigten Hoffnungen knüpfen darf. Bei Schwangerschaftstoxikosen ist eine intravenöse Verabreichung von Traubenzucker auf die Frucht häufig von gutem Einfluß, genau so wie in allen Fällen, in denen das unruhige Verhalten der Frucht in utero auf irgendeine Gefahr hinweist. Eine eiweißarme Ernährung der Schwangeren, die am Ende der Gravidität vielerorts üblich ist, kann sich nach den Erfahrungen in der Tierzucht auch auf das Leben der Frucht günstig auswirken. Das steht jedoch im Widerspruch mit anderen neueren Beobachtungen, denen zufolge ein hoher Eiweißgehalt der mütterlichen Nahrung sowohl für die Mutter als auch für das Kind von guter Wirkung ist.

Die schwerste Aufgabe ist die Klärung der *Ursachen* des habituellen Fruchttodes und Abortes. Nur bei einer gründlichen Untersuchung des gesamten Organismus (Blutbild, Blutdruckmessung, Nierenfunktionsprüfungen und Reststickstoffbestimmungen, serologische Reaktionen, Grundumsatzbestimmungen usw.) hat man Aussicht, die Ursache aufzufinden. Gelingt es jedoch nicht, den Grund ausfindig zu machen, so ordne man nach den Erfahrungen der Alten für die Schwangere in der kritischen Zeit (wie auch an den Tagen, an denen die Menstruation zu erwarten wäre) für einige Wochen Bettruhe an. Nebenbei wird man zweckmäßigerweise auch Uterusberuhigungsmittel, Gelbkörperhormon sowie Vitamin C und E verabreichen.

Im Falle einer Übertragung leitet man, noch bevor die Frucht abstirbt, die Geburt ein. In diesem Zusammenhang soll auf zwei Umstände aufmerksam gemacht werden. Erstens ist die Erkennung und Beurteilung einer Übertragung nicht leicht und gehört deshalb in den Aufgabenbereich des Facharztes; zweitens sprechen die neueren diesbezüglichen Beobachtungen dafür, daß die Frage der Übertragung in den Fällen, in denen ein kurzer (3wöchiger) Menstruationscyclus besteht, anders zu bewerten ist als bei einem 5- und 6wöchigen. Bei der Einleitung der Geburt begnüge man sich besonders in Fällen, in denen auch nur das kleinste räumliche Mißverhältnis besteht, möglichst mit den medikamentösen Verfahren, damit nicht durch einen vaginalen Eingriff die Asepsis der Geburtswege im Hinblick auf einen eventuell notwendig werdenden Kaiserschnitt gefährdet wird (s. S. 386).

Von der **Erkennung des intrauterinen Fruchttodes** sprachen wir schon auf S. 140. Stirbt die Frucht nach kurzdauernder Gravidität ab, so kann sie resorbiert werden. Das sieht man z. B. bei Molenschwangerschaften oder bei jüngeren Fehlgeburten, wenn sich der Uterus erst längere Zeit nach dem Tode der Frucht entleert. Bei fortgeschrittener Schwangerschaft wird die Frucht maceriert. Der erste Grad der Maceration besteht darin, daß sich die Haut in Blasen abhebt und in Fetzen abstößt; später entsteht durch Hämolyse ein Fetus sanguinolentus. Die Haut färbt sich rot, die Nabelschnur durch Imbibition mit meconiumhaltigem Fruchtwasser grünlich. An den Schädelknochen beobachtet man ein Schlottern. Noch später wird die Frucht teilweise verdaut und, falls sich noch eine Infektion hinzugesellt, zersetzt. Die Maceration selbst ist ein steriler Vorgang. Bei Kalkablagerung bildet sich ein Steinkind (Lithopädion). Ein Lithopädion wird eher bei einer Extrauteringravidität beobachtet und braucht keine besonderen Beschwerden zu verursachen. Falls das Fruchtwasser resorbiert wird, kann auch die Frucht langsam austrocknen, und es entsteht dann ein Fetus papyraceus (Abb. 302), der gewöhnlich bei Zwillingsschwangerschaften vorkommt.

Zu erläutern wären noch die Begriffe *missed abortion* und *missed labour*. Das Wesentliche besteht darin, daß erst Wochen oder Monate nach Absterben der Frucht die Fehlgeburt oder Geburt in Gang kommt. Da die Frucht bereits abgestorben ist, findet man den Uterus kleiner als der Zeit der Schwangerschaft entspricht (man denke aber an falsche Angaben der Patientin!) und die Schwangerschaftsveränderungen des Genitale sind weniger ausgeprägt. Gleichfalls wird die biologische Schwangerschaftsreaktion negativ. Manche sind der Ansicht, man müsse im Falle eines Fruchttodes die Geburt einleiten. Unseres Erachtens ist dies, wenn keine besondere Indikation dafür vorhanden ist, nicht unbedingt erforderlich, da die abgestorbene Frucht früher oder später doch ausgestoßen wird.

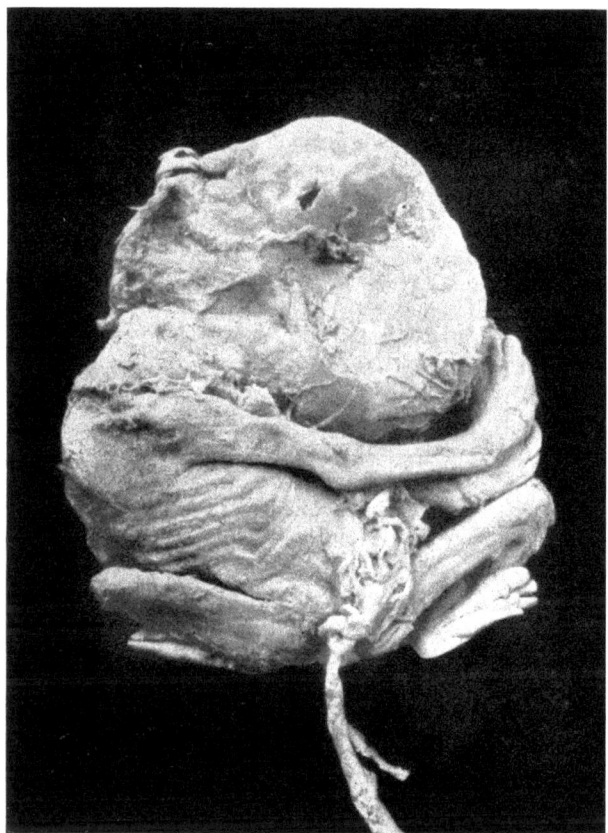

Abb. 302. Fetus papyraceus.

Mein Mitarbeiter BIRÓ fand an meinem Krankengut (157 Fälle) bei 86% eine Spontanausstoßung innerhalb von 2 Wochen, bei 98% innerhalb von 4 Wochen nach dem Tode der Frucht. Therapeutisch kommt in solchen Fällen die Anregung der Wehentätigkeit durch sehr hohe Dosen von Follikelhormon- oder Stilbenpräparaten in Frage.

Die Fehlgeburt (Abortus).

Eine Ausstoßung der Frucht vor der 28. Woche wird als Fehlgeburt bezeichnet. Die dabei zur Welt gebrachte Frucht ist unreif.

Bei den Fehlgeburten muß man die Fruchtabtreibung (Abortus criminalis) von dem Spontanabort unterscheiden. Dies ist für die Beurteilung von großer Wichtigkeit. Die Zahl der Fehlgeburten nahm im letzten Jahrzehnt vielerorts, in erster Linie selbstverständlich nicht wegen der spontanen, sondern wegen der kriminellen Aborte, erheblich zu. Während früher im allgemeinen etwa auf 5 bis

6 Geburten eine Fehlgeburt traf, ist das Verhältnis heutzutage wesentlich ungünstiger. Fehlgeburten werden größtenteils verheimlicht. Man kann also ihre Häufigkeit auf Grund statistischer Erhebungen nicht richtig beurteilen. Einen einigermaßen guten Anhalt gibt der Vergleich der Anamnesen der in der Sprechstunde erscheinenden jüngeren und älteren Frauen. Bei Frauen der älteren Generation hört man im Vergleich zu den Geburten verhältnismäßig wenig von Fehlgeburten, während jüngere Frauen manchmal gar nicht imstande sind, zu sagen, wie viele Aborte sie hatten.

Die *Ursache* des Abortes kann *im Ei* selbst sowie im mütterlichen oder väterlichen Organismus liegen. Von den Erkrankungen des Eies sollen vor allem die des Chorion erwähnt werden. So geht z. B. im Falle einer Blasenmole die Frucht zugrunde und wird meistens resorbiert. Aber auch sonstige Krankheiten der Frucht, wie z. B. eine abnorme Entwicklung, können Fehlgeburten verursachen. Dafür spricht, daß MALL bei einem Achtel der ausgestoßenen Früchte irgendwelche Entwicklungsanomalien vorfand. In diesem Zusammenhang sei auch auf die sog. Letalfaktoren und die Keimschädigungen hingewiesen.

Unter den *Krankheiten des mütterlichen Organismus spielen die Erkrankungen der Geschlechtsorgane* die Hauptrolle. Von diesen sei zuerst die Endometritis decidualis, *eine Erkrankung der Uterusschleimhaut*, erwähnt. Als Folge davon treten Blutungen und Blutstauungen im Bereiche der Placenta und Ernährungsstörungen des Eies auf, so daß sich dieses nicht entsprechend zu entwickeln vermag und früher oder später zugrunde geht oder aus dem Uterus ausgestoßen wird.

Eine andere Gruppe von Erkrankungen der mütterlichen Organe verursacht durch Erschwerung oder Verhinderung der Wachstumsvorgänge eine Fehlgeburt. Wenn z. B. bei einer *Retroflexio uteri gravidi* der schwangere, retroflektierte Uterus sich nicht rechtzeitig aus dem kleinen Becken aufrichtet, bzw. durch einen Eingriff herausgehoben wird, kommt es zu einer Einklemmung. Ebenso erschweren *entzündliche Verwachsungen* in der Umgebung der Gebärmutter das Hochsteigen des schwangeren Uterus. Die Adhäsionen können eine Fehlgeburt auch dadurch verursachen, daß sie den Uterus, der sich spontan aufrichten will, zurückhalten. Weiterhin kommt es zuweilen durch in das kleine Becken eingeklemmte *Geschwülste* (Ovarialtumoren, Myome) zu Aborten. Ovarialtumoren sind in dieser Hinsicht von geringerer Bedeutung. Geschwülste der Gebärmutter behindern oft durch ihre Größe die Entwicklung des intrauterinen Eies und schädigen dadurch die Schwangerschaft. Intramurale Knoten vermögen durch Auslösung von Uteruskontraktionen zu Fehlgeburten zu führen.

Ebenso bringt ein *Freiliegen des unteren Eipoles* eine Neigung zu Fehlgeburten mit sich. Hierher gehören z. B. EMMETsche Risse, bei denen der Gebärmutterhals seitlich eingerissen ist und offen steht und Cervix-Scheidenfisteln (Fistula cervicolaqueatica).

Auch diejenigen Anomalien des Uterus, bei denen für das sich entwickelnde Ei weniger Platz zur Verfügung steht (schlecht entwickelter Uterus, Uterus bicornis, Uterus unicornis), bringen eine Tendenz zum Abortieren mit sich. Dies ist schon deshalb begreiflich, weil mit einer *Unterentwicklung der Gebärmutter* gewöhnlich auch eine Insuffizienz der Ovarien verbunden ist. Bei *Unterfunktion der Eierstöcke* bereiten die von diesen produzierten Hormone (Follikelhormon, Luteohormon) die Uterusschleimhaut nicht entsprechend für die Aufnahme des befruchteten Eies vor (Proliferations-, Sekretions- oder prägravide Phase).

Erwähnt sei noch, daß die Follikelhormonproduktion auch dann mangelhaft sein kann, wenn der Uterus nicht unterentwickelt ist. Das Luteohormon stellt das Schutzhormon der Schwangerschaft dar. Man beobachtete schon vor langem

Die Fehlgeburt (Abortus). 395

eine Unterbrechung der Schwangerschaft, falls das den Gelbkörper enthaltende Ovarium zu Beginn der Gravidität entfernt wurde.

Von den innersekretorischen Organen soll ferner die *Hypophyse* erwähnt werden. Der Vorderlappen beeinflußt die Produktion des Follikel- und Luteohormons, der Hinterlappen dagegen produziert wehenerregende Stoffe. Die *Schilddrüse* besitzt ebenfalls eine Bedeutung für die Schwangerschaft. Mit Schilddrüsenextrakten ist einerseits die Sterilität bei Hypothyreose günstig zu beeinflussen (LITZENBERG), was wir auch selbst bestätigen können, andererseits darf man sich davon auch in Fällen von habituellem Abort einen Erfolg versprechen (LITZENBERG, VAN DER HOEVEN).

Schließlich können Erkrankungen der *übrigen mütterlichen Organe* eine Fehlgeburt herbeiführen, so z. B. die in der Schwangerschaft auftretenden *Infektionskrankheiten* (Masern, Scharlach, Influenza, Typhus, Pocken, Malaria usw.; siehe das entsprechende Kapitel). Auch *chronische* Erkrankungen (Lues, Tuberkulose) sowie *lokalisierte Infektionen* (Appendicitis, Pyelitis, Pneumonie, Pleuritis) rufen mitunter Fehlgeburten hervor.

Von den *übrigen organischen Erkrankungen* seien dekompensierte Vitien, chronische Nierenleiden und Diabetes als Ursache von Fehlgeburten erwähnt. Die mütterliche und väterliche *Ernährung* scheint für die Entwicklung des befruchteten Eies keine größere Rolle zu spielen. Ausschlaggebend kann aber der Vitamingehalt der Nahrung sein (s. S. 43). Unsere diesbezüglichen Kenntnisse beruhen in der Hauptsache auf Erfahrungen, die man aus Tierexperimenten gewann und sind somit nur mit Vorsicht auf den Menschen zu übertragen.

Die Wirkung großer Dosen *giftiger Stoffe* wie Arsen, Blei, Quecksilber, Phosphor, Sabina und zu energischer Abführmittel, ist allgemein bekannt. Meist schädigen Giftstoffe das Ei nur in einer auch für den mütterlichen Organismus giftig wirkenden Dosis.

Außer dem Erwähnten vermögen ferner *Traumen* (Springen, Stürze und Wagenfahrten auf holprigen Wegen) eine Schwangerschaftsunterbrechung herbeizuführen. Die auf traumatischer Grundlage eingetretenen Fehlgeburten sind jedoch nicht so häufig, wie man aus den Angaben der Patientinnen schließen könnte. Auf alle Fälle spielen dabei individuelle Unterschiede eine große Rolle. Manche Frauen abortieren schon nach einem verhältnismäßig geringfügigen Sturz oder einer Erschütterung ihres Körpers, andere tragen dagegen die Schwangerschaft auch nach schwersten Unfällen (Wirbelsäulenbruch), ja sogar manchmal nach intrauterinen Manipulationen aus. An den Geschlechtsorganen vorgenommene vaginale und abdominale Operationen führen ebenfalls leicht zu einer Fehlgeburt, weshalb man solche Eingriffe in der Schwangerschaft am besten vermeidet. Kann man sie aber nicht umgehen, so verabreicht man gleichzeitig Sedativa, Spasmolytica und Luteohormon. Es ist eine alte Erfahrung, daß auch exzessives Geschlechtsleben die Ursache von Fehlgeburten darstellen kann. Die Bedeutung der *psychischen Traumen* ist nicht allzu groß; jedoch sind zweifellos manche Fälle darauf zurückzuführen. BAUDELOCQUE erwähnte, daß gelegentlich der Explosion eines Pulverturmes in der Umgebung der Unglücksstelle 62 Fehlgeburten eintraten. FRITSCH berichtete über sehr viele Aborte zur Zeit der Beschießung Straßburgs (1870). Gehäuftes Auftreten von Aborten kam bekanntlich auch bei Bombardierungen im zweiten Weltkrieg vor.

Als Fehlgeburtsursache von *väterlicher Seite* kommt in erster Linie die Lues in Frage (also eine Infektion der Mutter vom Manne her), wodurch schließlich auch die intrauterine Frucht erkrankt. Möglicherweise üben ferner hochgradige Blutarmut und chronischer Alkoholismus einen schädigenden Einfluß aus. Nach Erfahrungen in der Tierzucht verwerfen die Kühe nicht selten, wenn sie von geschlechtlich ermüdeten Bullen gedeckt werden. Auf alle Fälle spricht vieles dafür, daß es auch bei vorhandener Befruchtungsfähigkeit der Spermien noch nicht feststeht, ob das befruchtete Ei auch wirklich gesund und lebensfähig sein wird. Schließlich kann auch eine chronische Bleivergiftung des Vaters zu Schädigungen des befruchteten Eies führen.

Die Einteilung der Fehlgeburten. Je nachdem, wie weit eine Fehlgeburt fortgeschritten ist, spricht man von einem *drohenden (Abortus imminens), beginnenden (Abortus incipiens), inkompletten oder unvollkommenen (Abortus incompletus)* und *kompletten oder vollkommenen (Abortus completus) Abort.* Diese Einteilung

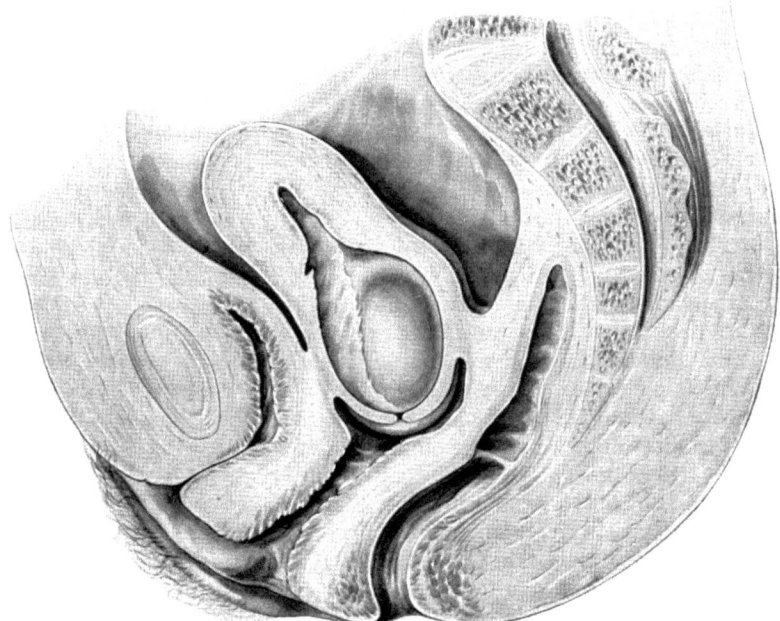

Abb. 303. Cervicalabort.

entspricht auch den Maßnahmen, die im Einzelfall zu ergreifen sind; doch gibt es gerade bezüglich der Therapie noch eine andere Unterteilung. Nach dieser unterscheidet man zwischen *fieberfreiem und fieberhaftem Abort.*

Von einem *drohenden* Abort spricht man, wenn vor der 28. Woche eine Blutung mit oder ohne geringe Wehentätigkeit eintritt, der Cervicalkanal und Muttermund jedoch geschlossen bleiben. Leichtere Blutungen können auch durch andere Erkrankungen (Polypen usw.) bedingt sein, weshalb man an diese Möglichkeit denken soll. Sobald stärkere Blutungen einsetzen und der Muttermund sich zu öffnen beginnt, handelt es sich nicht mehr um einen drohenden, sondern um einen *beginnenden* Abort. Ein *inkompletter* Abort liegt dann vor, wenn ein Teil des Eies schon abgegangen ist. Sobald das Ei vollkommen ausgestoßen wurde, spricht man von einem *kompletten* Abort. Nach einer einfachen Überlegung muß die Größe des Uterus bei drohendem und beginnendem Abort dem Zeitpunkt der Schwangerschaft entsprechen, während bei inkomplettem und noch mehr bei komplettem, d. h. beendetem Abort, eine Differenz zwischen Gebärmuttergröße und Zeitpunkt der Schwangerschaft bestehen kann.

Eine weitere Art einer in Gang befindlichen Fehlgeburt entsteht dann, wenn bei guter Wehentätigkeit der äußere Muttermund sich nicht eröffnet und das abgelöste oder in Ablösung begriffene Ei bei geschlossenem Muttermund in der erweiterten Cervix stecken bleibt. Man spricht dann von einem *cervicalen Abort*. Zu erkennen ist dieser an der ballonartigen Auftreibung des Gebärmutterhalses (Abb. 303). Eine Abart dieses Vorganges haben wir vor uns, wenn sich der Muttermund auf die Wehentätigkeit hin ebenfalls nicht eröffnet, und schließlich ein Zerreißen der hinteren Cervixwand und ein Heraustreten des Eies durch die zwischen Cervix und Scheidengewölbe entstandene Öffnung erfolgt *(Fistula cervico-laqueatica)* (Abb. 304).

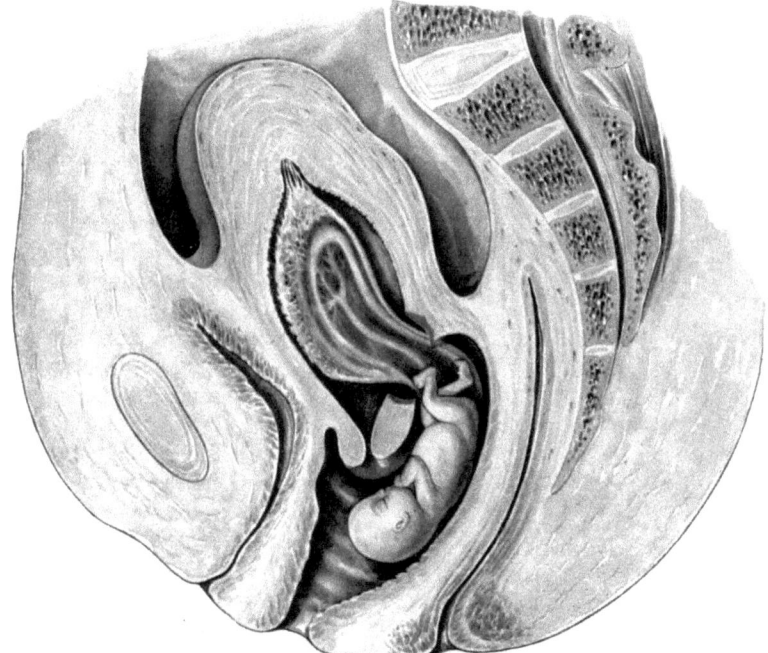

Abb. 304. Das Entstehen einer Fistula cervico-laqueatica.

Bei einer Fehlgeburt kann das Ei auf zwei Arten geboren werden: In einigen Fällen wird es auf einmal in toto ausgestoßen (Abb. 305), oder aber es springt, besonders nach dem 3.—4. Schwangerschaftsmonat, zuerst die Blase, das Fruchtwasser fließt ab, die Frucht und schließlich die Placenta mit den Eihäuten werden geboren. Zu Beginn der Gravidität wird bei einem Abort das Ei verhältnismäßig häufig im ganzen ausgestoßen. Um diese Zeit stehen die Blutungen im Vordergrund, nach dem 4. Monat hingegen die durch die Wehen verursachten Schmerzen. Das ist leicht verständlich, wenn man bedenkt, daß anfänglich die ganze Oberfläche des Eies durch die Zotten in enger Verbindung mit der Decidua des Uterus steht. Dagegen wandelt sich später, vom 4. Monat ab, der größte Teil des Chorion in das Chorion laeve um, und die Placenta sitzt gewöhnlich hoch im Corpus uteri. Wenn sich also zu Beginn der Schwangerschaft mit Einsetzen von Uteruskontraktionen der untere Eipol von der Uteruswand abzulösen beginnt, zerreißen die dort vorhandenen Blutgefäße und es entsteht eine Blutung. Im späteren Verlauf der Gravidität treten bei einer Fehlgeburt anfänglich keine Blutungen auf, weil im unteren Eipol schon ein zottenfreies Chorion laeve vorhanden ist. In diesem Falle stehen also gleich von Anfang an die durch die Uteruskontraktionen verursachten Wehen im Vordergrund. All dies hat selbstverständlich nur im allgemeinen Gültigkeit und braucht im Einzelfall nicht zuzutreffen.

Die *Behandlung* eines drohenden und beginnenden Abortes ist eine ganz andere als die eines inkompletten. In den beiden ersten Fällen darf man noch immer auf *Erhaltung der Schwangerschaft* hoffen, und dementsprechend gestalten sich die zu ergreifenden Maßnahmen. Bei der inkompletten Fehlgeburt besteht diese Möglichkeit nicht mehr. Daher wird man bestrebt sein, den Uterus zu entleeren.

Bei *drohender* und *beginnender* Fehlgeburt ordnet man also vor allem Bettruhe an, und zwar nicht nur solange die Blutungen anhalten, sondern darüber hinaus mindestens noch 3—5 Tage. Außerdem verabreicht man Mittel, die die Erregbarkeit des Uterus herabsetzen (Corpus-luteum-Hormon, Novatropin, Papaverin). Auch Vitamin C und E pflegt man zu geben. Ferner ist für eine geregelte Darmfunktion durch milde Einläufe oder reizlose Abführmittel zu sorgen. Energischere Medikamente würden die an sich schon gestörte Schwangerschaft noch mehr gefährden. In allen Fällen, in denen noch eine Hoffnung auf Erhaltung der Gravidität besteht, sind innere und besonders kombinierte Untersuchungen mit größter Schonung vorzunehmen. Am besten verzichtet man auf wiederholte Untersuchungen, wenn sie nicht durch wirklich ernste Gründe geboten sind. Einmal muß aber die Schwangere auf alle Fälle untersucht werden, damit nicht eine eventuell vorhandene Extrauteringravidität oder eine andere Komplikation (Geschwulst, Entzündung usw.) übersehen wird. Bei längerdauernden oder stärkeren Blutungen ist es ratsam, eine biologische Schwangerschaftsreaktion auszuführen, um festzustellen, ob das Ei noch lebt. Falls der Verdacht auf eine Blasenmole besteht, nehme man die biologische Schwangerschaftsprobe auch in Verdünnung vor.

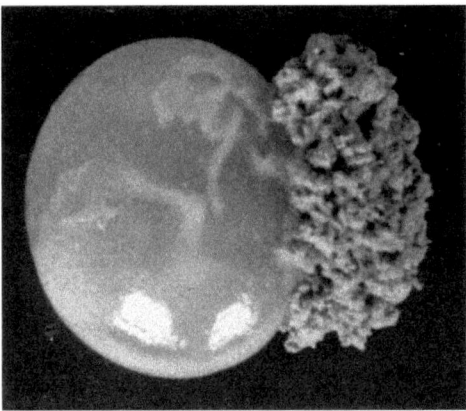

Abb. 305. Ei in toto.

Mit den oben genannten Maßnahmen gelingt es meist, die Schwangerschaft zu erhalten. Wichtig ist es, sich von der Stärke der Blutung selbst zu überzeugen und die Angaben der Schwangeren nicht vorbehaltlos hinzunehmen. Dies ist nicht nur geboten, weil ein Laie die Stärke einer Blutung oft falsch beurteilt, sondern auch deshalb, weil hin und wieder die Schwangere oder deren Angehörige den Arzt bewußt auf Irrwege führen wollen. Bezeichnend hierfür sind die Vorkommnisse an der Berliner Klinik aus der Zeit nach dem ersten Weltkriege. Damals meldeten sich dort so viele Frauen mit Abortblutungen, daß man die Beendigung von Fehlgeburten ambulant vornahm. Es kam vor, daß sich Frauen mit Hühnerblut beschmierten, um den Anschein zu erwecken, als ob sie bluteten. Eine Frau brachte das angeblich abgegangene Ei mit und zeigte es dem behandelten Arzt vor. Bei genauer Untersuchung entpuppte es sich als Hundeembryo.

Im Zusammenhang mit der Besprechung der Therapie des drohenden und beginnenden Abortes wäre noch zu erwähnen, daß neuerdings MOENCH die Ansicht vertrat, man solle die Erhaltung einer Schwangerschaft nicht erzwingen, wenn öfter Blutungen auftreten, da in diesen Fällen relativ häufig unvollkommen entwickelte Früchte oder Mißgeburten zur Welt kommen. BENEDEK bearbeitete von diesem Gesichtspunkt aus unser Krankengut und fand in den genannten

Fällen ebenfalls eine (geringe) Häufung von Frühgeburten und Bildungsanomalien. Nach unserer Meinung sollte man aber doch immer auf Erhaltung der Schwangerschaft bedacht sein, da in der überwiegenden Zahl der Fälle *auch nach häufigeren Blutungen völlig normale und gesunde Kinder zur Welt kommen.* Dies gilt um so mehr, als NEMECSKAY an der Klinik in Szeged wohl eine größere Zahl von Frühgeburten, jedoch nicht mehr Bildungsanomalien feststellen konnte.

Bei *inkomplettem Abort* erfordern zwei drohende Gefahren die Entleerung des Uterus: die Blutung und die Möglichkeit einer Infektion infolge Zurückbleibens von Eiteilen. Da beide Gefahren so lange bestehen, als der Uterus nicht entleert ist, scheint es ratsam, die Gebärmutter möglichst frühzeitig auszuräumen. Dieser Grundsatz war jahrzehntelang hindurch sowohl bei fieberhaftem als auch bei fieberfreiem Abort anerkannt. In fieberfreien Fällen räumte man aus, um der Infektion vorzubeugen, in fieberhaften aber, um die fiebererregenden Stoffe, die Materia peccans, aus dem Körper zu entfernen. Die Temperatur fiel tatsächlich nach der Ausräumung häufig, jedoch nicht immer ab; manchmal stieg sie im Gegenteil sogar an. Später stellte sich heraus, daß nach Entleerung der Gebärmutter bei bakterieller Intoxikation das Fieber entweder sofort verschwindet oder ein Schüttelfrost auftritt, die Kranke aber in Kürze fieberfrei wird. Ist hingegen eine bakterielle Infektion vorhanden, so bleibt das Fieber auch nach der Entleerung des Uterus bestehen und steigt meistens noch an.

WINTER zog aus den ungünstig verlaufenen Fällen als erster die Konsequenzen und begann auf Grund der Vorstellung, man dürfe die natürlichen Abwehrmaßnahmen des Organismus nicht stören, die konservative Behandlung der Fehlgeburten zu lehren. Bei fieberhaften Aborten trat seitdem eine deutliche Besserung der Ergebnisse ein. Außer WINTER befaßte sich SCHOTTMÜLLER lange Jahre eingehend mit den Grundlagen dieses Problems. Schließlich zeigte die Erfahrung, daß auch die Fälle, in denen eine bakterielle Intoxikation vorliegt, sehr häufig durch eine schwere Infektion mit anaeroben Krankheitserregern kompliziert werden. Aber selbst bei Kenntnis der betreffenden Bakterienart läßt sich noch nicht viel voraussagen. Das Zustandekommen einer Erkrankung hängt nämlich nicht nur von der Bakterienart allein ab, sondern hierbei spielen noch andere Momente, wie z. B. die Virulenz der Keime, Widerstandsfähigkeit des Organismus usw., ebenfalls eine wichtige Rolle.

Für die *Behandlung der fieberhaften Aborte* stehen heute drei Verfahren zur Verfügung: das konservative, das aktive und das exspektative.

Die Anhänger der *konservativen Richtung* sind der Ansicht, der vom Organismus bei einer Infektion produzierte Schutzwall, der den primären Infektionsherd umgibt, bringe die Infektion auch allmählich zum Stehen; dafür spreche schon die Entfieberung der Patientin. Eine vorzeitige Durchbrechung dieses Schutzwalles durch die Beendigung der Fehlgeburt mit dem Finger oder einem Instrument öffne aber der Infektion das Eintrittstor.

Demgegenüber vertreten die Anhänger des *aktiven Verfahrens* den Standpunkt, die Materia peccans, d. h. der Inhalt des Uterus, müsse entfernt werden, weil erst nach Entfernung der Infektionsquelle die Patientin gesunden könne.

Die Praxis zeigt aber, daß die mit dem aktiven Verfahren erreichten Erfolge bei inkompletten, fieberhaften Fehlgeburten weniger gut sind, und zwar nicht nur in bezug auf die Mortalität, sondern noch mehr hinsichtlich der Wochenbetterkrankungen. Durch konservatives Vorgehen lassen sich bessere Resultate erzielen, doch bestehen auch hier gewisse Nachteile. Der größte ist die lange Dauer der Behandlung. Deshalb bemühten sich auch die Anhänger der konservativen Richtung, die Entleerung des Uterus zu beschleunigen und verabreichten zu diesem Zweck Wehenmittel in Form von Chinin oder Hypophysenhinterlappenhormon. Eigentlich ist auch das noch eine konservative Therapie, weil dabei das Uteruscavum und das Ei nicht berührt werden. Chinin kann auf mehrere Arten appliziert werden. Man gibt z. B. innerhalb von $1^1/_2$ Std 2 g, indem man zuerst 1 g, sodann nach 1 Std und einer weiteren $^1/_2$ Std je $^1/_2$ g verabreicht. Seit neuerem weiß man, daß kleine Chinindosen wirksamer sind. Nebenbei kann man auch in Abständen von $^1/_2$—1 Std Hypophysenhinterlappenextrakte geben (3—5 iE). Auf diese Weise erreicht man in einem Teil der Fälle eine Entleerung der zurückgebliebenen Eireste; in anderen aber kann sich die Ausstoßung trotzdem sehr in die Länge ziehen. Deshalb wurde das sog. *exspektative Verfahren* entwickelt, zu dem sich heute der überwiegende Teil der Gynäkologen bekennt. Das exspektative Verfahren sucht die Vorteile der konservativen und aktiven Methode zu vereinen und deren Nachteile zu umgehen. Das Wesentliche besteht in einem Abwarten, bis die Kranke 3—5 Tage vollkommen fieberfrei ist und anschließender digitaler oder instrumenteller Ausräumung. Dabei hält man das Verschwinden des Fiebers für ein Zeichen, daß der Organismus die eingedrungenen Infektionserreger erfolgreich bekämpfte, überwand und unschädlich machte, ja sogar eine gewisse Immunität ihnen gegenüber erwarb. Beendigt man zu diesem Zeitpunkt die Fehlgeburt, so stellt der Eingriff für die Patientin keine größere Gefahr mehr dar. *Die günstigsten Erfolge sind mit dieser exspektativen Behandlung zu erreichen.* Ein Vorteil gegenüber der aktiven Therapie besteht darin, daß sie wesentlich ungefährlicher ist als letztere, gegenüber der konservativen Behandlung aber, daß sich die Fehlgeburt nicht zu sehr in die Länge zieht und die Kranke somit nicht durch lang anhaltende Blutungen und Ausfluß zu sehr geschwächt wird.

Leider ist jedoch die exspektative Behandlung nicht immer durchführbar. Hin und wieder hält nämlich das Fieber weiterhin an. Doch ist dies heute recht selten, da man durch eine energische Sulfonamid- oder Penicillintherapie fast immer den fieberfreien Zustand erreicht.

Ausnahmsweise können auch Blutungen der Anlaß sein, den exspektativen Standpunkt aufzugeben. Zur Beurteilung der Gefährlichkeit einer Blutung genügt es natürlich nicht, nur festzustellen, wie stark sie augenblicklich ist, sondern man muß sich auch danach erkundigen, wieviel Blut die Kranke verloren hat, bevor sie in Behandlung kam. Die diesbezügliche Auskunft muß aber mit Kritik aufgenommen werden, da die Beurteilung einer Blutung durch die Patientin wie auch ihrer Angehörigen oft ungenau ist. Am wichtigsten ist deshalb die Berücksichtigung des Allgemeinzustandes der Kranken (Allgemeinbefund, Gesichtsfarbe, Farbe der Schleimhäute, Blutdruck, Puls, Blutbild, Hämoglobingehalt usw.). Bei Fieber greife man möglichst nicht ein, sei aber auch nicht zu konservativ, da die mit einer Fehlgeburt verbundenen Blutungen — was man früher allerdings nicht für möglich hielt — immerhin auch einmal tödlich verlaufen können. In der Literatur sind bisher 20 solche Fälle bekannt geworden. Das ist selbstverständlich verschwindend wenig im Verhältnis zu der riesigen Zahl der Fehlgeburten, aber man muß doch mit dieser Möglichkeit rechnen. *Die Blutung kann also sogar bei Fieber eine Indikation für die Beendigung des Abortes darstellen.* Dazu wird man nicht nur wegen der Gefahr des Verblutens, sondern auch deshalb gezwungen, weil der stark ausgeblutete Organismus einer Infektion weniger gut Herr zu werden vermag. Inwieweit eine Blutung auch bei Fieber die Beendigung der Fehlgeburt erfordert, hängt nicht allein von der Stärke der Blutung, sondern auch von manchen äußeren Umständen ab. In Kliniken, in denen die Kranke unter ständiger ärztlicher Kontrolle steht, kann man selbstverständlich länger zuwarten und sich eher mit einer vorübergehenden Blutstillung (Scheiden-Cervixtamponade) begnügen als z. B. auf einem abgelegenen Hofe, wo infolge von Verkehrsschwierigkeiten und großer Entfernungen der Arzt nicht *wiederholt* und nicht so schnell zur Verfügung steht. Stunden und Tage kann der Arzt bei Kranken, die an so entfernten Orten leben, nicht zubringen, weil dadurch die Betreuung der übrigen Kranken in Frage gestellt würde. Deshalb ist der praktische Arzt auf dem Lande bei inkomplettem Abort eher genötigt, zur aktiven Methode zu greifen. Die äußeren Umstände zwingen ihn dazu. In fieberhaften Fällen soll er gleichzeitig mit einer Sulfonamid- oder Penicillinbehandlung beginnen.

Von den mit einer Fehlgeburt verbundenen Infektionen sollen der *Tetanus* und die *Gasphlegmone* besonders erwähnt werden. Eine Tetanusinfektion kommt vorwiegend bei Frauen auf dem Lande vor, die sich mit landwirtschaftlichen Arbeiten beschäftigen. Noch gefährlicher sind aber die kriminellen Eingriffe, die von Personen (Nachbarsfrau, Hebamme) ausgeführt werden, deren Hände mit solchen Keimen verunreinigt sind. Dasselbe gilt für Fälle, bei denen der strafbare Eingriff mit infizierten Wurzeln oder Instrumenten vorgenommen wurde. Glücklicherweise kommt der Tetanus selten vor. Die 20 Fälle von RUBESKA starben ausnahmslos. VINAY, SCHNEIDER berichteten bei 89—91% der Fälle von einem tödlichen Verlauf. Die Behandlung ist die gleiche wie bei Tetanus überhaupt. (Neben der intramuskulären oder intralumbalen Anwendung des Serums kann man auch 5—10 cm^3 einer 15%igen Magnesiumsulfatlösung intramuskulär geben.) Ist die Krankheit schon manifest geworden, sollen große Dosen von Serum, eventuell zum Teil auch lumbal appliziert werden. Wenn die primäre Infektion sicher in der Gebärmutter sitzt, kommt auch eine Uterusexstirpation in Frage. Nach einer Operation ist es ratsam, die gebrauchten Instrumente mehrere Tage längere Zeit auszukochen, da die Tetanussporen sehr widerstandsfähig sind.

Die von Gasbrandbacillen verursachte Infektion ist ebenfalls selten. Falls sie sich auf die Gebärmutterhöhle beschränkt (Tympania uteri), heilt sie meistens aus; wenn sie aber bis in die Uteruswand hineinreicht, verläuft sie tödlich, und man findet in dem bläulich-schwarz verfärbten Uterus Gasbläschen vor. Längs der Lymphbahnen verbreitet sich die Infektion unter der Haut und dringt sogar bis in die Bauchhöhle vor (Pneumoperitoneum). Als Begleitsymptom beobachtet man Gelbsucht und Cyanose. Der Urin wird infolge Hämolyse rot, die Exkremente dunkelbraun. Bei bimanueller Untersuchung gewinnt man einen Gefühlseindruck, der an das Knirschen von Schnee erinnert. Das einzige, was unter Umständen das Leben der Kranken retten kann, ist eine rechtzeitig ausgeführte Uterusexstirpation.

Bei *fieberfreier Fehlgeburt* kann man ebenfalls konservativ oder aktiv vorgehen. Da die Schwangere bei aktiver Behandlung viel eher wieder arbeitsfähig wird, bevorzugt man in der Behandlung des fieberfreien Abortes heutzutage, wo doch ein großer Teil der Frauen berufstätig ist, die aktivere Methode. Es wurde absichtlich „aktivere" und nicht „aktive" Methode gesagt, da man auch in den genannten Fällen nicht immer den Uterus sofort entleeren wird, weil bei der überwiegenden Zahl der Fehlgeburten möglicherweise eine verbotene Manipulation vorausging, so daß sie nicht als reine Fälle betrachtet werden dürfen. Hat man im gegebenen Falle die Gewißheit, daß die Fehlgeburt wirklich spontan einsetzte, so kann man die Gebärmutter ruhig ausräumen. Weiß man jedoch — wie in den meisten Fällen — nicht, ob die Schwangere vielleicht nur deshalb fieberfrei ist, weil sich die Infektion noch im latenten Stadium befindet, so ist es ratsam, sie vorerst noch einige Tage zu beobachten. Damit ist in erster Linie der Patientin gedient, da auf diese Weise einer eventuell erfolgten intrauterinen Infektion keine neuen Wege geöffnet werden. Andererseits riskiert der Arzt nicht, für die Folgen einer durch kriminelle Eingriffe verursachten Infektion verantwortlich gemacht zu werden.

Bevor wir zur ausführlichen Besprechung der Abortbehandlung übergehen, soll noch eine besondere Art von Fehlgeburten erwähnt werden, die sog. *komplizierte Fehlgeburt*. So nennt man eine Fehlgeburt, bei der auch schon in der Umgebung des Uterus Veränderungen in Form einer Druckempfindlichkeit oder einer tastbaren anatomischen Veränderung feststellbar sind.

Auf der ganzen Welt ist man sich darin einig, daß, *sobald die Infektion die Grenze der Gebärmutter überschritten hat, und sobald in der Umgebung des Uterus auf eine Entzündung hinweisende Zeichen vorhanden sind, nur eine konservative Behandlung in Frage kommt, da jeder Eingriff das Leben der Kranken aufs schwerste gefährdet.*

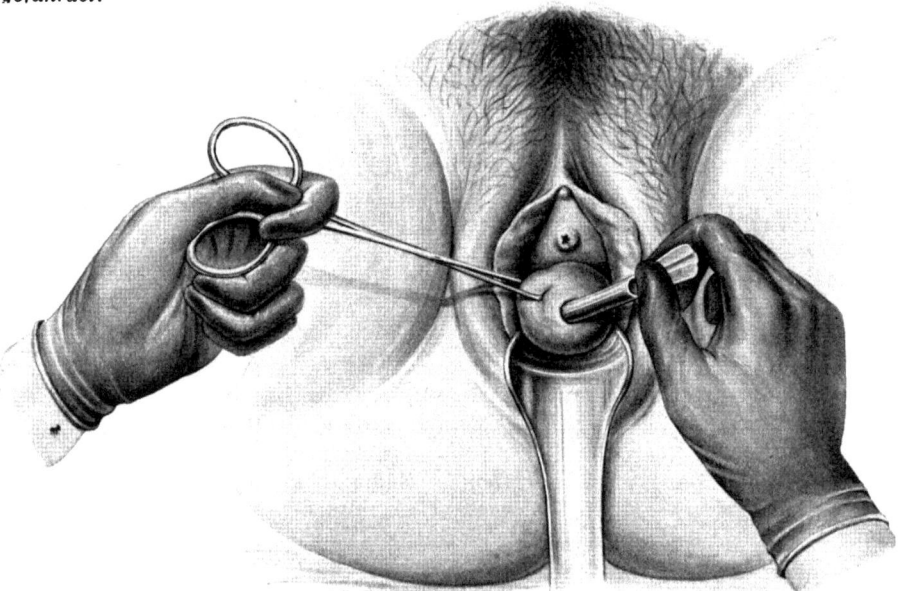

Abb. 306. Dilatation mit Hegarstiften.

Das bisher Besprochene kann folgendermaßen zusammengefaßt werden: *Während bei drohendem und beginnendem Abort unser ganzes Bestreben dahingeht, die Schwangerschaft zu erhalten, ist man bei inkomplettem Abort — wenn also keine Hoffnung auf Erhaltung der Gravidität mehr besteht — bestrebt, den Uterus möglichst bald auszuräumen.* Falls bei fieberfreiem Abort sicher kein strafbarer Eingriff vorgenommen wurde, also keine Infektion vorliegt, räumt man den Uterus aus, vor allem, wenn starke Blutungen dazu drängen. Bei fieberhaftem Abort, aber auch bei fieberfreiem, bei dem ein Verdacht auf einen kriminellen Eingriff besteht, geht man am besten exspektativ vor, d. h. man wartet ab, bis die Patientin einige (3—5) Tage fieberfrei ist, und erst dann (bei schweren Blutungen auch früher) entleert man die Gebärmutter. Besonderen Verdacht auf einen verbotenen Eingriff erwecken hohes Fieber und eventuell auftretende Schüttelfröste vor Eröffnung des Muttermundes. Bei kompliziertem Abort geht man soweit wie möglich konservativ vor.

Will man eine Fehlgeburt ausräumen, so muß in erster Linie der *Gebärmutterhals genügend erweitert* sein. Die an der Ablösungsstelle des Eies entstehende Blutung hört erst dann auf, wenn sich die Uterusmuskulatur kontrahiert. Die Gebärmutter kann sich aber erst nach Entleerung ihres Inhaltes gut zusammenziehen. Löst man jedoch das Ei von der Uteruswand ab (in manchen Fällen hat es sich auch schon spontan teilweise abgelöst), und ist dann nicht imstande, es durch den engen Muttermund zu entfernen, so kann die Frau unter den Händen des Arztes verbluten, weil sich die Blutung an der Ablösungsstelle immer mehr verstärkt. Wenn also bei inkomplettem Abort der Muttermund für eine Ausräumung nicht weit genug eröffnet ist, besteht die erste Aufgabe darin, eine entsprechende Dilatation herbeizuführen. Am einfachsten erreicht man dies mit den HEGARschen Metallstiften (Abb. 306). Muß man jedoch wegen großer Widerstandsfähigkeit der Cervix (Rigidität) ein Einreißen befürchten, so erzwinge man die Eröffnung nicht, sondern tamponiere mit einem Gazestreifen (Abb. 307)

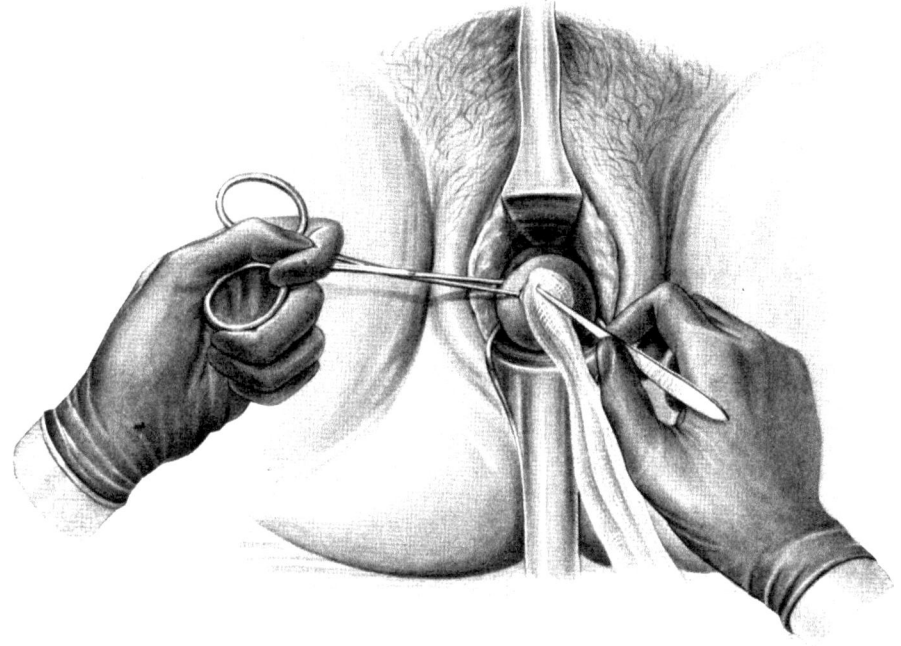

Abb. 307. Cervixtamponade.

oder lege einen Laminariastift (Abb. 308 und 309) ein. In Kliniken kann bei sehr starker Blutung und rigider Cervix ausnahmsweise auch eine Hysterotomia vaginalis anterior, d. h. eine blutige Erweiterung des Muttermundes in Frage kommen. Wenn keine erheblichen Blutungen vorhanden sind, der Muttermund kaum eröffnet ist und die Schwangere trotzdem Fieber, vielleicht sogar Schüttelfröste bekommt, besteht durchaus Verdacht auf einen kriminellen Eingriff. Hierbei verfahre man möglichst konservativ. Man tamponiere das Scheidengewölbe und die Scheide stark aus, führe womöglich das Ende des Tamponadestreifens in die Cervix ein und verabreiche dann Wehenmittel. Der Tampon stillt nicht nur die Blutung, sondern löst als Fremdkörper auch Uteruskontraktionen aus. Wenn am nächsten Tage der Streifen entfernt wird, findet man dahinter nicht selten das abgelöste Ei.

Sobald der Muttermund genügend erweitert ist, *kann man die Fehlgeburt digital oder instrumentell ausräumen.* Im ersteren Falle dringt man mit der ganzen Hand in die Scheide ein und führt einen oder zwei Finger in die Gebärmutterhöhle (Abb. 310). Mit der äußeren Hand umfaßt man gleichzeitig den Fundus uteri und stülpt ihn sozusagen über den in den Uterus eingeführten Finger. Anschließend spült man die Gebärmutter mit irgendeiner ungiftigen Desinfektionslösung

(Jodwasser, alkoholhaltiges Jodwasser, Chlorwasser usw.). Die digitale Ausräumung der Fehlgeburt soll mit Geschick und nicht mit Gewalt erfolgen. Am besten narkotisiert man die Patientin. Dies ist nicht nur menschlicher, weil die Kranke dann keine Schmerzen verspürt, sondern wegen der Entspannung der Bauchdecken für den Arzt auch vorteilhafter.

Bei instrumenteller Ausräumung entfaltet man die Scheide mittels Specula, faßt den Muttermund mit einer Kugelzange und entfernt sodann nach entsprechender Eröffnung des Muttermundes die größeren Eiteile mit einer stumpfen

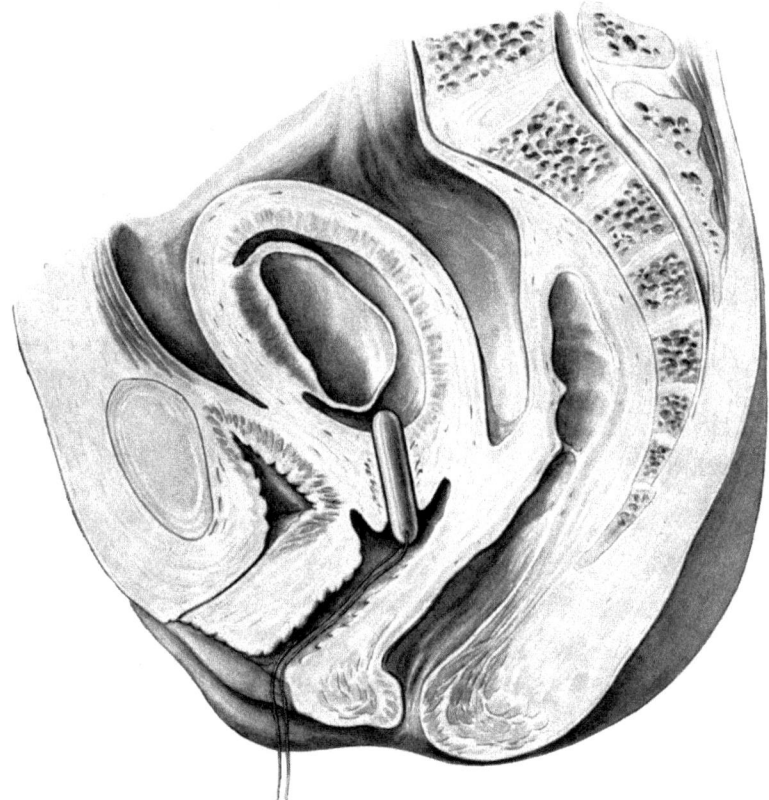

Abb. 308. Richtige Lage eines Laminariastiftes.

Abortzange, die zurückgebliebenen Reste aber mit einer großen, *stumpfen* Curette. Ist der Muttermund nicht genügend eröffnet, so muß er erst dilatiert werden. Es ist sehr wichtig, schon vor Beginn der Dilatation die Länge des Uterus mit einer Uterussonde festzustellen. Auch die Lage der Gebärmutter muß bekannt sein, damit ihre Wand nicht durch ein in falscher Richtung eingeführtes Instrument perforiert wird. Nach beendeter Dilatation geht man von neuem mit der Uterussonde ein und überzeugt sich, ob keine Perforation der Gebärmutterwand erfolgt ist. Die *Abortzange* ist ein sehr gutes, aber sehr *gefährliches Instrument*. Besonders wenn ihre Enden nicht genügend stumpf sind und der Arzt nicht ausreichend geschult ist, kommt es vor, daß die weiche Wand des schwangeren Uterus gefaßt und herausgerissen wird. Zunächst führt man das Instrument *vorsichtig* ein, bis man am Fundus uteri anstößt. Dann zieht man es etwas zurück, öffnet und schließt die Branchen wieder. Unter dauerndem Drehen der Zange um ihre

Längsachse entfernt man dann die gefaßten Eiteile. Nachdem der größte Teil des Eies entfernt ist, überzeugt man sich noch einmal mit einer Sonde, ob die Uteruswand nicht verletzt wurde und schabt dann die Innenfläche der Gebärmutter systematisch ab, bis man einen härteren Widerstand spürt und ein schabendes Geräusch vernimmt.

Sowohl die digitale als auch die instrumentelle Ausräumung haben gewisse Vor- und Nachteile. Der manuelle, also mit dem Finger ausgeführte Eingriff ist vor allem ungefährlicher. Weiter fühlt auch der weniger Geübte mit dem tastenden Finger besser, ob in der Gebärmutter noch etwas zurückgeblieben oder bereits

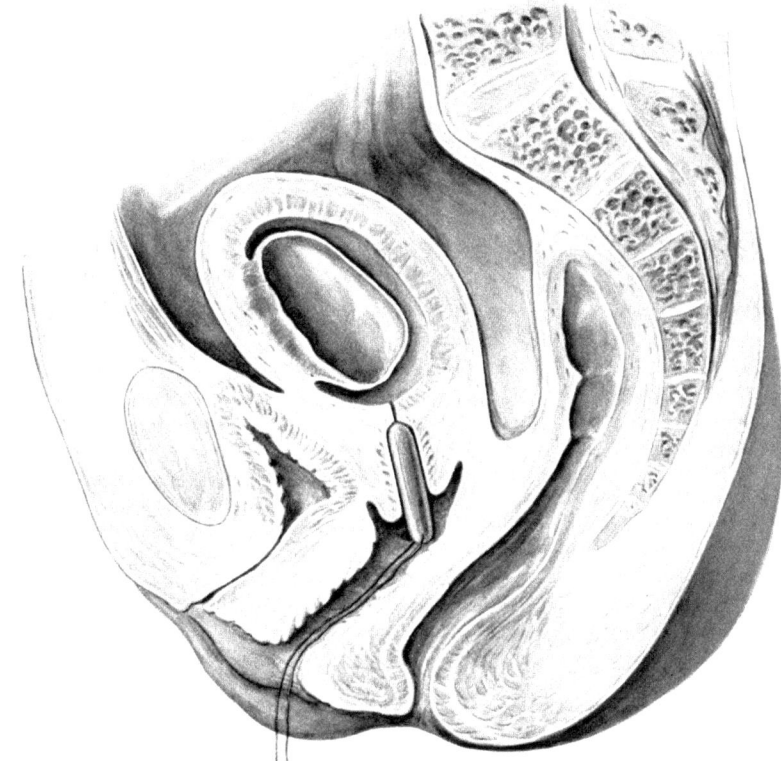

Abb. 309. Falsche Lage eines Laminariastiftes.

alles entfernt ist. Ein zumindest theoretischer Nachteil ist, daß bei der manuellen Ausräumung durch den Gegendruck der äußeren Hand eventuell vorhandene Infektionserreger in die Lymphgefäße des Uterus einmassiert werden können.

Der wesentlichste und einzige Vorteil der instrumentellen Ausräumung besteht darin, daß sie schonender und hinsichtlich der Asepsis vollkommener ist, weil man ja mit ausgekochten Instrumenten arbeitet. Beides fällt nicht so sehr ins Gewicht; denn man kann in Narkose auch mit dem Finger schonend arbeiten. Die Asepsis wahrt man bei der digitalen Ausräumung durch Überziehen eines sterilen Handschuhs. Dem Vorteil der instrumentellen Ausräumung steht ein wesentlicher Nachteil gegenüber. Dieses Verfahren ist nämlich, besonders in den Händen des weniger Geübten, sehr gefährlich. Es gibt in der Bauchhöhle kaum ein Organ, das mit der Abortzange noch nicht beschädigt oder herausgezogen worden wäre. Auch dem geübteren Fachmann können bei der instrumentellen Ausräumung noch Fehler unterlaufen, und selbst die hervorragendsten Fachleute haben schon Uterusperforationen gesetzt. In anderen Fällen schaben manche im Vertrauen auf ihre Fachkenntnisse bei ganz jungen Schwangerschaften die Uteruswand mit einer scharfen Curette ab. Wenn dabei auch die basale Schicht der Schleimhaut entfernt wird, kann die Frau amenorrhoisch werden, da sich die Schleimhaut später überhaupt nicht, oder, bei teilweise noch erhaltener Basalis, erst nach einer Monate, eventuell sogar Jahre dauernden Hormonbehandlung zu regenerieren vermag.

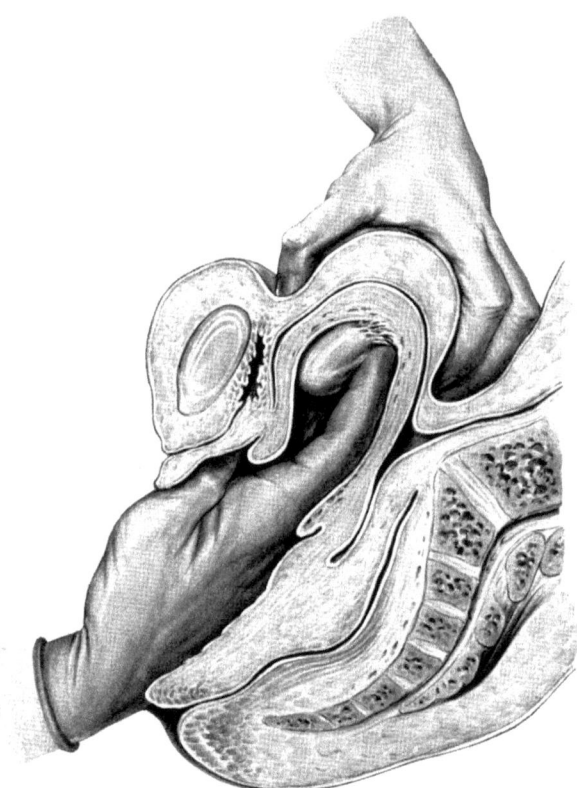

Abb. 310. Digitale Abortausräumung.

Hat man den Uterus ausgeräumt und ist es dabei zu keinen Nebenverletzungen gekommen, so empfiehlt es sich, das Cavum — wie bereits erwähnt — mit einer milden Desinfektionslösung (dünne Jodtinkturlösung) auszuspülen. Die anschließende Einführung eines Gazestreifens, die durch Anregung von Uteruskontraktionen weitere Blutungen vermeiden und die Cervix offen halten soll, ist nach unserer Ansicht theoretisch überflüssig und vom Standpunkt der Praxis aus unzweckmäßig. Das Einführen eines Streifens in den Uterus bietet nämlich neue Möglichkeiten zu Nebenverletzungen, und der weniger Erfahrene vermag auch hierbei noch Unheil anzurichten. Der geübte Fachmann kann jedoch schon ohne diese Maßnahme beurteilen, ob die Entleerung des Uterus vollständig ist. In seinen Händen ist die Einführung eines Streifens zwar ungefährlich, aber gleichzeitig auch überflüssig, da der richtig ausgeräumte Uterus nicht weiter zu bluten pflegt. Zweckmäßiger erscheint es also, nach Entleerung der Gebärmutter irgendein Uterotonicum zu verabreichen.

Kommt es bei einer Frau gehäuft zu Fehlgeburten, spricht man von *habituellem Abort*. Oft tritt dieses Ereignis sogar immer zum gleichen Zeitpunkt der Gravidität ein. Von den *Ursachen* des habituellen Abortes sind die Vergiftungen mit Arsen-, Blei- und Quecksilberverbindungen sowie bis zu einem gewissen Grade der chronische Alkoholismus wohl bekannt. Auch eine *Funktionsstörung der innersekretorischen Organe* (Hypophyse, Follikel, Corpus luteum, Schilddrüse) kann hierbei eine Rolle spielen. Mit Gelbkörperhormon und Schilddrüsenextrakten gelingt es oft, die Schwangerschaft habituell abortierender Frauen zu erhalten. Auch von anorganischen Stoffen darf man sich häufig einen günstigen Einfluß versprechen. Längst bekannt ist die günstige Wirkung von Jodpräparaten. Nach der Ansicht von BROOKE-BLAND wirkt Jod im Prinzip durch eine Beeinflussung der Schilddrüse. In der Tierzucht berichtet man über gute Ergebnisse bei Verabreichung von Kalksalzen und Senkung des Eiweißgehaltes der Nahrung. Ferner ist bekannt, daß die Implantation des befruchteten Eies durch einen für die Uterusschleimhaut nachteiligen Mangel an Vitamin A beeinträchtigt werden kann. Bei Versuchen mit Ratten sah man, daß die Früchte häufig abstarben und resorbiert wurden, falls trotz des Vitamin-A-Mangels überhaupt eine Gravidität eintrat. Das gleiche beobachtete man auch bei Mangel an Vitamin B. Mancherseits wird über gute Erfolge nach Verabreichung von Vitamin C bei habituellem Abort berichtet (RODECURT u. a.). Diese Wirkung erklärt sich vielleicht mit dem Vitamin-C-Gehalt des Gelbkörpers (HUSZÁK). Der günstige Einfluß des E-Vitamins auf die Schwangerschaft ist heute schon allgemein anerkannt. Erwähnt sei noch die Beobachtung SHUTEs, nach der im Blute spontan abortierender Frauen ein Stoff zu finden ist, der die proteolytische Wirkung des Trypsins hemmt. SHUTE fand diesen Stoff im Blute von E-Vitamin-arm ernährten Ratten. Sobald jedoch mit der Nahrung wieder Vitamin E zugeführt wurde, war er nicht mehr nachzuweisen. Ähnlich verhält es sich wohl bei habituell abortierenden Frauen. Die neuerdings von manchen Autoren vertretene Meinung, daß dem Rh-Faktor in der Ätiologie des habituellen Abortes eine Bedeutung zukäme, wurde durch die Untersuchungen und Beobachtungen von A. B. HUNT widerlegt.

Behandlung. Habituell abortierenden Frauen verordnet man in der Zeit, zu der die Fehlgeburten einzutreten pflegen und an dem Termin, an dem die Menstruation fällig wäre, zweckmäßigerweise Bettruhe und Schonung in jeder Hinsicht. Auch empfiehlt es sich, Uterusberuhigungsmittel zu verabreichen. Das früher übliche Opium wird heute weniger angewendet, da es auf die Darmfunktion, deren Regelung in diesen Fällen wichtig ist, lähmend wirkt. Man gibt vielmehr Novatropin und papaverinhaltige Medikamente. Für die Beurteilung des habituellen Abortes ist es wichtig, sowohl die betreffende Frau als auch den Mann gründlich zu untersuchen. Man denke an chronische Vergiftungszustände (Alkohol usw.) und Lues, obwohl letztere als Ursache von jungen Fehlgeburten kaum in Betracht kommt. Ferner berücksichtige man den Zustand des innersekretorischen Systems. Oft hängt z. B. sehr viel von der Funktion der Schilddrüse ab (Grundumsatz). Vor dem Eintritt einer weiteren Schwangerschaft darf auch eine genaue Untersuchung des Sperma nicht vergessen werden. Wegen der Bedeutung, die die Geschlechtsorgane bezüglich des habituellen Abortes besitzen, hat man selbstverständlich schon zu der Zeit, in der noch keine Gravidität besteht, für eine eventuell nötige Behandlung zu sorgen (Hormontherapie, Ausheilung von alten Entzündungen und Ausfluß, Anfrischung einer kranken Uterusschleimhaut durch Curettage, Korrektur von Lageveränderungen des Uterus, Versorgung von Cervixrissen usw.).

Eine zu Beginn der Schwangerschaft abgestorbene Frucht, die nicht ausgestoßen wurde, kann — wie schon auf S. 392 erwähnt — resorbiert werden. So beobachtet man dann, daß das Ei in toto abgeht, ohne daß darin eine Frucht zu finden wäre. Besonders häufig sieht man das bei Molenschwangerschaften. Kommt es in der Umgebung des Eies und in der Eihöhle zu Blutaustritten, so bildet sich eine sog. *Blutmole.* Daraus wird mit der Zeit durch Organisation und Auslaugen des Blutfarbstoffes eine *Fleischmole.* Eine besondere Form stellt die BREUSsche *Mole* (Abb. 311) dar, die durch Blutaustritte zwischen Chorion und Decidua entsteht. Schneidet man ein solches Ei auf, so findet man die innere Fläche höckerig und uneben. Ein Charakteristicum der BREUSschen Mole besteht noch im Fehlen oder der relativen Kleinheit der Frucht. Der Uterus pflegt dabei groß zu bleiben, so daß er schon irrtümlicherweise für ein Myom gehalten und entfernt wurde. Stirbt die Frucht ab und tritt die Eihöhle mit der Außenwelt in Verbindung, so gesellen sich zu den autolytischen Fermenten noch Fäulniserreger hinzu. Es entsteht dann ein übelriechender Ausfluß, die Schwangere bekommt Fieber, und in der Gebärmutter tritt unter Umständen eine Ansammlung von Gasen auf (Tympania uteri). Bleibt die Frucht in der Uterushöhle zurück, ohne daß die Eihöhle eröffnet wird, so spielt sich darin ein steriler Vorgang ab (Maceration, Fetus sanguinolentus usw., s. S. 392).

Ein zu Beginn der Gravidität abgestorbenes Ei pflegt früher oder später ausgestoßen zu werden. Ausnahmsweise versiegen jedoch anfänglich auftretende Blutungen und die abgestorbene Frucht bleibt noch monatelang in der Gebärmutter zurück (missed abortion). Zu erkennen ist dieser Zustand daran, daß sich der Uterus nach Sistieren der Blutung nicht weiter vergrößert. Nach Absterben des Eies — besonders in der ersten Schwangerschaftshälfte — beobachtet man ferner ein rasches Absinken des Follikelhormonspiegels im Blute. ROBINSON-DATNOW-JEFFCOATE gelang es bei missed abortion durch Verabreichung großer Dosen von Follikelhormon (40000—2000000 E), die Wehentätigkeit in Gang zu bringen und somit die Ausstoßung des Eies herbeizuführen.

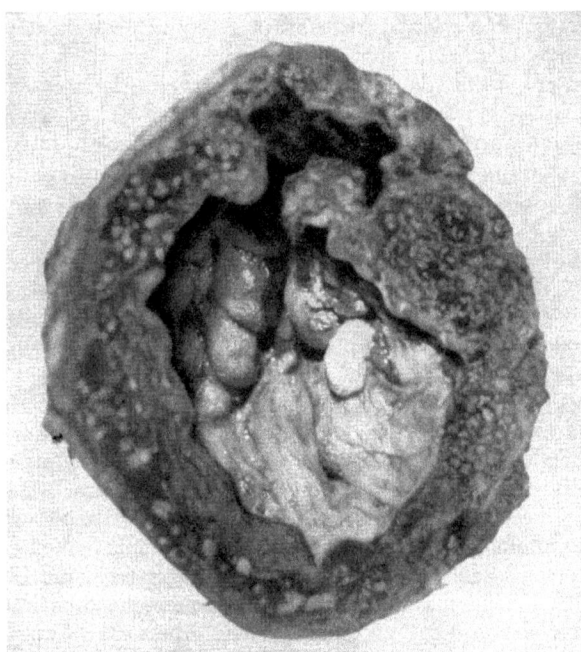

Abb. 311. BREUSsche Hämatommole.

Der kriminelle Abort, die Fruchtabtreibung: Schon seit dem ersten Weltkrieg haben die kriminellen Aborte an Zahl sehr zugenommen. Eine Besprechung der religiös-ethischen Bedeutung dieser Frage würde über den Rahmen dieses Buches hinausreichen. Für die betreffende Frau birgt die Fruchtabtreibung sehr große Gefahren in sich. Diese bestehen zunächst in Verletzungen, Verblutung und Infektionen, im weiteren Verlauf des Lebens aber in einer Sterilität und einem oft jahrelang dauernden Siechtum. Die Fruchtbarkeit der Frau wird nicht nur durch Eingriffe gefährdet, die nach Ausbleiben der Regelblutung ausgeführt werden, sondern auch durch die sog. Maßnahmen zur Regelung der Monatsblutung, die leider auch von manchen, auf niedriger ethischer Stufe stehenden Ärzten vorgenommen werden. Hierbei wird allmonatlich, wenn die Periode nicht zur rechten Zeit auftritt, Jodtinktur oder Salicylalkohol in die Gebärmutterhöhle eingespritzt. Diese Maßnahmen sind eigentlich keine konzeptionsverhütenden, sondern kriminelle Eingriffe, da man ja nie wissen kann, ob nicht schon ein befruchtetes Ei aus den Tuben unterwegs ist. Bei verspätet einsetzender Menstruation ist dies gewöhnlich auch der Fall. Bei dem genannten Vorgehen bestehen zwei Gefahren: Ist die Schwangerschaft schon etliche Monate alt, so kann infolge der Zerstörung des Eies eine schwere intrauterine Infektion entstehen. Noch gefährlicher ist jedoch die Situation, wenn es sich um eine Extrauteringravidität handelt. Es ist allgemein bekannt, welche Gefahr eine wegen Extrauteringravidität ausgeführte Laparotomie in sich birgt, wenn die Gebärmutterhöhle infiziert ist. Aber unabhängig vom Vorhandensein oder Fehlen einer Schwangerschaft kann die eingespritzte Flüssigkeit in die Eileiter gelangen und dort infolge ihrer chemischen Wirkung einen Verschluß verursachen und somit zu Sterilität führen (FRIGYESI). Die Unfruchtbarkeit zerstört aber später mitunter das ganze Lebensglück der Frau. Wie oft kommen Frauen, die früher leichtsinnigerweise durch strafbare Hände ihre Schwangerschaft unterbrechen ließen, ganz verzweifelt zum Arzt mit der Bitte, es auf irgendeine Weise, und sei es unter Gefährdung ihres Lebens, zu ermöglichen, daß sie wieder schwanger werden. Leider ist dann kaum noch zu helfen. Solche tragischen Fälle sind oft die Folge der in unseren Tagen vielfach vertretenen Ansicht, die junge Frau solle nach ihrer Verehelichung eine Zeitlang keine Kinder bekommen, damit sie etwas vom Leben habe. Wenn dann infolge dieser leichtsinnigen Lebensauffassung eine Sterilität eingetreten ist, würden die Frauen alles daran setzen, um Mutter werden zu können. Auf diese Fälle bezieht sich der geistreiche Spruch DE LEES, daß es zwei Dinge gibt, wofür die Frauen zu allem fähig sind, einmal, um keine Kinder zu bekommen, zum anderen, um welche zu bekommen.

Zur Erreichung eines Fruchtabganges werden auch zahlreiche Medikamente und Giftstoffe angewandt (Safran, Aloe, Phosphor, Chinin usw.). Wie man weiß, verursachen diese Medikamente und Giftstoffe jedoch nur in einer sehr hohen Dosierung einen Abort und ziehen meist eine schwere Vergiftung des mütterlichen Organismus nach sich. Auch Wehenmittel (Thymophysin, Hinterlappenhormon) werden zur Fruchtabtreibung benutzt. Diese haben jedoch nur ganz ausnahmsweise einmal eine Wirkung. Auch von heißen Fußbädern verspricht man sich vielfach einen Erfolg. In Frankreich setzt man die Schwangere der Einwirkung des elektrischen Stromes aus.

Je nach Vorbildung der den kriminellen Eingriff durchführenden Person kommen, von den mit Stricknadeln, Meerrettichwurzeln oder irgendwelchen Instrumenten ausgeführten Stichen angefangen bis zur regelrecht vorgenommenen Uterusausschabung die verschiedensten Verfahren zur Anwendung. Eine häufig geübte Methode ist die Blasensprengung oder die Ablösung der Eihäute von der Gebärmutterwand. Letzteres sucht man durch Einspritzung der verschiedensten Flüssigkeiten in den Uterus zu erreichen. Meist verwendet man Seifenwasser zu diesem Zweck. In all den Fällen, in denen intrauterine Eingriffe vorgenommen werden, kann, abgesehen von den schwersten Infektionen, eine ganze Reihe von lebensgefährlichen Nebenverletzungen entstehen. Nach Einspritzung von Flüssigkeit in das Uteruscavum und teilweiser Ablösung des Eies oder der Placenta, dringt unter Umständen Luft in die an der Ablösungsstelle des Eies oder der Placenta eröffneten Gefäße ein *(Luftembolie)*. Die Flüssigkeit selbst kann resorbiert werden und, wenn sie giftig wirkende Substanzen enthält *(Lysol, Sublimat)*, den Tod der Frau herbeiführen.

Bei instrumentellen Eingriffen gibt es, je nach der Art des verwendeten Instrumentes, die verschiedensten Verletzungen. Wenn eine solche bei der Erweiterung des Cervicalkanales mit *Hegarstiften* entstand, sitzt sie entsprechend der Lage des Uterus (Anteflexion oder Retroflexion) entweder an der Hinter- oder Vorderwand der Cervix (Abb. 312 und 313). Mit der Polypen- oder Abortzange verursachte Läsionen sind mehr in den höheren Abschnitten der Gebärmutter zu finden und stellen oft schwere Perforationen dar. Falls dabei die infolge der Ablösung des Eies oder der Placenta auftretenden Blutungen sehr stark sind, kommt es leicht dazu, daß die Person, die den kriminellen Eingriff ausführt, die

Geistesgegenwart verliert. Der oder die Betreffende weiß, daß die Blutung nicht aufhört, solange der Uterus nicht vollständig entleert ist und versucht daher, die Ausräumung möglichst schnell zu beenden. In solchen Fällen werden dann mitunter durch eine Perforationsöffnung Darmstücke und Mesenterium hervorgezogen und unbegreiflicherweise eventuell sogar abgeschnitten (Furor operativus). Die leichtesten Verletzungen erfolgen durch die Uterussonde. Ob die Sonde den Uterus wirklich perforiert hat oder nicht, ist meist schwer zu entscheiden; denn möglicherweise ist die Sonde nur deshalb tiefer eingedrungen, weil die Gebärmutter infolge der Narkose oder der örtlichen Betäubung inzwischen erschlafft war. Eine plötzliche Relaxation der Gebärmutter kommt auch außerhalb der Schwangerschaft häufig vor. Der nicht entsprechend ausgebildete Abtreiber getraut sich oft nicht, die Sonde zur Klärung des Sachverhaltes tiefer einzuführen.

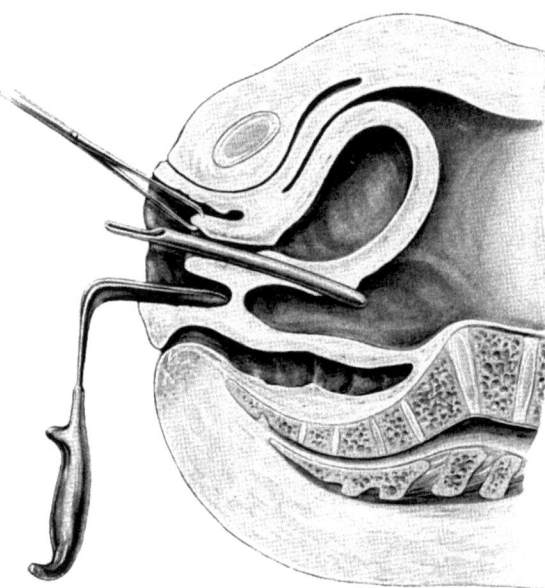

Abb. 312. Perforation der hinteren Gebärmutterwand mit einem Hegarstift.

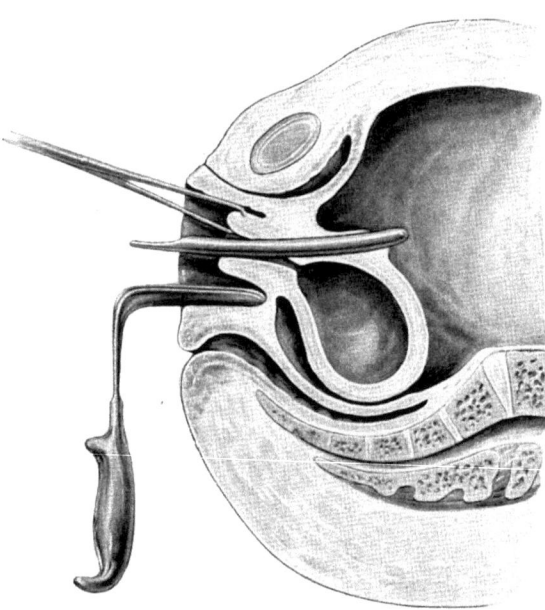

Abb. 313. Perforation der vorderen Gebärmutterwand mit einem Hegarstift.

Angaben mancher Autoren zufolge besteht ferner die Möglichkeit, daß die Sonde in einen Eileiter gelangt. Nach unserer Meinung ist dies jedoch nicht gerade wahrscheinlich, schon deshalb, weil das Lumen des interstitiellen Tubenanteiles im allgemeinen viel dünner ist als eine durchschnittliche Uterussonde. Aber auch sonst wäre es ein großer Zufall, wenn die Sonde gerade dorthin gelangte.

Nach einer Sondenperforation der nichtschwangeren Gebärmutter — aseptisches Arbeiten vorausgesetzt — erübrigt sich ein Eingriff. Es genügt, die Frau ins Bett zu legen, ihr einen Eisbeutel auf den Leib zu geben und sie unter strenger Kontrolle zu halten. Wird dagegen ein *schwangerer* Uterus perforiert, so ist die Situation nicht mehr so einfach; denn eine in der schwangeren Gebärmutter eventuell auftretende Infektion kann auf die Bauchhöhle übergreifen, obwohl sich Sondenverletzungen soweit zusammenzuziehen pflegen, daß sie sogar bei einer unmittelbar nach der Verletzung erfolgten Laparotomie kaum aufzufinden sind. Viel schwieriger ist die Lage, wenn mit einem dickeren Instrument, z. B. einem Hegarstift, perforiert wurde und noch schlimmer, wenn mit der Abortzange ein Stück aus der Uteruswand herausgerissen wurde. In diesen Fällen muß selbstverständlich wegen der durch die Verletzung der Gebärmutterwand entstandenen Blutung und wegen der Gefahr einer Peritonitis, die von den in die Bauchhöhle gelangten Eiteilen verursacht werden kann, operiert werden. Außerdem erfordern eventuelle Darmverletzungen dringend eine Versorgung. Wenn sich eine Darmverletzung nicht mit Sicherheit ausschließen läßt, ist unbedingt eine Laparotomie auszuführen. Das Schicksal der Kranken hängt von der richtigen Versorgung der Verletzung ab. Solche unglücklichen Nebenverletzungen können aber nicht nur bei kriminellen Eingriffen, sondern auch bei der Ausräumung einer bereits in Gang befindlichen Fehlgeburt entstehen. Eben deshalb *muß die Ausräumung bei Verdacht auf eine Uterusperforation sofort unterbrochen und die Kranke in eine Klinik gebracht werden.* Bei einem berechtigten Eingriff in die Gebärmutterhöhle zählen Nebenverletzungen nicht als Kunstfehler und können auch den besten Fachleuten unterlaufen. Ein großer Kunstfehler ist es aber, wenn jemand eine Nebenverletzung, die er setzte, nicht erkennt. Hat also der praktische Arzt irgendwelche Verletzungen der Gebärmutter verursacht, so muß er diese erkennen, aufrichtig zugeben und der Klinik, in die er die Patientin einweist — einweisen muß er sie auf alle Fälle — offen mitteilen, mit welchen Instrumenten und unter welchen Umständen die Perforation erfolgte. Die Versorgung der Verletzung ist auf zweierlei Art möglich. Entweder vernäht man einfach die Perforationsstelle oder man amputiert die Gebärmutter. Welches Verfahren dabei das richtige ist, läßt sich im allgemeinen schwer sagen, und man hat sich im Einzelfall zu dem oder jenem zu entschließen. Ist die Patientin z. B. vollkommen fieberfrei und besteht kein Verdacht auf einen vorhergegangenen kriminellen Eingriff, sind ferner die Wundränder scharfrandig, also nicht gequetscht, dann kommt eine einfache Vernähung in Frage. Wir sahen einen Fall, in dem der Arzt perforiert und durch die Perforationsöffnung sogar Darmstücke heruntergezogen hatte. Zwei Jahre nach der Darmresektion und Vernähung der Uteruswunde erfolgte eine spontane Entbindung. Bei einer Wunde mit gequetschten Rändern oder im Falle einer Infektion bzw. eines Infektionsverdachtes erscheint es jedoch ratsamer, radikal zu operieren. Die Prognose hängt nicht nur von der Verletzung des Uterus sondern auch von der eventuell erfolgten Läsion anderer Organe (Darm, Blase, Ureter) ab. Die Versorgung der verschiedenartigsten Verletzungen ist nicht mehr Sache des Allgemeinpraktikers sondern des Facharztes. Leicht ist diese Aufgabe deshalb nicht, weil man bestrebt ist, die Genitalorgane junger Frauen möglichst zu erhalten. Nicht selten ist man jedoch gezwungen, die Gebärmutter zu entfernen. Ob dieser Eingriff vaginal oder abdominal ausgeführt werden soll, muß der Fachmann entscheiden. Bei Darmverletzungen oder bei Verdacht auf solche ist auf alle Fälle eine Laparotomie durchzuführen, damit man über die Nebenverletzungen einen Überblick gewinnt und diese versorgen kann.

Der künstliche Abort. Da die Schwangerschaft an den Organismus erhöhte Anforderungen stellt und somit eine mehr oder weniger große Belastung bildet, kann bei gewissen Krankheiten im Interesse des Lebens und der Gesundheit der Mutter eine künstliche Unterbrechung der Gravidität in Frage kommen. Die artifizielle Schwangerschaftsunterbrechung war schon in alten Zeiten bekannt und wurde bereits vor Christi Geburt ausgeführt. Am deutlichsten zeigt dies der Eid des HIPPOKRATES, nach dem die Interruptio dem Arzt verboten war. In der jüdischen Religion galt die Schwangerschaftsunterbrechung als Sünde, durfte aber in gewissen Fällen im Interesse der Mutter vorgenommen werden. Die katholische Lehre verbietet die Interruptio, weil das im Uterus sich entwickelnde Individuum kein seelenloses Gebilde ist und als der Mutter gleichwertig angenommen wird. In sämtlichen Kulturstaaten ist die künstliche Schwangerschaftsunterbrechung gesetzlich untersagt. Ausnahmsweise ist sie jedoch bei gewissen Krankheiten, wenn es nach dem heutigen Stand der medizinischen Wissenschaft für nötig gehalten wird, gestattet, obwohl in den meisten Ländern auf Grund positiven Gesetzes keine Genehmigungen erteilt werden. Die künstliche Schwangerschaftsunterbrechung ist nicht nur eine ärztliche sondern auch eine religiöse, ethische und weltanschauliche Frage. Wir gehen an dieser Stelle nur vom ärztlichen Standpunkt darauf ein.

Eine Unterbrechung der Gravidität kommt, vom ärztlichen Gesichtspunkt aus gesehen, lediglich in solchen Fällen in Frage, in denen die Schwangerschaft oder die zu erwartende Geburt und das Wochenbett das Leben der Mutter ernstlich gefährden. Das kann nur in solchen Fällen behauptet werden, in denen

1. es offenbar ist, daß die die Mutter gefährdende Krankheit infolge der Schwangerschaft auftrat oder durch diese verschlimmert wird;

2. berechtigte Hoffnung besteht, daß sich die Unterbrechung auf die Krankheit, wegen der die Schwangerschaft unterbrochen werden soll, günstig auswirken wird;

3. keine andere Möglichkeit zur Heilung der Schwangeren vorhanden ist.

Um alle diese Fragen zu klären und die Indikation zur künstlichen Unterbrechung der Gravidität zu stellen, bedarf es einer wiederholten gründlichen Untersuchung, sorgfältiger Beobachtung und gewissenhafter Erwägungen der Lage, auch bezüglich der Prognose. Eine Entscheidung zu treffen ist also für den gewissenhaften Arzt, der im Interesse der Kranken handelt, besonders schwer und verantwortungsvoll. In den meisten Fällen müssen nicht nur irgendeine Krankheit selbst, sondern auch deren augenblickliches Stadium sowie die Heilungs- und Besserungsaussichten berücksichtigt werden. *Deshalb kann die Indikation zur Interruptio eigentlich nur auf Grund einer klinischen Beobachtung gestellt werden.*

Die Frage nach einer künstlichen Schwangerschaftsunterbrechung taucht bei den verschiedenartigsten Krankheiten auf. Es sei aber noch einmal betont, daß eine Erkrankung, die in Verbindung mit der Schwangerschaft auftritt, nur dann eine Indikation zur Unterbrechung darstellt, wenn die für das Leben der Mutter drohende Gefahr nicht durch andere Mittel abgewehrt werden kann. Abgesehen von den Schwangerschaftstoxikosen (derentwegen — wie in den entsprechenden Kapiteln gezeigt wurde — nur äußerst selten eine Unterbrechung notwendig wird) ist nämlich nicht die Schwangerschaft sondern die Krankheit die das Leben bedrohende Gefahr. Deshalb muß in erster Linie die Heilung der Krankheit erstrebt werden. Bevor die Frage der Interruptio also überhaupt auftauchen kann, sind alle zur Verfügung stehenden Mittel anzuwenden, um die Krankheit zur Heilung zu bringen. Erst wenn dies nicht möglich und von einer Unterbrechung berechtigterweise eine gründliche Besserung des Gesundheitszustandes der Patientin zu erhoffen ist, darf der Eingriff in Erwägung gezogen werden.

Die Schwangerschaftsunterbrechung auf Grund ernster ärztlicher Indikation hat mit den kriminellen Eingriffen nichts gemein, und man muß beides streng auseinanderhalten. Bei Besprechung und Behandlung der zur operativen Unterbrechung der Schwangerschaft berechtigenden Indikationen soll die Tätigkeit jener Ärzte von labilen sittlichen Auffassungen, die die künstliche Unterbrechung der Gravidität erwerbsmäßig betreiben, außer acht gelassen werden. Man braucht also bei der Feststellung der Indikation und der Prinzipien, auf Grund deren der korrekte Arzt in solchen Fällen vorgehen kann, keine Befürchtungen zu hegen, es könnten dadurch den erwerbsmäßigen Abtreibern weitere und reichlichere Möglichkeiten an die Hand gegeben werden. Diese Leute benötigen ja keine Indikation und nehmen ihre Eingriffe nicht auf Grund von Indikationen sondern einzig und allein aus Gewinnsucht vor.

Die künstliche Schwangerschaftsunterbrechung bzw. die Ausräumung der Gebärmutter kann sowohl wegen Erkrankungen des Eies (Frucht, Placenta usw.) als auch der Mutter in Frage kommen. Davon war schon an anderer Stelle ausführlich die Rede. Deshalb beschränken wir uns hier auf eine Aufzählung der in Betracht kommenden Indikationen:

I. Erkrankungen des Eies:
1. Blasenmole.
2. Akutes Hydramnion.
3. Intrauteriner Fruchttod (hier handelt es sich um die Ausräumung des bereits abgestorbenen Eies).
4. Habituelles Absterben des Kindes (noch bevor das Absterben eintritt, kann die Geburt eingeleitet werden, vorausgesetzt, daß die Frucht schon lebensfähig ist).
5. In der Schwangerschaft auftretende schwere Blutungen.

II. Erkrankungen der Mutter:
1. *Erkrankungen und Anomalien des Genitale und des Beckens:*
   a) *Einklemmung des schwangeren Uterus (Incarceration).* Hierbei kommt die Entleerung der Gebärmutter nur ausnahmsweise in Frage.
   b) *Enges Becken.* Seitdem der planmäßig angewandte Kaiserschnitt beinahe ohne Mortalität ausgeführt werden kann, ist eine Berechtigung zur Unterbrechung der Gravidität *auch bei absolut verengtem Becken nicht mehr gegeben.*
2. *Sonstige Erkrankungen des Organismus, die mit der Schwangerschaft in engem Zusammenhang stehen (Toxikosen):*
   a) Hyperemesis gravidarum (s. S. 321).
   b) Schwangerschaftsnephropathie (s. S. 329).
   c) Störungen der Leberfunktion (s. S. 326).
   d) Impetigo herpetiformis (als einzige Erkrankung der Haut).
3. *Andere Organerkrankungen, die von der Schwangerschaft ungünstig beeinflußt werden:*
   a) Lungentuberkulose (s. S. 263).
   b) Herzerkrankungen (s. S. 272).
   c) Nierenerkrankungen (s. S. 275).
   d) Blutkrankheiten (s. S. 284).
   e) Innersekretorische Störungen (s. S. 285).
   f) Nerven- und Geisteskrankheiten (s. S. 288).

Die Ausführung des Abortus artificialis wird in der Operationslehre besprochen. Erwähnt sei noch die Frage der Sterilisierung. Es gibt Fälle, in denen sich dieselbe Frau auf Grund ernster ärztlicher Indikation einer ganzen Reihe von künstlichen Schwangerschaftsunterbrechungen unterziehen muß. Eine Interruptio darf aber keineswegs als ein indifferenter Eingriff betrachtet werden, weil sie selbst in den besten Händen mit einer gewissen Mortalität einhergeht. Abgesehen davon hat man bei mancher Krankheit auch mit einer plötzlichen Verschlechterung zu rechnen, und so kann es zum Tod der Patientin kommen, obwohl man doch den Eingriff zu ihrer Rettung vornahm. So beobachtet man bekanntlich nach einer künstlichen Unterbrechung wegen Tuberkulose unter Umständen eine miliare Aussaat oder eine Meningitis tuberculosa. Bei einer Interruptio wegen Herzkrankheiten besteht die Möglichkeit, daß die Patientin an einer Endocarditis recens zugrunde geht. Zweckmäßigerweise klärt also der Arzt die Kranke und ihre Angehörigen auch diesbezüglich auf, wenn er die Einverständniserklärung zur Operation von ihnen unterschreiben läßt. Häufiges Abortieren kann schwere Metropathien, chronische Entzündungen und langdauernde, starke Menstruationsblutungen, die die genannten Erscheinungen begleiten, nach sich ziehen. Wie Feststellungen aus unserem eigenen Krankengut zeigen, sind Wehenschwäche, atonische Nachblutungen, Anomalien der Implantation und manuelle Lösungen der Placenta nach vorausgegangenen künstlichen Schwangerschaftsunterbrechungen häufiger als sonst (KORONKA).

Beim Vorhandensein einer solchen Erkrankung, bei der wegen des Krankheitszustandes auch nicht mit der Möglichkeit der Austragung einer späteren Schwangerschaft gerechnet werden kann, kommt *ausnahmsweise* in Verbindung mit der künstlichen Schwangerschaftsunterbrechung eine *Sterilisation* in Frage. Hierfür stehen die Tubensterilisierung und die subtotale oder totale Hysterektomie zur Verfügung. Die Besprechung dieser Methoden erfolgt in der Operationslehre.

Die Extrauteringravidität.

Von einer extrauterinen Gravidität spricht man, wenn sich das befruchtete Ei außerhalb der Gebärmutter implantiert und entwickelt. Eine solche Schwangerschaft wird auch als ektopisch bezeichnet. Ektopisch ist ein weiterer Begriff, der sich auch auf die Fälle bezieht, bei denen sich das befruchtete Ei beispielsweise in dem verkümmerten Horn eines Uterus bicornis, also nicht außerhalb der Gebärmutter befindet. In der Praxis pflegt man bald die eine, bald die andere Bezeichnung zu gebrauchen.

Vorkommen. Eine Extrauteringravidität kommt häufiger bei wiederholt Schwangeren vor. In der Stadt findet man sie öfter als auf dem Lande, weil bei der städtischen Bevölkerung die entzündlichen Erkrankungen des Genitale septischen und gonorrhoischen Ursprungs zahlreicher sind. Die Zahl der Extrauteringraviditäten hat sich in den letzten Jahrzehnten auf der ganzen Welt erhöht, allem Anschein nach ebenfalls infolge Zunahme der entzündlichen Erkrankungen in Verbindung mit den zahlreichen kriminellen Aborten. Auf wieviel normale Schwangerschaften eine Extrauteringravidität entfällt, läßt sich nicht genau sagen und ist nach dem Krankengut der einzelnen Kliniken verschieden (ungefähr 3%).

Die Extrauteringravidität ist eine Anomalie, die fast ausschließlich beim Menschen vorkommt. Manche behaupten allerdings, man könne sie auch bei Tieren beobachten. Nach Ansicht von BLAND-SUTTON waren aber diese Fälle meistens keine echten Extrauteringraviditäten. Da die Mehrzahl der Tiere einen zweihörnigen Uterus besitzt, traf man keine Unterscheidung, ob die Schwangerschaft noch im Horn oder schon in den Eileitern entstanden war. Daher handelte es sich wahrscheinlich bei den publizierten Fällen um Hornschwangerschaften, also um intrauterin sitzende Graviditäten. Zu erwähnen bliebe jedoch, daß WALDEYER bei Menschenaffen zweifellos Extrauteringraviditäten sah.

Ursache und Klassifikation. Wie man aus der Biologie der Schwangerschaft weiß, findet die Befruchtung in jedem Falle außerhalb der Gebärmutter statt, und zwar gewöhnlich im Eileiter. Eine Extrauteringravidität tritt also in den Fällen ein, in denen sich das befruchtete Ei aus irgendwelchen Gründen schon implantiert, bevor es in die Gebärmutterhöhle gelangt. Hierfür gibt es zwei Möglichkeiten: Entweder ist die Implantationsfähigkeit der Zotten des Trophoblast vorzeitig entwickelt oder die Wanderung des befruchteten Eies in den Uterus irgendwie behindert. Die erste Möglichkeit besitzt nur eine geringe Wahrscheinlichkeit, und es kommen nur die Fälle in Frage, bei denen es sich um eine sog. äußere Überwanderung des befruchteten Eies handelt. Hierbei gelangt das in dem Ovar der einen Seite gereifte und anschließend befruchtete Ei in den Eileiter der anderen Seite (Abb. 64) und bleibt dort haften, weil sich die

Implantationsfähigkeit in der Zeit, die zum Zurücklegen des ungewöhnlich langen Weges erforderlich war, ausgebildet hat. Als Beweis für das Vorkommen einer äußeren Überwanderung findet man das befruchtete Ei in dem einen Eileiter, den dazugehörigen Gelbkörper hingegen in dem auf der anderen Seite liegenden Eierstock.

Viel häufiger ist die zweite Möglichkeit, daß nämlich das befruchtete Ei durch irgendwelche Faktoren verhindert wird, in die Gebärmutterhöhle zu gelangen, der Grund für eine Extrauteringravidität. Wenn man sich vor Augen hält, daß das reife Ei aus dem Eierstock bzw. aus dem in diesem gereiften und gesprungenen Follikel seine Wanderung antritt und von hier aus durch die Fimbrien, durch die Ampulle, den isthmischen und den interstitiellen Teil des Eileiters in die Gebärmutterhöhle wandert, wird das Vorkommen einer Extrauteringravidität an all diesen Stellen verständlich (Abb. 314). Unter Umständen wird das Ei jedoch

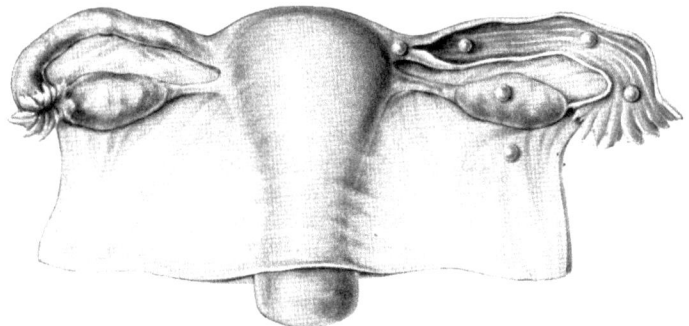

Abb. 314. Möglichkeiten der Implantation einer Extrauteringravidität.

schon im Eierstock (Ovarialschwangerschaft) und in noch selteneren Fällen sogar in der Bauchhöhle befruchtet, wohin es kam, ohne in die Tube zu gelangen. Bei dieser seltenen Möglichkeit, die man als *primäre Bauchhöhlenschwangerschaft* bezeichnet, trifft man meistens eine Endometriose als Nidationsstelle. Als Raritäten seien noch Fälle von Leber-, Milz- und Netzgraviditäten erwähnt.

Bei der *sekundären Bauchhöhlenschwangerschaft* bleibt das Ei zunächst im Eileiter haften und gelangt erst später in die Bauchhöhle, wo es sich dann weiter entwickelt. Oft verbleibt die Placenta an ihrer Haftstelle in der Tube, und nur der aus der Tube herausgeschlüpfte Fetus entwickelt sich in der Bauchhöhle weiter. Ganz ausnahmsweise vermag sich eine Schwangerschaft nach Operationen auch im Uterus- oder Adnexstumpf einzunisten.

In einem unserer Fälle wurde wegen einer Ovarialcyste eine rechtsseitige Salpingoophorektomie ausgeführt und die Fundusecke nach Keilexcision der rechten Tube mit Bauchfell bedeckt. Inzwischen hatte die Frau eine normale Geburt durchgemacht und wurde dann nach 5 Jahren unter den Zeichen einer mit einer akuten Anämie verbundenen Extrauteringravidität operiert. Bei der Laparotomie fand man eine rechtsseitige, rupturierte, interstitielle Gravidität. Die Verarbeitung des Operationspräparates zeigte, daß lateral vom Ei keine Tubenwand mehr vorhanden war. Es handelte sich also um eine *innere Überwanderung des Eies*. Das dem linken Eierstock entstammende und in der linken Tube befruchtete Ei gelangte also in den Uterus und von dort in den interstitiellen Teil des rechten Eileiters (v. Végh).

Auch das gleichzeitige Bestehen einer extrauterinen und einer intrauterinen Gravidität kommt vor. Von den Faktoren, die das befruchtete Ei am Weiterwandern in das Uteruscavum behindern, sei zuerst die genitale Hypoplasie erwähnt. Früher meinte man, die Ursache liege in solchen Fällen in der stärkeren Windung und der mangelhaften Ausbildung ihres Flimmerepithels. Jetzt ist man jedoch der Ansicht, die Muskulatur solcher schlecht ausgebildeter Eileiter sei ebenfalls schwächer und die nach MIKULICZ-RADECKY und KOK für die Weiterwanderung des Eies wichtige Peristaltik der Tuben (s. S. 66) unvollkommener. Ferner kann die Ursache einer Extrauteringravidität in einem entzündlichen Vorgang der Tube oder ihrer Umgebung liegen. Infolge einer Endosalpingitis geht der Flimmerbesatz zugrunde, und das Weiterwandern des Eies wird nur durch die peristaltische Bewegung der Tube ermöglicht, die dabei allerdings die wichtigste Rolle spielt. Weiterhin kann eine Extrauteringravidität durch entzündliche Verklebungen von Schleimhautfalten oder blindsackartigen Ausbuchtungen des Tubenlumens, in die das befruchtete Ei unter Umständen hineingerät, entstehen (HENROTIN-HERZOG, WALTHARD). Solche bis in die Muskulatur hineinreichenden kleinen Gänge kommen bei Einbruch kleiner lymphogen entstandener Abscesse in das Lumen der Tube oder infolge einer Adenomyosis tubae zustande. Eine weitere Möglichkeit für eine Behinderung der Eiwanderung ist durch entzündliche Prozesse und Narben in der Umgebung des Eileiters gegeben. Hierbei wird die Tube abgeknickt, und es entsteht somit, wie man besonders früher annahm, ein mechanisches Hindernis. In gleicher Weise können Geschwülste sowie vorausgegangene Ventrofixationen durch Abknickung der Eileiter mechanische Behinderungen verursachen. Schließlich vermag auch eine Endometriose (Tubenadenomyosis, PHILIPP-HUBER) einen kompletten oder inkompletten Verschluß der Eileiter hervorzurufen.

Die Voraussetzung für eine Implantation des Eies in der Tube ist eine sog. deciduale Reaktion (Abb. 113), die sich auch in den Eileitern entwickelt. Diese deciduale Reaktion ist in der Tube von geringerer Dicke und nicht zusammenhängend wie im Uterus. Deshalb dringt das Ei tiefer, sogar bis in die Muskulatur der Tube und darüber hinaus bis in die Serosa ein, wobei es zu einer Arrosion von Gefäßen kommt. Die Blutung entsteht also weniger durch mechanische Dehnung infolge des Eiwachstums als durch die Arrosionen, die durch das Wachstum der Chorionzotten hervorgerufen werden. Es handelt sich also nicht um eine Tubenruptur sondern um eine Tubenusur. Aus diesem Grunde führt eine Tubenschwangerschaft gewöhnlich schon sehr früh zu einer intraabdominalen Katastrophe. WERTH sagte seinerzeit, bei einer Extrauteringravidität grabe sich das Ei, indem es sich sein Bett bereite, gleichzeitig sein Grab.

Von den verschiedenen Arten der Extrauteringravidität müssen wir uns in erster Linie mit der *Tubenschwangerschaft* beschäftigen, weil sie die häufigste unter den ektopischen Schwangerschaften ist. Wenn eine nähere Bezeichnung fehlt, denkt man — falls von Extrauteringravidität schlechthin gesprochen wird — immer an Tubenschwangerschaft. Bei Tubargravidität bleibt das Ei entweder an den Fimbrien oder in der Ampulle oder auch im Isthmus tubae haften und entwickelt sich dort weiter. Von der interstitiellen Schwangerschaft soll gesondert gesprochen werden (s. S. 426). Störungen in der Entwicklung des Eies entstehen in erster Linie durch das Eindringen des Trophoblast in die Muskelwand. Außerdem sind die dünnere Wand und das noch dünnere Lumen der Eileiter weniger geeignet, dem Wachstum des Eies zu folgen. Die Tubenwand ist also nicht nur weniger dehnbar, sondern die Stelle, an der der Trophoblast tief eingedrungen ist, bildet auch immer einen Locus minoris resistentiae. Daraus erklärt sich, warum es so selten zur Austragung einer Extrauteringravidität kommt. Im allgemeinen tritt in den ersten Schwangerschaftsmonaten, und zwar bei ampullärer Schwangerschaft etwas später als bei isthmischer, die Katastrophe ein. Wenn sich das Ei von der Tubenwand ablöst und durch die peristaltischen Bewegungen aus der Tube, ähnlich wie das in der Gebärmutter sitzende Ei, ausgestoßen wird, pflegt man wegen der Analogie mit einer Fehlgeburt von einem *Tubarabort* zu sprechen

(Abb. 315 und 316). Früher nannte man diesen Vorgang einen ,,inneren Fruchtkapselaufbruch", weil dabei die innere Fruchtkapsel zerreißt. Wenn aber die Zotten immer tiefer in die Tubenwand eindringen, so durchwuchern (usurieren) sie diese schließlich völlig, und es kommt zu einer Tubarusur, oder wie man von früher her zu sagen gewohnt ist, zu einer *Tubarruptur* (Abb. 317 und 318). In der älteren Literatur bezeichnete man diesen Vorgang auch als ,,äußeren Fruchtkapselaufbruch". Man meinte nämlich, der eigentliche Grund für das Zustandekommen dieser Abnormität bestehe in einer Überdehnung und Zerreißung der Tubenwand durch das heranwachsende Ei. Erwähnenswert ist noch die Tatsache, daß erfahrungsgemäß bei isthmischen Schwangerschaften eine Tubarruptur (-usur), bei ampullärer hingegen ein Tubarabort häufiger vorkommt.

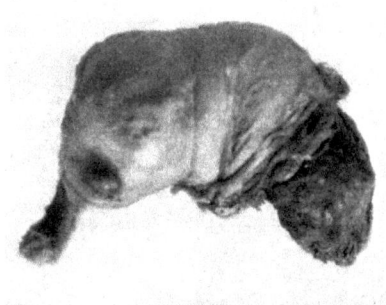

Abb. 315. Tubarabort.

Dementsprechend sind, je nachdem ob das Ei durch das Lumen der Tube oder aber durch die Tubenwand in die Bauchhöhle geboren wird, die Zeichen der beiden Krankheitsbilder verschieden. Im ersteren Fall wird das Ei infolge der Blutung, die zwischen dem sich ablösenden Fruchtsack und der Tubenwand entsteht, mit Blut umgeben und durchblutet, so daß sich dann — falls es nicht zu einer Ausstoßung kommt — ein Krankheitsbild entwickelt, das *tubare Mole* genannt wird (Abb. 319). Des weiteren ist es möglich, daß das Blut durch das Lumen des Eileiters in die Bauchhöhle abfließt. Dieser Vorgang ist manchmal von einer partiellen, allmählichen Ablösung und Ausstoßung des Eies begleitet. Bei leichteren Blutungen gerinnt das Blut und es bildet sich um den Fimbrientrichter herum ein *peritubares Hämatom*. Bei stärkeren Blutungen kommt es nicht gleich zu einer Gerinnung, sondern das Blut sammelt sich in der tiefsten Stelle

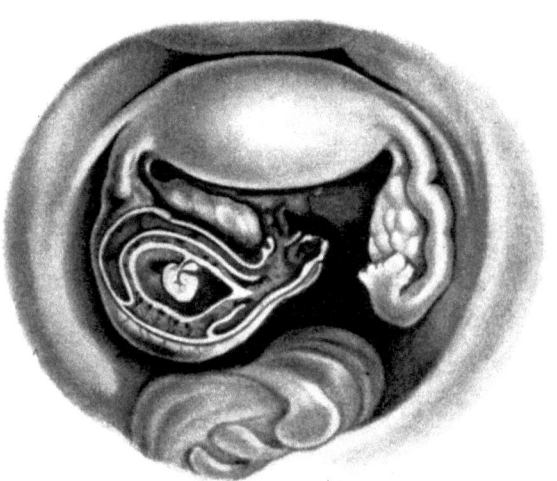

Abb. 316. Tubarabort (schematisch).

der Bauchhöhle, in der Excavatio rectouterina (DOUGLASscher Raum) an. Diese Erscheinung bezeichnet man als *Haematocele retrouterina* (Abb. 320).

Eine größere Gefahr besteht im zweiten Falle, bei einer Tubenruptur. In der usurierten Tubenwand wird ein Gefäß, gewöhnlich eine Arterie, verletzt, wodurch es zu einer hochgradigen, in kurzer Zeit zum Tod führenden Blutung kommen kann. Nicht selten findet man dabei einen, ja sogar mehrere Liter Blut in der Bauchhöhle. Dieses plötzlich in großer Menge ausströmende Blut gerinnt selbstverständlich nicht oder nur zu einem kleinen Teil. Beim Tubarabort handelt es sich dagegen mehr um eine Sickerblutung, und es kommt zur Gerinnung. Die beiden Krankheitsbilder können auch in Verbindung miteinander auftreten, indem der Vorgang als Tubarabort beginnt und als Tubenruptur endet, weil inzwischen die Tubenwand durchwuchert wird, so daß es zu einer schweren inneren Blutung kommt. In solchen Fällen stellt man neben einem peritubaren Hämatom auch eine Blutung in die freie Bauchhöhle fest oder beobachtet umgekehrt bei der wegen einer schweren inneren Blutung ausgeführten Operation, daß außer der Tubenruptur vorher schon ein Tubarabort bestand.

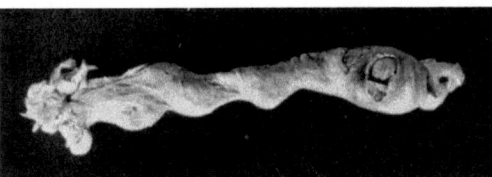

Abb. 317. Tubarruptur.

Erkennung und Verlauf. Die Erkennung einer Extrauteringravidität ist in *typischen* Fällen verhältnismäßig *leicht*; in anderen dagegen kann sie auch schwer sein, da diese Krankheit oft ganz versteckt auftritt. Die Erkennungsmöglichkeiten hängen ferner davon ab, ob die Extrauteringravidität noch intakt, d. h. noch unbeschädigt ist oder nicht.

Eine intakte Extrauteringravidität in der ersten Zeit der Schwangerschaft mit Sicherheit zu erkennen, ist fast unmöglich. Es handelt sich bei der Extrauteringravidität darum, daß sich neben dem die Zeichen einer Schwangerschaft aufweisenden Uterus in der Tube ein junges Ei entwickelt. Unter Umständen ruft das keinerlei Symptome hervor. Die Diagnose läßt sich nur dann stellen, wenn neben der Gebärmutter noch ein Gebilde zu tasten ist. Bedenkt man jedoch, daß das Ei im 1.—2. Monat ungefähr die Größe einer Haselnuß, höchstens einer Walnuß besitzt, so wird es leicht begreiflich, warum dieses an sich weiche Gebilde kaum zu fühlen ist, besonders wenn die Frau die Bauchdecken bei der Untersuchung anspannt, oder wenn die Bauchwand dicker ist (Fettablagerung). Aber selbst wenn eine Resistenz zu tasten ist, muß es sich noch immer nicht um eine Extrauteringravidität handeln; denn auch bei intrauteriner Schwangerschaft kann neben der Gebärmutter noch irgendein Gebilde, z. B. ein durch den Gelbkörper vergrößertes Ovar vorhanden sein. Durch die Anamnese und die biologische

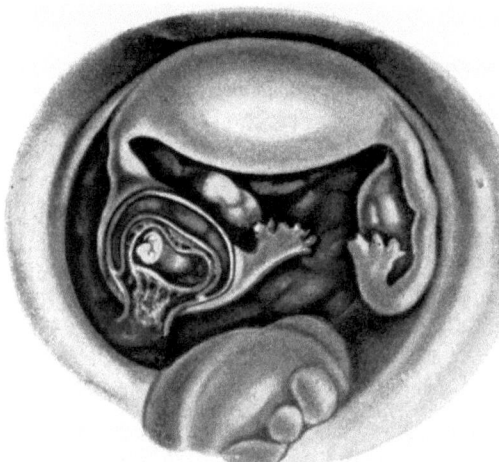

Abb. 318. Tubarruptur (schematisch).

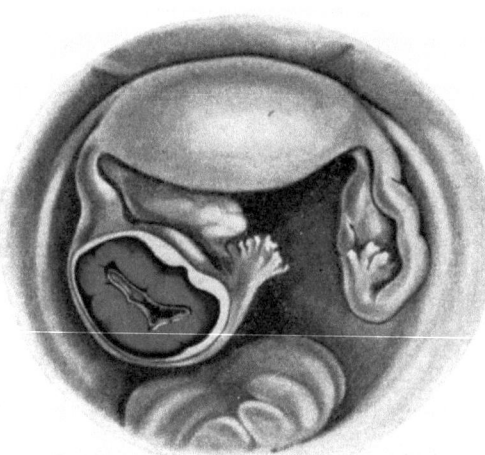

Abb. 319. Tubare Blutmole (schematisch).

Schwangerschaftsreaktion kann also nur festgestellt werden, daß die betreffende Frau schwanger ist und daß sich neben dem Uterus eine Resistenz befindet. Die Frage, welchen Charakters das neben der Gebärmutter zu tastende Gebilde ist und welche Bedeutung ihm zukommt, bleibt also noch offen. Es kann irgendeine Geschwulst, z. B. ein aufgelockerter Fibromknoten, ein Ovarialtumor oder ein Adnexkonglomerat sein. Solange das Ergebnis der biologischen Schwangerschaftsreaktion nicht bekannt ist, besteht auch noch die Möglichkeit, daß es sich gar nicht um eine Gravidität handelt und der Grund für das Ausbleiben der Menstruation in einem persistierenden Follikel liegt, der neben dem Uterus zu tasten ist.

Außerdem hat man mit der Möglichkeit einer in dem Horn eines Uterus bicornis sich entwickelnden Schwangerschaft zu rechnen. Eine größere Resistenz hinter der Gebärmutter wird gelegentlich durch einen retroflektierten schwangeren Uterus vorgetäuscht. Schließlich ist zu entscheiden, ob das anscheinend neben der Gebärmutter befindliche Gebilde nicht vielleicht einen weicheren, vorgewölbten Teil des Uterus selbst darstellt (PISKAČEKsches Zeichen). Zur Klärung der Diagnose kann dabei das Verfahren von HOEHNE gute Dienste leisten. Es besteht in einer intravenösen Injektion von 2—3 iE Hinterlappenhormon. Verhärtet sich daraufhin das fragliche Gebilde, so gehört es dem schwangeren Uterus selbst an.

In allen diesen Zweifelsfällen muß die Kranke unter Kontrolle

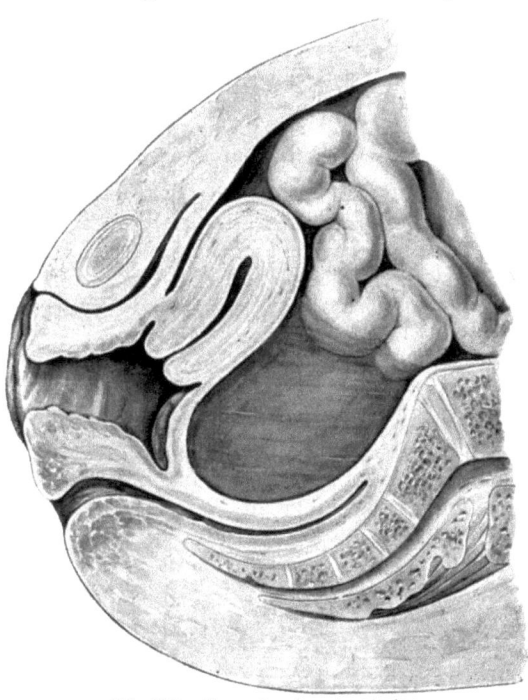

Abb. 320. Haematocele retrouterina.

gehalten werden. Sowohl die Patientin als auch ihre Angehörigen sollen über die Notwendigkeit einer sofortigen Klinikeinlieferung beim Auftreten der geringsten verdächtigen Zeichen (Schwindelgefühl, Schwarzwerden vor den Augen, Ohnmacht, Unterleibsschmerzen) aufgeklärt werden. Noch wichtiger ist es, eine solche Frau nie allein zu lassen; denn bekanntlich ist der überwiegende Teil der plötzlich verstorbenen jungen Frauen infolge einer Tubarruptur bei Extrauteringravidität an einer inneren Verblutung zugrunde gegangen. Im Verlaufe der *Beobachtung*, die man *am besten in einer Klinik* vornimmt, muß entschieden werden, ob der Uterus oder das daneben befindliche Gebilde wächst. Vergrößert sich die Gebärmutter, so sitzt die Schwangerschaft intrauterin, vergrößert sich die seitlich gelegene Resistenz, handelt es sich um eine Extrauteringravidität.

Eine intakte Extrauteringravidität muß ebenfalls, sobald die Diagnose gesichert ist, unbedingt operiert werden. Nichts wäre falscher, als zuzuwarten, bis eine Komplikation eintritt.

Mehr oder minder charakteristisch für eine Extrauteringravidität sind Blutungsanomalien. Kennzeichnend ist dabei, daß die Blutung verspätet, aber nach einer gewissen Zeit doch eintritt, von geringerer Stärke als gewöhnlich ist, eine Art Sickerblutung mit feinen Blutgerinnseln untermischt darstellt und nicht aufhört. Tritt noch einmal eine Blutung im Falle einer Intrauteringravidität auf, so ist sie gewöhnlich dunkler gefärbt, dickflüssiger und manchmal bräunlich aussehend. Handelt es sich aber um einen Abort, so ist die Blutung heller, setzt mit verstärkter Intensität ein, so daß auch Koagula abgehen, und hört entweder früher oder später auf, oder wird so stark, daß man eingreifen muß.

Ein weiteres für eine Extrauteringravidität kennzeichnendes Symptom besteht in der Ausstoßung der Decidua. Man unterscheidet diese von Gewebsflocken eines intrauterinen Abortes unter dem Mikroskop oder indem man die Gewebsfetzen in Wasser legt. Falls eine Extrauteringravidität vorliegt, sieht man keine flottierenden Zotten. Bringt man dagegen die bei einer intrauterinen Schwangerschaft ausgestoßenen Schleimhautteile in Wasser, so sieht man meistens an der Oberfläche Zotten flimmern. Kommt man so nicht zum Ziele, dann nimmt man eine histologische Untersuchung vor, durch die sich eventuell vorhandene Chorionzotten feststellen lassen. Auf diese Weise kann man entscheiden, ob es sich um eine extrauterine oder intrauterine Gravidität handelt.

Bei Ausstoßung der Decidua muß differentialdiagnostisch auch an eine *Dysmenorrhoea membranacea* gedacht werden. Diese geht in erster Linie mit sehr heftigen Krämpfen einher, die jedoch auch bei einer Extrauteringravidität vorkommen. Bei Dysmenorrhoea membranacea erscheinen die Deciduazellen im histologischen Bild verkümmert, ferner sieht man Leukocyten und Lymphocyten sowie zahlreiche Nekrosen und Blutungen. Nach Chorionzotten muß sehr genau und ausdauernd gesucht werden, da bisweilen bei Untersuchung einer ungenügenden Anzahl von histologischen Schnitten auch bei Intrauteringravidität keine Chorionzotten aufzufinden sind, obwohl deren Feststellung für das Schicksal der Kranken unter Umständen von entscheidender Bedeutung ist.

Weil die hormonalen Veränderungen bei Extra- und Intrauteringravidität gleich sind, wächst der Uterus anfänglich durch die Einwirkung des vermehrten Follikelhormons genau so wie bei einer normal sitzenden Schwangerschaft.

Die Diagnose einer Extrauteringravidität gestaltet sich leichter, wenn schon irgendwelche Störungen eingetreten sind.

Eine Tubarruptur kommt häufiger vor, wenn sich das Ei im Isthmus tubae, ein Tubarabort hingegen, wenn es sich im ampullären Teil entwickelt. *Meist tritt eine Ruptur verhältnismäßig früh ein*, am häufigsten in der 6.—8. Woche nach dem Ausbleiben der Menstruation. Gelegentlich erfolgt die Ruptur aber bereits vor dem Ausbleiben der Regelblutung. Beschwerden bestehen vor der Ruptur kaum. Man hört höchstens von den zu Beginn der Gravidität üblichen Störungen des Allgemeinbefindens (Brechreiz, Erbrechen), und nur wenige Patientinnen klagen über Stechen oder andere, meist einseitig lokalisierte Empfindungen im Leib. Hierüber klagen vor allem Frauen, die schon viel von Extrauteringravidität gehört haben oder selbst bereits eine hatten und sich aus diesem Grunde besser beobachten, oft auch wenn keine Extrauteringravidität besteht. Viel häufiger beginnt das Krankheitsbild der Tubenruptur mit einem plötzlichen Übelsein, einer Ohnmacht und einem von kaltem Schweiß begleiteten Kollaps, nachdem höchstens geringere, für die Schwangerschaft charakteristische Beschwerden vorhergegangen waren. Der Puls ist dabei außerordentlich frequent, kaum fühlbar, und es besteht eine akute Anämie. Es offenbart sich mit anderen Worten ein Bild, wie es sich bei jeder sog. intraabdominalen Katastrophe zeigt, wenn in der Bauchhöhle eine plötzliche, schwere Veränderung infolge einer Blutung oder Perforation irgendeines Organes eingetreten ist. Wenn man den Fall schon kurz nach dem Zustandekommen der Tubarruptur zu Gesicht bekommt, findet man *mitunter* als Zeichen eines peritonealen Schockes *eine Bradykardie*. Dadurch darf sich der Arzt bei der Diagnosestellung nicht irre führen lassen. Für die Differentialdiagnose müssen also alle Möglichkeiten in Erwägung gezogen werden (z. B. Appendicitis, Nieren-, Ureterkrämpfe, verdorbener Magen usw.). Das sich darbietende Bild ist aber meistens ganz charakteristisch und läßt, falls die Periode ausgeblieben oder verspätet eingetreten war, mit Sicherheit eine Extrauteringravidität bzw. eine Tubarruptur annehmen. Dies wird auch von der objektiven Untersuchung noch bestätigt, die bei der Perkussion eine für die in der freien Bauchhöhle befindliche Flüssigkeit typische, halbmondförmige Schallgrenze ergibt, unterhalb der eine Dämpfung festzustellen ist. Diese Grenze liegt höher oder tiefer, je nachdem wieviel Blut in die Bauchhöhle gelangt ist. Der Leib ist etwas aufgetrieben und im ganzen empfindlich. Bei innerer oder kombinierter Untersuchung hat man das Gefühl, daß hinter dem Uterus in der Excavatio rectouterina etwas liegt (flüssiges Blut), was normalerweise nicht dahin gehört. Die hintere Fornix findet man meist vorgewölbt. Wenn sich die Extrauteringravidität schon in einem fortgeschritteneren Stadium befindet, mehr noch, wenn die Tubarruptur mit einem Tubarabort oder einem peritubaren Hämatom verbunden ist, läßt sich eventuell ein undeutlich begrenztes oder auch ein umschriebenes Gebilde an der Seite des Uterus, auf der die Extrauteringravidität besteht, tasten. In solchen Fällen kann man also sogar feststellen oder wenigstens vermuten, auf welcher Seite es zur Tubenruptur kam. Oft empfindet die Kranke bei Betastung des hinteren Scheidengewölbes oder beim Bewegen der Portio uteri Schmerzen. In manchen Fällen treten auch Schulterschmerzen auf. Infolge der hochgradigen inneren Blutung kommt es zu dem sog. CULLENschen Zeichen. Dieses besteht in einem bläulichen Durchschimmern des in der Bauchhöhle befindlichen Blutes am Nabel. Noch öfter sieht man bei der Operation unmittelbar vor Eröffnung des Bauchfelles das Blut bläulich durchscheinen. Dieses Symptom ist selbstverständlich nicht mehr diagnostisch verwertbar. Das CULLENsche Zeichen hingegen kann eventuell schon vorher ein guter Hinweis sein.

Für die Tubenruptur ist also ein plötzlich auftretender Kollaps, der jedoch — wie bereits erwähnt — auch aus anderen Gründen vorkommt, *charakteristisch*. Wenn man sich nicht im klaren ist, ob tatsächlich eine Extrauteringravidität bzw. eine innere Blutung vorliegt, kann man zur Klärung der Situation eine *Douglaspunktion* (Abb. 321) ausführen. Hierbei sticht man nach Entfaltung der Scheide mit einer langen Kanüle durch das hintere Scheidengewölbe in die Excavatio rectouterina ein und stellt so fest, ob sich mit der Spritze Blut aspirieren läßt oder nicht. Über den Wert und die Gefährlichkeit der Douglaspunktion gehen die Anschauungen auseinander. Manche verwerfen sie, weil sie eine Infektion des in der Bauchhöhle enthaltenen Blutes befürchten. Dies bezieht sich jedoch hauptsächlich auf die andere Form der Extrauteringravidität, auf den Tubarabort (verbunden mit einer Haematocele retrouterina). Hierbei kommt dieses Verfahren zur Entscheidung der Frage, ob die Resistenz hinter der Gebärmutter altes Blut (Haematocele retrouterina) oder etwas anderes ist, gleichfalls in Betracht. Erfahrungsgemäß zieht die Douglaspunktion keine unangenehmen Folgen nach sich, wenn man bei der Punktion Blut antrifft und anschließend gleich eine Laparotomie ausführt. Die praktische Bedeutung dieses Verfahrens ist übrigens im Fall von Tubarabort besonders groß; denn es bewahrt vor schweren Irrtümern, wie z. B. dem, einen Douglasabsceß für eine Haematocele retrouterina zu halten und eine Laparotomie auszuführen, die das Leben der Patientin in hohem Maße gefährden würde. Ausnahmsweise kann aber auch die Douglaspunktion ein falsches Bild geben, wenn man mit der Punktionskanüle zufällig in die Amnionhöhle oder in eine der Hämatocele vorgelagerte Ovarialcyste gerät und eine klare Flüssigkeit aspiriert (STOECKEL). Auch der Fall NEUMANNs sei erwähnt, bei dem sich das durch die Punktion gewonnene Blut als von einem intraabdominalen Hämatom infolge eines Abtreibungsversuches stammend erwies, während die Schwangerschaft intrauterin saß. Diese ausgesprochen seltenen Fälle beeinträchtigen jedoch den Wert der Douglaspunktion in keiner Weise.

Bei *Tubarabort* ist die Blutung — wie erwähnt — langsam, weswegen sofort eine Gerinnung erfolgt, und zwar entweder im Eileiter (tubare Mole) oder in der Umgebung des Eileiters (peritubares Hämatom). Das Blut kann auch in die tiefste Stelle der Bauchhöhle, in den DOUGLASschen Raum, gelangen und sich dort

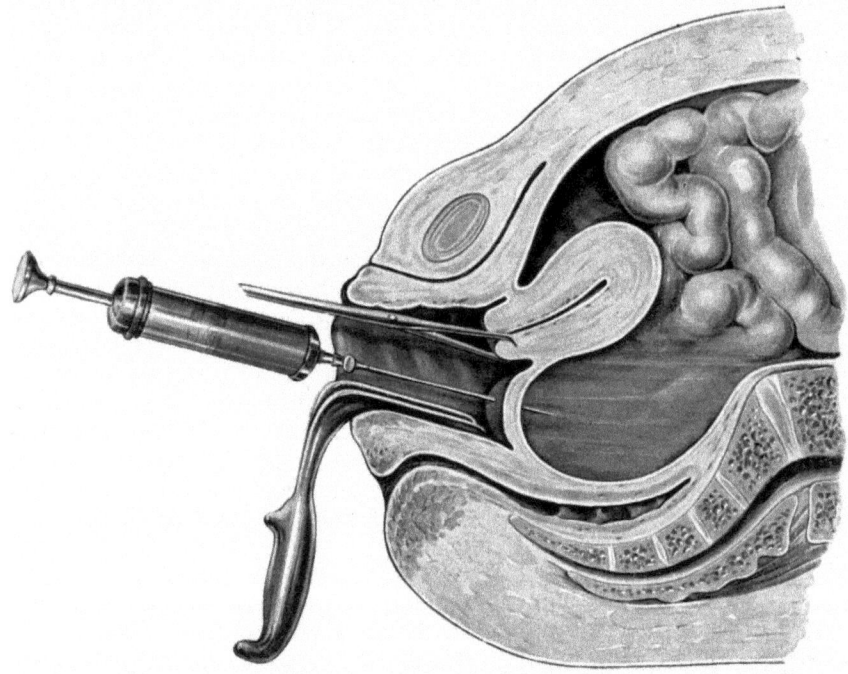

Abb. 321. Douglaspunktion.

ansammeln (Haematocele retrouterina). Diese Veränderungen sind durch die gynäkologische Untersuchung schon etwas leichter festzustellen, obwohl sie keine auffallenden Erscheinungen verursachen. Auch das Aussehen der Patientin ist bei Tubarabort weniger kennzeichnend. *Das Charakteristische bei Tubenruptur ist also eher der Allgemeineindruck, den die Patientin macht, bei Tubarabort dagegen der Untersuchungsbefund.* Auch hier stellt die verspätet eintretende Blutung das wichtigste Symptom dar. Da das Ei schon längere Zeit nicht mehr intakt ist, berichtet die Patientin meist, die Blutung sei ausgeblieben, hätte sich dann verspätet eingestellt, und seither bestehe eine mehr oder weniger starke Dauerblutung. Es liegt in der Natur der Sache, wenn der Tubenabort nicht so plötzlich in Erscheinung tritt wie die Ruptur. Die Frau erkrankt also nicht mitten im Wohlbefinden und wird nicht durch Ohnmachtsanfälle überrascht, sondern sie verspürt seit längerer oder kürzerer Zeit verschiedenartige Beschwerden. Weil die Tube bestrebt ist, durch peristaltische Bewegungen sich des Eies zu entledigen, verspüren die Kranken zeitweise bald stärkere, bald schwächere Krämpfe im Unterleib. Da aber die Kontraktionen des Eileiters mit der teilweisen Lösung des Eies und infolgedessen mit Blutungen einhergehen, werden die Patientinnen mitunter schwindelig und können sogar, falls sich die Blutung zeitweise verstärkt, für kurze Zeit das Bewußtsein verlieren.

Alle bisher angeführten Symptome: die verspätet einsetzende Blutung, die anhaltende, in kleinen Schüben erfolgende Blutung, bald stärkere, bald schwächere Krämpfe im Unterleib, Schwindel und Bewußtlosigkeit lenken die Aufmerksamkeit des Arztes auf die Möglichkeit eines Tubarabortes. Der Untersuchungsbefund hängt davon ab, wieweit die Erkrankung fortgeschritten ist. Im Anfangsstadium tastet man an einer Seite der Gebärmutter eine kaum empfindliche kleinere oder größere, verhältnismäßig weiche Resistenz. Hat sich aber schon eine Mole entwickelt, oder ist bereits ein peritubares Hämatom entstanden, dann erscheint diese Resistenz härter und zeigt eventuell undeutliche Grenzen. Falls sich auch noch eine Hämatocele gebildet hat, findet man die Gebärmutter nicht nur etwas seitwärts verlagert sondern auch nach vorne oben eleviert. Die seitwärts von ihr zu tastende, unscharf begrenzte Verdickung setzt sich in eine hinter der Gebärmutter liegende, nach abwärts scharf umschriebene, elastische Resistenz fort. Diese fühlt sich — wie man zu sagen pflegt — wie ein Roßhaarkissen an und wölbt, den DOUGLASschen Raum ausfüllend, häufig das hintere Scheidengewölbe vor. Denselben Befund kann man aber z. B. auch bei einem in ein Exsudat eingebetteten Adnextumor erhalten. In diesem Falle hört man aber in der Anamnese von schwereren, für eine Entzündung charakteristischen Symptomen (Fieber, Schmerzen und eventuell Schüttelfröste) und die tastbare Resistenz ist oft empfindlicher. Auch das Blutbild ist in diesem Fall anders (größere Leukocytose, Linksverschiebung). In zweifelhaften Fällen leistet die schon erwähnte Douglaspunktion gute Dienste.

Differentialdiagnostisch ist ferner eine retroflektierte schwangere Gebärmutter und eine hinter dem graviden Uterus eingeklemmte Geschwulst in Erwägung zu ziehen. Bei der Entscheidung dieser Fragen kann uns das Blutbild, die Anamnese und hauptsächlich die Erfahrung eines geübten Fachmannes, der exakter zu untersuchen versteht, helfen. Der praktische Arzt rufe also entweder einen Facharzt zu Hilfe oder bringe die Frau in eine Klinik.

Das Schicksal des extrauterin implantierten Eies. Handelt es sich beim Absterben des Eies um eine junge Schwangerschaft, so kann es, ebenso wie bei einer intrauterinen Gravidität, resorbiert werden. In anderen Fällen kommt es zu einer Mumifikation der Frucht oder sogar — wenn auch selten — durch Kalkinkrustation zu einer Verkalkung, so daß schließlich ein Steinkind (Lithopädion) entsteht (Abb. 322). Selbst der Fruchtsack kann verkalken. Man spricht dann von einem Lithokelyphos. Das Steinkind zählt zu den größten Seltenheiten. Oft verursacht es kaum Symptome. So fand man im Leib einer 93jährigen Frau ein Steinkind, das sie jahrzehntelang ohne Beschwerden getragen hatte.

Wenn das außerhalb der Gebärmutter sich entwickelnde Ei (gleichgültig, ob es sich noch an der ursprünglichen Implantationsstelle befindet oder von dort sekundär in die Bauchhöhle gelangt ist) infiziert wird, kann es zur Vereiterung bzw. zur Entstehung abgekapselter Abscesse kommen. Auch das in die Bauchhöhle gelangte Blut wird manchmal vom Darm aus infiziert, und der ganze Fruchtsack, besonders häufig aber die Haematocele retrouterina, kann vereitern. Der Eiter vermag sowohl in die Blase als auch in den Darm und in die Scheide durchzubrechen. Wir hatten einen Fall, bei dem eine Kommunikation zwischen Dünndarm und Fruchtsack bestand. Von der Frucht waren nur noch Knochen zu sehen, die Weichteile waren von den Darmsäften verdaut.

Infolge besonders günstiger Umstände ausgetragene Extrauteringraviditäten sind sehr selten. Am Ende der Schwangerschaft treten oft vorübergehend Wehen auf, die Cervix öffnet sich ein wenig, ohne daß „die Geburt fortschreitet". Die

Entwicklung der Frucht erfolgt hierbei meist außerhalb der Tube. Wenn sich das Ei im Eileiter weiter entwickelt, kann auch die Fruchtblase erhalten bleiben. Ist das Ei jedoch in die Bauchhöhle gelangt, so findet man es meist zwischen den Därmen vor. Weil in diesem Falle das Fruchtwasser fehlt, ist die Gravidität mit Schmerzen, besonders mit krampfartigen Schmerzen in der Magengegend, verbunden und die Frucht meist verkrüppelt (Abb. 323). Ausnahmsweise wird sie aber bei einer Laparotomie, die ja die einzige Entbindungsmöglichkeit darstellt, vollkommen intakt angetroffen. Im Material meiner früheren Klinik fand sich ein solcher Fall. Das aus der extrauterinen Schwangerschaft stammende Kind entwickelte sich auch im Laufe der folgenden Jahre gut (Abb. 324). Die Diagnose einer *ausgetragenen Extrauterinschwangerschaft* ist nicht leicht zu stellen.

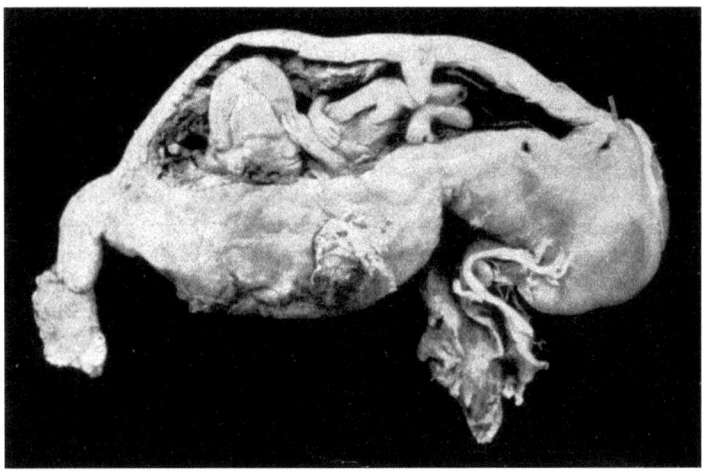

Abb. 322. Lithopädion.

Wenn man den Uterus abgrenzen kann und die Frucht nicht mehr lebt, d. h. keine Lebenszeichen mehr von sich gibt, erfolgt die Operation gewöhnlich unter der Diagnose Unterleibsgeschwulst. Falls jedoch die Frucht lebt und überhaupt der Verdacht auf eine Extrauteringravidität auftaucht, kommt auch eine Röntgenuntersuchung in Frage. Man findet die Frucht relativ hoch liegend, und die Hysterographie zeigt eine leere Gebärmutter. Bei der Operation bereitet die Lösung der an den Därmen und am Mesenterium haftenden Placenta die größten Schwierigkeiten und kann mit einer sehr starken Blutung einhergehen. Sollte die Lösung der Placenta überhaupt nicht möglich sein, ist es am zweckmäßigsten, zu tamponieren (MIKULICZ-Tampon). Um diese Schwierigkeiten zu umgehen, riet Kovács nach Möglichkeit zu warten, bis die Frucht abgestorben ist, d. h. bis die biologische Schwangerschaftsreaktion negativ ausfällt. *Eine fortgeschrittene oder ausgetragene Extrauteringravidität* (hierbei handelt es sich meistens um eine sekundäre Bauchhöhlenschwangerschaft) *muß unbedingt operiert werden*. Es wäre schon deshalb falsch, den Zeitpunkt der Lebensfähigkeit des Kindes abwarten zu wollen, weil sich die Gefahr für die Mutter (intraabdominale Blutung, Peritonitis durch Darmarrosion) von Tag zu Tag steigert und weil die Früchte meist minderwertig oder mißbildet sind.

Nach der Beobachtung LICHTENSTEINs hängt die Dauer der Tubenschwangerschaft von der Haftstelle des Eies an der Tubenwand (oben, vorne, hinten oder unten) ab. Er fand bei sehr spät eintretenden tubaren Aborten oder Rupturen das Ei fast immer an dem zwischen den beiden Ligamentblättern (unten) gelegenen Teil der Tube haftend. Es nahm also eine sog. basiotrope Lage ein.

Die selteneren Formen der Extrauteringravidität. Im Falle von *Eierstocksschwangerschaft* entwickelt sich das Ei entweder in einem geborstenen Follikel (intrafollikulär), in dem sich darin bildenden Gelbkörper oder an der äußeren Oberfläche des Eierstockes (superfiziell), in einer Furche der Tunica albuginea. Sitzt das Ei nahe am Hilus ovarii, so kann es zu einer intraligamentären Entwicklung kommen. Seinerzeit legte SPIEGELBERG fest, daß von einer Ovarialgravidität nur dann die Rede sein solle, wenn der Eileiter der gleichen Seite

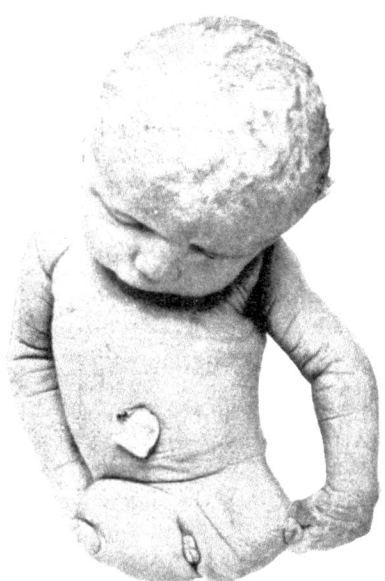

Abb. 323. Ausgetragene lebende Frucht bei Extrauteringravidität (Mißbildung).

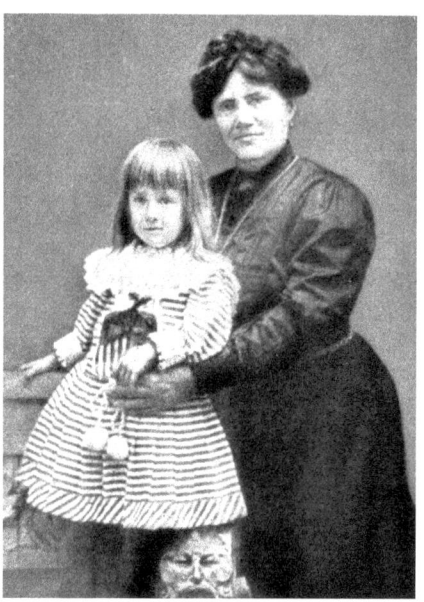

Abb. 324. Gesundes Kind aus einer ausgetragenen Extrauteringravidität mehrere Jahre nach der Operation (TAUFFER).

vollkommen intakt gefunden wird, wenn sich im Fruchtsack Ovarialgewebe nachweisen läßt, der ganze Fruchtsack an der Stelle des Eierstockes sitzt und über das Ligamentum ovarii proprium mit der Gebärmutter zusammenhängt. Eine Eierstocksschwangerschaft entsteht nur dann, wenn sich das Spermium bereits im Augenblick des Follikelsprunges an der Oberfläche des Eierstockes befindet und sofort in diesen eindringt. Bei superfiziellem Sitz kommt es meistens früher zu Störungen, bei intrafollikulärem später. Die Symptome sind ähnlich wie bei einer Tubargravidität. Bei längerer Dauer einer Eierstocksschwangerschaft bilden sich oft Verwachsungen zwischen Darm, Ligamentum latum, Gebärmutter und Eioberfläche. Bisher wurde ungefähr über 200 Fälle berichtet.

Eine *Tuboovarialgravidität* kommt in jenen seltenen Fällen zustande, in denen die Fimbrien an der Oberfläche des Eierstockes haften geblieben sind, also einen tuboovariellen Sack bilden, wobei der Follikel an der Stelle des Eierstockes reift und springt, die sich gerade an der durch den Fimbrientrichter umschlossenen Stelle befindet. Eine weitere Voraussetzung ist ein für die Spermien durchgängiges Tubenlumen. Da aber in der Regel die Schleimhaut einer Tuboovarialcyste zugrunde geht, beobachtet man diese Form der extrauterinen Schwangerschaft nur selten. Sie kommt bei einer ausgesprochenen Tuboovarialcyste nicht vor, sondern eher dann, wenn die Fimbrien eben haften geblieben sind und die Schleimhaut in der Tube noch intakt ist. Nach Meinung anderer Autoren entsteht hierbei zunächst eine ovarielle oder eine tubare Schwangerschaft, und es kommt erst sekundär zu einer tuboovariellen Entwicklung.

Im Falle einer *intraligamentären Schwangerschaft* haftet das Ei in einer kleinen Ausbuchtung der Tube, nahe der Mesosalpinx, die sie im Laufe ihrer Entwicklung entfaltet. Eine intraligamentäre Schwangerschaft ist äußerst selten (HOEHNE, SCIPIADES, LOENBERG). Aus unserem Material berichtete BATISWEILER über einen solchen Fall. Weniger selten ist sie, wenn bei einer Tubargravidität das basiotrop sich entwickelnde Ei nach Ruptur der Tube zwischen die Blätter des Ligamentum latum gelangt.

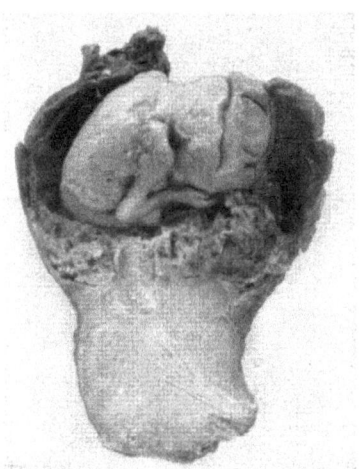

Abb. 325. Rupturierte interstitielle Gravidität Mens. III—IV (Sagittalschnitt).

Von einer *interstitiellen Schwangerschaft* spricht man, wenn sich das Ei in dem die Gebärmutterwand durchsetzenden Teil der Tube einnistet (Abb. 325). Sie ist eine sehr gefährliche Form der extrauterinen Gravidität, da sie wegen der Dicke der Muskelwand bei einer Ruptur sehr schwere Blutungen verursacht. Sie zu erkennen, ist, solange sie intakt ist, geradezu unmöglich, und es kommt leicht zu Verwechslungen mit einer besonders ausgeprägten PISKAČEKschen Ausladung bei normal sitzender intrauteriner Schwangerschaft. Allein auf Grund eines solchen Symptoms ist ein Eingriff nicht gerechtfertigt. Sobald das Unheil eingetreten ist — meistens erfolgt eine Ruptur im 2.—3. Monat — stellt sich ein schwerer Kollaps ein. Bei der Operation sieht man an der Gebärmutter zwei charakteristische Zeichen. Das eine, das am Ende des vorigen Jahrhunderts von RUGE und SIMON beschrieben wurde, besteht darin, daß sich der Fundus uteri an jener Stelle, an der die Schwangerschaft sitzt, stark in die Höhe hebt und der Adnexabgang vom Fundus auf dieser Seite viel höher liegt als auf der anderen. Das zweite Symptom, ein vergrößerter Abstand zwischen Tube und Ansatzstelle des Ligamentum ovarii proprium auf der Seite der Schwangerschaft, kommt vielleicht noch häufiger vor. Die Ansatzstelle des Ligamentum rotundum befindet sich unterhalb und medial von der Vorwölbung. Im Zusammenhang mit der interstitiellen Schwangerschaft soll auch die *intramurale Gravidität* erwähnt werden, bei der das Ei in der Wand der Gebärmutter zu finden ist, ohne mit dem Uteruscavum oder der Tube in irgendeinem Zusammenhang zu stehen. Sie kommt entweder durch Haften des Eies in einer Ausbuchtung der im Interstitium durchziehenden Tube oder durch tiefes Eindringen längs eines Drüsenausführganges in die Muskulatur zustande.

Die Behandlung der Extrauteringravidität. Bei einer Tubenruptur kann das Leben der Patientin nur durch eine Operation gerettet werden. Unsere Aufgabe besteht, wie bei jeder anderen inneren Blutung, in der Blutstillung und der Bekämpfung der Anämie. Obzwar schon seit langem allgemein der Standpunkt vertreten wird, man müsse in diesem Falle operieren, waren einige doch der Ansicht, man solle mit der Operation nach Möglichkeit warten, bis die Schockwirkung abgeklungen sei, da die Ursache des schlechten Zustandes der Patientin nicht allein in dem Blutverlust, sondern auch in der durch den plötzlichen Blutaustritt in die Bauchhöhle entstandenen Schockwirkung liege. Diese Frage ist inzwischen klar entschieden, da man jetzt die Möglichkeit hat, eine Bluttransfusion auszuführen, die nicht nur als Ersatz für den Blutverlust sondern auch zur Bekämpfung der Schockwirkung dient. Zu bemerken wäre noch, daß schon bevor man systematisch Bluttransfusionen vornahm, recht gute Operationserfolge erreicht wurden, weil man den Flüssigkeitsverlust durch Kochsalzinfusionen, die man eventuell intravenös gab, ersetzte. Früher galt es gleichsam als Dogma, nichts zum Ersatz des verlorenen Blutes zu geben, solange die Blutung noch anhielt. Jetzt ersetzt man das verlorene Blut eventuell schon vor oder während der Operation. Auf diese Weise übersteht die Patientin den Operationsschock leichter, die Erfolge sind besser und jene traurigen Fälle, bei denen die Frau infolge des Blutverlustes auf dem Operationstisch stirbt, ereignen sich fast nie mehr.

Die Operation kann in intravenöser oder Inhalationsnarkose ausgeführt werden. Bei sehr ausgebluteten Frauen erzielt man leicht und schnell die entsprechende Narkosetiefe.

Die operative Therapie der Extrauteringravidität ist heute bereits allgemein verbreitet. Vor nicht allzulanger Zeit war jedoch das ganze Krankheitsbild noch nicht einmal in seinen Einzelheiten bekannt. Die ersten, die eine Extrauteringravidität operierten, waren VEIT (in Deutschland), LAWSON TAIT (in England) und BRIDDON (in Amerika).

Das Ziel der Operation ist die möglichst rasche Blutstillung. Zu diesem Zweck wird der Eileiter neben der Gebärmutter sowie der oberhalb des Eierstockes befindliche Teil des Ligamentum infundibulo-pelvicum abgeklemmt. Nachdem auf diese Weise die Blutzufuhr unterbunden ist, entfernt man die kranke Tube, umsticht die abgeklemmten Stellen und überdeckt das Wundbett mit Peritoneum.

In der Frage, ob man das Blut aus der Bauchhöhle entfernen soll oder nicht, gehen die Meinungen auseinander. Unserer Ansicht nach ist eine Entfernung unbedingt angezeigt; denn einerseits kann man im engsten Sinne des Wortes nicht aseptisch operieren, da mindestens theoretisch die Möglichkeit für ein Eindringen von Infektionserregern in die Bauchhöhle besteht. Für Bakterien stellt aber das Blut einen guten Nährboden dar, weswegen die Heilung gefährdet erscheint, wenn Blut in der Bauchhöhle zurückbleibt. Andererseits kann das im Abdomen zurückgelassene Blut — falls es infiziert wird — zu Verwachsungen führen. Einen Vorteil könnte man in der Möglichkeit seiner Resorption erblicken. Wie man weiß, vermag jedoch sich zersetzendes Blut eine toxische Wirkung auf den Organismus auszuüben. Eine weitere Möglichkeit ist die Reinfusion des aus der Bauchhöhle entfernten Blutes. Bei einwandfrei frischem Blut ist diese Methode vollkommen harmlos. Wir selbst sind seit Jahrzehnten davon abgekommen, nachdem wir im Anschluß daran öfters unerfreuliche Nebenerscheinungen erlebten. Nur ausnahmsweise greifen wir auf dieses Verfahren zurück (ganz frische Ruptur) und führen sonst lieber eine Blutübertragung — im Bedarfsfalle schon während der Operation — aus.

Bei der Operation sollen die Eierstöcke nach Möglichkeit erhalten und nur der kranke Eileiter entfernt werden.

Hier taucht auch die Frage auf, was mit dem anderen Eileiter geschehen soll. Da sich nur in 5% der Fälle eine neue Extrauteringravidität einnistet, während es bei 40% der Frauen zu einer normalen intrauterinen Schwangerschaft kommt, muß man natürlich die andere Tube erhalten.

Auch im Falle eines Tubarabortes soll operiert werden. Unter möglichster Schonung und Zurücklassung des Eierstockes wird der erkrankte Eileiter und die Hämatocele entfernt. Manche Gynäkologen empfehlen, bei Tubarabort den Eileiter der Länge nach aufzuschneiden und ihn nach Entfernung seines Inhaltes, also des extrauterin sitzenden Eies, wieder zu vernähen. Einfacher ist es, den Eileiter zwischen zwei Finger zu nehmen und das Ei aus ihm herauszustreichen. Keines von beiden Verfahren hat sich weiter verbreitet.

Teile der Fibrinkapsel, die sich um die Hämatocele zu bilden pflegt (früher fälschlicherweise von manchen als Decidua bezeichnet), lassen sich bisweilen nicht ohne Gefahr einer Darmverletzung entfernen. In solchen Fällen wird man dann die Entfernung nicht forcieren; denn wenn etwas zurückbleibt, wird es mit der Zeit resorbiert. Bei einer Haematocele retrouterina kommt mitunter, besonders wenn es sich um eine parenchymatöse Blutung oder eine infizierte Hämatocele handelt, eine Drainage in Frage. Im allgemeinen drainiert man nach der Scheide zu.

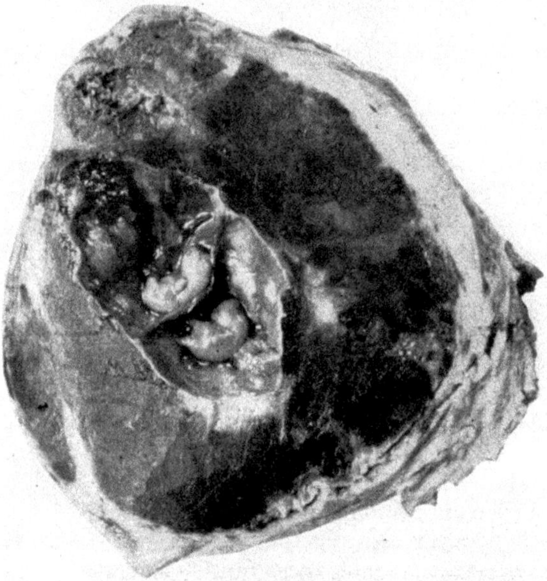

Wenn das Ei abgestorben ist, kann die Haematocele retrouterina resorbiert werden. Allerdings geht dies meist sehr langsam vor sich; doch läßt sich dieser Vorgang mit Wärme, z. B. warmen Prießnitzumschlägen, warmen Bädern und heißen Scheidenspülungen etwas beschleunigen. Wenn die Patientin Wert darauf legt, ihre Gesundheit und Arbeitsfähigkeit rasch wieder zu erlangen, ist es auch in diesen Fällen zweckmäßig, zu operieren. Gerade wegen des langsamen Heilverlaufes sollte man niemals konservativ vorgehen, vor allem dann nicht, wenn die Hämatocele größer ist als eine Faust.

Abb. 326. Extrauterine Zwillingsschwangerschaft.

Wächst das Hämatom und klagt die Kranke über zeitweise sich wiederholende Krämpfe, dann ist der Vorgang offensichtlich nicht zur Ruhe gekommen und das Ei lebt noch. Heute braucht man keine Zeit mehr mit der Beobachtung einzelner Symptome zu versäumen; denn mit der biologischen Schwangerschaftsreaktion läßt sich rasch entscheiden, ob das Ei lebt oder nicht. *Falls es noch lebt, ist bei einem tubaren Abort die Operation angezeigt.* Fällt die Schwangerschaftsreaktion schwach positiv aus, so empfiehlt es sich, sie nach kurzer Zeit zu wiederholen. Wenn sie dann negativ verläuft und die Hämatocele nicht groß ist, kann die erwähnte konservative Behandlung in Frage kommen; allerdings nimmt man dabei die Gefahr einer Infektion vom Darm aus in Kauf.

Die Entscheidung, ob das Ei noch lebt, ist besonders im Falle einer infizierten Hämatocele wichtig, da dann die Laparotomie wegen der erhöhten Gefahr einer Peritonitis riskanter ist. Darum ist man in solchen Fällen, auch wenn das Ei noch am Leben ist, bestrebt, solange zuzuwarten, bis die Patientin fieberfrei geworden ist. Weist die Schwangerschaftsreaktion auf den bereits eingetretenen Fruchttod hin, kann man im Falle eines infizierten Hämatoms die Hämatocele durch die einfachere und weniger gefährliche Kolpotomia posterior entleeren.

Das Problem der infizierten Extrauteringravidität kann auch heute noch nicht als gelöst betrachtet werden und bereitet dem Operateur viele Sorgen.

Bei Infektion einer Hämatocele, die in der Regel vom Darm her erfolgt, ist es am richtigsten, nach der Scheide hin zu drainieren. Noch gefährlicher sind die Fälle, bei denen man nach einer kriminellen Manipulation operieren muß. Der Eingriff erfolgte in solchen Fällen meist in der Annahme, es handle sich um eine intrauterine Schwangerschaft. Manchmal kommt es bei dem kriminellen Eingriff zur Tubenruptur, in anderen Fällen tritt die die Ruptur begleitende innere Blutung erst später auf. Oft hat der Operateur von dem Vorausgegangenen gar keine Kenntnis, und erst bei der Sektion nach einer unerwartet aufgetretenen septischen Bauchfellentzündung stellt es sich heraus, daß die Eintrittspforte für die Infektion im Uterus zu finden ist. In solchen Fällen nützt die Drainage leider nicht viel, höchstens dann, wenn die Infektionserreger nicht sehr virulent sind und es durch Bildung eines Exsudates zu einer Lokalisation der Infektion kommt. Eine virulente Infektion kann sich auch trotz einer Drainage über den Uterus hinaus ausbreiten und zu einer Sepsis führen.

Die Operation einer fortgeschrittenen oder ausgetragenen Bauchhöhlenschwangerschaft gehört zu den schwierigsten Laparotomien.

Hier sei noch auf Entwicklungsanomalien und andere Regelwidrigkeiten des Eies bei Extrauteringravidität hingewiesen, z. B. auf die BREUSsche Hämatocele (WERTHEIM, SCHAUTA, MICHOLITSCH), die Mola hydatidosa (RECKLINGHAUSEN, WENZEL), das Hydramnion (TEUFFEL, WEBSTER) und Zwillingsschwangerschaften (Abb. 326). Dabei findet man entweder in einem Eileiter zwei Früchte oder in beiden Tuben je eine. Endlich kommt eine Extrauteringravidität auch zusammen mit einer intrauterinen Schwangerschaft vor (unter den 500 Fällen PARRYs 22mal).

IX. Die Zwillingsschwangerschaft.

Die Zwillingsschwangerschaft und Zwillingsgeburt bilden gleichsam einen Übergang von der normalen zur pathologischen Schwangerschaft und Geburt. Zum Teil können sie als physiologisch betrachtet werden; denn in der Mehrzahl der Fälle bedeuten sie keine besondere Gefahr, wenn sie auch häufiger durch Regelwidrigkeiten kompliziert sind. Nach HIRST liegt die Sterblichkeit der Mütter und die Häufigkeit der Totgeburten sowie die Sterblichkeit der Neugeborenen 3mal so hoch wie bei Einlingsschwangerschaften. Bei der Geburt von Drillingen, Vierlingen und eventuell sogar Fünflingen ereignen sich Komplikationen noch häufiger. Die Mehrlingsschwangerschaft hat schon immer als auffallendes Ereignis gewirkt. Bei wilden Völkern wird sie verschieden bewertet. Einige erblicken in ihr einen besonderen Segen der Gottheit, andere ersehen daraus das Wirken böser Geister und wieder andere glauben darin den untrüglichen Beweis eines Ehebruches zu haben. Auch in unseren Tagen erweckt sie noch das Interesse der Menschen. Dies zeigt der Fall der kanadischen Fünflinge, mit denen sich die Presse der ganzen Welt beschäftigte und neuerdings über ihren 15. Geburtstag berichtete. Aus dem Mittelalter ist die Rheinlegende bekannt, der zufolge die Gräfin Hagenau 365 Früchte auf einmal zur Welt gebracht haben soll. Wahrscheinlich handelte es sich um eine Molenschwangerschaft, wobei man die vielen kleinen Blasen für Eier hielt (WILLIAMS). Bekannt ist ein Fall, in dem eine Frau Sechslinge abortierte. Wie sich später herausstellte, hatte sie die Früchte einzeln geboren, in Spiritus gelegt und dann nach dem 6. Abort behauptet, die Früchte stammten alle aus einer Schwangerschaft.

Vorkommen. Die Mehrlingsschwangerschaft führt natürlich oft zu einem sehr großen Kindersegen. So beschrieb BOËR den Fall einer armen Wiener Frau, die aus 11 Geburten 32 Kinder hatte. Der Mann war Zwilling, sie selbst Vierling, und ihre Mutter hatte 38 Kinder. VASALLI berichtete von einer Frau aus Cassagniola am Luganer See, die 2 weibliche und 4 männliche Früchte auf einmal abortierte. Diese waren 4 Monate alt und wogen zusammen 1730 g, was ungefähr dem Gewicht einer 7—8 Monate alten Frucht entspricht. GEISSLER veröffentlichte einen Fall, in dem eine Frau innerhalb von 33 Jahren 44 Kinder geboren hatte. Darunter waren 13 Zwillinge und 6 Drillinge. Eine Schwester der Frau hatte 41, die andere 26 Kinder. Der russische Bauer Wasilew zeugte von 2 Frauen 87 Kinder. SUE zufolge gebar eine Frau aus Paris ihrem Manne innerhalb von 7 Jahren 21 Kinder, später wurden ihm von einer Bediensteten Drillinge geboren. HALBAN berichtet von einer Frau, die in 25 Jahren 30 Schwangerschaften mit 36 Früchten durchmachte, von denen 20 am Leben blieben. VORTISCH erwähnt eine Negerin, die einmal Zwillinge, einmal Drillinge, einmal Vierlinge und einmal Sechslinge gebar. Einer Grabschrift in Hameln zufolge soll eine Frau Siebenlinge geboren haben. Nach einer von GAUSS freundlicherweise überlassenen Angabe hatte ein Ehepaar aus Bönningheim in Württemberg (gest. 1503 bzw. 1504) 53 Kinder. Davon waren 18 Einlinge, 5 Zwillinge, 4 Drillinge, 1 Sechsling und 1 Siebenling.

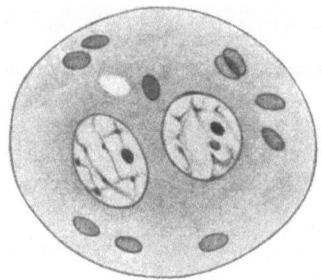

Abb. 327. Zweikernige Eizelle (nach v. FRANQUÉ).

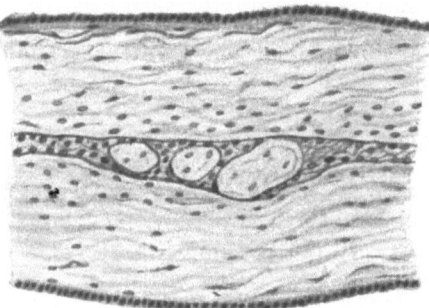

Abb. 328. Eihautscheidewand bei Dichoriaten-Diamnioten.

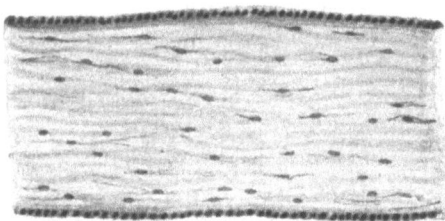

Abb. 329. Eihautscheidewand bei Monochoriaten-Diamnioten.

In kühleren Gegenden lebende Frauen neigen mehr zu Mehrlingsschwangerschaften als Südländerinnen. Während in Spanien auf 113 Geburten eine Zwillingsschwangerschaft trifft, ist dies in Rußland unter 41 einmal der Fall. Anderen Autoren zufolge steht die Häufigkeit der Mehrlingsschwangerschaften im Verhältnis zur Fruchtbarkeit der Völker. Eine besondere Veranlagung besteht auch in manchen Familien, und zwar nicht nur von mütterlicher, sondern auch von väterlicher Seite.

Über die Häufigkeit der Mehrlingsschwangerschaften geben uns große Statistiken Auskunft. VEIT fand auf Grund von 13 Millionen Geburten, daß auf 89 Geburten eine Zwillings-, auf 7910 ein Drillings- und auf 371 126 eine Vierlingsgeburt kommt. GREULICH stellte bei einem Material von 120 Millionen Fällen fest, daß auf 85,2 Geburten eine Zwillings-, auf 7628,7 eine Drillings- und auf 670 734 eine Vierlingsgeburt trifft. GUZZONI zufolge werden unter 41 600 000 Geburten einmal Fünflinge beobachtet.

Nach HELLINS Formel kommen auf etwa 80 Geburten einmal Zwillinge, auf 80^2 einmal Drillinge und auf 80^3 einmal Vierlinge.

Einteilung. Mehrlinge können ein-, zwei- oder mehreiig sein. Wahre Zwillinge sind eigentlich nur die eineiigen; die zweieiigen sind nur Geschwister, die sich zu gleicher Zeit im Uterus entwickelten und stehen demnach in keinem näheren Verhältnis zueinander als andere Geschwister; denn ein jedes von ihnen stammt aus der Befruchtung je eines Eies.

Zweieiige (erbungleiche) Zwillinge entwickeln sich also aus zwei Eiern. Es bestehen folgende Möglichkeiten:

1. In beiden Eierstöcken reift je ein Follikel, und aus jedem Follikel wird je eine Eizelle frei, die von je einem Spermium befruchtet wird. Demzufolge ist in beiden Eierstöcken ein Corpus luteum vorhanden.

2. Die zwei Follikel reifen in *einem* Eierstock heran. Die freigewordenen zwei Eizellen werden durch zwei Spermien befruchtet. Man findet also in einem Eierstock zwei Corpora lutea.

3. Die zwei Eizellen stammen aus einem Follikel (Zwillingsfollikel, v. FRANQUÉ) und werden durch zwei Spermien befruchtet, weshalb nur in einem Eierstock ein Corpus luteum entsteht.

4. In einem Eierstock entwickelt sich ein Follikel; die aus ihm freiwerdende Eizelle ist doppelkernig (Abb. 327) und wird durch zwei Spermien befruchtet. Es entsteht in einem Ovar ein Corpus luteum. Diese Möglichkeit ist (obwohl es doppelkernige Eizellen gibt) beim Menschen nicht bewiesen.

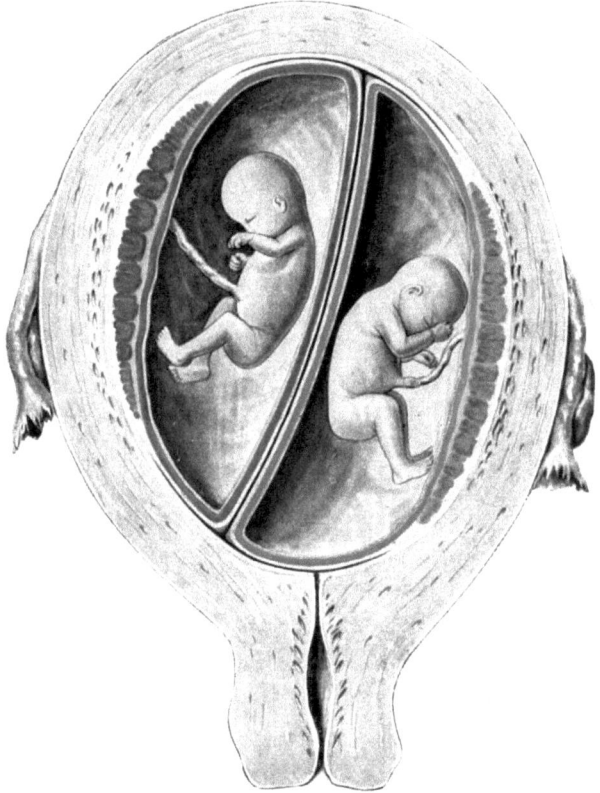

Abb. 330. Dichoriaten-Diamnioten mit getrennter Placenta.

In allen erwähnten Fällen handelt es sich um die Befruchtung zweier weiblicher Keime durch zwei Spermien. Eine letzte Möglichkeit wäre ein Übergang zwischen erbgleichen und erbungleichen Zwillingen, wobei sich

5. in einem Eierstock eine Eizelle entwickelt. Es wird jedoch nicht nur das Reifei, sondern auch das zweite Richtungskörperchen durch ein Spermium befruchtet. In *einem* Eierstock entsteht *ein* Corpus luteum. Bei dieser hypothetischen Möglichkeit wären die Zwillinge mütterlicherseits erbgleich (eineiig), väterlicherseits zweieiig (erbungleich). Dementsprechend hätten zweieiige Zwillinge entweder zwei getrennte Placenten oder einen gemeinsamen Mutterkuchen mit vierschichtiger Scheidewand (zwei Amnien und zwei Chorien) zwischen den beiden Eihöhlen (Abb. 328), während eineiige Zwillinge durch eine zweischichtige Scheidewand (zwei Amnien) getrennt seien (Abb. 329). Diese könne eventuell auch ganz fehlen.

Die Frage, ob es sich um ein- oder zweieiige Zwillinge handelt, glaubte man früher schon bei der Geburt mit Bestimmtheit entscheiden zu können, da man der Meinung war, bei zweieiigen Zwillingen besäße jeder sein eigenes Chorion und Amnion (Dichoriaten), während demgegenüber eineiige Zwillinge gemeinsame oder getrennte Amnien, aber ein gemeinsames Chorion (Monochoriaten) hätten.

Auf Grund dieser Einteilung der Zwillinge kämen beim Menschen auf ungefähr 85 zweieiige Zwillinge 15 eineiige. Diese Verhältniszahl entspricht jedoch nicht den Ergebnissen und Erfahrungen der Rassenbiologie (CURTIUS, v. VERSCHUER, LASSEN, SIEMENS), nach deren Angaben (sie bestimmen die Eineiigkeit der Zwillinge auf Grund der Ähnlichkeit körperlicher Merkmale) die eineiige Zwillingsschwangerschaft häufiger vorkommt. Dies ist aber nur unter der Annahme eineiiger Zwillinge mit getrennten Chorien und getrennten Amnien denkbar (Dichoriaten).

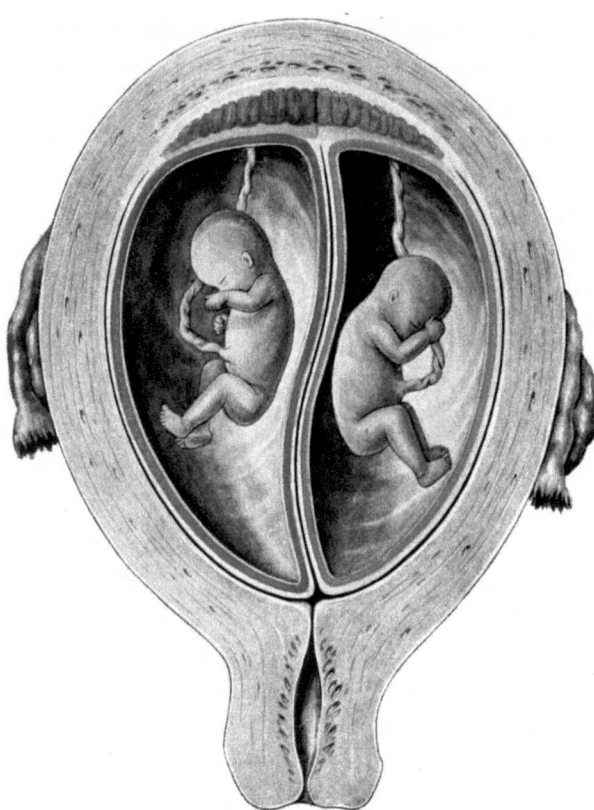

Abb. 331. Dichoriaten-Diamnioten mit verwachsener Placenta.

Über die Entstehung eineiiger (erbgleicher) Zwillinge beim Menschen läßt sich im einzelnen nichts Bestimmtes sagen. Eben deshalb sind wir auf Beobachtungen und Experimente an Tieren angewiesen. STOCKARD entdeckte die Möglichkeit einer Entwicklungsverzögerung der befruchteten Eizelle durch Kälteeinwirkung oder verringerte Sauerstoffzufuhr, wodurch das Ei entweder abstirbt, oder infolge Spaltung der Embryonalanlage eine Zwillingsschwangerschaft entsteht. NEWMAN-PATERSON suchten zu ergründen, ob sich dies in der Natur tatsächlich so verhält. Sie beobachteten ein zur Familie der südamerikanischen Gürteltiere (Dasypodidae) gehöriges Tier (Tatu), das hierfür besonders geeignet schien, weil es immer 4 eineiige Mehrlinge zur Welt bringt. Es stellte sich heraus, daß bei diesem Tier die befruchtete Eizelle 3 Wochen lang im Uterus im Ruhezustand verharrt (Retardation) und erst dann zur Nidation kommt.

Für eine Verzögerung der Eientwicklung beim Menschen (Retardation) kommen nach NEWMAN 3 Gründe in Betracht:
  1. ein zu geringer Reiz des Spermium auf die Eizelle,
  2. eine infolge ungenügender Vorbereitung der Gebärmutterschleimhaut durch den Gelbkörper verspätete Placentation,
  3. in ererbten Eigenschaften des Eies liegende Ursachen.
Die Bedeutung des letztgenannten Faktors für die Entstehung einer Mehrlingsschwangerschaft ist allgemein bekannt.

Nach den neuesten Beobachtungen und Experimenten der Biologen kann auch bei eineiigen Zwillingen jede Frucht ihr eigenes Chorion haben. Deswegen läßt sich eine Einteilung der neugeborenen Zwillinge auf Grund des Eihautbefundes nur mit einer gewissen Einschränkung vornehmen. Monochoriaten sind auch nach der heutigen Auffassung eineiig (erbgleich). Dichoriaten können aber sowohl zweieiig (erbungleich), als auch eineiig (erbgleich) sein. In diesem Falle müssen sie selbstverständlich auch gleichgeschlechtlich sein.

Eineiige (erbgleiche) Zwillinge entstehen nach dem heutigen Stand der Wissenschaft dadurch, daß die durch eine einzige Samenzelle befruchtete, einen Kern enthaltende Eizelle sich nach der Befruchtung in irgendeinem Stadium der Entwicklung spaltet.

Entsprechend dem Entwicklungsstadium, in dem die Spaltung des Keimes erfolgt, werden die eineiigen, erbgleichen Zwillinge zu Dichoriaten oder zu Monochoriaten.

1. *Dichoriaten-Diamnioten* mit getrennter (Abbildung 330) oder verwachsener Placenta (Abb. 331). Wenn die Spaltung *vor* der Implantation des Eies, noch im Morulastadium, also schon dann auftritt, wenn die Differenzierung in Trophoblast und Embryoblast noch nicht erfolgt ist,

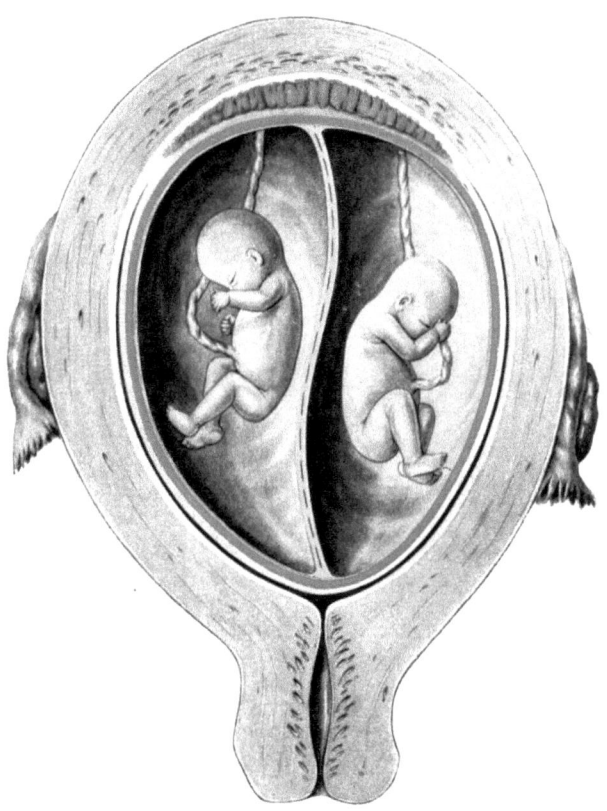

Abb. 332. Monochoriaten-Diamnioten.

hat jeder Zwilling sein eigenes Chorion, Amnion und auch seinen eigenen Dottersack.

2. *Monochoriaten-Diamnioten* (Abb. 332). Wenn es *nach* der Bildung des Trophoblast zur Spaltung kommt, besteht bereits ein gemeinsames Chorion; doch hat jeder Zwilling sein eigenes Amnion und seinen eigenen Dottersack (letzterer kann im Falle einer später entstandenen Spaltung auch gemeinsam sein).

3. *Monochoriaten-Monamnioten* (Abb. 333). Wenn die Spaltung des Keimes erst nach der Bildung des Embryonalschildes und der Entstehung der Amnionhöhle eintritt, werden die Zwillinge nicht nur ein gemeinsames Chorion, sondern auch ein gemeinsames Amnion besitzen. Bei unvollständiger Teilung des Embryonalschildes kann eine Doppelmißbildung entstehen.

Die Entstehungsmöglichkeiten von eineiigen Zwillingen und das Verhalten der Placenten ist aus den schematischen Abbildungen ersichtlich (Abb. 334).

Die Ähnlichkeit der erbgleichen Zwillinge ist sowohl in körperlicher als auch geistiger Hinsicht sehr groß. Die Forschung suchte diese Ähnlichkeit im einzelnen klar zu legen. Nach Angabe mancher Autoren soll bei eineiigen Zwillingen sogar der daktyloskopische Befund identisch sein. Wir selbst (BAK) fanden im Gegensatz dazu zwar eine sehr große Ähnlichkeit, aber keine Identität, was in Gerichtsfällen von entscheidender Bedeutung sein kann.

Zwischen eineiigen Zwillingen, auch wenn sie Monochoriaten sind, besteht — wie bereits erwähnt — fast immer eine Scheidewand, die aus zwei Amnionblättern aufgebaut ist. Ausnahmsweise kann sie aber fehlen. Dies erklärte man früher mit einem sekundären Durchreißen der Scheidewand. Nach unserem heutigen Wissen kommt eine einheitliche Eihöhle der beiden Zwillinge meistens dann vor, wenn sich das Ei nach der Bildung des Embryonalschildes spaltet. Schon im 17. Jahrhundert beobachtete VIARDEL Zwillinge, zwischen denen eine Scheidewand vorhanden war und andere, zwischen denen sie fehlte. Ein Fehlen der Scheidewand kommt nur bei eineiigen, also gleichgeschlechtlichen Zwillingen vor. VIARDEL hielt die Scheidewand zwischen den Zwillingen für eine Vorsorge der Natur, um die männliche und weibliche Frucht schon in der Gebärmutter voneinander zu trennen.

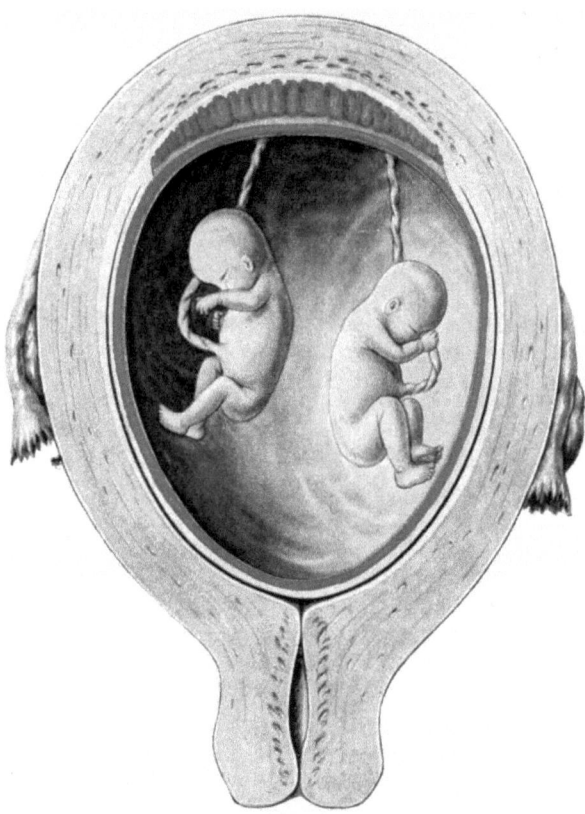

Abb. 333. Monochoriaten-Monamnioten.

Monochoriaten stehen durch den sog. SCHATZschen dritten Kreislauf miteinander in Verbindung (Abb. 335 und 336), sind also Chorioangiopagen. Dadurch kann im Laufe der Entwicklung die eine Frucht die andere beeinträchtigen, indem z. B. schon im Beginn der Gravidität die stärkere die Herztätigkeit der schwächeren übernimmt. Infolgedessen bildet sich dann das Herz der schwächeren Frucht langsam zurück und es entsteht ein Akardius. Dieser wird manchmal wegen der schlechten Blutversorgung zu einer formlosen Masse umgestaltet (Akardius amorphus). Neuerdings fanden LASSEN bei erbgleichen und SCIPIADES-BURG, SZENDI bei erbverschiedenen Dichoriaten Gefäßanastomosen.

Zwillingsfrüchte sind im allgemeinen kleiner als Einzelfrüchte, eineiige meist kleiner als zweieiige. Sowohl zwischen eineiigen als auch zwischen zweieiigen Zwillingen können sehr große Gewichtsunterschiede bestehen. AHLFELD berichtete über mehrere derartige Fälle. In einem betrug das Gewicht der einen Frucht 2320 g, das der anderen nur 1120 g, in einem anderen 1920 und 790 g, in einem dritten 2700 und 1600 g. Mitunter wurde auch gleichzeitig ein gut entwickeltes lebendes und ein wesentlich schlechter entwickeltes totes Kind geboren. Eine solche bereits früher abgestorbene Frucht kann, falls das Fruchtwasser abgeht oder resorbiert wird, von der prallen Blase der anderen Frucht derart an die Uteruswand gepreßt werden (Fetus compressus), daß sie unter Umständen ganz platt gedrückt wird (Fetus papyraceus).

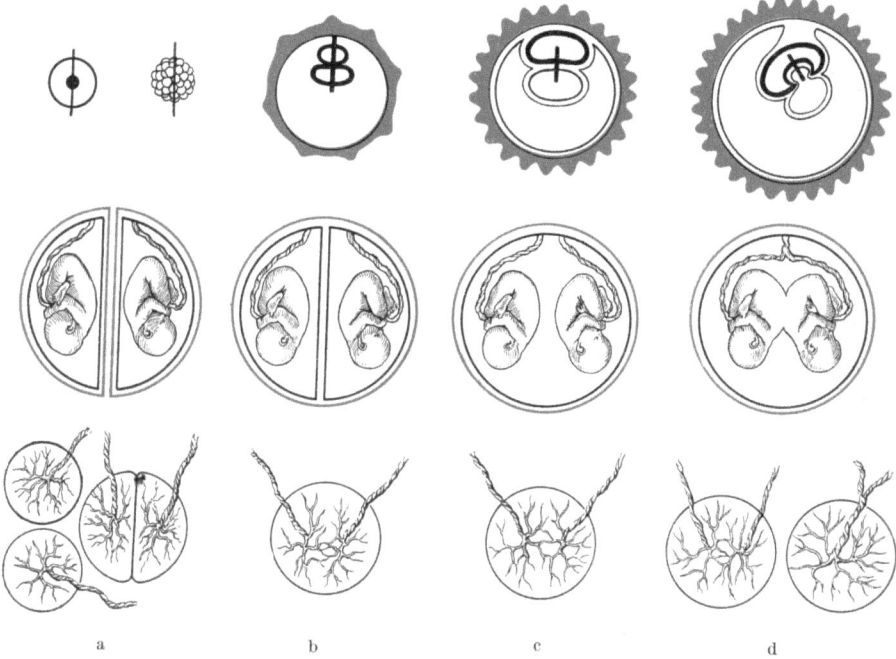

Abb. 334a—d. Schematische Darstellung der Entstehung von eineiigen Zwillingen. a Spaltung des Eies, spätestens im Morulastadium, d. h. vor Differenzierung des Trophoblast und Embryoblast ergibt Dichorialen-Diamnioten. Die Placenten können isoliert oder verwachsen sein. Keine Gefäßverbindungen bei Verwachsung der Placenten; b Spaltung des Eies *vor* Entstehung der Amnionhöhle und des Dottersackes ergibt Monochorialen-Diamnioten. Gemeinsame Placenta mit Gefäßverbindungen; c Spaltung des Eies *nach* Entstehung der Amnionhöhle ergibt Monochorialen-Monamnioten. Placenta wie bei b; d Spaltung des Eies *nach* Entstehung der Amnionhöhle und Entwicklung der Keimanlage ergibt Monochorialen-Monamnioten, meist Doppelmißbildungen. Placenta entweder wie bei b oder mit Nabelschnurbifurkation. Die Verhältnisse des Dottersackes sind nicht im einzelnen dargestellt.

Die Fälle, bei denen zwischen den beiden Zwillingen ein sehr großer Gewichtsunterschied besteht, erwecken mitunter den Eindruck, als ob es bei der Frau nach ihrer Empfängnis noch einmal zu einer Konzeption kommen könne *(Superfetation)*. Im Prinzip ist diese Möglichkeit vorstellbar, aber nur vor dem 4. Schwangerschaftsmonat, da später bekanntlich die Decidua capsularis bereits mit der Decidua vera verwachsen ist und nichts mehr in die Gebärmutter gelangen läßt. Eine Superfetation ist erfahrungsgemäß nicht wahrscheinlich, da eine neue Follikelreifung nicht zu erfolgen pflegt, solange das Corpus luteum graviditatis in Funktion ist. Deshalb bezweifeln manche Autoren diese Möglichkeit; andere hingegen halten sie im Prinzip für gegeben, aber nicht für erwiesen. Auf Grund eines Falles seiner Klinik vertrat neuerdings RUNGE den Standpunkt, ausnahmsweise könne auch während der Schwangerschaft eine Ovulation stattfinden und somit sei die Möglichkeit einer Superfetation vorhanden.

Wenn zwei Früchte geboren werden, von denen die eine wesentlich jünger zu sein scheint, jedoch nicht mehr lebt, spricht das nicht unbedingt für eine spätere Empfängnis der jünger aussehenden Frucht. Möglicherweise (und das ist sogar das Wahrscheinlichste) ist der Fetus nämlich in einem früheren Stadium der Entwicklung abgestorben. Oft führt man auch in den beiden Hörnern eines Uterus bicornis befindliche, verschieden alte Früchte als Beispiel einer Superfetation an. Aber in den berichteten Fällen war stets in einem Horn eine abgestorbene Frucht.

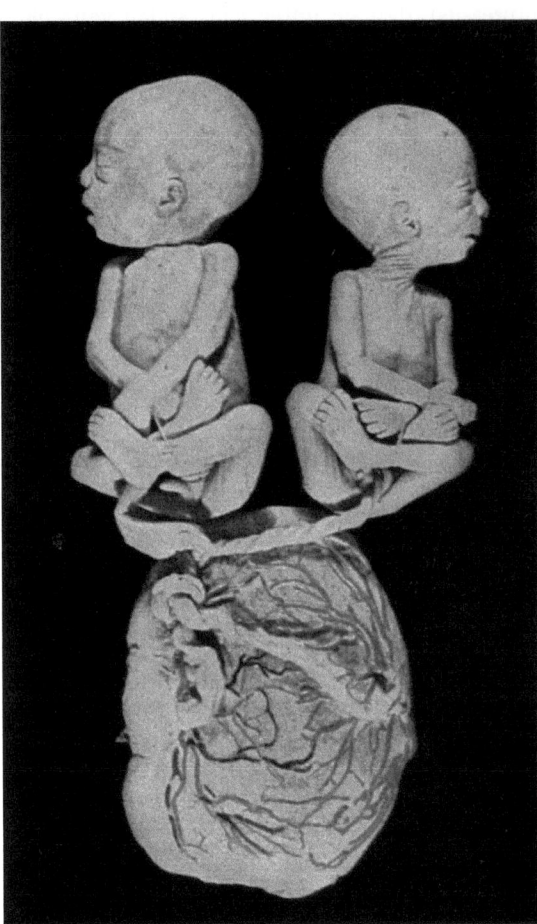

Abb. 335. Der 3. Kreislauf nach SCHATZ (Injektionspräparat).

Von *Superfekundation* spricht man, wenn eine Frau nacheinander mit zwei oder mehreren Männern verkehrt und so von mehreren geschwängert wird. In der Tierwelt ist eine Superfekundation erwiesen, wenn z. B. eine Hündin Junge verschiedener Rassen wirft. Dies wäre aber auch auf Grund recessiver Vererbung möglich. Eben darum ist es überzeugender, wenn eine Pferdestute, die man erst durch einen Hengst und nachher durch einen Esel decken ließ, Zwillinge zur Welt brachte, von denen der eine ein Pferd, der andere ein Maultier war (ROBERTSON, WILLIAMS). Beim Menschen ist eine Superfekundation nicht als erwiesen zu betrachten und nur dann vorstellbar, wenn gleichzeitig mehrere Eier heranreifen. Beweisend ist es auch nicht, wenn eine Negerin einen schwarzen und einen weißen Zwilling zur Welt bringt; denn nach den MENDELschen Gesetzen könnte der weiße Zwilling eventuell durch recessive Vererbung entstehen. SCHULTZE hatte also recht, wenn er schon vor langer Zeit betonte, eine Superfekundation könne nur dann als erwiesen betrachtet werden, wenn eine weiße Frau nach Kohabitation mit einem Neger und einem Mongolen ein Neger- und ein Mongolenkind gebären würde.

Völlig in den Bereich der Phantasie gehört die Annahme einer *Telegonie*. Bei den Tierzüchtern existiert die Meinung, ein Rassetier, das einmal von einem nichtreinrassigen gedeckt wurde, könne später keine reinrassigen Nachkommen mehr zur Welt bringen, auch wenn es von einem Rassetier belegt würde. Demzufolge müßte also das fetale Eiweiß eine Fernwirkung haben. Nach manchen Angaben sollen auch beim Menschen gelegentlich, nach dem Tode des ersten

Mannes einer Frau, die vom zweiten Manne stammenden Kinder dem ersten ähnlich sehen. Zweifellos kommt aber weder beim Menschen noch in der Tierwelt (HETZEL) eine Telegonie vor.

Die Bedeutung der Zwillingsschwangerschaft. Weil die Schwangerschaft den Organismus in erhöhtem Maße in Anspruch nimmt, können zu dieser Zeit Krankheiten, die bis dahin verborgen waren, zum Ausbruch kommen. Selbstverständlich ist in jedem Falle, in dem eine Mehrlingsschwangerschaft vorliegt, die Belastung des Organismus noch größer. Daher treten alle Formen der

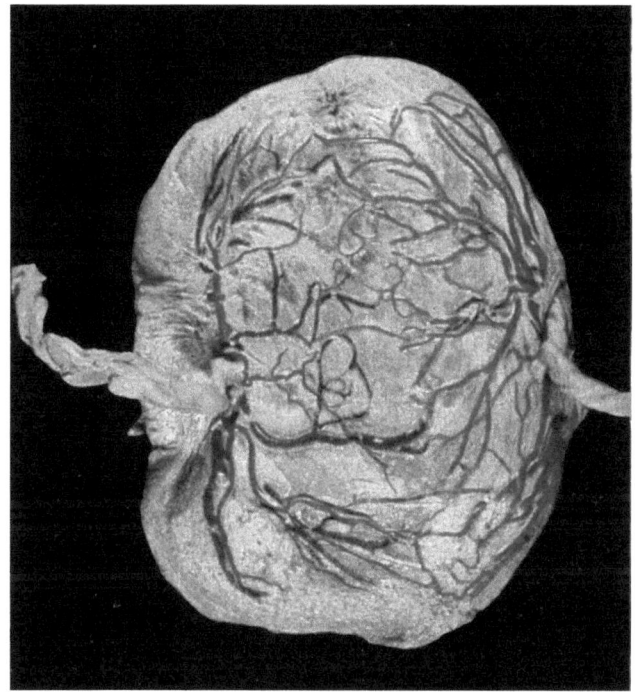

Abb. 336. An der Placenta von Abb. 335 ist der 3. Kreislauf gut erkennbar.

Schwangerschaftstoxikosen, die zu Beginn und in der zweiten Hälfte der Gravidität auftreten können, bei Zwillingsschwangerschaften besonders heftig auf. Eine Zwillingsschwangerschaft vermag schon allein infolge ihrer mechanischen Wirkung Schädigungen zu verursachen. Da hierbei der Uterus größer zu sein pflegt, als der Zeit der Schwangerschaft entspricht, kann am Ende der Gravidität das Zwerchfell besonders hochstehen und dadurch charakteristische Symptome (erschwerte Atmung, Herzbeschwerden) hervorrufen. Auch für die Frucht ist die Zwillingsschwangerschaft nicht ganz gleichgültig. Abgesehen von den bereits erwähnten Entwicklungsstörungen (Akardius, Fetus papyraceus) oder seltenen Komplikationen, die z. B. bei gemeinsamem Amnion auftreten (Verschlingung der Nabelschnüre), sind auch Frühgeburten (25%) und Aborte verhältnismäßig häufig. Die Placenta breitet sich über einen größeren Raum, mitunter bis in die Nähe des Muttermundes aus, wodurch es häufiger zur Entstehung einer Placenta praevia kommt.

Die beiden Früchte befinden sich im Uterus (nach WERTH) gewöhnlich in Schädellage (47,4%). Die nächst häufige Möglichkeit ist Schädellage des einen und

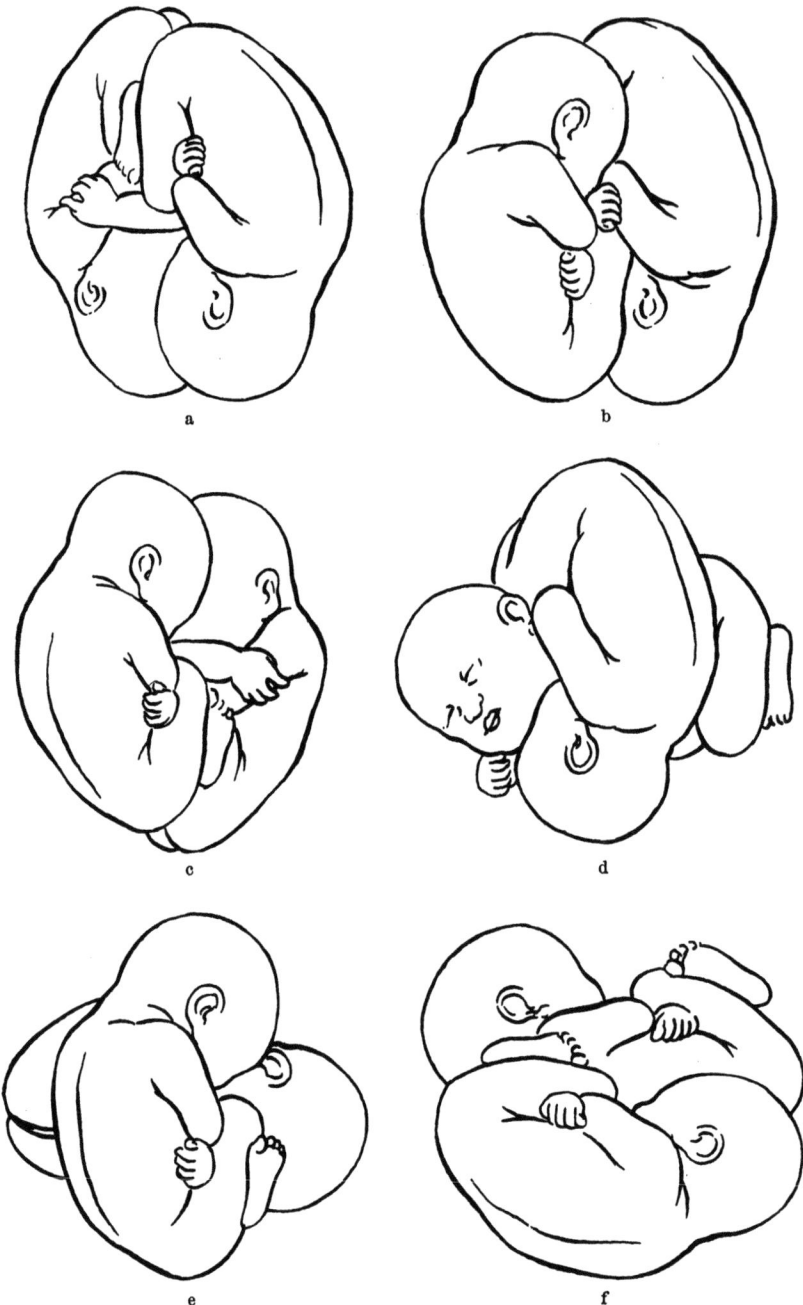

Abb. 337a—f. Lagemöglichkeiten der Zwillinge. a Beide Feten in Schädellage; b Schädellage und Beckenendlage; c beide Feten in Beckenendlage; d Schädellage und Querlage; e Beckenendlage und Querlage; f beide Feten in Querlage.

Beckenendlage des anderen Zwillings (34,2%). Es können sich aber auch beide in Beckenendlage befinden (8,4%). Seltener trifft man die Kombination Schädellage-Querlage (5,8%) oder Beckenendlage-Querlage (3,6%). Am seltensten ist die Querlage beider Früchte (0,47%) (Abb. 337a, b, c, d, e und f). Zwei in Längsrichtung eingestellten Früchte liegen nicht immer nebeneinander, sondern mitunter auch hintereinander. Dadurch wird natürlich die Diagnose einer Zwillingsschwangerschaft noch erschwert; denn zwei hintereinander liegende Früchte kann man kaum auseinander palpieren, und ihre Herztöne voneinander zu trennen, ist noch schwieriger.

Diagnose. Zu Beginn der Gravidität deutet auf eine Zwillingsschwangerschaft nur die im Vergleich zum Schwangerschaftsstadium abnorme Größe der Gebärmutter hin. Auch die auf eine Schwangerschaft hinweisenden Zeichen (Erbrechen, Übelkeit, Störungen des Allgemeinbefindens) treten oft in verstärktem Maße auf. All dies kommt aber auch aus anderen Gründen (Molenschwangerschaft) vor. In der zweiten Hälfte der Gravidität, besonders aber während der letzten Monate, vermag man eine Zwillingsschwangerschaft durch Palpation, Auskultation und Röntgenuntersuchung festzustellen. Oft erweckt schon das Aussehen der Schwangeren einen Verdacht, wenn nämlich der Leib auffallend groß ist (über 100 cm Umfang) und besonders, wenn die Frau an mehreren Stellen Kindsbewegungen spürt. Da eine familiäre Disposition zu beobachten ist, wird man auch fragen, ob in der Familie der Schwangeren oder ihres Mannes Zwillingsschwangerschaften vorkamen. Der Tastbefund ist nur dann verdächtig, wenn man nicht zwei, sondern mehrere, wenigstens drei große Teile tastet. Von diesen können zwei Köpfe und einer ein Steiß sein oder umgekehrt. Noch auffallender ist es, wenn man deutlich zwei Köpfe tastet. Dabei darf man aber ein eventuell vorhandenes intramurales oder — was noch leichter geschieht — ein subseröses Myom nicht für einen großen kindlichen Teil halten. Verdächtig ist auch das Palpieren zu vieler kleiner Teile. Auf Grund dessen kann man aber eine Zwillingsschwangerschaft nicht sicher feststellen, weil ja dieser Umstand zum Teil auch mit der Lage der Frucht zusammenhängen kann, die sich mitunter sogar während der Untersuchung ändert. AHLFELD machte auf die größere, mit einem Beckenzirkel feststellbare intrauterine Länge der Frucht bei Zwillingsschwangerschaften aufmerksam. Diese Verlängerung tritt auf, weil die beiden Pole, zwischen denen wir die Entfernung messen, nicht zu einer, sondern zu zwei Früchten gehören. An die Möglichkeit einer Zwillingsschwangerschaft hat man auch zu denken, wenn sich der Fundus noch sehr hoch befindet, während der Kopf schon tief im Beckeneingang steht. Aber selbst ohne Messung der intrauterinen Fruchtlänge ist die große Entfernung vor allem für den geübten Geburtshelfer auffallend. Wenn bei einem Hydramnion der vorliegende Teil fest im Beckeneingang steht, spricht das ebenfalls für eine Zwillingsschwangerschaft (weil dies sonst nicht vorzukommen pflegt), und der vorliegende Teil befindet sich wahrscheinlich in einer anderen Fruchtblase als das Hydramnion. Bei sehr aufmerksamer Untersuchung kann man die Zwillingsschwangerschaft auch auf Grund des Verhaltens des Fruchtwassers erkennen, wenn man nämlich die Wand der Gebärmutter vorsichtig beklopft und beobachtet, ob die Fluktuation des Fruchtwassers die auf die andere Seite der Gebärmutter aufgelegte Hand erreicht. Falls man nur auf derselben Seite oder nur auf einem kleinen Teil der anderen eine Fluktuation verspürt, spricht das für zwei Eihöhlen (Abb. 338). Die frühzeitige Eröffnung des Muttermundes bei Zwillingsschwangerschaft stellt kein charakteristisches Merkmal dar; denn es kommt auch sonst, hauptsächlich bei Übertragung, vor. Sicher handelt es sich aber um eine Zwillingsschwangerschaft, wenn man bei der inneren Untersuchung einen macerierten Kopf oder eine vorliegende, pulslose Nabelschnur tastet und außerdem deutlich und sicher Kindsbewegungen und kindliche Herztöne feststellt.

Für die Diagnose einer Zwillingsschwangerschaft ist die Auskultation der *Herztöne* ein wichtiges und wertvolles Hilfsmittel. Die Herztöne hört man immer dort am besten, wo das Herz der Frucht dem auskultierenden Ohr am nächsten liegt. Bei einer Zwillingsschwangerschaft, bei der zwei Früchte in der Gebärmutter sind, vernimmt man natürlich nicht nur an einer, sondern an mehreren Stellen Herztöne. Möglicherweise gehören diese aber auch zu einer einzigen Frucht und sind nur infolge Schallfortleitung an mehreren Stellen hörbar. Darum muß man zwischen den beiden Punkten, an denen die Herztöne am besten vernehmbar sind, einen Bezirk feststellen, über dem keine Herztöne zu hören sind (Interferenzzone). Weiter muß die Frequenz der an zwei Stellen vernehmlichen Herztöne eine Differenz von mindestens 10 Schlägen in der Minute aufweisen. Zuverlässig läßt sich das nur beobachten, falls an zwei verschiedenen Stellen zwei Personen gleichzeitig die Herztöne zählen. Hört sie hingegen derselbe Untersucher einmal hier und einmal dort, kann die Differenz in der Zahl der Herztöne auf einer Frequenzänderung beruhen. Mitunter hört man bei Zwillingsschwangerschaften auch nur an einer Stelle Herztöne, nämlich dann, wenn z. B. die zwei Früchte hintereinanderliegen, die eine von viel Fruchtwasser umgeben ist oder die Bauchdecken der Schwangeren sehr dick sind.

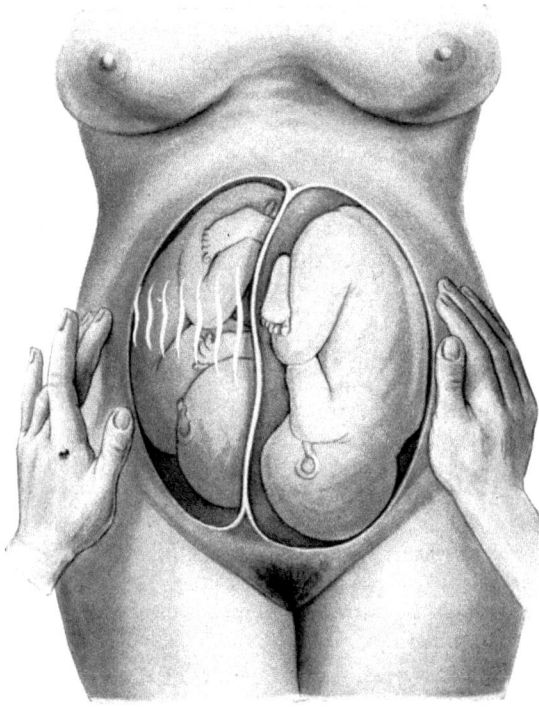

Abb. 338. Die Scheidewand zwischen den beiden Feten verhindert den Nachweis der Fluktuation.

Am sichersten läßt sich eine Zwillingsschwangerschaft durch eine Röntgenuntersuchung feststellen (Abb. 339 und 340). Natürlich ist das, wie auch bei Einlingsschwangerschaft, erst nach einer gewissen Dauer der Gravidität möglich.

Eine Röntgenuntersuchung führt man im allgemeinen nicht vor den letzten Monaten der Schwangerschaft aus.

Verlauf. Die Geburt setzt bei Zwillingen oft schon vor dem Termin ein. Auch Regelwidrigkeiten treten gehäuft auf. Eine primäre Wehenschwäche in der Eröffnungsperiode ist nicht selten. Dies wird leicht verständlich, wenn man die starke Ausdehnung berücksichtigt, die die Muskelfasern der Gebärmutter infolge des ungewöhnlich großen Uterusinhaltes erleiden. Da die Wehen von vornherein schwächer sind und die Uterustätigkeit weniger vollkommen ist, zieht sich die Eröffnungsperiode meist in die Länge. Demgegenüber dehnt sich die Austreibungsperiode nicht nur nicht aus, sondern kann sogar einen besonders schnellen Verlauf nehmen, weil die Früchte oft kleiner sind und die Köpfe folglich den Geburtskanal leichter passieren.

Bisweilen löst sich die Placenta nach der Geburt der ersten Frucht (wenn in der einen Fruchtblase ein Hydramnion besteht, eventuell noch früher, schon beim Blasensprung) wegen der plötzlichen Verringerung des Gebärmutterinhaltes vorzeitig. Bei Zwillingsgeburten sind auch atonische Nachblutungen infolge der stärkeren Ausdehnung der Gebärmutter häufiger. Bei den seltenen Fällen monamniotischer Zwillinge kann es zu Verknotungen und Verwicklungen der beiden Nabelschnüre kommen, die meist zum intrauterinen Fruchttod führen. Außer einem unserer Fälle sind nur wenige in der Literatur bekannt, in denen beide Kinder lebend zur Welt kamen (nach GEISSLER unter 21 Fällen 2).

Behandlung. Die Leitung der Geburt der ersten Frucht bei Zwillingsschwangerschaft geschieht nach ähnlichen Prinzipien wie bei Einlingsschwangerschaft. Nach der Geburt des ersten Kindes soll die Nabelschnur auch auf der mütterlichen Seite genau versorgt werden; denn bei eineiigen Zwillingen kann sich sonst die zweite Frucht durch die Nabelschnur der ersten über den SCHATZschen dritten Kreislauf verbluten.

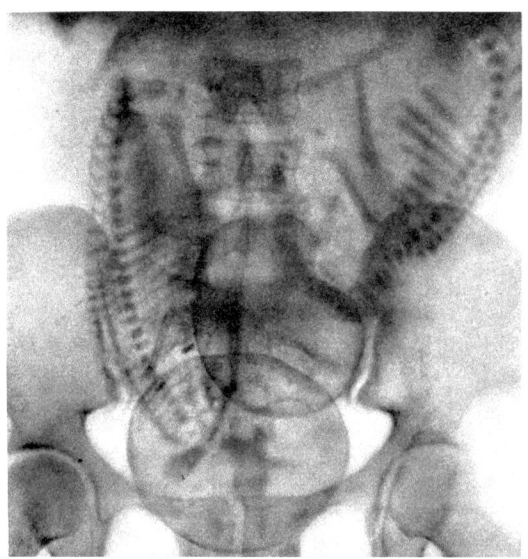

Abb. 339. Zwillinge (Röntgenaufnahme).

Anschließend muß man sich davon überzeugen, welche Lage die zweite Frucht in der Gebärmutter einnimmt. Man soll die Herztöne der zweiten Frucht nach der Geburt der ersten genau beobachten, um eine eventuell bestehende Lebensgefahr (vorzeitige Placentalösung, Nabelschnurvorfall usw.) rechtzeitig zu erkennen. Wenn durch äußere Handgriffe die Lage der zweiten Frucht nicht feststellbar ist, untersucht man innerlich; auf alle Fälle muß aber die Situation

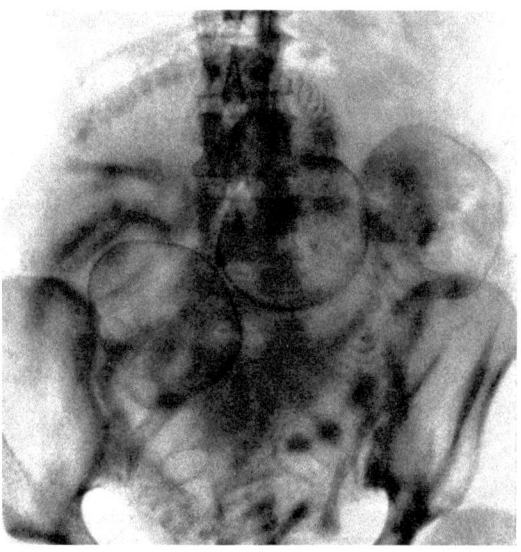

Abb. 340. Drillinge (Röntgenaufnahme).

geklärt werden. Nach der Geburt des ersten Zwillings ändert nämlich der zweite häufig seine bisherige Lage, weil ihm dann reichlich Raum zur Verfügung steht.

Bei ungünstiger Lage der zweiten Frucht muß man eingreifen. Befindet sie sich in Querlage, so pflegt man sie im allgemeinen auf den Fuß zu wenden; wir möchten aber betonen, daß in diesen Fällen eine Wendung auf den Kopf besonders leicht auszuführen und deshalb zweckmäßiger und einfacher ist. Einerseits fällt hierbei — da es sich nur um äußere Handgriffe handelt — die Infektionsgefahr für die Mutter weg, andererseits ist eine Schädellage für das Kind viel günstiger als eine Beckenendlage. Nach der Wendung auf den Kopf sind, wie immer nach der Geburt des ersten Zwillings, die Herztöne der zweiten Frucht mit besonderer Sorgfalt zu kontrollieren, weil bei Zwillingsgeburt die Möglichkeit und Wahrscheinlichkeit einer Gefährdung des Kindes (Vorliegen oder Vorfallen der Nabelschnur, vorzeitige Lösung der Placenta) größer ist. Sind also die kindlichen Herztöne nach der Geburt des ersten Zwillings nicht einwandfrei, überzeugt man sich immer durch innere Untersuchung, ob nicht die Nabelschnur der zweiten Frucht vorgefallen ist. Ist dies der Fall oder handelt es sich um eine vorzeitige Placentalösung, dann muß entsprechend vorgegangen werden. Am besten wendet man auf den Fuß und schließt dann die Extraktion an. Sollte aber während der Untersuchung oder während der Vorbereitung zur Operation der Kopf tief in das Becken eintreten, so forciere man die Wendung auf den Fuß nicht. Das Wegschieben des Kopfes würde zu diesem Zeitpunkt die Gefahr von Nebenverletzungen mit sich bringen. Da die Frucht bei zu lange anhaltender Kompression der Nabelschnur zugrunde gehen kann, fordert man die Kreißende zum Mitpressen auf und entwickelt

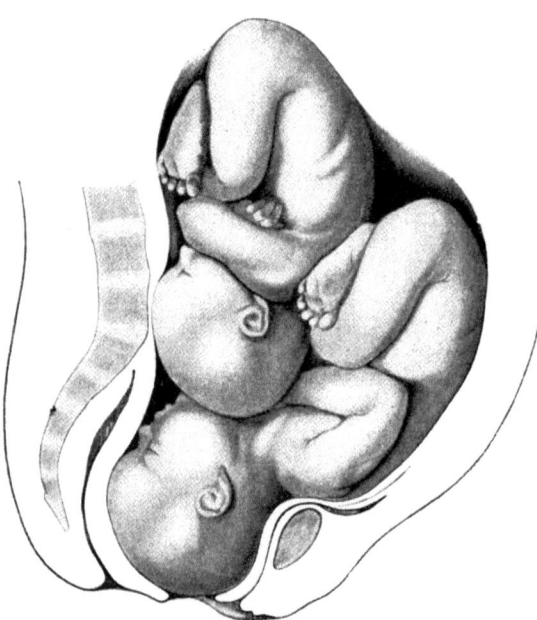

Abb. 341. Die zweite Frucht hindert die Geburt der ersten.

den Kopf, sobald er tiefer getreten ist, rasch mit der Zange. Solche Fälle sind ein vorzügliches Beispiel dafür, daß man sich in der praktischen Geburtshilfe nicht an einen ursprünglich gefaßten Plan klammern darf, sondern sich schnell der jeweiligen Situation anpassen muß.

Voraussetzung für die Entbindung des zweiten Zwillings ist die Anpassung der Gebärmutter an ihren verminderten Inhalt. Es vergeht somit eine gewisse Zeit, bis der Uterus nach der Geburt der ersten Frucht wieder einen ausreichenden Tonus erhält, damit die Wehentätigkeit von neuem beginnen kann. In früherer Zeit gab es Geburtshelfer, die Tage, ja sogar Wochen darauf warteten. Diese übertriebene konservative Einstellung ist schon deshalb abzulehnen, weil nach der Geburt der ersten Frucht längs der aus der Scheide heraushängenden Nabelschnur Infektionserreger in die Uterushöhle vordringen können. Nicht minder gefährlich ist es aber, sofort nach der Geburt des ersten Zwillings die Blase zu sprengen, die Wendung auf den Fuß auszuführen und den zweiten Zwilling zu extrahieren. Schwere atonische Nachblutungen sind mitunter die Folge der plötzlichen Entleerung der ohnedies schlaffen Gebärmutter. Der einzig *richtige Standpunkt ist also, nach der Geburt der ersten Frucht solange zu warten, bis die Gebärmutter ihren Tonus wieder gewonnen hat, d. h. bis die Wehen erneut einsetzen.* Sobald das der Fall ist, kann man die Blase der zweiten Frucht sprengen. Sollten die Wehen 1—2 Std nach der Geburt der ersten Frucht noch nicht begonnen haben, so ist es ratsam, Wehenmittel (2—3 iE Hinterlappenhormon) zu verabreichen. Falls die erste Frucht aus irgendeinem Grunde operativ zur Welt gebracht wurde, setzt man selbstverständlich die Narkose fort und entbindet auch die zweite Frucht operativ, und zwar unter Anwendung des Verfahrens, das gerade indiziert ist. Anschließend verabreicht man zur Vorbeugung einer atonischen Nachblutung Uterotonica.

Die gefährlichste Komplikation bei Zwillingsgeburt ist die *Kollision der Zwillinge*, die glücklicherweise recht selten vorkommt. Die harmloseste Form hat man vor sich, wenn eine Frucht bereits im Begriff steht, in das Becken einzutreten, hieran aber durch die zweite Frucht gehindert wird, weil auch diese schon nach abwärts drängt. In diesen Fällen löst man das Problem durch Zurückhalten der zweiten Frucht. Wesentlich schwieriger gestaltet sich die Lage, wenn nach Eintreten des ersten Kindes ins kleine Becken und Vollendung seiner ersten und zweiten Drehung der Kopf der anderen Frucht tiefer tritt, noch bevor der Schädel des ersten Zwillings seine dritte Drehung vollführt hat (Abb. 341). Die zweite Frucht läßt sich in diesem Falle nicht mehr zurückschieben, und man kann gezwungen sein, das erste Kind zu perforieren, um

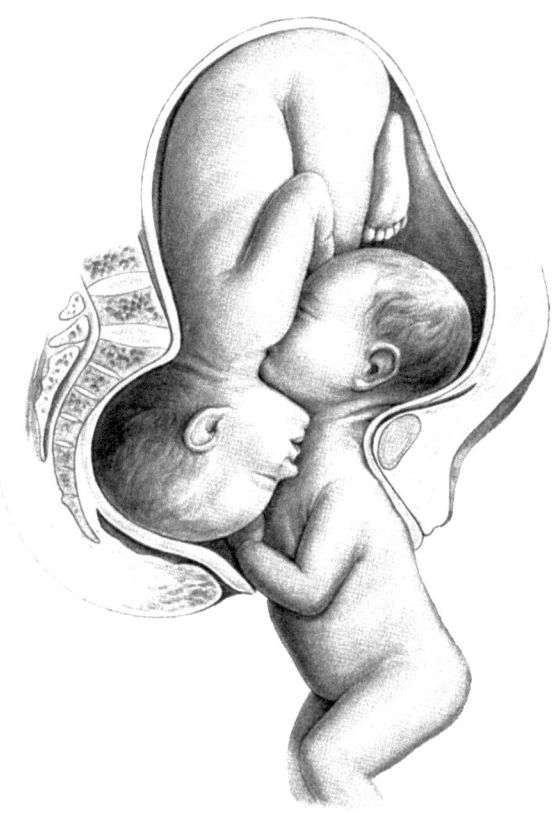

Abb. 342. Verhakte Zwillinge.

wenigstens das zweite retten zu können. Zuweilen wird die Geburt des Kopfes eines sich in Beckenendlage befindenden Zwillings von der zweiten Frucht dadurch verhindert, daß ihr Schädel noch vor dem der ersten Frucht in das Becken eintritt (Abb. 342). Alle Möglichkeiten im einzelnen anzuführen erscheint überflüssig, und sie erschöpfend zu behandeln unmöglich. Solche Fälle, wie auch die Geburtsleitung bei zusammengewachsenen Zwillingen, stellen das Können und noch mehr die schnelle Entschlußkraft und Anpassungsfähigkeit des Geburtshelfers auf die Probe. Leider muß meist eine von den beiden Früchten geopfert werden. Man wird immer bestrebt sein, diejenige Frucht zu retten, die sich im besseren Zustand zu befinden scheint und für deren Rettung mehr Aussichten bestehen.

Die Kollision von Zwillingen läßt sich meist vaginal lösen. Im allgemeinen wird man dazu schon gezwungen; denn wenn die erste Frucht bereits teilweise geboren ist, würde man vergeblich einen Kaiserschnitt ausführen. Beide Früchte könnte man ja doch nicht retten. In einem unserer Fälle blieb uns aber trotzdem nichts anderes übrig (Abb. 343).

Bei einer 31jährigen Erstgebärenden waren die Zwillinge so kollidiert, daß sich der in Flexion befindliche Kopf der zweiten Frucht in den Winkel eingekeilt hatte, der von dem in Deflexion stehenden Kopf und dem Rücken der ersten Frucht gebildet wurde. Die zweite Frucht konnte man von außen nicht aus ihrer Lage entfernen. Der Kopf des ersten Kindes war aber schon so fest in das Becken eingekeilt, daß man ihn von der Scheide her nicht mehr zurückschieben konnte. Die Lage gestaltete sich immer ungünstiger; während der Wehen

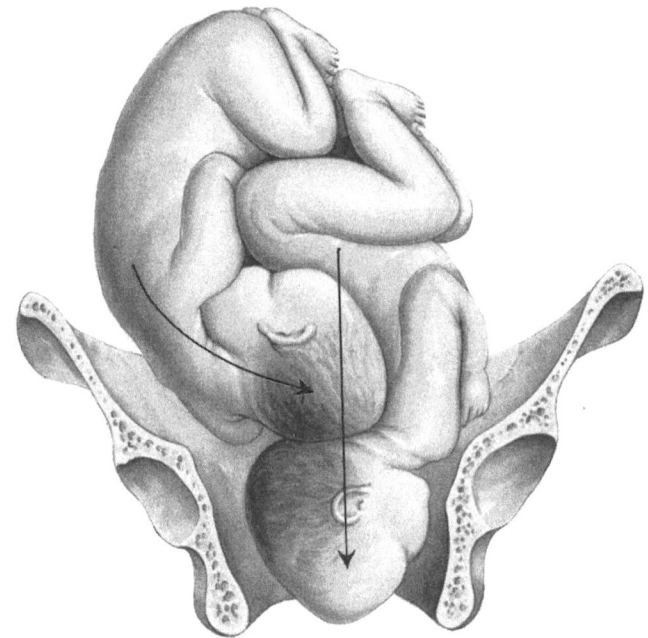

Abb. 343. Zurückdrängen des in Stirnlage eingestellten Kopfes aus dem Becken durch den Kopf des zweiten Zwillings.

zwang der abwärts drängende Kopf des zweiten Kindes den Schädel des ersten immer, sich etwas nach oben zurückzuziehen und machte eine Spontangeburt unmöglich. Wegen der beginnenden Ausdehnung des unteren Uterinsegmentes erschien es angezeigt, die Geburt durch einen Kaiserschnitt zu beenden.

Außer unserem eben beschriebenen (VAJNA) ist in der Literatur nur noch ein Fall (DAWSON) bekannt, bei dem es wegen Kollision von Zwillingen zu einer Schnittentbindung kam. In dem zweiten Fall wurde jedoch der Kaiserschnitt hauptsächlich wegen Wehenschwäche ausgeführt.

Wenn nach Geburt des ersten Kindes eine Ablösung der Placenta erfolgt und eine beträchtliche Blutung entsteht, bleibt nichts anderes übrig, als im Interesse der Mutter und des zweiten Kindes dieses durch Wendung auf den Fuß und Extraktion zu entbinden.

Die beiden Placenten lösen sich meist nach der Geburt des zweiten Kindes und werden dann ausgestoßen. Nur ausnahmsweise erfolgt die Ausstoßung der Placenta des ersten Kindes vor der Geburt des zweiten Zwillings. Da es sich um zwei Placenten handelt, ist die Haftstelle größer und die Placentarperiode geht mit einem stärkeren Blutverlust einher. Wegen der größeren Ausdehnung der Gebärmutterwand sind atonische Nachblutungen ebenfalls häufiger. Deshalb soll der Arzt mit gesteigerter Aufmerksamkeit vorgehen und zur Bekämpfung einer eventuellen Nachgeburtsblutung bereitstehen (Uterotonica, Tamponade,

Aortenkompressorium, Bluttransfusion). Nach der Geburt des zweiten Kindes, der Auffassung mancher Autoren zufolge sogar schon während der Austreibungsperiode des zweiten Zwillings, ist die Verabreichung von Wehenmitteln angezeigt (3 VE Hinterlappenhormon). Da aber heutzutage schnell wirkende Medikamente zur Verfügung stehen, erscheint eine prophylaktische Anwendung von Wehenmitteln nicht unbedingt nötig.

X. Die regelwidrige Geburt.
Drehungsanomalien.

Zu den Drehungsanomalien gehören die hinteren Hinterhauptslage (falls es sich nicht um eine Einstellungsanomalie handelt), die Überdrehung und der tiefe Querstand.

Die hintere Hinterhauptslage.

Bei Hinterhauptslage befindet sich der Kopf nicht immer mit der Pfeilnaht im queren Durchmesser des Beckeneinganges, sondern manchmal auch in einem schrägen, meist im rechten schrägen Durchmesser, so daß man die kleine Fontanelle am häufigsten links vorne antrifft (Abb. 344). Ausnahmsweise befindet sich jedoch die kleine Fontanelle nicht in der vorderen, sondern in der hinteren Hälfte des Beckens (Abb. 345). Diese Anomalie wird als hintere Hinterhauptslage bezeichnet und kann auf zweierlei Art zustande kommen. In einem Teil der Fälle liegt die kleine Fontanelle schon vor Wehenbeginn hinten, und es handelt sich um eine *regelwidrige Einstellung* (Positio occipito-posterior). In anderen Fällen dreht sich die kleine Fontanelle im Verlauf der Geburt aus der Quer- oder Schrägeinstellung nicht nach vorne, sondern nach rückwärts. Dies kommt aber seltener vor. Es handelt sich dann um die hintere Hinterhauptslage infolge einer *regelwidrigen Drehung*.

Wenn sich der Kopf in hinterer Hinterhauptslage einstellt, dreht sich die kleine Fontanelle im weiteren Verlauf der Geburt entweder ganz nach vorne oder ganz nach hinten. In beiden Fällen gelangt also die Pfeilnaht in den geraden Durchmesser. Bei Rotation nach hinten muß sie eine Drehung von 45°, bei Rotation nach vorne eine Drehung um 135° vollführen, um in den geraden Durchmesser zu gelangen (Abb. 346).

Vorkommen. Die Ansichten über die Häufigkeit der hinteren Hinterhauptslage sind sehr verschieden. Manche Geburtshelfer beobachten sie häufiger (BILL 30%), andere seltener. Wir (LÁNYIK) trafen sie in 1,6% der Fälle an. Fälle, bei denen eine spontane Rotation nach vorne erfolgte, sind dabei natürlich nicht berücksichtigt (SIEDENTOPF 1—1,5%, BELL 10%, CROTTY 11,5%, DANFORTH 27%). Wahrscheinlich wird derjenige, der jede Schwangere zu Beginn der Geburt auch innerlich untersucht, die hintere Hinterhauptslage häufiger antreffen. Wichtiger als die Häufigkeit dieser Anomalie sind die dadurch verursachten Störungen. *In der überwiegenden Zahl der Fälle verläuft die Geburt allerdings ohne Schwierigkeiten.* Ernster sind nur jene Fälle zu beurteilen, in denen die occipitoposteriore Einstellung persistiert und die Geburt zum Stillstand bringt. Solche Fälle müssen rechtzeitig, solange man noch verhältnismäßig leicht die Lage verbessern kann, erkannt werden.

Ursache. Für das Zustandekommen der hinteren Hinterhauptslage gibt es mehrere Gründe: tote Frucht, kleiner Kopf, defekter Beckenboden und schlaffe Bauchdecken. Wenn aber diese Anomalie immer nur bei kleiner oder toter

Frucht oder aber bei defektem Beckenboden vorkäme, wäre es nicht nötig, sich eingehender damit zu befassen. Ein kleiner Schädel kann nämlich in hinterer ebenso wie in vorderer Hinterhauptslage geboren werden. Bei toter Frucht spielt der Geburtsmechanismus eine noch geringere Rolle, weil man hier, falls die Geburt nicht vorwärts geht, den Schädel perforieren kann. Die hintere Hinterhauptslage kommt aber auch dann vor, wenn die Frucht nicht klein und die Muskulatur des Beckenbodens nicht defekt ist (z. B. auch bei Erstgebärenden). In diesen Fällen kommen meist jene Faktoren, die die Leitstelle regelmäßig nach

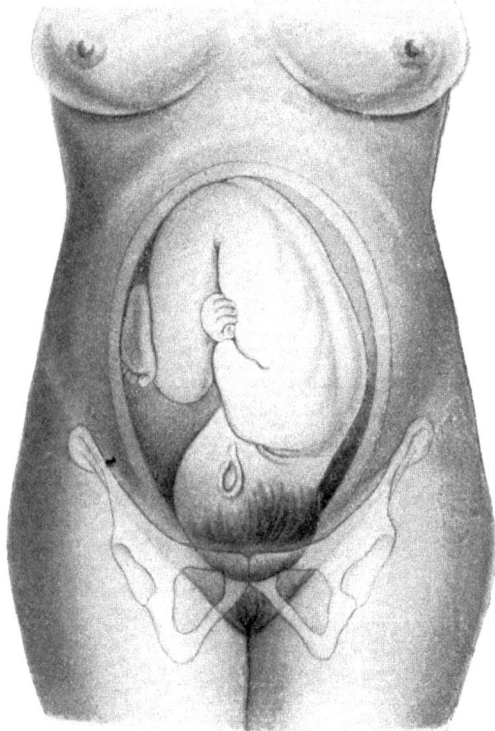 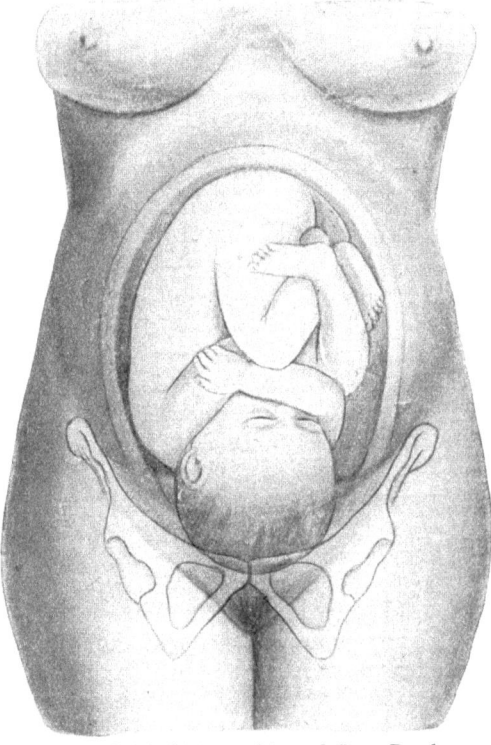

Abb. 344. Pfeilnaht im rechten schrägen Durchmesser, Rücken und kleine Fontanelle links vorne.

Abb. 345. Pfeilnaht im rechten schrägen Durchmesser, Rücken und kleine Fontanelle rechts hinten.

vorne drehen, erst spät zur Geltung. So kann sich z. B. ein Langschädel (dolichocephales Kind) mit seiner Leitstelle schon in dem Levatorspalt einklemmen, bevor noch die zweite Drehung begonnen hat. Ebenso bleibt die Drehung der Leitstelle nach vorne aus, wenn die vordere Wand des Geburtskanales, die Symphyse, höher als normal ist. In diesem Falle wird der von seiten des Beckenbodens auf die Frucht wirkende Gegendruck, der die Leitstelle nach vorne drehen würde, zu spät wirksam (MARTIUS).

Diagnose. Eine hintere Hinterhauptslage läßt sich durch äußere Untersuchung nicht mit Sicherheit feststellen. Trotzdem gibt es Symptome, die sie vermuten lassen. Das Punctum maximum der Herztöne ist bei weiter hinten liegendem Rücken der Frucht in größerem Abstand von der Mittellinie zu finden als bei vorderer Hinterhauptslage. Verdächtig ist es auch, wenn man die kleinen Teile näher an der Mittellinie des Bauches antrifft. Der geübte Geburtshelfer kann durch äußere Untersuchung auch erkennen, daß der vorliegende Kopf nicht in Richtung des queren Beckendurchmessers, sondern eines schrägen am breitesten ist. Der *Verdacht* auf hintere Hinterhauptslage tritt immer auf, *wenn die Geburt in der Eröffnungsperiode ohne nachweislichen Grund nicht vorwärts geht*. Mit Bestimmtheit kann man diese Regelwidrigkeit natürlich nur durch rectale oder

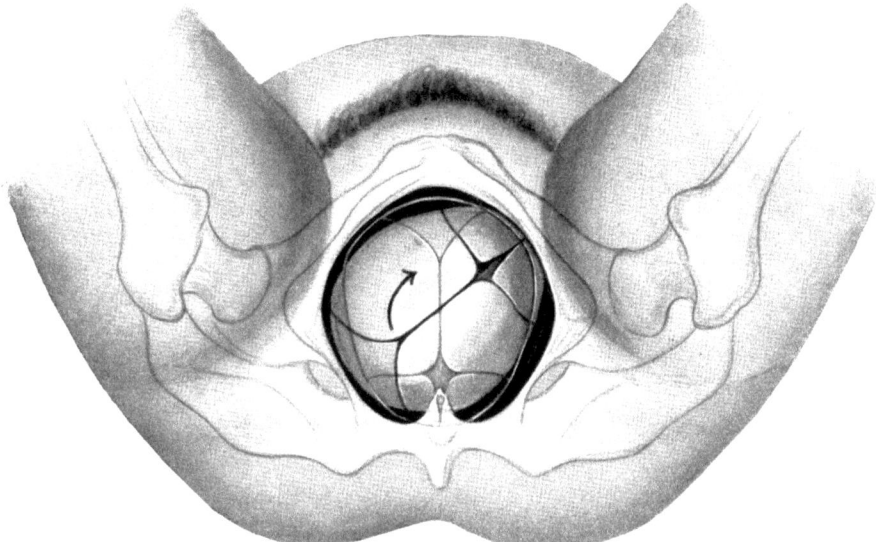

Abb. 346. Die hinten liegende kleine Fontanelle hat einen größeren Weg zurückzulegen, um an den vorderen Endpunkt des geraden Durchmessers zu gelangen.

vaginale Untersuchung erkennen, wenn man nämlich die kleine Fontanelle in der hinteren Hälfte des Beckens, meistens am hinteren Endpunkt eines schrägen

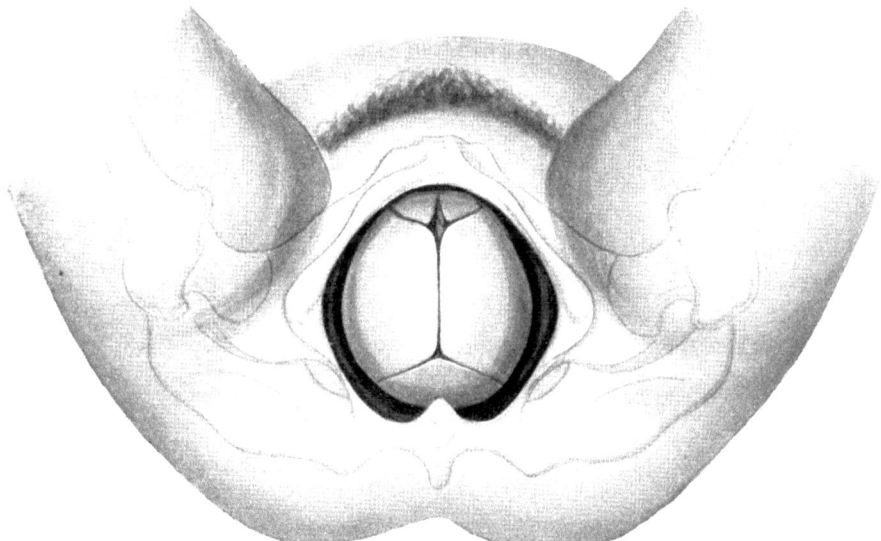

Abb. 347. Pfeilnaht im geraden Durchmesser, kleine Fontanelle hinten.

oder (am Ende der Austreibungsperiode) des geraden Durchmessers (Abb. 347) antrifft.

Prognose. Bei Beurteilung der Geburt in hinterer Hinterhauptslage ist ein klarer Unterschied zwischen den Fällen zu machen, bei denen die Geburt ohne besondere Schwierigkeiten verläuft, die kleine Fontanelle sich also entweder nach vorne oder ganz nach rückwärts dreht und die Pfeilnaht in den geraden Durchmesser gelangt und zwischen den Fällen, in denen die kleine Fontanelle am hinteren Endpunkt eines Schrägdurchmessers verbleibt, die occipitoposteriore Lage also weiterbesteht und die Geburt sich entweder in die Länge zieht oder zum Stillstand kommt.

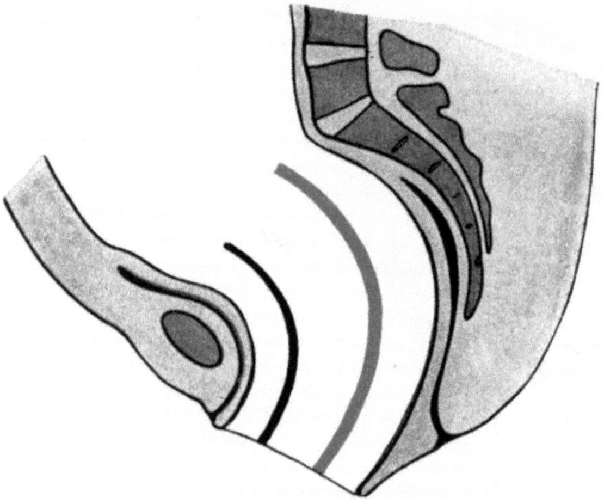

Den meisten Autoren zufolge soll sich bei hinterer Hinterhauptslage die Austreibungsperiode in die Länge ziehen. Unserer Erfahrung nach ist jedoch die Verlängerung der Austreibungsperiode meist nur sekundär, und zwar ist sie die Folge der Verlängerung der Eröffnungsperiode, sowie des verspäteten Tiefertretens des Kopfes ins Becken. Inzwischen erschöpft sich nämlich die Kraft der Gebärmutter. Nach unseren eigenen Beobachtungen (BURGER) ist für das Persistieren der occipito-posterioren Lage hauptsächlich die Verzögerung der Eröffnungsperiode charakteristisch. Dies trifft natürlich auch nicht immer zu, sondern nur dann, wenn der Kopf keine Neigung zeigt, tiefer zu treten und trotz guter Wehen über dem Beckeneingang verharrt oder sich höchstens diesem auflegt. Dies ist besonders bei vorzeitigem oder frühzeitigem Blasensprung von Bedeutung.

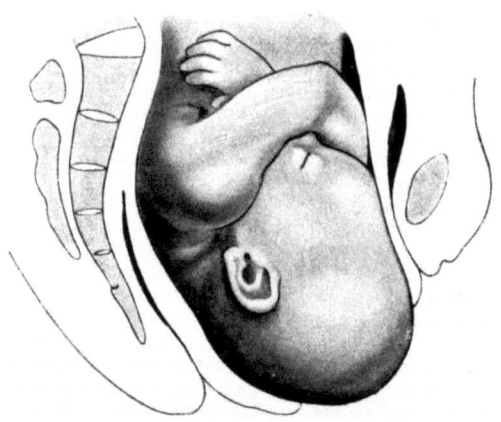

Abb. 348. In der Kurve des Geburtskanals ist die innere Bahn (schwarz) kürzer als die äußere (rot).

Abb. 349. Sobald der Kopf sichtbar wird, befinden sich die Schultern und Arme schon im kleinen Becken (vgl. Abb. 355).

Die Eröffnungsperiode zieht sich nach unserer Meinung deshalb in die Länge, weil der Kopf nicht tiefer tritt. Die Ursache hierfür sehen wir (BURGER) in folgendem: Der Geburtskanal ist der Kurve einer Rennbahn vergleichbar, deren vordere Wand viel kürzer ist als die hintere. Wer auf der inneren Bahn läuft, hat nur einen kürzeren Weg zurückzulegen als derjenige, der sich auf der äußeren bewegt (Abb. 348). So muß auch die kleine Fontanelle, falls sie vorne liegt, eine kürzere Strecke (Symphysenhöhe) durchlaufen, um vom Beckeneingang in den Beckenausgang zu gelangen, als wenn sie rückwärts längs der Kreuzbeinhöhle nach abwärts liefe. Vorne beträgt die Entfernung (Symphyse) etwa 6 cm. Wenn also die in der vorderen Beckenhälfte befindliche Fontanelle 6 cm vorrückt, ist sie bereits im Beckenausgang angelangt. Wenn sie dagegen hinten (kreuzbeinwärts) 6 cm tiefer tritt, befindet sich der Kopf noch nicht einmal tief im Becken, sondern beginnt erst einzutreten.

Die hintere Hinterhauptslage.

Bei Rotation der kleinen Fontanelle nach hinten ist das Durchschneiden des Kopfes schwieriger. Als Hypomochlion dient die Stirnhaargrenze oder die Gegend der großen Fontanelle und es schneiden nacheinander Scheitel, Hinterhaupt, Nacken und schließlich das Gesicht durch. Der bereits in Flexion befindliche Kopf muß sich noch stärker abbeugen, um durchschneiden zu können. Dieser Mechanismus ist viel schwieriger als bei einer occipito-anterioren Hinterhauptslage, bei der das Durchschneiden dadurch zustande kommt, daß der in Flexion stehende Kopf in Deflexion gerät. Der kindliche Schädel tritt mit der dem kleinen schrägen Durchmesser (9,5 cm) entsprechenden Circumferentia suboccipito-bregmatica (32 cm) aus. Weiterhin wird bei nach hinten rotierter kleiner Fontanelle die

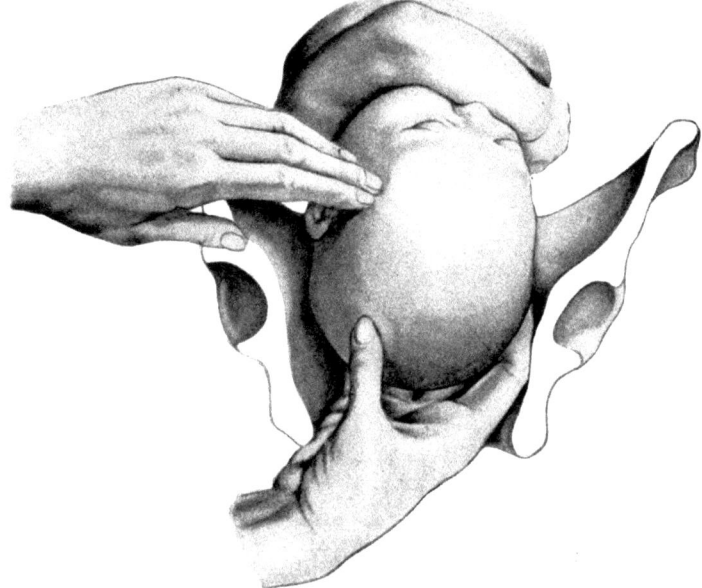

Abb. 350. Manuelle Rotation mit der Hand.

Flexion des im Beckenausgang stehenden Kopfes und das Durchschneiden noch erschwert, weil sich, sobald der Kopf in der Vulva erscheint, auch schon Schultern und Arme mehr oder weniger tief im kleinen Becken befinden (Abb. 349).

Behandlung. Erkennt man eine hintere Hinterhauptslage bei glattem Verlauf der Geburt, so nimmt man sie lediglich zur Kenntnis; *eine Ursache für einen Eingriff stellt sie jedoch keineswegs dar.* Im überwiegenden Teil der Fälle dreht sich die kleine Fontanelle entweder nach vorne oder nach hinten, und die Pfeilnaht stellt sich in den geraden Durchmesser des Beckenausganges ein. Mitunter entwickelt sich jedoch auch ein tiefer Querstand daraus. Aber selbst das ist noch keine Ursache einzugreifen, es sei denn, das Interesse der Mutter oder der Frucht erfordere es aus irgendeinem Grunde.

Schreitet hingegen die Geburt schon seit Stunden nicht vorwärts, zeigt der Kopf keine Neigung tiefer zu treten, und liegt die kleine Fontanelle am rückwärtigen Endpunkt des schrägen Beckendurchmessers oder beginnt sich sogar weiter nach rückwärts zu drehen, so soll man sich bemühen, die Situation zu verbessern. Zu Beginn der Eröffnungsperiode steht uns nur die wenig Erfolg versprechende zweckmäßige Lagerung (Lagerung auf die Seite, Knie-Ellenbogenlage) zur Verfügung. Im weiteren Verlauf der Eröffnungsperiode kann man aber, sobald der Muttermund 3—4 Querfinger breit ist — wenn er weiter eröffnet ist, geht es noch leichter — versuchen, die kleine Fontanelle oder den Nacken mit der Hand nach vorne zu drehen. Hierauf tritt der Kopf meist mit auffallender Schnelligkeit in die Beckenhöhle. Die Rotation nach vorne kann man auch mit dem LIEPMANNschen Kegelkugelgriff vornehmen, wobei man mit der inneren Hand das Hinterhaupt umfaßt und es nach vorne dreht (Abb. 350). Sollte der Muttermund hierzu noch nicht weit genug eröffnet sein, so versucht man mit zwei Fingern der inneren Hand das Hinterhaupt nach vorne zu bringen (Abb. 351). In beiden Fällen kann man mit der äußeren Hand nachhelfen und das Sinciput nach rückwärts lenken. Dabei ist es aber nicht unbedingt notwendig, den Nacken

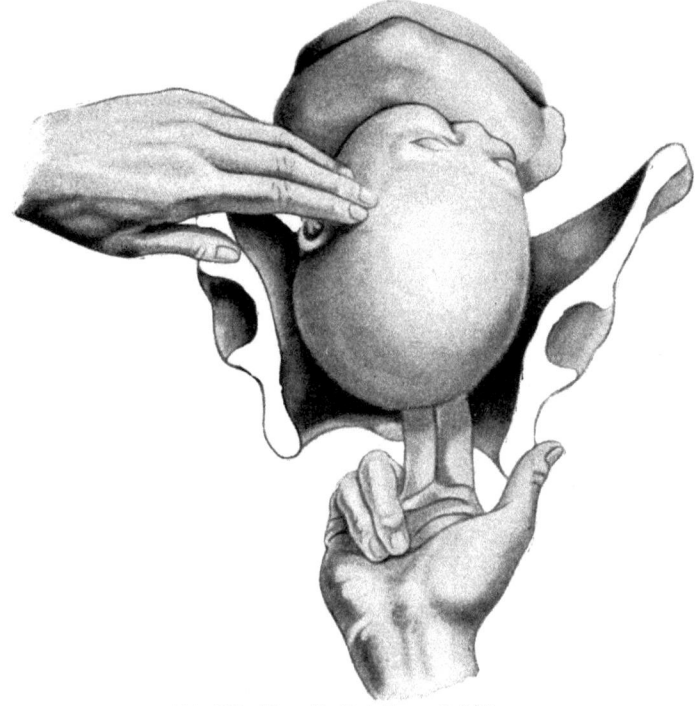

Abb. 351. Manuelle Rotation mit 2 Fingern.

ganz bis zum vorderen Endpunkt des schrägen Durchmessers zu drehen. Wir sahen nämlich des öfteren, wie sich der Nacken, auch wenn er nur wenig aus seiner Lage gebracht wurde, während einiger Wehen von selbst weiter nach vorne drehte.

Anders müssen die Fälle beurteilt werden, bei denen die Geburt erst in der Beckenhöhle oder im Beckenausgang zum Stillstand kommt und die kleine Fontanelle am hinteren Endpunkt des schrägen Durchmessers anzutreffen ist. Hier kann man, falls die Beendigung der Geburt notwendig sein sollte, die Zange anlegen. Unserer Meinung nach ist es jedoch nicht zweckmäßig, die Rotation der kleinen Fontanelle nach vorne erzwingen zu wollen (wenn wir uns schon dazu entschließen, dann bedienen wir uns der KIELLAND-Zange und nicht des SCANZONIschen Manövers), weil dadurch, hauptsächlich bei Erstgebärenden, schwere Nebenverletzungen gesetzt werden können. Sobald Schwierigkeiten bei der Rotation nach vorne auftreten, soll man die kleine Fontanelle lieber nach rückwärts drehen. Falls diese aber bereits am hinteren Endpunkt des geraden Durchmessers anzutreffen ist, legt man die Zange mit gegen die große Fontanelle gerichtete Spitze an und extrahiert auf diese Weise.

Der tiefe Querstand.

Von den Drehungsanomalien ist der tiefe Querstand am bekanntesten und auch vom Gesichtspunkt der Praxis aus gesehen wichtig. Er kommt zustande, wenn der Kopf seine zweite Drehung nicht vollführt und mit noch im queren Durchmesser stehender Pfeilnaht auf den Beckenboden gelangt (Abb. 352). In derartigen Fällen pflegt auch die Flexion des Kopfes geringer zu sein, und man findet die kleine und große Fontanelle in annähernd gleicher Höhe vor. Mitunter wird auch noch unterschieden, ob sich der Kopf ganz im Beckenausgang befindet oder erst in der Beckenhöhle. Man spricht dann von tiefem bzw. Beckenmittenquerstand.

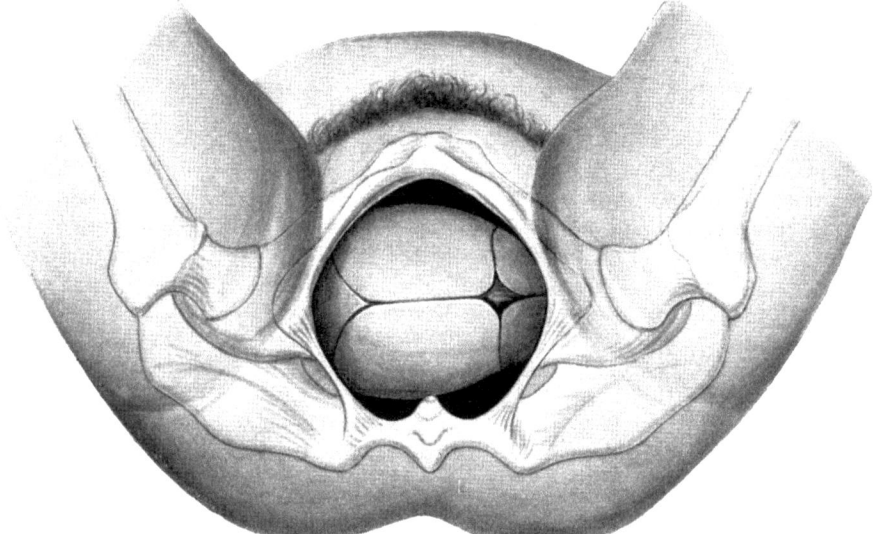

Abb. 352. Tiefer Querstand: Kopf im Beckenausgang, Pfeilnaht im queren Durchmesser.

Vorkommen. Der tiefe Querstand kommt bei II. Stellung (oft auch Lage genannt) relativ häufiger vor. Da sich die Gebärmutter während der Schwangerschaft ein wenig nach rechts-hinten dreht und neigt, ist bei II. Stellung die dorsoposteriore Position der Frucht ebenfalls häufiger. Aus dem gleichen Grunde befindet sich dann die kleine Fontanelle am hinteren Endpunkt des rechten schrägen Durchmessers. In solchen Fällen muß sie bei ihrer Drehung nach vorne stets den queren Durchmesser passieren. Bei I. Stellung steht dagegen die kleine Fontanelle entweder am vorderen Endpunkt des rechten schrägen Durchmessers oder am linken Endpunkt des Querdurchmessers. Sie gelangt daher schon bei geringer Rotation über die Mittellinie (Querstand) hinaus. Es gibt Autoren, die behaupten, der tiefe Querstand sei bei I. und II. Stellung in gleicher Häufigkeit anzutreffen. Man weiß jedoch, daß zwei Drittel der Geburten in I. und nur ein Drittel in II. Stellung verlaufen. Wenn also bei der I. Stellung, die zwei Drittel aller Geburten ausmacht, ebensoviele Geburten in tiefem Querstand vorkommen wie bei der II., die nur ein Drittel umfaßt, so ist offensichtlich der tiefe Querstand bei II. Stellung relativ häufiger.

Ursache. Der Grund für die Entstehung des tiefen Querstandes kann z. B. in einer *Wehenschwäche* liegen. Hierbei führt der Kopf seine zweite Drehung deshalb nicht aus, weil Wehentätigkeit und Bauchpresse nicht genügend kräftig sind. In diesem Falle kommt auch der die Kopfdrehung unterstützende Gegendruck der Levatoren nicht ausreichend zur Geltung. Ferner kann ein *plattes Becken*, bei dem der mit der Pfeilnaht im queren Durchmesser des Beckeneingangs stehende Kopf kleine Seitenbewegungen ausführt und so tiefer tritt, die Ursache eines tiefen Querstandes sein. Durch die seitlichen Bewegungen des Kopfes nähert sich die Pfeilnaht bald der Symphyse, bald dem Promontorium und gelangt auf den Beckenboden, ohne ihre zweite Drehung ausgeführt zu haben. Es bedarf keiner weiteren Erklärung, warum die Rotation der Leitstelle nach vorne besonders erschwert wird, wenn das Becken auch im Ausgang platt ist. Bei *verengtem Beckenausgang* findet man also einen tiefen Querstand verhältnismäßig häufig; denn bei starker Wehentätigkeit klemmt sich der querstehende Kopf in den Beckenausgang ein. Auch ein besonders *kleiner kindlicher Schädel* bringt eine Neigung zu tiefem Querstand mit sich. In diesem Falle ist natürlich von keinem besonderen Mechanismus die Rede, und der Kopf kann auch ohne die normalen Drehungen auszuführen das Becken passieren, weil für ihn reichlich Raum zur Verfügung steht.

Behandlung. Der tiefe Querstand an sich stellt keine besondere Regelwidrigkeit, sondern lediglich eine Phase des normalen Geburtsmechanismus dar. Deshalb ist ein Eingriff allein wegen eines tiefen Querstandes niemals nötig. Dies sollte man bedenken, bevor man etwas unternimmt. Hat nämlich der Kopf seine zweite Drehung noch nicht vollführt, so kann man doch noch immer damit rechnen. Man braucht nur daran zu denken, wie häufig sich die Pfeilnaht erst dann in den geraden Durchmesser dreht, wenn der Kopf bereits sichtbar ist (dies kann man an den in der Schamspalte sichtbar werdenden Kopfhaaren beobachten). Der Kopf vollführt also seine zweite Drehung nicht immer während seines Durchtrittes durch das Becken, sondern öfter erst dann, wenn er schon im Beckenausgang angelangt ist. (Ganz ausnahmsweise schneidet der Kopf sogar mit querverlaufender Pfeilnaht durch.) Man kann zur Unterstützung der Drehung die Kreißende auf die dem Rücken der Frucht entsprechende Seite legen, um die Rotation der kleinen Fontanelle nach vorne zu begünstigen. Ein Eingriff ist erst dann notwendig, wenn von seiten der Mutter oder der Frucht oder beider eine Indikation dazu besteht. Man beendet die Geburt somit nicht *wegen* des tiefen Querstandes, sondern aus einem anderen zwingenden Grunde (z. B. intrauterine Asphyxie, Verzögerung der Geburt usw.) *bei* tiefem Querstand meist durch eine Zangenoperation (s. Operationslehre).

Wenn sich die Pfeilnaht nicht nur bis in den geraden, sondern darüber hinaus bis zum vorderen Endpunkt des schrägen Durchmessers der anderen Seite oder in dessen Nähe dreht, spricht man von einer Überdrehung *(innere Überdrehung)*. Diese Situation pflegt aber nicht anzudauern, weil sich der Kopf meist wieder in den geraden Durchmesser zurückdreht. In anderen Fällen überdreht sich der bereits geborene Kopf und blickt z. B. bei I. Stellung nicht gegen den rechten, sondern gegen den linken Schenkel der Mutter *(äußere Überdrehung)*. Diese äußere Überdrehung hat eine praktische Bedeutung, wenn nach Geburt des Kopfes die Schultern nicht folgen. Hierbei darf man dann keine Gewalt anwenden, sondern muß feststellen, was die Geburt der Schultern verhindert. Sollten sie sich noch im schrägen Durchmesser befinden, dreht man sie in den geraden.

Haltungsanomalien.

Hierher gehören die Vorderhauptslage, die Stirnlage und die Gesichtslage. In diesen Fällen handelt es sich — wie schon die Überschrift sagt — nicht um Lage-, sondern um Haltungsanomalien.

Die Vorderhauptslage.

Bei Vorderhauptslage stellt sich der Kopf mit der Pfeilnaht in den queren oder schrägen Durchmesser des Beckeneingangs ein und zwar so, daß seine tiefststehende Stelle (Leitstelle) die große Fontanelle ist. Im weiteren Verlauf der Geburt rotiert, während der Kopf tiefer tritt, die große Fontanelle nach vorne, sodann stemmt sich die Glabella oder die Stirne unterhalb der Stirnhaargrenze am Schambogen an, und Stirne, Scheitel, Nacken und endlich, nach geringgradiger Deflexion, das Gesicht, kommen zum Durchschneiden. In diesem Falle wird also der Kopf, ebenso wie bei hinterer Hinterhauptslage, mit dem Gesicht dem Schambogen zugewendet geboren. Während aber dort die kleine Fontanelle Leitstelle ist und sich nach hinten dreht, wendet sich hier die große Fontanelle als führender Punkt nach vorne. Eben deshalb passiert der Kopf im ersteren Falle mit dem kleinen schrägen, in letzterem mit dem geraden Durchmesser das Becken. Äußerst selten wird der Kopf mit gegen das Kreuzbein bzw. gegen den Damm gewendetem Gesicht geboren. Dies bezeichnete AHLFELD als dorsoanteriore Vorderhauptslage. In unserem Material kamen im Laufe von 4 Jahren 4 Fälle (BENEDEK, V. VÉGH) vor.

Ursache. Während in hinterer Hinterhauptslage hauptsächlich dolichocephale Früchte geboren werden, kommt der Mechanismus der Vorderhauptslage eher bei brachycephalen Kindern vor.

Bei brachycephalem Kopf ist die Articulatio atlanto-occipitalis der Wirbelsäule mehr in der Mitte gelegen und der vordere und hintere Hebelarm sind ungefähr gleich lang, so daß bei Einwirkung des Fruchtwirbelsäulendruckes die erste Drehung des Kopfes, die Flexion, ausbleibt (Abb. 353). Ein weiterer Grund für das Ausbleiben der ersten Drehung kann auch eine verminderte Beweglichkeit des Atlantooccipitalgelenkes sein (KERMAUNER). Kleine oder tote

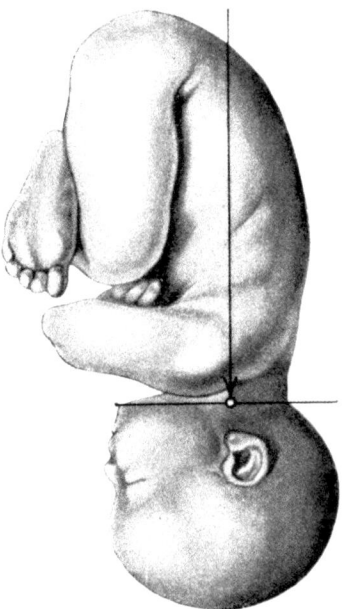

Abb. 353. Bei brachycephalem Schädel liegt die Ansatzstelle der Wirbelsäule näher an der Mitte der Schädelbasis. Die Flexion des Kopfes ist bei Eintreten der Wehen geringer oder fehlt ganz.

Früchte passieren das Becken bekanntlich leichter und stellen sich deswegen öfter in Vorderhauptslage ein. Dasselbe gilt für normal entwickelte Kinder bei besonders weitem Becken. Endlich beobachtet man die Vorderhauptslage bei plattem Becken häufiger, weil hierbei der Kopf bestrebt ist, sich nicht mit dem größeren biparietalen, sondern mit dem kleineren bitemporalen Durchmesser in den kürzeren geraden Durchmesser des Beckeneinganges einzustellen, wodurch eine geringgradige Deflexion zustande kommt. Bei plattem Becken kann sich aber, sobald der Kopf die Beckenenge passiert hat, die kleine Fontanelle ebenso leicht nach vorne drehen wie die große, und deshalb wird der Kopf in solchen Fällen häufiger in Hinterhauptslage geboren.

Diagnose. Trifft man während der Geburt die große Fontanelle als tiefsten Punkt (Leitstelle) an, so handelt es sich um eine Vorderhauptslage. Beim Durchschneiden des Kopfes ist zwischen Vorderhauptslage und hinterer Hinterhauptslage nur schwer ein Unterschied festzustellen; denn auch bei Vorderhauptslage stemmt sich mitunter die Gegend der Stirnhaargrenze unter der Symphyse an.

Wesentlich leichter gestaltet sich die Diagnose aus der Konfiguration des kindlichen Schädels. Wenn die Geburt in normaler vorderer oder hinterer Hinterhauptslage vor sich geht, passiert der Kopf mit dem kleinen schrägen Durchmesser (Diameter suboccipito-bregmaticus) das Becken und deshalb zieht sich der große schräge Durchmesser (Diameter mento-occipitalis) in die Länge. Demgegenüber tritt der kindliche Schädel bei Vorderhauptslage mit dem geraden Durchmesser (Diameter fronto-occipitalis) durch das Becken und zieht sich in der Richtung des Höhendurchmessers in die Länge. Dieser sog. Turmschädel erlaubt infolge seiner Eigentümlichkeit nachträglich noch die Diagnose einer Vorderhauptslagegeburt (Abb. 354).

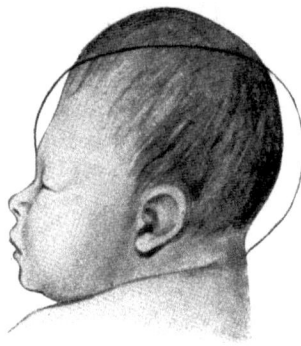

Abb. 354. Typische Konfiguration bei Vorderhauptslage (Turmschädel).

Prognose und Verlauf. Die Frucht wird auch in diesem Falle, wie bei der vorhin geschilderten hinteren Hinterhauptslage, mit schoßfugenwärts gerichtetem Gesicht geboren. Der Geburtsmechanismus weist aber doch einige Verschiedenheiten auf. Während bei hinterer Hinterhauptslage die kleine Fontanelle Leitstelle ist und sich nach hinten dreht, ist es bei Vorderhauptslage die große und dreht sich nach vorne. Dementsprechend passiert der Kopf bei hinterer Hinterhauptslage mit dem kleinen schrägen Durchmesser (Diameter suboccipitobregmaticus: 9,5 cm) bei Vorderhauptslage mit dem geraden Durchmesser (Diameter fronto-occipitalis: 11 cm) das Becken. Man könnte also meinen, die Geburt in Vorderhauptslage sei schwieriger als in hinterer Hinterhauptslage. Das ist aber nicht so; denn, obwohl der Kopf mit einem größeren Umfang (Circumferentia frontooccipitalis, 34 cm) durchtritt, ist die Möglichkeit hierfür doch günstiger. Der Kopf ist nämlich im Gegensatz zur hinteren Hinterhauptslage nicht ganz in Flexion, und eben deshalb befinden sich Schultern und Arme noch nicht im kleinen Becken (Abb. 355), wenn der Kopf im Beckenausgang angelangt ist.

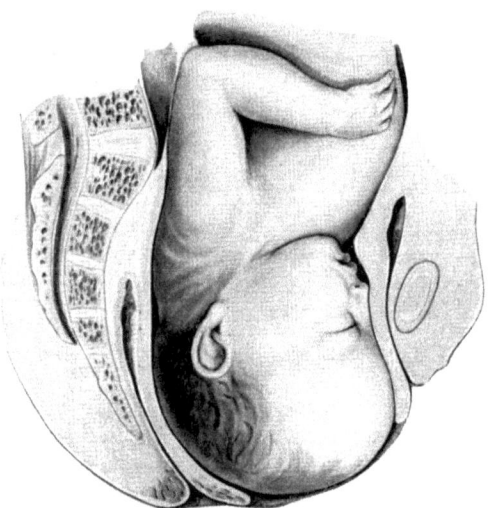

Abb. 355. Die Entwicklung des Kopfes ist bei Vorderhauptslage weniger schwierig als bei hinterer Hinterhauptslage, weil sich die Schultern und Arme noch nicht im kleinen Becken befinden (vgl. Abb. 349).

Gegenüber der Geburt in normaler (vorderer) Hinterhauptslage hat die Geburt in Vorderhauptslage den Nachteil, daß sich die Stirne, ebenso wie bei hinterer Hinterhauptslage, nicht so gut in den Schambogen einfügen kann wie der Nacken. Aus diesem Grunde gelangt der Kopf beim Durchschneiden weiter nach rückwärts als bei normaler Hinterhauptslage. Die Situation gleicht annähernd derjenigen, die bei engem Beckenausgang entsteht, wobei sich das Subocciput ebenfalls nicht gut in den Schambogen einfügen kann, weil er zu eng ist (es besteht ein Angulus pubis statt eines Arcus pubis). Bei Vorderhauptslage kommt der Schädel natürlich noch weiter nach hinten zu liegen als bei hinterer

Hinterhauptslage, weil er mit einem größeren Durchmesser (gerader Durchmesser) durchtritt. Aus diesem Grunde ereignen sich bei Vorderhauptslage Dammrisse, ja sogar komplette Dammrisse, häufiger.

Behandlung. Bei Vorderhauptslage greift man, solange keine Indikation dazu besteht, ebensowenig wie bei Hinterhauptslage ein. Die Vorderhauptslage an sich gibt also keinerlei Veranlassung für eine geburtshilfliche Operation. In früheren Zeiten wurde allerdings mancherseits empfohlen, die Vorderhauptslage in eine Hinterhauptslage umzuwandeln. Entweder zog man dabei den Nacken herunter oder drängte die Gegend der großen Fontanelle zurück. Heute führt niemand mehr diese Operation aus. Man ist davon abgekommen, weil sie oft erfolglos war und mit der Gefahr von Nebenverletzungen einherging. Höchstens wird man die Kreißende auf die der kleinen Fontanelle entsprechende Seite lagern, wodurch man mitunter ein Tiefertreten des Nackens erreicht. Dieser Versuch ist durchaus angebracht, da er mit keiner Gefahr verbunden ist.

Eine weitere Untergruppe der dorso-posterioren Schädellagen bildet außer der hinteren Hinterhauptslage und Vorderhauptslage die *Scheitellage.* Hierbei passiert der Kopf das Becken in einer indifferenten Haltung. Die Leitstelle ist der Scheitel, etwa in der Mitte der Pfeilnaht. Die Unterscheidung dieser Anomalie besitzt für den praktischen Arzt keine besondere Bedeutung, da ihre Erkennung sowieso meist erst nach der Geburt aus der Konfiguration des Schädels möglich ist.

Die Stirnlage.

Bei Stirnlage ist die Leitstelle die Stirne (Abb. 356), die sich während der Geburt nach vorne dreht. Der Oberkiefer stemmt sich unter dem Schambogen an, und indem der Kopf eine Flexion ausgeführt hat, schneiden die Stirne, das Vorderhaupt, der Scheitel, der Nacken und sodann, nach einer geringgradigen Deflexion, das Kinn durch. Bei Stirnlage passiert der Kopf das Becken mit seinem größten Durchmesser (Diameter mento-occipitalis: 13,5 cm), und deshalb gestaltet sich der Geburtsverlauf schwierig. Das Durchtrittsplanum ist die Circumferentia maxilloparietalis (35 cm). Der Kopf zieht sich im suboccipito-frontalen Durchmesser in die Länge und bekommt die Form eines Dragonerhelms. Dabei stellt sich die Stirnnaht jedoch nicht immer genau in den geraden Durchmesser ein, sondern verharrt bisweilen im Querdurchmesser und der Kopf wird so geboren.

Auf etwa 2000—3000 Geburten trifft eine Stirnlage.

Ursache. Als Ursache kommen alle Umstände in Frage, die die Einstellung des Kopfes erschweren, z. B. Placenta praevia und Geschwülste im kleinen Becken. Ferner kann eine Stirnlage entstehen, wenn der zuerst etwas abgewichene Kopf unter Einwirkung der Geburtswehen am Darmbein hängen bleibt und in Deflexion gerät (Abb. 357). Wenn diese größer ist, kommt es zu einer Gesichtslage, ist sie dagegen kleiner, zu einer Stirnlage. Plattes Becken und Steifheit des Atlantooccipitalgelenkes können gleichfalls die Ursache dieser Regelwidrigkeit darstellen. Man beobachtet sie aber auch bei weitem Becken oder kleinem Kopf. Die Geburt eines lebenden Kindes aus Stirnlage ist leichter, wenn es sich um ein kleines Kind handelt.

Diagnose. Mit Bestimmtheit ist eine Stirnlage nur durch eine innere Untersuchung zu erkennen, wobei man die Stirnnaht, die Augenhöhlen, die Nasenwurzel (Abb. 358 und 359) und in entgegengesetzter Richtung die große Fontanelle tastet. Bei äußerer Untersuchung läßt der zwischen Rücken und Nacken der Frucht tastbare Einschnitt eine Stirnlage vermuten. Der besagte Einschnitt pflegt bei Gesichtslage noch tiefer zu sein (Abb. 364). Die Herztöne sind, ähnlich wie bei Gesichtslage, besser auf der Seite der kleinen Teile zu hören.

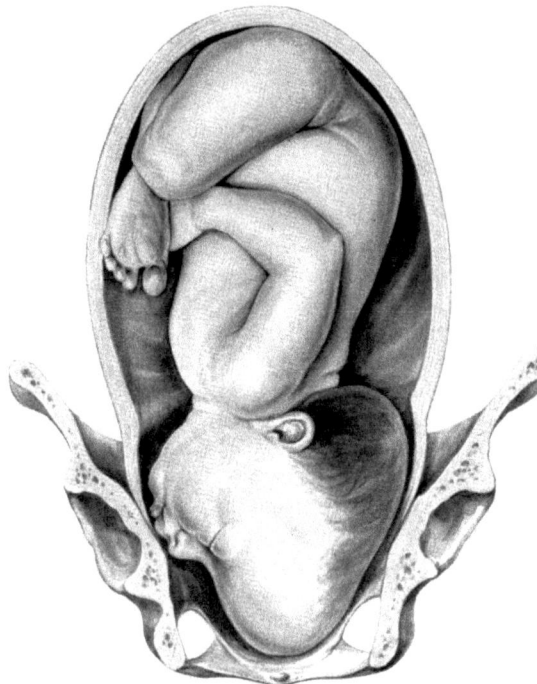

Abb. 356. Stirnlage. Leitstelle die Stirne.

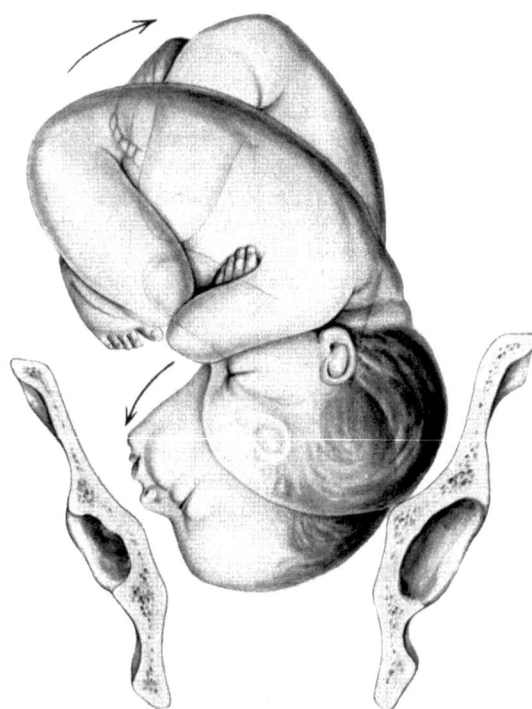

Abb. 357. Der abgewichene Kopf wird bei Wehenbeginn durch das Darmbein zurückgehalten und gelangt dadurch in Deflexion.

Prognose und Verlauf. Ein Teil der Stirnlagen wandelt sich im Laufe der Geburt in Gesichtslagen um, die geburtsmechanisch viel günstiger sind. Manchmal bleibt jedoch diese Umwandlung ohne erkennbare Ursache aus. Mitunter verhindern eine Geschwulst oder die in den Nacken geschlagenen Arme die völlige Deflexion des Kopfes. Bei Stirnlage kommen ungefähr 40% der Kinder ums Leben, und die Sterblichkeit der Mütter bewegt sich zwischen 5—10%. Wegen Unmöglichkeit der Geburt kann unter Umständen eine Uterusruptur erfolgen. Die Eröffnungsperiode wie auch die Austreibungsperiode pflegen sich in die Länge zu ziehen, und die Geburt kann während der Austreibungsperiode endgültig zum Stillstand kommen. Im weiteren beginnt sich dann das Fruchtwasser zu zersetzen; es kommt zu einer Tympania uteri, zu Fieber und schließlich durch den andauernden Druck des lange an einem Platz verharrenden Kopfes zu Nekrosen der entsprechenden mütterlichen Weichteile. Diese wiederum sind die Ursache für spätere Blasen- und Mastdarmfisteln. Die starke Konfiguration des Kopfes (Abb. 360) bringt auch für die Frucht Nachteile mit sich. Es bildet sich eine große Kopfgeschwulst, und mitunter treten schwere intrakranielle Blutungen und Erweichungsherde im Gehirn auf.

Die schwerste Komplikation entsteht dann, wenn die Leitstelle (Stirn) sich nicht nach vorne, sondern nach hinten dreht. In der Weltliteratur sind nur 5 Fälle bekannt, in denen das Kind mit nach hinten rotierter Leitstelle in Stirnlage lebend geboren wurde. Dabei handelte es sich allerdings um kleine Früchte, wie wir noch bemerken möchten.

Behandlung. Solange es nicht *unbedingt* erforderlich ist (drohende Uterusruptur), *greift man bei Geburt in Stirnlage nicht ein. Je weniger man unternimmt,*

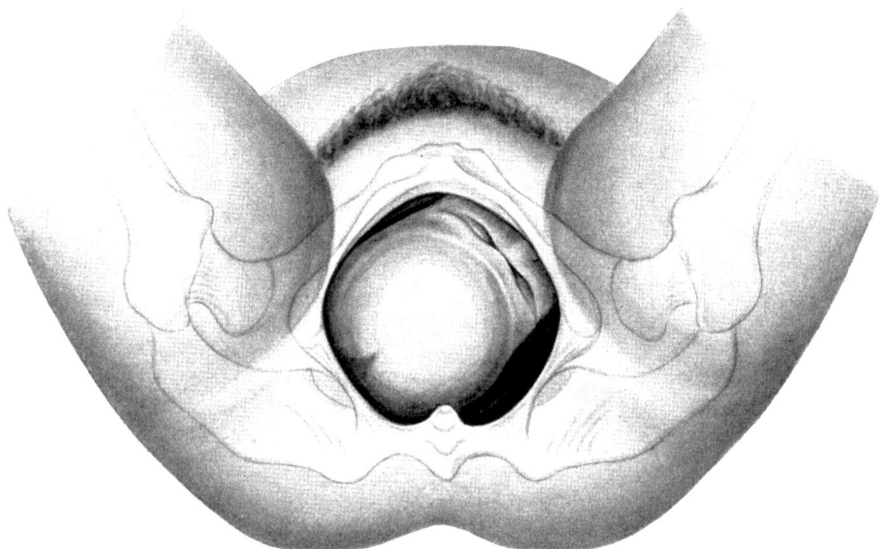

Abb. 358. Stirnnaht im rechten schrägen Durchmesser.

desto besser sind die Ergebnisse. Im Notfall kann der Fachmann, wenn die Voraussetzungen gegeben sind, die Beendigung der Geburt mit der Zange versuchen. Dem praktischen Arzt ist aber davon abzuraten, vor allem, wenn sich die Leitstelle

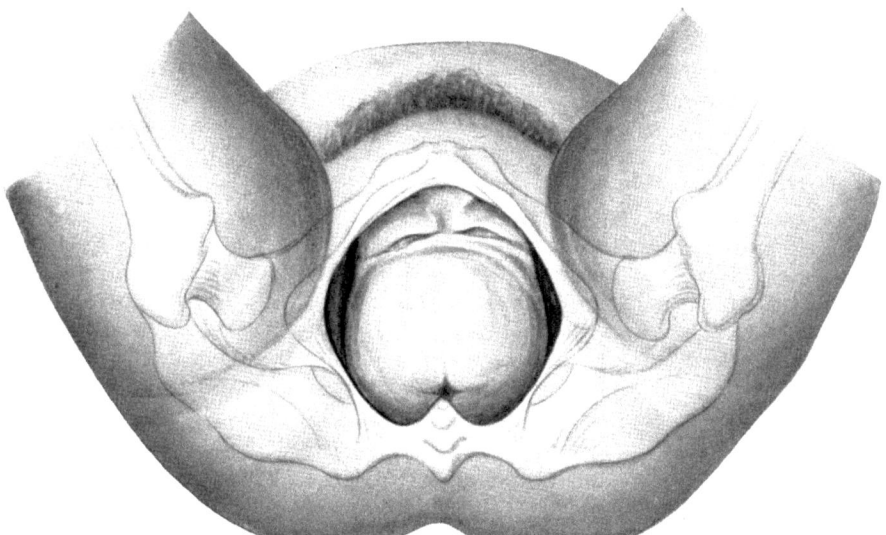

Abb. 359. Stirnnaht im geraden Durchmesser.

nach hinten gedreht hat. Bei totem Kinde und drohender Uterusruptur soll er die Frucht perforieren; bei lebendem Kinde dürfen Zangenoperationen nicht forciert werden, sonst können schwere, unter Umständen tödliche Nebenverletzungen der Frau entstehen. Deshalb hat man besonders früher empfohlen, der praktische

Arzt möge bei Stirnlage rechtzeitig versuchen, diese in eine Hinterhauptslage umzuwandeln oder eine Wendung auf den Fuß vornehmen. Richtiger ist es nach unserer Ansicht, die Kreißende in eine Klinik einzuweisen. Auch der Fachmann sollte keine prophylaktische Wendung auf den Fuß oder Umwandlungsversuche vornehmen; denn hauptsächlich bei Erstgebärenden ist die Wendung weder für die Mutter noch für das Kind harmlos. Zudem wandelt sich bekanntlich der größere Teil der Stirnlagen im Verlaufe der Geburt in eine günstigere Gesichtslage um. Noch weniger ist ein Eingriff zur Lagekorrektur dem Fachmann in der Klinik anzuraten, weil dadurch die Asepsis des Geburtskanales gefährdet wird und der Erfolg sowieso zweifelhaft ist. Auch der Facharzt sollte die Geburt möglichst zurückhaltend leiten, im Bedarfsfalle jedoch, der Situation entsprechend, entweder eine Zangenoperation versuchen oder einen Kaiserschnitt ausführen. Zu letzterem muß er sich rechtzeitig entschließen, wenn sich z. B. der Kopf bei engem Becken in Stirnlage in den Beckeneingang einstellt; hierbei wäre selbst dann noch eine schwere und komplizierte Geburt zu erwarten, wenn sich im weiteren Verlauf eine Gesichtslage entwickeln sollte. Bei vorzeitigem Blasensprung soll eine Schnittentbindung erst recht beizeiten in Erwägung gezogen werden.

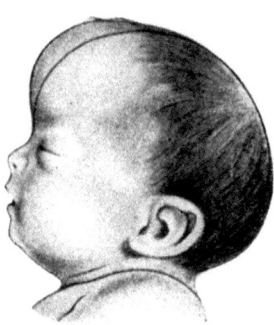

Abb. 360. Konfiguration bei Stirnlage.

Die Gesichtslage.

Bei Gesichtslage stellt sich der Kopf mit der Gesichtslinie in den queren oder in einen schrägen Durchmesser des Beckeneinganges ein (Abb. 361). Das Kinn dreht sich als Leitstelle nach vorne (Abb. 362), sodann stemmt sich die Regio submandibularis unter dem Schambogen an, und schließlich schneiden Gesicht, Stirne, Vorderhaupt und Nacken durch. Bei Gesichtslage passiert der Kopf mit dem Höhendurchmesser (Diameter sublinguo-parietalis: 10 cm) das Becken sowie die Schamspalte und zieht sich dementsprechend in Richtung des geraden Durchmessers in die Länge (Abb. 363). Das Durchtrittsplanum ist die dem Höhendurchmesser entsprechende Circumferentia sublinguo-parietalis (34 cm).

Auf ungefähr 150—200 Geburten trifft eine Gesichtslage.

Eine *Ursache* kann unter anderem die häufig erfolgende spontane Korrektur primärer Stirnlagen in Gesichtslagen sein. Hierbei gerät der geringgradig deflektierte Kopf im Verlaufe der Geburt in stärkere Deflexion. In anderen Fällen ist der Schädel schon von Anfang an maximal deflektiert, besonders wenn eine Struma oder ein Hygroma colli congenitum des kindlichen Halses die Flexion unmöglich macht. Eine Gesichtslage kann aber auch durch eine regelwidrige Form des Kopfes, z. B. Akranie oder Encephalocele verursacht werden. Ferner spielen Beckenveränderungen in der Ätiologie eine Rolle. Sie vermögen insofern eine Gesichtslage herbeizuführen, als jede geringgradige Beckenverengerung eine Neigung zur Deflexionshaltung mit sich bringt. Möglicherweise kommt auch dem Umstand, daß sich die schwangere Gebärmutter regelmäßig etwas nach rechts neigt und so ihre rechte Seite ein wenig weiter nach hinten liegt, eine Bedeutung zu. Befindet sich die Frucht z. B. in II. Hinterhauptslage, während die Gebärmutter nach rechts hinten geneigt ist, so kann der Schädel in Deflexion geraten. Dieselbe Möglichkeit besteht bei reichlich vorhandenem Fruchtwasser, wodurch das Kind im Uterus eine große Beweglichkeit erlangt. Wenn der Kopf daher gerade während des Fruchtwasserabflusses nach einer Seite ausgewichen ist und aus irgendeinem Grunde sich nicht sofort in den Beckeneingang einstellt, kann er in Deflexion gelangen und sich in Gesichtslage einstellen. Darüber

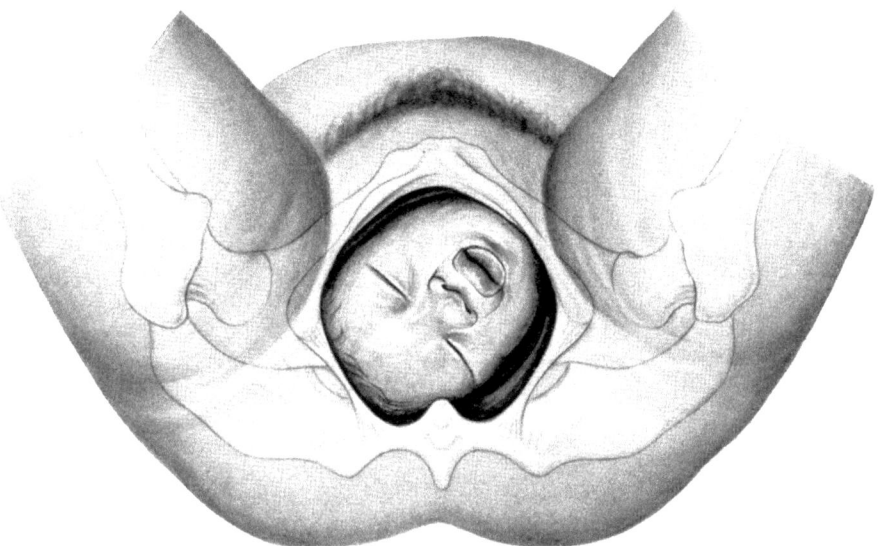

Abb. 361. Gesichtslage. Gesichtslinie im rechten schrägen Durchmesser.

hinaus vermag jeder Umstand, der die Einstellung des Kopfes erschwert oder verhindert, eine Gesichtslage zu verursachen, z. B. eine Geschwulst des kleinen

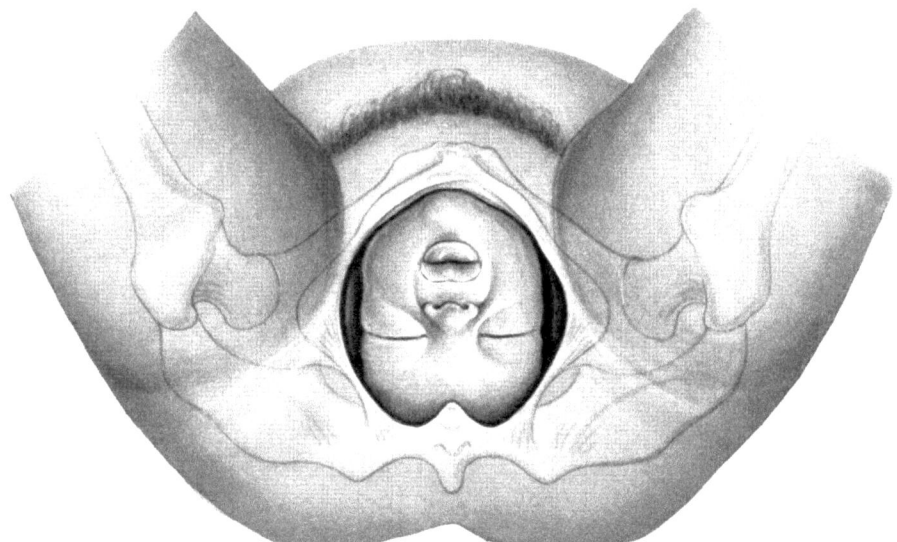

Abb. 362. Gesichtslage. Gesichtslinie im geraden Durchmesser. Kinn (Leitstelle) vorne.

Beckens oder eine Placenta praevia. PETITJEAN fand bei zwei Dritteln der Geburten in Gesichtslage eine tiefer sitzende Placenta.

Diagnose. Die Diagnose „Gesichtslage" kann durch äußere und innere (rectale und vaginale) Untersuchung gestellt werden. Bei der äußeren Untersuchung findet man als charakteristisches Symptom einen deutlichen Einschnitt zwischen

Kopf und Nacken der Frucht (Abb. 364) und eine Verschiebung des Punctum maximum der Herztöne auf die Seite der kleinen Teile.

Durch innere Untersuchung ist man in der Lage, sich auch in jenen Fällen zu orientieren, in denen sich durch äußere Untersuchung nichts feststellen läßt. Bei der inneren Exploration fühlt man die Gesichtslinie und als Leitstelle das Kinn, ferner den Mund, die Nase, die Augenhöhlen, die Augen usw. (Abb. 361 und 362). Ist die Kopfgeschwulst groß, bzw. das Gesicht stark verschwollen, so besteht die Möglichkeit einer Verwechslung der Gesichtslage mit einem Hydrocephalus, bei dem man am Kopf eine große klaffende Fontanelle tastet. Sogar Verwechslungen mit Beckenendlage kommen vor. Das geschwollene Gesicht erweckt nämlich leicht den Eindruck, als ob man einen Steiß palpiere. Der Mund kann mit der Mastdarmöffnung verwechselt werden. Aber es gibt doch charakteristische Merkmale, die eine Unterscheidung ermöglichen. So fühlt man z. B. bei der vaginalen Untersuchung im Munde die Zahnleisten. Sowie der untersuchende Finger den Mund berührt, beginnt das Kind oft Saugbewegungen auszuführen. Bei Gesichtslage muß die Untersuchung besonders vorsichtig vorgenommen werden, um eine Verletzung der Gesichtshaut und damit die Möglichkeit einer Infektion zu vermeiden.

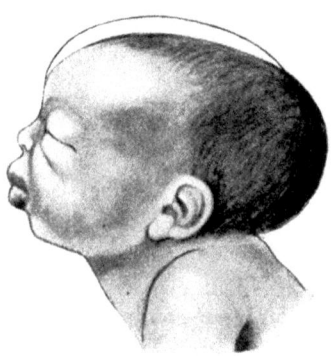

Abb. 363. Konfiguration bei Gesichtslage.

Prognose und Verlauf. Neben der Hinterhauptslage, bei welcher der Kopf mit dem kleinen schrägen Durchmesser (Diameter suboccipito-bregmaticus: 9,5 cm) das Becken passiert, wäre die Gesichtslage auch günstig, wenn die Geburt nur von der Größe des Durchmessers abhinge, denn der Höhendurchmesser beträgt nur 10 cm. In Wirklichkeit ist sie aber nicht so vorteilhaft, wie man zunächst annehmen möchte, weil sie die Frucht stark in Mitleidenschaft zieht. Im allgemeinen gehen dabei 15% der Kinder zugrunde, hauptsächlich wohl deshalb, weil viele Geburtshelfer nicht konservativ genug vorgehen und häufig überflüssigerweise eingreifen. Hiermit gefährden sie aber nicht nur das Kind, sondern auch die Mutter. Bei Gesichtslage pflegt sich nämlich der Kopf der Frucht in Richtung des geraden Durchmessers in die Länge zu ziehen (Abb. 363). Wenn man nun den stark gestreckten Kopf bei einem Eingriff mit der Zange dreht, werden leicht schwere Nebenverletzungen gesetzt. Die mütterliche Sterblichkeit beträgt 1—2%.

Bei Gesichtslage zieht sich die Eröffnungsperiode oft in die Länge, weil die Einstellung des Kopfes weniger vollkommen ist und der Beckeneingang nicht ventilartig abgedichtet wird. Der Berührungsgürtel bildet sich weniger gut aus. Die Austreibungsperiode zieht sich meist in die Länge, weil sich der kindliche Schädel stark konfigurieren muß. Deshalb beobachtet man dann an Kopf und Gesicht charakteristische Entstellungen. Die Kopfgeschwulst entwickelt sich im Gesicht und dieses schwillt stark an. Infolge wiederholter Untersuchung kann die Gesichtshaut verletzt werden, so daß eine in Gesichtslage geborene Frucht oft einen geradezu bedauernswerten Anblick bietet. Sogar die Trachea nimmt mitunter Schaden und wird ödematös. Dies hat zwar keine schwerwiegende Bedeutung, doch weinen in Gesichtslage geborene Kinder, besonders wenn sich die Geburt in die Länge gezogen hat, oft nicht laut, sondern wimmern nur.

Die Gesichtslage.

Die Geburt in Gesichtslage gefährdet den Damm in erhöhtem Maße, weil der Kopf beim Durchschneiden den Scheideneingang mit der großen Distanz der zwei Scheitelbeinhöcker überdehnt.

Eine schwere Komplikation der Gesichtslage ist die *Rotation der Leitstelle nach hinten*. Bei nach hinten gerichtetem Kinn ist die Geburt unmöglich. Um zu erreichen, daß der Kopf, unter der Symphyse sich anstemmend, durchschneidet, müßte der bereits vollständig deflektierte Kopf in noch größere Deflexion kommen. Dies ist natürlich nicht möglich, weil der Nacken am Rücken auf Widerstand

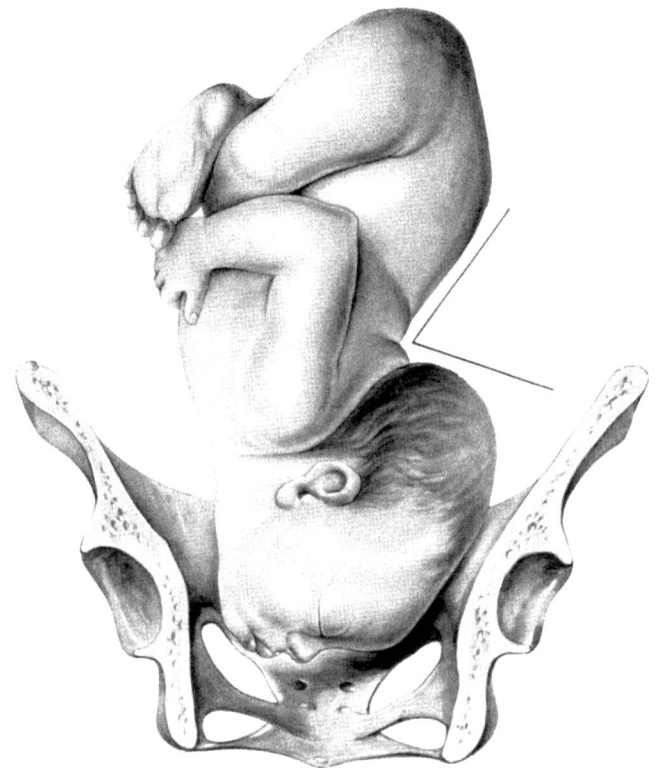

Abb. 364. Gesichtslage. Zwischen Hinterhaupt und Rücken ist ein charakteristischer Winkel zu tasten.

stößt und der Hals bereits vollkommen gestreckt ist. Eine weitere Deflexion könnte nur erfolgen, wenn die Haut und die darunter liegenden Weichteile zerreißen würden (Abb. 365). Somit kann ein lebendes Kind bei nach hinten gerichtetem Kinn nicht geboren werden.

Behandlung. Am Ende des 19. Jahrhunderts riet THORN und später ZANGEMEISTER, um die Gesichtslage in eine Flexionslage umzuwandeln, zu einem systematischen operativen Vorgehen. BOËR dagegen betonte schon früher, man müsse die Geburt in Gesichtslage ganz der Natur überlassen. Da bekanntlich bei Gesichtslage 15% der Kinder umkommen, bei Hinterhauptslage hingegen nur 3%, scheint im ersten Augenblick ein Eingriff zur Korrektur der Lage berechtigt. Die Ergebnisse dieser Operationen sind aber leider nicht gut. Zudem ist allein die Gesichtslage noch keineswegs mit einem schweren Geburtsverlauf gleichbedeutend. Wenn aber jemand einen Eingriff vornimmt, nachdem die Geburt bereits bis zu einem gewissen Grad fortgeschritten ist, kann er schon deshalb keine guten Erfolge erzielen, weil sich der Schädel bereits konfiguriert hat. Bei einem Versuch, den Kopf dann in Flexionshaltung zu bringen, wenn er sich schon in Richtung des geraden Durchmessers ausgezogen hat, wird diese Konfiguration den Durchtritt des nunmehr gut eingestellten Kopfes nur behindern. Deshalb werden diese Umwandlungsverfahren heutzutage von den meisten Geburtshelfern nicht mehr vorgenommen. Der praktische Arzt möge sich besonders davor hüten; denn diese Methoden sind auch für die Mutter nicht ungefährlich und können zu einer Uterusruptur führen.

Derartige Eingriffe sind auch gar nicht notwendig, denn 90% der Geburten in Gesichtslage verlaufen spontan. Man geht deshalb am zweckmäßigsten *möglichst konservativ* vor. Das größte Unheil entsteht immer durch übertriebene Aktivität. Wenn jemand viele Gesichtslagen korrigiert, wird die Sterblichkeit der Kinder größer sein und Nebenverletzungen der Mutter werden häufiger auftreten. Dasselbe beobachtet man, wenn der Arzt die Geburt überflüssigerweise beschleunigt oder voreilig die Zange anlegt. Doch wird man sich bei einem geringgradigen Mißverhältnis eher zum Kaiserschnitt entschließen als bei Hinterhauptslage.

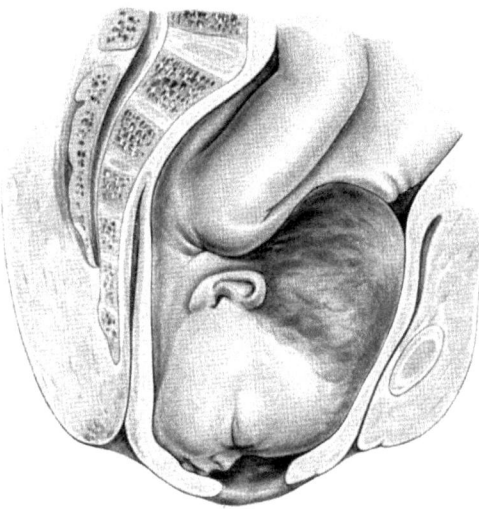

Abb. 365. Gesichtslage mit nach hinten rotiertem Kinn.

Manche empfehlen, bei nach hinten rotiertem Kinn die Wendung auf den Fuß auszuführen. Dies hat jedoch den Nachteil, daß man, solange die Wendung noch möglich ist, nicht weiß, ob die Situation mit nach hinten gerichtetem Kinn persistieren wird. Wenn sie aber schon zum Dauerzustand geworden ist, kann man in der Regel nicht mehr wenden. Die Wendung auf den Fuß besaß nur solange eine Bedeutung, als der Kaiserschnitt eine sehr gefährliche Operation darstellte. Zweckmäßiger ist es, zu versuchen, das Kinn nach vorne zu drehen, sobald man wahrnimmt, daß es zwar die Tendenz hat, sich nach hinten zu wenden, aber noch nicht ganz kreuzbeinwärts rotiert ist. Führt man diesen Eingriff rechtzeitig aus, so kann man vielleicht eine Drehung nach hinten vermeiden. Auch bei ganz nach hinten rotiertem Kinn soll man noch versuchen, es abzulenken. Hauptsächlich in früherer Zeit wurde bei nicht vollkommener Drehung zum Kreuzbein hin die SCANZONIsche Operation ausgeführt, bei der die Zange zweimal angelegt werden mußte. Wir selbst benutzen lieber die KIELLAND-Zange, die nur ein einmaliges Anlegen erfordert (siehe Operationslehre). Diese Operation gehört aber nur in die Hand eines *sehr geübten* Fachmannes. Der weniger Erfahrene kann damit nur schaden. Der praktische Arzt schicke die Gebärende in eine Klinik oder rufe einen Facharzt zu Hilfe.

Einstellungsanomalien.

Unter normalen Umständen stellt sich der Kopf so in den Beckeneingang ein, daß die Pfeilnaht in die Beckenführungslinie gelangt. In diesem Falle spricht man von einer *synklitischen Einstellung*. Ist die Pfeilnaht vor oder hinter der

Führungslinie zu finden, so handelt es sich um eine *asynklitische Einstellung*. Eine regelwidrige Einstellung liegt ferner vor, wenn die Pfeilnaht ganz oder fast im geraden Durchmesser des Beckeneinganges steht. Diese Anomalie wird als *hoher Gradstand* bezeichnet.

Der Asynklitismus.

Bei der asynklitischen Einstellung unterscheidet man zwei Arten, je nachdem die Pfeilnaht dem Promontorium oder der Symphyse genähert verläuft. Die

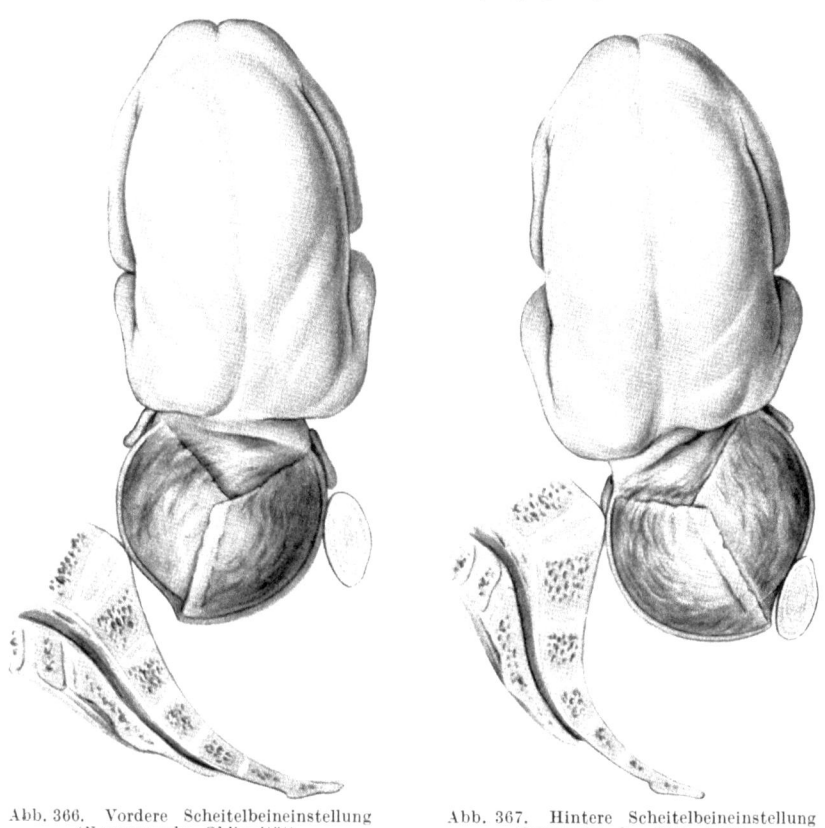

Abb. 366. Vordere Scheitelbeineinstellung (NAEGELEsche Obliquität).

Abb. 367. Hintere Scheitelbeineinstellung (LITZMANNsche Obliquität).

Form des Asynklitismus, bei der sich die Pfeilnaht näher am Promontorium befindet, heißt *vordere Scheitelbeineinstellung oder NAEGELEsche Obliquität*. In diesem Falle ist das vordere Scheitelbein führend (Abb. 366). Verläuft die Pfeilnaht jedoch der Symphyse genähert und liegt das hintere Scheitelbein am tiefsten, so spricht man von einer *hinteren Scheitelbeineinstellung oder LITZMANNschen Obliquität* (Abb. 367).

Vorkommen. Beide Arten des Asynklitismus stellen Abweichungen vom normalen Geburtsmechanismus dar und sind somit als pathologisch zu bezeichnen. In der Praxis haben diese Anomalien jedoch nicht immer eine pathologische Bedeutung. Wenn jemand viele Geburten sieht und deren Verlauf (an einem größeren klinischen Material) mit rectaler oder vaginaler Untersuchung kontrolliert, kann er beinahe Tag für Tag beiden Arten des Asynklitismus begegnen. Der kindliche Schädel pflegt nämlich auch bei normaler Geburt, während er sich einstellt und tiefer tritt, seine Lage ein wenig zu verändern. Dabei trifft man die Pfeilnaht — mindestens vorübergehend — bald näher an der Symphyse, bald näher am Promontorium. Es können sogar beide Arten des Asynklitismus bei ein und derselben Geburt abwechselnd vorkommen. Dafür sprechen auch die Röntgenuntersuchungen von CALDWELL-MOLOY, denen zufolge sich im Beginn der Geburt häufiger bestehende LITZMANNsche Obliquitäten im weiteren Verlauf ausgleichen. Dies alles erwähnen wir, weil wir der Ansicht sind, die Bedeutung der asynklitischen Einstellung hänge davon ab, ob sie zum *Dauerzustand* wird oder nicht. Deshalb kann man in der Praxis (von theoretischen Erwägungen abgesehen)

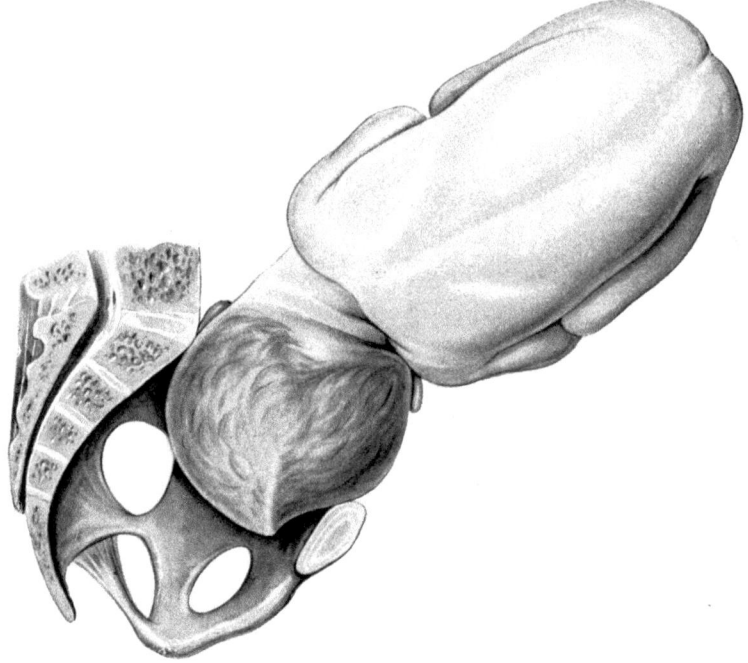

Abb. 368. Hintere Scheitelbeineinstellung. Falls ein Hängebauch vorhanden ist, erleidet die Halswirbelsäule eine Knickung.

nur dann von einer NAEGELEschen oder LITZMANNschen Obliquität sprechen, wenn sie nicht nur kurz bestehen, also vorübergehenden Charakters sind, sondern längere Zeit hindurch andauern und wenn im Zusammenhang damit die Geburt nicht oder nur schwer vorangeht. Nur in diesen Fällen kommt der LITZMANNschen und NAEGELEschen Obliquität eine pathologische Bedeutung zu, und nur auf diese Fälle beziehen sich die weiteren Ausführungen.

Ursache. Für beide Arten des Asynklitismus kann ein plattes Becken die Ursache darstellen. Die hintere Scheitelbeineinstellung kommt auch dann vor, wenn die Gebärmutter infolge weiter, schlaffer Bauchdecken, wie es besonders bei Mehrgebärenden der Fall sein kann, stark nach vorne überkippt.

Diagnose und Verlauf. Bei der NAEGELEschen Obliquität stellt sich der kindliche Schädel mit der dem Promontorium genäherten Pfeilnaht in den Beckeneingang ein. Diese Annäherung an das Promontorium ist um so stärker, je enger das Becken ist. Mitunter gerät die Pfeilnaht soweit nach hinten, daß man sogar ein Ohr der Frucht hinter der Symphyse tasten kann. Früher sprach man in solchen Fällen von einer Ohrlage. Diese Möglichkeit soll man kennen;

denn wenn man wegen der Größe der Kopfgeschwulst die Fontanellen und Nähte nicht mehr fühlt, läßt sich die vordere Scheitelbeineinstellung immer noch diagnostizieren, falls man das Ohr tastet bzw. erreicht. Im weiteren Verlauf der Geburt tritt zuerst der vordere Scheitelbeinhöcker hinter der Symphyse tiefer, stemmt sich hier leicht an und dann gelangt auch das hintere Scheitelbein längs des Kreuzbeines nach unten. Der Kopf vollführt somit eine Drehung um seine Längsachse bzw. um seinen geraden Durchmesser. Dies nimmt natürlich mehr Zeit in Anspruch, weil sich der Kopf entsprechend konfigurieren muß. Während der Konfiguration schiebt sich das hintere Scheitelbein unter das vordere und gleicht so

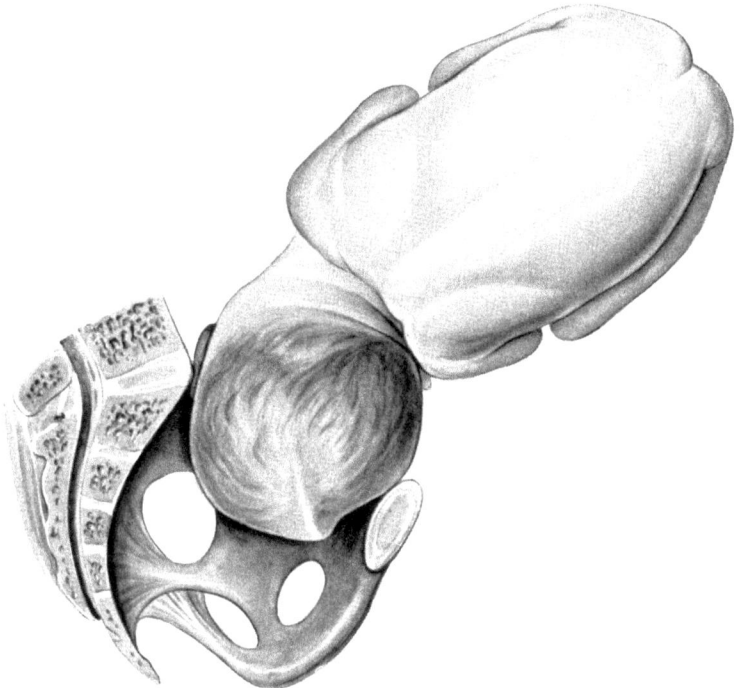

Abb. 369. Verstärkung der in Abb. 368 dargestellten Knickung der Wirbelsäule durch die Wehentätigkeit.

ein bestehendes Mißverhältnis etwas aus. Sobald der Kopf erst in die Beckenhöhle gelangt ist, sind die Schwierigkeiten der Geburt meist schon überwunden.

Bei der LITZMANNschen Obliquität liegen die Verhältnisse umgekehrt. Hier befindet sich das hintere Scheitelbein auf dem Beckeneingang, das vordere bleibt an der Symphyse hängen. Dann schiebt sich das vordere Scheitelbein unter das hintere. Der Durchtritt des Kopfes kann, falls er überhaupt möglich ist, auf zwei Arten erfolgen. Entweder ist die Obliquität nur vorübergehend und die Pfeilnaht nähert sich später dem queren Durchmesser des Beckens (bzw. der Beckenführungslinie) oder (seltener) das hintere Scheitelbein tritt vor dem Promontorium in das kleine Becken ein und dann gelangt das vordere hinter der Symphyse sehr langsam gleichfalls tiefer. Bei hinterer Scheitelbeineinstellung wird die Achse der Frucht, besonders wenn die Gebärende einen Hängebauch hat, in der Halsgegend stark geknickt (Abb. 368) und die in Richtung der Wirbelsäule des Kindes wirkenden Wehen steigern die Abknickung noch. Je stärker die Wehen sind, desto spitzer wird der von der Wirbelsäule gebildete Winkel und desto ungünstiger gestaltet sich die Situation (Abb. 369).

Warum bei asynklitischer Einstellung der Kopf trotzdem in einem großen Teil der Fälle den Beckeneingang passiert, erklärte SELLHEIM sehr anschaulich: Durch eine zylindrische Röhre kann man ein Ellipsoid, dessen Querschnitt etwas größer als der der Röhre ist, nicht hindurchzwängen (Abb. 370). Wenn man aber das Ellipsoid entzwei schneidet, so daß die beiden Hälften in ihrer Lage zueinander verschiebbar werden, dann können sie, wie aus Abb. 371 ersichtlich ist, den Zylinder passieren. Wesentlich beim Asynklitismus ist also die Verschieblichkeit der zwei Hälften des Kopfes gegeneinander (Konfigurabilität) und das Passieren des Kopfes durch das Becken in Schrägstellung.

Prognose. Unter den erwähnten, vom praktischen Standpunkt aus mehr oder weniger physiologischen und den wirklich pathologischen Obliquitäten bilden jene Fälle der NAEGELEschen Obliquität einen Übergang, denen man beim geringgradig platten Becken begegnet. Hierbei gleitet, sobald der größte Teil des vorderen Scheitelbeins unter mäßiger Flexion des Kopfes schon in den Beckeneingang eingetreten ist, auch das hintere Scheitelbein vor dem Promontorium herab. Die NAEGELEsche Obliquität kann sich somit in gewissem Sinne sogar günstig auswirken, weil sie das Durchtreten des Kopfes auch in solchen Fällen erlaubt, in denen dies bei synklitischer Einstellung nicht möglich wäre.

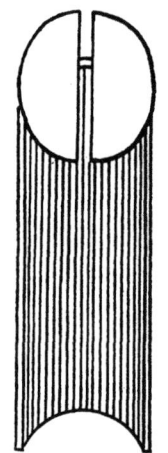

Abb. 370. Ein Ellipsoid kann eine Röhre nicht passieren, wenn der Durchmesser des Ellipsoides größer ist als der der Röhre.

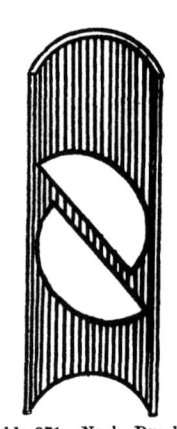

Abb. 371. Nach Durchschneiden des Ellipsoides und Verschieben der beiden Hälften gegeneinander ist ein Durchtreten möglich.

Die Ansichten über die LITZMANNsche Obliquität gehen stärker auseinander. Die meisten Geburtshelfer halten sie im allgemeinen für ungünstig. Anderen (TARNIER, VARNIER) zufolge ist sie nicht allzu selten und kann für den Geburtsverlauf ebenfalls von Vorteil sein. Nach unserer Auffassung stellt die LITZMANNsche Obliquität keine große Gefahr dar, falls sie sich während des späteren Verlaufes der Geburt behebt. Ist dies aber nicht der Fall, so kommt die Geburt meist zum Stillstand. Die Beobachtung TARNIERs, nach der die LITZMANNsche Obliquität auch günstig sein kann, bezieht sich nur auf jene Fälle, bei denen die Abweichung gering ist, die Gebärende keinen Hängebauch hat und somit die Frucht in der Halsgegend keine stärkere Abknickung erleidet. Da aber die LITZMANNsche Obliquität bei Mehrgebärenden häufiger ist, entsteht meist die erwähnte Knickung. Falls sich die Geburt in die Länge zieht, kann es auch zu einer Einklemmung der vorderen Muttermundslippe und infolge des andauernden Druckes zu einer Fistelbildung und sogar zu einer Uterusruptur kommen. Dieselben Komplikationen treten ausnahmsweise auch dann ein, wenn die *vordere* Scheitelbeineinstellung permanent bleibt.

Behandlung. Bei NAEGELEscher Obliquität verläuft die Geburt häufig günstig, so daß lediglich wegen dieser Einstellungsanomalie ein Eingriff nicht erforderlich ist. Nur muß man den Geburtsverlauf mit erhöhter Aufmerksamkeit verfolgen. Meist pflegt sich diese Abnormität von selbst zu korrigieren, sobald der Kopf die Stelle der Beckenverengerung passiert hat. Die Geburt ist deshalb genau zu beobachten, weil dann, wenn sich der Kopf nicht entsprechend konfiguriert, oder wenn die Wehen nicht kräftig genug sind, ein Mißverhältnis zum Dauerzustand wird. In diesem Falle ist eventuell im Interesse der Mutter oder des Kindes ein Eingriff erforderlich (Kaiserschnitt, Kopfschwartenzange). Man greift also nicht *wegen* der vorderen Scheitelbeineinstellung an sich, sondern aus einer mütterlichen oder kindlichen (möglicherweise auch aus einer mütterlichen *und* kindlichen) Indikation bei vorderer Scheitelbeineinstellung ein.

Auch bei LITZMANNscher Obliquität muß genauestens darauf geachtet werden, ob sie nicht zum Dauerzustand wird. Sobald sich die Abweichung von der Beckenführungslinie während der Geburt vergrößert, ist der Fall sehr ernst zu beurteilen. Für den praktischen Arzt käme, wenn die Vorbedingungen dazu erfüllt sind, die Wendung auf den Fuß in Betracht. Doch geht der Nichtfacharzt unserer Meinung nach richtiger vor, wenn er nach Stellung der Diagnose die Gebärende möglichst rasch, also noch bevor eine Uterusruptur droht, in eine Klinik einweist. Dort kann man eher abwarten, ob sich die LITZMANNsche Obliquität während des Geburtsverlaufes verbessert oder nicht. Es wurde schon des öfteren beobachtet, daß sich eine anfänglich geringgradige hintere Scheitelbeineinstellung nicht steigerte, sondern eher ausglich und die Geburt spontan verlief. Sollte aber die Obliquität immer ausgeprägter werden und die Geburt nicht voranschreiten, ist ein Eingreifen angezeigt. Im größeren Teil der Fälle wird dann ein Kaiserschnitt nötig. Sofern nicht ein Mißverhältnis sondern eine gesteigerte Vornüberneigung der Gebärmutter infolge eines Hängebauches Ursache der Obliquität ist, kann der geübte Fachmann in einer Klinik versuchen, den Asynklitismus mit der Kopfschwartenzange auszugleichen, indem er sie an der Stelle des zurückgebliebenen Scheitelbeines oder in dessen Nähe anlegt. Unter *besonders günstig erscheinenden Umständen* (weites Becken und weite Weichteile, nicht zu großer Kopf) kann er *ausnahmsweise* die Geburt auch mit der Zange beenden. Für diese Operation empfiehlt sich die Anwendung der KIELLAND-Zange, die sich wegen der fehlenden Beckenkrümmung auch im geraden Durchmesser anlegen läßt. Infolgedessen kann das vordere Scheitelbein auf dem Zangenlöffel so in die Beckenhöhle gleiten, wie die Ferse entlang des Schuhlöffels in den Schuh. Bei dem geringsten Mißverhältnis kommt diese Operation natürlich nicht in Frage, und wir raten dem praktischen Arzt, dies auch niemals zu versuchen; denn die Beurteilung der ganzen Situation, ob also eine solche Operation in Frage kommt oder nicht, erfordert eine sehr große Fachkenntnis und Erfahrung.

Der hohe Geradstand.

Hierunter versteht man jene Regelwidrigkeit der Einstellung, bei der sich der kindliche Schädel mit der Pfeilnaht ganz oder annähernd im geraden Durchmesser des Beckeneingangs einstellt. Der hohe Geradstand kommt in etwa 0,5% der Fälle vor und kann mit vorn oder hinten liegendem Nacken auftreten. Dementsprechend redet man von einer Positio occipitalis pubica (Abb. 372) bzw. sacralis (Abb. 373). Letztere Anomalie wird seltener beobachtet.

Ursache. Als Ursache kommen verschiedene Umstände in Frage, so z. B. ein runder brachycephaler Kopf. In diesem Falle ist der Unterschied zwischen dem bitemporalen und biparietalen Durchmesser groß; aber es besteht kaum eine Differenz zwischen dem biparietalen und dem suboccipito-bregmaticalen Durchmesser. Deshalb ist es besonders bei leicht verengtem Becken gleichgültig, zumindest von geringer Bedeutung, ob sich der Kopf mit dem biparietalen oder dem suboccipito-bregmaticalen Durchmesser in den geraden Durchmesser des Beckens einstellt. Anderen Autoren zufolge kommt der hohe Geradstand häufig dadurch zustande, daß sich der kindliche Rücken links vorne oder rechts hinten befindet. Da aber die Gebärmutter dazu neigt, sich von vorne nach hinten abzuflachen,

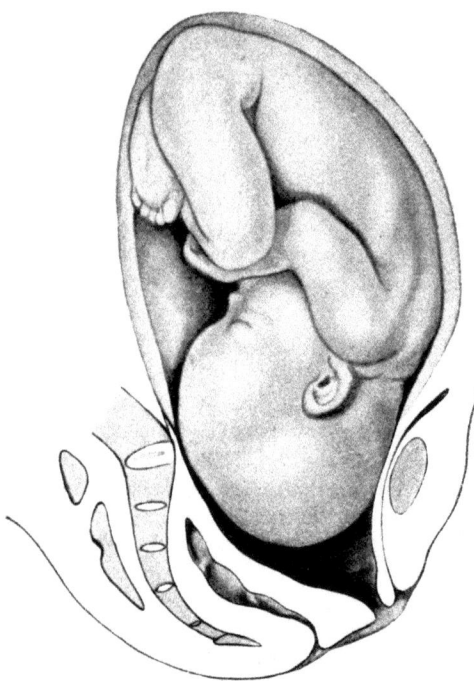

Abb. 372.
Hoher Geradstand (Positio occipitalis pubica).

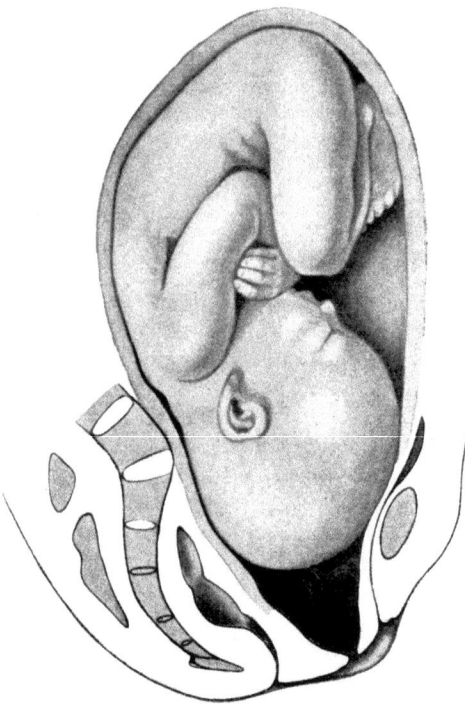

Abb. 373.
Hoher Geradstand (Positio occipitalis sacralis).

d. h. die Gestalt anzunehmen, die sie außerhalb der Schwangerschaft besitzt, gelangt mit Geburtsbeginn, zu dem Zeitpunkt, in dem sich die Gebärmutter abzuflachen versucht, der Rücken nach vorne oder nach hinten und die Pfeilnaht in den geraden Durchmesser. Ein hoher Geradstand kann aber auch dadurch entstehen, daß die Blase eben dann springt, wenn sich der gut bewegliche kindliche Schädel bei reichlichem Fruchtwasser oder schlaffer Gebärmutter augenblicklich im Geradstand eingestellt hat. Auf diese Weise läßt sich jedoch nicht jede Art des hohen Geradstandes erklären; denn oft ist die pathologische Einstellung schon vor Wehenbeginn und vor Blasensprung vorhanden. Auch die Form des Beckeneingangs (quer verengt, und) kann dabei eine Rolle spielen.

Diagnose. Auf Grund äußerer Untersuchungen läßt sich ein hoher Geradstand nur vermuten. Wenn man bei Anwendung des 4. LEOPOLDschen Handgriffes den Kopf verhältnismäßig schmal und dabei trotzdem über der Symphyse prominierend findet, spricht das für diese Anomalie (Abb. 274). Auch bei innerer Untersuchung ist es nicht immer leicht, einen hohen Geradstand zu diagnostizieren; denn wenn man frühzeitig untersucht, ist der Muttermund noch eng und deswegen die Orientierung schwierig. Untersucht man aber zu spät, so kann eine eventuell vorhandene Kopfgeschwulst den Befund verschleiern. Charakteristisch ist die Stellung der Pfeilnaht im geraden bzw. ungefähr im geraden Durchmesser des Beckeneingangs und die Lage der kleinen Fontanelle vorne oder hinten.

Prognose und Verlauf. Bezeichnend für den Geburtsmechanismus bei hohem Geradstand ist die langsame Erweiterung des Muttermundes und die Verzögerung der Austreibungsperiode. Der Verlauf der Geburt ist verschieden, je nachdem es sich um eine Positio occipitalis pubica oder eine Positio occipitalis sacralis handelt. Bei letzterer ist er in der Regel schwieriger und die Geburt kommt dabei früher zum Stillstand. Mitunter erfolgt dieser Stillstand auch tief im Becken; denn wenn der Kopf bis hierher gelangt ist, gleicht die Situation annähernd der hinteren Hinterhauptslage. Nach den Literaturangaben kommen bei Positio occipitalis sacralis viel mehr Kinder um als bei Positio occipitalis pubica. Das muß aber nicht unbedingt so sein. In unserem eigenen Material verloren wir weder Mütter noch Kinder, obwohl darunter viele Früchte mit kreuzbeinwärts gewendetem Hinterhaupt waren. Bei hohem Geradstand gibt es, wie bei hinterer Hinterhauptslage, zwei Möglichkeiten. In manchen Fällen zeigt der Kopf eine Neigung in das Becken einzutreten und dieses zu passieren, in anderen fehlt diese Tendenz. Falls sie vorhanden ist, erübrigt sich ein Eingriff, ja er ist sogar unstatthaft. Während der Kopf das Becken durchläuft, verbleibt die Pfeilnaht oft bis zum Ende im geraden Durchmesser. Manchmal, bei hinterem hohem Geradstand fast immer, gelangt die Pfeilnaht, die sich im Beckeneingang im geraden Durchmesser eingestellt hatte, in der Beckenhöhle in den schrägen Durchmesser und dreht sich sodann, bis sie sich im Beckenausgang befindet, wieder in den geraden, und zwar mit der Leitstelle nach vorne.

Behandlung. Der hohe Geradstand erfordert nur dann einen Eingriff, wenn die Geburt zum Stillstand kommt und man hierfür keine andere Erklärung als die bestehende Einstellungsanomalie des Kopfes hat.

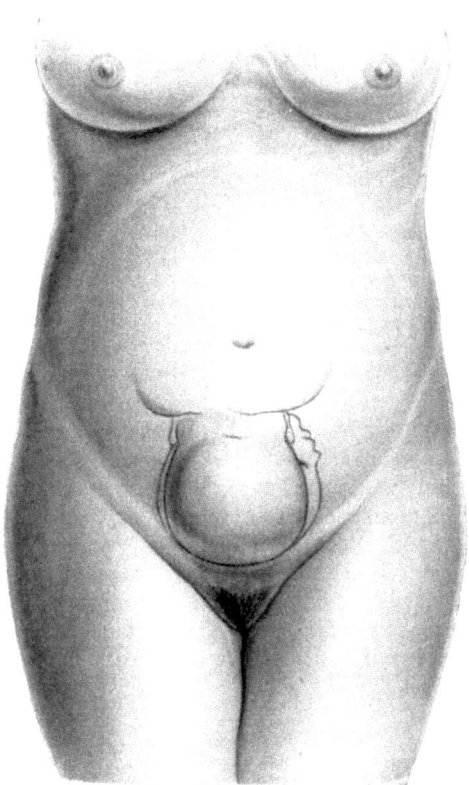

Abb. 374. Der bei der Untersuchung mit dem 4. LEOPOLDschen Handgriff schmal erscheinende Schädel prominiert über der Symphyse.

Da man bei Geburtsstillstand die Natur bzw. den entsprechenden Geburtsmechanismus nachahmen muß, ist es das Einfachste, die Frau zweckmäßig zu lagern. Man legt sie auf die Seite, nach der die kleine Fontanelle ausweichen will. Die Bedeutung dieser Lagerung, die allein selten zu einem Erfolg führt, liegt nach unserer Meinung eher darin, die durch eine manuelle Rotation erzielte Lagekorrektur zu sichern. Die meisten Geburtshelfer warten nun die völlige Eröffnung des Muttermundes ab. Andere nehmen eine Incision des Muttermundes vor und extrahieren sodann mit der Zange. Sie legen sie im Querdurchmesser des Beckens an, drehen den Kopf in den schrägen und im Beckenausgang wieder in den geraden Durchmesser, um ihn so durchschneiden zu lassen. WEINZIERL, ein bedeutender Anhänger dieser Methode, berichtete über 20 Fälle, bei denen drei Kinder und eine Mutter starben.

Nach unseren Erfahrungen ist es weit besser, die regelwidrige Einstellung des Kopfes durch Drehung mit der Hand (Rotatio manualis) zu korrigieren. Wenn man nämlich den Kopf in den queren oder auch nur in den schrägen Durchmesser dreht, tritt er im überwiegenden Teil der Fälle bald in das Becken ein. Meist hat man sogar Erfolg, wenn man den Kopf nur ein wenig aus der Geradstellung herausdrehen kann. Die manuelle Rotation wird noch erleichtert, wenn ein Assistent den Rücken oder die Schulter von außen in die entsprechende Richtung drängt. Man soll natürlich nicht sofort mit dieser Drehung beginnen, sobald man den hohen Geradstand erkannt hat; denn dies wäre ein überflüssiger und schädlicher Eingriff. Man versucht es erst dann, wenn die Geburt schon seit Stunden nicht vorwärts geht und der Grund dafür offensichtlich in dem hohen Geradstand liegt. Falls der Muttermund weit genug ist, kann man die Drehung ausführen. Selbstverständlich ist dieses Verfahren bei den selten vorkommenden querverengten Becken nicht am Platze.

Infolge des hohen Geradstand entsteht gelegentlich auch ein relatives Mißverhältnis, und man wird eventuell sogar einen Kaiserschnitt in Erwägung ziehen müssen.

Lehrreich in dieser Beziehung war einer unserer Fälle, in dem nach 80 Std vergeblichen Kreißens wegen hohen Geradstandes ein Kaiserschnitt notwendig wurde. Die Ursache hierfür war der Geburtsstillstand, die ausbleibende Eröffnung des Muttermundes und eine leichte Prominenz des Kopfes über der Symphyse. Die nächste Geburt der Patientin, bei der sich der Kopf normal, also mit der Pfeilnaht in den queren Durchmesser des Beckeneingangs eingestellt hatte, verlief, da es zu keinem Mißverhältnis kam, spontan. In beiden Fällen hatte der kindliche Kopf den gleichen Umfang.

Wegen hohen Geradstandes soll man also nur dann eingreifen, wenn die Geburt nicht vorangeht. Das zweckmäßigste Vorgehen ist — wie erwähnt — die manuelle Drehung des Kopfes. Zangenoperationen sind nur dann angezeigt, wenn sich der Kopf bereits in der Beckenhöhle befindet und eine Indikation zur Beendigung der Geburt besteht. In Fällen, in denen der Muttermund für eine manuelle Rotation nicht weit genug ist und die Geburt trotz guter Wehen nicht vorwärts schreitet, kommt ausnahmsweise auch ein Kaiserschnitt in Frage. Dies gilt vor allem bei vorzeitigem Blasensprung wegen der dabei später auftretenden Infektionsgefahr. Wir selbst verloren unter Beachtung dieser Prinzipien unter 65 Fällen weder eine Frau noch ein Kind.

Lageanomalien.

Als Lageanomalien bezeichnet man die im folgenden zu besprechenden Beckenend-, Quer- und Schieflagen.

Die Beckenendlage.

Bei ungefähr 3,5% der Geburten kommt das Kind in Beckenendlage zur Welt. Bis zum 7. oder 8. Schwangerschaftsmonat befindet sich die Frucht vielfach in Beckenendlage und wendet sich dann zu einer Schädellage. Die Einteilung erfolgt in Steißlagen, Knielagen und Fußlagen. Um eine einfache (reine) Steißlage (Abb. 375) handelt es sich, wenn der vorliegende Teil nur der Steiß ist. Von einer Steißfußlage (gedoppelte Steißlage) spricht man, wenn neben dem Steiß noch ein Fuß oder beide Füße zu tasten sind. Je nachdem, ob sich beide Füße oder nur einer neben dem Steiß befinden, redet man von einer vollkommenen (Abb. 376) oder unvollkommenen Steißfußlage (Abb. 377) (bzw. vollkommenen oder unvollkommenen gedoppelten Steißlage).

Eine Knie- oder Fußlage (Abb. 378 und 379) kann ebenfalls vollkommen oder unvollkommen sein, je nachdem, ob zwei oder eine untere Extremität vorliegen. Eine Unterscheidung der Knielage hat eigentlich keine besondere praktische Bedeutung.

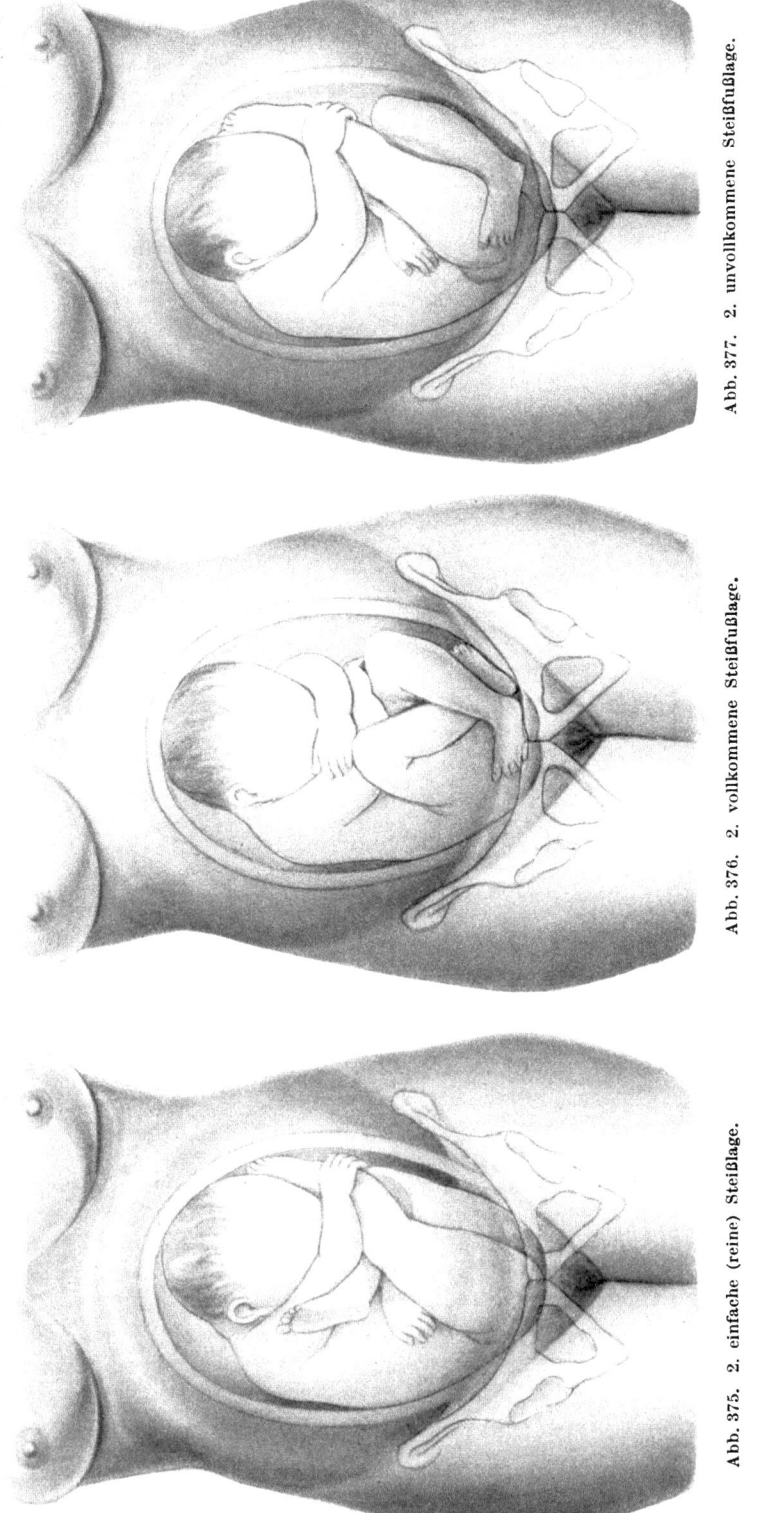

Abb. 377. 2. unvollkommene Steißfußlage.

Abb. 376. 2. vollkommene Steißfußlage.

Abb. 375. 2. einfache (reine) Steißlage.

Ursache. Jeder Umstand, der die spontane Wendung der in den ersten zwei Dritteln der Schwangerschaft in Steißlage liegenden Frucht verhindert oder die Einstellung des Kopfes in den Beckeneingang erschwert, fördert die Neigung zu Beckenendlage. So verharrt die Frucht, wenn *sehr wenig Fruchtwasser* vorhanden ist und wenig Raum zur Verfügung steht, in Beckenendlage. Auch zuviel Fruchtwasser kann eine Beckenendlage hervorrufen, weil in diesem Falle der Frucht zuviel Raum zur Verfügung steht, so daß sie nicht gezwungen wird, sich der Gestalt der Gebärmutter anzupassen (siehe Akkommodationstheorie, S. 143).

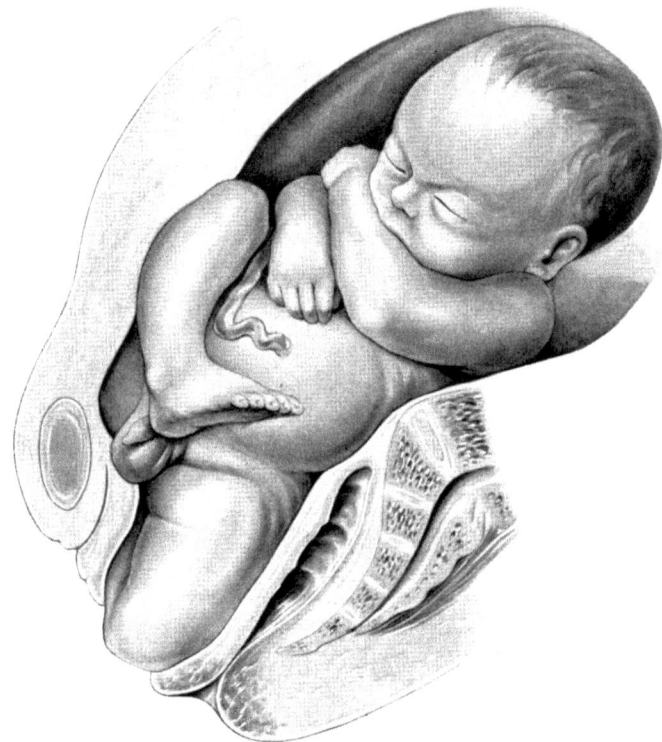

Abb. 378. Unvollkommene Knielage.

Eine ähnliche Situation trifft man an, wenn der Uterus einer Mehrgebärenden besonders weit und schlaff ist.

Die Einstellung des kindlichen Schädels in den Beckeneingang wird in erster Linie durch *Geschwülste* sowie durch *Mißverhältnisse* zwischen Becken und kindlichem Kopf, z. B. bei engem Becken und großem Kopf (Hydrocephalus) behindert. Ferner fördern eine *vorliegende Placenta, Regelwidrigkeiten der Gebärmutter*, wie beispielsweise ein Uterus arcuatus oder subseptus, die Neigung zur Einstellung in Beckenendlage.

Diagnose. Eine Beckenendlage läßt sich durch äußere, rectale und vaginale Untersuchung erkennen. Bei äußerer Untersuchung kann man mit Hilfe des ersten LEOPOLDschen Handgriffes feststellen, was sich im Fundus uteri befindet, mit dem dritten und vierten Handgriff, was der vorliegende Teil ist. Fühlt sich der vorliegende Teil hart an und ist rund und ballotierend, so handelt es sich um den Kopf. Der Steiß ist weicher, weniger rund und ballotiert nicht. Zu Irrtümern bietet sich reichlich Gelegenheit. Mitunter erweckt der Steiß, der sich knöchern und härter als gewöhnlich anfühlt, den Eindruck, als handle es sich um den Kopf. In anderen Fällen, besonders wenn die Placenta tief sitzt und sich zwischen den palpierenden Fingern und dem kindlichen Schädel befindet, kann der Kopf weicher erscheinen und für den Steiß gehalten werden. Zur Vermeidung solcher Verwechslungen wurde empfohlen, mit der Hand einen Druck auf den fraglichen

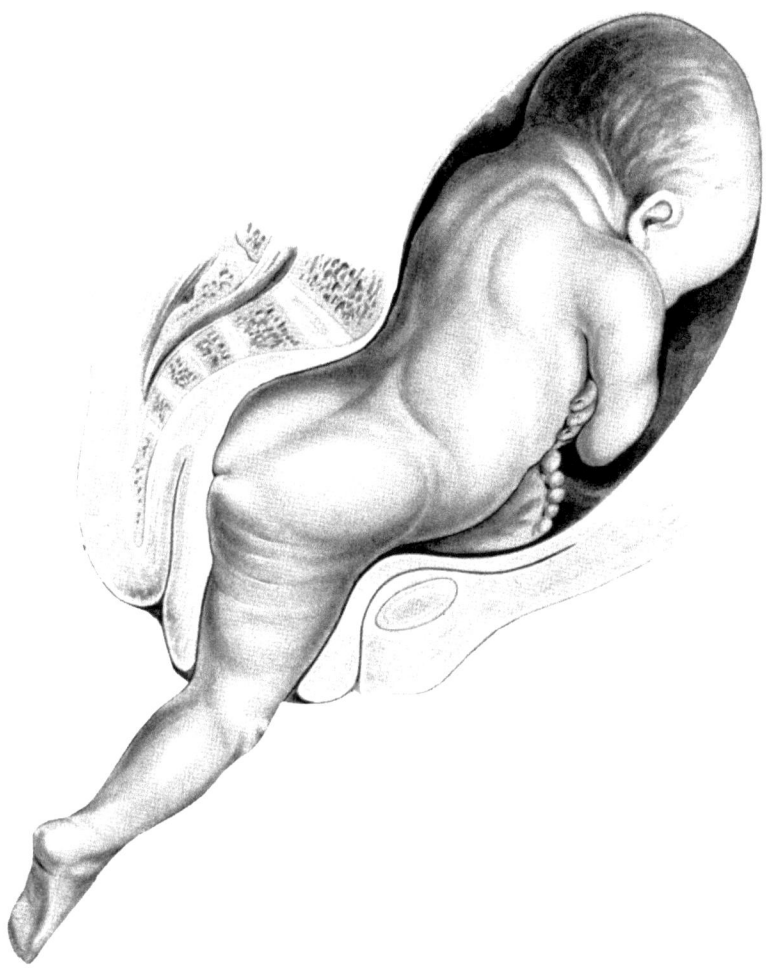

Abb. 379. Unvollkommene Fußlage.

großen Teil auszuüben. Ändern sich hierauf die Herztöne, ist der getastete Teil der Kopf, ändern sie sich nicht, ist es der Steiß.

Bei der Bestimmung der Kindslage kann uns auch die Auskultation der Herztöne helfen. Bei Schädellage sind diese bekanntlich am deutlichsten unterhalb des Nabels, bei Beckenendlage dagegen etwas oberhalb des Nabels zu hören. Allein auf Grund dieser Tatsache kann man sich aber nicht entscheiden, sondern erst dann, wenn man die Feststellungen bezüglich der Herztöne mit den anderen Untersuchungsergebnissen verglichen hat. Wenn der Kopf noch höher über dem Beckeneingang steht und die Gebärende klein ist, können die Herztöne ebenfalls oberhalb des Nabels zu hören sein. Andererseits findet man das Punctum maximum auch bei Beckenendlage tiefer liegend, falls der vorliegende Teil bereits weit in das Becken eingetreten ist.

Eine sichere Diagnosestellung ist erst mit rectaler, besonders aber mit vaginaler Untersuchung möglich. Aber auch hierbei kann man sich vor allem bei stehender Blase irren, weil man die Untersuchung sehr schonend ausführen muß, um keinen Blasensprung hervorzurufen. Diese große Vorsicht kann aber die Genauigkeit der Untersuchung beeinträchtigen. Falls der Muttermund weit genug eröffnet ist, darf man die Blase im Interesse einer genaueren Untersuchung sprengen. Das sicherste Zeichen für eine Steißlage ist das Tasten der Crista sacralis media. Bei gesprungener Blase ist eine Orientierung natürlich leichter. In diesem Falle kann

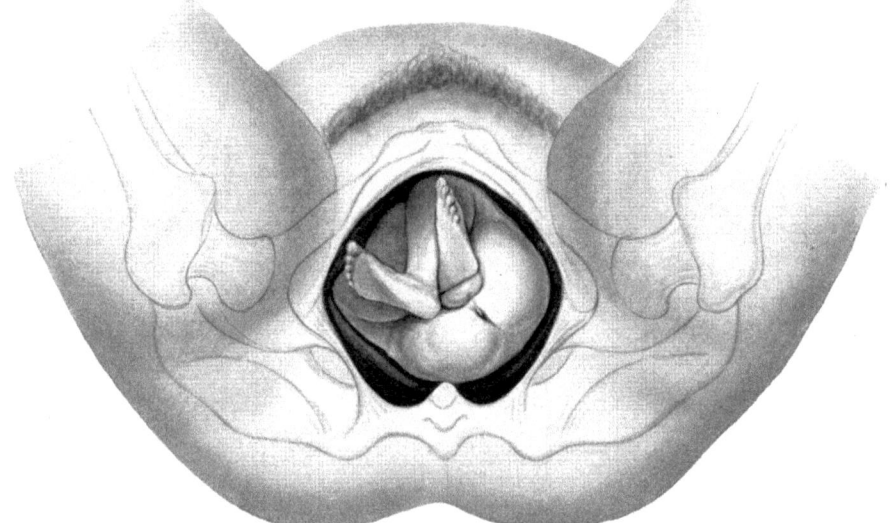

Abb. 380. Vollkommene Steißfußlage; Hüftbreite im rechten schrägen Durchmesser.

aber die Diagnosestellung durch eine eventuell vorhandene Kopfgeschwulst, die den Anschein einer Beckenendlage erweckt, erschwert werden.

Mit Sicherheit darf man nur dann den vorliegenden Teil als Kopf bezeichnen, wenn man einen großen harten Teil sowie *Nähte* und *Fontanellen* tastet. Darauf möchten wir an dieser Stelle noch einmal nachdrücklich hinweisen. Der Steiß ist meist weicher und weniger rund. Die Seite, auf der sich das Kreuzbein befindet, kann aber auch härter sein. Mitunter fühlt man das Genitale der Frucht, und zwar meist die ödematöse Vulva oder das Scrotum. Im Falle einer ausgeprägten größeren Geburtsgeschwulst kann die angeschwollene Vulva auch mit dem Scrotum verwechselt werden. Deshalb möge sich der Arzt, selbst wenn er das Genitale getastet hat, nicht über das Geschlecht des zu erwartenden Kindes äußern. Weiterhin kommen Verwechslungen des vorliegenden weichen Steißes mit einem Wasserkopf (weite Fontanellen) und noch eher mit dem vorliegenden Gesicht vor. Der wesentlichste Unterschied besteht darin, daß man bei Gesichtslage, auch wenn das Gesicht noch so verschwollen ist, Nase, Augen, Mund und Zahnleisten fühlt. Außerdem geht bei Beckenendlage Meconium ab, bei Gesichtslage höchstens meconiumhaltiges Fruchtwasser. Ein bei Beckenendlage vorliegender tastbarer kleiner Teil pflegt fast immer ein Fuß zu sein. Nur selten fällt ein Arm oder eine Hand neben dem Steiß vor. Dies geschieht eher einmal bei kleinen oder toten Früchten. Den Fuß unterscheidet man von der Hand auf Grund der gleichen Prinzipien wie bei Querlage.

Verlauf. Bei Beckenendlage stellt sich im Verlaufe der Geburt der kindliche Steiß normalerweise mit seiner Hüftbreite in einen schrägen, meistens sowohl bei I. als auch bei II. Stellung in den linken schrägen Durchmesser des Beckeneinganges ein. Die Einstellung in den rechten schrägen Durchmesser (Abb. 380) ist wegen der schon des öfteren erwähnten Rechtswendung der Gebärmutter seltener. Im weiteren Geburtsverlauf dreht sich eine (vordere) Hüfte, indem sie tiefer tritt, solange nach vorne, bis die Hüftbreite in den geraden Durchmesser des Beckenausganges gelangt (Abb. 381). Nun erscheint die vordere Hüfte in der Vulva, der Steiß wölbt sich über dem Damm vor und tritt so weit hinab, bis sich die vordere Beckenschaufel unter der Symphyse anstemmt. Hierauf passiert die

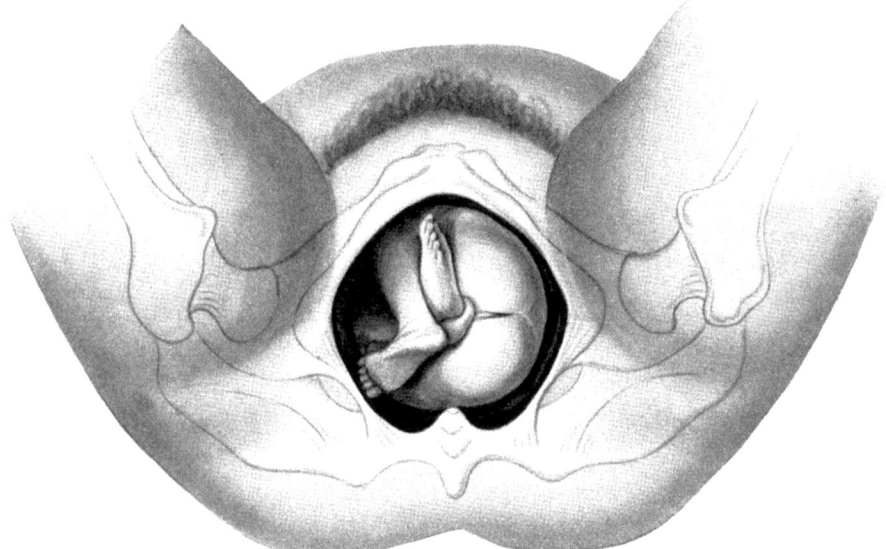

Abb. 381. Vollkommene Steißfußlage; Hüftbreite im geraden Durchmesser.

rückwärtige Gesäßbacke den Damm und der Rumpf wird geboren, indem der Steiß, der Beckenachse entsprechend, hoch steigt. Inzwischen sind die Schultern (Schulterbreite) in den Beckeneingang eingetreten, und zwar in denselben schrägen Durchmesser, in dem sich die Hüftbreite der Frucht befand. Sodann dreht sich der kindliche Rücken nach vorne und verbleibt hier solange, bis die Schultern in den geraden Durchmesser des Beckenausgangs gelangen. Nun wendet sich der Rücken wieder auf die Seite, die vordere Schulter tritt unter die Symphyse und stemmt sich dort an, während die hintere Schulter über den Damm durchschneidet.

Jetzt wendet sich der Rücken ganz nach vorne, der Kopf stellt sich in den Beckenausgang ein und passiert den entgegengesetzten schrägen Durchmesser wie die Hüft- und Schulterbreite. Diese Situation entspricht der natürlichen Haltung der Frucht. Der Nacken dreht sich nach vorne, das Subociput tritt tiefer, stemmt sich an der Symphyse an und schließlich schneiden Kinn, Gesicht, Stirne, Vorderhaupt und sodann der ganze Kopf durch. Das Durchtrittsplanum ist, wie bei normaler Hinterhauptslage, die Circumferentia suboccipito-bregmatica (32 cm).

Gelegentlich treten aber die Schultern nicht im geraden sondern im schrägen oder queren Durchmesser des Beckenausganges aus. Dies konnten sowohl wir als auch andere bei ganz spontan verlaufenden Geburten (ohne jede Manualhilfe) beobachten. Auf den genannten Mechanismus gründet sich die Manualhilfe bei Beckenendlage nach BRACHT.

Bei der anderen Art der Beckenendlage liegen die Knie oder die Füße vor. Dies ist jedoch geburtsmechanisch nicht wesentlich (die Knielage kommt kaum vor; ihre Unterscheidung ist eigentlich überflüssig). Die Fußlage, besonders die vollkommene, unterscheidet sich in erster Linie durch den viel kleineren Umfang des vorliegenden Teiles von der Steißlage. Bei Fußlage schneidet nämlich der Steiß mit einem geringeren Umfang als bei Steißlage durch; denn während im ersteren Falle nur der Umfang des Steißes maßgebend ist, kommt bei einfacher Steißlage auch noch der Querschnitt der hochgeschlagenen Schenkel hinzu. Somit dehnt der vorliegende Teil bei einfacher Steißlage die Cervix weiter aus und bereitet den Weg für den zu gebärenden Kopf besser vor als bei Fußlage.

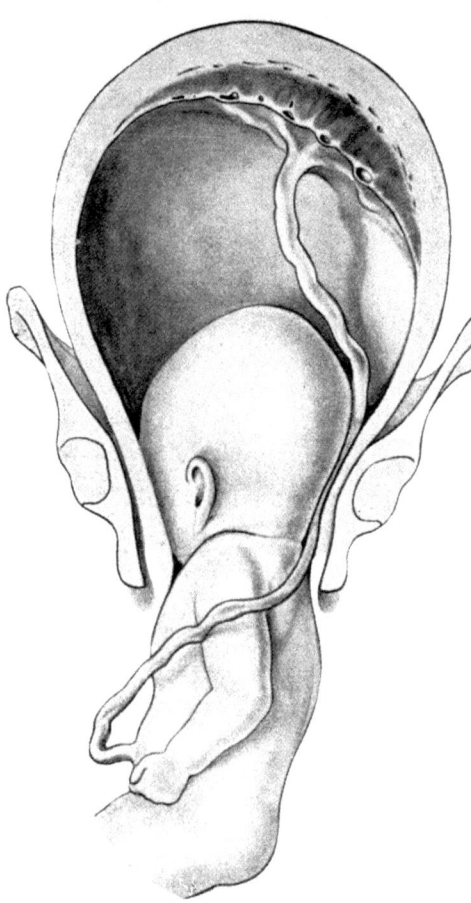

Abb. 382. Kompression der Nabelschnur beim Eintreten des Kopfes ins Becken.

Von den erwähnten Mechanismen gibt es verschiedene Abweichungen, z. B. ein Hochschlagen der Arme. Unter normalen Umständen liegt das Kind mit vor dem Brustkorb gekreuzten Armen in der Gebärmutter. Während im Verlaufe der Geburt der Rumpf der Frucht tiefer tritt, folgen die gekreuzten Arme in derselben Haltung. Wird aber aus irgendeinem Grunde schon frühzeitig von unten gezogen, so bleiben die Arme leicht in gestreckter Haltung zurück. Dies ist sehr unangenehm und stellt nicht selten eine für die Frucht lebensgefährliche Komplikation dar, weil die Lösung der Arme in diesem Falle viel schwieriger ist und mitunter nur nach einem Armbruch gelingt. Das Emporschlagen der Arme kann aber auch bei Spontangeburten vorkommen, ohne daß an der Frucht von unten gezogen worden wäre, dann nämlich, wenn das Becken eng ist und die Arme neben dem in den Beckeneingang tretenden Rumpf keinen Platz haben und zurückbleiben. Der häufigste Grund ist jedoch zu zeitiges Ziehen an der Frucht von unten. Deshalb muß jene in der geburtshilflichen Operationslehre allgemein bekannte Regel, bei Beckenendlage erst dann einzugreifen, wenn hierfür ein zwingender Grund vorliegt, sehr ernst genommen werden. Eine Indikation ist vorhanden, wenn das Kind bis zum Nabel geboren ist und nach Geburt des Rumpfes Schultern und Kopf nicht folgen. In diesem Augenblick beginnt nämlich der kindliche Schädel in das Becken einzutreten und die Nabelschnur an die Wand des Beckens anzupressen (Abb. 382). Falls diese Situation lange anhält, erstickt das Kind. Deshalb muß eingegriffen werden. Zweckmäßiger ist es jedoch, die Geburt des

Rumpfes und des Kopfes durch Expression zu beschleunigen. Wird aber der kindliche Körper bis zu den Schultern leicht geboren, dann entwickelt man nur die Schultern und den Kopf, bzw. wendet die BRACHTsche Manualhilfe an.

Noch unangenehmer ist ein Hochschlagen der Arme in den Nacken. Ihre Lösung kann recht schwierig sein. Ist der vordere Arm hochgeschlagen, so dreht sich die ihm entsprechende Schulter nach hinten (STUMPF), weil der Hals des Kindes auf dieser Seite weniger biegsam ist und das Biegungsfacilium sich auf der anderen Seite befindet. Darum wird sich die Frucht solange um ihre eigene Achse drehen, bis die leichter flexible Seite hinter die Symphyse gelangt. Bei Steißlage dreht sich der Rücken mitunter nicht nach vorne sondern nach hinten. In diesem Falle können sich die Arme ebenfalls hochschlagen. Die schwierigste Situation entsteht jedoch bei Rotation des kindlichen Gesichtes zur Symphyse hin. Auch wenn der Kopf in Flexion bleibt, gefährdet er den Damm stärker, da er mit der dem fronto-occipitalen Durchmesser entsprechenden Circumferentia fronto-occipitalis (34 cm) geboren wird. Noch kritischer gestaltet sich die Situation bei Deflexionshaltung, weil dann das Kinn an der Symphyse hängen bleibt (Abb. 383). Dadurch wird in erster Linie das

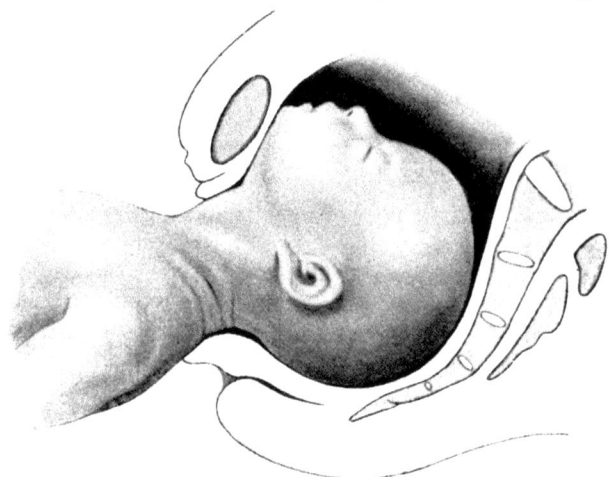

Abb. 383. Kinn über der Symphyse hängen geblieben.

Leben des Kindes stark gefährdet, aber auch die Mutter kann durch Nebenverletzungen Schaden nehmen. Ein Nabelschnurvorfall ereignet sich hauptsächlich bei Fußlage, wenn der Blasensprung vorzeitig oder frühzeitig erfolgt, da der vorliegende Teil den Beckeneingang nicht abdichtet. Alle diese Komplikationen soll man kennen, um ihnen rechtzeitig begegnen zu können. Ferner muß man während der Extraktion eine Drehung des kindlichen Bauches nach vorne zu verhindern suchen.

Das Kind vollführt nach der SELLHEIMschen Lehre bestimmte Drehungen, während es das Becken passiert, und zwar deshalb, weil es einem in verschiedener Richtung verschieden schwer biegbaren Zylinder ähnlich ist, der eine gebogene Röhre durchlaufen muß (s. S. 195). Es dreht sich daher solange um seine eigene Achse, bis sein Biegungsoptimum der Krümmung des Geburtskanales entspricht. Nachdem es sich mit der Hüftbreite im Beckeneingang eingestellt hat, rotiert es deshalb später in den geraden Durchmesser, weil es sich in der Hüftgegend leichter nach der Seite als nach vorne oder hinten abbiegen kann. Ähnlich verhält es sich mit den Schultern. Der Kopf beugt sich hingegen leichter vor oder rückwärts und schwerer nach der Seite. Darum dreht sich der Nacken solange nach vorne, bis die Pfeilnaht in den geraden Durchmesser des Beckenausganges gelangt, und entspricht damit am besten der Biegung, die vom Knie des Geburtskanales gebildet wird. So erklärt sich auch, warum bei unvollkommener Fußlage jene Hüfte nach vorne rotiert, die dem abwärts gestreckten Bein entspricht. Das andere emporgeschlagene Bein schient gleichsam den Rumpf, und deshalb ist die Biegsamkeit dieser Seite kleiner als die dem vorliegenden Fuß entsprechende Hüftgegend, die sich leichter seitwärts abbiegen kann.

Prognose und Behandlung. Bei Geburten in Beckenendlage sterben im allgemeinen ungefähr 5mal so viel Kinder wie bei Schädellage. Die zweckentsprechendste und erfolgreichste Behandlung der Beckenendlage ist also eine durch vollkommen ungefährliche äußere Handgriffe erreichbare Umwandlung in Schädellage. Am besten ist es, diese Operation bereits in den letzten Schwangerschaftsmonaten zu versuchen. Zu diesem Zeitpunkt ist sie leichter durchführbar als während der Geburt. Sobald nämlich eine regelmäßige Wehentätigkeit eingesetzt hat, wird eine Wendung sehr erschwert oder sogar verhindert. Die Wendung auf den Kopf gelingt bei Erstgraviden und Erstgebärenden unseren Erfahrungen nach (v. Végh, Lenzi) nicht so häufig (75%) wie bei Mehrgebärenden (86,7%), deren Gebärmutter und Bauchdecken schlaffer sind.

Bezüglich der Prognose wäre noch ein Unterschied zwischen Steiß- und Fußlage zu erwähnen. Der größte Vorzug der Steißlage ist — wie erwähnt — die bessere Vorbereitung des Geburtskanals für den nachfolgenden Kopf, da der vorliegende Steiß mit einem größeren Umfang durchtritt. Bei Fußlage hingegen hat man den Vorteil, das Kind nach Eröffnung des Muttermundes (bzw. dessen künstlicher Dehnung) im Notfall am vorliegenden Fuß leichter extrahieren zu können.

Die Geburt in Beckenendlage gefährdet das kindliche Leben vor allem deshalb stärker, weil in allen Fällen die Nabelschnur zwischen kindlichem Schädel und mütterlicher Beckenwand eine gewisse Zeit eingeklemmt wird. Bei Geburten in Schädellage entfällt diese Komplikation; denn die Ansatzstelle der Nabelschnur am Kind, wie auch die Placenta selbst, sitzen hinter dem Kopfe. Eine Ausnahme bilden nur die Fälle, in denen ein Nabelschnurvorfall eingetreten ist. Bumm bemerkte treffend: „Der Fetus gleicht in dieser Hinsicht dem Taucher, der unter Wasser seine Luft mittels eines Schlauches zugeführt bekommt und durch Kompression, Verwicklung oder Zerreißung des Schlauches Unterbrechungen der Respiration leicht ausgesetzt ist." Deshalb muß man, wie erwähnt, sobald die Frucht bis zum Nabel geboren ist und Schultern und Kopf nicht folgen, die Geburt beschleunigen. Wenn man bei guten Wehen extrahiert, schlagen sich die Arme nicht hoch, weil sie durch den sich kontrahierenden Uterus an ihrem Platz festgehalten werden. Darum sind gute Wehen während der Extraktion wichtig. Andernfalls muß ein Assistent durch Expression die Wehentätigkeit ersetzen. Wenn jemand gezwungen ist, eine Geburt in Beckenendlage allein zu leiten, sollte er sich entsprechend waschen, ein reines Tuch auf den Leib der Kreißenden legen und zunächst von oben exprimieren. Mit der Manualhilfe möge er erst dann beginnen, wenn das Kind bereits bis zu den Schultern geboren ist. Wenn man nicht schnell und überstürzt, sondern langsam extrahiert, bringt man das Kind heil zur Welt. Es befindet sich höchstens in einer Asphyxie, die gewöhnlich leicht behoben werden kann. Wenn aber infolge zu rascher Extraktion die Wirbelsäule des Kindes bricht oder eine Gehirnblutung auftritt, ist ein Exitus letalis unvermeidbar.

Eine weitere Gefahr für das Kind bildet die bei Beckenendlage (im Gegensatz zur Schädellage) fehlende Anpassungsmöglichkeit des Kopfes an das Becken (Konfiguration). Zudem muß der nichtkonfigurierte Kopf verhältnismäßig rasch durch das Becken gezogen werden, wodurch es zu intrakraniellen Blutungen und Verletzungen (Tentoriumrisse usw.) kommen kann.

Die mütterliche Mortalität liegt ebenfalls höher als bei Schädellage. Die Geburtsgeschwulst bildet sich bei Steißlage auf der vorderen Gesäßbacke aus. Bei Fußlage schwillt die vorliegende Extremität an und verfärbt sich bläulich.

Der frühzeitige oder vorzeitige Blasensprung disponiert, *falls sich die Geburt in die Länge zieht*, zu einer Infektion des Uterus. Die Infektionsgefahr ist aber bei Beckenendlage schon infolge der relativ häufigeren Eingriffe und auch wegen der öfter vorkommenden Damm- und Cervixrisse größer. Bei *Erstgebärenden* ist vor Extraktion der Frucht stets eine *Episiotomie* auszuführen, weil dadurch ein kompletter Dammriß verhütet werden kann und andererseits glatte und besser heilende Wundränder entstehen. Die Episiotomie soll ausgiebig genug sein. So wird dann die durch Bildung des Weichteilansatzrohres entstandene stärkere Biegung des Geburtskanals beseitigt. Die meisten Verletzungen (Wirbelsäulenbruch usw.) entstehen nämlich gerade dann, wenn man die Frucht durch diese Biegung des Geburtskanals zieht. Am besten führt man die Episiotomie in örtlicher Betäubung aus, da auf diese Weise die Wehentätigkeit nicht wie bei einer Narkose gestört wird, und die Gebärende länger mitpressen kann.

Aus dem Gesagten ersieht man, welche Vorteile die Wendung auf den Kopf durch äußere Handgriffe bei Beckenendlage in den letzten Schwangerschaftsmonaten bietet. Dreht sich die Frucht wieder zurück, so kann man die Wendung auch mehrmals wiederholen.

Bei Geburt in Beckenendlage muß man solange absolut konservativ vorgehen, bis die Frucht bis zum Nabel geboren ist. Folgen dann Schultern und Kopf nicht, wird man die Geburt möglichst mittels Expression beschleunigen oder das Kind extrahieren. Nach unseren Erfahrungen lassen sich die besten Ergebnisse mit dem konservativsten und physiologischsten Verfahren, nämlich dem BRACHTschen Handgriff (siehe Operationslehre) erreichen. Wir selbst wenden diese Methode schon seit Jahren statt der klassischen manuellen Extraktion an und bedienen uns der letzteren nur im Notfalle (siehe Operationslehre). Mehrgebärende lagern wir, sobald der Steiß sichtbar wird, Erstgebärende wenn sich der Steiß auch in der Wehenpause nicht mehr aus der Schamspalte zurückzieht, auf das Querbett oder den Operationstisch und bereiten uns zur Leitung der Geburt vor.

Muß man die Geburt zu einem Zeitpunkt beendigen, zu dem der Steiß noch im Beckeneingang steht, so holt man einen Fuß herunter. Nach Herstellung einer unvollkommenen Fußlage kann man die Geburt der gegebenen Lage entsprechend beschleunigen oder beenden. Ist die Beendigung der Geburt bei tiefstehendem Steiß erforderlich und lebt das Kind, dann zieht man den Steiß mit in die Hüftbeuge eingehaktem Finger herab oder, falls dies nicht gelingt, versucht man die Extraktion mit der Zange. Bei totem Kind extrahiert man den Steiß mit einem Haken oder eventuell mit dem BRAUNschen Kranioklast.

Gesellen sich zur Geburt bei hochstehendem Steiß gewisse Komplikationen (Herzfehler, Lungenleiden, Nabelschnurvorfall), so holt man, damit die Extraktion des Steißes im Falle eines Geburtsstillstandes keine größeren Schwierigkeiten bereitet, einen Fuß herunter. Dadurch hat man eine Fußlage hergestellt und kann die Geburt nach völliger Eröffnung des Muttermundes im Bedarfsfall jederzeit sofort beenden (prophylaktisches Herunterholen des Fußes).

In manchen Fällen (Mißverhältnis, Verzögerung der Geburt infolge Weichteilschwierigkeiten, z. B. bei alten Erstgebärenden) soll eine Schnittentbindung in Erwägung gezogen werden. Besteht bei Beckenendlage eine kleinere Beckenverengerung, kann die Beurteilung, ob ein Mißverhältnis vorliegt oder nicht, schwierig sein. Deshalb führt man auch in solchen Fällen zweckmäßigerweise eine Wendung auf den Kopf aus. Dadurch vermag man einerseits das Vorhandensein eines Mißverhältnisses besser und leichter zu beurteilen, andererseits kommt es infolge der Konfigurabilität des Schädels leichter zu einer Spontangeburt.

Die Querlage.

Von Querlage spricht man, wenn die Längsachse der Frucht nicht mit der Längsachse der Gebärmutter und des Geburtskanals zusammenfällt, sondern in einem rechten Winkel dazu steht. Meist befindet sich die Frucht jedoch nicht genau in Querlage sondern in Schräglage, so daß der Winkel, den die beiden Achsen einschließen, zwischen 45 und 90° variiert.

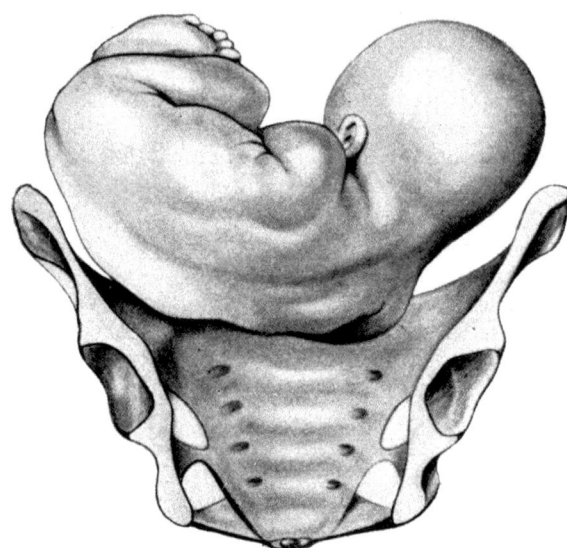

Abb. 384. 1. dorsoanteriore Querlage.

Die Querlage ist für den Geburtsverlauf von allen Lagen die ungünstigste; denn aus *Querlage kann nicht einmal eine Frühgeburt spontan lebend geboren werden. Ausnahmen kommen nur äußerst selten vor.* Aus diesem Grunde erfolgt bei zu spät eintreffender Hilfe mit absoluter Sicherheit eine Ruptur der Gebärmutter.

Je nachdem sich der kindliche Schädel links oder rechts befindet, spricht man von 1. oder 2. Querlage. Weiterhin werden die Querlagen entsprechend der Lage des kindlichen Rückens nach vorne, hinten, oben oder unten, in dorsoanteriore und dorsoposteriore (Abb. 384, 385, 386 und 387), in dorsoinferiore und dorsosuperiore unterteilt.

Vorkommen. Im Durchschnitt trifft auf ungefähr 200 Geburten eine Querlage.

Ursache. Als Ursache kommen alle Faktoren in Frage, die die *Einstellung* des vorliegenden Teiles *erschweren* oder *verhindern*, z. B. eine Geschwulst im Beckeneingang, eine Placenta praevia, ein enges Becken usw. Von Bedeutung sind ferner eine *Ausdehnung und Erschlaffung der Bauchdecken und der Gebärmutter.*

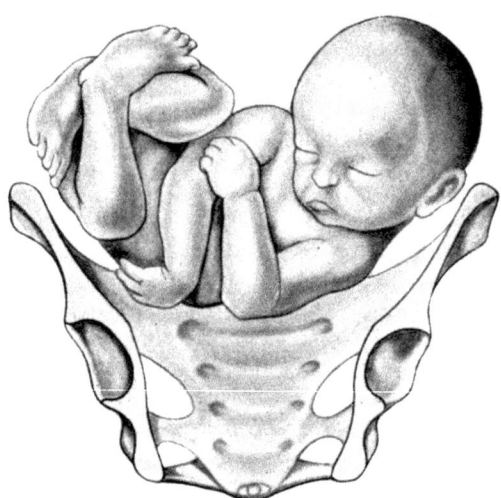

Abb. 385. 1. dorsoposteriore Querlage.

Hieraus erklärt sich das häufigere Vorkommen von Querlagen bei Mehrgebärenden. Eine Disposition zu Querlage stellen auch die Fälle dar, in denen die Gebärmutter stärker ausgeweitet ist, so daß die *Frucht mehr Raum zur Verfügung hat.* Dies beobachtet man z. B. bei Hydramnion und bei Zwillingsschwangerschaft nach Geburt des ersten Kindes. Schließlich kann noch die Form der Gebärmutter (Uterus arcuatus usw.) eine Rolle spielen.

Diagnose. Oft fällt schon bei Betrachtung des Leibes eine Verbreiterung in der Querrichtung auf.

Bei äußerer Untersuchung findet man den Beckeneingang leer und auf der einen Seite tastet man den kindlichen Schädel, auf der anderen den Steiß. Die Herztöne sind höher oder tiefer festzustellen, je nachdem es sich um eine dorsoanteriore oder dorsoposteriore Lage handelt und demgemäß die linke Brustkorbhälfte des Kindes höher oder tiefer liegt. Mit äußeren Handgriffen läßt sich fast immer die Diagnose stellen. Je nachdem man den Kopf ganz auf der Seite oder nur gegen die Beckenschaufel zu ausgewichen findet, spricht man von Querlage oder Schräglage. Die Bedeutung dieser beiden Anomalien ist nicht gleich;

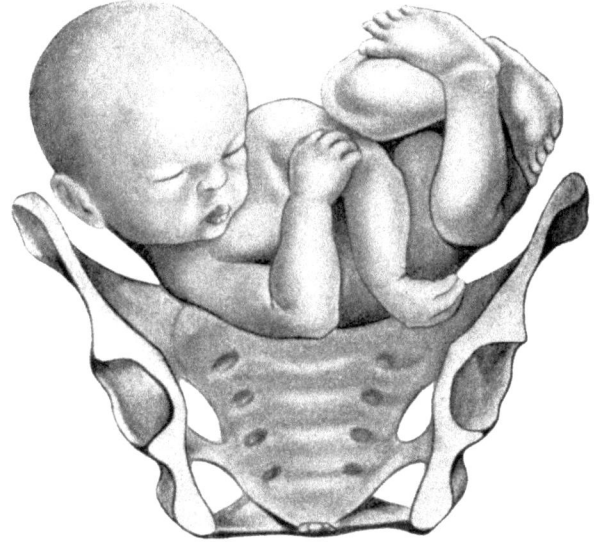

Abb. 386. 2. dorsoposteriore Querlage.

denn aus Schräglage erfolgt eher eine spontane Lagekorrektur und auch die Wendung auf den Kopf gelingt leichter als bei ausgesprochener Querlage. Falls man auf Grund äußerer Untersuchung keine sichere Diagnose stellen kann, muß man eine innere Untersuchung vornehmen.

Der Erfolg der inneren Untersuchung hängt von der Weite des Muttermundes ab. Die Gefahr einer unbeabsichtigten Sprengung der Fruchtblase bei der Untersuchung besteht bei Querlage in erhöhtem Maße. Da kein vorliegender Teil existiert, gibt es eigentlich auch kein Vorwasser, wie z. B. bei Schädellage, bei der der Berührungsgürtel das Fruchtwasser in zwei Teile, in das Vorwasser und in das reichlichere Nachwasser teilt. Bei Querlage steht also die Blase unter größerem Druck und ist stärker gespannt als bei Schädellage. Die Gefahr eines Blasensprunges wird noch erhöht, weil man bei Querlage tiefer eingehen muß, um Fruchtteile tasten zu können. Ob man die Frucht durch die Blase hindurchtastet oder ob man sie erst nach dem Blasensprung direkt fühlt, eine Querlage läßt sich jedenfalls auf Grund charakteristischer Anzeichen immer feststellen. Das wichtigste Symptom ist die Palpation kleiner Teile oder der Wirbelsäule bzw. des Schulterblattes (Rücken) oder der Rippen (Brustkorb) an Stelle eines harten oder weichen großen Teiles (Kopf oder Steiß). Diese Feststellung allein genügt aber nicht; denn man muß auch wissen, um welche Querlage es sich handelt, d. h. auf welcher Seite der Mutter der kindliche Schädel liegt. Der Kopf befindet sich bei Querlage immer auf der Seite, auf der man die Achselhöhle tastet. Erreicht also der untersuchende Finger, am Rumpf der Frucht aufwärtsgleitend, die Achselhöhle, so liegt der Kopf stets auf der Seite, nach der hin die Achselhöhle geschlossen ist. Die dorsoanteriore bzw. dorsoposteriore Lage des Kindes läßt sich daran feststellen, ob man die Rücken- oder die Bauchseite

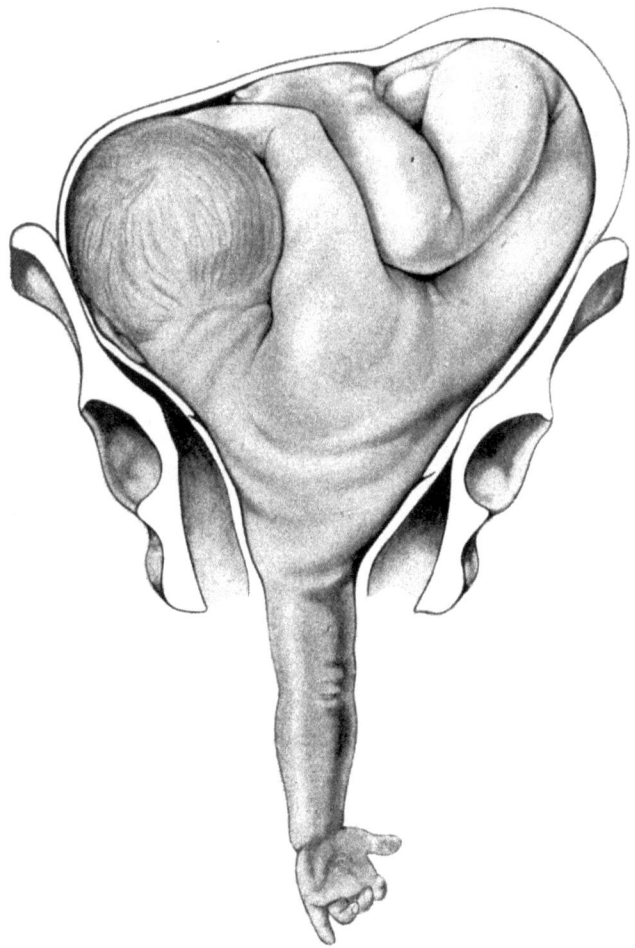

Abb. 387. 2. dorsoanteriore Querlage. Der Daumen der vorgefallenen *linken* Hand (Handteller nach oben gerichtet) zeigt nach der *linken* Seite der Mutter.

tastet, ob man also das Schulterblatt oder die Rippen palpiert. Gewisse Rückschlüsse kann man auch ziehen, wenn die Herztöne höher oder tiefer zu vernehmen sind. Viel leichter gestaltet sich die Orientierung bei Armvorfall.

Der Armvorfall, der bei Schädellage verhältnismäßig selten vorkommt und bei Steißlage eine noch seltenere Komplikation darstellt, tritt bei Querlage aus begreiflichen Gründen viel häufiger auf. Der in der Vagina befindliche Arm ist leicht von einem Fuß zu unterscheiden; der Ellenbogen ist nämlich spitz, das Knie dagegen rundlich, die Zehen sind im Verhältnis zur Sohle kurz, die Finger relativ lang und von verschiedener Länge. Der Daumen kann opponiert werden, die große Zehe nicht. Mit Hilfe des vorgefallenen Armes findet man die Achselhöhle schneller. Es läßt sich aber auch erkennen, welcher Arm vorgefallen ist, weil man nur der gleichnamigen Hand die Hand reichen kann (also die rechte Hand der rechten und die linke Hand der linken). Eine andere Möglichkeit besteht darin, daß man die Handfläche des vorgefallenen Armes nach oben richtet und beobachtet, nach welcher Seite der Mutter der Daumen zeigt. Weist er nach rechts, so handelt es sich um die rechte, zeigt er nach links, um die linke Hand (Abb. 387). Wenn man weiß, welche Hand vorgefallen ist und auf welcher Seite sich der kindliche Schädel befindet, kann man leicht feststellen, ob es sich um eine dorsoanteriore oder eine dorsoposteriore Querlage handelt.

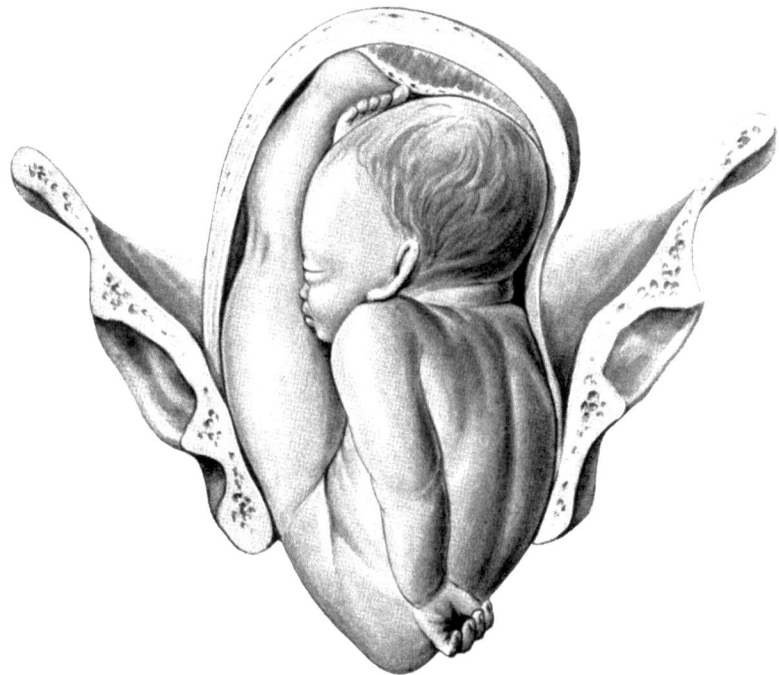

Abb. 388. Evolutio spontanea (nach DENMAN).

Verlauf. Ausnahmsweise kommt es bei kleinen, toten und noch mehr bei macerierten Kindern zu einer Spontangeburt, die auf verschiedene Arten möglich ist. Der eine Mechanismus, die *Versio spontanea*, beruht auf der Einstellung der Frucht in Längslage durch die Wehentätigkeit. Die Gebärmutter sucht nämlich während der Wehe ihre außerhalb der Schwangerschaft innegehabte Gestalt wieder zu erlangen. Am leichtesten kommt dies bei Schräglagen und hauptsächlich bei Mehrgebärenden vor.

Die anderen Möglichkeiten, z. B. die DENMANsche und die DOUGLASsche *Evolutio spontanea,* der ROEDERERsche *Partus conduplicato corpore* und der von KÜSTNER beschriebene Mechanismus kommen schon viel seltener vor.

Als erster beschrieb DENMAN im Jahre 1785 die Möglichkeit einer spontanen Evolution. Das Wesentliche hierbei ist das Tiefertreten des Rumpfes unter der Einwirkung der Wehen, wobei Kopf und Schultern, besonders wenn das Kind maceriert oder tot und der Körper biegsamer ist, in der Linea terminalis hängen bleiben. Schließlich kommt die Frucht zusammengeklappt in Steißlage zur Welt (Abb. 388).

Die von DOUGLAS beschriebene Art der spontanen Evolution (1811) unterscheidet sich von der eben genannten insofern, als nur der Kopf hängen bleibt, die Schultern hingegen bis unter die Symphyse vorrücken. Hierdurch wird der Hals stark gedehnt und die übrigen Körperteile (Brustkorb, Bauch, Steiß) werden an dem Kopf vorbei geboren (Abb. 389).

Bei dem von ROEDERER beschriebenen Partus conduplicato corpore wird das Kind in der Brustwirbelsäule spitzwinklig abgeknickt und der Kopf in den Bauch eingepreßt (Abb. 390).

Schließlich sei noch der KÜSTNERsche Mechanismus erwähnt. Hierbei kommt der Steiß im Beckeneingang neben der Schulter zu liegen und die Lendengegend ist funduswärts nach oben durchgebogen. Unter Einwirkung der Wehen drängt der Steiß die Schultern zur Seite und schließlich wird das Kind in Beckenendlage geboren.

Alle diese Möglichkeiten gehören schon deshalb zu den größten Ausnahmen, weil alle Voraussetzungen (kleine biegsame Frucht, gute Wehentätigkeit usw.) nur selten gegeben sind. Zudem kommt diese Lösung des Problems bei Querlage nur dann in Frage, wenn keine ärztliche Hilfe zur Verfügung steht. Der Fachmann kann nämlich die Gebärende nicht den mit einer solchen spontanen Evolution einhergehenden Gefahren aussetzen, weil er damit die Geburt einem reinen Glücksfall anvertrauen würde.

Aus dem Fehlen eines vorliegenden Teiles bei Querlage wird es leicht verständlich, warum die Blase schon

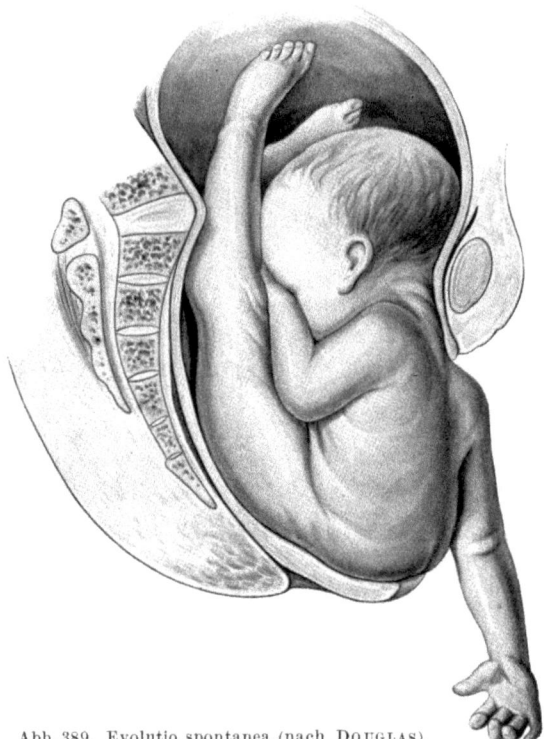

Abb. 389. Evolutio spontanea (nach DOUGLAS).

frühzeitig springt. Derselbe Grund führt auch öfter zu einem Vorfall der Nabelschnur oder kleiner Teile.

Bei Nabelschnurvorfall wendet man, wenn möglich, auf den Fuß. Die Gefährdung des Kindes ist hierbei geringer als bei Schädellage; denn bei Wendung auf den Fuß ist kein vorliegender Teil vorhanden, der die Nabelschnur komprimieren könnte. Ein Armvorfall ist in der Regel kein großes Unglück, auf keinen Fall ist er, wie manche Nichtfachleute irrtümlicherweise annehmen, mit einer verschleppten Querlage, die noch andere Kriterien besitzt, identisch (s. unten). Den vorgefallenen Arm darf man niemals reponieren; denn wenn die Vorbedingungen erfüllt sind, kann die Wendung auch so ausgeführt werden. Bei Extraktion der Frucht ist es sogar von Vorteil, wenn man den Arm nicht entwickeln muß.

Wie bereits erwähnt, kann bei Querlage nicht einmal eine Frühgeburt spontan erfolgen. Wenn also die Wehen dauernd heftiger werden, pressen sie die vorliegende Schulter immer stärker in den Beckeneingang hinein, und die Schultern lassen sich unter Umständen gar nicht mehr aus dem Beckeneingang zurückschieben. Die Schultern können aber mit Kopf und Rumpf zusammen das Becken nicht passieren. Es entsteht also ein Mißverhältnis, und wenn die Wehentätigkeit nicht aufhört, sondern, wie dies meist der Fall ist, noch zunimmt, kann sich der

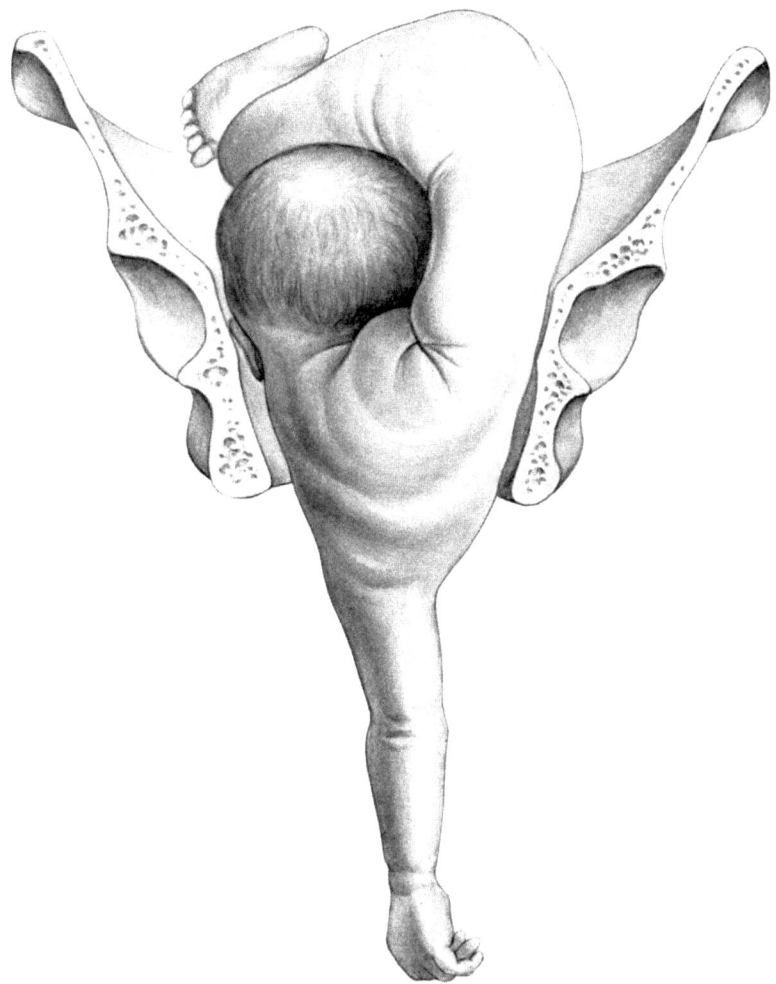

Abb. 390. Partus conduplicato corpore (nach ROEDERER).

passive Teil immer weiter ausdehnen, bis es zu einer Ruptur kommt. Eine solche erfolgt bei Querlage noch viel rascher als sonst; denn hierbei wird das untere Uterinsegment nicht nur in seiner Längsrichtung, sondern auch in seiner Querrichtung überdehnt, weil der kindliche Teil, der in den Beckeneingang gelangt, sehr breit ist. Da bei verschleppter Querlage meist ein Arm vorgefallen ist, nimmt man oft irrtümlicherweise an, der vorgefallene Arm bedeute bereits eine *verschleppte Querlage*. Von einer solchen *ist aber erst dann die Rede, wenn die tiefergetretene Schulter derart in den Beckeneingang eingekeilt ist, daß sie sich daraus nicht mehr hochschieben läßt, und wenn sich der aktive Teil der Gebärmutter in einer Dauerkontraktion (Tetanus uteri) befindet, der passive Teil dagegen stark überdehnt ist*

(Abb. 387). Die Erkennung einer verschleppten Querlage ist wegen der zu ergreifenden therapeutischen Maßnahmen überaus wichtig. Handelt es sich nämlich bereits um eine Verschleppung, so ist eine Operation zur Korrektur der Lage, also der Versuch einer Wendung auf den Fuß, nicht mehr statthaft. Bei dem Bemühen, den vorliegenden Teil zurückzuschieben, um die Hand in die Gebärmutter einführen zu können, würde man unweigerlich eine Uterusruptur hervorrufen. Aber noch vor Eintreten einer Uterusruptur kann eine Infektion der Gebärmutterhöhle das Leben der Mutter schwer gefährden. Längs des vorgefallenen Armes ascendieren infizierende Keime und die Temperatur steigt an. Unter der Einwirkung von gasbildenden Bakterien kann schließlich eine Physometra, in anderen Fällen sogar eine schwere Sepsis entstehen. Die Frucht stirbt fast immer schon infolge der Dauerkontraktion der Gebärmutter ab.

Die mütterliche Mortalität beträgt bei Querlage etwa 4—5%, die kindliche sogar 20—30%. Letztere kann durch gute Fachtätigkeit auf 5—10% herabgedrückt werden.

Behandlung. Die Beendigung einer Geburt in Querlage hängt davon ab, ob das Kind noch lebt und für welche Operationen die Vorbedingungen erfüllt sind. Die Frage nach dem Leben des Kindes wird auch bei Querlage in erster Linie durch Auskultation der Herztöne geklärt. Bei dorsoposteriorer Querlage wird man jedoch gelegentlich, obwohl die Frucht lebt, doch keine Herztöne hören, weil sich der Rücken hinten, vor der Wirbelsäule der Mutter befindet. In solchen Fällen gibt die Pulsation der Nabelschnur bei der Wendung auf den Fuß Auskunft. Eine zweite Möglichkeit (noch vor Abtasten der Nabelschnur) ist die Feststellung von Kindsbewegungen bei Berührung des Kindes. Diese kann man übrigens bei vorgefallenem Arm auch erkennen, falls die Frucht auf Berührung reagiert oder vielleicht sogar die kindliche Hand die Finger des Operateurs ergreift. Wenn die Frucht lebt, ist selbstverständlich alles zu unternehmen, um sie auch lebend zur Welt zu bringen. Ein abgestorbenes Kind wendet man — gute Beweglichkeit vorausgesetzt — möglichst frühzeitig auf den Fuß. Ist das Kind tot und besteht auch nur eine geringe Gefahr für eine Verletzung des unteren Uterinsegmentes, so kommen zerstückelnde Operationen in Frage. Diese wurden schon von den alten Chirurgen, Feldscheren und Steinschneidern mit gutem Erfolg und zum Teil bereits in der gleichen Weise wie heute ausgeführt. Bei einem lebenden Kinde ist es das erste Bestreben, die Querlage in eine Längslage umzuwandeln. *Die einfachste Art ist die Wendung auf den Kopf,* falls die Voraussetzungen dazu gegeben sind. Im Anschluß daran sorgt man möglichst für eine Fixierung des nunmehr vorliegenden Kopfes an dieser Stelle (siehe Operationslehre). Vielfach wird auch heute noch fälschlicherweise immer nur die Wendung auf den Fuß ausgeführt. Aus Querlage läßt sich leichter eine Schädellage herstellen als aus Beckenendlage; denn die Frucht muß nicht um 180° sondern nur um 90° gewendet werden. Doch können auch hierbei große Schwierigkeiten auftreten, wenn die Gebärmutter sehr straff und reizbar ist. Noch hinderlicher ist eine Formanomalie des Uterus, derentwegen sich die Frucht auch quer gestellt hat (z. B. Uterus arcuatus). Der große Vorteil der Wendung auf den Kopf besteht in der weitgehenden Sicherung des kindlichen Lebens, denn so kann ja auch eine Spontangeburt erfolgen. Sogar bei geringgradiger Beckenverengerung ist es, wie andernorts bereits erwähnt, sowohl bei Beckenendlage als auch bei Querlage richtiger, auf den Kopf zu wenden. Bei vorangehendem Kopf läßt es sich leichter und sicherer entscheiden, ob ein Mißverhältnis besteht und wie groß dieses ist. Weiterhin kann man beobachten, ob der Kopf eine Neigung zeigt, sich zu konfigurieren. Mit anderen Worten, es ist so besser zu entscheiden, ob die Geburt per vias naturales ablaufen kann, oder ob ein Kaiserschnitt indiziert ist.

Seitdem wir bei Querlagen möglichst schon während der Schwangerschaft systematisch auf den Kopf wenden, ist die Zahl unserer Geburten in Querlage wesentlich gesunken (0,3%) und die Mortalität der in Querlage geborenen Kinder beträgt, dem bearbeiteten Material zufolge, nur 7,4%, die der Mütter 0% (LUTTOR). Bei einer Beckenverengerung, bei der man ein lebendes Kind auf natürlichem Wege nicht erhoffen darf, oder bei einer alten Erstgebärenden, bei der infolge Weichteilschwierigkeiten das Leben des Kindes stark gefährdet ist, wird man natürlich, falls der Geburtskanal nicht infiziert ist, einen Kaiserschnitt vornehmen.

In jedem Falle, in dem die Wendung auf den Kopf nicht möglich ist oder mißlingt, wenden wir auf den Fuß. So leicht sich oft die Notwendigkeit einer Wendung auf den Fuß feststellen läßt, so schwer kann es sein, den Zeitpunkt für die Durchführung der Operation zu bestimmen.

Das Ziel unserer Bemühungen stellt die Beendigung der Geburt dar, also die Extraktion der auf den Fuß gewendeten Frucht. Daher wendet man am besten erst nach völliger oder fast völliger Eröffnung des Muttermundes; mit anderen Worten, wenn die Voraussetzungen für die Extraktion gegeben sind. Forciert man die Extraktion vorher, so entstehen möglicherweise Cervixrisse, oder der Muttermund umfaßt den Hals der Frucht, wodurch es zu Wirbelsäulenverletzungen und intrakraniellen Blutungen kommt.

Die Auswahl der zu ergreifenden therapeutischen Maßnahmen ist besonders schwierig, wenn der Muttermund noch nicht völlig eröffnet ist. Hier taucht dann die Frage auf, ob man eingreifen oder weiter abwarten soll. *Steht die Blase* noch, während der Muttermund für die Extraktion noch nicht weit genug ist, so kann man sie bei 2—3 Finger breitem Muttermund sprengen und das Kind wenden. Die Geburt verläuft dann ähnlich wie bei Fußlage. *Zweckentsprechender ist es jedoch*, falls man nicht gezwungen wird, zu handeln, *abzuwarten*, bis der Muttermund mehr oder weniger völlig ist, weil man dann der Wendung die Extraktion anschließen kann. Mancherorts führt man während der Wartezeit zum Schutze der Blase einen Kolpeurynter in die Scheide ein oder lagert die Frau auf die Seite.

Falls die Blase noch steht oder der Blasensprung nur kurze Zeit zurückliegt und der Muttermund völlig eröffnet ist, falls also mit anderen Worten die Vorbedingungen für die Wendung und Extraktion gegeben sind, führt man überall die Wendung und anschließend die Extraktion aus. Mitunter kommt dieses Vorgehen auch in Frage, wenn der Muttermund zwar noch nicht völlig eröffnet, aber dehnbar genug ist, so daß man die Extraktion der Frucht versuchen kann. Um dies zu entscheiden, geht man in die Vagina ein und bemüht sich, mit zwei Fingern den noch vorhandenen Rand des Muttermundes auseinander zu spreizen. Erreicht man dabei mit den Fingern die Beckenwand, so ist die Muttermundsöffnung für die Extraktion genügend groß.

Weniger einfach liegen die Verhältnisse, *wenn die Blase nicht mehr steht und der Muttermund erst 2—3 Querfinger breit eröffnet ist*. Manche führen in diesem Falle immer eine Wendung auf den Fuß nach BRAXTON HICKS durch, weil sie befürchten, bis zur völligen Erweiterung des Muttermundes könne der größte Teil des Fruchtwassers abfließen, da ja bei Querlage keine Abdichtung des Beckens durch einen vorliegenden Teil stattfindet. Die Anhänger der anderen Richtung, mit WINTER an der Spitze, warten auch hier noch zu; denn erfahrungsgemäß geht im Anschluß an die vorzeitige Wendung, die bei einem 2—3 Finger breiten Muttermund durchgeführt wird, ein Teil der Kinder zugrunde. Welches ist nun die richtige Auffassung? Sind die Wehen nicht sehr kräftig, so kann man, auch wenn die Blase nicht mehr steht, zweifellos noch zuwarten, vor allem bei Mehrgebärenden, bei denen die Eröffnungsperiode nicht zu lange dauert. Der größte Teil des Fruchtwassers pflegt sich nicht so schnell zu entleeren. Mitunter gibt es aber doch Fälle, in denen man mit einem Abfluß der größten Menge des Fruchtwassers rechnen muß, z. B. bei einer Erstgebärenden mit sehr kräftigen Wehen und länger dauernder Eröffnungsperiode. Falls man also den Abfluß der Hauptmenge des Fruchtwassers noch vor dem Völligwerden des Muttermundes befürchten muß, kann die Wendung schon vorher erwogen werden. Bei *toter Frucht* ist dies schon deshalb zweckmäßiger, weil man einen Dauerzug am Fuß befestigen und dadurch die Erweiterung des Muttermundes beschleunigen kann. Weiterhin kommen bei abgestorbenem Kinde auch zerstückelnde Operationen in Frage. Diese gestalten sich durchaus nicht immer leicht. Wenn z. B. die Blase noch steht oder noch nicht lange gesprungen ist und deshalb der Hals des Kindes noch hoch liegt, ist eine Dekapitation schwieriger vorzunehmen als eine Wendung auf den Fuß bei gutbeweglicher Frucht in Querlage. Lebt das Kind, und ist der Muttermund noch nicht weit genug, so kann man ihn auch mit einem Ballon erweitern. Damit läßt sich gleichzeitig ein zu starker Ablauf von Fruchtwasser während der Eröffnungsperiode verhindern. Die dilatierende Wirkung des Ballons vermag man durch Anhängen eines Gewichtes noch zu erhöhen. Wenn nach der Geburt des Ballons der Muttermund entsprechend weit ist, kann man auf den Fuß wenden und extrahieren. Falls aber die Eröffnung für eine Extraktion immer noch nicht ausreicht, wird man vielleicht einen weiteren, noch größeren Ballon einführen. Bemerken möchten wir, daß der geübte Geburtshelfer einen 3—4 Querfinger breiten Muttermund auch manuell dehnen kann, um dann zu wenden und zu extrahieren. Die Ballonbehandlung ist heute kaum mehr üblich.

Die Frage, wann die Wendung auf den Fuß gestattet ist, gehört eigentlich in den Rahmen der Operationslehre, soll aber ihrer praktischen Bedeutung wegen hier kurz gestreift werden. Die Wendung auf den Fuß darf man dann ausführen, wenn die Vorbedingungen dafür gegeben sind. Die feineren Einzelheiten hierbei zu entscheiden, ist eine überaus schwierige und verantwortungsvolle Aufgabe. Eben darum raten wir demjenigen, der nicht Facharzt für Geburtshilfe ist, die Wendung lieber zu unterlassen, es sei denn, sie verspricht leicht zu werden. Der geübte Geburtshelfer darf auch unter schwierigeren Umständen die Operation versuchen, weil er besser beurteilen kann, ob in der Gebärmutter noch ausreichend Platz für die Wendung vorhanden ist. Er weiß auch, wieviel Kraft er anwenden darf, ohne Nebenverletzungen zu verursachen. Die Beweglichkeit der Frucht, also die Möglichkeit zur Wendung, hängt bis zu einem gewissen Grad, aber nicht ausschließlich, von der seit dem Blasensprung verstrichenen Zeit ab. Wie gelegentlich schon verhältnismäßig kurze Zeit nach dem Blasensprung die Wendung nicht mehr durchführbar ist, weil infolge starker Wehentätigkeit fast das ganze Fruchtwasser abgeflossen ist, so kann andererseits auch die Frucht nach 8—10 Std immer noch gut beweglich sein, weil die Wehen nicht sehr kräftig waren. *Ob man also wenden kann, hängt nicht in erster Linie von der seit dem Blasensprung verstrichenen Zeit ab, sondern davon, in welchem Maße das Kind noch beweglich ist.* Der sehr geübte Geburtshelfer kann im vollen Bewußtsein seiner Verantwortung die Wendung auch dann noch vorsichtig versuchen, wenn die Frucht schon weniger gut beweglich ist. Der praktische Arzt, aber auch der Facharzt außerhalb der Klinik, möge eine so gewagte Wendung lieber unterlassen und die Kreißende in eine Klinik einliefern, um nicht das Leben der Mutter zu gefährden. Dazu ist schon deshalb zu raten, weil nach solchen schweren und forcierten Wendungen die kindliche Mortalität sehr groß ist.

Manche Geburtshelfer führen bei Querlage zum Schutze der Blase nach Wehenbeginn einen BAUMMschen Ballon in die Gebärmutter ein. Dadurch wird zweierlei erreicht. Einmal wird die Fruchtblase geschützt und zum anderen der Muttermund gedehnt. Theoretisch ist dieses Vorgehen vollkommen richtig. Wir halten es jedoch für etwas übertrieben und überflüssig. Man bedenke nur, in wievielen Fällen sich die Wendung ohne Zuhilfenahme eines Ballons ausführen läßt. Die Einführung eines Ballons erhöht aber auch die Infektionsgefahr. Bei engem Becken, Tumoren im Geburtskanal, Callusbildungen, bei alten Erstgebärenden usw. soll auch eine *Schnittentbindung* in Erwägung gezogen werden.

Bei *verschleppter Querlage* und abgestorbenem Kinde ist die Zerstückelung die einzig richtige Maßnahme. Den vorgefallenen Arm darf man aber selbst in diesem Falle nicht abschneiden, weil man mit seiner Hilfe nach der Dekapitation den kindlichen Rumpf extrahieren kann. Ein noch größerer Fehler ist es natürlich, den Arm abzuschneiden, solange die Frucht lebt und die Querlage gar nicht verschleppt ist. Leider kam auch dies schon wiederholt vor, wie aus Gerichtsakten ersichtlich ist.

Aus begreiflichen Gründen lebt die Frucht bei verschleppter Querlage meist nicht mehr. Dieser Zustand stellt ja das Endstadium eines längeren, für das Kind ungünstigen Vorganges dar. Die Nabelschnur kann vorfallen oder zwischen kindlicher Schulter und Beckenwand der Mutter eingeklemmt werden. Zu einem Fruchttod führen unter Umständen auch zu häufige Wehen tetanischen Charakters, eine partielle Placentalösung usw. In seltenen Fällen lebt allerdings das Kind noch. Die Frage, ob man eine solche Frucht noch retten kann, ist im allgemeinen zu verneinen, da die Geburt in einer für die Mutter schonenden Weise (Rupturgefahr) beendet werden muß; denn bis es zu einer Verschleppung der Querlage kommt, ist die Uterushöhle meist schon infiziert, das Fruchtwasser übelriechend, und die Gebärmutter kann nicht mehr als aseptisch betrachtet werden. Ein Kaiserschnitt zu diesem Zeitpunkt würde das Leben der Mutter zu sehr gefährden; zudem ist das Kind in solchen Fällen meist nicht mehr lebensfähig. Wenn man sich wegen relativ günstiger Voraussetzungen ausnahmsweise doch einmal zu einer Schnittentbindung entschließt, kommt nur die SELLHEIMsche Fistel oder die PORTESsche Uteruseventeration, noch eher aber der mit einer Uterusamputation oder -exstirpation verbundene Kaiserschnitt in Frage. Dieses Vorgehen ist jedoch nur gerechtfertigt, wenn es sich um eine alte Erstgebärende handelt, die noch keine Kinder hat und wegen ihres Alters auch kaum mehr welche bekommen wird. Es hat auch nicht viel Sinn, wegen eines fraglichen kindlichen Lebens bei der Mutter einen mit erhöhter Gefahr einhergehenden Kaiserschnitt vorzunehmen. Anders ist die Lage in jenen *seltenen* Fällen zu beurteilen, in denen sich die Schulter verhältnismäßig rasch, nach einem kurzen Kreißen, einklemmt und eine verschleppte Querlage in einer Klinik oder kurz vor der Einlieferung dorthin entsteht.

Vorliegen und Vorfall kleiner Teile.

Tastet man im Muttermund neben dem vorliegenden Teil oder an dessen Stelle (Querlage) eine obere oder untere Extremität, so handelt es sich bei stehender Blase um ein *Vorliegen* (Abb. 391), nach Blasensprung um einen *Vorfall* kleiner Teile (Abb. 392). Dem Vorliegen und Vorfallen der unteren Extremitäten kommt bei Beckenendlage keine praktische Bedeutung zu. Daher soll im folgenden nicht darauf eingegangen werden.

In gewissem Sinne gehört auch das Vorliegen und der Vorfall der Nabelschnur hierher. Diese Regelwidrigkeit gefährdet aber nur die Frucht, beeinflußt hingegen nicht den Geburtsmechanismus, weshalb sie an anderer Stelle besprochen werden soll. Demgegenüber hemmt oder hindert das Vorliegen bzw. der Vorfall von Extremitäten in erster Linie den Geburtsmechanismus. Eine Ausnahme bilden nur Fälle mit besonders kleinem kindlichem Schädel, neben dem eine Extremität bequem im Becken Platz findet, oder bei denen nur ein kleiner Teil der Extremität (die Hand) neben dem vorliegenden Teil angetroffen wird. Ein Vorliegen oder ein Vorfall von kleinen Teilen gefährdet vor allem die Mutter und erst in zweiter Linie das Kind, das dem erforderlichen operativen Eingriff oder dem schweren Geburtstrauma zum Opfer fallen kann. Der Vorfall einer Extremität ist also zu den Regelwidrigkeiten des Geburtsmechanismus zu rechnen.

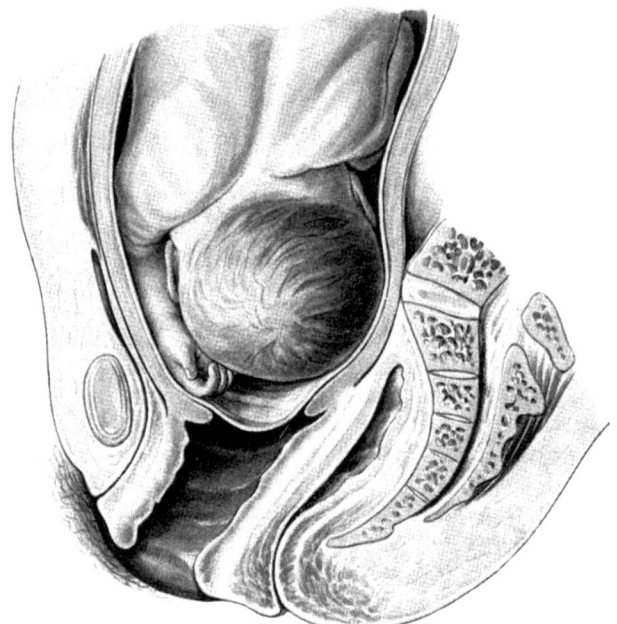

Abb. 391. Vorliegen der Hand.

Ursache für das Vorliegen oder den Vorfall kleiner Teile kann jeder Umstand sein, der die Einstellung des vorliegenden Teiles erschwert oder verhindert, ferner ein Abfluß des Fruchtwassers, der aus irgendeinem Grunde erfolgt, bevor sich der vorliegende Teil im Beckeneingang einstellt. Disponierend wirkt auch eine mit größerer Wucht erfolgende Entleerung des Fruchtwassers (Hydramnion) und noch mehr das Fehlen eines vorliegenden Teiles bei Quer- und Schräglagen.

Der vorliegende oder vorgefallene kleine Teil kann eine obere oder untere Extremität sein. Letzteres ereignet sich hauptsächlich bei Querlage. Neben dem Kopf fällt nur ausnahmsweise ein Fuß vor, am ehesten einmal bei unreifem, abgestorbenem und besonders bei maceriertem Kinde.

Die neben dem Kopf liegenden kleinen Teile hindern meist den Schädel daran, in den Beckeneingang einzutreten. Recht selten stellt sich der Kopf neben der vorliegenden oder vorgefallenen Extremität doch ein und tritt in das Becken. In solchen Fällen wird aber regelmäßig die Drehung des Kopfes verhindert, was natürlich zu einer Störung des Geburtsmechanismus führt. Vielleicht ist es nicht überflüssig, noch zu erwähnen, daß man bei Vorliegen oder Vorfall einer Extremität auch an die Möglichkeit einer Zwillingsschwangerschaft denken soll.

denn gelegentlich findet man neben dem vorliegenden Teil die Extremität der anderen Frucht.

Die *Diagnose* dieser Regelwidrigkeit ist nur auf Grund rectaler oder noch besser vaginaler Untersuchung möglich. Nur ganz selten kann ein sehr geübter und erfahrener Geburtshelfer bei besonders dünnen Bauchdecken schon durch äußere Untersuchung einen Vorfall kleiner Teile vermuten.

Behandlung. Wenn eine Extremität bei Schädellage vorliegt, kommt in erster Linie eine zweckmäßige Lagerung in Betracht. Diese besteht in der Lagerung der Kreißenden auf die der vorgefallenen Extremität entgegengesetzte Seite.

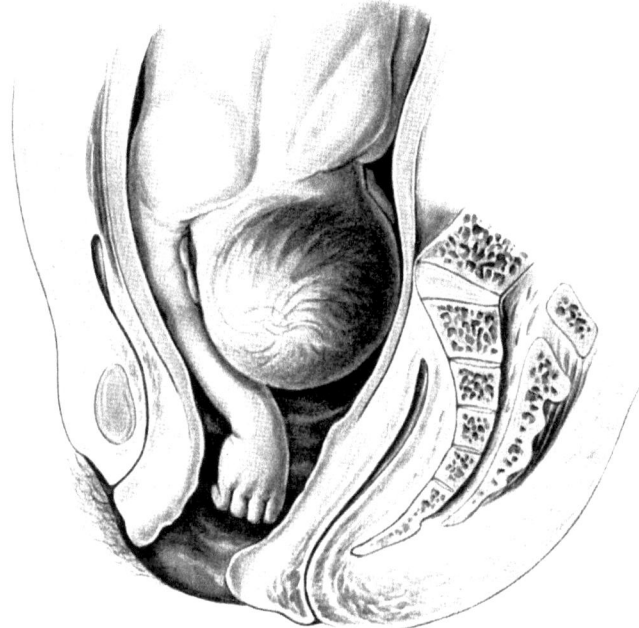

Abb. 392. Armvorfall.

Dadurch neigt sich der Fundus uteri auf die Seite, auf der die Kreißende liegt, und die vorliegende Extremität kann sich zurückziehen.

Einen bei Schädellage *vorgefallenen Arm* sollte man lieber gleich zu *reponieren* suchen, da zweckmäßige Lagerung allein meist zu keinem Ergebnis führt. Am ehesten sieht man einen Erfolg davon, wenn nur eine *Hand* vorliegt. Wenn der Arm von neuem vorfällt oder vorzufallen droht, hat man auch für ein Eintreten des Kopfes ins Becken zu sorgen. Dies erreicht man meist mit der HOFMEIERschen Impression. Treten dabei jedoch Schwierigkeiten auf, oder gelingt sie überhaupt nicht, so kann man unseren Erfahrungen zufolge den Kopf nach Reposition der vorgefallenen Extremität mit der *Galeazange* im Beckeneingang fixieren (v. VÉGH). Falls die Reposition des Armes nicht glückt, bleibt nichts anderes übrig, als die *Wendung auf den Fuß* auszuführen.

In jenen seltenen Fällen, in denen der Kopf mit der vorgefallenen Extremität zusammen in das Becken eintritt, ist ein Repositionsversuch zwecklos. Da hierbei offensichtlich kein Mißverhältnis vorliegt und es sich meist nur um eine vorgefallene Hand handelt, scheint es richtiger, für eine Beschleunigung der Geburt zu sorgen, oder eine Zange anzulegen, falls die Geburtsbeendigung aus irgendeinem Grunde erforderlich ist und die Vorbedingungen erfüllt sind. Natürlich hat man Verletzungen der vorgefallenen Extremität möglichst zu vermeiden. Bei kleinem kindlichem Schädel kann auch trotz eines vorgefallenen Armes eine Spontangeburt erfolgen. Wenn der Kopf mit dem neben ihm vorgefallenen Teil derart in das Becken eingeklemmt ist, daß eine Reposition oder eine Wendung auf den Fuß nicht mehr ausführbar sind, andererseits aber für eine Zangenoperation die Vorbedingungen fehlen, so kann, falls sich das Kind in gutem Zustand befindet und die Geburt nicht vorwärts schreitet, ausnahmsweise ein Kaiserschnitt in Frage kommen.

Bei *Querlage* pflegt man einen vorgefallenen Arm *nicht zu reponieren*. Viel vorteilhafter ist es, eine Wendungsschlinge daran zu befestigen, mit deren Hilfe der Arm nach erfolgter Wendung auf den Fuß in unserer Gewalt bleibt und bei der Extraktion nicht entwickelt werden muß. Nach ähnlichen Prinzipien geht man in jenen seltenen Fällen vor, in denen eine obere Extremität neben dem *Steiß* vorgefallen ist und kein Mißverhältnis verursacht.

Für einen *Vorfall einer unteren Extremität bei Schädellage* gelten ungefähr die gleichen Regeln wie bei Vorfall einer oberen Extremität. Man versucht die Reposition und wendet, falls sie mißlingt, auf den Fuß. Wenn aber die Frucht (wie in solchen Fällen meistens) tot oder maceriert ist, perforiert man nach der Wendung den nachfolgenden Kopf oder entschließt sich zu einer zerstückelnden Operation. Ein Vorfall der unteren Extremität bei Quer- oder Beckenendlage wird als Knie- oder Fußlage bezeichnet.

Anomalien der Wehentätigkeit.

Während des Geburtsvorganges kommen Frucht und Placenta durch den weichen und knöchernen Geburtskanal hindurch mit Hilfe der Wehentätigkeit zur Welt. Bei der Besprechung der regelwidrigen Geburt müssen wir uns mit den Anomalien der Wehentätigkeit, der Geburtswege und der Frucht befassen. Die Abnormitäten der Frucht, die den Verlauf der Geburt erschweren oder verhindern, wurden bereits besprochen (Regelwidrigkeiten der Drehung, Haltung, Einstellung und Lage, Entwicklungsanomalien und Übertragung), deshalb ist hier nur noch die Bedeutung der ersten beiden Faktoren (Wehentätigkeit, Geburtswege) klarzulegen.

Die Wehen können schwächer *(Wehenschwäche)* oder stärker *(zu starke Wehen)* als normal sein. Sind sie nicht nur übermäßig stark, sondern auch ständig anhaltend, dann redet man von **Krampfwehen** *(Tetanus uteri)*. Erstreckt sich dieser ständige Tonus nicht auf die ganze Gebärmutter, sondern nur auf einen Teil derselben, so spricht man, je nachdem sich der Kontraktionsring oder der Muttermund krampfartig zusammenzieht, von einer *Strictura* oder einem *Trismus uteri*.

Wehenschwäche.

Eine Wehenschwäche kann *primär* oder *sekundär* sein. Primär ist sie, wenn sie vom Geburtsbeginn an besteht, sekundär, wenn eine zunächst gute Wehentätigkeit nach einiger Zeit schwächer wird oder ganz aufhört. So einfach und logisch diese Benennung ist, so wird sie doch recht häufig falsch angewandt. Manche meinen nämlich, eine Wehenschwäche in der Eröffnungsperiode sei primär, in der Austreibungsperiode dagegen sekundär und sprechen also bei ein und derselben Geburt von primärer und sekundärer Wehenschwäche, obgleich natürlich das Bestehen einer primären Wehenschwäche eine sekundäre ausschließt.

Die *Ursachen* der *primären Wehenschwäche* sind vielerlei, z. B. eine unterentwickelte Gebärmutter, hochgradiger Hängebauch, ferner zu starke Ausdehnung des Uterus infolge Hydramnion oder Zwillingsschwangerschaft. Eine Neigung zu Wehenschwäche besteht auch, wenn in der Muskulatur der Gebärmutter Myomknoten, eine Adenomyosis oder Operationsnarben vorhanden sind, oder wenn die Uteruswand infolge vorausgegangener Geburten oder Entzündungen mehr Bindegewebe und weniger Muskelfasern enthält. Verwachsungen in der Umgebung der Gebärmutter können sich auf deren Funktion ebenso schädlich auswirken wie eine gefüllte Blase und ein voller Mastdarm (auf dem Reflexwege). Ferner kann eine Wehenschwäche durch jeden Umstand bedingt sein, der den Eintritt des vorliegenden Teiles in den Beckeneingang behindert oder verzögert, so daß das Ganglion cervicale nicht unter Druck gerät. Auch seelische Momente beeinflussen bisweilen die Wehentätigkeit. So verursacht mitunter das Erscheinen des Geburtshelfers eine längere Wehenpause. In anderen Fällen wieder beobachtet man ein Stärkerwerden der Wehen, sobald man die Kreißende beruhigt hat. Bestimmte Konstitutionstypen zeigen eine Disposition zu Wehenschwäche. Nach GOODALL trifft dies besonders auf Frauen mit kurzem Hals, flacher Nase, nasaler Aussprache und einem Becken männlichen Typs zu. Unserer Erfahrung nach neigen auch jene Frauen zu Wehenschwäche, deren Behaarung mehr virilen Charakter zeigt.

Behandlung. Wenn man eine primäre Wehenschwäche zu behandeln beginnt, soll man sich erst überzeugen, ob es sich nicht nur um Vorwehen handelt. Auch diese können viertelstündlich, mitunter sogar noch häufiger auftreten. Mit Wehenmitteln lassen sie sich aber nicht, vor allem nicht für längere Zeit, beeinflussen. Da der obere Abschnitt des Geburtskanals — von ganz seltenen Ausnahmen abgesehen — solange die Blase steht, steril ist, braucht man bei stehender Blase gegen eine primäre Wehenschwäche nichts zu unternehmen. Wenn sich jedoch nach längerer, aber mangelhafter Wehentätigkeit der Muttermund zu öffnen beginnt, die Wehen aber weiterhin schwach bleiben, kann ihre Kräftigung durch Anwendung von Wärme und Medikamenten in Betracht gezogen werden (Hypophysenextrakte, Thymophysin). In früherer Zeit war es üblich, die Kreißende zu baden, um eine Wärmewirkung zu erzielen. Jetzt wendet man Bäder weniger an, besonders bei Mehrgebärenden, weil das Badewasser in die klaffende Schamspalte eindringen kann. Vor allem ist in einer Klinik Vorsicht am Platze, weil dort die Badewannen von vielen Frauen benutzt werden. Es ist also besser, einen warmen Thermophor oder angewärmte Tücher auf den Leib der Patientin zu legen. Wenn sich die Geburt bei stehender Blase wegen primärer Wehenschwäche sehr in die Länge zieht, die Wehen über lange Zeit sehr schwach und unwirksam bleiben, die Kreißende nervös und seelisch erschöpft ist, kann es zweckmäßiger sein, an Stelle von Wehenmitteln beruhigende, eventuell auch einschläfernde Medikamente zu verabfolgen.

Sind die Wehen nicht nur schwach, sondern auch unregelmäßig, liegt dabei kein Mißverhältnis und keine Rigidität der Weichteile vor und kommt späterhin voraussichtlich kein Kaiserschnitt in Frage, dann kann bei gegebenen Voraussetzungen die Blasensprengung oder die manuelle Lösung der am Muttermund haftenden Eihäute vorgenommen werden.

Von größerer Bedeutung ist eine primäre Wehenschwäche bei gesprungener Blase. In diesem Falle wird man, wenn der Blasensprung schon vor einiger Zeit erfolgt ist (5—6 Std) und die Wehen trotzdem nicht besser werden, oder wenn bereits eine Zeitlang gute Wehen bestanden, eventuell schon eher Wehenmittel verabreichen.

Eines der verbreitetsten und ältesten Wehenmittel ist das Chinin. Wir selbst wenden es bei der Geburt nicht gerne an und geben es höchstens in kleinen Dosen zur medikamentösen Einleitung der Geburt. Seine wehenauslösende Wirkung wurde und wird auch heute noch vielfach überschätzt. Andererseits ist das Chinin in der Geburtshilfe kein so harmloses Mittel, wie man allgemein annimmt. Jeder Geburtshelfer kann beobachten, wie oft nach Chininverabreichung das Fruchtwasser meconiumhaltig ist. Wenn dieser Umstand auch kein ausgesprochenes Zeichen einer Asphyxie darstellt, bedeutet er doch, daß sich das Kind nicht wohl fühlt. Da zudem das Chinin die daran geknüpften Erwartungen oft nicht erfüllt und die Wehentätigkeit nicht in dem gewünschten Ausmaß fördert, wird man leicht darauf verzichten. Früher gaben manche Geburtshelfer größere Dosen Chinin, teilweise sogar in Form von Injektionen (eventuell intravenös) und wunderten sich dann, wenn manche Kinder innerhalb der Gebärmutter abstarben.

Viel wirkungsvoller als Chinin ist Hypophysenhinterlappenhormon. In der Geburtshilfe wurde es erstmalig von BLAIR BELL im Jahre 1909 während der Placentarperiode angewandt. HOFBAUER empfahl es im Jahre 1911 auch für die Eröffnungs- und Austreibungsperiode. Lange Jahre hindurch galt es allgemein als Prinzip, es lediglich in der Austreibungsperiode zu verabreichen. Heute gibt man es auch schon in der Eröffnungsperiode, aber nur in sehr kleinen Dosen (2—3 iE) und nur dann, wenn sicher kein Mißverhältnis vorliegt. Das zu beurteilen ist aber mitunter sehr schwierig, weswegen der *Nichtfacharzt richtiger handelt, wenn er es während der Eröffnungsperiode überhaupt nicht verabreicht*. In der Austreibungsperiode darf man, sobald der Kopf seine dritte Drehung vollführt hat und sich im Beckenausgang befindet — vorausgesetzt, daß der Beckenausgang nicht verengt ist — mit der Dosierung etwas hinaufgehen. Aber auch hier ist es angebracht, zur Entbindung mit der Zange bereit zu sein; denn mitunter setzen sehr stürmische oder lang anhaltende Wehen ein, die zum Absterben der Frucht führen, wenn keine Hilfe vorhanden ist. *Bei Mißverhältnis ist die Verabreichung von Hypophysenhinterlappenhormon ein Kunstfehler*; denn es kann innerhalb weniger Minuten zu einer Uterusruptur kommen. Der praktische Arzt möge auch in der Austreibungsperiode, **wenn der Kopf schon sichtbar wird**, höchstens 2—3 iE geben. **Noch besser wird er aber auch das vermeiden.**

Eine Sensibilisierung des Uterus erreicht man mit großen Dosen Follikelhormon, worauf ROBINSON, DATNOW und JEFFCOATE hinwiesen. Dem gleichen Zweck können auch Vitamin-B_1-Gaben (STÄHLER) dienen.

Ein weiteres Mittel zur Verstärkung der Wehen ist das von TEMESVÁRY empfohlene *Thymophysin*, das Wirkstoffe des Hinterlappens und des Thymus enthält. Über seinen Wert gehen die Meinungen auseinander. Besonders englische und amerikanische Geburtshelfer bezweifeln seine Vorteile. Unsere Erfahrungen sind jedoch gut. Das wirksame Prinzip ist auch hier der Hinterlappenextrakt. Die Stoffe des Thymus machen vielleicht die Gebärmutter empfindlicher. Wir verwandten das Thymophysin sehr häufig, aber in viel kleinerer Dosis, als es TEMESVÁRY ursprünglich empfahl. Er verabreichte sogar Mengen von 1—2 cm^3, wir dagegen geben nur einige Zehntel Kubikzentimeter.

Außer den wehenauslösenden Mitteln kommt noch die Erweiterung des Gebärmutterhalses in Betracht. Man sucht also nicht allein die Wehentätigkeit in Gang zu bringen, sondern auch eine mechanische Erweiterung herbeizuführen. Viele verwenden mit Vorliebe einen Ballon. Oft lassen sich damit zweifellos gute Erfolge erzielen. Der Ballon wirkt teils durch eine direkte Dilatation des Muttermundes, teils auch durch eine reflektorische Wehenauslösung. Man darf jedoch von der Anwendung eines Ballons nicht allzuviel erwarten; denn mitunter bleibt sie ohne jede Wirkung. Daneben besteht sicher auch eine gewisse Gefahr; denn die Einführung eines Ballons stellt die Asepsis des Geburtskanales in Frage und muß daher immer vermieden werden, wenn auch nur die geringste Wahrscheinlichkeit mit einem Kaiserschnitt entbinden zu müssen besteht. Aber auch sonst verwenden wir den Ballon nicht gerne, höchstens ausnahmsweise einmal in besonders geeigneten Fällen. Nach unseren Erfahrungen kann er auch den Verlauf des Wochenbettes ungünstig beeinflussen. So ist z. B. nach Ballonbehandlung eine Empfindlichkeit der Uterusumgebung verhältnismäßig häufig. Dies bezieht sich hauptsächlich auf den CHAMPETIER-Ballon.

Viele, besonders weniger geduldige Geburtshelfer, bevorzugen bei Wehenschwäche die *digitale Erweiterung* des Muttermundes. Aber gerade Geduld sollte die Haupttugend des Geburtshelfers sein. Ist nämlich der Geburtshelfer schon ungeduldig, dann wird es die Kreißende noch viel mehr, von den Angehörigen gar nicht zu reden. Alles dies kann aber zu Polypragmasie führen, für die die unbegründet ausgeführte Erweiterung des Muttermundes ein charakteristisches Beispiel ist. Sogar die begeistertsten Anhänger dieser Dilatationsmethoden müssen zugeben, daß ein von zwei auf vier Querfingerbreite erweiterter Muttermund bei hochstehendem Kopf sehr oft bald wieder nur noch zwei Querfinger breit eröffnet ist. *Die manuelle Dehnung des Muttermundes hat also solange keinen Zweck, als der vorliegende Teil noch hochsteht.* Ganz anders ist die Lage, wenn man bei schon tiefer getretenen vorliegenden Teil dilatiert. Am wirksamsten ist die Dilatation in Fällen, in denen man den Rand des Muttermundes hinter den tiefstehenden Kopf zurückschieben kann. Sicher verstehen die hyperaktiven Geburtshelfer (POTTER und seine Schule), die sozusagen jede Geburt mit Wendung auf den Fuß und Extraktion beenden, den Muttermund manuell sehr gut zu dehnen. Vergessen wir aber niemals, daß sie die Dehnung nie bei pathologischen, sondern immer nur bei physiologischen Fällen anwenden, also dann, wenn sich der Muttermund auch von selbst gut dehnen würde. Außerdem wenden und extrahieren sie sofort nach Erweiterung des Muttermundes, so daß dieser gar keine Zeit hat, sich wieder zusammenzuziehen.

Der Ballon läßt sich zur Wehenanregung auch als Kolpeurynter anwenden. Er erzeugt durch das Scheidengewölbe hindurch einen Druck auf das Ganglion cervicale und löst dadurch Wehen aus. Da man prinzipiell die Asepsis der Geburtswege nicht überflüssigerweise gefährden soll, riet KLEIN, den Ballon nicht in die Scheide, sondern in den Mastdarm einzuführen und empfahl zu diesem Zweck den BARNESschen Ballon. Seinerzeit versuchten auch wir wiederholt diese Methode und hatten in mehreren Fällen Erfolg. Das Verfahren ist jedoch umständlich, für die Kreißende unangenehm und verbreitete sich daher nicht weiter, so daß man heute nichts mehr davon hört.

Seit neuestem kommt zur Bekämpfung der Wehenschwäche nach Angabe mancher Autoren (GAUSS, v. PÁLL) und auch nach unseren eigenen Erfahrungen (VAJNA, v. VÉGH) noch die WILLETTsche Galeazange in Frage. Ihr Nachteil besteht im Auftreten von Nekrosen und kleinen Defekten der Kopfhaut bei längerem Liegen (und das ist ja in den meisten Fällen von Wehenschwäche unvermeidlich). Diese Verletzungen heilen natürlich nur unter Hinterlassung einer Narbe. Eben deshalb darf die Kopfschwartenzange bei Wehenschwäche nach unserer Erfahrung nur *ausnahmsweise* als *Ultimum refugium* angewandt werden, wenn die Geburt überhaupt nicht mehr vorwärts schreitet und ein Kaiserschnitt wegen fraglicher Asepsis des Geburtskanales nicht in Betracht kommt. In solch verzweifelter Lage leistet sie aber oft sehr gute Dienste.

Hier sei noch die *krampfhafte, hypertonische Wehenschwäche* besonders erwähnt, bei der die Wehen zwar sehr schmerzhaft aber erfolglos sind. In solchen Fällen verwendet man am besten, wie bei Trismus uteri (s. S. 498), Spasmolytica.

Die sekundäre Wehenschwäche. Von sekundärer Wehenschwäche spricht man, wenn anfänglich gute und kräftige Wehen allmählich träger werden oder ganz aufhören. Die sekundäre Wehenschwäche ist also *im Grunde genommen eine*

Erschöpfung oder Ermüdung der Gebärmutter. Sie kommt daher in solchen Fällen vor, in denen der Geburtsvorgang aus irgendeinem Grunde wegen des Widerstandes des knöchernen Beckens oder der Weichteile erschwert oder verhindert wird. Die kennzeichnendsten *Beispiele* für sekundäre Wehenschwäche sind die *Geburten bei engem Becken und rigidem Muttermund* (ältere Erstgebärende). Im ersteren Falle ermüdet die Gebärmutter bei der Überwindung der durch das knöcherne Becken gebildeten, im letzteren bei der Bezwingung der durch die Weichteile verursachten Hindernisse. Infolge sekundärer Wehenschwäche, z. B. bei engem Becken, ist man oft gezwungen, eine Zangenoperation auszuführen. In jeder Operationslehre kann man lesen, daß die Zange nicht zur Beseitigung eines Mißverhältnisses, sondern lediglich zum Ersatz einer fehlenden Wehentätigkeit dient. Der Nichtfachmann glaubt, wenn er dies liest und gleichzeitig erfährt, daß bei engem Becken Zangenoperationen häufiger gemacht werden, einen Widerspruch zu sehen. Ein solcher besteht jedoch, worauf wir hier nochmals hinweisen möchten, nicht. Zangenoperationen sind bei engem Becken nicht deshalb häufiger, weil man den Kopf durch die Enge durchziehen muß (dies ist nicht statthaft), sondern weil vielfach die Gebärmuttermuskulatur schon ermüdet und eine sekundäre Wehenschwäche eingetreten ist, bis der Kopf sich stärker konfiguriert und nach erheblicher Wehentätigkeit die Beckenenge passiert hat. Ähnlich ist die Lage, wenn sich die Gebärmutter während der Überwindung des Widerstandes, den ihr die Weichteile entgegenstellen, erschöpft. In solchen Fällen ist oft auch die Gebärende selbst ermattet, ihr Gesicht ist blaß und zeigt einen müden Ausdruck, die Zunge ist trocken und die Lippen aufgesprungen, alles Zeichen, die auf eine Erschöpfung hindeuten. Die Wehenschwäche kann besonders bei sich verzögernden Geburten auch infolge einer intrapartalen Infektion entstehen.

Behandlung. Tritt eine sekundäre Wehenschwäche schon dann auf, **wenn der Kopf der Frucht noch zu hoch steht, um die Geburt mit der Zange beenden zu können**, oder wenn an der Gebärenden die erwähnten Merkmale einer Erschöpfung zu bemerken sind, so kann man nach Erfahrung der alten Geburtshelfer durch Verabreichung von Morphium eine gute Wirkung erzielen. Oft sieht man, wie nach wenigen Stunden Schlaf die Wehen erneut und kräftig einsetzen.

Schreitet die Geburt wegen sekundärer Wehenschwäche längere Zeit nicht vorwärts, während der vorliegende Kopf schon tief genug steht, um die Geburt ohne Gefährdung der Mutter beenden zu können, so wird man eine Zangenoperation in Erwägung ziehen. Bei noch tiefer stehendem, schon deutlich sichtbarem Kopf läßt sich die Geburt eventuell auch mit der KRISTELLERschen Expression zu Ende führen. Die Expression darf man jedoch nicht forcieren. Es sind schon Frauen infolge robust ausgeführter Expressionen an Mesenteriumverletzungen zugrunde gegangen. Ein forciertes Drücken ist auch deshalb falsch, weil (vorausgesetzt, daß es sich nur mehr darum handelt, den vorangehenden Kopf herauszuheben) eine von einem Fachmann geschickt und schonend ausgeführte Zangenoperation einen viel leichteren Eingriff darstellt, als eine auch nur mäßig forcierte Expression. Selbstverständlich kommt auch bei sekundärer Wehenschwäche die Verabreichung von Wehenmitteln, und zwar in erster Linie von Hypophysenhinterlappenpräparaten in Betracht. (Bei hohem Blutdruck und Toxikosen nur die oxytocische Komponente.) Falls aber die Gebärmutter schon sehr erschöpft ist, kann man leider auch von diesen nicht viel Erfolg erwarten. Das gleiche gilt für die im übrigen oft recht wirksame Wärmeapplikation. Selbstverständlich darf man weder bei primärer noch bei sekundärer Wehenschwäche solche Wehenmittel verabreichen, die eine ständige Kontraktion des Uterus hervorrufen, wie beispielsweise Mutterkornpräparate. (Neuerdings gibt es jedoch Secalepräparate, die eine periodische uteruskontrahierende Wirkung ausüben: Ergobasin, Partergin.)

Sowohl bei primärer als auch bei sekundärer Wehenschwäche, eher aber noch bei Erschöpfung der Kreißenden, kann eine *intravenöse Traubenzuckerverabreichung* sehr gute Erfolge bringen.

Zu starke Wehen.

Das Gegenteil von Wehenschwäche sind zu starke Wehen. Sie entstehen durch eine Übererregbarkeit der Gebärmutter und eine stärkere Reaktion auf normale Reize. Deshalb werden die Wehen stürmisch, heftige Uteruskontraktionen setzen ein, und die Gebärende wird unruhig. Der Geburtshelfer muß in solchen Fällen sehr auf eine Überdehnung des passiven Gebärmutteranteils achten; denn es kann leicht eine Uterusruptur erfolgen. Lang anhaltende und zu heftige Uteruskontraktionen wirken sich auch auf den Blutkreislauf der Frucht schädlich aus, weshalb es angebracht erscheint, *Narkotica* zu verabfolgen. Bei zu starken Wehen passiert die Frucht den Geburtskanal schneller, mitunter sogar so rasch, daß eine *überstürzte Geburt (Partus praecipitatus)* erfolgt. Sehr heftige und überstarke Wehen reichen aber nicht aus, eine überstürzte Geburt zu erklären. Es gehören auch entsprechend dehnbare Weichteile dazu. Eine überstürzte Geburt wird hauptsächlich bei Mehrgebärenden beobachtet. Entgegen der Ansicht älterer Autoren (HOHL u. a.) kann sie auch im Stehen erfolgen (OLSHAUSEN, STRASSMANN). Wahrscheinlich spielen bei dem außerordentlich raschen Verlauf der Geburt vorausgegangene schwache, vorbereitende Wehen, die von der Gebärenden gar nicht bemerkt wurden, eine Rolle. Aus begreiflichen Gründen treten bei überstürzten Geburten atonische Blutungen gehäuft auf. Nebenverletzungen kommen jedoch nicht so oft vor, wie man zunächst glauben möchte. So z. B. ereigneten sich im Material DÖDERLEINS bei Erstgebärenden nicht viel mehr Nebenverletzungen als sonst. An dieser Stelle sei auch die *Sturzgeburt* erwähnt. Das Wesentliche besteht dabei in einem Zubodenstürzen der Frucht und oft auch in einem Abreißen der Nabelschnur. Eine Sturzgeburt muß nicht unbedingt sehr rasch vor sich gehen. Sie wird häufiger bei Erstgebärenden beobachtet. Die Wehen werden oft verkannt oder absichtlich verheimlicht. Bei den Kindern sind nach besonders raschem Geburtsverlauf intrakranielle Blutungen häufig. Eine andere Gefahr bei Sturzgeburten liegt in einer Verletzung der Nabelschnur. Auf Grund experimenteller Untersuchungen weiß man, daß die Nabelschnur bei Belastung von 1 kg zerreißen kann, wenn man dieses Gewicht aus einer Höhe von 25—50 cm fallen läßt. Dieser Umstand ist gerichtsmedizinisch besonders dann bedeutungsvoll, wenn entschieden werden soll, ob die Nabelschnur abriß oder abgeschnitten wurde. Diese Frage kann z. B. auftauchen, wenn eine Frau ihr Kind in ein WC. oder einen ländlichen Abort geboren hat, wenn also klarzustellen ist, ob sie ihr Kind töten wollte, oder ob tatsächlich eine Sturzgeburt stattfand.

Es gibt Kinder, die bei einer Sturzgeburt unter recht ungünstigen Bedingungen zur Welt kommen und dennoch am Leben bleiben. HIRST beschrieb einen Fall, in dem eine Frau ihr Kind in das WC. eines mit 40 Meilen Geschwindigkeit fahrenden Zuges gebar. Das Kind fiel in den Schnee und wurde 1 Std später in heilem Zustand gefunden.

Das wesentliche Merkmal eines *Tetanus uteri* ist die ständige Kontraktion der Gebärmutter. Hierdurch ist einerseits das Leben der Frucht gefährdet (Störungen im Placentakreislauf), andererseits der Geburtshelfer in seiner Arbeit behindert, falls er aus irgendeinem Grunde einen intrauterinen Eingriff vornehmen muß. *Wenn eine tetanische Kontraktion des Uterus besteht, soll man niemals einen intrauterinen Eingriff versuchen, sondern abwarten, bis sich der Krampf der Gebärmutter gelöst hat.* Um dies zu erreichen, empfiehlt es sich, *krampflösende*

Medikamente zu verabreichen. Wenn aber ein Eingriff unbedingt erforderlich ist, darf er nur in tiefer Narkose vorgenommen werden.

In Fällen, in denen sich die tetanische Kontraktion nicht gleichmäßig auf die ganze Gebärmutter, sondern nur auf einen Teil derselben, z. B. auf die Gegend des BANDLschen Kontraktionsringes erstreckt, spricht man von einer *Strictura uteri*. Diese kommt besonders in der Placentarperiode vor. Als Folge beobachtet man dann Störungen bei der Lösung und Ausstoßung der Placenta. Die Gestalt der Gebärmutter gleicht in diesem Falle einer Sanduhr, weil sich die Einschnürung zwischen dem erweiterten Uterushals und der Gebärmutterhöhle befindet. Deshalb bezeichnen die Engländer dieses Krankheitsbild als „Hourglass contraction". Mitunter wird es auch beobachtet, wenn sich die Frucht noch in der Gebärmutter befindet. Die Schnürfurche kann irgendeinen Körperteil der Frucht, z. B. den Hals, oder bei Beckenendlage die Hüften, umfassen und die Geburt verhindern. Es wurden schon Fälle beschrieben, bei denen am Rumpf eines mit großer Schwierigkeit zur Welt gebrachten Kindes die Stelle dieses zirkulären Druckes sichtbar war.

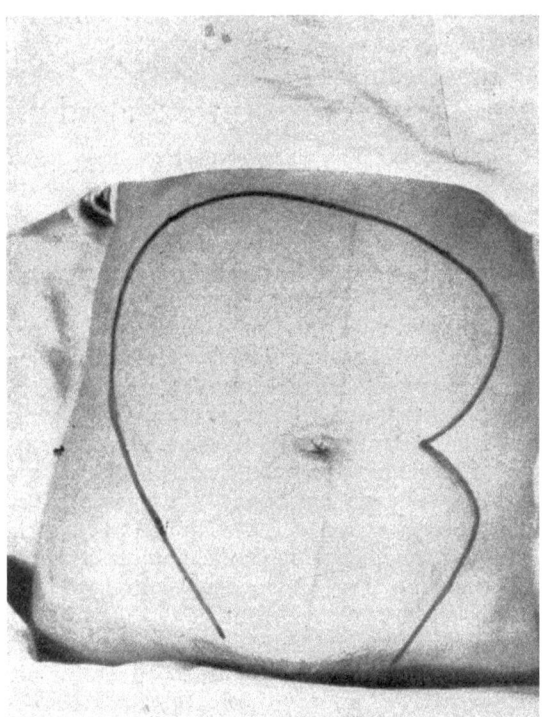

Abb. 393. Strictura uteri. Die Umrisse der Gebärmutter auf der Haut aufgezeichnet.

Hierbei sind immer krampflösende Mittel am Platz; außerdem wirkt intravenöse Verabreichung von Traubenzucker günstig. Solange sich der Krampf nicht gelöst hat, ist jeder intrauterine Eingriff kontraindiziert. Einen Kaiserschnitt führt man nur dann aus, wenn er auch aus anderen Gründen angebracht wäre, oder wenn sich der Krampf absolut nicht lösen will. Durchschneidet man in diesem Falle den Uterus an der Schnürstelle, ist selbstverständlich das Hindernis beseitigt. Mitunter fällt die genannte Regelwidrigkeit schon bei Inspektion des Leibes der Kreißenden auf (Abb. 393).

Zum Schluß sei noch die Form eines partiellen Gebärmutterkrampfes erwähnt, die leicht mit einer Rigidität des Muttermundes verwechselt werden kann, nämlich der *Trismus uteri* (siehe auch S. 500). In beiden Fällen dehnt sich der Muttermund trotz guter Wehen nicht. Der Ursache des Übels entsprechend gestalten sich die therapeutischen Maßnahmen verschieden. Während bei Rigidität des Muttermundes die Verabreichung von Wehenmitteln das Richtige ist und sogar eine mechanische Dehnung (digital, Ballon) in Betracht gezogen werden kann, verschlechtert man bei Trismus uteri mit diesen Mitteln nur die Lage. Mit *krampflösenden Medikamenten* läßt sich hingegen der gewünschte Erfolg erreichen. Die Unterscheidung der beiden Krankheitsbilder erfordert eine große Erfahrung.

Oft gelingt eine Orientierung, indem man sich von der Weite des Muttermundes in der Wehenpause und während der Wehen mittels rectaler Untersuchung überzeugt und dabei eine Verengerung des Muttermundes während der Wehen beobachtet. Neuerdings können auch die zur Wehenmessung dienenden Instrumente dem weniger erfahrenen Geburtshelfer bis zu einem gewissen Grad behilflich sein. Maßgebend sind hauptsächlich der Grundtonus und die Amplitude der Wehenkurve. Für den Praktiker ist es jedoch am einfachsten, in solchen Fällen krampflösende Mittel zu verabreichen. Aus deren Wirkung (ex juvantibus) kann man sich auch in zweifelhaften Fällen orientieren. Als ausgesprochene Seltenheit kann bei Trismus uteri auch einmal eine Muttermundsincision in Frage kommen, und zwar in den extrem seltenen Fällen, in denen sich der Krampf des Muttermundes durch Spasmolytica in keiner Weise beeinflussen läßt und die Geburt sich sehr in die Länge zieht.

Anomalien der Geburtswege.

Der Widerstand der weichen Geburtswege.

Ein großer Teil der regelwidrigen Geburten hat in einer Anomalie der Geburtswege seine Ursache. Zunächst wollen wir uns mit den Verhältnissen an dem weichen Geburtskanal, d. h. mit dem Widerstand der Weichteile beschäftigen. Dieser kann die Folge einer Entwicklungsanomalie sowie vorausgegangener Entzündungen oder Geschwülste sein.

Entwicklungsanomalien. Von seiten des Scheideneinganges vermag ein partieller Hymenalverschluß ein Geburtshindernis darzustellen. Dieses läßt sich durch Incision leicht beseitigen (Abb. 225).

Von wesentlich größerer Bedeutung sind Hindernisse in der Scheide selbst. Die schwerste Form ist eine Atresia hymenalis. Hierbei kommt begreiflicherweise eine Schwangerschaft nur extrem selten vor (s. S. 290). Praktisch außerordentlich wichtig ist eine Unterentwicklung und angeborene Enge der Scheide. In solchen Fällen kommen im Zusammenhang mit dem Tiefertreten des Kopfes unberechenbare Nebenverletzungen häufiger vor. Die Geburt kann mit sehr schweren Blutungen einhergehen, besonders deshalb, weil auch das Scheidengewölbe enger ist, so daß dort oft schwere Einrisse entstehen. Die genannte Regelwidrigkeit trifft man häufig bei grazilen Frauen; sie kommt aber auch bei ausschließlicher Hypoplasie der Geschlechtsorgane, mitunter gerade bei robusten, intersexuellen oder Frauen von virilem Typ vor. Sie ist schon an einer auffallenden Enge des Scheideneingangs und einem meist sehr hohen und muldenförmigen Damm zu erkennen. Der Arzt muß diese Regelwidrigkeit der Konstitution erkennen, damit er bei der Geburt auf etwaige mit stärkerer Blutung einhergehende Nebenverletzungen vorbereitet ist. Besonders gefährlich sind in diesen Fällen Zangenoperationen aus den höheren Abschnitten der Beckenhöhle oder dem Beckeneingang oder auch solche, die eine größere Drehung des Kopfes erfordern. Dabei können nicht nur tiefgehende Risse im paravaginalen Bindegewebe verursacht werden, sondern es kommt mitunter auch zu Abscherungen der engen, dem Kopf straff anliegenden Scheidenwand von ihrer Unterlage. Dadurch entstehen dann infolge Einreißens der dort liegenden Gefäße leicht stärkere Blutungen unter der Scheidenwand (Haematoma vaginae).

Von den übrigen Regelwidrigkeiten der Scheide und den Entwicklungsanomalien der Gebärmutter sowie deren Bedeutung wurde bereits auf S. 290 gesprochen.

Ist die Scheidenverengerung *entzündlichen Ursprungs*, oder besteht sie aus größeren Narben, so ist unter Umständen ein Kaiserschnitt in Erwägung zu ziehen (s. S. 297).

Von den im kleinen Becken vorkommenden, ein Geburtshindernis darstellenden *Geschwülsten* wurde ebenfalls schon gesprochen (s. S. 309). Die Bedeutung der Tumoren besteht aber nicht allein in der Behinderung der Geburt, sondern auch in einer möglicherweise auftretenden primären Wehenschwäche und in atonischen Nachblutungen (z. B. durch Myomknoten).

Durch einen *erhöhten Widerstand der Scheide und des Beckenbodens* wird zwar oftmals der Geburtsverlauf erheblich verzögert, meist aber keine größere Gefahr hervorgerufen, weil der geübte Fachmann mit einer ausgiebigen Episiotomie leicht Abhilfe schaffen kann. Charakteristisch ist in solchen Fällen die Verlängerung der Austreibungsperiode, eventuell kombiniert mit sekundärer Wehenschwäche. Am häufigsten sieht man diese Regelwidrigkeit bei der ersten Geburt sporttreibender Frauen (s. S. 165).

Der *gesteigerte Widerstand des Muttermundes* stellt schon eine ernstere Komplikation dar und wurde bereits vor Jahrhunderten von den Geburtshelfern beobachtet. Später, nachdem man die Bedeutung des knöchernen Beckens erkannt hatte, konzentrierte sich die Aufmerksamkeit für einige Zeit nur auf dieses und erst in den letzten Jahrzehnten, seitdem sich herausstellte, welch große Rolle der gesteigerte Widerstand des Muttermundes für die Entstehung intrakranieller Blutungen der Neugeborenen spielt, lernte man ihn richtig einschätzen (s. S. 642).

Als *Ursache* für den gesteigerten Widerstand des Muttermundes kommen zwei Umstände in Frage. Entweder ist er schon *primär rigide* oder *krampfartig* kontrahiert (Trismus uteri). In beiden Fällen schreitet die Geburt trotz guter Wehentätigkeit nicht vorwärts. Da sich der Muttermund nicht oder nur sehr langsam erweitert, gerät die Kreißende früher oder später in einen Erschöpfungszustand. **Falls die Blase schon gesprungen ist und eine Geburtsverzögerung auftritt, entsteht für die Frucht infolge der auf den vorliegenden Teil ausgeübten Saugwirkung und für die Mutter wegen der Möglichkeit einer ascendierenden Infektion eine Gefahr.**

Bei rigidem Muttermund gestaltet sich das Vorgehen anders als bei einem spastisch kontrahierten. Dieser kann allerdings wie ein rigider aussehen. Die meisten Geburtshelfer halten die Rigidität des Muttermundes für häufig. Nach unserer Meinung ist sie die seltenere Regelwidrigkeit, und im überwiegenden Teil der Fälle handelt es sich nicht um eine angeborene Rigidität, sondern eher um eine spastische Kontraktion. Glücklicherweise liegen die Verhältnisse so; denn bei einer spastischen Kontraktion ist das Problem leichter zu lösen, als wenn der Muttermund tatsächlich rigide und nicht dehnbar wäre.

Der Erfolg hängt somit von der richtigen Diagnose ab. Diese ist aber oft recht schwierig zu stellen und erfordert eine große Erfahrung. Am einfachsten wäre es, wenn man die Frage, ob ein Trismus uteri vorliegt, mit Hilfe von Wehenmeßinstrumenten, nämlich auf Grund von Bestimmungen des Grundtonus sowie der Differenz zwischen Grundtonus und Wehentonus klären könnte. (Eine innere Wehenmessung kommt in der praktischen Geburtshilfe überhaupt nicht in Frage.) Dies ist aber in der Praxis nicht so einfach wie in der Theorie, hauptsächlich deshalb, weil der Tonus des aktiven und passiven Anteiles der Gebärmutter nicht immer gleich ist, besonders nicht im Falle eines Trismus uteri. Man ist daher gezwungen, sich auch weiterhin auf genaue klinische Beobachtungen zu stützen. Handelt es sich um einen spastisch kontrahierten Muttermund, so fällt bei wiederholter Kontrolle des Geburtsverlaufes durch rectale Untersuchung des öfteren eine Verengerung des Muttermundes gegenüber vorhergehenden Untersuchungen auf. In anderen Fällen ist der Muttermund während der Wehenpausen weiter als während der Wehen. Bei entsprechender Übung kann man auch — natürlich nicht immer — einen Unterschied in der Konsistenz eines primär rigiden Muttermundes und eines spastisch kontrahierten feststellen.

Behandlung. Bei Trismus uteri leisten krampflösende Medikamente ausgezeichnete Dienste. Bei Rigidität wird man dagegen eher Wehenmittel verabreichen. Ferner kommen die blutigen und unblutigen (stumpfen) Verfahren zur Erweiterung des Muttermundes in Frage. Selbstverständlich verbessert man bei falscher Anwendung von Medikamenten die Lage nicht, sondern verschlechtert sie. Wenn jemand einen krampfartig kontrahierten Muttermund mit dem Finger dehnt, erreicht er ebensowenig, wie wenn er einen Ballon in den Muttermund einführt. Auf den verstärkten Reiz hin wird sich der Krampf des Muttermundes zumindest vorübergehend erhöhen. Wenn die Kontraktion infolge der anhaltenden Dilatationswirkung nachlassen sollte, tritt sie nach Entfernung des Ballons doch wieder auf. So kann es vorkommen, daß sich der Muttermund, den der Ballon auf eine Breite von 3—4 Querfingern ausgedehnt hat, sich nach der Entfernung desselben rasch weder auf 1—2 Querfinger verengert. Zieht man weiterhin noch die Infektionsgefahr bei jedem Versuch, den Muttermund operativ zu erweitern, in Betracht, so wird es verständlich, warum man keinen Dilatationsversuch unternehmen darf, bevor man sich überzeugt hat, ob es sich nicht um einen spastisch kontrahierten Muttermund handelt. Dies kann am leichtesten durch Verabreichung von krampflösenden Mitteln entschieden werden. So läßt sich also ex juvantibus feststellen, welcher Zustand eigentlich vorliegt. Wenn der praktische Arzt fälschlicherweise bei rigidem und nicht spastisch kontrahiertem Muttermund Spasmolytica verabreicht, schadet er damit nicht viel und kann sich dabei ohne Gefahr einer Infektion über den Stand der Dinge informieren; höchstens erfolgt keine Dilatation. Durch Verabfolgung von Wehenmitteln läßt sich die Frage weniger gut entscheiden. Dehnt sich nämlich der Muttermund auf die Wirkung von Wehenmitteln hin nicht aus, so bedeutet das noch nicht, daß er rigide ist; er kann auch spastisch kontrahiert sein. Mitunter treten krampfartige Kontraktionen des Muttermundes isoliert auf. Hierbei ist die Kontraktion des aktiven Uterusanteiles manchmal sogar nur schwach. Daher beobachtet man bisweilen zwar schmerzhafte, aber nicht genügend starke und wirksame Uteruskontraktionen. Einen guten Erfolg sieht man oft bei Kombination von krampflösenden Mitteln mit 2—3 iE Hinterlappenhormon. Darüber hinaus ist, wie bei jeder sich in die Länge ziehenden Geburt, eine reichliche intravenöse Verabreichung von Traubenzucker angebracht. Durch die richtige Anwendung von krampflösenden und wehenanregenden Mitteln läßt sich auch die Dauer normaler Geburten verkürzen. Hierzu bedarf es jedoch einer großen Erfahrung, über die nur der Facharzt verfügt.

Die Geburt bei alten Erstgebärenden. Einen gesteigerten Widerstand der Weichteile beobachtet man besonders bei alten Erstgebärenden. Von einer alten Erstgebärenden spricht man, wenn die erste Geburt nach dem 28.—30. Lebensjahr erfolgt. Begreiflicherweise sind in diesem Alter die Weichteile oft weniger elastisch (rigider) und lockern sich daher auch während der Gravidität weniger auf als bei einer jungen, etwa 20jährigen Schwangeren. Da aber die erhöhte Rigidität der Weichteile nicht allein vom Alter, sondern auch von der Konstitution abhängt, wird die Geburt nicht bei jeder alten Erstgebärenden verlaufen, wie im Nachstehenden geschildert ist. Man sieht nämlich auch 40jährige, ja sogar noch ältere Erstgebärende, bei denen die Geburt verläuft wie bei einer jungen Erstgebärenden, gelegentlich sogar noch schneller. *Wenn also eine Frau, die bereits über 30 Jahre alt ist, erstmals schwanger wird, braucht sie nicht unbedingt mit einem* *schwierigen Geburtsverlauf zu rechnen.* Außer dem Alter spielt noch ein Faktor für die Geburtsprognose alter Erstgebärender eine Rolle. Es ist nämlich ein großer Unterschied, ob eine Frau nur deshalb erst nach dem 30. Lebensjahr ihr erstes Kind bekommt, weil sie bisher noch ledig war oder sich vor einer Konzeption schützte oder aber, ob sie bis dahin nicht geboren hat, weil sie trotz Ehe und Kinderwunsch doch nicht in andere Umstände kam. In letzterem Falle liegt der Grund der späten Schwangerschaft meist in einer Hypoplasie der Gebärmutter, die sich erst im Laufe des langen Ehelebens soweit besserte, daß eine Schwangerschaft möglich wurde. Bei solchen Frauen pflegen die Geburten im allgemeinen schwerer zu verlaufen.

Schon die *Schwangerschaft* kann bei alten Erstgebärenden mit mehr *Störungen* einhergehen. So sind z. B. Schwangerschaftstoxikosen, Aborte und Frühgeburten häufiger. Wenn eine Frau wegen Hypoplasie spät konzipiert, findet man vielfach auch eine geringgradige Beckenverengerung (gleichmäßig verengtes oder viriles Becken). Die Gebärmutter ist schon während der Schwangerschaft weniger elastisch, und die erhöhte Rigidität des unteren Uterusabschnittes erschwert die Einstellung des Kopfes in den Beckeneingang. Daher findet man bei alten Erstgebärenden den Kopf öfter auch noch am Ende der Schwangerschaft beweglich über dem Beckeneingang. Aus ähnlichen Gründen treten Regelwidrigkeiten der Haltung und Lage gehäuft auf.

In typischen Fällen (aber nicht immer) sind also bei alten Erstgebärenden die Weichteile rigid und bieten einen größeren Widerstand. Deshalb zieht sich dann die Geburt im allgemeinen in die Länge. Nach unseren Erfahrungen kommt bei der Entbindung alter Erstgebärender auch häufiger ein Trismus uteri als eine Rigidität vor. Wahrscheinlich ist dies nur ein Ausdruck des gesteigerten Tonus im unteren Gebärmutterabschnitte. Dieser Tonus kann auch der Grund für die häufig **auftretenden ziehenden Schmerzen im Unterleib** alter Erstgebärender **am Ende der Gravidität sein.** Ballotiert bei alten Erstgebärenden der kindliche Schädel gegen Ende der Gravidität über dem Beckeneingang, so kann also *nicht nur* eine *Rigidität* des unteren Uterusabschnittes, *sondern auch* ein *gesteigerter Tonus* dieses Abschnittes vorliegen, der nicht selten mit einem schwächeren Tonus der Muskulatur des Corpus uteri einhergeht. Der beste Beweis dafür, daß es sich hierbei in den meisten Fällen nicht um eine Rigidität, sondern um funktionelle Störungen handelt, sind unsere Erfahrungen, nach denen die Geburtsdauer bei Erstgebärenden über 40 Jahren in unserem früheren Material durchschnittlich 22 Std 40 min betrug, seit wir wehenanregende und besonders krampflösende Mittel verabreichten, nur noch 11 Std 40 min (SALACZ).

Wenn man die *Geburt* nicht medikamentös beeinflußt, verlängert sich *in erster Linie die Eröffnungsperiode;* denn der Muttermund dehnt sich nur schwer aus. Meist zieht sich aber auch die Austreibungsperiode in die Länge, weil sich die Gebärmutter bereits in der Eröffnungsperiode erschöpft. Eine *sekundäre Wehenschwäche* ist für alte Erstgebärende charakteristisch und stellt die Folge einer Ermüdung und Erschöpfung der Gebärmutter dar. Die lange Dauer der Geburt bringt eine Reihe von Gefahren mit sich. Die Frucht wird in Mitleidenschaft gezogen und es drohen bei vorzeitigem Blasensprung intrakranielle Blutungen. Eine aufsteigende Infektion gefährdet in erster Linie die Mutter. Wenn aber die Frucht infiziertes Fruchtwasser aspiriert, kann auch sie infiziert werden. Infolge der lang hingezogenen Geburt wird öfter eine operative Beendigung erforderlich. Atonische Nachblutungen beobachtet man in jenen Fällen häufiger, in denen eine Hypoplasie der Gebärmutter bestand. Bei Rigidität der Weichteile entstehen auch leichter größere Nebenverletzungen, die mit erheblichen Blutungen einhergehen können. Da das Beckenbindegewebe weniger elastisch ist, zeigen nach der Geburt Gebärmutter und Scheide mehr Neigung, sich zu senken (Descensus) oder vorzufallen (Prolapsus). Auch das Stillen ist oft mit mehr Schwierigkeiten verbunden.

Wenn der Kopf der Frucht infolge gesteigerten Widerstandes der Weichteile erst nach langdauernder Wehentätigkeit auf den Beckenboden oder in den Beckenausgang gelangt und dort neuerdings steckenbleibt, sollte der *Fachmann* nach unserer Ansicht nicht warten, bis sich die Austreibungsperiode noch mehr in die Länge zieht und die Herztöne der Frucht verschlechtern, sondern ebenso wie auch in Fällen, in denen das Tiefertreten des Kopfes zunächst durch eine Beckenverengerung verzögert wurde, die in Mitleidenschaft gezogene Frucht mit einer leichten Zangenoperation extrahieren. Bei diesem Vorgehen wird man auch weniger intrakranielle Blutungen erleben.

Die therapeutischen Maßnahmen bei den Regelwidrigkeiten der Haltung und Lage sind bei alten Erstgebärenden noch sorgfältiger zu überlegen als sonst. So soll z. B., wenn eine Stirnlage auch nur ein geringes Mißverhältnis verursacht, früher als bei einer jungen Frau ein Kaiserschnitt in Erwägung gezogen werden. Die Wendung auf den Fuß ist bei Querlage und noch mehr, wenn man bei Schädellage dazu gezwungen wird, mit größeren Gefahren verbunden (Kaiserschnitt erwägen!). Viele Geburtshelfer entscheiden sich bei Beckenendlagen alter Erstgebärender prinzipiell für eine Schnittentbindung. So zweckmäßig dieses Vorgehen auch scheinen mag, so halten wir es doch für übertrieben. Wenn sich nämlich der Muttermund gut erweitert, liegt kein Grund vor, die Geburt unter Umgehung der natürlichen Geburtswege zu beenden. Gegebenenfalls ist es aber angebracht, eine besonders ausgiebige Episiotomie vorzunehmen, um den Widerstand des Beckenbodens möglichst auszuschalten (siehe dort).

Vorstehendes bezieht sich nur auf die Geburten der typischen alten Erstgebärenden. Eben deshalb betonen wir noch einmal: Die Entbindung einer alten Primipara muß nicht immer mit besonderen Schwierigkeiten verbunden sein. Allein das Überschreiten des Alters von 30 Jahren soll keine Frau davon zurückhalten, Mutter zu werden; denn dies bedeutet für sie nicht unbedingt eine größere Gefahr als für eine jüngere. Jedenfalls gilt das für die einzelne Frau. Im allgemeinen wird man natürlich bei einem Vergleich der Geburten einiger hundert junger Erstgebärender gegenüber einer entsprechenden Zahl alter Erstgebärender einen leichteren Geburtsverlauf bei jungen Frauen finden.

Die Geburt bei alten Mehrgebärenden. In der geburtshilflichen Literatur befaßt man sich im allgemeinen zwar mit den Geburten der alten Erstgebärenden, aber nicht mit denen der alten Mehrgebärenden. Letzteres ist jedoch ebenfalls von Wichtigkeit. ROBINSON prägte den Begriff von der Geburt alter Mehrgebärender. Das Material meiner Klinik wurde von diesem Gesichtspunkt aus von SZOLNOKI zusammengestellt, und es ergab sich eine Zunahme der Geburtskomplikationen nach der vierten Geburt, wie überhaupt mit zunehmendem Alter, sowie eine geringe Erhöhung der mütterlichen, besonders aber der kindlichen Mortalität. Hauptsächlich wird dies durch die größere Schlaffheit der Gebärmutter und der Bauchdecken bedingt, wodurch eine Neigung zu Haltungs- und Lageanomalien entsteht. Ein großer Teil dieser mehrgebärenden Frauen kam aus schlechteren sozialen Verhältnissen. Es scheint also der ungünstigere Verlauf der Geburten alter Mehrgebärender nicht allein durch die vielen Geburten, sondern zum Teil auch durch die schlechteren Lebensverhältnisse und die hierdurch entstandene Beeinträchtigung des Organismus bedingt zu sein. Ferner stellt er eine Folge der mit fortschreitendem Alter häufigeren, verborgenen Veränderungen und Erkrankungen dar. Deshalb soll man eine alte Mehrgebärende ebenso wie eine alte Erstgebärende auch schon während der Schwangerschaft unter genauerer

Beobachtung halten, um eventuell auftretenden Regelwidrigkeiten rechtzeitig begegnen zu können. Irgendwelchen organischen Erkrankungen hat man erhöhte Aufmerksamkeit zu schenken. Bei Beachtung aller dieser Regeln werden sich auch bei alten Mehrgebärenden die Geburtsergebnisse wesentlich bessern und die Gefährdung des Lebens von Mutter und Kind sich vermindern.

Der Geburtsverlauf bei später Zweitgeburt. Ich selbst stellte einmal die Geburten von Frauen zusammen, die nach längerer Zeit ein zweites Mal schwanger geworden waren. Die Beschäftigung mit dieser Frage schien angebracht; denn viele Frauen fürchten sich nach einer längeren Pause vor einer neuen Schwangerschaft, weil sie diese für besonders schwer und gefährlich halten. Unter diese Spät-Zweitgebärenden reihte ich Frauen ein, die 5—25 Jahre nach ihrer ersten Geburt ihr zweites Kind zur Welt brachten. In erster Linie möchte ich betonen, daß die Sterblichkeit der Mütter nicht größer war als sonst, obzwar einige Regelwidrigkeiten, wie Schwangerschaftstoxikosen, sich in die Länge ziehende Geburten und Störungen der Placentalösung häufiger auftreten. Vom geburtshilflichen Standpunkt aus ist es also zweckmäßiger, wenn die zweite Schwangerschaft der ersten innerhalb von wenigen Jahren folgt. Letzten Endes bedeutet aber eine weitere Geburt nach einem längeren Abstand keine wesentliche Gefährdung. Die übertriebene Furcht vor einer späteren Zweitgeburt ist also nicht begründet und soll kein Hindernis für eine weitere Schwangerschaft sein.

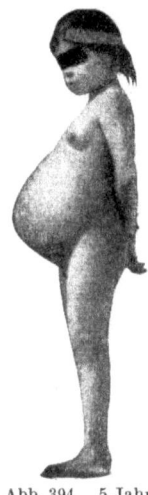

Abb. 394. 5 Jahre und 8 Monate alte Schwangere (aus GUGGISBERG)

Die Geburt bei übergewichtigen Frauen. Die Schwierigkeiten bei der Geburt stark übergewichtiger Frauen sind naheliegend und den Geburtshelfern seit langem bekannt. Auf Grund eines größeren Krankengutes befaßten sich als erste MATTHEWS-BRUCKE mit dieser Frage. Als übergewichtig betrachteten sie Gebärende mit einem Gewicht über 100 kg. KOLLER-ZOLLER nahmen eine Übergewichtigkeit dann an, wenn das nach der BROCAschen Formel errechnete Körpergewicht (Gewicht in Kilogramm = Körperlänge in Zentimetern — 100) um 15 kg und mehr erhöht war. Wir selbst (BIRÓ) bearbeiteten ein Krankengut von Gebärenden mit einem Körpergewicht über 90 kg, bei denen das Gewicht das der Körperlänge entsprechende um mehr als 15 kg übertraf. In allen obengenannten Arbeiten fand man übereinstimmend bei Neugeborenen übergewichtiger Frauen im Durchschnitt ein größeres Geburtsgewicht als bei Kindern nicht übergewichtiger. Lage-, Einstellungs- und Drehungsanomalien kamen häufiger vor, die kindliche Sterblichkeit war größer, Schwangerschaftstoxikosen sowie Störungen in der Placentarperiode wurden öfter beobachtet. Im Krankengut von MATTHEWS-BRUCKE sowie von KOLLER-ZOLLER war die Geburtsdauer verlängert. Wenn das bei uns nicht der Fall war, liegt der Grund vielleicht in der von uns in solchen Fällen bevorzugten medikamentösen Geburtsleitung (Wehenmittel, Spasmolytica). Die Operationsfrequenz lag bei den genannten Autoren 3—4mal so hoch wie im Durchschnitt und war auch in unserem eigenen Material etwas erhöht. Zieht man dazu noch die in allen Zusammenstellungen gefundene größere Zahl der Wochenbetterkrankungen in Betracht, so ersieht man die Notwendigkeit einer besonders sorgfältigen Beobachtung der Geburten übergewichtiger Frauen. Darum werden sie am besten in eine Klinik eingewiesen.

Die Geburt junger Erstgebärender. Etwa 16jährige und jüngere Erstgebärende pflegen im allgemeinen schneller als der Durchschnitt der Frauen zu gebären. Nach manchen Angaben sollen dabei allerdings Beckenendlagen, Frühgeburten und Fälle von Eklampsie häufiger auftreten. Während der Schwangerschaft ganz junger Mädchen wächst das Becken in der Regel schnell, dazu ist die Frucht oft kleiner und ihr Kopf weicher, so daß die Geburt meist keine größeren Schwierigkeiten bereitet. DÁVID und SZÉKELY berichteten über 54 Gebärende unter 16 Jahren. Davon waren 5 noch nicht 14 Jahre. Die Zahl der Frühgeburten war doppelt so groß wie sonst, die durchschnittliche Geburtsdauer sehr günstig und die Austreibungsperiode im Vergleich zur Eröffnungsperiode sehr kurz. Die jüngste in der Literatur bekannte Gebärende hatte ein Alter von 5 Jahren und 8 Monaten (Abb. 394). In Lima (Peru) wurde bei ihr ein Kaiserschnitt ausgeführt; das Gewicht der Frucht betrug 2700 g.

Das günstigste Alter für die erste Geburt ist die Zeit von 18—22 Jahren, also dann, wenn die Frau körperlich und auch geistig entsprechend gereift ist.

Der Widerstand der knöchernen Geburtswege. Das enge Becken.

Ein regelwidrig gebautes Becken kann weiter oder enger als normal sein. Falls es weiter ist, beeinflußt es die Geburt nicht ungünstig und ist deshalb ohne wesentliche praktische Bedeutung. Im Geburtsmechanismus kann es zwar geringfügige Störungen verursachen, aber höchstens insofern, als der Kopf seine Drehungen nicht vollführt, weil er das Becken zu leicht passiert.

Über die Bedeutung des knöchernen Beckens war man sich lange Zeit nicht im klaren. Dies hängt mit der Auffassung HIPPOKRATES' zusammen, die Symphyse öffne sich während der Geburt wie eine Flügeltüre. Man war also der Meinung, jede Abnormität werde durch die Weichteile oder durch eine zu geringe Aktivität der Frucht während der Geburt verursacht. Zwar lehnte schon VESALIUS (1543) auf Grund seiner anatomischen Studien eine Öffnung des Beckens während der Geburt ab und sein Schüler ARANTIUS (1572) lenkte die Aufmerksamkeit auf die Bedeutung von Difformitäten des Beckens. Ihre Lehren breiteten sich aber nicht aus. Das wird am besten durch die Tatsache bewiesen, daß der bedeutende AMBROISE PARÉ im 16. Jahrhundert immer noch der Meinung war, das Becken weiche bei der Geburt in der Symphyse auseinander. Wie man heute weiß, öffnet sich die Symphyse beim Geburtsakt nicht. Dagegen werden die Beckengelenke (und somit auch die Symphyse) während der Schwangerschaft auf hormonale Einwirkung hin wesentlich aufgelockert, und so stellt das den knöchernen Geburtskanal bildende Becken im Verlaufe der Geburt nicht einen starren, sondern einen elastischen Ring dar. Dieser Umstand kann hauptsächlich bei engem Becken neben der Konfigurabilität des Kopfes für dessen Durchtritt von Bedeutung sein.

Auch MAURICEAU war sich über die Bedeutung des engen Beckens nicht im klaren; denn er schrieb, er hätte in seinem ganzen Leben nur zwei enge Becken gesehen. Daraus geht zum mindesten hervor, daß er geringgradige Beckenverengerungen nicht erkannte. Eine wesentliche Änderung auf diesem Gebiete begann erst, als DEVENTER in seinem Werke „Operationes chirurgicae novum lumen exhibentes obstetricantibus" die Geburtshilfe systematisch behandelte und die Grundlagen der Beckenlehre schuf. In Frankreich beschäftigten sich DE LA MOTTE und PUZOS, in England SMELLIE eingehender mit der Frage des engen Beckens. In Deutschland bauten unter den Geburtshelfern hauptsächlich MICHAELIS und LITZMANN die Lehre vom engen Becken aus. BAUDELOCQUE beschrieb die Conjugata externa. MICHAELIS machte auf die nach ihm benannte Raute und ihre geburtshilfliche Bedeutung aufmerksam. Diese Raute war den Künstlern schon längst bekannt, und man trifft sie — wie schon früher erwähnt — bereits auf den klassischen Statuen überall an.

Häufigkeit des engen Beckens. Wenn man das geburtshilfliche Material der gesamten zivilisierten Welt betrachtet, findet man größere Beckenverengerungen in etwa 3—5%, kleinere sogar in 10—15% der Fälle. Als Ursache für Beckenverengerungen sind teils Konstitutionsanomalien, teils gewisse erworbene Krankheiten zu betrachten.

Hinsichtlich der Konstitution beobachtet man bestimmte rassische und geschlechtliche Unterschiede. So ist für die weiße Rasse das querovale Becken charakteristisch, im Gegensatz zu dem runden Becken der Buschmänner, Hottentotten und niedrig stehenden Neger, sowie zum längsovalen Becken einiger australischer Ureinwohner. Zwischen männlichen und weiblichen Becken bestehen ebenfalls Unterschiede (Abb. 1 und 2). Schon hier sei auf den männlichen Beckentyp mancher Frauen hingewiesen.

Die Gestalt des Europäers hängt bis zu einem gewissen Grad davon ab, wieviel er von den Eigentümlichkeiten der einzelnen europäischen Rassen in sich trägt. Das Becken einer robust gebauten Person ist natürlich anders als das einer Frau von asthenischem oder hypoplastischem Typ, wobei außer den kongenitalen auch erworbene Faktoren (z. B. Rachitis) eine Rolle spielen. Bei der Geburt kommt neben dem Becken auch der Kopfform der Frucht eine Bedeutung zu (dolichocephal, brachycephal).

Wenn sich die weiße und farbige Rasse mischen, kann es zu Schwierigkeiten bei der Geburt kommen. Eine Japanerin wird z. B. trotz ihres grazilen Beckens gut gebären; wenn aber eine Japanerin durch einen weißen Mann geschwängert wird, kommt es bei der Geburt schon leichter zu Komplikationen, denn der Schädel des weißen Menschen ist schon zur Zeit der Geburt größer als bei den Gelben.

Die Beckenunterschiede lassen sich in Amerika an den weißen und schwarzen Frauen besonders gut studieren. Im nördlichen Teil der Vereinigten Staaten findet **man das enge Becken bei 8,96% der weißen** Frauen und bei 37,31% der Negerinnen. Eine Verengerung des Beckenausgangs ist bei beiden in etwa 5,03—6,4% vorhanden. Die Annahme, die bei der Negerin häufiger vorkommenden Beckenverengerungen beruhten auf einer Konstitutionseigentümlichkeit, ist aber irrig und wird dadurch widerlegt, daß, wie MILLER (New Orleans) berichtet, im südlichen Teil der Vereinigten Staaten das enge Becken nicht so häufig vorkommt. Die Erklärung liegt darin, daß die Neger im südlichen Teil vorwiegend mit landwirtschaftlichen Arbeiten beschäftigt sind und ein naturgemäßes Leben führen, während im nördlichen Teil auf Grund einer weiter vorangeschrittenen Domestikation und relativ mehr Erkrankungen an Rachitis das enge Becken häufiger auftritt. Im übrigen ist die Bedeutung der Beckenverengerung bei den Negerfrauen im allgemeinen geringer, weil der kindliche Schädel etwas kleiner, weicher und besser konfigurabel ist. Deshalb muß man eine Beckenverengerung bei einer Negerin anders beurteilen als eine gleich starke bei einer weißen Frau.

Unter den Krankheiten, die zu Beckenverengerung führen, sei an erster Stelle die Rachitis genannt. In gleicher Weise kann aber auch ein enges Becken durch Knochenerweichung, Knochen- und Knorpelgeschwülste, Hüftgelenkluxationen usw. verursacht werden.

Die Einteilung der engen Becken läßt sich auf verschiedene Weise vornehmen. SCHAUTA klassifizierte sie nach ihrer Entstehung, LITZMANN (schon vorher) auf Grund ihrer Form. Deshalb können bei dieser Einteilung Becken in einer Gruppe nebeneinander genannt werden, die ganz andere Entstehungsursachen haben. Da es für die geburtshilfliche Praxis und damit für den praktischen Arzt vorteilhafter erscheint, wenn man die Becken bezüglich ihrer Form, Bedeutung und der zu unternehmenden therapeutischen Maßnahmen behandelt, werden wir im weiteren der LITZMANNschen Einteilung folgen.

Die SCHAUTAsche Einteilung ist folgende und sei hier nur kurz erwähnt:

I. Regelwidrigkeiten des Beckens infolge Entwicklungsanomalien:
1. Allgemein verengtes, nichtrachitisches Becken.
    a) Infantiles Becken.
    b) Männliches Becken.
    c) Zwergbecken.
2. Einfach plattes, nichtrachitisches Becken.
3. Allgemein verengtes, plattes, nichtrachitisches Becken.
4. Trichterförmiges Becken fetalen Typs.
5. Enges Becken infolge ungenügender Entwicklung des einen Kreuzbeinflügels.
6. Allgemein weites Becken (justo major).
7. Spaltbecken (Ausbleiben des Schlusses der Symphyse).

II. Regelwidrigkeiten des Beckens infolge Erkrankungen der Beckenknochen:
1. Rachitis.
2. Osteomalacie.
3. Geschwülste.
4. Frakturen.
5. Atrophie, Caries und Nekrose.

III. Regelwidrigkeiten der Knochenverbindungen:
1. Synostose zwischen verschiedenen Knochen.
2. Erweichung eines oder mehrerer Knochen.

IV. Regelwidrigkeiten des Beckens infolge Erkrankungen der Wirbelsäule:
1. Spondylolisthesis.
2. Kyphose.
3. Skoliose.
4. Kyphoskoliose.
5. Assimilation.

V. Regelwidrigkeiten des Beckens infolge Erkrankungen der beckentragenden Knochen:
1. Coxitis.
2. Dislokation eines oder beider Schenkelknochen.
3. Ein- oder beidseitiger Klumpfuß.
4. Fehlen oder Insuffizienz eines oder beider Unterschenkel.

Auf Grund der LITZMANNschen Einteilung unterscheidet man bei den Beckenverengerungen zwei große Gruppen:

A. Allgemein gleichmäßig verengte Becken. Hierher gehören jene Becken, deren Formen dem normalen Becken durchaus entsprechen, wobei jedoch alle Durchmesser gleichmäßig verkürzt sind, so daß ein gleichmäßig verengtes Becken zustande kommt (hypoplastisches infantiles Zwerg- und Liegebecken).

B. Nicht gleichmäßig verengte Becken, bei denen ein Durchmesser besonders stark verkürzt ist:
1. Plattes Becken (rachitisches und nichtrachitisches plattes Becken, allgemein verengtes, plattrachitisches Becken, Luxationsbecken).
2. Schrägverengtes Becken.
3. Querverengtes Becken.
4. Spondylolisthetisches Becken.
5. Osteomalacisches Becken.
6. Im Ausgang verengtes Becken.
7. Geschwulstbecken.
8. Spaltbecken.

Zu erwähnen wären noch die Ausführungen von CALDWELL und MOLOY, denen zufolge die Becken auf Grund von Entwicklung und Geschlecht eingeordnet werden. Sie unterscheiden Becken weiblichen Typs (gynäkoid), Becken männlichen Typs (android), Becken platten Typs (platypelloid) und schließlich für Menschenaffen, australische Buschmänner und einige afrikanische Neger charakteristische mehr längsovale (anthropoide) Becken. Bei diesen Beckentypen sind mehrere

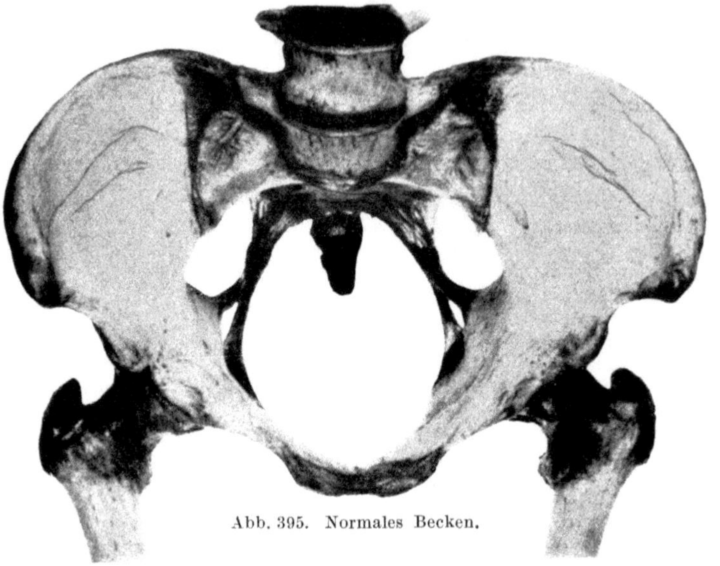

Abb. 395. Normales Becken.

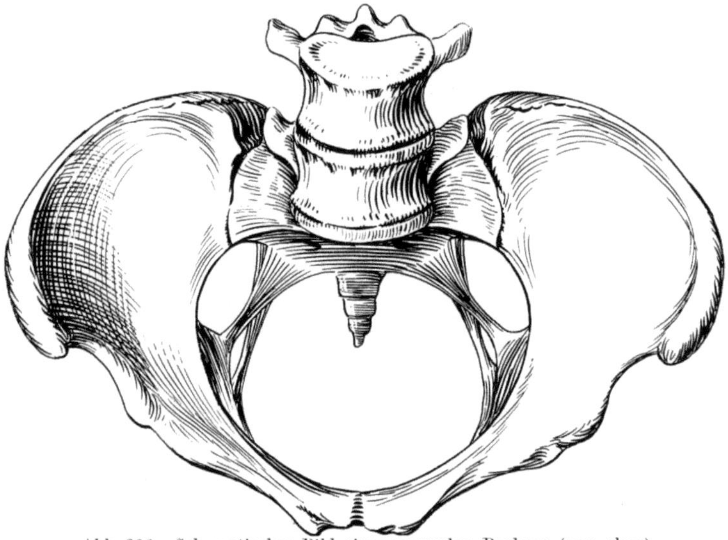

Abb. 396. Schematisches Bild eines normalen Beckens (von oben).

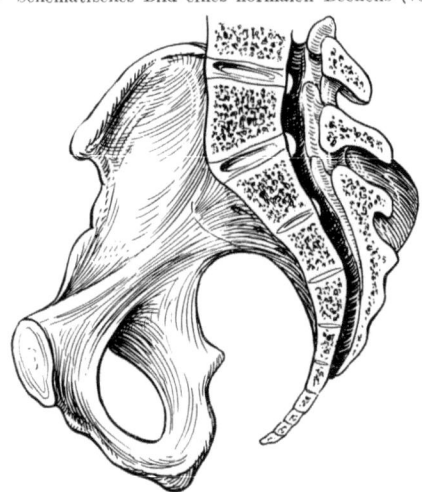

Abb. 397. Schematisches Bild eines normalen Beckens von (der Seite).

Variationen und Kombinationen möglich, und es kann z. B. die vordere Hälfte dem einen, die hintere dem anderen Typ angehören. Nach den Beobachtungen

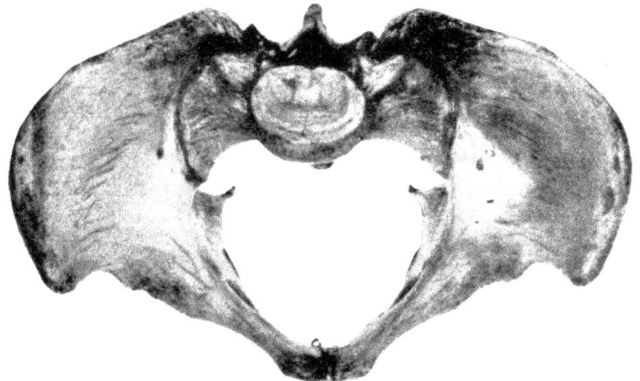

Abb. 398. Allgemein gleichmäßig verengtes Becken.

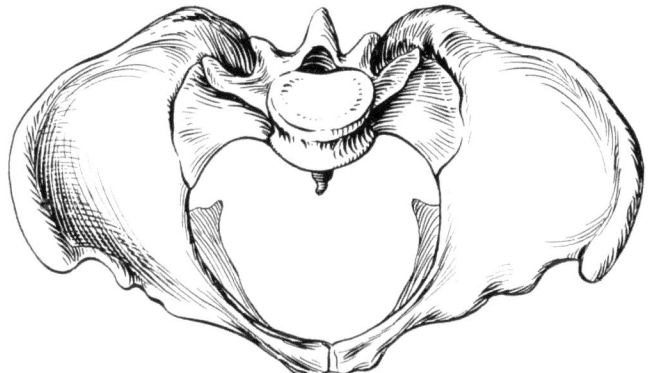

Abb. 399. Schematisches Bild eines allgemein gleichmäßig verengten Beckens (von oben).

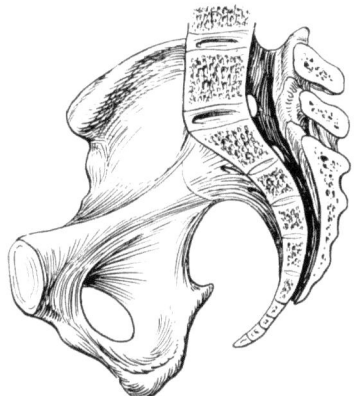

Abb. 400. Schematisches Bild eines allgemein gleichmäßig verengten Beckens (von der Seite).

der genannten Autoren entspricht jedem Beckentyp ein bestimmter Geburtsmechanismus, so z. B. dem anthropoiden Typ die Einstellung in hohem Geradstand. Wenn der Mechanismus von der dem Beckentyp günstigsten Einstellung abweicht, entstehen Störungen im Geburtsverlauf. CALDWELL und MOLOY teilten die Becken auf Grund stereoskopischer Röntgenuntersuchungen ein, was vom wissenschaftlichen Standpunkt aus sehr wertvoll ist, vom Standpunkt der geburtshilflichen Praxis aus aber das Problem des engen Beckens nicht vereinfacht, sondern vielleicht eher noch komplizierter gestaltet.

A. Gleichmäßig verengte Becken.

1. Das allgemein gleichmäßig verengte Becken. Es ist, wie schon der Name sagt, in allen Durchmessern in gleichem Maße verkürzt. Die Form eines solchen Beckens entspricht genau der eines normalen Beckens (Abb. 395, 396, 397).

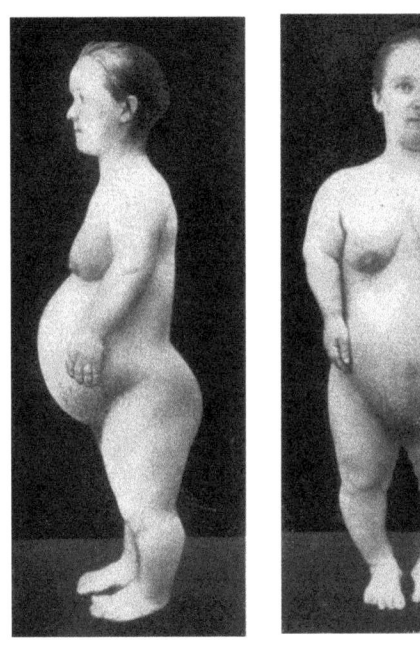

Abb. 401a—c. Chondrodysplastische Schwangere.

Charakteristisch ist jedoch eine Verkürzung aller Durchmesser um 1—2 cm (Abb. 398, 399, 400). Diesen Beckentyp findet man hauptsächlich bei Frauen von schmalem, grazilem und niedrigem Wuchs (130—150 cm), ohne daß eine organische Erkrankung die Ursache der Beckenverengerung darstellt. Größere Verengerungen kommen unter diesen Becken kaum vor. Meist sind auch die Kinder nicht allzu groß. Wenn aber eine solche kleine, grazile Frau ihr Kind von einem großgewachsenen Mann mit großem Schädel empfangen hat, kann sich der Geburtsverlauf schwieriger gestalten.

Die inneren Geschlechtsorgane solcher Frauen sind vielfach unterentwickelt (hypoplastisch), und das verengte Becken ist, wie auch die damit zusammenhängende genitale Hypoplasie, nur eine Teilerscheinung dieser Unterentwicklung. Deshalb bezeichnet man solche Becken auch als *hypoplastische Becken.*

2. Die noch ausgeprägtere Form des gleichmäßig verengten Beckens ist das **infantile Becken.** Dieses ähnelt dem hypoplastischen sehr, ist aber noch enger. Die Kreuzbeinflügel sind mangelhaft entwickelt und kleiner, die Querspannung geringer und der Beckeneingang mehr kreisförmig. Auch hierbei handelt es sich um eine genitale Hypoplasie.

3. Den höchsten Grad des gleichmäßig verengten Beckens stellt das **Zwergbecken** (Pelvis nana) dar. Dieses pflegt nur bei proportionierten Zwergen

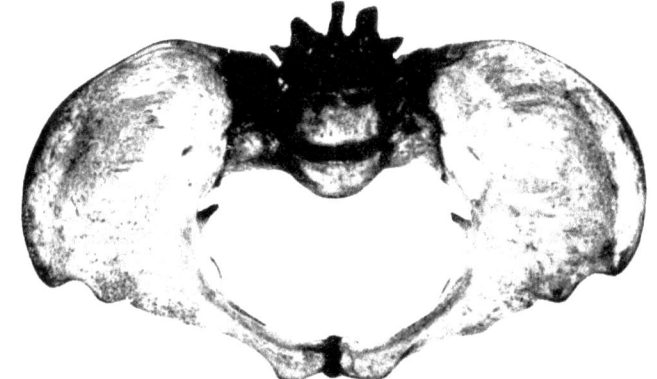

Abb. 402. Einfach plattes Becken.

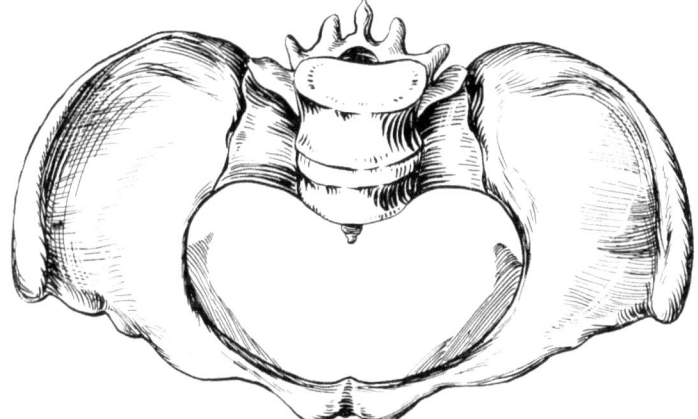

Abb. 403. Schematisches Bild eines einfach platten Beckens (von oben).

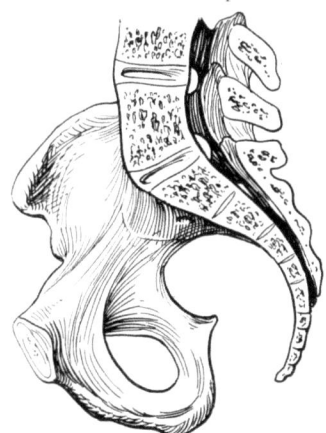

Abb. 404. Schematisches Bild eines einfach platten Beckens (von der Seite).

(145—120 cm und weniger) vorzukommen und gleicht einem normalen vollkommen, nur ist es viel kleiner. In diese Gruppe gehört auch das Becken der Kretins und hypothyreotischen Zwerge.

Von letzteren sind die rachitischen und chondrodystrophischen Zwerge zu unterscheiden (Abb. 401 a, b und c). Bei diesen ist das Becken meist nicht gleichmäßig gebaut. Für die chondrodystrophischen Zwerge sind die auffallend dicken und im Vergleich zum Rumpf zu kurzen Extremitäten charakteristisch. Ihr Kopf ist groß, die Stirngegend vorgewölbt und das Becken im allgemeinen von plattem Typ.

4. Schließlich gehören hierher die sog. **Liegebecken**, die jedoch sehr selten sind. Man findet sie bei Frauen, die ihre frühe Kindheit in liegender Stellung verbracht haben. Bei ihnen fehlt die Querspannung des Beckens, weil das Kreuzbein nicht unter dem normalen Druck eingefügt ist. Deshalb ist der Beckeneingang mitunter nicht queroval, sondern kreisförmig. Dieser Beckentyp weist manchmal auch Merkmale auf, die an ein männliches Becken erinnern und ist trichterförmig.

B. Nicht gleichmäßig verengte Becken.

Die zweite große Gruppe bilden die nicht gleichmäßig verengten Becken. Hierbei sind nicht alle Durchmesser in gleichem Maße verkürzt, sondern der eine mehr als die anderen.

1. Das platte Becken. Da der überwiegende Teil der verengten Becken platt ist, denkt man in der Praxis — wenn von einem engen Becken die Rede ist — in erster Linie an ein solches. Aus diesem Grunde erfolgt auch die Einteilung der engen Becken nach der Länge des geraden Durchmessers.

a) Hierher gehört das *einfach platte Becken*, dessen gerader Durchmesser kürzer ist, während alle anderen normale Länge aufweisen. Ferner ist für dieses Becken die Verkürzung *sämtlicher* gerader Durchmesser (des Beckeneingangs, der Beckenhöhle und des Beckenausgangs) (Abb. 402, 403, 404), im Gegensatz zum rachitisch platten Becken typisch. Bei diesem ist nur der gerade Durchmesser des Becken*eingangs* kleiner, der des Beckenausgangs hingegen nicht.

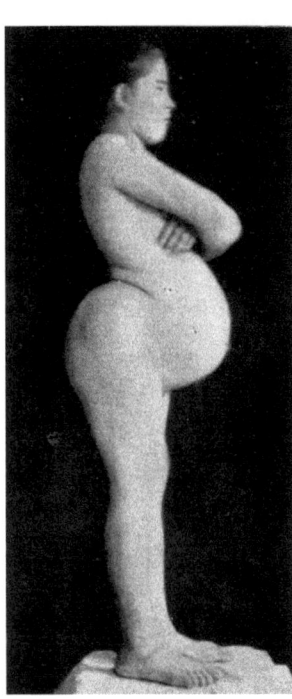

Abb. 405. Luxationsbecken.

Das einfach platte Becken soll bei Frauen vorkommen, die bereits im frühen Kindesalter schwere Lasten auf dem Rücken tragen mußten, oder denen man zu früh das Sitzen erlaubte. ASCHNER bringt es mit dem asthenischen Körperbau in Zusammenhang und glaubt, das platte Becken habe ähnliche Ursachen wie der platte Brustkorb. Unserer Meinung nach hat WILLIAMS recht, wenn er eine solche Auffassung ablehnt; denn Frauen mit dieser Beckenform sind meist kräftig und gut entwickelt. Bei plattem Becken schiebt sich das Kreuzbein tiefer in das Becken vor, plattet es dadurch von vorne nach hinten ab und verkürzt dadurch den geraden Durchmesser. Die Stellung der Darmbeinschaufeln bleibt unverändert, weshalb auch die Differenz zwischen Distantia spinarum und cristarum nicht vom Normalen abweicht. Beim einfach platten Becken ist das Eindringen des Kreuzbeins in die Beckenhöhle proportioniert, so daß auch die Krümmung des Kreuzbeins erhalten bleibt und nicht abgeplattet wird wie beim rachitischen Becken. Diesem Umstand ist auch die gleichmäßige Verkürzung aller geraden Durchmesser zuzuschreiben.

Neuerdings neigt man immer mehr zu der Auffassung, der Großteil der einfach platten Becken sei ebenfalls rachitisch bedingt. Nur sind in diesen Fällen die Merkmale der durchgemachten Rachitis weniger erkennbar.

Nicht gleichmäßig verengte Becken.

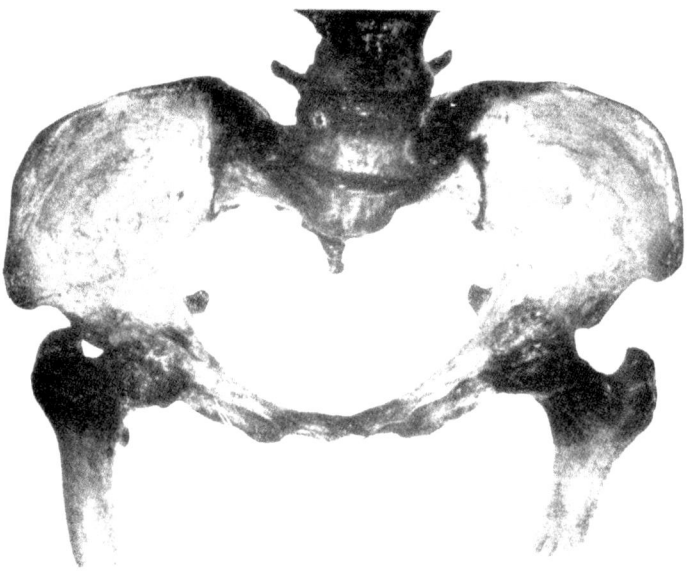

Abb. 406. Platt-rachitisches Becken (wegen einer mäßigen Skoliose ist der Beckeneingang etwas asymmetrisch).

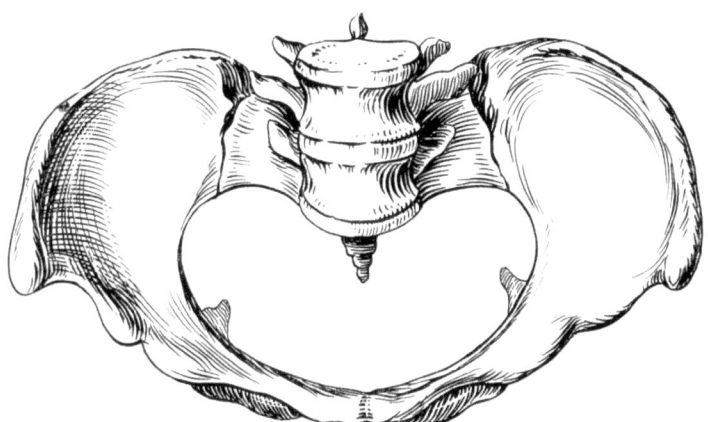

Abb. 407. Schematisches Bild eines platt-rachitischen Beckens (von oben).

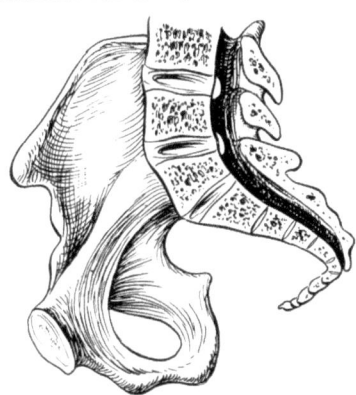

Abb. 408. Schematisches Bild eines platt-rachitischen Beckens (von der Seite).

Burger, Lehrbuch der Geburtshilfe.

b) Das *Luxationsbecken* ist die Folge einer doppelseitigen angeborenen Hüftgelenkluxation. Ein solches Becken wird deshalb abgeplattet, weil die Epiphysen des Femur nach hinten zu stehen kommen und dadurch die Lendenlordose und die Beckenneigung erhöhen. Die Wirbelsäule übt dabei einen stärkeren Druck auf das in den Hohlraum des Beckeneingangs eindringende Promontorium aus. Schwangere, die mit dieser Anomalie behaftet sind, kann man leicht an ihrem charakteristischen watschelnden Gang, an ihrem hochgradigen Hängebauch, ihren breiten Hüften und ihrer besonders ausgeprägten Lendenlordose erkennen (Abb. 405). Bei den platten Becken dieser Art pflegt sich der gerade Durchmesser des Beckeneinganges nicht wesentlich zu verkürzen, so daß solche Frauen im allgemeinen ohne erhebliche Schwierigkeiten gebären.

c) Für das *rachitisch-platte Becken* ist das besonders tiefe Eindringen des Kreuzbeins in den Beckeneingang kennzeichnend. Aus diesem Grunde ist die Querspannung stark erhöht. Infolge der vermehrten Querspannung ändert sich auch das Verhältnis der Entfernungen zwischen den beiden Spinae und Cristae, so daß die Differenz zwischen Distantia spinarum und cristarum kleiner als 3 cm wird. Mitunter übersteigt der Abstand der Spinae sogar den der Cristae.

Beim einfach platten Becken dringt das Kreuzbein infolge des auf ihm lastenden Druckes der Wirbelsäule so in das Becken ein, daß seine Konkavität noch erhalten bleibt. Deshalb wird — wie erwähnt — nicht nur der gerade Durchmesser des Beckeneinganges, sondern auch der Beckenhöhle und des Beckenausgangs kürzer. Demgegenüber tritt beim rachitisch-platten Becken das Kreuzbein nicht nur tiefer zwischen die Beckenschaufeln, sondern vollführt auch noch eine Drehung um seine Querachse, wodurch der untere Abschnitt nach rückwärts ausweicht. Beim rachitisch-platten Becken verengt sich also nur der *gerade Durchmesser des Beckeneingangs, der des Beckenausgangs hingegen nicht. Dieser kann sogar vergrößert sein* (Abb. 406, 407 und 408). Dem Ausweichen des unteren Teils des Kreuzbeins nach hinten sind jedoch gewisse Grenzen gesetzt; denn der steißbeinwärts gelegene Abschnitt wird durch zwei starke Ränder, das Ligamentum sacrospinosum und das Ligamentum sacrotuberosum fixiert. Aus dem Gesagten wird es klar, warum die Kreuzbeinhöhlung des rachitisch-platten Beckens abgeflacht ist. Die Steißbeinspitze ragt etwas in den Hohlraum des Beckenausgangs hinein. Geburtsmechanisch *ist eine Erweiterung des Beckenausgangs* von Wichtigkeit. Hiermit erklärt sich, warum die Geburt meist auffallend rasch weiterverläuft, sobald erst der kindliche Schädel den Eingang eines platt-rachitischen (nicht aber zugleich allgemein verengten) Beckens passiert hat. Im knöchernen Becken ist ja kein weiterer Widerstand mehr vorhanden, es kommt höchstens einmal zu einem Abbrechen des hakenförmig vorspringenden Steißbeins.

Der erste Kreuzbeinwirbel kann derart in die Beckenhöhle eines rachitischplatten Beckens eindringen, daß nicht das Promontorium bzw. die zwischen dem oberen Kreuzbeinende und dem letzten Lendenwirbel befindliche Cartilago intervertebralis näher an dem am weitesten vorspringenden Punkt der Symphyseninnenfläche liegt, sondern die Zwischenwirbelscheibe zwischen dem ersten und zweiten Kreuzbeinwirbel. In diesem Falle spricht man von einem *doppelten Promontorium*. Unter dem eigentlichen Promontorium befindet sich dabei ein eventuell noch stärker als dieses vorspringendes zweites Promontorium.

Das zweite Promontorium besitzt in der Geburtshilfe eine große Bedeutung; denn den Geburtshelfer interessiert es nicht nur, wie groß die Entfernung zwischen Symphyse und Promontorium ist (Conjugata obstetrica bzw. vera), sondern wo sich der kürzeste Durchmesser des Beckeneingangs befindet und wie groß er ist. In diesen Fällen geht aber die kürzeste Distanz nicht vom Promontorium aus, sondern von der nächst unteren Zwischenwirbelscheibe.

Die Unterscheidung des rachitisch-platten Beckens vom einfach-platten Becken ist auch auf Grund anderer Merkmale einer vorausgegangenen Rachitis möglich. Hierher gehören: niedriger Wuchs, Caput quadratum, Hühnerbrust, rachitischer Rosenkranz an den Ansatzstellen der Rippen, für Rachitis charakteristische Zähne, kurze plumpe Extremitäten (mitunter säbelförmig) und Finger, krumme Unterschenkel usw. (Abb. 409a und b). Während beim einfach-platten Becken alle geraden Durchmesser verkürzt sind und die Kreuzbeinhöhlung

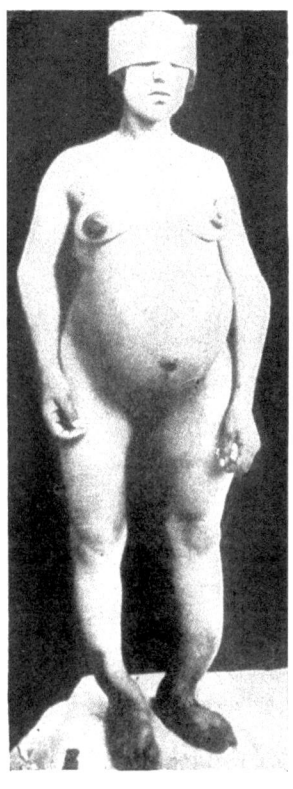 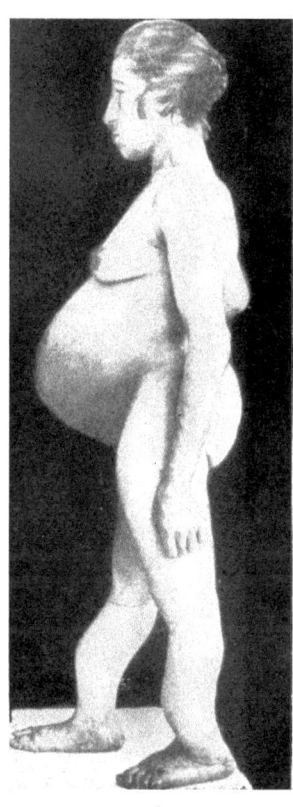

a b
Abb. 409a u. b. Schwangere mit schwerer Rachitis (Säbelbeine).

erhalten bleibt, ist beim rachitisch-platten Becken von den geraden Durchmessern nur der des Beckeneingangs kleiner und das Kreuzbein ist abgeflacht. Die Unterscheidung der beiden Beckenarten erscheint deshalb wichtig, weil bei gleicher Verengerung — wie erwähnt — ein einfach-plattes Becken ungünstiger ist.

d) Eine andere Art des rachitisch-platten Beckens ist das *allgemein verengte platte Becken*. Bei diesem sind sämtliche Durchmesser kleiner; der gerade Durchmesser des Beckeneinganges ist jedoch relativ stärker verkürzt, woraus bei diesem Becken eine Abflachung resultiert. Da auch hier die Zeichen einer vorausgegangenen Rachitis zu finden sind, kann man es leicht erkennen. Von dem rachitisch-platten Becken unterscheidet es sich durch die Verkürzung aller Durchmesser.

Die Beckenverengerungen können hierbei sehr hochgradig sein (sogar 3. bis 4. Grades). Bisweilen beobachtet man äußerst schwere Difformitäten. Ein solches Becken ähnelt mitunter dem später zu besprechenden osteomalacischen

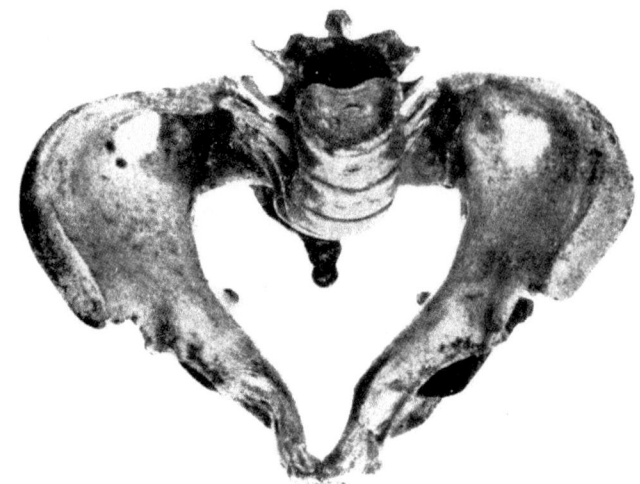
Abb. 410. Pseudo-osteomalacisches Becken.

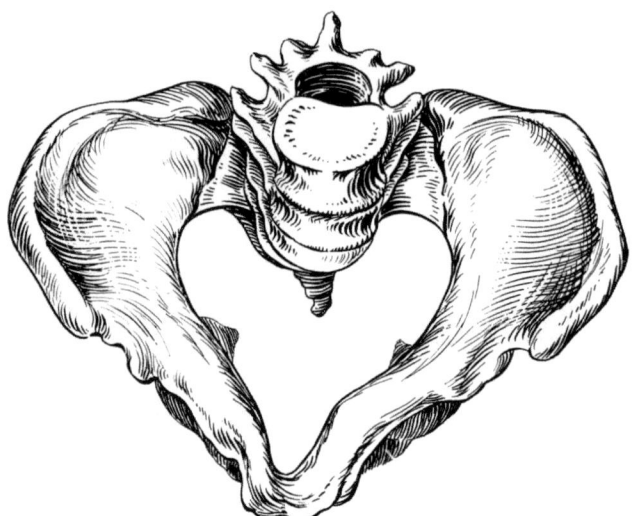
Abb. 411. Schematisches Bild eines pseudo-osteomalacischen Beckens (von oben).

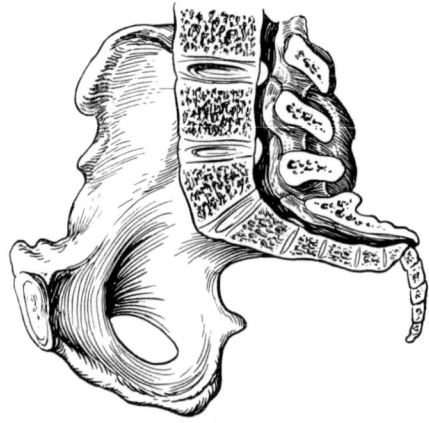
Abb. 412. Schematisches Bild eines pseudo-osteomalacischen Beckens (von der Seite).

Becken (Abb. 410, 411 und 412) und zeigt einen kartenherzförmigen Eingang. Wegen der Herabminderung der Knochenfestigkeit bei Rachitis werden die Hüftgelenkpfannen von der Seite her durch die beiden Oberschenkelköpfe und das Promontorium von oben durch den Druck der Wirbelsäule stärker in den Hohlraum des Beckeneinganges hineingepreßt. Hierdurch kann der Schambogen entschnabelartig und der Beckeneingang im ganzen kartenherzförmig umgestaltet werden. Vom osteomalacischen Becken läßt es sich durch die übrigen Zeichen einer Rachitis, die an der Schwangeren oder Gebärenden erkennbar sind, unterscheiden (pseudo-osteomalacisches Becken). Ein präpariertes rachitisches Becken pflegt schwerer, ein osteomalacisches dagegen leichter als ein normales zu sein. Bei allgemein verengtem Becken verläuft die Geburt gewöhnlich schwer, auch wenn es sich nur um eine geringgradige Verengerung handelt; denn sämtliche Durchmesser des Beckens sind kleiner als normal.

2. **Das schrägverengte Becken.** Ein schrägverengtes Becken entsteht, wenn die Belastung des Beckens im Kindesalter ungleich ist. Das kann der Fall sein, weil ein Hüftgelenk schmerzhaft oder ein Bein verkürzt ist, oder weil eine Skoliose der Wirbelsäule besteht. In manchen Fällen ist auch eine Ankylose des einen Ileosacralgelenkes oder ein Fehlen des einen Kreuzbeinflügels bzw. dessen mangelhafte Ausbildung die Urache.

a) Ein *coxalgisches Becken* kommt zustande, wenn jemand in seiner Jugend an Coxitis erkrankt war (Abb. 413). Sobald ein coxalgisches Kind zu laufen beginnt, wird sein Gang ungleichmäßig, es hinkt. Das Schrägwerden des Beckens hängt von dem Grade der Schmerzhaftigkeit des betroffenen Gelenkes ab, denn solange Schmerzen vorhanden sind, wird beim Gehen die gesunde Seite stärker belastet. Sobald aber das Gelenk nicht mehr schmerzt, wird die

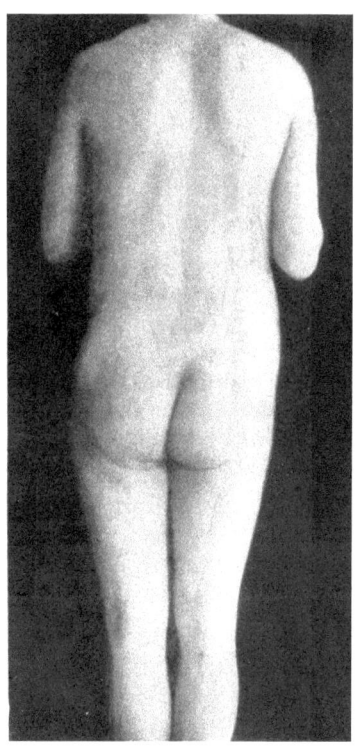

Abb. 413. Schwangere mit coxalgischem Becken.

Beanspruchung des kürzeren Beines (kranke Seite) größer. Infolge der stärkeren Stauchung bei jedem Schritt erfährt diese Seite eine vermehrte Belastung, und der Femurkopf drückt mit größerer Kraft auf das Acetabulum der kranken Seite. Deshalb wird diese Beckenhälfte abgeflacht und die Schamfuge verschiebt sich gegen die gesunde Seite. Die Hüfte der kranken Seite steigt höher und der Knochen bleibt dünner (Abb. 414 und 415). In ähnlicher Weise entsteht eine ungleiche Belastung des Beckens, wenn im Kindesalter das eine Bein wegen angeborener Hüftgelenkverrenkung oder aus einem anderen Grunde verkürzt ist.

b) Die Schrägverschiebung bei *skoliotischem Becken* hängt von der Lokalisation der Wirbelsäulenskoliose ab. Falls die Verbiegung in den höheren Wirbelsäulenabschnitten sitzt und das Kreuzbein nur in geringem Ausmaße an der kompensatorischen Verkrümmung teilnimmt, wird das Becken weniger schräg (Abb. 416). Wenn jedoch die Verkrümmung in einem tieferen Abschnitt der Wirbelsäule sitzt und dementsprechend die ausgleichende Verkrümmung des Kreuzbeins stärker ist, steht eine Beckenhälfte (meist die der konvexen Biegung der Wirbelsäule entsprechende) höher und wird enger als die der anderen Seite. Das Becken erscheint also schräg. Die Skoliose kann aber nicht nur Ursache, sondern auch Folge einer Schrägverschiebung des Beckens sein. Auch bei Becken, die aus anderen Gründen schräg sind, trifft man eine kompensatorische Verbiegung der Wirbelsäule an.

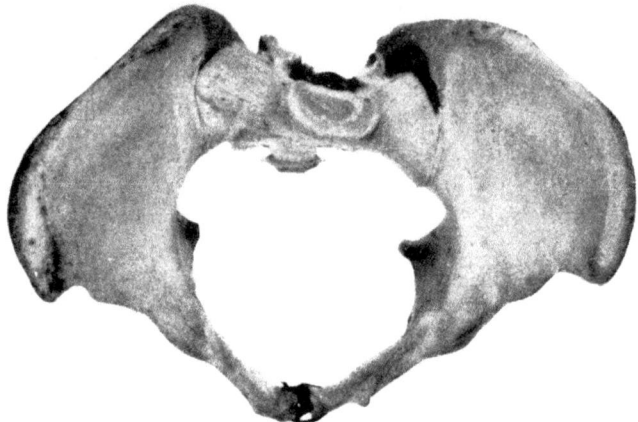

Abb. 414. Schrägverengtes Becken.

c) *Das ankylotische oder* NAEGEL*Esche Becken* ist ziemlich selten. Es entsteht durch eine Aplasie des Kreuzbeinflügels der einen Seite oder durch sekundäres Zugrundegehen infolge entzündlicher Prozesse und eine Ankylose im Ileosacralgelenk. Die erkrankte Beckenhälfte ist meist deutlich verengt.

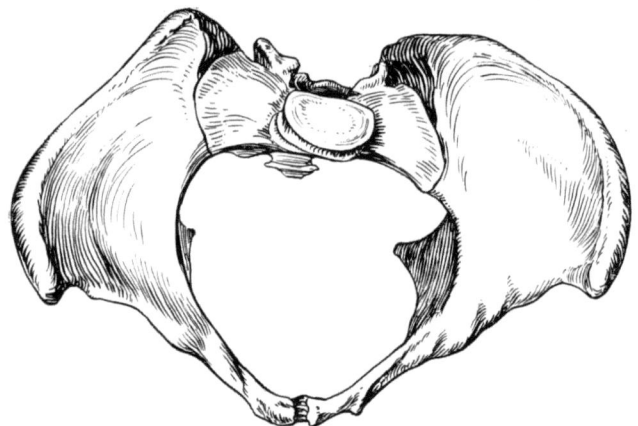

Abb. 415. Schematisches Bild eines schrägverengten Beckens (von oben).

3. Das querverengte Becken. a) Die klassische Form des querverengten Beckens, das *ankylotische oder* ROBERT*sche Becken* (1842) ist selten. Hierbei sind beide Kreuzbeinflügel in ihrer Entwicklung zurückgeblieben und bilden so die Ursache der Querverengung (Abb. 417, 418 und 419). Der gerade Durchmesser ist gewöhnlich größer als normal. Der Kopf pflegt sich im Beckeneingang im hohen Geradstand einzustellen. Dieses Becken bildet in der Regel ein ernstes Geburtshindernis; fast immer muß ein Kaiserschnitt ausgeführt werden.

b) Häufiger ist eine andere Form des querverengten Beckens, das *kyphotische Becken*. Die Beeinflussung der Beckenform durch eine Kyphose hängt, ebenso wie bei einer Skoliose, davon ab, in welchem Abschnitt der Wirbelsäule sich die

Anomalie befindet. Bei hohem Sitz der Kyphose entsteht die kompensatorische Lordose am unteren Teil der Brustwirbelsäule und erstreckt sich nicht oder kaum auf das Becken; sitzt sie hingegen tief, im lumbalen Abschnitt, dann dreht sich das Kreuzbein mit seiner Basis um seine Querachse nach hinten, und die Querspannung des Beckens wird vermindert. Die Lage ist also umgekehrt wie bei einem platten Becken, bei dem durch Eindringen des Kreuzbeins ins Becken die Querspannung wächst. Daher können kyphotische Becken bis zu einem gewissen Grade in der Querrichtung enger sein. Wichtiger ist jedoch eine Verengerung im Beckenausgang, und deshalb soll die Besprechung in dem einschlägigen Kapitel erfolgen.

4. Das spondylolisthetische Becken. Ein eigenartiges Bild bietet das spondylolisthetische Becken, das durch das Abgleiten des letzten Lendenwirbels über dem Kreuzbein nach vorne charakterisiert ist. Diese Beckenanomalie wurde erstmalig von KILIAN im Jahre 1854 beschrieben.

Die Entstehungsursache ist in der überwiegenden Zahl der Fälle ein früher durchgemachtes Trauma. In zweiter Linie kommen Entwicklungsanomalien der Wirbelsäule in Frage. Entwicklungsgeschichtlich entstehen die Wirbel beiderseits aus je drei Knochenkernen, dem vorderen, mittleren und hinteren. Wenn sich die zwei mittleren Kerne nicht entwickeln, bleibt die knöcherne Verbindung zwischen dem vorderen und hinteren Kern, also zwischen dem Wirbelkörper und dem unteren Gelenkfortsatz sowie dem Dornfortsatz aus. Unter der Einwirkung des Körpergewichtes gleitet der Wirbelkörper nach vorne, der mittlere bandartige Teil dehnt sich aus, und nur der aus dem letzten Kern entwickelte Teil, der untere Gelenkfortsatz und der Dornfortsatz, verbleiben an ihrem Platz. Deshalb wird dieser Vorgang als Wirbelgleiten (Spondylolisthesis) bezeichnet (Abb. 420). Die Beckenverengerung ist kleiner oder größer, je nachdem, wieweit der Wirbel nach vorne abgeglitten ist. In schweren Fällen

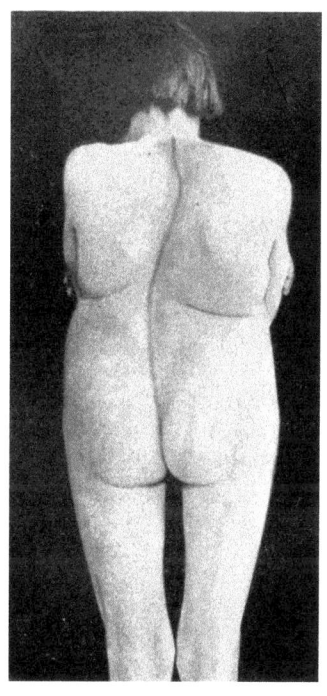

Abb. 416. Schwangere mit Skoliose.

kann die Lendenwirbelsäule den Beckeneingang wie ein Dach überdecken (Pelvis obtecta). Hierbei ist eine Spontangeburt natürlich nicht möglich.

Bei Frauen mit dieser Beckenanomalie sind charakteristischerweise die Konturen und vorstehenden Punkte des Kreuzbeins sehr gut sichtbar. Die Lendengegend ist stark eingezogen, so daß der Rumpf zwischen die Darmbeinschaufeln einzusinken scheint. Die Lendenwirbelsäule ist sattelartig eingedellt und das Becken liegt beinahe in der Horizontalen. Der untere Teil des Rumpfes ist kurz, der obere sowie die Extremitäten normal (Abb. 421 a, b und c). Bei der inneren Untersuchung findet man eine hochgradige Verengerung und erreicht leicht die hintere Beckenwand. Diese wird aber hierbei nicht durch das Kreuzbein, sondern zum Teil durch den eingedrungenen Lendenwirbel gebildet, was man daran erkennt, daß davor die stark pulsierende Aortenbifurkation tastbar ist.

5. Das osteomalacische Becken. Während die Rachitis eine Krankheit des sich entwickelnden Organismus ist, stellt die Knochenerweichung eine Erkrankung des fertig entwickelten dar. Im allgemeinen pflegt man zu sagen, bei Rachitis bleibe der neugebildete Knochen primär kalklos, bei Knochenerweichung hingegen verliere der bereits entwickelte Knochen seinen Kalkgehalt. Der Unterschied läßt sich aber nicht auf eine so einfache Formel bringen. Auch bei Rachitis kann

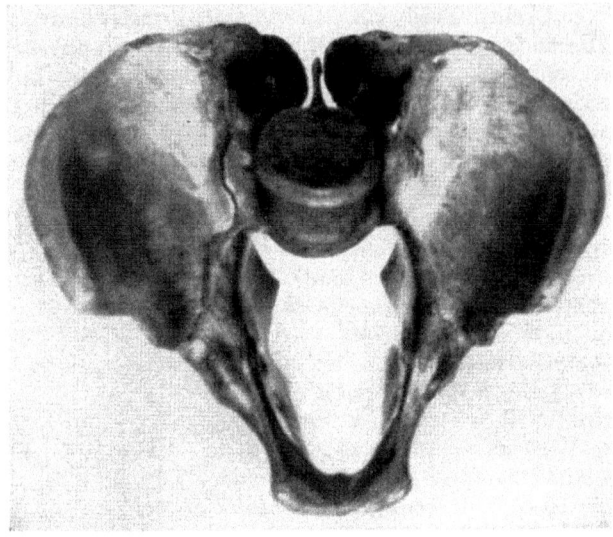

man mikroskopisch eine sekundäre Entkalkung (Halisteresis) der Knochen und eine Auflösung des osteoiden Gewebes wahrnehmen; andererseits sind bei Knochen-

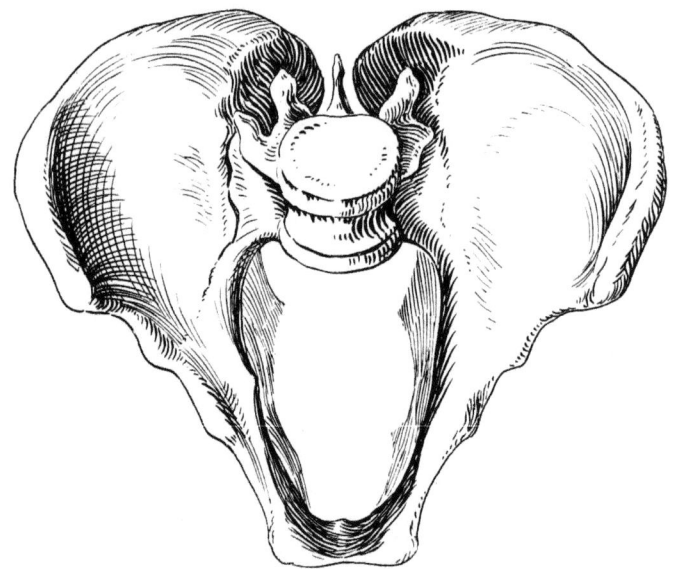

Abb. 418. Schematisches Bild eines querverengten Beckens (von oben).

erweichung nicht nur Entkalkungsherde zu beobachten, sondern man sieht auch neugebildete Knochensubstanz, die schon von Beginn an kalklos ist (BORST).

Die Krankheit befällt mit Vorliebe Becken, Wirbelsäule, Rippen und untere Extremitäten. Bei Frauen ist sie häufiger als bei Männern, am meisten findet man sie bei Schwangeren und Wöchnerinnen. Eine gewisse Entkalkung der Knochen tritt schon bei normaler Schwangerschaft auf. Die osteomalacischen Knochen sehen gelb bis gelbbraun aus und sind weich und zerbrechlich. Im vorgeschrittenen Stadium können sie biegsam wie Wachs sein. Bei mikroskopischer Untersuchung sieht man die Markhöhlen erweitert und hyperämisch. Die wesentlichste Veränderung ist jedoch die Anwesenheit von Osteoidgewebe an Stelle des Knochengewebes um die HAVERSschen Kanälchen herum. Früher hielt man die Entkalkung für das Wesentliche der Erkrankung. Jetzt sieht man eher eine Gleichgewichtsstörung zwischen Abbau und Wiederaufbau des Knochens als Ursache an. An Stelle von Knochengewebe bildet sich Osteoidgewebe.

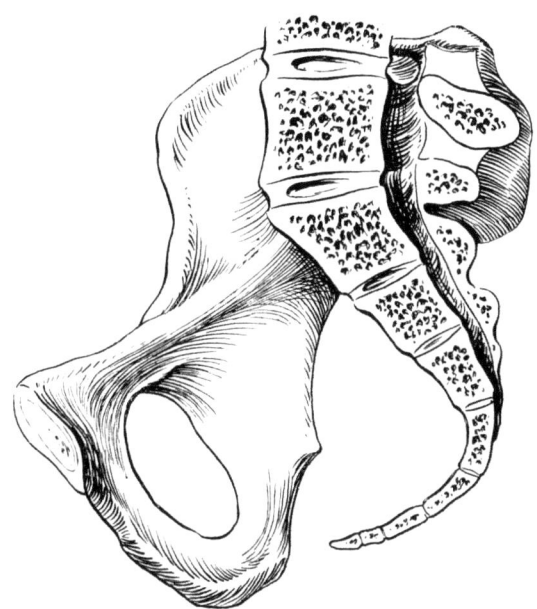

Abb. 419. Schematisches Bild eines querverengten Beckens (von der Seite).

Die Osteomalacie ist nicht überall gleich häufig. Anscheinend hängt sie sehr von den gesundheitlichen Verhältnissen und der Ernährungsweise in der betreffenden Gegend ab. Dies zeigte der Krieg von 1914—1918 außerordentlich deutlich. In den Ländern der Mittelmächte, besonders in Wien, trat die Krankheit gehäuft auch bei Männern auf (Hungerosteomalacie). Am häufigsten trifft man sie, wie man besonders früher beobachten konnte, in sumpfigen Gegenden. Ihre Ursachen kennt man auch heute noch nicht genau. Die ersten Erkenntnisse

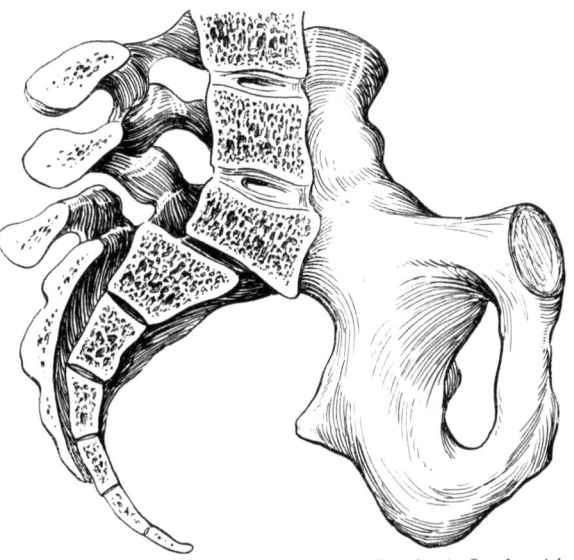

Abb. 420. Spondylolisthetisches Becken. Der letzte Lendenwirbel ist ins Becken abgeglitten.

über diese Krankheit brachte FEHLING. Seinen Beobachtungen zufolge kommt die Osteomalacie nach der Klimax nur selten vor und, falls sie vorher bestand, pflegt sie sich zu bessern. Aus diesem Grunde brachte er osteomalacische Frauen durch Kastration in das Klimakterium und sah in der überwiegenden Zahl der

Fälle eine Besserung. Solche Erfolge wurden nicht nur von FEHLING, sondern auch von späteren Untersuchern beobachtet. Die nächstliegende Erklärung wäre eine erhöhte Tätigkeit des Eierstocks als Ursache der Osteomalacie. Die Verhältnisse liegen jedoch nicht ganz so einfach. Vielleicht kommt auch einer Störung in der Tätigkeit der Hypophyse, der Epithelkörperchen und der Nebenniere eine Bedeutung zu. Bisweilen spielt noch der Thymus eine Rolle, worauf SCIPIADES sen. hinwies. Er implantierte osteomalacischen Frauen in zwei Fällen Thymusgewebe eines soeben verstorbenen Neugeborenen und sah bei beiden

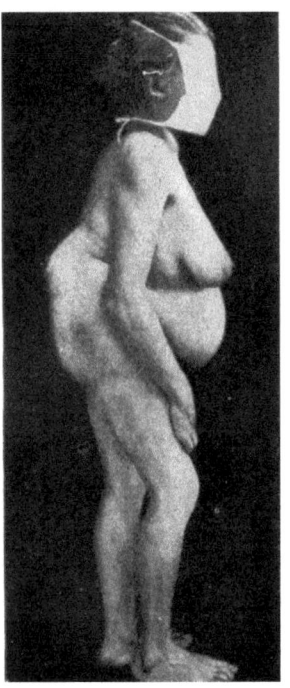 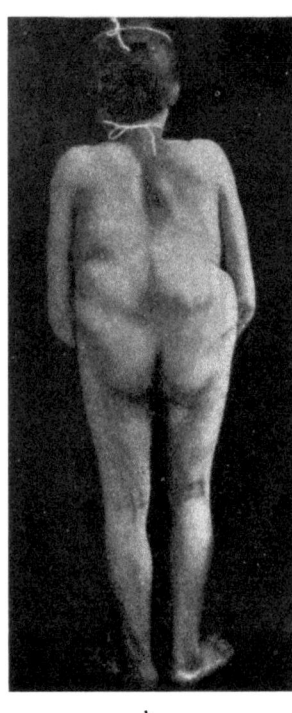 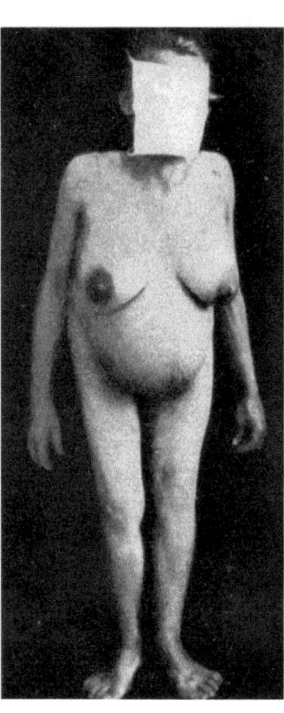

a   b   c

Abb. 421 a—c. Schwangere mit spondylolisthetischem Becken.

eine Heilung. Manche italienische Autoren halten die Osteomalacie für eine Erkrankung bakteriellen Ursprungs. Dies kann man jedoch nicht als erwiesen betrachten.

Die Ursachen der Osteomalacie wurden auch auf biochemischem Gebiet gesucht. Man nahm schon seit langem an, der Grund für die Entkalkung der Knochen sei die im Blute zirkulierende Milchsäure. HANNON und seine Mitarbeiter stellten eine Zunahme der Calciumresorption sowie eine Calcium- und Phosphorretention bzw. -ablagerung in den Knochen nach Vitamin-D-Verabreichung fest. MAXWELL-MILES zufolge wird die Krankheit durch einen Mangel an fettlöslichen Vitaminen und Calcium verursacht. Nach der heute allgemein gültigen Auffassung beruht die Osteomalacie hauptsächlich auf einem Mangel an D-Vitamin.

Diagnose. So leicht und einfach es ist, eine fortgeschrittene Osteomalacie zu erkennen, so schwer kann die Diagnosestellung zu Beginn der Erkrankung sein, wenn die Symptome noch nicht ausgeprägt sind und sich lediglich auf das Muskel- und Nervensystem erstrecken. Es gibt drei Gruppen von Merkmalen der Osteomalacie: Nerven-, Muskel- und Knochensymptome. Sobald sich die Knochensymptome zeigen, ist die Erkennung sehr einfach.

Beim Auftreten der Nervensymptome sind die Reflexe sowie die galvanische und mechanische Reizbarkeit der Nerven erhöht.

Eines der frühesten Zeichen ist ein unbestimmtes Schmerzgefühl in den unteren Extremitäten, das meist als rheumatisch gedeutet und dementsprechend behandelt wird. Die Diagnose wird gewöhnlich vom Frauenarzt gestellt, dem es bei der Untersuchung auffällt, wenn die Patientin ihre Beine nicht richtig spreizen kann. Ursache hierfür ist ein Adductorenspasmus, eines der charakteristischsten Frühsymptome. Gleichzeitig pflegt auch der Patellarreflex gesteigert zu sein. Falls der Adductorenspasmus schon ausgeprägter ist, wird auch der Gang typisch „watschelnd". Noch später, wenn sich eine Psoasparese eingestellt hat, geht die Kranke etwas vornübergeneigt. Zu diesem Zeitpunkt sind die Symphyse und der Brustkorb (Sternum) meist schon druckempfindlich. Nach Ansicht einiger Autoren können die Lockerung des Ileosacralgelenkes und die Erweiterung der Schamfuge als Frühsymptome einer Knochenerweichung angesehen werden.

Ein charakteristisches, aber erst spät in Erscheinung tretendes Merkmal ist die Verringerung der Körperlänge. Diese erfolgt dann,

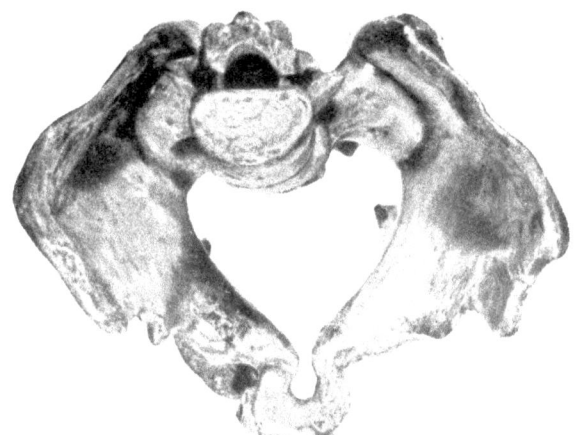

Abb. 422. Osteomalacisches Becken.

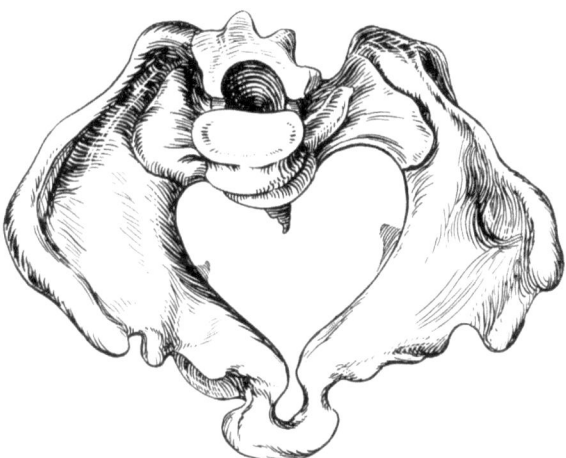

Abb. 423. Schematisches Bild eines osteomalacischen Beckens (von oben).

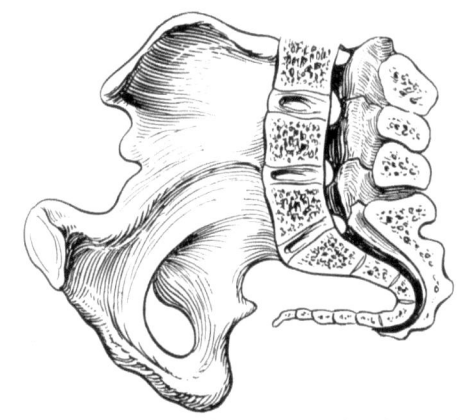

Abb. 424. Schematisches Bild eines osteomalacischen Beckens (von der Seite).

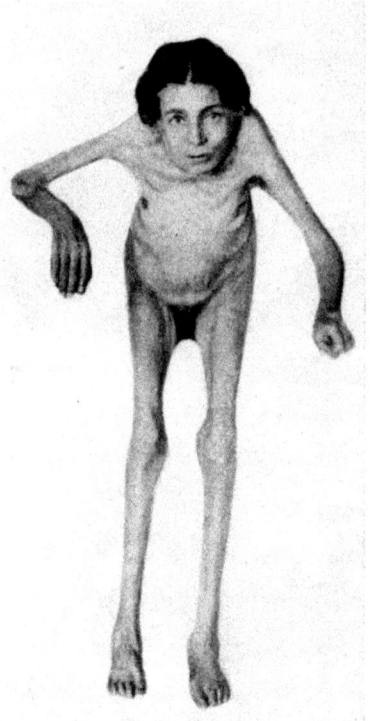
Abb. 425. Osteomalacische Frau.

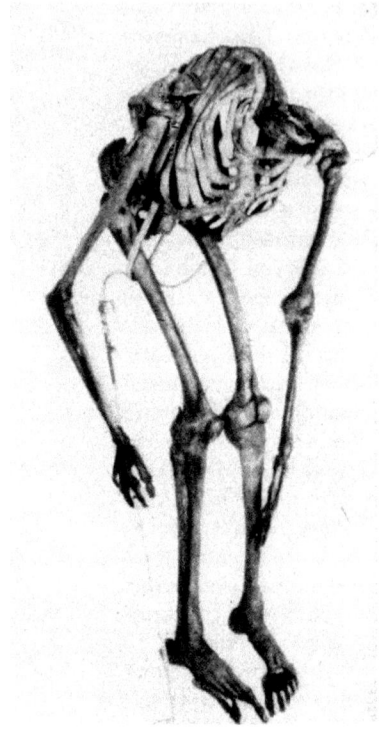
Abb. 426. Das Skelet der Frau von Abb. 425.

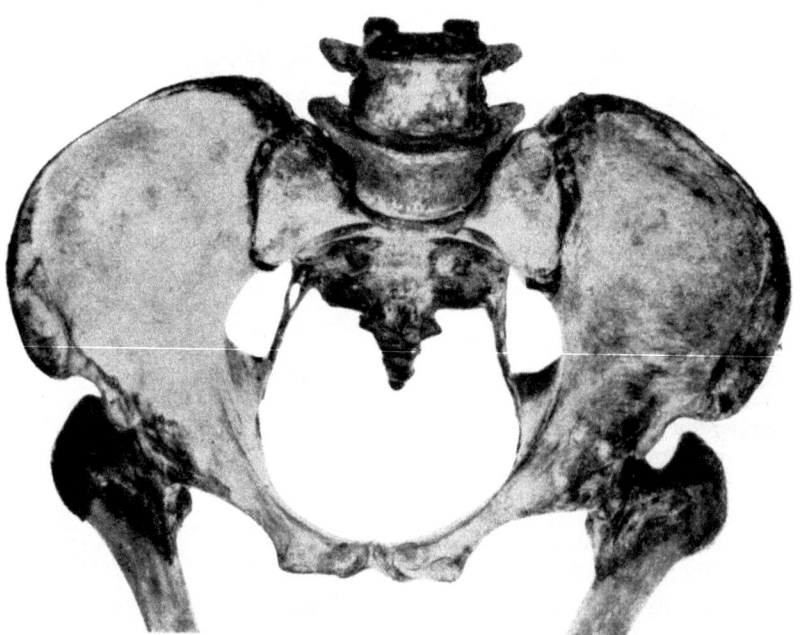
Abb. 427. Etwas geräumigeres Trichterbecken.

wenn die Femurköpfe in die Acetabula, also in das erweichte Becken, eindringen. Darum war es früher, als die Frauen noch lange Röcke trugen, eine bezeichnende Frage, ob die Patientin nicht ein Längerwerden des Rockes bemerkt hätte.

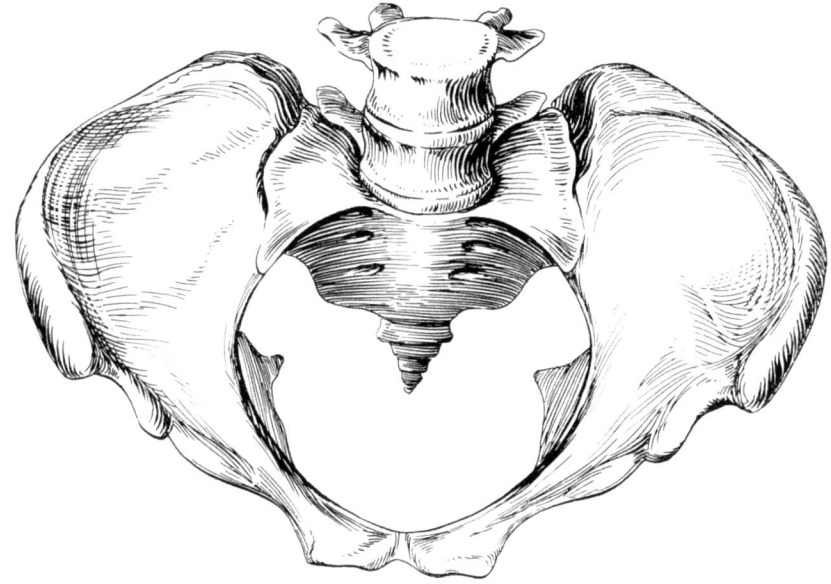

Abb. 428. Schematisches Bild eines etwas geräumigeren Trichterbeckens (von oben).

Am sichersten läßt sich die Krankheit, falls sie schon weit vorgeschritten ist, an den Veränderungen des Beckens feststellen. Das kennzeichnendste Symptom

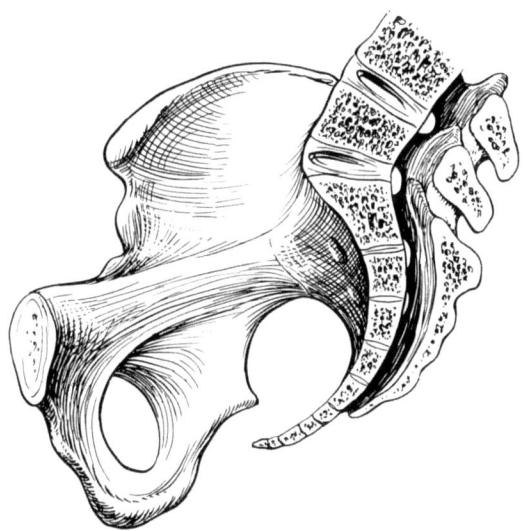

Abb. 429. Schematisches Bild eines etwas geräumigeren Trichterbeckens (von der Seite).

ist das entenschnabelartige Vorspringen der Symphyse (Abb. 422, 423 und 424). Dies kommt durch die größere Biegsamkeit der Beckenknochen zustande, die dann dem beidseitigen Drucke der Schenkelknochen nachgeben und eingedrückt werden. Ein zweites charakteristisches Merkmal ist das Eindringen des Promontorium in das Becken durch den Wirbelsäulendruck. Unter diesen Einwirkungen nimmt der Beckeneingang Nieren- oder Kartenherzform an. Im späteren

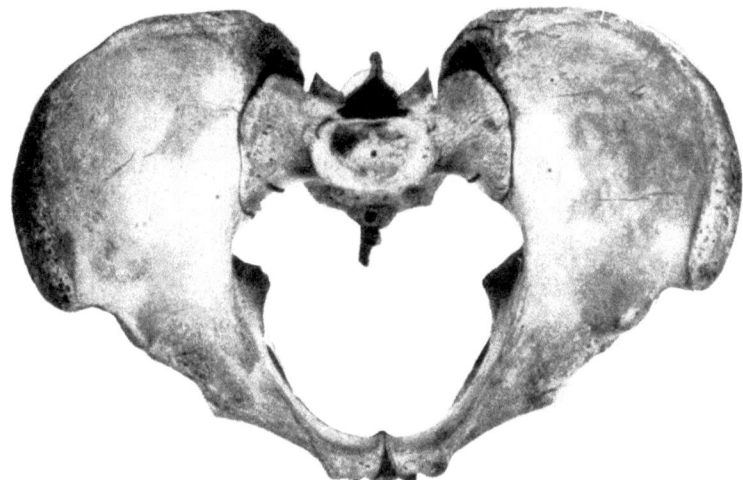

Abb. 430. Assimilationsbecken von virilem Typ.

Stadium werden alle Knochen weicher, das Becken unregelmäßig deformiert, die Kranke schrumpft sozusagen zusammen (Abb. 425 und 426). Differentialdiagnostisch kommt eine Rachitis in Frage, bei der in den schwersten Fällen

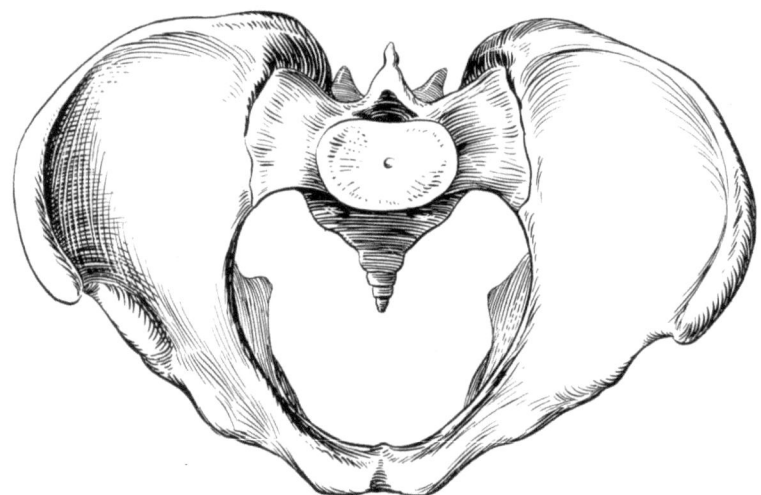

Abb. 431. Schematisches Bild eines Assimilationsbeckens von virilem Typ (von oben).

das Becken gleichfalls kartenherzförmig aussehen kann (pseudo-osteomalacisches Becken). Die Unterscheidung ist aber nicht schwer, weil die Rachitis noch andere kennzeichnende Symptome aufweist. Die Osteomalacie verschlechtert sich mit jeder Schwangerschaft.

Wenn schon Knochenveränderungen wahrnehmbar sind,¶ist eine Geburt sehr erschwert, mitunter sogar unmöglich. Die hochgradigsten Beckenveränderungen kommen ja gerade bei der Osteomalacie vor.

Selbstverständlich ist die Situation bei der Geburt anders, wenn sich die Krankheit im Stadium der Knochenerweichung befindet. Dann ist nämlich das Becken absolut formbar und biegsam (Kautschukbecken), so daß trotz der schwersten Difformierungen und Verengerungen eine Geburt infolge der Weichheit der Knochen spontan verlaufen kann. Gelegentlich erweichen aber die Beckenknochen nur bis zu einem gewissen Grad und werden dann in diesem deformierten Zustand wieder härter. In solchen Fällen ist die Beendigung der Geburt meist nur unter Umgehung des Geburtskanals mittels Kaiserschnitt möglich.

Behandlung. Die erste therapeutische Aufgabe ist die Verhütung einer weiteren Schwangerschaft. Zur medikamentösen Behandlung verwandte man früher in Lebertran gelösten Phosphor (0,05 g auf 100 g; täglich einen Kaffeelöffel voll). Bossi empfahl Adrenalin ($^1/_2$—1 cm³ einer 1⁰/₀₀igen Lösung pro Tag). Auch die Verabreichung von Hypophysenhinterlappenhormon wird angeraten, besonders wenn Schmerzen vorhanden sind. Neuerdings sah man gute Erfolge nach *Verordnung von Vitamin D* (bestrahltes Ergosterin, Lebertran), Calcium, Sonnenbädern und Diätbehandlung (Gemüse, Salate, Obst, Milch). Letzten Endes muß man aber auch heute noch gelegentlich auf die FEHLINGsche Kastration zurückgreifen.

Zu den in sich zusammengeknickten Beckenformen gehören noch die seltenen osteopsathyrotischen (bei Ostitis deformans, PAGET) und osteodystrophischen Becken (bei Ostitis fibrosa generalisata, RECKLINGHAUSEN). Erstere beruhen auf Vererbung, letztere auf einer endokrinen Störung (Adenom der Epithelkörperchen).

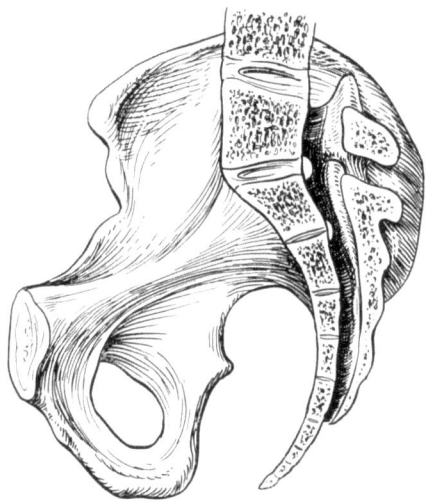

Abb. 432. Schematisches Bild eines Assimilationsbeckens von virilem Typ (von der Seite).

6. Das im Ausgang verengte Becken. Solche Becken — die leichten Formen mitgerechnet — werden bei 2—5% aller Frauen beobachtet.

a) Die häufigste Form ist das *trichterförmige Becken*, dessen eine Art das *echte* Trichterbecken darstellt (Abb. 427, 428 und 429). Es entsteht nicht infolge einer Kyphose oder Assimilation, sondern auf Grund konstitutioneller Faktoren, und man sieht es bei Frauen männlichen Typs, mit Anlage zum Dickwerden, mitunter auch bei unfruchtbaren Frauen. Die Verengerung ist meist nicht erheblich.

b) Starke muskulöse Frauen männlichen Typs besitzen öfter *Assimilationsbecken* (Abb. 430, 431 und 432). Bei dieser Anomalie ist entweder der oberste Kreuzbeinwirbel in die Lendenwirbelsäule aufgenommen (Lumbalisation) oder der unterste Lendenwirbel nimmt als erster Sacralwirbel am Aufbau des Kreuzbeins teil (Sacralisation).

Häufiger sind partielle Assimilationen, die als lumbo-sacrale Übergangsformen bezeichnet werden.

Bei im Ausgang verengten Assimilationsbecken handelt es sich oft um eine obere Assimilation im Sinne einer Sacralisation.

c) *Das gleichmäßig verengte Becken* kann auch im Beckenausgang eng sein, da ja alle Durchmesser im gleichen Verhältnis verkürzt sind. Im allgemeinen liegt aber eigentlich kein typisches, im Ausgang verengtes Becken vor, und meist wird die Geburt schon im Beckeneingang behindert, obzwar bisweilen der Ausgang

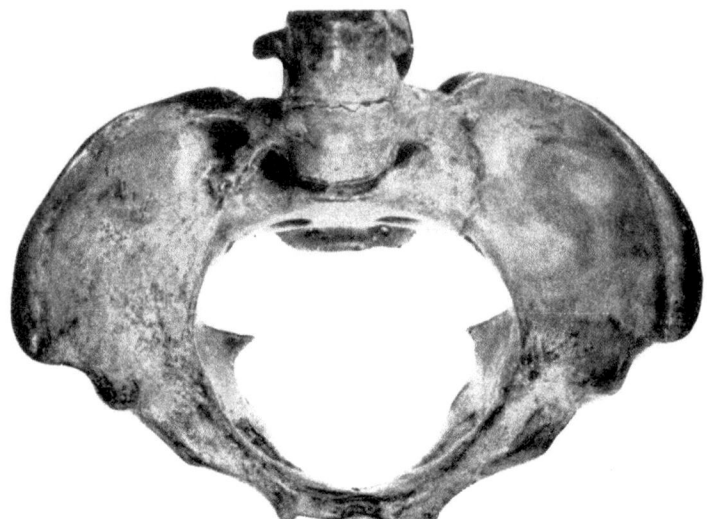

Abb. 433. Kyphotisches Trichterbecken.

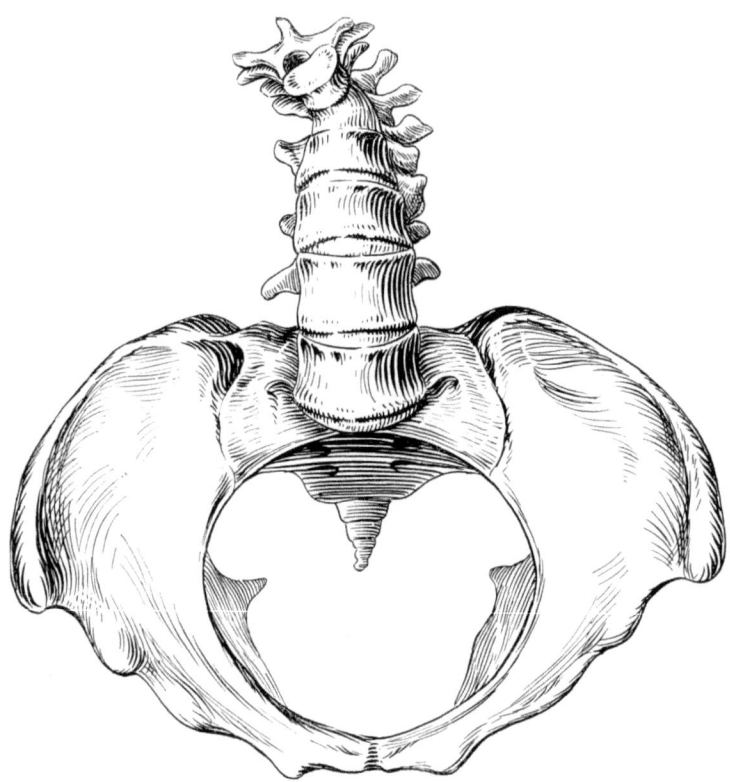

Abb. 434. Schematisches Bild eines kyphotischen Trichterbeckens (von oben).

unverhältnismäßig eng ist. Eine Assimilation beobachtet man gelegentlich auch zwischen Kreuz- und Steißbein (untere Assimilation). Diese Abnormität spielt aber in der Geburtshilfe kaum eine Rolle.

d) *Das kyphotische Becken* entsteht durch eine Drehung des Kreuzbeins um seine Horizontalachse nach hinten, wodurch seine Basis, also auch das Promontorium weiter nach hinten gelangt und das Becken nach seinem Ausgang zu schmäler wird (Abb. 433, 434 und 435). Frauen mit kyphotischem Becken gebären dennoch verhältnismäßig gut, besonders dann, wenn die Kyphose einen höheren Abschnitt der Wirbelsäule betrifft. Bei tiefem Sitz kann sogar die kompensatorische Lordose der Lendenwirbelsäule den Beckeneingang überdecken (Pelvis obtecta).

Bei im Ausgang verengten Becken trifft man die hintere Hinterhauptslage ziemlich häufig, desgleichen den tiefen Querstand.

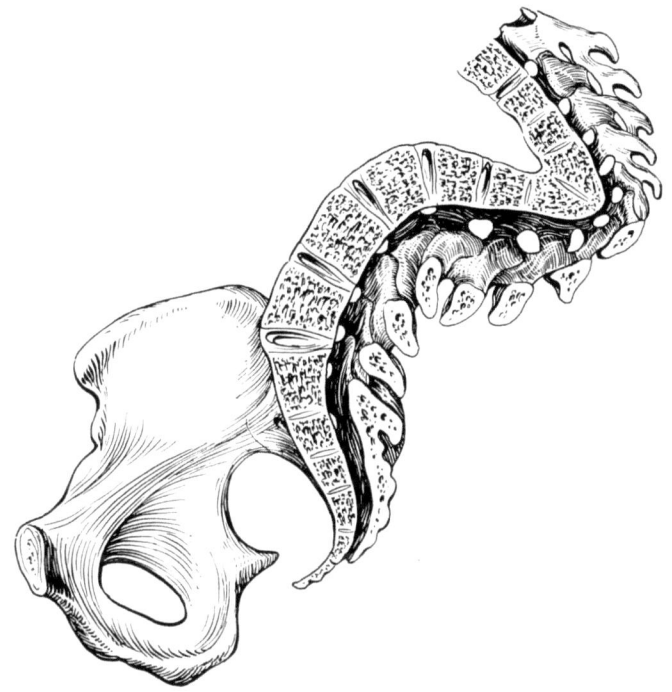

Abb. 435. Schematisches Bild eines kyphotischen Trichterbeckens (von der Seite).

Von größter praktischer Bedeutung ist es, ein im Ausgang verengtes Becken rechtzeitig und nicht erst dann zu erkennen, wenn der Kopf bereits im Beckenausgang angelangt und dort stecken geblieben ist. In diesem Falle geht die Frucht meist zugrunde. Bei Verengerungen im Beckeneingang kann man, falls die Geburt zum Stillstand kommt und keine Infektionsgefahr besteht, die Geburt unter Umgehung des Geburtskanals durch einen Kaiserschnitt beenden. Wenn es sich jedoch um einen verengten Beckenausgang handelt und die Diagnose erst zu spät gestellt wird, ist einerseits die Geburt per vias naturales unmöglich, weil der Kopf im Beckenausgang stecken bleibt, andererseits kommt ein Kaiserschnitt oft nicht mehr in Frage (eventuell kann man eine Hebosteotomie ausführen). Darum ist es wichtig, sich in jedem Falle, gleichgültig, ob es sich um eine Schwangere oder Gebärende handelt, auch von der Weite des Beckenausganges zu überzeugen. Dies soll wenigstens durch den von SELLHEIM empfohlenen Griff geschehen. Bei dem geringsten Verdacht auf eine Verengerung muß der Beckenausgang genau ausgemessen werden. Im Falle einer Verengerung des Beckenausgangs kann sich das Subocciput weniger gut unter dem Schambogen einstellen und der Kopf gelangt deshalb weiter nach hinten. Die Möglichkeit eines Durchtretens hängt von der Länge des *hinteren* geraden Durchmessers (sagittalis posterior) ab (s. S. 1). Auf jeden Fall sind aus den obenerwähnten Gründen größere, ja sogar komplette Dammrisse häufiger (s. S. 583).

7. Das Geschwulstbecken. Beim Geschwulstbecken findet man zwei Formen:

a) Es kann eine große *Geschwulst* im Becken vorhanden sein, die ein bedeutendes Mißverhältnis verursacht, z. B. ein Ekchondrom oder ein Osteosarkom.

b) Wenn *Exostosen* im Becken bestehen, findet man sie regelmäßig dort, wo Knorpel und Knochen zusammentreffen. Sind die Exostosen

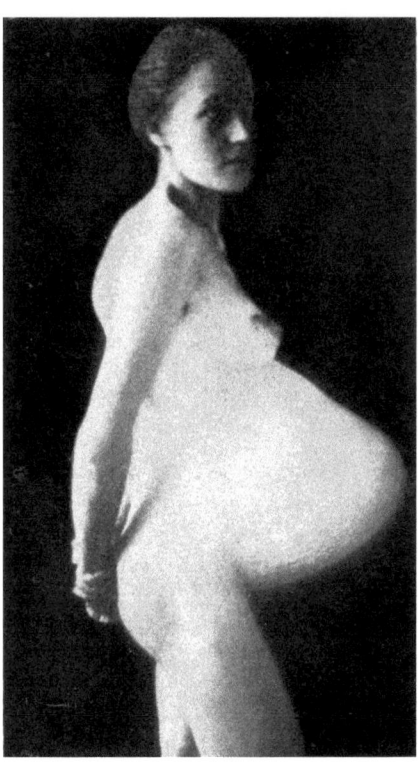

Abb. 436. Spitzbauch bei einer Graviden.

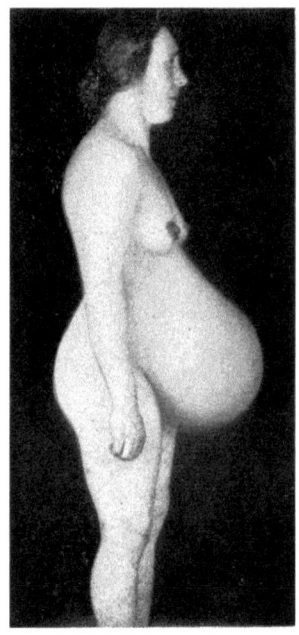

Abb. 437. Hängebauch bei einer Graviden.

sehr spitz und vorstehend, dann spricht man von einem *Stachelbecken*. Bei derartigen Beckenformen ist die Geburt von Fall zu Fall zu beurteilen; eine allgemeine Regel läßt sich nicht aufstellen, weil die Prognose von der Lokalisation, der Zahl und der Größe der Exostosen abhängt. Diese vorstehenden spitzen Knochenauswüchse können während der Geburt am kindlichen Schädel Verletzungen hervorrufen. Ähnlich liegen die Verhältnisse bei großer Callusbildung nach geheilten Beckenbrüchen. Eine ausgesprochene Callusbildung kann auch nach einer Hebosteotomie, die man heute wohl kaum mehr ausführt, erfolgen.

8. Das Spaltbecken. Dieses ist äußerst selten. An Stelle der Symphyse findet man nur Bindegewebe. Meist beobachtet man gleichzeitig eine Ectopia vesicae und andere Entwicklungsanomalien (Uterus bicornis, Anus vestibularis). Die mit solchen Regelwidrigkeiten behafteten Früchte sterben gewöhnlich sehr bald. Ausnahmsweise entbindet aber auch einmal eine Frau mit einem Spaltbecken.

Die klinische Bedeutung des engen Beckens.

Diagnose. Schon bei Aufnahme der Anamnese interessiert man sich für früher durchgemachte Krankheiten (Rachitis) und den Verlauf vorangegangener Geburten. Dies ist besonders deshalb wichtig, weil es bei Verengerungen geringen Grades vorkommt, daß die erste Geburt verhältnismäßig gut verläuft, die weiteren aber mit zunehmenden Schwierigkeiten verbunden sind, weil die Kinder immer größer werden. Wenn man hört, eine Patientin habe bisher nur schwere Geburten durchgemacht, liegt mit noch größerer Wahrscheinlichkeit ein enges Becken vor. Ferner ist es verdächtig, wenn am Ende der *ersten Gravidität* der *Kopf* noch *beweglich* über dem Beckeneingang steht; dafür gibt es aber auch andere Gründe. Oft spricht ein in Beckenendlage oder Querlage befindliches Kind bei einer Erstgebärenden für ein enges Becken. Falls die Schwangere hinkt, fragt man sie, ob das Leiden bereits im Kindesalter oder erst später entstanden ist usw. (s. S. 211).

Wenn die Schwangere auffallend schlanke und schmale Hüften hat, noch mehr aber, wenn sie bucklig ist oder hinkt, besteht Verdacht auf ein enges Becken. In gleicher Weise spricht bei Erstschwangeren ein ausgesprochener Spitzbauch (Abb. 436) und bei Mehrgebärenden ein starker Hängebauch (Abb. 437) für eine Beckenverengerung. Beide Anomalien lassen nämlich vermuten, daß sich der Kopf nicht in den Beckeneingang eingestellt hat.

Bei Betrachtung der MICHAELISschen Raute erhält man einen guten Anhaltspunkt für die Diagnose. Ist das Becken normal, so sind die Schenkel der Raute ungefähr gleich lang. Bei plattem Becken wird auch die Rautengrube flacher. Ist das Becken querverengt, so erscheint sie schmäler. Bei spondylolisthetischem Becken fehlt sie, und bei schrägem Becken ist sie schräg (Abb. 438, 439, 440, 441, 442 und 443). Eine genaue Aufklärung gibt natürlich nur die exakte Beckenmessung, vor allem die innere. Mit der äußeren Messung kann man sich auch orientieren, und zwar nicht nur darüber, ob das Becken enger ist, sondern auch zu welchem Typ es gehört, z. B.

D. spin.	D. crist.	D. troch.	C. ext.	C. vera	
26	29	31	20	11	Normales Becken
23	26	28	18	9	Allgemein verengtes Becken
26	29	31	18	10	Einfach plattes Becken
26	27	31	17	9	Rachitisch plattes Becken
23	24	28	17	8	Allgemein verengtes rachitisch plattes Becken

Die Beckenmessung ist also für die Geburtsprognose von außerordentlicher Wichtigkeit. Das gilt besonders für den praktischen Arzt. Wenn er auch nur eine kleine Beckenverengerung antrifft, ist es am besten, er vertraut die Geburt einem Facharzt an oder schickt die Gebärende in eine Klinik. Natürlich treten nicht bei jeder kleineren Beckenverengerung Schwierigkeiten auf. Da aber besonders der Nichtfacharzt nicht im voraus wissen kann, welche Geburt bei einem verengten Becken schwer sein wird und welche verhältnismäßig leicht, handelt er doch am richtigsten, wenn er einen solchen Fall abgibt. Erfahrungsgemäß bereiten gerade die kleineren Beckenverengerungen die meisten Schwierigkeiten. Deshalb muß sie der praktische Arzt auf Grund der Beckenmessung rechtzeitig erkennen. Die sog. *biologische Probe* bei der Geburt, wovon im weiteren noch die Rede sein wird, ist für den praktischen Arzt nur schwer verwertbar. Die Entscheidung, wie lange man bei einem kleinen Mißverhältnis, bei dem

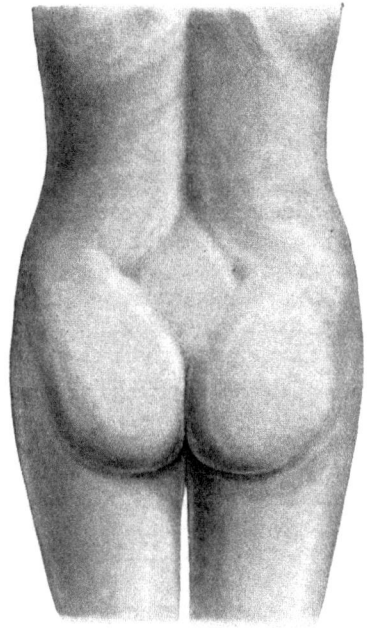

Abb. 438. Allgemein gleichmäßig verengtes Becken; die Raute ist kleiner.

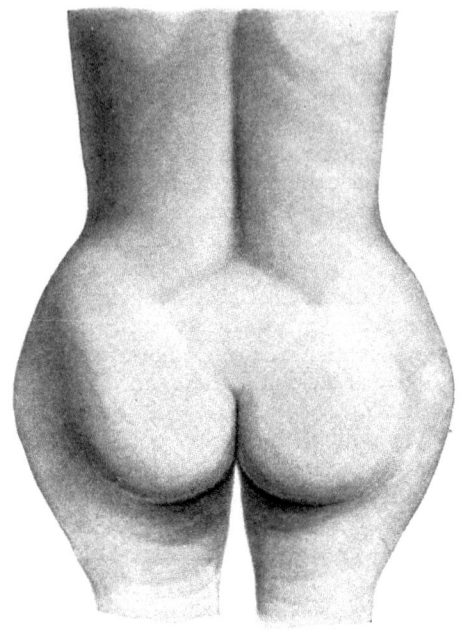

Abb. 439. Plattes Becken; der obere Winkel der Raute ist stumpf.

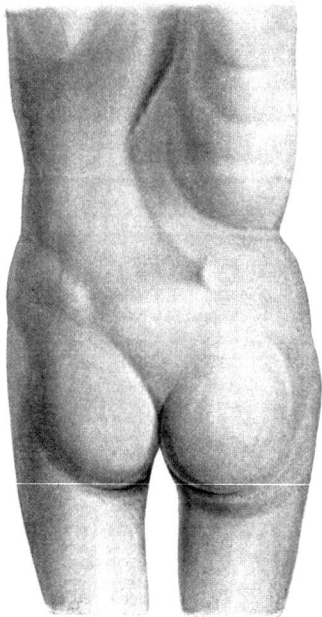

Abb. 440. Schrägverengtes Becken; Skoliose, Schrägstellung der Raute.

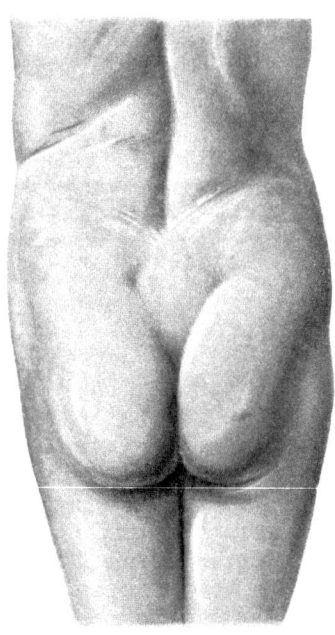

Abb. 441. Querverengtes Becken; die Raute ist schmäler, die Trochanterendistanz im Verhältnis zur Hüftbreite kleiner.

die Geburt schwer und nur langsam fortschreitet, warten kann, ohne das Leben der Gebärenden oder der Frucht zu gefährden, erfordert gründliche Fachkenntnisse.

Schließlich könnte noch die *Röntgenuntersuchung* in Erwägung gezogen werden. Diese hat aber vor der Geburt keinen so großen Wert, wie man zunächst glauben möchte; denn, wenn auch die Conjugata vera und das Verhältnis des Kopfes zum Becken genau feststellbar sind, so kann man noch nicht wissen, wie sich der Verlauf der Geburt gestalten wird. Dieser hängt nämlich nicht nur von der Weite des Beckens und der Größe des Kopfes, sondern auch von der *Konfigurabilität* des kindlichen Schädels und von den *Wehen* ab. Von größerem Wert ist eine Röntgenuntersuchung während der Geburt, weil man dann schon einen weiteren Faktor, nämlich den Erfolg der Wehentätigkeit, beobachten kann.

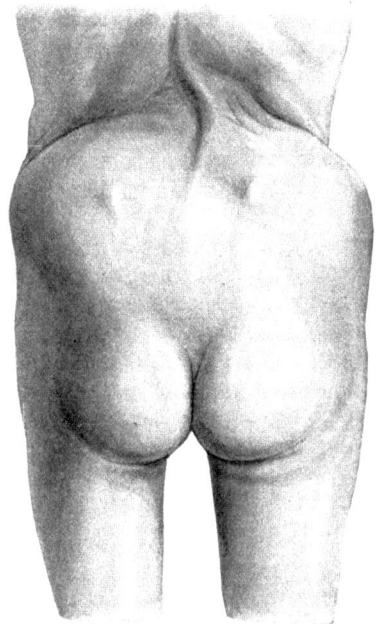
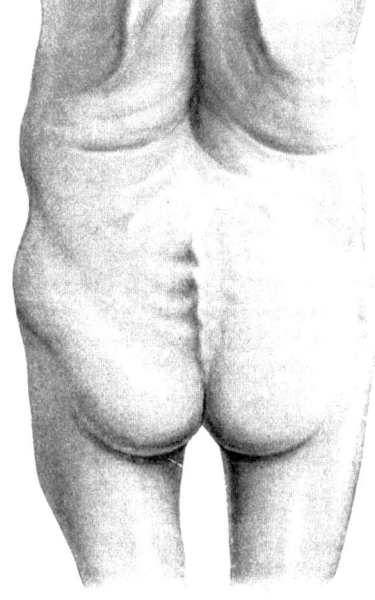

Abb. 442. Kyphotisches Becken. Die Spinae ilicae dorsales prominieren; die Lumbalgegend ist nicht eingezogen.

Abb. 443. Spondylolisthetisches Becken. Die Raute ist infolge der starken Einziehung nicht sichtbar, die Dornfortsätze der Kreuzbeinwirbel springen vor.

Das Verhältnis des Kopfes zum Becken ist ebenfalls besser zu beurteilen, wenn sich der Kopf schon bis zu einem gewissen Grade konfiguriert hat. Am zweckmäßigsten wären stereoskopische Aufnahmen (CALDWELL-MOLOY). Leider ist dieses Verfahren sehr kostspielig, und nur wenige Kliniken verfügen über die entsprechende Apparatur. Eine einfache Röntgenaufnahme ist nicht so instruktiv. Schließlich erfordern beide Methoden eine Spezialausbildung. Wenn die Fachausbildung des Geburtshelfers aber gut ist, wird die Röntgenuntersuchung entbehrlich, und man kann um so leichter darauf verzichten, als bekanntlich die Röntgenstrahlen selbst in kleinen Dosen für die Keimsubstanz der Mutter und des Kindes nicht ganz ungefährlich sind.

Während der Geburt hat man sich darüber zu orientieren, ob und in welchem Maße der Kopf konfigurabel ist. Dies kann man aber erst nach Eröffnung des Muttermundes ungefähr beurteilen, wenn man versucht, die Knochen längs der Nähte gegeneinander zu verschieben. Gelingt das leicht, so spricht es für eine gute Konfigurabilität.

Mit Bestimmtheit läßt sich dies aber erst während der Geburt entscheiden, nachdem man beobachtet hat, ob sich der Kopf wirklich dem Becken anpaßt oder nicht. Den Geburtsverlauf muß man auch dann abwarten, wenn die allermodernsten stereoskopischen Röntgengeräte zur Verfügung stehen; denn solange sich der Kopf nicht konfiguriert hat, kann man auch durch diese Methode nicht feststellen, wie sich der weitere Geburtsverlauf gestalten wird. Während der Geburt muß man beobachten, ob der Kopf eine Tendenz zeigt, das Becken zu passieren. Dies entspricht ungefähr der *Probegeburt* früherer Zeiten. Damals wartete man bei der ersten Geburt so lange wie möglich und beendete sie im Notfall mit der Zange oder, wenn dies nicht möglich war, durch Perforation. Die heutige *funktionelle* oder *biologische Probe* ist jedoch mit der früheren Probegeburt nicht identisch; denn heute führen wir, sobald die Geburt nicht mehr vorwärtsschreitet und das Mißverhältnis weiter besteht, noch rechtzeitig eine Schnittentbindung aus. Man opfert also das Kind nicht durch eine Probegeburt. Je geübter und erfahrener der Geburtshelfer ist und je mehr Gefühl er für die richtige Beurteilung der Geburt hat, desto seltener macht er den Kaiserschnitt, ohne daß die Frucht seiner konservativen Einstellung zum Opfer fällt. Den guten Geburtshelfer erkennt man also nicht daran, wie viele Kaiserschnitte er ausführt, sondern daran, wie vielen Müttern und Kindern er Leben und Gesundheit mit möglichst wenig Operationen erhält.

Bei der funktionellen Probe muß man beurteilen, ob zwischen vorliegendem Kopf und Becken ein *Mißverhältnis* besteht, mit anderen Worten, ob eine Prominenz vorhanden ist. In diesem Falle findet man zwischen Kopf und Symphyse einen gewissen Niveauunterschied. Die Beurteilung einer Prominenz ist von außerordentlicher Wichtigkeit. Hierzu dient der PETER MÜLLERsche Handgriff. Dieser entspricht ungefähr dem dritten LEOPOLDschen Handgriff; doch preßt man dabei den Kopf mit der einen Hand in das Becken ein, während die andere von der Scheide, besser noch vom Rectum aus kontrolliert, ob er tatsächlich eintritt. Ist das der Fall, so darf man annehmen, daß der Kopf das Becken passieren wird. Neben dem PETER MÜLLERschen Handgriff existiert noch eine andere, von MONROE KERR angegebene Möglichkeit zur Beurteilung eines Mißverhältnisses. Im wesentlichen stellt man durch den dritten LEOPOLDschen Handgriff fest, ob man mit der Hand den Kopf in das Becken hineinpressen kann. Der in die Scheide (oder das Rectum) eingeführte Finger der anderen Hand beobachtet, ob der Schädel tiefer tritt, während der Daumen durch Palpation oberhalb des Schambogens über eine eventuelle Prominenz Auskunft gibt. Bei der Beurteilung eines Mißverhältnisses ist eine gewisse Vorsicht geboten. *Solange nämlich der Kopf noch hochsteht und gleichsam dem über dem Promontorium liegenden Lendenabschnitt der Wirbelsäule aufsitzt, erweckt es oft den Anschein, als erhebe er sich über die Ebene des Schambogens, obwohl das in Wirklichkeit gar nicht zutrifft.* Am besten ersieht man dies aus dem Verschwinden der scheinbaren Prominenz, sobald der Kopf unter Einwirkung der Wehen in den Beckeneingang tritt (Abb. 444). Solange also der größte Umfang des Kopfes, der für die betreffende Haltung charakteristisch ist, sich noch nicht in die Ebene des Beckeneinganges eingepaßt hat (dies kommt hauptsächlich bei Mehrgebärenden vor) und am Lendenabschnitt der Wirbelsäule steht, läßt sich nichts Sicheres über ein eventuell bestehendes geringgradiges Mißverhältnis aussagen. Zur Feststellung einer Prominenz genügt es nicht, einfach nachzusehen, ob sich der Kopf über das Niveau der Symphyse erhebt. Man muß sich auch davon überzeugen, ob er bereits in den Beckeneingang gelangt ist, bzw. sich schon fest einzustellen beginnt. Ohne diese Kenntnis wird man die Situation leicht falsch beurteilen und die Geburt mit einem Kaiserschnitt beenden, obwohl dazu gar keine Notwendigkeit vorliegt.

Prognose. Jeder Fall bedarf einer individuellen Beurteilung, wozu die vorher ausgeführte Beobachtungsmethode der Geburten bei engem Becken dient. Im

Die klinische Bedeutung des engen Beckens.

allgemeinen kann man aber schon auf Grund der Ergebnisse der Beckenmessung und des Grades der Verengerung ungefähr feststellen, welche Gefahren drohen. Da der überwiegende Teil der verengten Becken platt ist, pflegt man schon seit langem den Grad der Verengerung nach der Länge der Conjugata vera, die man aus der gut meßbaren Conjugata diagonalis feststellen kann, zu beurteilen. Man unterscheidet 4 Grade der Beckenverengerung: I. Grades bei einer Länge der Conjugata vera zwischen 10,0 und 9,0 cm, II. Grades zwischen 9,0 und 7,5 cm, III. Grades zwischen 7,5 und 6,0 cm, IV. Grades unter 6,0 cm.

Manche ziehen die obere Grenze für die Verengerung IV. Grades bei 5,5 cm. Ob diese Grenze bei 6,0 oder 5,5 cm festgesetzt wird, bleibt sich im Grunde genommen gleich. In beiden Fällen kann die Frucht nicht einmal in zerstückeltem Zustand zur Welt gebracht werden.

Geburten bei *engem Becken I. Grades* verlaufen im allgemeinen spontan, aber mit größeren Schwierigkeiten. Bei einem Teil der Fälle ermüdet jedoch die Gebärmutter unter der starken Beanspruchung, und es tritt eine sekundäre Wehenschwäche ein. Meist aber hat bis dahin der Kopf die Beckenenge passiert, und die Frucht kann mittels Zange entbunden werden. Eine Erschöpfung der Gebärmutter bei noch im Beckeneingang stehendem Kopf ist seltener. Hat der kindliche Schädel diesen bereits mit seinem größten Umfang passiert, so kann der geübte Fachmann im Notfall eine Zangenoperation versuchen. Dem praktischen Arzt ist davon jedoch dringend abzuraten; denn in Ermangelung einer entsprechenden Praxis und Erfahrung kann er die Situation nicht genau beurteilen. Die Frage nach dem Stand des Kopfes und dem Bestehen

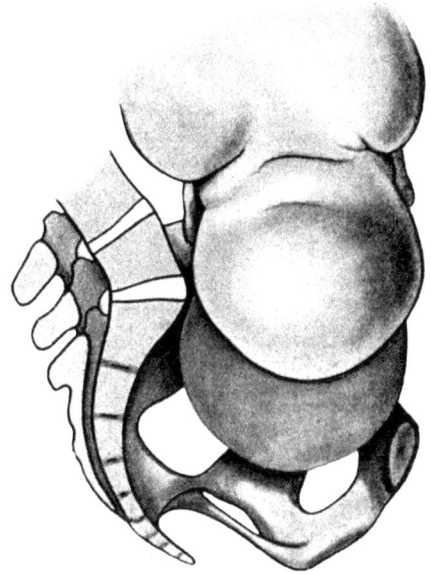

Abb. 444. Der noch hochstehende Kopf prominiert scheinbar über der Symphyse. Die Prominenz verschwindet nach Eintritt des Kopfes ins Becken.

eines Mißverhältnisses ist sehr schwer zu beantworten. So würde er dann das mütterliche und kindliche Leben unter Umständen in schwere Gefahr bringen. Sistiert die Geburt schon, während der Kopf mit seinem größten Umfange den Beckeneingang noch nicht passiert hat, dann führt man in einer Klinik einen Kaiserschnitt aus, falls keine Gegenindikation besteht.

Bei *Verengerungen II. Grades* ist eine Spontangeburt schon seltener, und meistens muß ein operativer Eingriff, oft ein Kaiserschnitt, ausgeführt werden. Ausgenommen sind jene besonders günstigen Fälle, bei denen der Kopf die Beckenenge doch irgendwie passiert und tiefer tritt. Bei einer sekundären Wehenschwäche kann die Geburt, sobald die Vorbedingungen dafür erfüllt sind, wie bei Beckenverengerungen I. Grades mit einer Zangenoperation beendet werden.

Bei *engem Becken III. Grades* ist die Geburt eines lebenden Kindes per vias naturales nicht möglich. Ein totes läßt sich nur in zerstückeltem Zustand entwickeln. Deshalb spricht man in den Fällen, in denen der Kaiserschnitt im Interesse der Frucht ausgeführt wird, von einer *relativen Kaiserschnittindikation*.

Das *enge Becken IV. Grades* stellt eine *absolute* Indikation zum Kaiserschnitt dar, weil in diesem Falle die Frucht in keiner Weise, nicht einmal in zerstückeltem Zustand, per vias naturales geboren werden kann. Der Kaiserschnitt wird somit vor allem im Interesse der Mutter ausgeführt und ist auch bei totem Kind die einzige Entbindungsmöglichkeit. Ohne diese Operation würde nämlich die Mutter an einer Uterusruptur oder deren Folgen zugrunde gehen.

Verlauf. Das enge Becken pflegt während der Schwangerschaft keine besonderen Störungen zu verursachen. Dazu kommt es höchstens ausnahmsweise einmal bei einer Retroflexio uteri gravidi (Incarceration).

Bei Erstgebärenden mit engem Becken kommt, wie erwähnt, ein Spitzbauch häufiger vor, weil sich der Kopf nicht in den Beckeneingang einstellen kann. Bei Mehrgebärenden neigt sich die Gebärmutter gegen Ende der Schwangerschaft,

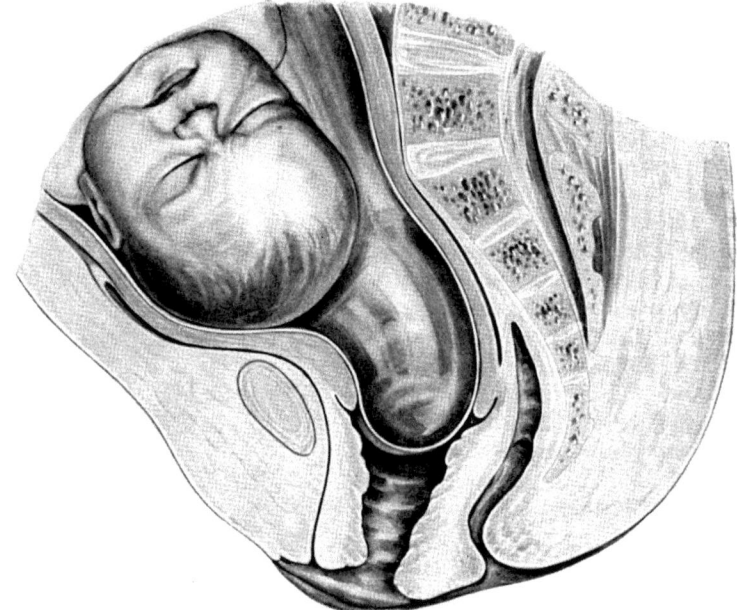

Abb. 445. Der Kopf schließt den Beckeneingang nicht ab. Das Vorwasser ist vom übrigen Teil des Fruchtwassers nicht getrennt.

wenn für sie wegen Verkrümmung der Wirbelsäule wenig Raum zur Verfügung steht, oder wenn die Frau klein ist, in gesteigertem Maße nach vorne (besonders bei schlaffer Bauchwand, Hängebauch). Vermag sich der Kopf der Frucht bei engem Becken nicht in den Beckeneingang einzustellen, kann dies Regelwidrigkeiten der Haltung und der Lage zur Folge haben. Während bei normalem Becken 96% Kopflagen vorkommen, beobachtet man bei engem Becken nur 84%.

Eines der charakteristischsten Merkmale der *Geburt bei engem Becken* ist die mangelnde Abdichtung des Beckeneingangs durch den vorliegenden Kopf (Abb. 445). Wegen des bestehenden Mißverhältnisses weicht er in vielen Fällen in Richtung einer Beckenschaufel aus. Zwischen dem Vor- und Hauptwasser besteht eine freie Kommunikation, wodurch während der Wehentätigkeit das ganze Fruchtwasser einen Druck auf die Fruchtblase ausübt, so daß es leicht zu einem frühzeitigen Blasensprung kommt. Der frühzeitige, aber auch der vorzeitige Blasensprung ist bei engem Becken häufig. Er stellt hierbei keine gleichgültige Komplikation dar; denn er birgt allerhand Gefahren in sich. Die Geburt zieht sich nämlich wegen der Verengerung sowie des Mißverhältnisses in die Länge und erhöht damit die Möglichkeit einer ascendierenden Infektion. Es kann also zu Fieber und durch invasive Keime zu schweren Infektionen kommen.

Da der vorliegende Teil den Beckeneingang nicht abdichtet, fallen beim Blasensprung leicht kleine Teile oder die Nabelschnur vor. Dies geschieht ungefähr fünfmal so häufig wie beim normalen Becken.

Tritt der Kopf nach dem Blasensprung infolge eines Mißverhältnisses nicht tiefer, so kollabiert der Muttermund, bleibt locker und weit, und hängt schlaff in die Scheide. Einen ähnlichen Zustand beobachten wir, wenn nach Ausstoßung eines in den Gebärmutterhals eingeführten Ballons der Muttermund wieder zusammenfällt. Verständlicherweise kann ein derart erschlaffter Muttermund später, sobald der Kopf in den Beckeneingang einzutreten beginnt, zwischen Kopf und Symphyse eingeklemmt werden und dann ödematös anschwellen. Die *Einklemmung des Muttermundes* ist eine häufige Geburtskomplikation bei engem Becken. In diesem Falle ist es zweckmäßig, den Muttermund zurückzuschieben. Falls dies nicht gelingt, macht man eine Incision und schiebt ihn dann zurück.

Ob die Konfiguration des Kopfes für die Überwindung eines Mißverhältnisses durch eine besonders gute Wehentätigkeit ausreichend ist, entscheidet sich erst nach dem Blasensprung, oft erst lange Zeit danach. Deshalb ziehen sich die *Geburten bei engem Becken meist in die Länge*. Sobald der Kopf die Verengerung passiert hat, kommt es infolge der gesteigerten Wehentätigkeit leicht zu einer Ermüdung der Gebärmutter und zu *sekundärer Wehenschwäche*. Natürlich beobachtet man bei engem Becken, wie auch sonst, bisweilen eine primäre Wehenschwäche; charakteristisch ist jedoch die sekundäre. Beim Eintritt des Kopfes in den Beckeneingang setzen mitunter sehr heftige Wehen ein. Diese stellen aber keine besondere Gefahr dar. Selbstverständlich muß genau darauf geachtet werden, ob die Geburt voranschreitet; denn wenn das Mißverhältnis weiterbesteht, droht die Gefahr einer Uterusruptur.

Wie erwähnt, zieht sich die Geburt bei engem Becken meist in die Länge. Besonders bei rachitisch-plattem Becken, bei dem nur der Beckeneingang stärker, der Beckenausgang dagegen weniger stark verengt oder sogar erweitert ist, wird aber die Frucht, sobald der kindliche Schädel den Beckeneingang passiert hat, oft bereits nach einigen Wehen geboren. Am häufigsten sieht man das bei Mehrgebärenden, bei denen die Weichteile (Beckenboden) keinen besonderen Widerstand bieten.

Wenn das Mißverhältnis groß oder die Konfigurabilität schlecht ist, kann die Gebärmutter trotz außerordentlichen Kraftaufwandes die Hindernisse nicht überwinden und rupturiert schließlich, so daß die Mutter in Lebensgefahr kommt. Da bis dahin meist auch die Frucht stark in Mitleidenschaft gezogen ist, geht sie gewöhnlich zugrunde.

Kann der kindliche Schädel wegen des bestehenden Mißverhältnisses den Beckeneingang nicht passieren, so verharrt er lange an einem Platze. Der entsprechende Teil des Geburtskanals steht also sehr lange unter Druck und wird infolge schlechter Blutversorgung der Gewebe (Ischämie) nekrotisch und stößt sich gegen Ende der ersten Wochen ab. So entstehen die verschiedenartigsten Fisteln, d. h. Kommunikationen, zwischen Scheide oder Gebärmutterhals mit der Harnröhre (Abb. 446), der Harnblase (Abb. 447), dem Ureter und dem Mastdarm (Abb. 480). Dies ist eine fatale Situation, und entsprechend der Lage der Fistel entleeren sich Urin oder Stuhl und Winde durch die Scheide. Die Heilung dieser Komplikation ist oft sehr schwierig. Mitunter stößt sich nämlich der ganze Blasengrund ab, und es bedarf aller Geschicklichkeit und Sorgfalt eines Operateurs, um den großen Gewebsdefekt irgendwie zu ersetzen. Klemmt sich das hintere Scheidengewölbe zwischen Kopf und Promontorium ein, so kann sich eine Fistel gegen das *Douglasperitoneum* zu bilden, die unter Umständen eine

Bauchfellentzündung oder, bei lokalisierter Infektion, einen *Douglasabsceß* zur Folge hat.

Auch die im Becken liegenden größeren Nervenstränge können während der Geburt unter Druck geraten. Darum sieht man bei engem Becken den sonst ebenfalls nicht seltenen *Wadenkrampf* noch häufiger. Bei stärkerem Druck kann sogar eine *traumatische Neuritis* zustande kommen.

Außer Weichteilverletzungen beobachtet man als Folge des Geburtsvorganges vor allem bei engem Becken mitunter auch Symphysenschädigungen, die gar nicht so selten vorkommen, wie man früher annahm. Dies erklärt sich wohl dadurch,

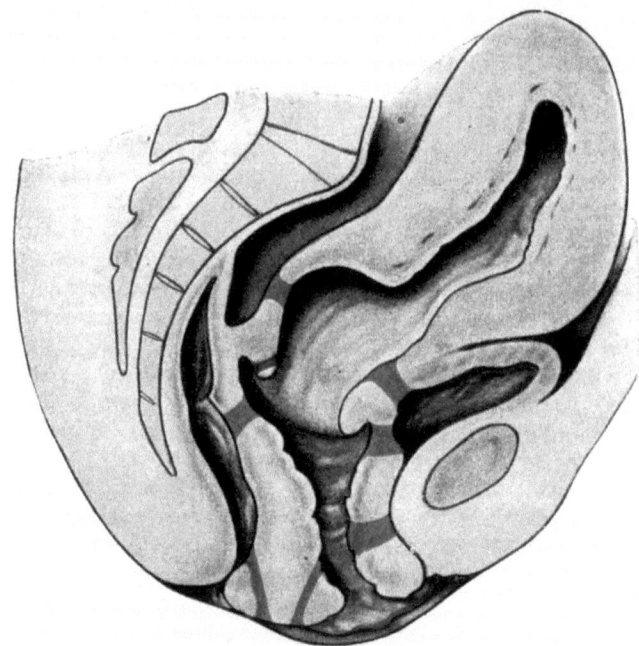

Abb. 446. Darstellung der Entstehungsmöglichkeiten von Fisteln (in Anlehnung an STOECKEL).

daß damals meist nur über operativ entstandene Symphysenverletzungen schwereren Grades berichtet wurde, während die zahlenmäßig überwiegenden Symphysenschädigungen leichten oder mittleren Grades nicht berücksichtigt wurden. Möglicherweise wurden auch in manchen Fällen die teilweise uncharakteristischen Symptome einer leichteren Symphysenläsion nicht immer richtig gedeutet. In der Statistik von KEHRER, der bis zum Jahre 1915 insgesamt 101 Fälle von Symphysenverletzungen aus der Literatur zusammenstellte, sind 84 im Zusammenhang mit geburtshilflichen Operationen und nur 17 spontan entstanden. Sicher haben jedoch die postoperativ aufgetretenen Symphysenschädigungen im Vergleich zu den nach Spontangeburten beobachteten in neuerer Zeit abgenommen. Allerdings scheinen die Fälle von *spontanen* Symphysenverletzungen in den letzten drei Jahrzehnten — wie aus der Literatur ersichtlich ist — wesentlich zugenommen zu haben. Dies konnte auch durch eine Zusammenstellung der Fälle unserer Klinik bestätigt werden (NEUHAUS-HOLLÄNDER). KEHRER teilt die Symphysenschädigungen in drei Grade ein. Er unterscheidet eine extreme Auflockerung, Dehnbarkeit und Überdehnung der Symphysenligamente von einer partiellen Ruptur. Den dritten Grad umfassen die vollkommenen Kontinuitätsdurchtrennungen des Symphysenbandapparates.

Schon normalerweise werden während der Gravidität unter hormonalem Einfluß die Gelenkverbindungen des Beckengürtels aufgelockert und dehnbarer, so daß der Beckenring dem andrängenden Geburtsobjekt gegenüber nachgiebiger wird. Nach der allgemein gültigen Auffassung disponiert eine zu starke Auflockerung des Symphysenbandapparates für eine Symphysenschädigung während der Geburt. Eine solche tritt um so eher ein, wenn ein Mißverhältnis vorliegt. Früher schrieb man der mechanischen Gewalteinwirkung (hohe Zange) eine besondere Rolle bei der Entstehung der Symphysenverletzung zu. Doch lassen sich bei weitem nicht alle Fälle von Symphysenläsion als Folge einer mechanischen Überbeanspruchung des Beckenringes durch den Kopfdurchtritt erklären. Symphysenverletzungen wurden auch nach Anwendung der WALCHERschen Hängelage mit oder ohne gleichzeitiger HOFMEIERscher Impression oder nach Ausführung der KRISTELLERschen Expression beobachtet. Eine weitere Möglichkeit für das Zustandekommen dieser Läsion sah man im Zusammenwirken der Mm. recti mit den Adductoren, wenn die Schenkel der Gebärenden zu stark gebeugt und gleichzeitig gespreizt wurden. Ebenso wies man auf die Bedeutung einer Verengerung des Beckenausgangs für die Entstehung einer Symphysenverletzung hin. Als weiterer disponierender Faktor kommen besondere Hohlraumbildungen im Knorpel der Symphyse bei mehrgebärenden Frauen in Frage. A. MAYER schreibt auch einer in Fällen von Symphysenschädigung häufig zu beobachtenden Hypoplasie der Bänder eine Bedeutung zu.

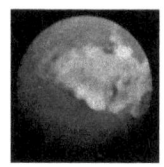

Abb. 447. Cystoskopisches Bild einer Blasenschädigung als Folge der Geburt.

Ziemlich regelmäßig findet sich eine auffallende Schmerzhaftigkeit der Schamfugengegend, die ins Kreuz und manchmal auch in die Oberschenkel, besonders bei aktiven und passiven Bewegungen, ausstrahlt. Fast immer ist auch ein seitlicher Stauchungsschmerz bei gleichzeitig nach innen gerichtetem Druck auf die beiden Darmbeinkämme vorhanden.

Die Diagnose wird selten gleich nach der Geburt, meist erst in den ersten Wochenbettagen gestellt. Besonders in leichteren Fällen treten die typischen Beschwerden nach dem ersten Aufstehen auf. Je nach dem Ausmaße der Symphysenverletzung kann man bei der Palpation der Schamfugenspalte eine mehr oder weniger ausgesprochene Eindellung tasten.

Zur Behandlung eignet sich am besten der NAUJOKsche Schlaufenverband mit seitlichen Belastungszügeln, durch die ein gleichmäßiger Druck auf die Beckenschaufeln ausgeübt wird. Unter Einhaltung von Bettruhe führt diese Behandlung im allgemeinen in etwa 3 Wochen zu einem befriedigenden Heilergebnis. Bei einer eventuellen Vereiterung der Symphysenwunde ist ein chirurgisches Vorgehen am Platze. Gehstörungen können noch längere Zeit vorhanden sein. Die Heilung einer Symphysenschädigung geht bei einfachen Fällen durch Bildung einer Syndesmose oder Synchondrose vonstatten, während bei Vereiterung oft eine Ossifikation im Vordergrund steht. Ausnahmsweise kann man nach schweren Symphysenverletzungen bei der folgenden Geburt gezwungen sein, eine Schnittentbindung vorzunehmen. Hierzu wird man sich vor allem entschließen, wenn dem Beckenring wegen einer noch vorhandenen ausgesprochenen Gehbehinderung eine neue Belastung nicht zugemutet werden darf. Um so mehr gilt dies, falls auf dem Röntgenbild eine Absprengung von Knochenteilen der Schambeinenden als Restzustand der alten Symphysenläsion zu erkennen ist. Im allgemeinen jedoch verlaufen die folgenden Geburten ohne Komplikationen.

Eine weitere Verletzung, die das Becken treffen kann, ist ein *Bruch des Steißbeines*. Dieser kommt besonders dann vor, wenn das Steißbein stark nach innen vorspringt, also bei rachitisch plattem Becken. Meist verursacht eine Fraktur des Os coccygis keine erheblichen Störungen, es sei denn, sie heilt unter starker Callusbildung. Erschwerend ist dabei eine schon vorher bestehende Verengerung im Beckenausgang. Wir sahen einen Fall, in dem bei der zweiten Geburt, nach glattem Verlauf der ersten, der Kopf den Beckenausgang nicht passieren konnte, weil der am Steißbein vorhandene mächtige Callus ihm den Weg verlegte. Daraus konnte man natürlich auf eine Fraktur des Steißbeins bei der ersten Geburt schließen. In dem soeben beschriebenen Falle mußte die Geburt mit einem Kaiserschnitt beendet werden.

Die Geburt bei engem Becken bedeutet auch für das *Kind* eine *erhöhte Gefahr*. Die Schädigung trifft vor allem den *Kopf*, weil er sich stärker konfigurieren muß, um die Beckenenge passieren zu können. Die Scheitelbeine werden stark übereinander und das Hinterhauptsbein unter die Scheitelbeine geschoben. Durch diese starke Konfiguration wächst der Druck im Schädelinnern erheblich an. Das allein kann unter Umständen schon eine Asphyxie der Frucht zur Folge haben. Leider treten jedoch meist noch tiefergreifende pathologisch-anatomische Veränderungen auf.

So sind *intrakranielle Blutungen* sowie *Risse* der Hirnhaut besonders im Gebiete des Tentorium (Tentoriumrisse) nicht selten. Diese sind hauptsächlich die Folge der vorausgegangenen Konfiguration. Die intrakraniellen Blutungen werden ihrer Lage nach als epidurale, subdurale, intrameningeale, intracerebrale und intraventrikuläre Blutungen bezeichnet.

Veränderungen in der Gehirnsubstanz können auch infolge einer Saugwirkung entstehen und die unterhalb des Berührungsgürtels liegenden Schädelteile betreffen. Diese Veränderungen waren lange Zeit unbekannt, bis SCHWARTZ und seine Mitarbeiter die Aufmerksamkeit darauf lenkten. Sie wiesen nach schweren Geburten als Folge dieser Saugwirkung im Gehirn neben Blutungen auch kleine Nekrosen nach, die ebenfalls zu einer Asphyxie führen können. Der Scheintod des Kindes kann aber nicht nur die Folge, sondern auch die Ursache einer Gehirnblutung sein, und zwar durch Kreislaufstörungen, die ihrerseits durch die Asphyxie bedingt sind.

Gelegentlich beobachtet man äußere Verletzungen des Schädels nach Geburten bei engem Becken. In erster Linie findet man *Veränderungen an der Haut*. Die Kopfhaut kann auf der dem Promontorium entsprechenden Stelle hyperämisch sein. Bisweilen sieht man einen roten Streifen am Kopf, meist auf der Stirne, als Zeichen eines von der Linea terminalis ausgeübten Druckes. War dieser Druck lange anhaltend, so kann die Haut sogar nekrotisch werden und, falls er obendrein sehr stark war, sind Verletzungen der Schädelknochen, einfache *Eindellungen* oder auch *Infraktionen* möglich. Erstere lassen sich mit einer entsprechenden Technik wieder in Ordnung bringen und ziehen gewöhnlich keine so schlimmen Folgen nach sich, wie man zunächst glauben könnte.

Außerdem vermag auch ein *Nabelschnurvorfall* eine Asphyxie, ja sogar den Tod des Kindes zu verursachen. Wenn ein großer Teil des Fruchtwassers abgelaufen ist und die Gebärmutter mit aller Kraft die Frucht durch die Beckenenge durchzutreiben sucht, gerät sie mitunter in eine *tonische Kontraktion*, legt sich der Frucht eng an, stört die *Placentazirkulation* und verursacht so gleichfalls eine Asphyxie. Eventuell entstehende Wirbelsäulenverletzungen verlaufen in der Regel tödlich. Sie kommen hauptsächlich bei Extraktion aus Beckenendlage sowohl im Bereich der Rücken- als auch Brustwirbelsäule vor.

Der Geburtsmechanismus bei engem Becken.

Der *Geburtsmechanismus* ist je nach Art der Beckenverengerung verschieden. Um ein *gleichmäßig verengtes Becken* passieren zu können, muß sich der Kopf stärker nach vorne beugen (maximale Flexion), damit er den Beckeneingang statt mit dem fronto-occipitalen mit dem kleineren suboccipitobregmaticalen Durchmesser durchläuft. Für die Geburt bei gleichmäßig verengtem Becken ist eine *Hyperflexion* und eine *stärkere Ausziehung des Kopfes* in Richtung des großen schrägen Durchmessers typisch. Die Kopfgeschwulst liegt in diesem Falle in der Gegend der kleinen Fontanelle oder etwas gegen den Nacken zu. Wenn man also am Kopf eines Neugeborenen diese Veränderungen wahrnimmt, darf man auf ein gleichmäßig verengtes Becken der Mutter schließen. Bei der Entscheidung der Frage, ob der kindliche Schädel mit seinem größten Umfang den Beckeneingang bereits passiert hat oder nicht, muß man die starke Ausziehung des kindlichen Schädels während der Geburt bei engem Becken berücksichtigen. Mitunter ist nämlich die Kopfgeschwulst des stark ausgezogenen Schädels bereits sichtbar, obwohl der größte Umfang den Beckeneingang noch nicht passiert hat (Abb. 176). Charakteristisch für das gleichmäßig verengte Becken ist ferner die Einstellung des Kopfes ganz oder ungefähr in den *schrägen* Durchmesser (ROEDERER).

Die nächsthäufige Art des engen Beckens ist das *platte Becken*. Hier ist der gerade Durchmesser des Beckeneingangs verkürzt. Der kindliche Schädel stellt sich regelmäßig mit der Pfeilnaht im Querdurchmesser des Beckeneingangs ein, und zwar so, daß in den verkürzten geraden Durchmesser des Beckens nicht der größere biparietale (9,25 cm), sondern der kleinere bitemporale Kopfdurchmesser (8 cm) gelangt. Dies wird ermöglicht, indem der Kopf den Beckeneingang nicht in Flexion, sondern in leichter Deflexion passiert.

Wie bereits erwähnt, überragt der kindliche Schädel, der wegen eines Mißverhältnisses nicht in das Becken eintreten kann, das Niveau der Symphyse, er prominiert. Durch Palpation läßt sich eine solche Prominenz feststellen. Häufig gleicht sich diese Regelwidrigkeit durch Konfiguration des Kopfes aus. Die Situation wird durch die bereits erwähnte SELLHEIMsche Erklärung erläutert, ein Ellipsoid könne nach Entzweischneiden eine Röhre passieren, wenngleich es einen größeren Durchmesser habe als diese (Abb. 370 und 371). Der eben beschriebene Mechanismus ist für das platte Becken charakteristisch. Während sich der Kopf unter normalen Verhältnissen im allgemeinen so im Beckeneingang einstellt, daß seine quer verlaufende Pfeilnaht ungefähr mit der Achse des Beckens zusammenfällt, findet man sie bei plattem Becken entweder näher an der Symphyse oder näher am Promontorium. In diesem Falle ist also der *Asynklitismus* nicht pathologisch, sondern eine pathophysiologische Erscheinung; denn nur so kann der Kopf auch bei einem geringeren Mißverhältnis durch das platte Becken hindurchgelangen.

Der Geburtsverlauf und die erforderlichen Maßnahmen bei asynklitischer Einstellung wurden bereits besprochen (s. S. 463).

Bei *allgemein verengtem plattem Becken* besteht der Geburtsmechanismus aus einer Kombination der beiden eben erwähnten Vorgänge. Der Kopf zieht sich wegen der allgemeinen Verengerung stark in die Länge. Von der Größe der geraden Durchmesser des Beckens abhängig passiert er dieses mit quer verlaufender Pfeilnaht entweder in gesteigerter Flexion oder in schwacher Deflexion, die eventuell mit einer geringgradigen Obliquität verbunden ist. Nach Überwindung des ersten Hindernisses folgt er mehr dem Geburtsmechanismus bei gleichmäßig verengtem Becken.

Frauen mit *schräg verengtem Becken* gebären im allgemeinen gut. Der Kopf stellt sich mit seinem geraden Durchmesser in den *längeren schrägen* Durchmesser des Beckens ein und passiert auf diese Weise den Beckeneingang, dessen kürzere Hälfte unausgenützt bleibt. Größere Schwierigkeiten bereiten regelmäßig nur die ankylotischen Becken, die meist eine ausgeprägte Verengerung aufweisen. Bei den beiden anderen Arten des schräg verengten Beckens entstehen während der Geburt gewöhnlich nur Schwierigkeiten in den sehr seltenen Fällen, in denen die erwähnten Difformitäten mit einer Rachitis kombiniert sind. Der Geburtsmechanismus hängt in hohem Maße von dem in solchen Fällen ebenfalls verkürzten geraden Durchmesser des Beckeneinganges ab.

Wenn man von einer *Prophylaxe* der Beckenverengerung spricht, klingt das im ersten Augenblick etwas sonderbar. Zweifellos ist eine solche aber möglich. Der größte Teil der in der Praxis vorkommenden engen Becken stellt die Folge einer Rachitis dar. Dementsprechend muß die erste zu ergreifende Maßnahme die Bekämpfung dieser Krankheit sein. Die Bekämpfung der Osteomalacie und Tuberkulose besitzt auch eine nicht zu unterschätzende Bedeutung. Die Knochentuberkulose spielt ja bei der Entstehung der verschiedenen Beckenverengerungen ebenfalls eine Rolle. Die beckenerweiternden Operationen und die Umgehung von Beckenverengerungen und Mißverhältnissen während der Geburt (Kaiserschnitt, künstliche Frühgeburt) werden im weiteren noch besprochen.

Die Behandlung des engen Beckens.

Bei engem Becken ist die Geburt auf drei Arten möglich. Entweder man bemüht sich, die Frucht irgendwie per vias naturales zu entwickeln, oder man erweitert den knöchernen Geburtskanal. Die dritte Möglichkeit ist die Entbindung des Kindes durch einen Kaiserschnitt unter Umgehung des Geburtskanals. Die Erweiterung des knöchernen Geburtskanales könnte man zunächst bis zu einem gewissen Grade für eine prophylaktische Maßnahme halten und glauben, nach einer Symphyseotomie oder Hebosteotomie, d. h. nach Durchsägung des Beckeneinganges bliebe das Becken nicht nur vorübergehend, sondern für immer erweitert. In Wirklichkeit ist dies aber nicht so, weil der Beckenhohlraum im Vergleich zu vorher sogar noch enger zu werden pflegt. ROTTER schlug zur Beseitigung einer Beckenverengerung eine Promontoriumresektion vor. Leider wird auch hierbei der Erfolg meist durch Callusbildung vereitelt (H. H. SCHMID u. a.).

Ein anderer Weg, eine Geburt per vias naturales zu ermöglichen, wäre die Beeinflussung der Entwicklung der Frucht. PROCHOWNICK glaubte dies erreichen zu können, indem er empfahl, die Nahrung der Schwangeren möglichst fett-, wasser- und kohlenhydratarm zu gestalten. Wie schon erwähnt, hat sich dieses Verfahren nicht bewährt.

Eine prophylaktische Lösung stellt unter Umständen die *künstliche Frühgeburt* dar. Sie bezweckt die Einleitung der Geburt, bevor die Frucht so groß geworden ist, daß sie auf natürlichem Wege nicht mehr geboren werden kann. Diese Methode war früher sehr beliebt. BUMM empfahl die künstliche Frühgeburt besonders bei Mehrgebärenden, bei denen die Erfahrungen der vorhergehenden Geburten zur Verfügung stehen. Seitdem hat sich aber, vor allem wegen der Besserung der Ergebnisse des Kaiserschnittes, die Auffassung geändert, und heute wird die künstliche Frühgeburt nur noch selten eingeleitet.

Bei geringgradiger Beckenverengerung wartet man jetzt lieber den Geburtstermin und oft auch das Einsetzen der Wehentätigkeit ab. So kommen nämlich auch per vias naturales noch lebende Kinder zur Welt, andererseits hat man, falls die Geburt nicht vorwärts schreitet, noch immer die Möglichkeit einer Schnittentbindung, die heute nicht mehr so gefährlich ist. Seit Einführung der cervicalen Methode des Kaiserschnittes ist man eigentlich konservativer geworden. Bei dieser Technik stellt es nämlich sogar einen Vorteil dar, wenn sich der passive Abschnitt schon etwas ausgedehnt hat; man kann daher mit dem Eingriff länger zuwarten. Mitunter wird man noch in Fällen, in denen man ehedem eine Frühgeburt eingeleitet oder vielleicht überflüssigerweise einen Kaiserschnitt ausgeführt hätte, auf natürlichem Wege ein Kind erhalten. *Ausnahmsweise*, besonders bei Mehrgebärenden, kann auch heute noch eine künstliche Frühgeburt auf Grund der Erfahrungen der vorangegangenen Geburten in Erwägung gezogen werden. Dies gilt aber in erster Linie für Fälle von habituellem Fruchttod.

Kennzeichnend für die Geburt bei engem Becken ist die lange Dauer, die der Kopf benötigt, um die für den Durchtritt durch das Becken entsprechende Konfiguration zu erreichen. Wenn dann noch ein vor- oder frühzeitiger Blasensprung erfolgt — und dies kommt, da der Kopf den Beckeneingang nicht abdichtet, häufig vor — droht auch die Gefahr einer aufsteigenden Infektion. Darum soll man die Blase nach Möglichkeit schützen. Hierzu dienen mehrere Verfahren. Das erste ist die *zweckmäßige Lagerung*. Legt man nämlich die Kreißende auf die Seite, so sinkt der intraabdominale Druck. Bei engem Becken ist diese Lage aber gar nicht ratsam oder zumindest zu überlegen; denn wenn der Kopf noch nicht fest im Beckeneingang steht, kann er leicht nach der Seite abweichen. Zweckmäßiger wäre schon das Einführen eines Ballons, den man als Kolpeurynter in die Scheide einlegt. Er hat die Aufgabe, gegen die sich spannende Blase von der Scheide her einen Gegendruck auszuüben und sie dadurch zu schützen. Theoretisch ist dieses Vorgehen sehr richtig. *In der Praxis kommt es aber nicht in Frage*, weil man ja nie wissen kann, ob nicht am Ende doch noch ein Kaiserschnitt ausgeführt werden muß. Wenn aber ein Ballon in die Scheide eingelegt wurde, kann der Geburtskanal nicht mehr als aseptisch betrachtet werden. Ja selbst dann, wenn die Geburt per vias naturales verläuft, droht die Gefahr einer Infektion, besonders in den Fällen, in denen der praktische Arzt ohne Assistenz, also ohne entsprechende Entfaltung der Scheide, den Ballon eingeführt hat. Berechtigt ist die Ballontherapie nur dann, wenn man sich fest entschlossen hat, die Geburt auf alle Fälle vaginal zu beenden und nicht mit der Möglichkeit einer Klinikeinweisung und eines Kaiserschnittes rechnet. Dies kommt aber heutzutage kaum mehr vor, und *man sollte daher das Einlegen eines Ballons bei engem Becken lieber ganz unterlassen*.

Eine primäre Wehenschwäche tritt — wie erwähnt — bei engem Becken zwar auch gelegentlich auf; typisch ist jedoch eine sekundäre Wehenschwäche infolge Ermüdung der Gebärmutter bei Überwindung des Mißverhältnisses. In diesen Fällen pflegt man *Wehenmittel* zu geben. Falls aber die Gebärende erschöpft ist, sollte man, dem Rate der Alten folgend, nicht Wehenmittel sondern *Narkotica* (Morphium, eventuell auch krampflösende Mittel) verabreichen. Unter Einwirkung dieser Mittel ruht sich die Kreißende aus und schläft vielleicht sogar eine Zeitlang. Später setzen die Wehen dann mit frischer Kraft wieder ein. Ähnlich wie man durch die Ruhe nach Morphiumgaben den Organismus zu kräftigen sucht, erstrebt man dies neuerdings durch intravenöse Traubenzuckerverabreichung. Der Traubenzucker spielt besonders bei sich verzögernden Geburten in der Bekämpfung der mütterlichen Erschöpfung eine Rolle und verbessert außerdem noch den Zustand des Kindes. Erfahrungsgemäß sterben bei regelmäßiger Applikation von Traubenzucker gegen Ende der Schwangerschaft oder bei Übertragung weniger Kinder intrauterin ab. Im weiteren Verlaufe der Geburt muß, falls der Kopf nicht in den Beckeneingang eintritt, die Frage eines Mißverhältnisses entschieden werden. Hierzu bedient man sich des PETER MÜLLERschen Handgriffes und der HOFMEIERschen Impression. Bei letzterer umfaßt man, wie beim vierten LEOPOLDschen Handgriff, den Kopf mit beiden Händen und sucht ihn in den Beckeneingang zu pressen. Auf diese Weise gelingt es vielleicht auch, den Uterus bei der Überwindung des Mißverhältnisses zu unterstützen. Kann der Kopf, besonders bei plattem Becken, den Beckeneingang nicht passieren, so versucht man eventuell noch die WALCHERsche *Hängelage* (Abb. 448). Dabei lagert man die Kreißende mit herabhängenden Beinen auf den Rand des Bettes. Hierdurch ändert sich die Lage des Beckens, und es besteht die Möglichkeit einer Verlängerung der Conjugata vera um 0,5—1 cm. Da die Hängelage für die Kreißende ziemlich unangenehm ist, erscheint die Anwendung des WILLINKschen *Kissens* vorteilhafter. Wir jedenfalls geben ihm den Vorzug. Man legt ein Keilkissen unter den Rücken der Kreißenden, und erzielt dadurch, wie bei der WALCHERschen Hängelage, ebenfalls eine stärkere Neigung des Beckens, nur auf schonendere Weise (Abb. 449). Die WALCHERsche Hängelage und die Lagerung auf das WILLINKsche Kissen sind jedoch zur Beseitigung eines Mißverhältnisses nur solange vorteilhaft, bis der Kopf in die Beckenhöhle gelangt ist. Sobald er sich dort befindet, kommt es nicht mehr darauf an, den Beckeneingang zu erweitern, sondern den geraden Durchmesser des Beckenausganges zu verlängern. Dies erreicht man aber weder durch die WALCHERsche Hängelage noch durch das WILLINKsche Kissen, sondern indem man die Kreißende auffordert, ihre Beine stark anzuziehen. Sobald also der Kopf in der Beckenhöhle steht, ist ein weiteres Liegen auf dem WILLINKschen Kissen oder ein Verbleiben in WALCHERscher Hängelage nicht nur nicht ein überflüssiges Quälen der Patientin, sondern auch ein Nachteil für den weiteren Geburtsverlauf.

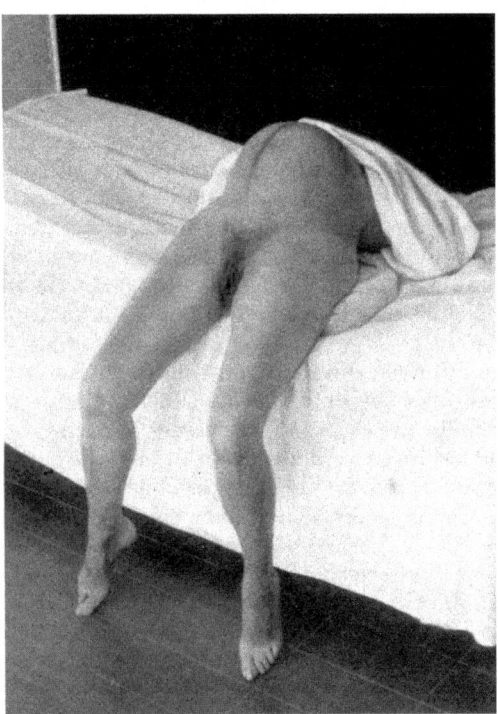

Abb. 448. WALCHERsche Hängelage.

Seit altersher hält man geduldiges Warten für die Haupttugend des Geburtshelfers. Dieses muß jedoch Hand in Hand gehen mit der genauen Beobachtung der Geburt. Eine besonders große Geduld ist für die Geburtsleitung bei mäßig verengtem Becken erforderlich. In diesem Falle läßt es sich nämlich am schwersten entscheiden, wie lange man zuwarten *muß*, und wie lange man noch warten *darf*. So heilsam im überwiegenden Teil der Fälle geduldiges und unbeirrbares Warten ist, so schädlich kann unbegründeter und übertriebener Konservatismus für Frucht und Mutter sein. Beobachtet man während der Geburt das Auftreten irgendeiner Anomalie, so taucht immer die Frage auf, ob etwas unternommen werden muß und welche Maßnahmen in Betracht kommen. Ein Eingriff ist selbstverständlich erst dann erforderlich, wenn sich die Mutter, das Kind oder beide in Gefahr befinden.

So kann z. B. Fieber eine Gefahr für die Mutter darstellen. Wenn nach längerer Wehentätigkeit die Temperatur der Kreißenden über 38,5° C ansteigt und in dieser Höhe verbleibt, ist es — falls die Vorbedingungen gegeben sind —

nicht zweckmäßig, mit der Beendigung der Geburt lange zu warten. Fieber während der Geburt ist oft das Zeichen einer ernsten, Gesundheit und Leben der Mutter bedrohenden Infektion. Natürlich muß man nicht sofort eine geburtsbeendende Operation ausführen. Wie die Erfahrung lehrt, soll man *bei fieberhaften Geburten möglichst keine Nebenverletzungen setzen; denn diese können eine Eintrittspforte für die Infektion sein.* Eben deshalb ist es ratsam, die Geburt zwar zu beschleunigen (Wehenmittel, Kopfschwartenzange usw.), größere Operationen jedoch nur im Notfall auszuführen. Wie bei allen schweren Entbindungen kommt auch hier die prophylaktische Anwendung von Sulfonamiden und Penicillin in Frage.

Ist der Kopf wegen des bestehenden Mißverhältnisses steckengeblieben, so können die Wehen, die das Hindernis zu überwinden suchen, immer stärker

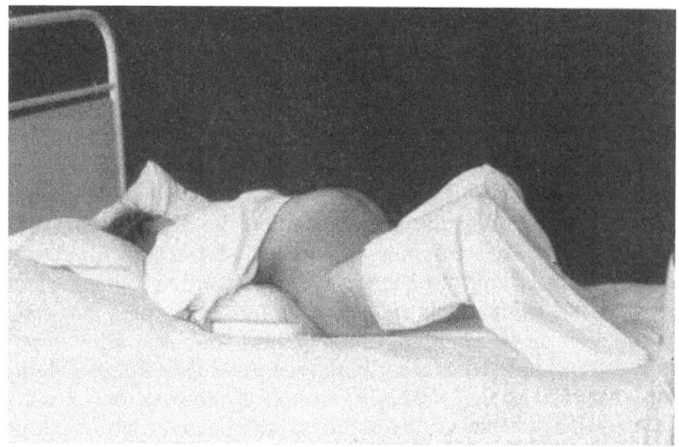

Abb. 449. WILLINKsches Kissen.

werden, so daß früher oder später die Zeichen einer *drohenden Uterusruptur* auftreten. Läßt die Hilfe dann weiter auf sich warten, so ist eine Uterusruptur unvermeidlich. Daher beendet man die Geburt in diesem Falle möglichst schnell, aber gleichzeitig auch in der für die Mutter schonendsten Weise. Läßt es der Geburtshelfer an der entsprechenden Vorsicht fehlen, kann er die Ruptur, vor der er die Frau gerade bewahren wollte, selbst herbeiführen.

Sobald der kindliche Schädel den Beckeneingang passiert, verschlechtern sich oft die Herztöne (auch bei kleinerem Mißverhältnis). Dadurch darf man sich nicht irreführen lassen; denn die Verschlechterung der Herztöne ist meist nur vorübergehend und hält nur an, bis der Kopf den Beckeneingang passiert hat. Aus Ungeduld oder in Ermangelung genügender Erfahrung ausgeführte Zangenoperationen vergrößern die Gefahr für das Kind, bei dem ohnedies ein erhöhter intrakranieller Druck besteht. Abgesehen davon ist die Beendigung der Geburt auch mit geringeren Schwierigkeiten verbunden, wenn der Kopf den Beckeneingang schon überwunden hat. *Der Nichtfacharzt soll übrigens eine Beckeneingangszange niemals versuchen.* Der geübte Geburtshelfer kann dazu manchmal gezwungen werden. Auf einen weiteren Umstand möchten wir hier noch aufmerksam machen. *Hat der Kopf den Beckeneingang sehr langsam und schwer passiert,* oder hat sich die *Eröffnungsperiode* wegen Rigidität des Muttermundes *stark in die Länge gezogen,* und ist die Frucht dadurch erheblich gefährdet worden, *so wartet man, wenn die Möglichkeit einer leichten Geburtsbeendigung besteht, nicht zu, bis sich die Herztöne verschlechtern.* Falls es leicht möglich ist (Kopf in Beckenmitte oder Beckenausgang), beendet also der geübte Fachmann, in dessen Hand das Anlegen der Zange keine besondere Gefahr bedeutet, die Geburt mittels Forceps. Für den nicht sehr geübten Geburtshelfer gilt das nicht; denn die Beurteilung einer solchen Situation erfordert gleichfalls eine große Erfahrung.

Die Beendigung der Geburt per vias naturales bei engem Becken erfolgt meist mit der Zange. Wie erwähnt, handelt es sich hierbei nicht um die Überwindung der Verengerung, sondern lediglich um die Ergänzung der fehlenden oder mangelhaften Wehen. Die Gebärmutter ermüdet nämlich meist, während der Kopf die enge Stelle passiert. Noch schwieriger ist die Lage, wenn aus mütterlicher oder kindlicher Indikation die Geburtsbeendigung erforderlich wird, solange der Kopf die Verengerung noch nicht überwunden hat, sondern mit seinem größten Umfang noch im Beckeneingang steht. Eine hierbei in Frage kommende *hohe Zange ist besonders bei Erstgebärenden eine sehr gefährliche Operation.* Da man nie im voraus wissen kann, ob es gelingen wird, den Kopf zu entwickeln, soll die Zielsetzung nicht die Durchführung, sondern nur der *Versuch* einer hohen Zange sein. Man versucht mit 2—3 Zügen den Kopf herabzuholen und, falls dies nicht gelingt, verzichtet man auf die Operation, um anschließend zu perforieren. Wenn jemand den Kopf mit der hohen Zange gewaltsam durchzieht, geht das Kind an einer Gehirnblutung zugrunde, und die Mutter kann schwerste Verletzungen erleiden, die auch in einer gut ausgerüsteten und über entsprechendes Personal verfügenden Klinik nur schwer versorgt werden können. Im Privathaus ist die Situation natürlich noch viel schwieriger. An einem starken Blutverlust kann die Frau hier noch eher zugrunde gehen, da eine Bluttransfusion nicht schnell genug durchführbar ist. *Das Forcieren der hohen Zange gehört* glücklicherweise *der Vergangenheit an und steht nicht mehr in Konkurrenz mit dem Kaiserschnitt,* seit dieser nur noch mit einer geringen Mortalität belastet ist. Auch in der Klinik sieht man sich zu einer hohen Zange nur selten gezwungen. Am ehesten wird man sich dazu entschießen, wenn die Vorbedingungen für eine Schnittentbindung nicht gegeben sind. Aber auch da kommt eine hohe Zange in erster Linie bei einer Mehrgebärenden in Frage und nur dann, wenn der Kopf sich gut konfiguriert hat und kein Mißverhältnis mehr besteht.

Wie aus dem Gesagten hervorgeht, stellt die Behandlung des engen Beckens eine sehr schwere Aufgabe für den Arzt dar. Bei kleineren Verengerungen wird der entsprechend ausgebildete und erfahrene Geburtshelfer, der den Mut hat, abzuwarten, nicht selten ein lebendes Kind erhalten können. Dieses Vorgehen ist oft viel schwieriger und verantwortungsvoller als die Ausführung einer Operation. In jedem Falle aber, in dem die Wehen das Hindernis nicht überwinden oder auch nicht überwinden können, darf man sich nicht zu sehr auf einen spontanen Geburtsverlauf versteifen, sondern soll rechtzeitig einen Kaiserschnitt ausführen.

Solange man sich vor einer Schnittentbindung wegen ihrer großen Gefährlichkeit mit Recht fürchtete, standen dem Geburtshelfer noch zwei andere Möglichkeiten zur Verfügung: die Erweiterung des Beckens und die Zerstückelung der Frucht.

Eine *beckenerweiternde Operation* führte erstmalig SIGAULT (Paris) im Jahre 1777 an einem 2,5 Zoll weiten Becken (bei Kerzenbeleuchtung) aus und rettete dabei der Mutter und dem Kinde das Leben. Nach anfänglichen großen Erfolgen wurde er später jedoch von vielen angegriffen und bis Ende des 19. Jahrhunderts wandte niemand mehr seine Methode an. Heute kennt man zwei Arten der Beckenerweiterung: die Symphyseotomie (Schamfugenschnitt) und die Hebosteotomie (Schambeinschnitt). Beide sind percutan und subcutan ausführbar. Die daran geknüpften Hoffnungen erfüllten sich aber nicht. Für stärkere Beckenverengerungen sind die beckenerweiternden Operationen ungeeignet. Heute führen nur noch sehr wenige Geburtshelfer beckenerweiternde Operationen aus.

Für die Geburtsleitung bei engem Becken reichen, wie bekannt, die vaginalen Operationen nicht immer aus. *Daher gehört die Geburt bei engem Becken*, bei der eine ganze Reihe operativer Eingriffe in Frage kommen können, *in eine Klinik*, die über eine entsprechende Ausrüstung und Assistenz verfügt. Da man mit dem Kaiserschnitt auch heute nur dann gute Erfolge erzielt, wenn der Geburtskanal sicher nicht infiziert ist (keine innere Untersuchung außerhalb der Klinik, nach Möglichkeit stehende Blase), muß die Klinikeinweisung der Gebärenden *möglichst frühzeitig* erfolgen.

Eine *Schnittentbindung* kann in der entsprechenden Weise und mit weitgehender Sicherheit nur in einer Klinik vorgenommen werden. Als man noch den korporalen Kaiserschnitt anwandte, war man bemüht, möglichst frühzeitig die Indikation zu stellen; denn der Erfolg war um so besser, je früher der Eingriff durchgeführt wurde. Die unvermeidliche Folge war natürlich mitunter eine überflüssigerweise oder andererseits eine zu spät ausgeführte Operation. Das ist leicht verständlich, wenn man bedenkt, wie schwer es ist, über ein Mißverhältnis zu entscheiden, bevor sich der Kopf konfiguriert hat. Darum bedeutete der cervicale Kaiserschnitt, bei dem man die Gebärmutter an ihrem unteren Abschnitt eröffnet, einen großen Fortschritt in der Behandlung der Geburt bei engem Becken. Bei der cervicalen Methode kann man länger zuwarten und erst dann operieren, wenn es sich schon besser beurteilen läßt, ob der Kopf den Beckeneingang zu passieren vermag oder nicht. Der cervicale Kaiserschnitt ermöglicht also ein konservativeres Vorgehen und man erlebt in manchen Fällen, in denen man früher einen korporalen Kaiserschnitt ausgeführt hätte, doch noch eine Spontangeburt. Mit dieser Methode läßt sich das Wundgebiet auch besser peritonealisieren. Der Hauptvorteil liegt aber in der technisch leichteren Ausführung, falls man wartet, bis der passive Teil schon stärker ausgezogen ist.

In infizierten Fällen soll man die Schnittentbindung möglichst meiden. Wenn sie sich nicht umgehen läßt, kommt auch hier, außer der SELLHEIMschen und PORTESschen Operation (siehe Operationslehre), besonders bei älteren Frauen, die schon mehrere Kinder haben, ausnahmsweise eine Sectio mit anschließender Amputation der Gebärmutter in Betracht. Auf diese Weise entfernt man die Placentahaftstelle und damit die Eintrittspforte für eine Infektion, wodurch einer Dehiscenz der Naht und einer sekundären Peritonitis vorgebeugt wird.

Das Problem der richtigen Geburtsleitung bei engem Becken gehört auch in einer Klinik zu den schwierigsten Aufgaben des Geburtshelfers. Es ist eine mit schwerer Verantwortung einhergehende Frage, ob man bei geringem Mißverhältnis noch zuwarten oder einen Kaiserschnitt ausführen soll. Etwas leichter gestaltet sich das Problem, wenn es sich um eine Mehrgebärende handelt, bei der die Erfahrungen früherer Geburten zur Verfügung stehen. Bei einer Erstgebärenden mit geringgradiger Beckenverengerung ist es ratsam, die Austreibungsperiode abzuwarten; denn erst dann entscheidet es sich, ob sich der Kopf entsprechend konfiguriert und die Wehen ausreichend sind, um die Geburt per vias naturales beenden zu können. Es gibt aber auch Umstände, die diese gründlichere Art der Beurteilung nicht gestatten, weil man sich schon früher entscheiden muß, wie z. B. bei einer Rigidität der Weichteile oder bei Regelwidrigkeiten der Lage, Haltung und Einstellung, die mit einem engen Becken kombiniert sind. Vor allem gilt dies, wenn ein vorzeitiger Blasensprung erfolgt und die wehenlose Latenzzeit sich in die Länge zieht oder eine primäre Wehenschwäche besteht. In diesen Fällen bedarf es einer sehr großen Erfahrung und geburtshilflichen Urteilsfähigkeit, um die Lage richtig überblicken und *rechtzeitig* die erforderlichen Maßnahmen ergreifen zu können. So unangebracht eine auf ungenauer Indikation beruhende übertriebene Aktivität ist, so schädlich ist andererseits eine zu konservative Einstellung. Es dient weder dem Interesse der Mutter noch des Kindes, wenn jemand in derartigen Fällen wartet, bis es zu spät ist, also so lange, bis die Asepsis des Geburtskanals verlorengegangen ist, ehe man die absolute Notwendigkeit eines Kaiserschnittes erkennt. Die wirkliche Fähigkeit eines Geburtshelfers zeigt sich in der richtigen und *rechtzeitigen* Indikationsstellung sowie in der Rettung des Lebens und der Gesundheit möglichst vieler Mütter und Kinder bei der geringsten Gefährdung des mütterlichen Lebens.

Handelt es sich um eine Beckenendlage oder Querlage bei einer geringgradigen Beckenverengerung, so ist die Indikationsstellung zum Kaiserschnitt erschwert, da man den kindlichen Schädel in kein Verhältnis zum Beckeneingang bringen kann. Man wird also zweckmäßigerweise, um ein eventuell vorhandenes Mißverhältnis rechtzeitig zu erkennen, die Wendung auf den Kopf versuchen.

Zusammenfassend kann gesagt werden: *Gebärende mit engem Becken sind rechtzeitig in eine Klinik einzuweisen. Noch richtiger ist es, wenn solche Fälle schon während der Schwangerschaft, oder wenigstens gegen Ende der Gravidität, von einem Fachmann beobachtet werden, der die Aufmerksamkeit auf eventuell notwendig werdende Maßnahmen lenken kann.*

XI. Blutungen während der Schwangerschaft und Geburt.

In der Schwangerschaft und während der Geburt auftretende Blutungen stellen den Geburtshelfer vor schwere Aufgaben. Sie setzen oftmals gänzlich unerwartet und so heftig ein, daß sich das Blut geradezu im Strahl entleert, während die Frau noch kurz vorher scheinbar gesund war. Die Behandlung dieser Blutungen hat in den letzten Jahrzehnten wesentliche Fortschritte gemacht. Vor allem versteift man sich jetzt nicht mehr darauf, die Geburt per vias naturales zu beenden und kann sich im Notfall der *Bluttransfusion* bedienen, mit deren Hilfe man das Leben vieler Frauen zu retten vermag, die früher an dem starken Blutverlust zugrunde gegangen wären. Leider kann man auch heute noch nicht immer mit Sicherheit die Frau vor dem Verbluten bewahren. So aufregend, ermüdend und anscheinend verzweifelt die Lage oft ist, so erhebend ist das Gefühl, das Leben einer jungen Mutter gerettet zu haben.

Während der Schwangerschaft sind unter normalen Umständen keine Blutungen zu beobachten. In dieser Zeit auftretende Blutungen sind also immer pathologisch. *Blutungen können sich in der ersten oder zweiten Schwangerschaftshälfte und auch bei der Geburt einstellen.*

Für Blutungen in der *ersten Schwangerschaftshälfte* findet man folgende Ursachen: Fehlgeburt, Blasenmole, Extrauteringravidität, Krebs, Varixblutung oder irgendeine Verletzung (siehe die entsprechenden Kapitel).

In der zweiten Hälfte der Schwangerschaft auftretende Blutungen (Varicenblutung, Carcinom, Deciduapolyp usw.) wurden schon besprochen. Am häufigsten sind jedoch Blutungen infolge vorzeitiger Lösung der Placenta. Diese können zweierlei Gründe haben und durch Lösung einer richtig sitzenden oder einer tiefsitzenden, vorliegenden Placenta hervorgerufen werden. Im Anschluß an solche Blutungen kommt meistens früher oder später die Geburt in Gang. Deshalb werden sie in der *Gruppe der mit der Geburt in Zusammenhang stehenden Blutungen* behandelt. Hierher gehören:

a) Blutungen *vor* der Geburt des Kindes (Placenta praevia, vorzeitige Lösung der richtig sitzenden Placenta);

b) Blutungen *nach* der Geburt des Kindes (Placentastellenblutung, Inversio uteri);

c) Blutungen, die sowohl *vor* als auch *nach* der Geburt des Kindes beobachtet werden, wie z. B. Rißblutungen verschiedener Art (Cervixriß, Uterusruptur usw.).

Blutungen vor der Geburt des Kindes.

Placenta praevia.

Der Rand einer richtig sitzenden Placenta ist etwa 7 cm vom äußeren Muttermund entfernt. Ist diese Entfernung kleiner als 7 cm und sitzt die

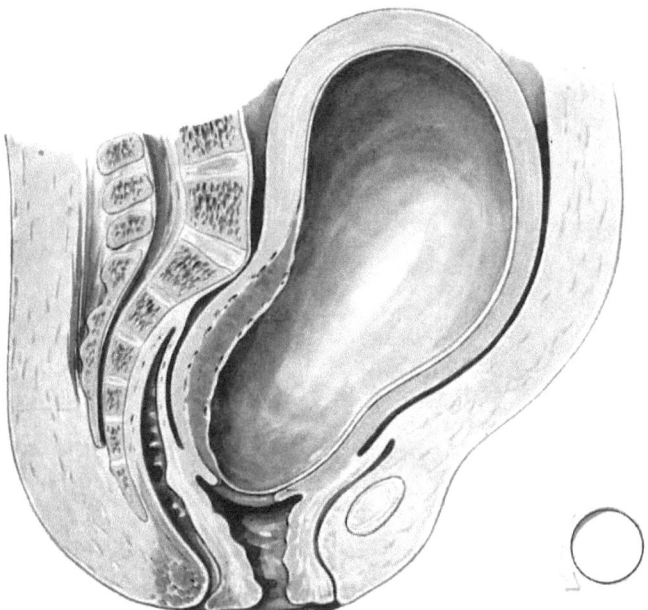

Abb. 450. Placenta praevia marginalis.

Placenta teilweise im Isthmus uteri, so spricht man von einer *tiefsitzenden Placenta*. Um eine *Placenta praevia* (vorliegende, im Wege liegende Placenta) handelt es sich, wenn der Rand der Placenta den Muttermund erreicht, überragt oder ganz bedeckt.

Demnach unterscheidet man drei Formen:

1. die *Placenta praevia marginalis* (Abb. 450), die nur bis zum Rande des Muttermundes reicht;
2. die *Placenta praevia lateralis* (Abb. 451), die den Muttermund teilweise überragt;
3. die *Placenta praevia totalis* (Abb. 452), die den Muttermund völlig bedeckt.

Diese Bezeichnungen sind eigentlich nicht ganz eindeutig, weil sie davon abhängen, wie weit der Muttermund eröffnet ist. So wird z. B. eine Placenta, die einen fingerbreiten Muttermund vollständig bedeckt (Placenta praevia totalis), einen 3fingerbreiten eventuell nur teilweise überragen (Placenta praevia lateralis). Deshalb wurde mancherseits vorgeschlagen, die Bezeichnungen auf einen 2—3fingerbreiten Muttermund zu beziehen. Noch richtiger wäre es, bei Feststellung einer Placenta praevia stets hinzuzufügen, wie weit der Muttermund bei der Untersuchung eröffnet war.

550 Blutungen während der Schwangerschaft und Geburt.

Hier sind noch zwei *seltene Formen* der Placenta praevia zu erwähnen. Die eine entsteht durch vorzeitige, vollständige Ablösung des vorliegenden Mutter-

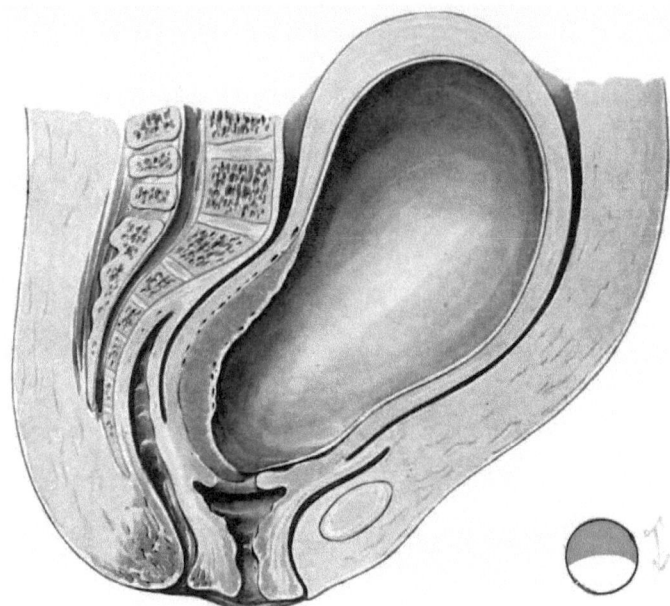

Abb. 451. Placenta praevia lateralis.

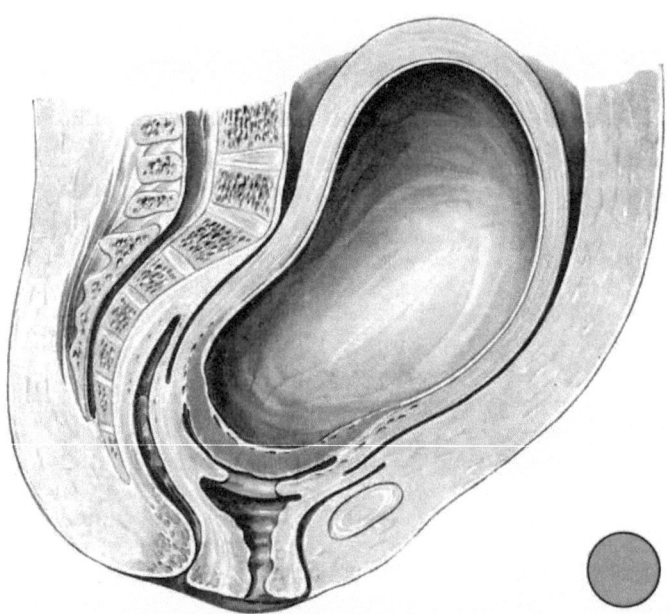

Abb. 452. Placenta praevia totalis.

kuchens während oder schon vor der Geburt des Kindes und Hinabgleiten in die Scheide: *Prolapsus placentae*. Dieser ist so selten, daß auf 40000 bis 50000 Geburten 1 Fall trifft (1% der Placenta praevia-Fälle). Die andere Form ist die *Placenta praevia cervicalis*. Hierbei sitzt die Placenta im Gebärmutterhals unterhalb des Isthmus fest. Da die Cervix mehr Bindegewebe als Muskulatur enthält und sich infolgedessen weniger gut kontrahieren kann, geht die Ablösung der Placenta in solchen Fällen mit einer sehr starken Blutung einher. Außerdem sind wegen der geringen Eignung der Cervixschleimhaut für die Eiimplantation die Zotten sehr oft bis in die Muskelschicht eingedrungen. Meist handelt es sich dann um eine *Placenta praevia cervicalis accreta* (Abb. 453). Die vordringenden Zotten spalten die Cervixwand auf und der lumenwärts gelegene Schleimhaut-Muskellappen wölbt sich mitunter in den Gebärmutterhals vor. Eine bei der inneren Untersuchung festgestellte Verdickung und Auftreibung der Cervix kann den Verdacht auf diese seltene Form der Placenta praevia erwecken.

Ferner wurde schon ein Durchwuchern der Zotten durch die Cervixwand bis in das parametrane Bindegewebe beobachtet (SCHWEITZER). Die mütterliche Sterblichkeit bei Placenta praevia cervicalis liegt sehr hoch und beträgt etwa 40%. Bei Placenta praevia ecrvicalis accreta kann man außer zu einem Kaiserschnitt auch noch zu einer Totalexstirpation des Uterus gezwungen werden.

Die Placenta praevia ist bei Mehrgebärenden häufiger als bei Erstgebärenden (3 : 1).

Ätiologisch kommen wahrscheinlich außer wiederholten Schwangerschaften und Entzündungen noch andere Ursachen in Frage; denn man beobachtet ja auch bei Erstgebärenden, die nie eine Entzündung im Genitalbereich durchmachten, Fälle von Placenta praevia.

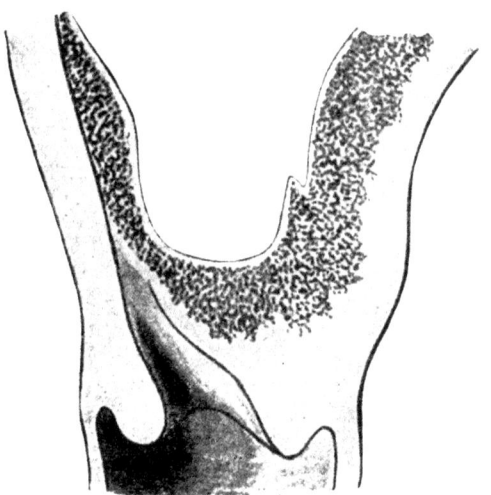

Abb. 453. Placenta praevia cervicalis accreta.

Nach der Ansicht einiger Autoren trifft auf ungefähr 200, nach der Meinung anderer auf 500—600 normale Geburten 1 Placenta praevia. In Kliniken, in denen ja pathologische Geburten gehäuft vorkommen, ist der Prozentsatz natürlich größer als bei Geburten im Privathaus.

Die Entstehung der Placenta praevia wird verschieden erklärt. Nach BUMM entwickelt sie sich tatsächlich im Bereiche des Muttermundes. Entgegen der Ansicht anderer Autoren, der Muttermund sei eine Öffnung, an der das Ei nicht haften bleiben könne, betonte BUMM, der uneröffnete Muttermund stelle nur eine mit einem Schleimpfropf versehene haarfeine Öffnung dar, und das Ei könne sich gar wohl daran festsetzen. Eine andere Erklärung stammt von HOFMEIER, KALTENBACH und beruht auf der Theorie einer „*Reflexaplacenta*". Nach dieser Auffassung bleiben im Falle von Placenta praevia die Zotten auch an den Teilen des Eies, an denen sie sich sonst im Laufe der Entwicklung zurückzubilden pflegen (an der Decidua capsularis oder reflexa), erhalten. Sobald nun das Ei zu wachsen beginnt und langsam die Gebärmutterhöhle ausfüllt, legen sich die Zotten auch der Decidua vera an und verwachsen zum Teil mit ihr. Dadurch gelangt nun dieser Teil der Placenta in den Bereich des Muttermundes. Nach ZWEIFEL bleibt das Ei bei vorliegender Nachgeburt mitunter nicht am unteren Gebärmutterabschnitt, sondern am richtigen Platze haften und erst später gelangen die Chorionzotten, die infolge von Entzündungen oder Atrophie der Uterusschleimhaut nicht tief genug in die Decidua eindringen können, um dort ausreichend Nahrung zu finden, bei ihrem nunmehr flächenhaften Wachstum in den Bereich des Muttermundes. Sicher ist die Placenta praevia oft flacher, dünner und von größerem Umfang als eine normale. Einleuchtend erscheint die Erklärung PANKOWs, wonach es zwei Arten von Placenta praevia gibt: einmal soll das Ei gleich primär am unteren Abschnitt der Gebärmutter haften bleiben, im anderen Fall soll es sich zunächst an der richtigen Stelle implantieren und erst im Laufe seiner Entwicklung, also sekundär, nach unten, in den Bereich des Muttermundes gelangen. RUGE erklärte die Entstehung der Placenta praevia mit der sog. „RUTSCHEI"-Theorie. Danach entwickelt sich die Fähigkeit des Eies, in die Uterusschleimhaut einzudringen, in diesem Falle erst später, nämlich dann, wenn das Ei bereits in den unteren Gebärmutterabschnitt gelangt ist.

Symptome. Diagnose. Das erste und ganz im Vordergrund stehende Symptom ist die *Blutung*, die durch eine Verschiebung des sich entfaltenden unteren Gebärmutterabschnittes gegenüber der daran haftenden Placenta zu Beginn der Wehentätigkeit entsteht. Bisweilen sind die Wehen so schwach, daß sie von der Schwangeren gar nicht wahrgenommen werden, und es kommt doch zu einer Ablösung des Mutterkuchens. Je nach dem Ausmaße dieser Ablösung ist die entstehende Blutung schwächer oder stärker. Es kommt zu einer Eröffnung der die Zotten umgebenden intervillösen Räume und dadurch in erster Linie zu einer Gefährdung der Mutter. Die Frucht verliert erst dann Blut, wenn die Zotten selbst, d. h. die zum Blutkreislauf der Frucht gehörenden Blutgefäße, beschädigt werden.

Je tiefer die Placenta sitzt, desto früher treten natürlich Blutungen auf. So kann es im Falle einer Placenta praevia totalis schon mit Beginn der ersten Kontraktionen zu einer Blutung kommen. Eine Placenta praevia marginalis und noch mehr eine tiefsitzende Placenta verursachen demgegenüber meistens erst dann Blutungen, wenn der Muttermund entsprechend weit eröffnet ist. In der zweiten Hälfte der Schwangerschaft oder während der Geburt plötzlich auftretende Blutungen haben ihre Ursache praktisch immer in einer Placenta praevia.

Wie läßt sich nun die von einer Placenta praevia herrührende Blutung von Blutungen anderer Genese unterscheiden? Differentialdiagnostisch ist sowohl während der Schwangerschaft als auch während der Geburt ein *Collumcarcinom* in Erwägung zu ziehen, das allerdings nur selten die Ursache der Blutung darstellt. Die Erkennung des Carcinoms ist durch Palpation, Speculumuntersuchung oder eventuell nur durch Probeexcision und histologische Untersuchung möglich (s. S. 314). Bei einem Collumcarcinom beobachtet man gewöhnlich keine stärkere Blutung. Wenn es sich um eine *Verletzungsblutung* handelt, wird die Aufmerksamkeit schon durch die Vorgeschichte darauf gelenkt. Differentialdiagnostisch ist ferner noch an einen *geplatzten Varixknoten* in der Scheide oder in der Cervix zu denken. In diesen Fällen läßt sich die Diagnose durch Speculumuntersuchung leicht stellen. Schließlich käme noch eine aus einem *Vas praevium* stammende Blutung, die aber geringer zu sein pflegt, in Betracht (s. Kapitel VIII). Häufiger sind jedoch Blutungen durch *vorzeitige Lösung der richtig sitzenden Placenta.* Zwar sind sie nach außen meist nur gering, doch gehen sie nicht selten mit den Zeichen einer schweren inneren Blutung und einem Schock einher (s. S. 598). Beobachtet man während der Schwangerschaft keine ausgesprochene Blutung, sondern nur einen blutigen Ausfluß, so ist dies nicht unbedingt gleichbedeutend mit einer Placenta praevia. Die Ursache kann auch in einer Endometritis decidualis, in einer Erosio, in einem Cervicalpolyp oder in einer Placenta circumvallata liegen. Ob eine bestehende Blutung tatsächlich von einer Placenta praevia herrührt, läßt sich nur durch eine innere Untersuchung mit Sicherheit entscheiden. Bei Placenta praevia fühlt man im eröffneten Muttermund zwischen untersuchendem Finger und vorliegendem Teil ein weiches schwammiges Gebilde. Ist der Muttermund noch geschlossen, so tastet man zwischen Scheidengewölbe und Kopf oder einem anderen vorliegenden Teil eine etwas kompaktere Schicht. Der erfahrene Untersucher wird bereits bei äußerer Untersuchung eine Placenta praevia vermuten, falls bei noch hochstehendem vorliegendem Teil zwischen diesem und der untersuchenden Hand durch die Bauchdecken hindurch eine weichere Masse zu fühlen ist.

Tritt bei einer Schwangeren oder Gebärenden plötzlich eine Blutung auf, die anscheinend durch eine Placenta praevia bedingt ist, so soll möglichst nur eine rectale Untersuchung vorgenommen werden. Eine vaginale Exploration, eventuell verbunden mit einer Speculumeinstellung, ist nur angezeigt, wenn ein begründeter Verdacht besteht, daß die Blutung eine andere Ursache (siehe weiter oben) hat. *Der praktische Arzt unterlasse möglichst innere Untersuchungen, weil diese hierbei — der untersuchende Finger berührt ja die Haftfläche der Placenta — im Hinblick auf eine Infektion besonders gefährlich sind.* Durch Verletzung oder teilweise Lösung der Placenta während der Untersuchung wird die Blutung noch verstärkt. Bei entsprechender Übung in der rectalen Exploration kann man sich damit ebenfalls Klarheit verschaffen. Wenn dann z. B. ein Kaiserschnitt notwendig werden sollte, ist die Operation nach einer rectalen Untersuchung weniger gefährlich als nach einer vaginalen. *Aber auch die rectale Exploration ist nach Möglichkeit erst unmittelbar vor Versorgung des Falles vorzunehmen.* Wenn man den Fall sowieso vaginal anzugehen gedenkt, wird man *unmittelbar zuvor* vaginal untersuchen. Verschiedentlich wurde auch versucht, eine Placenta praevia durch Röntgenuntersuchung zu erkennen (HOLLY-MENEES-MILLER). Zu diesem Zweck spritzte man ein Kontrastmittel durch die Bauchdecken in die Gebärmutter, so daß das Fruchtwasser einen Schatten gab, die Stelle der vorliegenden Placenta aber nicht. Die Methode erwies sich jedoch nicht als ungefährlich (Absterben der Frucht, Frühgeburt) und fand daher keine Verbreitung. Zweckmäßiger erscheint das Verfahren von UDE-WEUM-URNER, wobei das Kontrastmittel in die Blase gespritzt wird. Ein breiter freier Raum (auf dem Röntgenbild) zwischen Blasenschatten und kindlichem Schädel spricht für eine Placenta praevia. Unter normalen Umständen geht nämlich der Schatten des Kopfes in den Kontrastschatten der Blase über. Nach unserer Meinung besitzt auch dieses Verfahren keine praktische Bedeutung, weil das Verhältnis des vorliegenden Kopfes zur Blase nicht konstant ist und auf einer ziemlich subjektiven Beurteilung beruht.

Alle diese übrigens recht umständlichen Möglichkeiten sollten lediglich erwähnt werden. Größere Wichtigkeit kommt ihnen nicht zu; denn in den meisten Fällen geht eine Blutung, die in der zweiten Schwangerschaftshälfte oder während der Geburt auftritt (hauptsächlich vor dem Blasensprung), von einer Placenta praevia aus.

Eine erstmalig einsetzende Blutung bei Placenta praevia pflegt erfahrungsgemäß nicht tödlich zu verlaufen. Auf jeden Fall soll man aber die betreffende Schwangere oder Kreißende in fachärztliche Behandlung überweisen, weil eine erneute Blutung auftreten und in kurzer Zeit zum Tode führen kann. Da aber diese Fälle am sichersten in einer Klinik zu retten sind, müssen sie so bald als möglich eingeliefert werden. Abgesehen von größeren Blutungen bedrohen auch *häufig sich wiederholende kleinere Blutungen, die sich zu einem großen Blutverlust summieren können,* das Leben der Frau. Eine langsam entstehende Anämie vermag die Schwangere derart zu schwächen, daß ein weiterer verhältnismäßig schwacher Blutverlust unter Umständen den Tod der Patientin herbeiführt. Wie es sich im folgenden herausstellen wird, sind jedoch *nicht die Blutungen vor der Geburt des Kindes*, die sich auf verschiedene Weise wenigstens vorübergehend stillen lassen, am gefährlichsten, *sondern vor allem jene, die in der Placentarperiode auftreten*. Oft glaubt man die Gefahr bereits abgewendet zu haben, weil man die Blutung zum Stehen gebracht hat, da setzt in der Placentarperiode eine erneute Blutung ein, die zum Exitus letalis führt.

Zusammen mit Placenta praevia beobachtet man relativ häufig ein Hydramnion. ZANGEMEISTER erklärte dies mit einem mehr oder minder großen Druck des vorliegenden kindlichen Teiles auf die Placenta, wodurch in dieser eine zu gesteigerter Sekretion des Amnionepithels führende Stauung entstehe.

Da sich bei Placenta praevia der vorliegende Teil nicht so leicht und vollkommen in den Beckeneingang einfügen kann, beobachtet man häufiger *Lage-* und *Haltungsanomalien*. Die *Wehentätigkeit* ist oft *mangelhaft*. Zu Beginn der Geburt liegt der Grund hierfür in der erschwerten Ablösung des unteren Eipoles vom Gebärmutterhals, später jedoch in der Verminderung des vom vorliegenden Teil auf den Gebärmutterhals und dessen Umgebung ausgeübten Druckes. Bei Placenta praevia ist ja der vorliegende Teil vom Mutterkuchen wie von einem Polster umgeben. Normalerweise pflegt dieser Druck die Wehen auf dem Reflexwege zu verstärken.

Die größte praktische Bedeutung der Placenta praevia liegt in der erheblichen Gefährdung des mütterlichen Lebens. Das Kind gerät erst dann in Gefahr, wenn sich ein Großteil der Placenta ablöst, oder wenn auch die Zotten beschädigt werden. Ein großer Prozentsatz der Kinder stirbt bei den zur Anwendung kommenden Eingriffen ab. Ausgenommen hiervon sind die Blasensprengung, die Anwendung der Kopfschwartenzange und der Kaiserschnitt.

Wie erwähnt tritt der Tod durch *Verbluten* häufig in der Placentarperiode ein. Ursache dafür ist einesteils die durch die festhaftende Placenta hervorgerufene Auflockerung und Brüchigkeit der Cervixwand, wodurch es leicht zu Verletzungen kommt, und anderenteils die mangelhafte Kontraktion des während der Geburt distrahierten passiven Uterusabschnittes, also der unvollständige Verschluß der bei der Ablösung der Placenta eröffneten Gefäße. In Kenntnis dieser Tatsachen begann man begreiflicherweise den Kaiserschnitt, sobald sich seine Gefahren vermindert hatten, auch in Fällen von Placenta praevia anzuwenden. Durch Entwicklung des Kindes unter Umgehung der Geburtswege mittels einer Schnittentbindung gelingt es nämlich, eine Distraktion und Verletzung des passiven Uterusabschnittes zu vermeiden und — was vielleicht noch wichtiger ist — Blutungen in der Nachgeburtsperiode sicherer zu beherrschen. Nötigenfalls können hierbei die wichtigsten Gefäße abgeklemmt oder sogar die Gebärmutter amputiert bzw. exstirpiert werden.

Bei Placenta praevia ist die *Infektionsgefahr* infolge Keimascension erhöht, weil die Placentahaftstelle ganz in der Nähe der Scheide liegt; außerdem wird häufig eine Operation nötig. Bei vaginalen Eingriffen berührt aber die Hand des Operateurs notwendigerweise die Haftstelle der Placenta. Ähnlich ist die Lage schon bei einer einfachen vaginalen Untersuchung. Aus diesem Grunde ist bei Placenta praevia-Fällen Fieber im Wochenbett häufiger und auch die Wochenbettmortalität erhöht.

Unter normalen Umständen ist die Gefahr einer *Luftembolie* bei der Ausstoßung der Nachgeburt eigentlich nur theoretisch von Bedeutung. Bei vorliegender Nachgeburt ist diese Gefahr aber zweifellos größer, da hierbei eher eine erhebliche Luftmenge in die an der Haftstelle der Placenta eröffneten Blutgefäße gelangen kann.

Nach diesen Erörterungen wird es verständlich, warum bei Placenta praevia die mütterliche Sterblichkeit im Privathaus um 15—20%, die kindliche aber um 40% liegt. In Kliniken sind die Ergebnisse natürlich besser. In meinem früheren Krankengut fanden wir eine mütterliche Sterblichkeit von 2,4% (in den Privatfällen von 1,8%) und eine kindliche von 11,9%.

Die Behandlung im Privathaus. Da man die Geburt bei Placenta praevia im Privathaus auf andere Weise und mit anderen Mitteln als in einer gut ausgerüsteten Klinik durchzuführen gezwungen ist, wollen wir uns gesondert mit diesen Möglichkeiten beschäftigen. Prinzipiell sollte man aber Fälle von *Placenta praevia in die Klinik einliefern.*

Bei geschlossenem oder kaum eröffnetem Muttermund und starker Blutung wandte man, besonders früher, eine Scheidentamponade mit Gaze an. Dieses Verfahren ist jedoch grundsätzlich zu verwerfen, weil es die Möglichkeit einer Infektion sehr begünstigt, so aseptisch man es auch immer durchführen mag. In erster Linie gilt dies für den praktischen Arzt, dem die entsprechende Assistenz und damit die Möglichkeit einer guten Entfaltung der Scheide fehlt. In der Klinik werden alle Fälle von Placenta praevia, die von praktischen Ärzten tamponiert wurden, als infiziert betrachtet. Deswegen führt man dann nach Möglichkeit keinen Kaiserschnitt durch. Noch mehr ist von einer Tamponade des Gebärmutterhalses abzuraten, weil diese wehenauslösend wirkt. Dadurch kommt es zuweilen in noch weiteren Bezirken zu einer Ablösung der Placenta, was unter Umständen schon zum Teil eine direkte Folge der Tamponade ist. *Der praktische Arzt soll deshalb bei Placenta praevia vor einer Klinikeinweisung möglichst nicht tamponieren. Ausnahmsweise* ist er jedoch dazu gezwungen, wenn nämlich die Blutung so stark ist, daß sich die Frau während des Transportes verbluten könnte. Wegen der Gefahr des Weiterblutens hinter der Tamponade ist der Leib, um einen Gegendruck zu erzeugen, mit einem breiten Tuch, z. B. einem zusammengefalteten Leintuch, fest zu umwickeln.

Da eine Scheidentamponade die Reinheit der Geburtswege gefährdet, die Blutung jedoch *nicht verläßlich stillt,* soll der Praktiker die Frau möglichst schon *bei der ersten Blutung,* die meist nicht sehr gefährlich ist, *in eine Klinik einweisen.* Solch günstige Fälle gelangen aber nur dann zur Kenntnis des Arztes, wenn die Schwangere regelmäßig untersucht und darauf aufmerksam gemacht wird, bei der geringsten Blutung einen Arzt oder eine Klinik aufzusuchen.

In bestimmten Fällen ist die *Blasensprengung* ein erfolgreiches Mittel. Infolge der Wehen öffnet sich der Muttermund und der untere Uterusabschnitt retrahiert sich, während die Placenta an ihrem Platze verbleibt. Mit anderen Worten, der untere Gebärmutterabschnitt zieht sich vom unteren Eipol zurück. Sobald aber die Fruchtblase gesprungen ist, wird die Placenta und ihre Haftfläche von dem tiefertretenden vorliegenden Teil komprimiert, so daß sie sich gemeinsam mit dem unteren Uterusabschnitt zurückzieht. Eine weitere Ablösung erfolgt daher nicht. Der nach unten vordringende Kopf tamponiert die blutende Stelle, indem er die Placenta und deren losgelösten Teil gegen die Beckenwand anpreßt (Abb. 454 und 455). Die Blasensprengung beschleunigt außerdem noch den Verlauf der Geburt. Leider ist sie aber nur in bestimmten Fällen anwendbar, z. B. *wenn der Muttermund genügend weit, nämlich 2—3 fingerbreit eröffnet ist, wenn die Wehen gut sind, der Kopf der vorliegende Teil ist und es sich um eine Placenta praevia marginalis oder lateralis handelt.* Die Blasensprengung wird auch in diesen Fällen nur während einer Wehe bei gespannter Fruchtblase durchgeführt. Unter entsprechender Auswahl der Fälle kommt die Blutung meist zum Stillstand und die

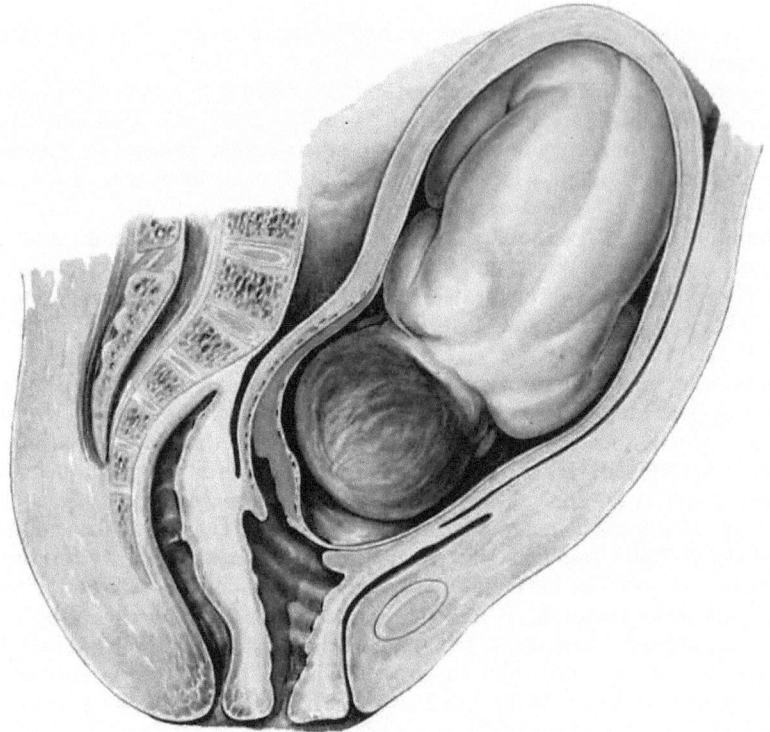

Abb. 454. Bei stehender Blase und hochstehendem Kopfe blutet es aus der Lösungsstelle der Placenta.

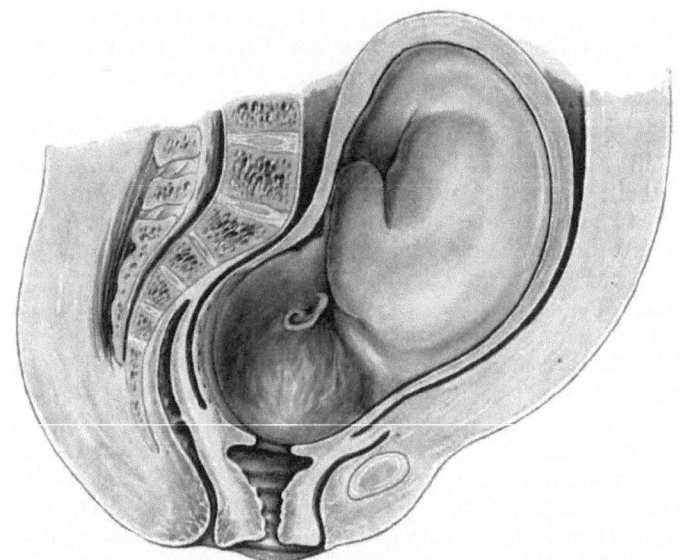

Abb. 455. Nach Blasensprung oder künstlicher Blasensprengung tritt der Kopf tiefer und tamponiert die blutende Stelle.

Geburt schreitet gut fort, weswegen dieses Verfahren nicht nur für die Mutter, sondern auch für das Kind von Vorteil ist. Fast immer kommt dabei ein lebendes

Kind zur Welt. Wenn genügend Fruchtwasser vorhanden und die Blase durch die Wehen stark gespannt ist, kann man sie, hauptsächlich bei zarter Beschaffenheit der Eihäute, auch mit dem Finger sprengen. Ist jedoch nur wenig Fruchtwasser vorhanden, so gestaltet sich das Sprengen der Blase selbst mit einer Kugelzange oder einer Gefäßklemme nicht immer einfach. Tritt nach erfolgter Blasensprengung der vorliegende Teil nicht tiefer und hält die Blutung weiter an, muß

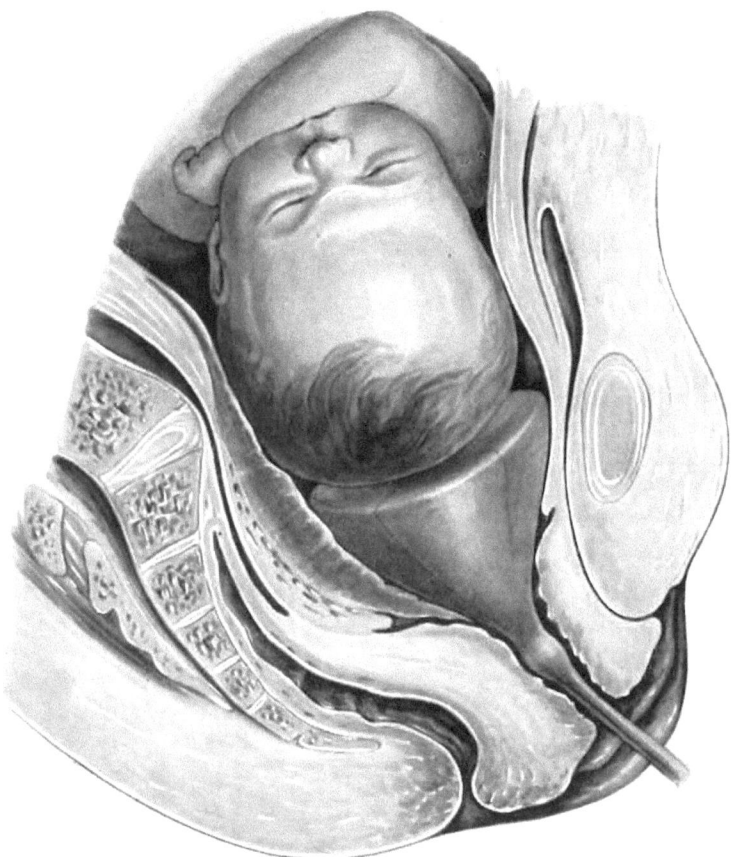

Abb. 456. Tamponade der blutenden Stelle durch einen Ballon.

man sofort ein anderes blutstillendes Verfahren zu Hilfe nehmen. Bei Schädellage leistet die Galeazange, bei Beckenendlage das Herunterholen eines Fußes und bei Querlage die Wendung gute Dienste.

Bei $1^{1}/_{2}$—2 fingerbreitem Muttermund kann man die Ablösungsstelle der Placenta mit einem *Ballon* tamponieren. Sobald der Muttermund 2 fingerbreit ist, läßt sich die *Wendung auf den Fuß nach* BRAXTON HICKS durchführen, womit man eine *Tamponade* der blutenden Stelle durch den Steiß der Frucht erreicht. Bei Beckenendlage holt man zu diesem Zweck einen Fuß herunter.

Die Ballonbehandlung (Abb. 456) im Falle einer Placenta praevia lateralis oder marginalis wird so ausgeführt, daß man die Blase sprengt, einen Ballon einlegt und diesen füllt. Dadurch wird der losgelöste Teil der Placenta an die Gebärmutter und an die Beckenwand angepreßt. Dieses Verfahren kommt dann in Frage, wenn nach erfolgter Blasensprengung der Kopf nicht tiefer tritt. Bei

Placenta praevia totalis wird es nur von wenigen ausgeführt. In diesem Falle durchbohrt man die Placenta mit einem Finger oder noch besser mit einer Kornzange bzw. einem anderen Instrument und führt durch das so entstandene Loch den Ballon ein (intraovulär). Man kann ihn aber auch zwischen Gebärmutterwand und Fruchtblase bzw. Placenta einlegen (extraovulär). Das letztgenannte Verfahren hat den Nachteil, daß der Ballon mit den uteroplacentaren Gefäßen in Berührung kommen und die bereits in Lösung begriffene Placenta

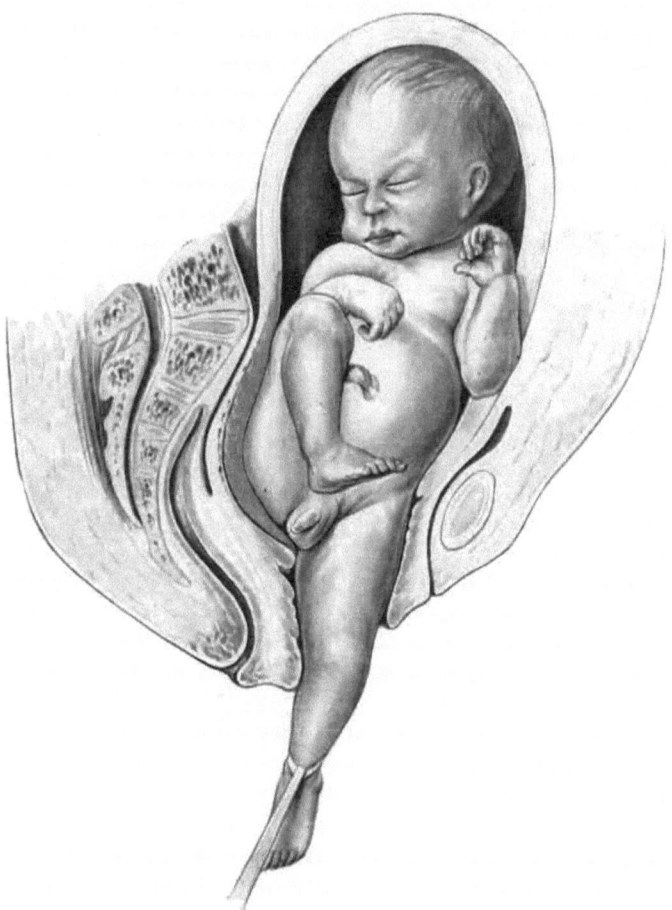

Abb. 457. Tamponade der blutenden Stelle durch den kindlichen Steiß.

noch mehr losgelöst werden kann, wodurch die Blutung noch gesteigert wird. Trotzdem wird von mancher Seite über gute Erfolge bei extraovulärer Anwendung des Ballons berichtet. Der größte Nachteil der Ballonbehandlung, ganz gleich, ob man extra- oder intraovulär vorgeht, besteht in der Möglichkeit, daß der hinter dem Ballon liegende Kopf gegen die Beckenschaufel hin abweicht, falls er dem ausgestoßenen Ballon nicht sofort folgt. In solchen Fällen muß man aber dann die so entstandene Schief- oder Querlage wieder verbessern. Von einer Wendung auf den Kopf kann man wegen der Blutung nicht viel erwarten. Das einzig Richtige ist eine Wendung auf den Fuß. Bei der Ballonbehandlung hat man also gelegentlich an Stelle eines einzigen Eingriffes eventuell zwei vorzunehmen. Dies ist jedoch wegen der erhöhten Infektionsgefahr durchaus nicht gleichgültig. Die Einführung des Ballons soll nur nach entsprechender Entfaltung der Scheide, d. h. mit Assistenz, geschehen.

Im Privathaus ist die Wendung auf den Fuß nach BRAXTON HICKS das *geeignetere Verfahren*, da es sich auch ohne Hilfe durchführen läßt. Der Zweck des operativen Vorgehens ist, die Frucht zu wenden und in das Becken zu ziehen, damit der kindliche Steiß die Lösungsstelle der Placenta tamponiert (Abb. 457). Für die Mutter ist dieses Verfahren günstiger, da man das Problem mit einem einzigen Eingriff lösen kann, für das Kind jedoch nicht, weil man bei diesem Vorgehen mit einer kindlichen Mortalität von etwa 60—70% rechnen muß. Der Hauptgrund hierfür ist die *Unzulässigkeit einer Extraktion der auf den Fuß gewendeten Frucht*. Wer sich nicht nach diesem Grundsatz richtet, kann sehr traurige Erfahrungen machen. Der untere Gebärmutterabschnitt, an dem die Placenta haftet, ist außerordentlich zerreißlich und brüchig, so daß es bei der Extraktion leicht zu Verletzungen und sehr schweren Blutungen kommt. Die Blutstillung ist aber wegen der Brüchigkeit und Zerreißlichkeit des Gewebes fast unmöglich. Deshalb ist es ein *Kunstfehler, bei Placenta praevia nach der Wendung gleich die Extraktion anzuschließen*.

Die Wendung nach BRAXTON HICKS wird fast ausschließlich im Interesse der Mutter ohne Rücksicht auf das Kind durchgeführt und kommt also hauptsächlich dann in Frage, wenn die Frucht noch nicht lebensfähig oder schon abgestorben ist, ferner, wenn keine Möglichkeit der Anwendung der Galeazange besteht und der Blutverlust der Kreißenden nicht übermäßig groß ist.

Hört die Blutung nach der Wendung auf, oder ist es wenigstens vorübergehend gelungen, die Gefahr von der Mutter abzuwenden, so ist eine *spontane Ausstoßung* des Kindes abzuwarten. Als endgültig beseitigt darf man aber die Gefahr nicht betrachten, da in der *Placentarperiode noch immer* der Tod durch Verbluten droht.

Die größte Gefährdung der Kreißenden tritt bei Placenta praevia-Geburten auf, wenn eine akute oder chronische Anämie besteht. Dann kann nämlich ein zusätzlicher geringfügiger Blutverlust, wie er in der Placentarperiode schon unter physiologischen Umständen vorkommt, den Tod der Patientin verursachen.

Am zweckmäßigsten weist der praktische Arzt also Fälle von Placenta praevia in eine Klinik ein, in der mehrere Verfahren, bessere Assistenz und Ausrüstung zur Verfügung stehen und somit die Möglichkeit, Mutter und Kind zu retten, größer ist. Wenn auch die erste Blutung nicht tödlich zu verlaufen pflegt, lasse man sich nicht verleiten, eine weitere abzuwarten, da diese das Leben der Frau gefährden kann. Ist die Blutung stark und besorgniserregend und die Patientin nicht transportfähig, so hängt das Schicksal der Kreißenden in erster Linie von der raschen Hilfe des Arztes und weniger von dem gewählten Verfahren ab. Auf keinen Fall darf er die Blutung unterschätzen und glauben, sie komme schon von selbst zum Stehen. In gut ausgerüsteten Kliniken existiert eher die Möglichkeit, eventuell den Zeitpunkt der Lebensfähigkeit des Kindes abzuwarten, falls dieser noch nicht erreicht sein sollte. Dieses Zuwarten ist aber mit schwerer Verantwortung verbunden und erfordert sehr große Erfahrung und Fachkenntnis.

Bei dem Vorgehen wegen Placenta praevia ist es angezeigt, eine gewisse *Reihenfolge* einzuhalten, schon um überflüssige größere Eingriffe zu vermeiden. Wie immer, ist auch hier das Ziel, mit dem kleinsten Eingriff den besten Erfolg zu erzielen. Deshalb soll bei 2—3 fingerbreitem Muttermund, falls es sich nur um eine Placenta praevia lateralis oder marginalis handelt und die Frucht sich in Schädellage befindet, unbedingt eine Blasensprengung vorgenommen werden. Bei Beckenendlage kann ein Bein heruntergeholt und mit dem kindlichen Steiß die Placentarstelle tamponiert werden. Tritt nach erfolgter Blasensprengung der Kopf tiefer und stellt sich im Beckeneingang ein, so ist der Fall als gelöst zu betrachten, wenn nicht, muß man einen Schritt weitergehen. Früher konnte der praktische Arzt nichts anderes tun als einen Ballon einlegen und die Wendung nach BRAXTON HICKS ausführen. *Heutzutage wird statt dessen, wie bereits erwähnt, die Anlegung der Kopfschwartenzange empfohlen* (Abb. 458). Mit dieser Zange faßt man die Kopfschwarte des Kindes und übt durch Anhängen eines Gewichtes einen leichten Dauerzug aus (siehe Operationslehre). Dadurch tamponiert der Kopf die blutende Stelle, die Wehen verstärken sich, und die Geburt schreitet gut

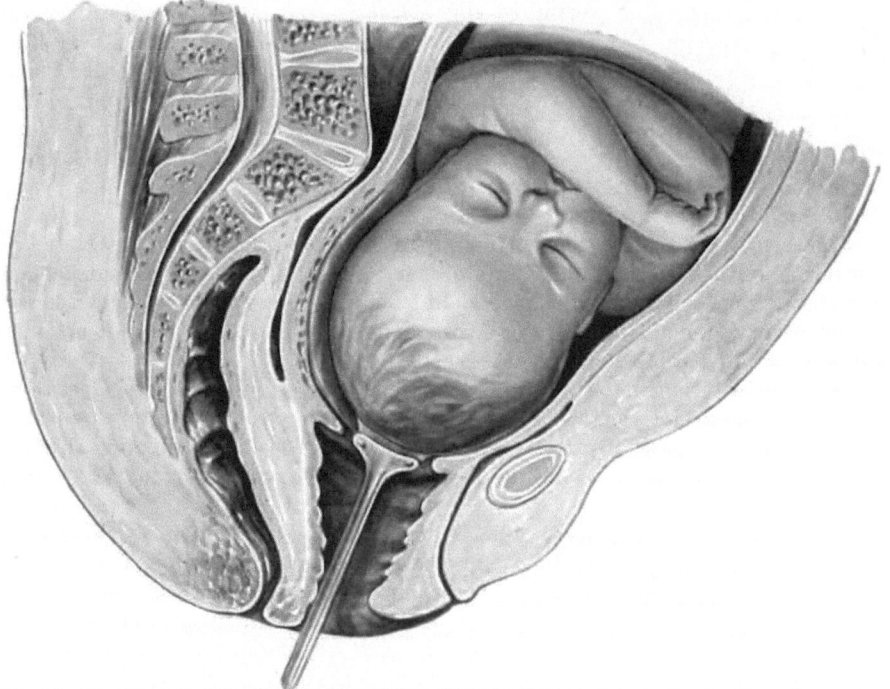

Abb. 458. Der mit einer Kopfschwartenzange gefaßte und unter Zug gehaltene kindliche Kopf tamponiert die blutende Stelle.

fort. Nach Tiefertreten des Kopfes und Aufhören der Blutung kann die Galeazange abgenommen werden; denn falls die Kopfschwarte längere Zeit gefaßt wird, entstehen leicht Nekrosen. Das Anlegen der Kopfschwartenzange ist technisch leichter als die Wendung oder die Ballontherapie. Weiterhin gelingt es dabei meistens, ein lebendes Kind zu gewinnen. Man soll aber diese Methode nicht übertreiben und die Fälle *richtig* auswählen (keine zu starke Blutung, keine erhebliche Anämie; besonders geeignet ist die Galeazange bei kleinen oder toten Früchten).

Die Behandlung in der Klinik. In der Klinik besteht noch eine weitere Möglichkeit, nämlich die eines *Kaiserschnittes*. Durch diesen sucht man eine Distraktion und Verletzung des unteren Uterinsegmentes zu vermeiden. Deshalb spricht STOECKEL vom Kaiserschnitt als von einer kausalen Therapie der Placenta praevia und bezeichnet die oben erwähnten Verfahren als symptomatische. Wegen Placenta praevia hat VARIAN bereits im Jahre 1893 und BERNAYS 1894 einen Kaiserschnitt durchgeführt. Zu verbreiten begann sich diese Methode aber erst auf die Empfehlung von KRÖNIG, SELLHEIM, PANKOW hin. Zum Allgemeingut wurde sie in den letzten 20—25 Jahren. Anfänglich führte man den korporalen Kaiserschnitt aus; jetzt wendet man fast überall den cervicalen Schnitt an, der auch nicht mit einem größeren Blutverlust einhergeht.

Bei der Indikationsstellung zum Kaiserschnitt kam es zu Übertreibungen und manche vertraten den Standpunkt, die Diagnose einer Placenta praevia sei gleichbedeutend mit der Indikation zum Kaiserschnitt. Wie falsch dieser Standpunkt ist, braucht nicht besonders festgestellt zu werden; denn einerseits führt z. B. bei einem Großteil der Fälle schon die Blasensprengung zum Erfolg und zur Rettung des Kindes, andererseits hat auch der Kaiserschnitt selbst eine gewisse Mortalität, die bei Placenta praevia höher liegt als gewöhnlich.

In manchen Fällen stellt aber die Schnittentbindung zweifellos das einzig richtige Verfahren dar; vor allem, wenn es sich um eine Placenta praevia totalis und ein reifes Kind handelt. Damit soll jedoch nicht gesagt sein, daß man nur dann einen Kaiserschnitt ausführen soll, wenn man auf ein lebendes und lebensfähiges Kind rechnen kann. *Bei Placenta praevia dient der Kaiserschnitt in erster Linie zur Rettung des mütterlichen und nicht des kindlichen Lebens*, d. h. man wird ausnahmsweise bei Verblutungsgefahr auch dann einen Kaiserschnitt ausführen, wenn das Kind nicht lebensfähig ist oder nicht mehr lebt. Deshalb ist eine Schnittentbindung angezeigt nicht nur bei Placenta praevia totalis, sondern auch bei lateralem oder marginalem Sitz, falls starke Blutungen auftreten und die Kreißende schon vorher viel Blut verloren hat.

Die Indikation zum Kaiserschnitt hängt also außer vom Sitz der Placenta auch ganz besonders vom *Allgemeinzustand der Patientin* ab. Der Hauptvorteil der Schnittentbindung besteht nicht nur in der Umgehung des unteren Gebärmutterabschnittes, also der Placentahaftstelle, sondern auch in der Möglichkeit, Blutungen in der Nachgeburtsperiode leichter zu beherrschen, da man nötigenfalls die großen Gefäße zeitweilig abklemmen oder eventuell sogar die Gebärmutter amputieren kann. Deshalb soll man sich im Interesse einer Blutersparnis nach einem größeren Blutverlust der Kreißenden rascher zu einem Kaiserschnitt entschließen. In unserem eigenen Material wurde bei etwa 50% der Placenta praevia-Fälle ein Kaiserschnitt ausgeführt.

Wenn der Zustand der Patientin so schlecht ist, daß man ihr nicht einmal den Blutverlust einer normalen Geburt zumuten darf, weil sie eventuell infolge des in der Nachgeburtsperiode als physiologisch zu bezeichnenden Blutverlustes verbluten könnte, oder weil sogar der mit einem Kaiserschnitt verbundene Blutverlust zu gefährlich erscheint, so wäre ganz ausnahmsweise eine *Amputatio praecaesarea* in Erwägung zu ziehen. Bei diesem Verfahren amputiert man zunächst die Gebärmutter und schneidet sie erst dann auf und entfernt das Kind. Falls der Eingriff entsprechend rasch durchgeführt wird, kann man ein lebendes Kind erhalten. Früher wurde eine Zeitlang von manchen und auch von uns der *vaginale Kaiserschnitt*, die Hysterotomia vaginalis anterior, ausgeführt. Jetzt wendet man ihn nur noch ausnahmsweise an, weil sich mit einer Laparotomie das Leben des Kindes leichter und sicherer retten läßt. Der vaginale Kaiserschnitt kommt hauptsächlich bei kleinem oder totem Kinde, eventuell auch bei infizierten Fällen in Frage, wenn bei geschlossenem oder kaum eröffnetem Muttermund plötzlich eine starke Blutung einsetzt. Natürlich wird man sich dazu bei einer Mehrgebärenden leichter entschließen. Bei Erstgebärenden kann ihn der in der Technik des vaginalen Operierens über große Erfahrung Verfügende zwar auch durchführen, aber er handelt richtiger, wenn er eine andere Lösung versucht.

Von besonderer Wichtigkeit sowohl im Privathaus als in der Klinik ist die Leitung der Nachgeburtsperiode, die mit einer sehr großen Gefahr verbunden ist. Grundsätzlich soll man versuchen, der Gebärenden, besonders wenn sie schon vorher viel Blut verloren hat und an einer akuten oder chronischen Anämie leidet, einen weiteren Blutverlust zu ersparen. Dies erreicht man teils durch Anlegen eines Aortenkompressoriums sofort nach der Geburt, eventuell auch schon beim Durchtreten des Kindes (FRIGYESI), teils auch durch *frühzeitigen Entschluß zur manuellen Placentalösung*. Allerdings weicht man hier bewußt von den gewohnten und im übrigen einzig richtigen Prinzipien ab. Die manuelle Lösung pflegt bei vorliegender Nachgeburt leicht zu gelingen. Äußerst selten, wenn es sich nämlich um eine bei Placenta praevia relativ häufiger vorkommende Placenta accreta handelt, kann sie aber auch erschwert sein und eventuell eine Uterusexstirpation nötig machen. Diese ist natürlich nur in einer Klinik ausführbar. Mit der Placentalösung darf nicht zu lange gezögert werden, da eine Verspätung von wenigen Minuten der Kreißenden unter Umständen das Leben kosten kann. Die Vermeidung eines weiteren Blutverlustes ist auch wegen der bei Placenta praevia besonders großen Wahrscheinlichkeit einer Infektion wichtig. Ein stark ausgebluteter Organismus fällt einer Infektion leichter zum Opfer. Sobald die Placenta spontan oder nach CREDÉscher Expression geboren wird, ist sie genau auf ihre Vollständigkeit hin zu untersuchen. Da ihr vorliegender Teil gewöhnlich zerklüftet ist, ist dies nicht immer leicht. In solchen Fällen muß man die Gebärmutterhöhle, hauptsächlich aber das untere Uterinsegment, ringsherum austasten. Hört nach erfolgter, unter besonders peinlicher Asepsis durchgeführter Placentalösung (s. S. 573), die Blutung nicht sofort auf, so legt man eine *Dührssentamponade* ein. Sollte auch diese nicht helfen, kommt in der Klinik ausnahmsweise die Amputation oder Exstirpation der Gebärmutter in Frage. Außerhalb der Klinik kann man jedes noch mögliche Verfahren (s. S. 555) versuchen. Für eine *Ergänzung des Blutverlustes* ist am besten durch eine Bluttransfusion Sorge zu tragen. Ist dies nicht möglich, sind wenigstens ausreichende Infusionen zu verabreichen.

Eine Bluttransfusion muß aber rechtzeitig vorgenommen werden und nicht erst dann, wenn das Leben der Patientin durch die bestehende Anämie gefährdet ist. Eine Transfusion dient nämlich nicht nur dazu, den Verblutungstod zu verhindern, sondern wirkt offensichtlich auch günstig im Sinne einer schnelleren Gesundung nach der Geburt und hilft mit bei der Bekämpfung einer eventuellen Infektion. *Man darf natürlich nicht an der veralteten Auffassung festhalten, daß man erst dann für den Ersatz des verlorenen Blutes sorgen soll, wenn die Blutung bereits gestillt ist.* Zuweilen wird man damit zweckmäßiger *bereits vor oder während des Eingriffes* beginnen. Mit Hilfe der Bluttransfusion sind auch bei vaginalen Operationen bessere Ergebnisse zu erzielen als früher.

Auf Grund des Erwähnten kann zusammenfassend gesagt werden: *Fälle von Placenta praevia gehören in eine Klinik*, wo nötigenfalls größere Eingriffe und, hauptsächlich wegen besserer Erreichbarkeit der Spender, auch Bluttransfusionen leichter und schneller ausgeführt werden können. In äußerst schweren Fällen wird die Rettung des kindlichen Lebens oft schon deshalb weniger im Vordergrund stehen, weil es sich um unreife Früchte handelt. Aber auch bei reifem Kinde gilt die erste Sorge der Mutter. Daneben muß man selbstverständlich versuchen, das kindliche Leben zu retten. Gegebenenfalls wird man auch in einer Klinik zunächst die Blase sprengen, um durch das Tiefertreten des Kopfes die Blutung zu stillen. Findet sich die Kreißende in gutem Zustand, so kommt im Falle einer Frühgeburt auch in der Klinik ausnahmsweise die Wendung auf den Fuß nach BRAXTON HICKS in Frage. Dieses Verfahren wird recht selten angewandt, seit die WILLETTsche Zange zur Verfügung steht. Man kann sie in allen Fällen benutzen, bei denen nach erfolgter Blasensprengung der Kopf nicht von selbst tiefer tritt und die von der Ablösung der Placenta herrührende Blutungsstelle tamponiert.

Die Handhabung der Galeazange ist einfacher und bringt bezüglich des Kindes bessere Ergebnisse als die Wendung nach BRAXTON HICKS. Im Falle einer Placenta praevia totalis führt man eine Schnittentbindung durch. Die Indikation für einen Kaiserschnitt hängt aber — das sei noch einmal betont — nicht nur vom Sitz der Placenta, sondern auch vom Allgemeinzustand der Frau ab. Hat diese schon viel Blut verloren, so kann bei starker Blutung ein Kaiserschnitt auch bei Placenta praevia lateralis oder marginalis zweckmäßiger sein, eventuell sogar in Form einer Amputatio praecaesarea. Vielfach werden die Ergebnisse der abdominalen und vaginalen Methoden miteinander verglichen. Dies erscheint für die Beurteilung in mancherlei Hinsicht berechtigt. Unserer Meinung nach ist es jedoch falsch, beide Möglichkeiten einander als Konkurrenzverfahren gegenüberzustellen; denn für den nüchtern denkenden, den Mittelweg beschreitenden Geburtshelfer können beide von Wert sein, wenn sie als sich ergänzende Methoden benützt werden, von denen im gegebenen Falle die eine oder die andere auszuwählen ist.

Die vorzeitige Lösung der richtig sitzenden Placenta.

Die vorzeitige Lösung der richtig sitzenden Placenta gefährdet, falls sie ein größeres Gebiet betrifft, das Leben der Mutter und des Kindes in hohem Maße. Glücklicherweise erstreckt sich die Ablösung meist nur auf einen kleineren Bezirk, der oftmals erst nach der Geburt an der Bedeckung eines Teils des Mutterkuchens durch Blutkoagula zu erkennen ist. In anderen Fällen sieht man auch kleinere Eindellungen, die durch den Druck des geronnenen Blutes entstanden sind (Abb. 459 und 460).

LOUISE BOURGEOIS kannte bereits (1609) die vorzeitige Lösung der richtig sitzenden Placenta.

Die *Ursache* liegt in erster Linie in äußeren oder inneren *Traumen*. Ein äußeres Trauma, das die Placenta zu vorzeitiger Lösung bringt, kann ein *Schlag*, ein *Tritt* oder *Sturz*, ein inneres Trauma eine *zu kurze Nabelschnur* oder eine *Achsendrehung der Gebärmutter* sein. Zu einer vorzeitigen Lösung vermag außerdem jede *plötzliche Verkleinerung des Gebärmutterinhaltes* zu führen, so z. B. bei Zwillingsschwangerschaft die Geburt des einen Kindes oder bei Hydramnion die Entleerung des größten Teiles des Fruchtwassers. Infolge einer *schnellen Entleerung des Uterus* kann sich die Placenta ebenfalls vorzeitig lösen. So wird bei einer überstürzten Geburt manchmal zugleich mit dem Kinde auch die Placenta geboren. Schließlich kommt noch — allerdings verhältnismäßig selten — eine *zu starke Wehentätigkeit* als Ursache für eine vorzeitige Lösung in Frage.

Aber auch andere Faktoren können eine Rolle spielen. Zu Beginn des Jahrhunderts machte DELEE auf das Vorkommen einer vorzeitigen Lösung auch bei Frauen, die eine besondere Blutungsbereitschaft besitzen, aufmerksam. WEISS, SEITZ, SCHICKELE messen der durch Entzündung und Degeneration entstandenen Veränderung der Decidua eine Bedeutung bei. Von anderer Seite (WILLIAMS) wird dies bestritten. Möglicherweise können ferner plötzlich auftretende Blutdruckschwankungen eine vorzeitige Lösung verursachen (Vitium, Basedow).

Einen wesentlichen Fortschritt in der Klärung der Krankheitsursachen bedeutete die Beobachtung von CHANTRIEUL und später von WINTER (1885). Sie fanden bei vorzeitiger Lösung oft eine Albuminurie. Demnach kommen also nicht ausschließlich mechanische Momente, deren Bedeutung bis in die neueste Zeit überschätzt wurde, in Frage. Wie man heute weiß, können sowohl eine *chronische Nephritis* als auch eine *Schwangerschaftstoxikose* zu einer vorzeitigen Placentalösung führen. So stellten DAVIS-MCGEE in 56% der Fälle von vorzeitiger Lösung eine Schwangerschaftstoxikose fest. WILLIAMS fand in solchen Fällen rote Infarkte der Placenta.

Diese sind nach BARTHOLOMEW nicht als Folgeerscheinung, sondern eher als Ursache der Toxikose aufzufassen, und zwar sollen hierbei Histamin und Guanidin

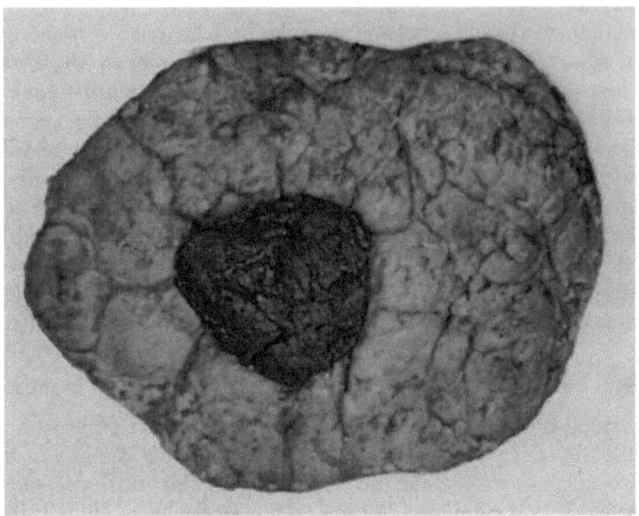

Abb. 459. Vorzeitige Lösung der richtig sitzenden Placenta. Blutkoagulum an der Lösungsstelle.

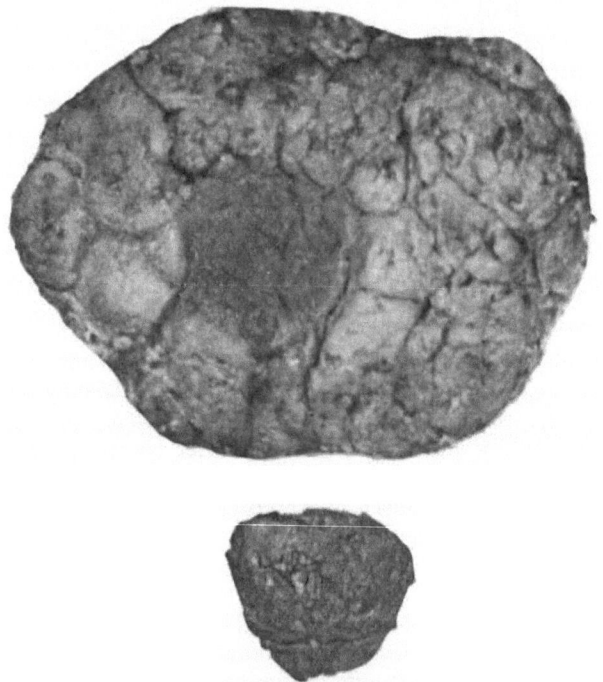

Abb. 460. Nach Entfernung des auf Abb. 459 sichtbaren Koagulum ist eine Eindellung im Placentagewebe sichtbar.

die toxischen Veränderungen verursachen. HOFBAUER gelang es, bei Tieren durch Histamingaben für vorzeitige Lösung der Placenta charakteristische Veränderungen hervorzurufen. BROWNE, BOMPIANI konnten in Tierexperimenten sowohl bei akuter als auch bei chronischer Nephritis eine vorzeitige Lösung der Placenta erzeugen. MANLEY-KLIMAN, WESTMAN u. a. berichteten in diesem Zusammenhang auch über Nierenrindennekrosen.

Die vorzeitige Lösung der Placenta ist eine relativ häufige Erscheinung. Dagegen sind die Fälle, bei denen diese Regelwidrigkeit nicht erst an der ausgestoßenen Placenta festgestellt wird, sondern die mit mehr oder weniger schweren klinischen Erscheinungen einhergehen, wesentlich seltener. Noch seltener beobachtet man eine vollständige vorzeitige Lösung der Placenta. Ist in solchen

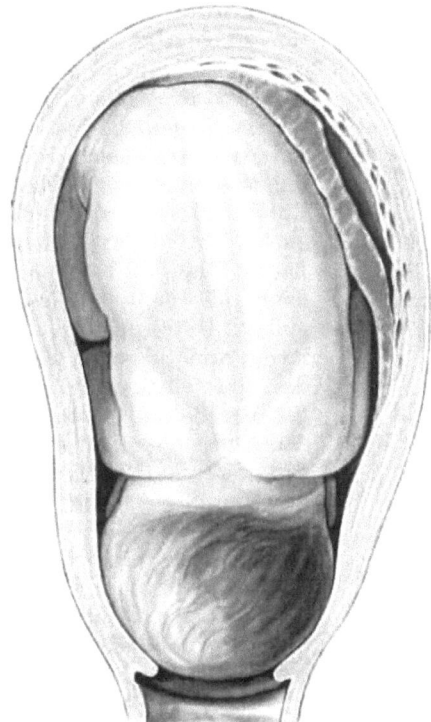
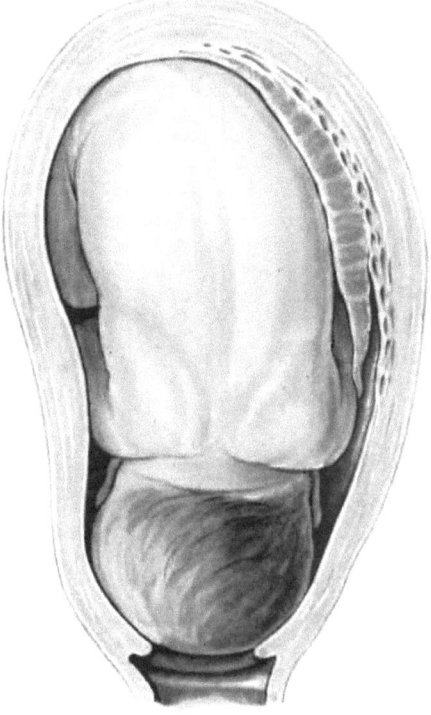

Abb. 461. Vorzeitige zentrale Lösung der richtig sitzenden Placenta.

Abb. 462. Vorzeitige marginale Lösung der richtig sitzenden Placenta.

Fällen der Blasensprung bereits vorher erfolgt, so kann es geschehen, daß die Placenta in den Muttermund herabgleitet und vor der Geburt des Kindes in die Scheide gelangt. Unter Umständen wird ein solcher *Prolapsus placentae* mit einer vorliegenden Nachgeburt verwechselt. Bei manchen Frauen sieht man wiederholt eine vorzeitige Lösung. So beschrieben GOODELL, SIEDENTOPF u. a. eine dreimalige, ESMANN und WILLIAMS eine zweimalige Wiederholung.

Krankheitsverlauf. Unter dem Einfluß einer vorzeitigen Lösung der Placenta kann sich die Wehentätigkeit steigern oder vermindern. Eines der *kennzeichnendsten Symptome ist eine Dauerkontraktion* der Gebärmutter, die auch in der Wehenpause eine vollständige Erschlaffung vermissen läßt. Weitere Zeichen sind *Blutung*, *Schock* und *Schmerz*. Die Blutung erfolgt manchmal auch nach außen; häufiger ergießt sie sich jedoch nach innen, in die Gebärmutterhöhle. Das sich hinter der Placenta ansammelnde Blut gelangt unter Umständen sogar durch die Eileiter in die Bauchhöhle. Diese Möglichkeit wird jedoch von manchen bezweifelt. Eine Blutung nach außen ist selbstverständlich leicht zu erkennen. Eine innere Blutung geht schon frühzeitig mit Anämie und Schock einher. Die Kreißende klagt über Schwindelgefühl und wird vielleicht für wenige Sekunden bewußtlos. Ihr Gesicht ist blaß und von kaltem Schweiß bedeckt. Durch das entstehende Hämatom werden Umfang und Konsistenz der Gebärmutter beeinflußt. An der Stelle des Hämatoms kann sich die Gebärmutter etwas vorwölben. Wenn die Blutung größere Ausmaße annimmt, wird der Uterus größer und der Fundus steigt höher. Weiterhin wird die Gebärmutter zu Kontraktionen angeregt. Dadurch ändert sich ihre Konsistenz. Aus diesem Grunde besitzt der Uterus einen mehr oder minder ausgesprochenen Dauertonus und erschlafft auch nicht in der Wehenpause. Dies fällt besonders dann auf, wenn man durch äußere Untersuchung die intrauterine Lage des Kindes feststellen will. Ein genauer Befund läßt sich dann meistens nicht erheben, weil die Gebärmutter druckempfindlich und niemals vollständig erschlafft ist. Auch die Herztöne sind oft nicht einwandfrei und können bei Ablösung größeren Ausmaßes sogar ausgesprochen schlecht sein oder ganz ausbleiben.

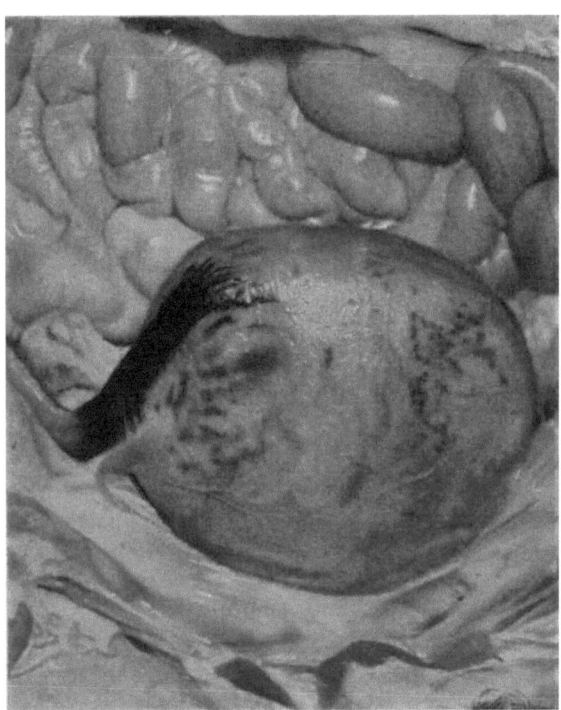

Abb. 463. Utero-placentare Apoplexie.

Ob die Blutung auch nach außen erfolgt, hängt davon ab, ob die Blase steht und welche Stelle der Placenta sich zuerst ablöst. Beginnt die Lösung zentral, so erfolgt keine Blutung nach außen (Abb. 461); beginnt sie dagegen am Rande, so wird man eine solche beobachten (Abb. 462). Man findet hier also eine gewisse Ähnlichkeit mit den normalen Lösungsmechanismen der Placenta nach der Geburt des Kindes. Eine Blutung nach außen kann die Diagnosestellung erschweren, da noch andere Regelwidrigkeiten differentialdiagnostisch in Frage kommen (s. S. 548). Sind Schockwirkung und Anämie sehr ausgeprägt, so könnte man im ersten Augenblick auch an eine Uterusruptur denken. Dieser gehen jedoch meist viel heftigere Symptome (drohende Uterusruptur) voraus.

Betrachtet man den Uterus bei vorzeitiger Lösung gelegentlich einer Laparotomie oder einer Sectio, so findet man manchmal charakteristische Veränderungen. So kann man Blutungen unter der Uterusserosa, ja sogar zwischen den Muskelbündeln, an der vorderen und hinteren Gebärmutterwand in Form von bläulichroten durchschimmernden Flecken feststellen (Abb. 463). Mitunter sind nicht nur die Gebärmutter, sondern auch die Tuben und Ovarien wie auch die Blätter der Ligamenta lata, in denen sich Blut angesammelt hat, bläulich verfärbt. Dieses Bild wurde zuerst von COUVELAIRE unter der Bezeichnung *uteroplacentare Apoplexie* beschrieben. Man beobachtet es in schweren, auf toxischer Grundlage entstandenen Fällen, obwohl sich dabei die Zeichen einer Schwangerschaftstoxikose nicht immer nachweisen lassen. Bei Blutungen in die Muskulatur (Abb. 464 und 465) findet man zuweilen nach der Geburt des Kindes und der Placenta eine anhaltende Auflockerung und Erschlaffung der Gebärmutter. Die Folge kann eine schwere atonische Blutung sein, die eventuell zu einer Uterusamputation zwingt. Allerdings sieht man auch nach schweren Atonien derartige Blutungen in der Muskulatur. Diese besitzen jedoch nur ein ganz geringes Ausmaß und lassen sich nur mikroskopisch erkennen.

Diagnose. In leichteren Fällen kann man eine vorzeitige Lösung der Placenta nur vermuten. Der Verdacht wird erst später durch die schon erwähnten charakteristischen Veränderungen an der geborenen Placenta bestätigt. Unter diesen Umständen ist eine sichere Erkennung dieser Regelwidrigkeit auch nicht besonders wichtig, da ein größerer Eingriff sowieso nicht nötig wird. Doch muß man die Geburt mit erhöhter Aufmerksamkeit verfolgen und durch einfache Mittel (Wehenmittel, eventuell bei starker Dauerkontraktion Spasmolytica) den Verlauf beschleunigen, schon deswegen, weil man der Kreißenden damit nicht schadet, selbst wenn sich der ursprüngliche Verdacht nicht bestätigen sollte. Erfolgt die Ablösung in einem größeren Bezirk, so treten auch die oben beschriebenen Symptome (Schock, Anämie, Dauertonus der Gebärmutter, sich verschlechternde kindliche Herztöne) deutlicher hervor,

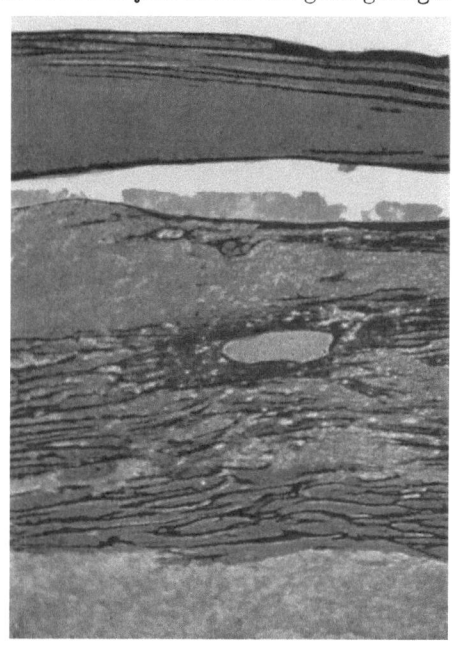

Abb. 464. Utero-placentare Apoplexie; Blutungen zwischen den Muskelfasern (Malloryfärbung).

je nach der Größe der abgelösten Fläche und je nachdem, ob die Lösung der Placenta mit der Geburt fortschreitet oder nicht. Bei stärkerer Blutung nach innen sind nicht nur die genannten Symptome ausgeprägter, sondern es kann sich — wie oben schon erwähnt — gleichzeitig auch die Form und Größe der Gebärmutter ändern.

Behandlung. Handelt es sich offensichtlich um eine vorzeitige Placentalösung, so ist die erste und wichtigste Aufgabe des Arztes, die *Geburt des Kindes zu beschleunigen*; denn eine aus der Ablösungsstelle der Placenta stammende Blutung kommt nicht zum Stehen, bis sich die Gebärmutter so weit zusammenziehen kann, daß die Muskelbündel dank ihrer Kontraktionsfähigkeit die eröffneten Gefäße komprimieren. Die zu ergreifenden Maßnahmen hängen von dem Grad der Anämie und von dem Allgemeinzustand der Gebärenden ab.

Bei Wehenschwäche wird man Wehenmittel verabfolgen. Falls Zeichen einer Toxikose vorhanden sind (Hypertonie, Eiweiß im Urin usw.), kommen nur Präparate, die lediglich die oxytocische Komponente enthalten, in Frage. Manche lehnen auch diese ab. Ist der Muttermund bereits auf eine Breite von 2—3 Finger eröffnet, der vorliegende Teil der Schädel und sind die Wehen gut, erscheint es zweckmäßig, die Blase zu sprengen, um dadurch die Geburt zu beschleunigen. Die Bedenken, man könne auf diese Weise den von der prall gefüllten Blase auf die Ablösungsstelle der Placenta ausgeübten Gegendruck vermindern, sind mehr von theoretischer Bedeutung.

Tritt der Kopf nach Blasensprengung und genügender Erweiterung des Muttermundes nicht ein, oder hält die Blutung an, führt man eine *Wendung* auf den Fuß aus oder legt die *Kopfschwartenzange* an. Bei vollständig erweitertem Muttermund wird das Kind im Anschluß an die Wendung gleich extrahiert. Befindet sich der kindliche Schädel aber schon tief im Becken oder sogar im Beckenausgang,

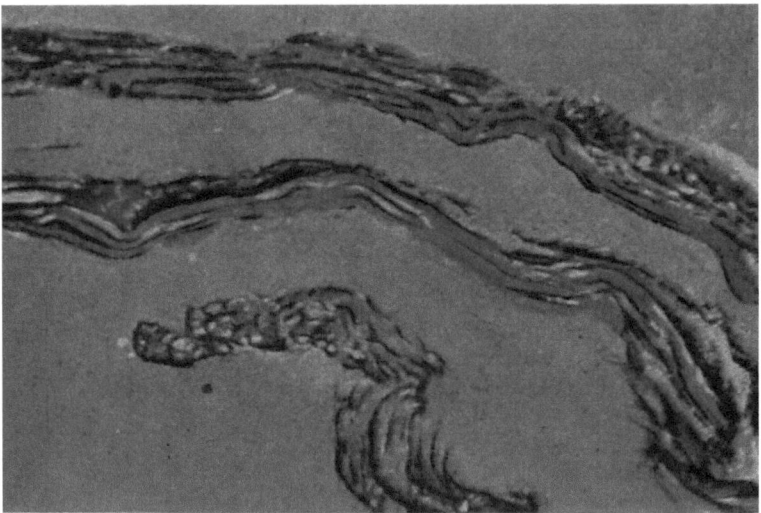

Abb. 465. Utero-placentare Apoplexie. Die Blutung hat die Muskelfasern auseinander gedrängt (Malloryfärbung).

so kommt die *Zange* zur Geburtsbeendigung in Frage. Durch eine entbindende Operation kann selbstverständlich oft auch das kindliche Leben gerettet werden. Die Erweiterung mit dem *Ballon* ist *nicht empfehlenswert*; denn bei nur geringgradiger Ablösung ist sie überflüssig und bei hochgradiger infolge der langsamen Wirkung nicht ausreichend.

Bei bereits abgestorbenem Kinde kann die Geburt durch Perforation am vorangehenden oder nachfolgenden Kopf beendet werden. Sämtliche erwähnten Verfahren stehen auch dem im Privathaus tätigen praktischen Arzt zur Verfügung.

In schweren Fällen ist die erste und wichtigste Aufgabe, *den Allgemeinzustand der eventuell sehr anämischen und sich im Schock befindenden Patientin zu bessern.* Dazu bleibt meist noch Zeit, während man den entsprechenden Eingriff vorbereitet. Zur Verminderung der Wehentätigkeit gibt man Morphium und im Privathaus, in dem eine Bluttransfusion nicht möglich ist, führt man eine Kochsalzinfusion aus. Im übrigen *transportiere* man die Gebärende *so schnell wie möglich in ein Krankenhaus*; dort stehen außer den bereits erwähnten Verfahren noch zwei weitere zur Verfügung: die Schnittentbindung und die Bluttransfusion (bei der im Privathaus gebotenen Eile ist diese in Ermangelung eines Spenders ebenfalls kaum durchführbar). *Durch eine Schnittentbindung läßt sich oft noch in den schwersten Fällen das Leben der Kreißenden retten.* Ein Kaiserschnitt kommt dann in Frage, wenn die Vorbedingungen für eine Entbindung auf vaginalem

Wege nicht erfüllt sind und der Zustand der Frau so schlecht ist, daß man daraus auf eine Ablösung umfangreicher Placentabschnitte oder das Bestehen einer utero-placentaren Apoplexie schließen muß. Kontrahiert sich der Uterus bei einer Schnittentbindung nach Entwicklung des Kindes gut, so wird die Wunde geschlossen. Trotzdem empfiehlt es sich auch in solchen Fällen, einer eventuellen Atonie vorbeugend, die Gebärmutterhöhle zu tamponieren und den Streifen durch die Scheide nach außen zu leiten. Bleibt der Uterus atonisch, so kann man ihn durch Reiben und Injektionen von Hypophysenhinterlappenpräparaten zur Kontraktion anregen. Als ultimum refugium — hauptsächlich in Fällen von utero-placentarer Apoplexie — bleibt noch bei höchster Lebensgefahr die *Amputation der Gebärmutter.*

Ausnahmsweise, besonders wenn das Kind schon abgestorben ist, oder wenn es sich um eine Mehrgebärende handelt, wird man die Geburt durch eine *Hysterotomia vaginalis anterior* beenden.

Zweckmäßigerweise verbindet man mit diesen Operationen gleich eine Bluttransfusion, die man entweder vor, während oder unmittelbar nach dem Eingriff ausführt. Ist die Patientin sehr anämisch und der Zustand so besorgniserregend, daß ihr der mit einer normalen Geburt einhergehende Blutverlust nicht zugemutet werden kann, wird man sich ausnahmsweise einmal zu einer *Amputatio praecaesarea* entschließen.

Falls die Geburt per vias naturales erfolgt, ist das mütterliche Leben in der Placentarperiode noch immer stark gefährdet. Nicht selten entsteht nämlich nach der Geburt des Kindes eine atonische Blutung. Man soll deshalb für solche Fälle immer ein Aortenkompressorium bereitlegen. Wenn es aber nicht zur Verfügung steht, muß der Arzt die Aorta nötigenfalls mit der Hand komprimieren oder durch die Hebamme komprimieren lassen, während er Uterustonika verabreicht. Danach soll er die Placenta exprimieren oder, falls sie noch zum Teil festhaftet, manuell lösen. Im Notfall kann er auch eine DÜHRSSENsche Uterustamponade einlegen. Blutet diese durch, dann sollte man in einer Klinik mit einer Laparotomie nicht zu lange warten, weil es sich in diesen Fällen meist um eine utero-placentare Aplopexie handelt. Liegt aber diese Anomalie vor, so kann man das Leben der Mutter nur durch eine Uterusamputation retten.

Blutungen nach der Geburt des Kindes.

Von der Lösungsstelle der Placenta stammende (atonische) Blutungen.

Tritt nach der Geburt der Frucht eine Blutung auf, so ist die erste Aufgabe des Arztes, zu entscheiden, ob der Blutverlust tatsächlich das normale Maß übersteigt. Die Lösung der Placenta geht nämlich auch unter physiologischen Umständen mit einer Blutung einher. In zweiter Linie muß geklärt werden, woher die Blutung stammt, von einer Verletzung oder von der Lösungsstelle der Placenta. In letzterem Falle spricht man von einer atonischen Blutung. Eine solche kommt durch eine mangelhafte Kontraktion der Gebärmuttermuskulatur zustande, weil die an der Lösungsstelle der Placenta eröffneten Gefäße nicht verschlossen werden. Der Zustand der Gebärmutter ermöglicht also die Entscheidung dieser wichtigen Frage. *Tritt nach Reiben der Gebärmutter oder nach Verabreichung von Wehenmitteln eine Kontraktion des Uterus auf und kommt die Blutung zum Stehen, so war sicher eine Atonie die Ursache der Blutung. Andernfalls handelt es sich um eine Blutung durch eine Verletzung.* Von der Lösungsstelle der Placenta kann sowohl vor als auch nach vollständiger Lösung der Nachgeburt eine Blutung ihren Ausgang nehmen.

Die *Ursachen* sind verschieden. Meist liegt eine *Wehenschwäche* vor. Diese ist entweder primär oder sekundär. Ferner kann eine *starke Ausdehnung* durch eine Zwillingsschwangerschaft oder ein Hydramnion sowie eine *sehr rasche Entleerung* der Gebärmutter (überstürzte Geburt, operative Entbindung) die Ursache sein. In diesen Fällen dauert es immer eine gewisse Zeit, bis sich die Gebärmutter entsprechend kontrahiert hat. Die rasche Entleerung des Uterus verursacht aber anscheinend eher dann eine Atonie, wenn schon vorher eine Ermüdung eingetreten war oder, infolge der erwähnten Gründe, von vornherein eine Neigung zu Atonie bestand.

Manchmal liegt der Grund für eine Atonie auch in der *Uteruswand*, so z. B. nach vorausgegangenen Entzündungen und Infektionen im Wochenbett oder anderen Infektionen. Weiterhin kommen ätiologisch eine Unterentwicklung der Uterusmuskulatur (Entwicklungsstörungen) sowie Geschwülste (Myom, Adenomyosis) in der Gebärmutterwand, die den physiologischen Ablauf der Nachgeburtsperiode stören, in Frage. Manchmal ist in der Gebärmutter verhältnismäßig mehr Bindegewebe als Muskulatur vorhanden, so z. B. im Uterus von Mehrgebärenden, die erfahrungsgemäß auch zu Atonie neigen. Nach LABHARDT ist in einer hypoplastischen Gebärmutter an sich mehr Bindegewebe vorhanden. MARTIN, KWOROSTANSKY u. a. zufolge wird eine Atonie oft auch durch tieferes Eindringen fetaler Elemente in die Uterusmuskulatur verursacht. KERMAUNER hält die Atonie für eine Hypotonie, also für eine Verminderung des Gebärmuttertonus. Die Ursache dafür könnte eine noch verborgene Infektion sein. Nach seiner Meinung stellt eine solche nicht die Folge, sondern den eigentlichen Grund der Atonie dar, weswegen man nach atonischen Blutungen meist Fieber im Wochenbett erlebt.

Eine Atonie kann ferner *reflektorisch* bedingt sein, d. h. von der gefüllten Blase oder dem gefüllten Mastdarm ausgelöst werden. Bekanntlich kommt es in Fällen, in denen sich die Placenta nicht lösen will oder der Uterus bei gefüllter Blase atonisch ist, nach Katheterisieren leichter zur Placentalösung bzw. zur Kontraktion der Gebärmutter. Weiterhin vermag eine *Labilität des vegetativen Nervensystems* atonische Blutungen zu verursachen.

Die *häufigste Ursache* für eine Atonie liegt jedoch *in der falschen Leitung der Nachgeburtsperiode* (s. S. 232).

Auch das *Zurückbleiben der Placenta* ist meist mit Blutungen verbunden. Die Gründe dafür können mancherlei Art sein. Nicht selten hat sich, bis die Placenta großenteils oder vollständig abgelöst ist (besonders, wenn sich die Nachgeburtsperiode verzögert), die obere Grenze des unteren Uterinsegmentes zusammengezogen. In solchen Fällen kann die Placenta wegen eines Krampfes des neu formierten inneren Muttermundes nicht ausgestoßen werden; es kommt zu einer *Incarceration der Nachgeburt*.

Außer durch mechanische Faktoren wird die Lösung oder Geburt der Placenta gelegentlich auch durch *Erkrankungen der Decidua* verzögert. Je dünner und mangelhafter sie entwickelt ist, um so tiefer dringen die Chorionzotten ein; eventuell gelangen sie sogar bis in das Myometrium. Weitere Ursachen liegen in *Formanomalien* der Placenta (Placenta membranacea, succenturiata, fenestrata, marginalis und circumvallata).

Eine Atonie der Gebärmutter kann außer durch eine mangelhafte Kontraktion auch durch eine fehlende oder unvollkommene Retraktion entstehen. Das beobachtet man vor allem, wenn nach Lösung der Placenta der Uterus mit Blutgerinnseln angefüllt ist. Blutkoagula verhindern als Fremdkörper die Retraktion der Uterusmuskulatur. Für die Richtigkeit dieser Behauptung spricht das Auftreten von Uteruskontraktionen sowie das Sistieren der Blutung nach Entfernung des geronnenen Blutes aus der Gebärmutter.

Ferner ist die Lösung der Placenta bei abnormem Sitz, z. B. in einer Tubenecke oder in einer Operationsnarbe, erschwert. In beiden Fällen kann die Nachgeburt fester haften, weil sie tiefer eingedrungen ist. Bei Tubeneckenplacenta (Abb. 466) kommt die Kontraktion der Gebärmutter weniger zur Geltung. Das gleiche gilt für die Fälle, in denen die Placenta in einer pathologischen Ausladung der Gebärmutter haftet. Im Falle einer Tubeneckenplacenta besteht zu Beginn der Gravidität wegen der stärkeren Ausbuchtung die Möglichkeit einer Verwechslung mit einer Extrauteringravidität oder mit einer Entwicklungsanomalie. Im weiteren Verlauf der Schwangerschaft verursacht die Tubeneckenplacenta mitunter unangenehme subjektive Beschwerden und eventuell auch Schmerzen.

Verlauf. Die Stärke einer in der Nachgeburtsperiode oder im Wochenbett auftretenden Blutung kann recht verschieden sein. In manchen Fällen ergießt sich das Blut ganz plötzlich in dickem Strahl, so daß die Frau innerhalb weniger Minuten unter Umständen 1 Liter Blut und mehr verliert. In anderen ist die Blutung geringer, wiederholt sich aber immer wieder. Diese zweite Art führt den nicht über genügende Erfahrung Verfügenden leicht in die Irre. Weil die Blutung nicht sehr stark ist, glaubt er

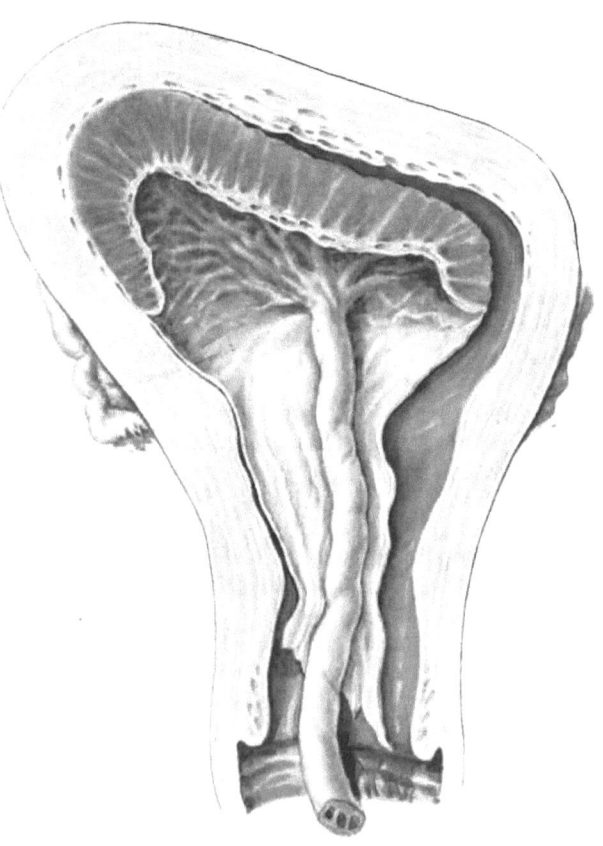

Abb. 466. Tubeneckenplacenta. Die Placentastellenblutung kommt nicht zum Stillstand wegen Lösungsschwierigkeiten der Placenta aus der Tubenecke.

ihr keine allzu große Bedeutung beimessen zu müssen, bis er schließlich eine schwere akute Anämie feststellt.

Der atonische Uterus blutet regelmäßig nach außen gegen die Scheide zu. Manchmal fließt aber das Blut nicht nach außen ab, sondern sammelt sich im Uterus an. Dies geschieht besonders, wenn die teilweise gelöste Placenta oder die Eihäute den Muttermund bedecken. Will man also eine Blutung in der Nachgeburtsperiode ausschließen, so muß man sich auch davon überzeugen, ob keine Blutung nach innen in die Gebärmutter stattfindet.

Hier soll nur noch auf folgendes aufmerksam gemacht werden: Der Zustand der Patientin hängt nicht allein davon ab, wieviel Blut sie verloren hat, sondern auch, wie sie den Blutverlust verträgt. Man soll daher nicht nur die Menge des verlorenen Blutes messen, sondern auch laufend den Blutdruck kontrollieren, damit man kein falsches Bild von der Lage bekommt. Natürlich ist auch der Allgemeinzustand der Frau zu beobachten. Besonders schlecht wird ein Blutverlust von Frauen vertragen, die — wenn auch verborgen — an einer Toxikose leiden. Man denke nur an solche Fälle, in denen die Gebärende nach einem verhältnismäßig geringen Blutverlust stirbt. Bei der Sektion findet sich dann meist eine große, fettig degenerierte Leber. Weiterhin sind Kreißende, die an bestimmten anderen Krankheiten (Vitium, Basedow) leiden, gegen Blutverluste besonders empfindlich. Hierher gehören auch Frauen mit weißer Haut und vor allem solche mit roten Haaren.

Behandlung. Die Behandlung richtet sich danach, ob die Placenta schon geboren ist (Frühwochenbettblutung) oder nicht (Blutung in der Nachgeburtsperiode). In beiden Fällen ist es unsere Hauptaufgabe, den Uterus zur Kontraktion zu bringen. Zunächst sorgt man für die Entleerung der Harnblase, weil die Patientin in diesem Zustand meist nicht spontan Wasser lassen kann.

Wenn die Blutung nicht aufhört und die *Placenta sich noch nicht gelöst hat* oder noch nicht geboren ist, muß man *versuchen, ihre Geburt zu veranlassen;* andernfalls kann sich die Gebärmutter nicht richtig kontrahieren und die Blutung kommt nicht zum Stehen. Eine partielle Placentalösung muß jedoch nicht immer Blutungen verursachen, sondern nur dann, wenn sich die Gebärmutter an der Stelle der erfolgten Lösung nicht zusammenzieht. Zunächst reibt man den Uterus recht vorsichtig. Führt das zu keinem Erfolg oder erschlafft die Gebärmutter bald wieder, so verabreicht man Wehenmittel. Solange die Placenta nicht geboren ist, kommen eigentlich nur Hypophysenhinterlappenpräparate in Betracht, obzwar manche Geburtshelfer schon in diesem Stadium Secalepräparate verabreichen, die einen Dauertonus bewirken. Das war hauptsächlich früher der Fall, als man Secalepräparate noch per os und nicht in Form von Injektionen gab. Damals hatten die Anhänger beider Auffassungen bis zu einem gewissen Grade recht. Diejenigen, die nur Hypophysenpräparate verabreichten, wollten eine Dauerkontraktion der Gebärmutter vor Ausstoßung der Placenta vermeiden. Eine Dauerkontraktion vor der Geburt der Placenta kann nämlich die Ausstoßung der Nachgeburt verhindern. Diejenigen, die bereits zu diesem Zeitpunkt Secalepräparate gaben, setzten voraus, daß diese bei peroraler Verabreichung erst nach Ausstoßung der Placenta wirksam werden. Gelegentlich wirken sie aber doch schon vor Geburt der Placenta. Eben deshalb geben wir während der Nachgeburtsperiode keine Secalepräparate, auch nicht per os. (Dies bezieht sich nicht auf neuere Secalepräparate, die zu keiner Dauerkontraktion führen.) Noch unrichtiger wäre es natürlich, Secale in Form von Injektionen zu verabreichen, solange die Placenta nicht ausgestoßen ist. Von Hypophysenhinterlappenpräparaten kann man 5—10 iE intramuskulär geben. Eine intravenöse Applikation soll nur ausnahmsweise, im äußersten Notfall, angewendet werden; denn sie führt manchmal zu einem schweren Schock, der mit einer akuten Anämie verwechselt werden kann. Ist man aber trotzdem genötigt, intravenös zu spritzen, dann gibt man maximal 3—5 iE, die nur ganz langsam eventuell zusammen mit Traubenzucker zu injizieren sind. Am besten zieht man dabei wiederholt etwas Blut in die Spritze zurück, wodurch die Lösung zur Vermeidung oder Verminderung der Schockwirkung verdünnt wird.

Löst sich die Placenta auf medikamentöse Einwirkung hin nicht, so kommt die CREDÉsche *Expression* in Frage. Wir sind in diesem Falle ihrem ursprünglichen Sinne entsprechend bestrebt, die noch nicht oder nur teilweise gelöste Placenta aus dem Uterus herauszudrücken. Die Durchführung des CREDÉschen Handgriffes ist auf S. 236 und in der Operationslehre nachzulesen. Hier sei lediglich noch einmal betont, daß eine Expression nur dann erlaubt ist, wenn die Gebärmutter kontrahiert, also hart ist. Bevor man beginnt, den Uterus auszudrücken, bringt man ihn aus der Anteflexion in *Streckstellung* (Abb. 211). Erzielt man aber auch mit dem CREDÉschen Verfahren keinen Erfolg, dann bleibt nach der Meinung vieler Geburtshelfer nichts anderes übrig, als die Placenta manuell zu lösen. Da aber jeder intrauterine Eingriff mit einer Infektionsgefahr verbunden ist, sollte man unserer Ansicht nach noch zwei weitere Verfahren versuchen. Wenn die Blutung nicht stark ist, wenn also die Placenta nicht wegen einer akuten Anämie, sondern wegen einer sich sehr in die Länge ziehenden Nachgeburtsperiode gelöst werden muß, machen wir zuerst einen Versuch mit dem MOJON-GABASTOUschen Verfahren. Dieses besteht in einer Auffüllung der Placenta mit steriler Kochsalzlösung von der Nabelvene her. Wir spritzen so lange Kochsalzlösung ein, bis sich ein Widerstand bemerkbar macht. Zweck des Verfahrens ist eine pralle Füllung der Placenta. Auf diese Weise gelingt es nach vorausgegangenen vergeblichen Versuchen noch recht oft, den Mutterkuchen zu exprimieren. Allerdings benötigt diese Methode eine gewisse Zeit und kommt deshalb bei größeren Blutungen nicht in Frage, weil man hierbei die Zeit nicht mit solchen Versuchen versäumen darf. Wenn auch die MOJON-GABASTOUsche Methode nicht zum Ziel führt, oder wenn wegen der Blutung keine Zeit mehr für sie vorhanden ist, narkotisieren wir die Gebärende und bereiten uns zur manuellen Lösung vor. Bevor wir sie jedoch ausführen, versuchen wir noch einmal *in Narkose die* CREDÉ*sche Expression*. Unseren Erfahrungen zufolge gelingt es bei in Narkose erschlafften Bauchdecken häufig noch die Placenta auch in Fällen zu exprimieren, in denen es ohne Narkose nicht möglich war, und es läßt sich oft die gefährliche intrauterine Operation vermeiden. Möglicherweise bleibt allerdings ein Kotyledo zurück und man muß dann doch noch in den Uterus eingehen. Dies ist aber ein viel weniger gefährlicher Eingriff als die Lösung und Entfernung der ganzen Placenta.

Die *manuelle Placentalösung* zählte lange Zeit hindurch zu den gefährlichsten Operationen in der Geburtshilfe. Auch heute ist sie noch gefährlich, wenn auch nicht mehr in dem Maße wie früher. Der Grund für die Verminderung der Gefahr liegt in der Vervollkommnung der Asepsis sowie darin, daß man sich jetzt früher zur manuellen Lösung entschließt und im Bedarfsfalle eine Bluttransfusion ausführt. Die Beschreibung der Placentalösung selbst gehört nicht hierher. Wir halten es jedoch für notwendig, auch in diesem Zusammenhang auf die große Bedeutung einer genauen Vorbereitung des Genitale (Waschen, Desinfizieren, Jodieren) hinzuweisen. Noch wichtiger ist es, vor Einführung der mit einem sterilen Handschuh versehenen Hand in den Uterus, den Muttermund *vor* die Schamspalte zu ziehen (Abb. 467). Hierzu verwendet man eine Kugelzange oder noch besser eine sog. Muttermundsfaßzange, die weniger Verletzungen setzt. Dadurch beugt man einer Verschleppung von Keimen aus der Scheide, besonders aber aus dem Scheideneingang, mit der Hand in die Gebärmutter vor.

Seit man die manuelle Placentalösung auf diese Art vornimmt, sind die Ergebnisse wesentlich besser. Aus diesem Grunde ist man mit der manuellen Placentalösung nicht mehr so zurückhaltend wie früher. Heute führt man diesen Eingriff nicht nur dann aus, wenn es sich um Leben oder Tod der Frau handelt, d. h. man wartet nicht, bis sich eine schwere akute Anämie entwickelt hat. Dann ist nämlich die Widerstandskraft der Patientin einer etwaigen Infektion gegenüber viel geringer. Eine prophylaktische Verabreichung von Sulfonamiden und Penicillin ist auch in diesen Fällen angezeigt.

Die *Bluttransfusion* bezweckt die Steigerung der Abwehrkraft des Organismus. Man darf also, wenn es sich um einen größeren Blutverlust handelt, nicht mit ihr sparen. Wir führen sie *nicht nur dann* aus, *wenn eine so bedenkliche akute Anämie besteht, daß die Frau ohne eine Transfusion zugrunde ginge, sondern schon viel früher, damit der Organismus einer eventuell erfolgten Infektion besser gewachsen ist.* Die genannten Methoden sind leider im Privathaus nicht so gut anwendbar; denn die Lösung der Placenta läßt sich ohne entsprechende Assistenz nicht zuverlässig aseptisch durchführen; zudem steht dem praktischen Arzt nicht immer ein steriler Gummihandschuh zur Verfügung, und die Durchführung einer Bluttransfusion im Privathaus, besonders auf dem Lande, ist sehr umständlich. Aus diesem Grunde ist *die manuelle Placentalösung für den praktischen Arzt auch heute noch als eine der gefährlichsten Operationen* zu betrachten. Nach Möglichkeit sollte er sie,

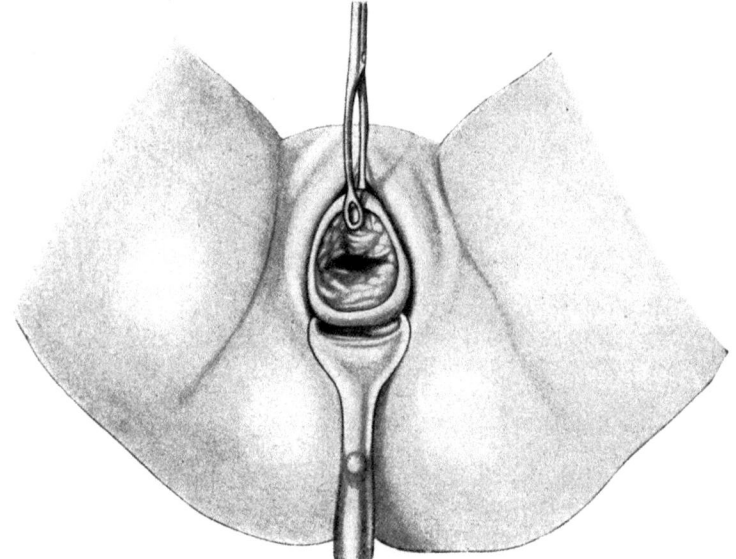

Abb. 467. Vor der manuellen Placentalösung wird der Muttermund mit stumpfen Faßzangen in oder — falls möglich — vor den Scheideneingang gezogen.

wie es früher üblich war, vermeiden. Eben deshalb muß er sich in der Leitung der Nachgeburtsperiode konservativ verhalten, um nicht selbst das Unheil heraufzubeschwören.

Meist ist die Placentalösung mit keinen Schwierigkeiten verbunden. Ausnahmsweise kann sie aber, besonders dann, wenn die spongiöse Schicht der Decidua basalis mangelhaft ausgebildet ist (Placenta adhaerens) oder fehlt (Placenta accreta oder increta), erschwert sein. Läßt sich die Placenta nicht vollkommen ablösen, dann bleibt nichts übrig, als den Uterus zu amputieren oder zu exstirpieren. Zum Glück ist man dazu nur äußerst selten gezwungen. Wenn Fieber besteht oder das Fruchtwasser schon vor langer Zeit abgeflossen ist, noch mehr aber bei üblem Geruch des Fruchtwassers, sei man mit der manuellen Lösung sehr zurückhaltend; denn in solchen Fällen ist der Eingriff besonders gefährlich.

Mancherseits wird empfohlen, nach der Geburt des Kindes immer prophylaktisch Hypophysenhinterlappenpräparate zu geben. Unserer Meinung nach ist dies vollkommen überflüssig und stört eventuell sogar den physiologischen Verlauf der Nachgeburtsperiode. Bei drohender Atonie nach operativen Entbindungen, besonders aber nach stärkeren Geburtsverzögerungen, kommt dieses Vorgehen schon eher in Frage.

Ein ganz gefahrloses Mittel in der Prophylaxe der Atonie ist hingegen die Anwendung von Kälte. Die blutstillende Wirkung des Kältereizes ist schon seit langem bekannt. Neuerdings haben HOFF-SPANNAGEL aus der RUNGEschen Klinik über die regelmäßige Anwendung eines Eisbeutels in jeder Nachgeburtsperiode sowie bei Nachgeburtsblutungen über gute Erfolge berichtet.

Stellt sich eine von der Placentastelle stammende *Blutung nach der Geburt der Placenta* ein, dann spricht man von einer *Frühwochenbettblutung*. Auch in diesem Falle ist in erster Linie für die Entleerung der Harnblase zu sorgen. Anschließend sucht man den Uterus durch Massage oder Uterotonica — zu diesem Zeitpunkt kann man auch Secalepräparate geben — zur Kontraktion zu bringen. Eine gute Wirkung sieht man von heißen oder eiskalten *Scheidenspülungen*. Da heißes Wasser dieselbe kontraktionsanregende Wirkung ausübt wie kaltes, da ferner im Privathaus steriles Eiswasser kaum zur Verfügung stehen dürfte und für den durch den Blutverlust ohnedies abgekühlten Organismus eine weitere Abkühlung nicht zweckmäßig erscheint, sind heiße Spülungen vorzuziehen.

Neben Scheidenspülungen kommen nach Lösung der Placenta auch *heiße Uterusspülungen* in Frage. Hierbei pflegt man dem Wasser ein wenig Alkohol oder einige Tropfen Jodtinktur beizumengen. Die Temperatur soll 40—45⁰ C betragen. Vorsicht ist am Platze; denn es sind schon wiederholt Verbrühungen der Gebärmutter vorgekommen. Bei der Uterusspülung kann unter Umständen die Flüssigkeit durch die Tuben hindurch in die Bauchhöhle gelangen. Darum ist es ratsam, den für einen Rücklauf der Spülflüssigkeit eingerichteten BOZEMAN-FRITSCHSCHEN Katheter zu verwenden (Abb. 468).

In früherer Zeit war bei atonischen Blutungen die *bimanuelle Kompression* und die *bimanuelle Massage* üblich. Mit beiden Methoden versuchte man einen kräftigen Reiz auf die Gebärmutter auszuüben. Die bimanuelle Kompression besteht darin, daß man die Finger der einen Hand in die Scheide oder das hintere

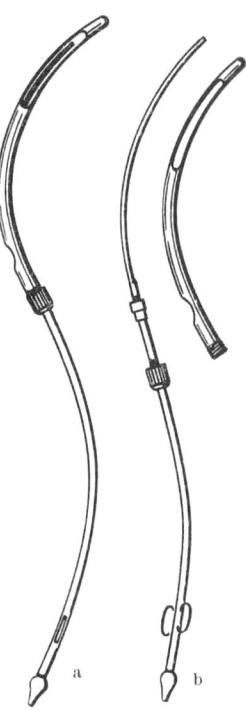

Abb. 468a u. b.
BOZEMAN-FRITSCHscher Uteruskatheter: a gebrauchsfertig; b zerlegt.

Scheidengewölbe einführt und mit der anderen Hand durch die Bauchdecken hindurch den Uterus in Anteflexion bringt und 5—10 min lang zwischen beiden Händen zusammengedrückt hält. Bei der Massage führt man die Hand in den Fundus, ballt sie zur Faust und massiert darüber mit der äußeren Hand den Uterus. Beide Verfahren sind überholt, da man jetzt über gute uteruskontrahierende Medikamente verfügt. Wenn wir aber die Gebärende schon durch das Einführen der Hand in den Geburtskanal gefährden, legen wir lieber — obwohl wir nach Möglichkeit auch diese vermeiden — eine DÜHRSSEN-*Tamponade* ein, deren Wirkung länger anhält. Dabei stopft man den Uterus und die Scheide mit dem Tamponadestreifen aus und achtet streng auf die Regeln der Asepsis, indem man den Muttermund in den Scheideneingang herabzieht (Abb. 469). Niemals darf in dem tamponierten Uterus ein Kotyledo zurückbleiben (Abb. 470). Eben deshalb muß *vor dem Tamponieren die Gebärmutter gründlich ausgetastet werden*. Zu tamponieren, während noch ein Kotyledo im Uterus haftet, ist ein Kunstfehler. Ausnahmsweise können auch zurückgebliebene Eihäute, noch eher aber im Fundus sitzende Blutgerinnsel Blutungen verursachen. Dies beweisen jene Fälle, in denen man wegen Verdacht auf Retention von Placentaresten nachtastet, aber weder einen Kotyledo noch Eihäute, sondern lediglich Blutgerinnsel vorfindet und in denen nach Entfernung der Koagula die Blutung sofort aufhört. Das Zurückbleiben von Eihäuten stellt im übrigen keine Indikation für eine manuelle Nachtastung dar. Anstatt der DÜHRSSENschen Tamponade kann man auch nur die Scheide und das Scheidengewölbe ausstopfen und einen Kompressionsverband auf den Leib legen. Dieses Verfahren kommt eher bei kleineren Blutungen sowie in solchen Fällen in Betracht, in denen die Blutung von Schürfwunden der Cervix herrührt.

Die DÜHRSSEN-Tamponade entfernte man früher nach 24 und später nach 12 Std. Unserer Ansicht und Erfahrung nach ist jedoch die Entfernung bereits nach 6 Std zweckmäßiger. Nach Einführen des Tamponadestreifens legen wir einen Kompressionsverband auf den Leib, indem wir durch die erschlafften Bauchdecken hindurch den Uterus in Anteflexion bringen, hinter ihn eine Watterolle setzen und den Leib mit einer Binde oder einem zusammengefalteten Leintuch straff zusammenziehen (Abb. 471).

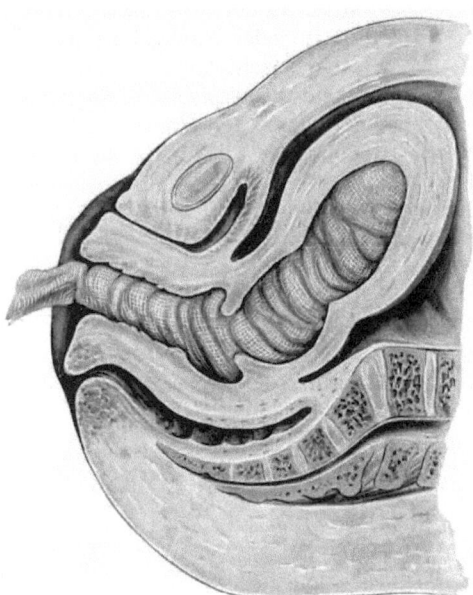

Abb. 469. Richtig ausgeführte DÜHRSSEN-Tamponade.

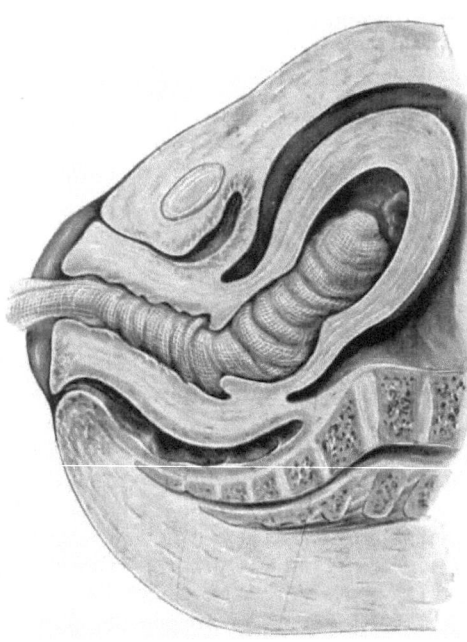

Abb. 470. Falsch ausgeführte DÜHRSSEN-Tamponade. In der Gebärmutter befinden sich noch Placentateile.

In Fällen, in denen es durch die Tamponade durchblutet, kann der praktische Arzt nichts weiter tun, als von neuem tamponieren. Sowohl nach Literaturangaben als auch nach unseren eigenen Erfahrungen stellt das Durchbluten der Tamponade eine sehr schwere Komplikation dar, die beinahe gleichbedeutend mit dem Verblutungstod ist. Wenn einmal die erste Tamponade durchgeblutet ist, erlebt man dies auch bei einer weiteren fast immer. (Früher führte man eine wiederholte Tamponade mit in Terpentin getauchter Gaze durch. Man kam aber davon wegen einer Gefährdung der Nieren ab.) Darum kommt in einem solchen Falle die *Amputation oder Totalexstirpation der Gebärmutter* in Betracht.

Atonische Blutungen.

Bevor man sich dazu entschließt, kann man auch im Privathause noch die von HENKEL empfohlene *Abklemmung der Parametrien* versuchen, obzwar das Verfahren in erster Linie zur vorläufigen Behandlung bei blutenden Cervixrissen bestimmt ist. Man zieht den Muttermund vor die Schamspalte und ergreift die Cervix ungefähr in Höhe des inneren Muttermundes mit einer Kugelzange oder einer MUSEUxschen Zange, wodurch die A. uterina komprimiert wird. Hat man das auf beiden Seiten durchgeführt, so gelangt von den Aa. uterinae her kein Blut mehr zur Gebärmutter. Es kann jedoch noch von den Aa. ovaricae aus bluten. Aber auch in diesen wird die Zirkulation durch das tiefe Herunterziehen des Uterus schwächer. Die Bedenken, man könne bei diesem Vorgehen die Ureteren abklemmen oder verletzen, sind mehr theoretisch. In der Praxis kommt es kaum vor, weil sie beim Herabziehen der Gebärmutter nach oben ausweichen.

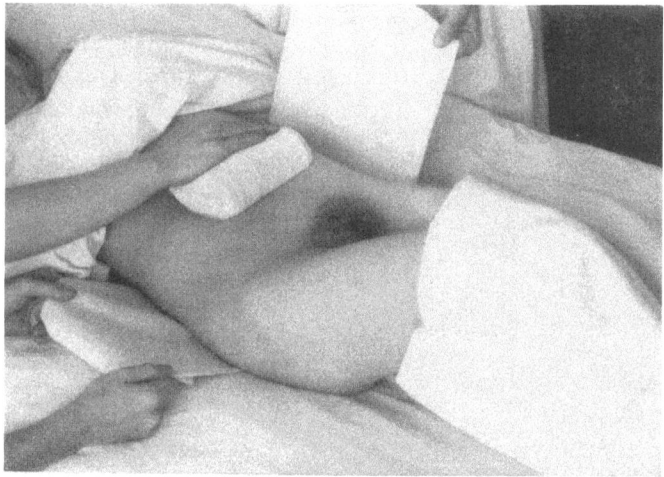

Abb. 471. Anlegen eines Kompressionsverbandes.

Sehr gute Erfolge bei Blutungen post partum sieht man von der *Aortenkompression*. Man geht dabei von dem Gedanken aus, die Aorta noch vor der Bifurkation abzuklemmen und dadurch die Blutversorgung des Uterus zu unterbrechen. Die älteste Methode war die Anlegung des MOMBURGschen *Schlauches*. Mit diesem wurde der Leib der Gebärenden bis zum Verschwinden des Femoralispulses eingeschnürt. Wegen der dabei auftretenden Schmerzen und des heftigen Schocks nahm man langsam von diesem Verfahren Abstand. Im Notfall kann allerdings der Arzt mit einem Gummischlauch eine improvisierte Aortenkompression ausführen. Weniger schmerzhaft ist das Abdrücken der Aorta selbst mit irgendeinem Gegenstand oder mit der Hand, indem man das Gefäß durch die Bauchdecken hindurch an die Wirbelsäule anpreßt (Abb. 472). RISSMANN empfahl ein Instrument, das der Arzt mit der Hand gegen die Aorta drückt. Am verbreitetsten sind das HASELHORSTsche und das SEHRTsche Aortenkompressorium, die beide von selbst halten (Abb. 473). Das Abdrücken der Aorta mit der Hand hat verschiedene Vorteile. Es kann wegen der auftretenden Ermüdung nicht zu lange ausgeübt werden und da außerdem kein besonderes Instrument benötigt wird, steht es immer zur Verfügung. Doch ist das Verfahren nicht ganz ungefährlich. Nach Literaturangaben wurden im Zusammenhang damit schon Thrombosen der V. cava und Darmlähmungen beobachtet. Diese Gefahren drohen aber nur dann, wenn man die Kompression zu lange ausführt.

Trotz gewisser Nachteile ist aber die Aortenkompression doch ein sehr wertvolles und ausgezeichnetes Verfahren zur Bekämpfung von Blutungen nach der Geburt. Wenn es nicht gelingt, die Blutzufuhr zur Gebärmutter vollkommen zu sperren, so erreicht man immerhin eine Drosselung der Blutzufuhr und damit eine Verminderung des Blutverlustes. Diese wirkt oft auch kontraktionsanregend.

Im äußersten Notfalle kann — wie erwähnt — *noch die Exstirpation oder Amputation der Gebärmutter das Leben der Patientin retten.* So einfach diese Art des Vorgehens erscheint, so schwer ist es meist für den gewissenhaften Arzt, sich hierfür zu entscheiden. Gewöhnlich handelt es sich ja um junge Frauen, so daß der Entschluß, die Gebärmutter zu entfernen, noch schwerer wird. Hat man auch diese letzte Möglichkeit versucht und verblutet die Frau trotzdem, so kann es das Gewissen des Arztes einigermaßen beruhigen, daß alles zur Rettung des Lebens geschehen ist. Wenn man in solchen Fällen zu lange zögert, nützt auch die Operation nichts mehr. Schließlich entfernt man die Gebärmutter auch oft aus anderen Gründen, die das Leben vielfach gar nicht unmittelbar gefährden, z. B. wegen eines Myoms. Warum sollte man da im Interesse des Lebens nicht den Uterus opfern können, vor allem, wenn dies die einzige rettende Möglichkeit zu sein scheint. Natürlich darf eine so verantwortungsvolle Frage nur von einem über große Erfahrung verfügenden Facharzt entschieden werden. Glücklicherweise kommen derart *schwere atonische Blutungen nur äußerst selten vor, und selbst in Kliniken mit großem Betrieb vergehen oft Jahre, ohne daß eine solche Operation überhaupt in Frage käme.* Schließlich ließe sich noch darüber diskutieren, ob die Operation vaginal oder abdominal ausgeführt werden soll. So begrüßenswert auch die geringere Schockwirkung bei vaginalem Vorgehen wäre, so geben wir doch dem abdominalen den Vorzug, vor allem, weil es rascher und beinahe ohne Blutverlust ausgeführt werden kann. Demgegenüber verliert die Patientin, von seltenen glücklichen Ausnahmen abgesehen, bei der vaginalen Exstirpation mehr Blut. Während der Operation blutet es zwar nicht aus dem herabgezogenen Uterus, dafür aber aus der Wunde im Scheidengewölbe, und leider kann in solchen Fällen das Leben der Patientin von einigen Kubikzentimetern Blut abhängen.

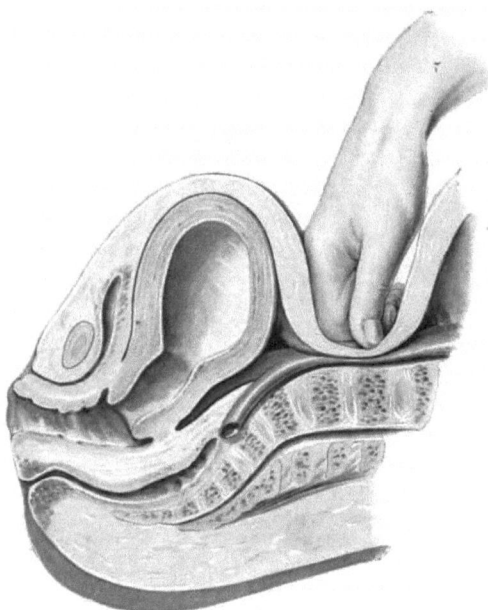

Abb. 472. Aortenkompression mit der Hand.

Inversio uteri (Umstülpung der Gebärmutter).

In Kulturstaaten, in denen die geburtshilfliche Ausbildung der Ärzte gut ist und die Nachgeburtsperiode richtig geleitet wird, ereignet sich die Inversio uteri überaus selten. Umfassenden Statistiken zufolge kommt in Kliniken auf etwa 400000 Geburten ein Fall, außerhalb der Klinik ist die Häufigkeit etwas größer.

Der *Grund* liegt in der Regel in einer unsachgemäßen Leitung der Nachgeburtsperiode, d. h. in Expressionsversuchen an der nicht kontrahierten Gebärmutter. Früher beobachtete man die Inversion häufiger, weil man vielfach die Placenta durch einen Zug an der Nabelschnur entfernte. Eine gewisse Disposition dazu stellt auch eine mangelhafte Entwicklung der Uteruswand (Hypoplasie) dar, wobei diese dünner als normal ist. Ferner kann eine im Fundus haftende Placenta mit zu kurzer Nabelschnur, besonders bei überstürzter Geburt, oder ein größerer Myomknoten im Fundus begünstigend wirken. Eine Inversio uteri kommt mitunter aber auch ohne jeden äußeren Grund infolge einer plötzlichen Steigerung des intraabdominalen Druckes, durch Nießen oder Anstrengungen zustande.

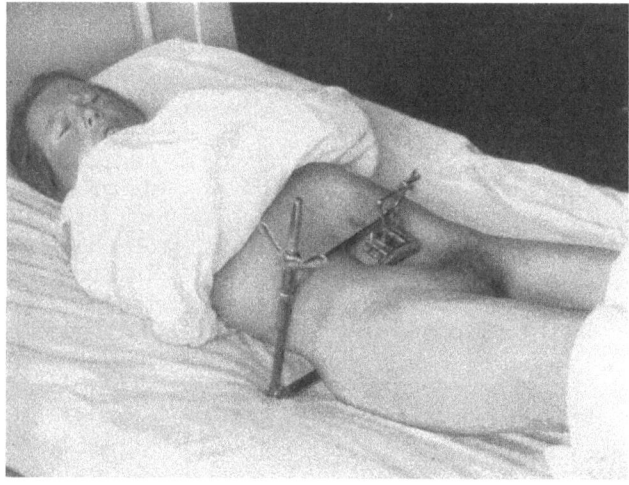

Abb. 473. Aortenkompression (nach HASELHORST).

Die Umstülpung kann eine geringgradige (Einstülpung, Depressio; Abb. 474), partielle (Abb. 475) oder totale (Abb. 476) sein. In diesem Falle beobachtet man unter Umständen ein Heraushängen der umgestülpten Gebärmutter aus der Schamspalte (Inversio totalis). Die Ausbildung einer Inversio erfolgt akut oder chronisch, spontan oder violent. KELLOGG spricht außerdem noch von einer subakuten Form. Sie unterscheidet sich dadurch von der akuten, daß sich bei letzterer das Collum, durch welches der Uteruskörper ausgestülpt ist, noch nicht zusammengezogen hat, während in subakuten Fällen der invertierte Uteruskörper durch die Cervix gefaßt und eingeklemmt wird.

Die pathologische Bedeutung hängt von dem Grad der Inversion ab. Am gefährlichsten ist natürlich die totale Umstülpung, die mit einem schweren Schock und großem Blutverlust einhergeht. Die Blutung stammt hauptsächlich von der Haftstelle der Placenta und pflegt, falls die Nachgeburt noch nicht gelöst sein sollte, nicht beträchtlich zu sein. Schockwirkung und Blutverlust zusammen können den Tod der Patientin verursachen. Nach Überwindung dieser beiden Gefahren droht jedoch noch immer die Möglichkeit einer Infektion, die deshalb so groß ist, weil die umgestülpte Gebärmutter aus der Scheide herausragt und die Haft- bzw. Lösungsstelle der Placenta, also die utero-placentaren Gefäße, mit der Außenwelt in Berührung kommen.

Diagnose. Auf eine Umstülpung der Gebärmutter wird man regelmäßig durch einen plötzlich eintretenden schlechten Allgemeinzustand der Gebärenden aufmerksam gemacht. Der Puls ist frequent, leicht unterdrückbar und filiform. Die Frau, die sich bis dahin in gutem Zustande befand, wird blaß, schwindlig, unter Umständen sogar bewußtlos, und ihr Gesicht bedeckt sich mit kaltem Schweiß. Aus der Scheide entleert sich regelmäßig Blut. Wenn es sich nur um eine Depressio uteri handelt, findet man beim Betasten des Leibes am Fundus eine Eindellung. Bei partieller Umstülpung bemerkt man an der Stelle der Gebärmutter eine trichterförmige Einbuchtung. Die innere Untersuchung zeigt im Muttermund ein Gebilde, das an ein submuköses Myom erinnert, und der Finger kann nicht weiter in die Tiefe vordringen. Bei Inversio totalis liegt der umgestülpte Uterus in der Vagina. Nach Entfaltung der Scheide sieht man ein blutendes Gebilde von purpurroter Farbe, das eventuell auf seiner Konvexität oder an der Seite die noch haftende oder schon teilweise gelöste Placenta trägt. Gelegentlich kommt es sogar zu einem Prolaps des invertierten Uterus, so daß dieser vor der Vulva liegt. Die Placenta kann auch in diesem Falle noch anhaften oder bereits gelöst sein.

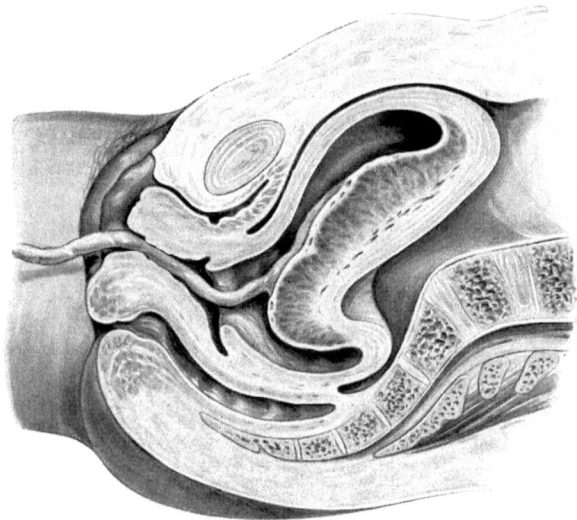

Abb. 474. Beginnende Inversion.

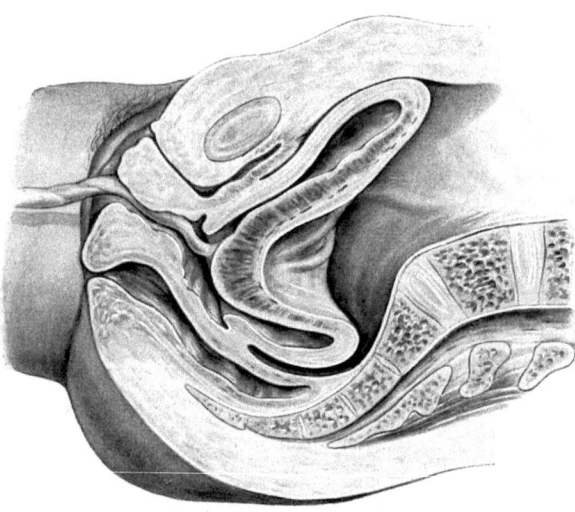

Abb. 475. Partielle Inversion.

Die Inversion ist nicht mit der sog. *Invagination* zu verwechseln, auf die VOGT aufmerksam machte. Hierbei hängt der aktive Teil der Gebärmutter, ohne sich umzustülpen, schlaff in die Cervix. In der Praxis besitzt diese Abnormität keine größere Bedeutung.

Behandlung. Die Behandlung besteht in der Rückverlagerung der Gebärmutter und der Stillung der Blutung. Die Reposition gelingt um so schwerer, je später sie vorgenommen wird, weil sich das Collum uteri inzwischen kontrahiert und um den Uteruskörper legt, ihn also abschnürt. Infolgedessen entsteht eine die Operation noch erschwerende Stauung. Falls es sich nur um eine Depressio, d. h. um eine Einstülpung der Gebärmutter handelt, ist auch eine Spontanheilung möglich, indem sich der eingestülpte Fundus von selbst wieder nach oben auswölbt. In anderen Fällen kommt es zu einer chronischen Inversion.

Hängt die Gebärmutter heraus, so komprimiert man zur Blutstillung beiderseits die Eintrittsstelle der A. uterina an der Gebärmutter mit der Hand oder schnürt den Uterus mit einem sterilen Verband, einem Gummischlauch oder Faden ab. Natürlich leistet auch die Aortenkompression gute Dienste. Zweckmäßig ist es, die umgestülpte Gebärmutter bis zum Zeitpunkt der Reposition in sterile, eventuell feuchtwarme Tücher einzupacken. Bei teilweiser Inversion kann man auch, bis die Möglichkeit einer Einlieferung in eine Klinik besteht, tamponieren.

Die Reposition, für deren Dauer man die Frau am besten in steile Beckenhochlagerung bringt, läßt sich blutig oder unblutig vornehmen. Bei der unblutigen Methode erfaßt man die umgestülpte Gebärmutter mit der Hand und drückt sie an der ringförmigen Einschnürungsstelle des Collum uteri beginnend nach oben einwärts, oder man ergreift den umgestülpten Uterus und sucht ihn zurückzuschieben, indem man gleichzeitig mit den Spitzen der gespreizten Finger den Ring des Cervicalkanales dehnt. Haftet die Placenta noch an der Gebärmutter, so ist es nach Ansicht mancher Autoren besser, sie nicht vor

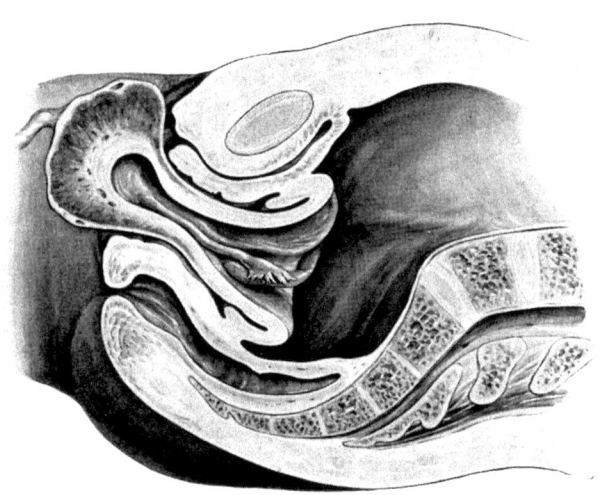

Abb. 476. Totale Inversion.

der Reposition zu lösen, weil die Frau sonst während der Dauer der Operation eine bedeutende Menge Blut verlieren würde. Andere meinen hingegen, es sei vorteilhafter, die Placenta vorher zu lösen, weil dann die Reposition leichter gelingt. Der Uterus wird nach erfolgter Reposition tamponiert, um einer erneuten Inversion vorzubeugen.

Die Reposition auf blutigem Wege kann vaginal oder abdominal erfolgen. Bei vaginalem Vorgehen schiebt man nach Eröffnung des Scheidengewölbes die Blase von der Cervix ab, schneidet diese der Länge nach auf, stülpt, nachdem man so den Widerstand beseitigt hat, den Fundus zurück und vernäht die Cervixwunde. Nach der Reposition muß auch in diesem Falle die Gebärmutter tamponiert werden. Wenn man den abdominalen Weg wählt, faßt man nach Eröffnung der Bauchhöhle die invertierte Gebärmutter mit einer Kugelzange oder mit einer MUSEUxschen Zange und zieht sie wie den Pfropfen aus einer Flasche zurück, bis die Inversion beseitigt ist.

Lange Zeit hindurch war es ein allgemein anerkannter Standpunkt, eine invertierte Gebärmutter sogleich nach Stellung der Diagnose zu reponieren. Infolge der verstärkten Schockwirkung betrug dabei die Mortalität 20—30%. M. H. PHILLIPS wies an einem Material von 184 Fällen der Literatur eine Mortalität von nur 5% bei abwartendem Verhalten gegenüber 30% bei sofortigem Eingreifen nach. Man sollte also mit der Rückverlagerung warten, bis die Schockwirkung abgeklungen ist, weil man sonst den bestehenden Schock noch verstärkt. Die Schockwirkung kann mit entsprechenden Medikamenten und einer Bluttransfusion bekämpft werden. Nach Beseitigung des Schocks sollte man jedoch wegen der bestehenden Infektionsgefahr nicht zu lange warten. Manche Geburtshelfer sind noch heute, der Lehre v. FRANQUÉs folgend, für eine sofortige Reposition.

Über die Behandlung einer so außerordentlich seltenen Regelwidrigkeit vermag man sich nur auf Grund der Ergebnisse der Literatur eine Meinung zu bilden; denn der einzelne Geburtshelfer sieht während seines ganzen Lebens kaum einen solchen Fall. Die Zahlen aus der großen Sammelstatistik von PHILLIPS dürfen also nicht übersehen werden. Bei *fehlender oder geringgradiger Schockwirkung* erscheint eine *sofortige Reposition* der Gebärmutter nach unserer Meinung günstiger. Die Infektionsgefahr und der Blutverlust sind dabei geringer und der Operationsschock ist nicht bedeutend, falls der Allgemeinzustand der Patientin gut ist. Ausnahmsweise kommt im Notfalle auch die Exstirpation der Gebärmutter in Frage.

Eine Inversio uteri außerhalb der Schwangerschaft wird meist durch ein am Fundus uteri sitzendes submuköses Myom verursacht. Stülpt sich dadurch der Fundus uteri ein, so gelangt die Geschwulst unter der Einwirkung von Uteruskontraktionen mitsamt dem Gebärmuttergrund immer tiefer. Ähnlich kann ein am Fundus uteri sitzender größerer submuköser Myomknoten auch nach der Geburt eine Umstülpung der Gebärmutter verursachen, besonders, wenn auch die Placenta dort haftet.

Blutungen, die vor und nach der Geburt des Kindes auftreten können.

Verletzungsblutungen.

Blutungen können schon während der Gravidität als Folge eines Traumas von außen auftreten. Lediglich Blutungen aus Varicen erfolgen mitunter ohne ersichtlichen Grund für die Zerreißung des Gefäßes. Die Therapie besteht in einer Umstechung der blutenden Varicen. Falls es dem Praktiker an den nötigen Instrumenten fehlt, soll er das blutende Gefäß komprimieren oder mit einem Druckverband versorgen, bis er die Blutung mit einer Naht stillen kann.

Die Verletzungsstelle ist oft nur bei guter Entfaltung der Scheide zu finden. Wichtig ist es natürlich, sich von der Tiefe der Verletzung bzw. davon, wohin und wie weit sie reicht, zu überzeugen. Dies bezieht sich besonders auf Pfählungsverletzungen, bei denen es dem oberflächlich Untersuchenden leicht entgehen kann, daß die Verletzung tief, unter Umständen sogar bis in die Bauchhöhle reicht. Von einer Pfählungsverletzung spricht man, wenn die Frau auf einen pfahlartigen Gegenstand gefallen ist, wobei dieser oft in die Schamspalte dringt. Je nach der Wucht, mit der der betreffende Gegenstand eingedrungen ist, kann die Art und Tiefe der Verletzung sehr verschieden sein. Befindet sich die Verletzte verhältnismäßig wohl, so kann man dadurch noch keine ernste Verletzung ausschließen. Auf jeden Fall sind auch die inneren Geschlechtsorgane immer genau zu untersuchen, weil die Verletzung ja unter Umständen bis in die Bauchhöhle reicht. Das Schicksal der Betreffenden hängt davon ab, ob Bauchorgane, in erster Linie also Darm und Blase, verletzt wurden oder nicht. Infolge eines Sturzes kann es auch zu Blutungen im Parametrium und zu einer Uterusruptur kommen. Fällt die Schwangere auf das Gesäß, so ist, falls die Schwangerschaft schon fortgeschritten ist, ein Platzen des Fundus uteri möglich.

Viel häufiger als die mehr der Vollständigkeit halber erwähnten sind die *mit der Geburt in Zusammenhang stehenden Verletzungen* (Abb. 477). Wenn diese in der sehr gefäßreichen Harnröhren- und Klitorisgegend sitzen, gehen sie meist mit einer starken Blutung einher. Wie alle Verletzungsblutungen müssen auch die der Harnröhrengegend chirurgisch versorgt werden. Beim Nähen hat sich besonders der weniger Erfahrene in acht zu nehmen, um nicht die Harnröhre zu unterbinden. Darum ist es ratsam, für die Dauer des Nähens einen Katheter oder eine Sonde in die Harnröhre einzuführen (eine Sonde ist deshalb empfehlenswerter, weil sich durch einen Katheter Urin entleeren und das Operationsgebiet infizieren kann). Verletzungen der Klitorisgegend entstehen oft infolge falsch

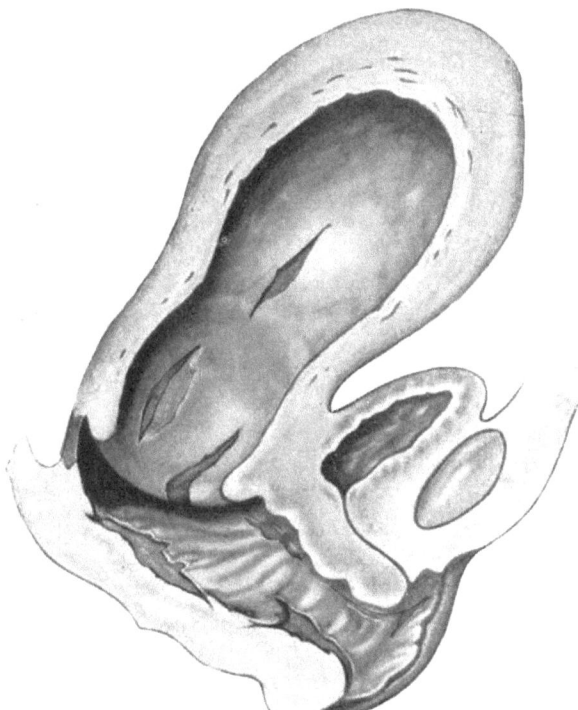
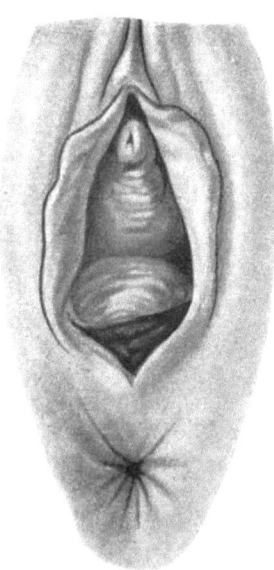

Abb. 477. Verschiedene Möglichkeiten von Geburtsverletzungen der Mutter.   Abb. 478. Dammriß I. Grades.

ausgeführten Dammschutzes, wenn der den Damm schützende Arzt oder die Hebamme den Kopf zu sehr gegen die Symphyse hin preßt. Dasselbe beobachtet man, falls ein straffer und rigider Damm den kindlichen Schädel beim Ein- und Durchschneiden zu sehr nach vorne drückt. Oftmals geht mit solchen Verletzungen eine Läsion der kleinen Labien einher. Diese Verletzung kann aber auch isoliert auftreten. Sie muß ebenfalls genäht werden, und zwar einerseits wegen der Blutung und andererseits — selbst wenn keine Blutung vorhanden wäre — zur Vermeidung einer Infektion; denn beim Wasserlassen könnte der eventuell keimhaltige Urin die Wunde verunreinigen.

Sehr häufig ereignen sich bei der Geburt Verletzungen des Dammes und der Scheide (Risse). Nach dem Ausmaß der Verletzung unterscheidet man Dammrisse I. Grades, wenn nur die Haut (Frenulum) eingerissen ist (Abb. 478), II. Grades, bei Verletzungen der unter der Haut liegenden Muskeln und des Bindegewebes (Abb. 479) und schließlich III. Grades, falls sogar der Sphincter und der

Mastdarm eingerissen ist. In diesem Falle erscheint die Analöffnung nicht ring- sondern halbmondförmig (Abb. 480).

Gewisse Umstände begünstigen das Zustandekommen von Dammrissen, so in erster Linie ein hoher Damm, bei dem die Entfernung vom Scheideneingang bis zur Analöffnung sehr groß ist. Ein hoher und gleichzeitig muldenförmiger Damm spricht für eine Hypoplasia genitalis. Diese disponiert ebenso zu Dammrissen wie die Rigidität des Dammes alter Erstgebärender. Weiterhin können starker Ausfluß und noch mehr spitze Kondylome am Scheideneingang oder am Damm die Neigung zu Dammrissen erhöhen. In solchen Fällen weicht der Damm manchmal wie angefeuchtetes Löschpapier vor dem durchschneidenden Kopf auseinander.

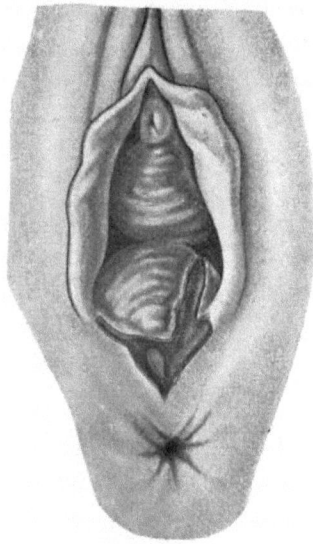
Abb. 479. Dammriß II. Grades.

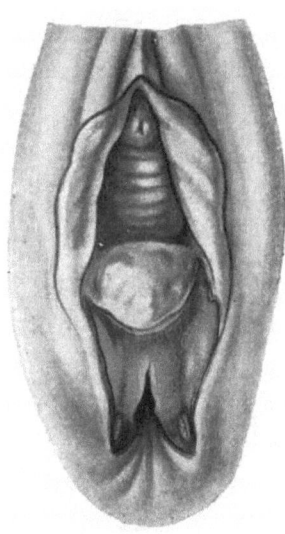
Abb. 480. Dammriß III. Grades.

Aber auch Veränderungen der Gewebe können disponierende Faktoren darstellen, so gewisse Erkrankungen, wie ein Vulvaödem bei Nephropathie und Hydrops gravidarum, vorausgegangene Operationen (Kolpoperineorrhaphien) und sekundär verheilte Dammrisse. Ferner spielen rassische Faktoren eine Rolle (WAGNER, v. SZATHMÁRY). Außerdem kommen noch Anomalien des knöchernen Beckens in Betracht, so z. B. ein rachitisch plattes Becken, bei dem der Kopf, sobald er den Beckeneingang passiert hat, meist rasch durchtritt, weil er im Beckenausgang auf kein weiteres Hindernis stößt. Das gleichmäßig verengte Becken begünstigt das Entstehen von Dammrissen, weil es im Ausgang enger zu sein pflegt. Bei im Ausgang verengten Becken wird aber der Arcus pubis zu einem Angulus pubis, mit anderen Worten, der Schambogen wird verengt, weil die aufsteigenden Schambeinäste einander genähert verlaufen. Da sich das Subocciput nicht in den engeren Angulus pubis einfügen kann, kommt die Stirne näher an das Kreuzbein und den Damm zu liegen und gefährdet dadurch nicht nur den Damm, sondern auch den Mastdarm stärker. Daraus erklärt sich das gehäufte Vorkommen kompletter Dammrisse bei verengtem Beckenausgang. Hierauf wies v. VÉGH an Hand unseres Krankengutes hin.

Die Beschreibung der Dammnaht selbst gehört in die Operationslehre. Hier möchten wir uns auf einige kurze Bemerkungen beschränken. Voraussetzung für eine Dammnaht ist die genaue Kenntnis der Anatomie im Gebiet des Dammes, weil eine gute Heilung nur dann erfolgt, wenn entsprechende, d. h. zueinander gehörende Teile durch die Naht vereinigt werden; andernfalls geraten nämlich die Wundränder unter erhöhte Spannung. Dies erklärt die häufig sehr schlechte Heilung der von Anfängern genähten Dämme. Wichtig ist auch, zwischen den einzelnen Schichten keine Hohlräume zurückzulassen; denn das dort sich ansammelnde Blut stellt einen guten Nährboden für Infektionserreger dar. Auf jeden Fall muß man bei der Naht den oberen Wundwinkel gut vernähen, weil sonst die Lochien unter die Naht fließen und sie sprengen können. Wenn der Dammriß sehr hoch hinaufreicht, soll man sich nicht bemühen — zumal wenn keine geeignete Assistenz vorhanden ist — gleich die oberste Ecke zu vernähen. Man setzt die erste Naht an die Stelle, die man noch gut erreicht. Dann zieht man den Faden herab und legt die nächste Naht darüber. So fortschreitend, gleichsam aufwärts kletternd, kommt man eher zum Ziele. Das Nähen eines Dammrisses III. Grades muß in der entsprechenden Reihenfolge geschehen, wie in der Operationslehre erläutert wird. Dammrisse sind meist nicht mit größeren Blutungen verbunden; mitunter aber, besonders nach Episiotomie, können auch kleine Arterien oder Venen eröffnet sein. Die Frau erleidet dann unter Umständen einen ganz erheblichen Blutverlust. Falls man eine solche Blutung nicht stillt, droht womöglich doch einmal die Gefahr einer akuten Anämie. Wir sahen einen Fall, bei dem das Leben einer mit Dammriß eingelieferten Frau nur durch eine Bluttransfusion zu retten war.

Jeder Dammriß muß genäht werden. Die mancherorts vertretene Auffassung, kleinere Dammrisse I. Grades brauchten nicht versorgt zu werden, sondern es genüge, sie mit einem desinfizierenden Puder zu bestreuen oder mit Jodtinktur zu betupfen, ist nicht ganz zutreffend; denn die Möglichkeit des Eindringens von Infektionserregern ist bei einer kleinen Verletzung im Prinzip ebenso gegeben wie bei einer ausgedehnten.

Vor dem Nähen von Geburtsverletzungen hat man sich zunächst von deren Sitz genau zu überzeugen. Besonders nach Operationen, bei denen der Kopf mit der Zange gedreht wurde, beobachtet man seitlich der Columna rugarum hoch emporreichende Verletzungen. Noch wichtiger aber ist, zu wissen, daß nach Ausführung einer Episiotomie die Verletzungen oft nicht auf der Seite des Einschnittes, sondern auf der entgegengesetzten entstehen und deswegen bei mangelnder Aufmerksamkeit leicht übersehen werden.

Weit hinaufreichende und vor allem tiefe Scheidenrisse, bei denen aus der Verletzung Fettpfropfen hervorquellen, können dem Anfänger in der Geburtshilfe großen Schrecken einjagen. Gewöhnlich handelt es sich um das Fett des Cavum ischiorectale, seltener des Cavum subperitoneale. Die Versorgung der bis in das Parakolpium reichenden Scheidenverletzungen ist besonders schwierig, wenn im Bindegewebe ein Gefäß verletzt wurde, das sich anschließend retrahierte. Solche Gefäße sind unbedingt zu versorgen, weil sich sonst trotz Naht der Scheidenverletzung die Frau verbluten kann. Zweckmäßigerweise legt man in solchen Fällen nach der Versorgung der Wunde eine Scheidentamponade ein.

Von größerer Bedeutung für den Praktiker sind Verletzungen des Scheidengewölbes; sie kommen zwar auch bei Spontangeburten vor, ereignen sich jedoch am häufigsten im Zusammenhang mit operativen Eingriffen, hauptsächlich bei kleinen grazilen Frauen mit hypoplastischem Genitale und engem Scheidengewölbe. Die Versorgung von Verletzungen des Scheidengewölbes pflegt dem geübten Geburtshelfer, besonders bei entsprechender Assistenz und Beleuchtung, keine wesentlichen Schwierigkeiten zu bereiten. Außerordentlich schwierig kann es jedoch für den praktischen Arzt sein, wenn er eine solche Verletzung auf dem Lande, vielleicht bei Kerzenbeleuchtung und mit der Assistenz einer wenig gut ausgebildeten Hebamme versorgen muß. Er kann aber dazu, vor allem durch eine Blutung gezwungen werden. Gelingt es irgendwie, die Scheide zu entfalten, so ist es am besten, wenn er so vorgeht, wie es bei den hoch emporreichenden Scheiden-Dammrissen erwähnt wurde. Die erste Naht soll er an der Stelle, die er gerade noch erreicht, anlegen und von hier aufwärts bis zum oberen Wundwinkel weiternähen.

Von größerer Bedeutung sind Verletzungen der Cervix. Diese sitzen meist seitlich und sind zum Glück nur selten mit größeren Blutungen verbunden, obwohl sie in mehr oder weniger großer Ausdehnung bei jeder Erstgeburt vorkommen. Dies ersieht man aus der allgemein bekannten Tatsache, daß der Muttermund einer Frau, die bereits geboren hat, eine Querspalte darstellt, während er bei einer Nullipara grübchenförmig ist. Blutende Cervixrisse besitzen selbstverständlich eine andere Bedeutung als nicht blutende. *Falls keine Blutung besteht, sucht man gar nicht nach einer Muttermundsverletzung*, weil das zum mindesten im Augenblick bedeutungslos ist. Eine Entfaltung der Scheide oder mehr noch die Naht einer Verletzung des Gebärmutterhalses würde nur eine Gefährdung der Asepsis der inneren Geschlechtsorgane und somit eine Gefahr für die Gesundheit der Frau bedeuten. Diese Anschauung wurde bis vor kurzem von allen Geburtshelfern der ganzen Welt geteilt. Neuerdings beginnen aber manche, besonders in Amerika, den Standpunkt zu vertreten, man solle Muttermundsrisse nach der Geburt immer nähen. Damit will man jenen Beschwerden vorbeugen, die durch Cervixverletzungen entstehen (Ectropium, chronischer Cervicalkatarrh, mitunter Unfruchtbarkeit). Wir selbst halten diese Auffassung für unrichtig; denn Cervixrisse geben verhältnismäßig selten zu späteren Beschwerden Anlaß, und man sollte die Patientin keiner Infektionsgefahr aussetzen, weil vielleicht bei der einen oder anderen im Verlauf des späteren Lebens Beschwerden auf Grund von Cervixverletzungen auftreten könnten. Außerdem stellt späterhin die operative Heilung dieses Übels einen ganz einfachen und gefahrlosen Eingriff dar.

Als Ursache für Cervixrisse kommen in Betracht: überstürzte Geburt und eher noch forcierte geburtsbeendende Operationen bei noch nicht vollständig eröffnetem Muttermund, Überentwicklung der Frucht, angeborene oder durch das Alter der Patientin (alte Erstgebärende) oder Narben hervorgerufene Rigidität und schließlich eine vorausgegangene hohe Portioamputation.

Auf einen blutenden Muttermundsriß wird man durch die bestehende Blutung aufmerksam gemacht, die, wie bei allen Geburtsverletzungen, auch dann nicht aufhört, wenn es gelungen ist, den Uterus durch Reiben oder Verabfolgen von Wehenmitteln zur Kontraktion zu bringen.

Blutende Cervixrisse müssen operativ versorgt, d. h. genäht werden (siehe Operationslehre), besonders bei arterieller Blutung. In solchen Fällen erzielt man durch Tamponieren keinen Erfolg. Hat man die Scheide entfaltet und die Verletzungsstelle gefunden und genäht, so soll man sich damit nicht zufrieden geben, sondern den gesamten Muttermund auch an der anderen Seite revidieren, denn auch dort kann eine blutende Verletzung vorhanden sein. Da das Nähen eines Cervixrisses für den Nichtfacharzt schwierig, mitunter sogar unmöglich ist, möge er, falls die Blutung stärker ist, zur Naht ein Aortenkompressorium anlegen, damit die Blutung während der Zeit des Nähens nach Möglichkeit steht. Zweckmäßigerweise umfaßt der Assistent oder die Hebamme die Gebärmutter am Fundus und drückt sie nach abwärts, damit die Cervix auf diese Weise in die Schamspalte gelangt. Den Rand des Muttermundes soll man beim Herabziehen nicht mit Kugelzangen oder MUSEUxschen Zangen, die neue Verletzungen setzen können, sondern mit flachen, das Gewebe schonenden Zangen erfassen. Andernfalls kann nach Entfernung des Instrumentes eine neue Blutung entstehen. Wer nicht über entsprechende Übung verfügt, handelt am richtigsten, wenn er anstatt des Versuches zu nähen, die HENKELsche Abklemmung der Parametrien ausführt (s. S. 577), die Aorta komprimiert und einen Facharzt zu Hilfe ruft. Wenn der Cervixriß bis zum Scheidengewölbe reicht, besteht auch die Gefahr eines Zurückweichens des verletzten Gefäßes in das Parakolpium oder Parametrium. Glücklicherweise ereignet sich dies äußerst selten. Bei Spontangeburten kommen solche Verletzungen im allgemeinen nicht vor. Jedenfalls stellt aber schon die Möglichkeit eines solchen Zwischenfalls einen weiteren Grund auch für den Facharzt dar, entbindende Operationen im Privathaus nicht zu forcieren (hohe Zange, Extraktion bei nicht völlig eröffnetem Muttermund usw.).

Besteht nach der Geburt des Kindes, besonders aber nach Ausstoßung der Placenta eine Blutung, die auch nach Kontraktion des Uterus nicht aufhört, und sieht man bei Entfaltung der Scheide keine blutende Wunde, während es aus der gut kontrahierten Gebärmutter blutet, so muß man den Muttermund einstellen und die Innenfläche der Cervix besichtigen. Die Ursache für die Blutung findet man dann in einer meist an der Vorderwand liegenden geplatzten Varice, die natürlich zu umstechen ist.

Bei enger Scheide kann während der Rotation des Kopfes mit der Zange, aber auch, wenn der Schädel seine zweite Drehung von selbst ausführt, eine weitere Art von Verletzungen entstehen. Die Scheidenwand verschiebt sich flächenartig gegenüber ihrer Unterlage. Dadurch zerreißen die zwischen beiden Schichten verlaufenden Gefäße und es tritt im subcutanen Bindegewebe eine Blutung oder ein Hämatom auf. Je nachdem dadurch die Vulva oder die Vagina vorgewölbt wird, spricht man von einem Haematoma vulvae oder vaginae. In Gestalt eines bläulich durchschimmernden Gebildes pflegt es eine Zeitlang anzuwachsen. Die Stelle der Blutung ist meist das Parakolpium. In seltenen Ausnahmen reicht das Hämatom bis in das Parametrium, das paravesicale Bindegewebe oder sogar bis in die Nierengegend. Es kann sich auch abwärts bis in die Labia minora (Haematoma vulvae) erstrecken. Letzteres kommt eher bei einer unter der Levatorfascie entstandenen und sich bis in das Cavum pelvis subcutaneum ausbreitenden Blutung vor. Im ersten Falle sitzt das Hämatom im Cavum pelvis subperitoneale.

Das Haematoma vulvae et vaginae bedeutet im allgemeinen keine größere Gefährdung der Patientin. Es ist aber doch nicht ganz so harmlos wie man glauben könnte. Früher betrug die Mortalität 10—20%. Den überwiegenden Teil der Todesfälle verursachte das Haematoma vaginae, und zwar nicht durch ein Verbluten, sondern durch eine Infektion. Auch dieser Umstand zeigt, wie sehr man in solchen Fällen auf die Verhütung einer Infektion des Hämatoms bedacht sein muß.

Da das Haematoma vulvae et vaginae das Leben der Patientin augenblicklich nicht gefährdet und keine schwere Anämie verursacht, *öffnet man das Hämatom nicht*, sondern gibt einen Umschlag darauf und legt, besonders am Anfang, einen Druckverband an. Bei weiterem Anwachsen eines Haematoma vaginae kommt auch eine straffe Scheidentamponade in Frage. *Das Öffnen des Hämatoms ist nicht statthaft.* In *ganz seltenen Fällen*, in denen trotz eines Kompressionsverbandes das Hämatom größer wird und sich eine akute Anämie entwickelt, kann man jedoch gezwungen sein, das blutende Gefäß aufzusuchen und zu umstechen. Sollte diese recht schwierige Aufgabe nicht gelingen, so bleibt nichts anderes übrig, als den mit Blut gefüllten Bindegewebsraum straff auszutamponieren. Der Praktiker kann sowieso nichts anderes tun, und soll sich daher um so mehr vor dem Öffnen eines Hämatoms hüten. Schließlich kann auch eine Bluttransfusion in Frage kommen.

Die Vereiterung eines Hämatoms im Wochenbett wird durch Schmerzen, hohes Fieber und unter Umständen sogar durch Schüttelfröste angezeigt; dann muß das infizierte Hämatom eröffnet werden. Eine Blutungsgefahr besteht zu diesem Zeitpunkte nicht mehr.

Ein nach einer Dammnaht auftretendes Haematoma vulvae et vaginae spricht für eine unvollkommene Blutstillung beim Nähen. Bei der genauen Revision der Naht wird man meist die Blutungsquelle im oberen Wundwinkel finden. Sollte das Hämatom noch weiter wachsen, so öffnet man die Naht und versorgt die Wunde noch einmal, aber genauer als vorher. Wächst das Hämatom nicht, geht man in der gleichen Weise wie bei anderen Hämatomen vor.

Besteht an der gesamten Oberfläche des Muttermundes eine parenchymatöse Sickerblutung, ist es am einfachsten, das Scheidengewölbe zu tamponieren und über dem in Anteflexion gebrachten Uterus einen Kompressionsverband anzulegen.

In ganz seltenen Fällen reißt der Muttermund rings herum ab. Ein häufigeres Ereignis ist bei stark verklebtem Muttermunde (Conglutinatio orificii uteri externi s. S. 291) die Ausstoßung einer Fehlgeburt durch eine, meist die hintere Cervixwand. Hierdurch entsteht zwischen Cervicalkanal und Scheidengewölbe eine Verbindung: Fistula cervico-laqueatica. Diese pflegt aber im allgemeinen nicht zu bluten und wird später gelegentlich als Nebenbefund festgestellt.

Die Uterusruptur.

In der Eröffnungsperiode kontrahiert und retrahiert sich der aktive Teil der Gebärmutter; der passive dehnt sich aus. Letzterer ist am Becken fixiert, „verankert", wie SELLHEIM sich ausdrückt. Diese Verankerung ermöglicht es dem aktiven Teil der Gebärmutter nach entsprechender Dehnung und Distraktion des passiven Abschnittes, die Frucht mit Hilfe der Wehentätigkeit durch den geöffneten Muttermund nach außen zu pressen. Die Fixation des unteren Teiles der Gebärmutter ist also ein wichtiger Faktor im Geburtsmechanismus. Wenn aber der Durchtritt der Frucht aus irgendeinem Grunde unmöglich ist und die Uterustätigkeit das Hindernis nicht zu überwinden vermag, dehnt sich das untere Uterinsegment immer weiter aus und reißt schließlich ein.

Die Uterusruptur ist eine der schwersten Komplikationen, die die Gebärende erleiden kann. Da sie stets dann auftritt, wenn der Verlauf der Geburt irgendwie behindert ist, pflegt sie immer am unteren (passiven) Teil zu erfolgen. Eine Ausnahme bilden nur jene Fälle, in denen der Uterus während der Schwangerschaft infolge eines Traumas oder einer vorhandenen Narbe reißt. Solche Narben (z. B. nach einem korporalen Kaiserschnitt oder anderen Operationen) können auch während der Geburt zu einer *Ruptur* des Uteruskörpers führen.

Die Uterusruptur läßt sich nach verschiedenen Gesichtspunkten einteilen. Die erste Einteilung erfolgt nach dem Sitz der Ruptur, also danach, ob sie am *Corpus uteri* oder am *unteren Uterinsegment* erfolgt ist. Die Rupturen können ferner von selbst *(spontan)* oder infolge eines geburtshilflichen Eingriffes *(violent)* auftreten. Die zweite Einteilung berücksichtigt die Richtung, die der Riß nimmt. Demzufolge unterscheidet man *längs* und *zirkulär* verlaufende Risse. Sowohl längs als auch besonders zirkulär verlaufende Risse können sich gegen die Blase zu ausdehnen und zu Blasenverletzungen führen. Eine ganz spezielle Form der Uterusruptur ist die *Kolpaporrhexis*, bei welcher der Uterus vom Scheidengewölbe abreißt (Abb. 481). Dies ist aber nur möglich, wenn der untere Teil der Gebärmutter, d. h. die Cervix nicht eingeklemmt ist. Wird sie (oder ein Teil von ihr) zwischen kindlichem Kopf und mütterlichem Becken eingeklemmt, so schwillt der abgeschnürte Muttermund an und zieht sich nicht weiter zurück. Falls hierbei die Hilfe zu spät eintrifft und der Uterus aus irgendeinem Grunde sich seines Inhaltes nicht entledigen kann, entsteht die Ruptur oberhalb der eingeklemmten Stelle, also am passiven Anteil.

Vom Standpunkt der Praxis aus ist es bei allem bisher Gesagten wichtiger, die Uterusruptur danach zu klassifizieren, *ob alle Schichten, auch das Peritoneum, zerrissen sind oder nicht.* Dementsprechend unterscheidet man *komplette und inkomplette Rupturen.* Im ersteren Falle ist auch der Peritonealüberzug der Gebärmutter verletzt, im letzteren dagegen ist er sowie das Peritoneum des Ligamentum latum heil geblieben (Abb. 482 und 483).

Die *Häufigkeit* der Uterusruptur richtet sich nach der geburtshilflichen Ausbildung der Ärzte und Hebammen. Das Schicksal der Patientin bei erfolgter Ruptur hängt zum Teil auch davon ab, ob sich ein Krankenhaus in erreichbarer Nähe befindet. Es ist nämlich wichtig, die Gebärende im Notfalle in eine gut ausgerüstete Krankenanstalt einzuliefern. Dazu sind gute Wege, gute Telephonverbindungen und Beförderungsmittel erforderlich. In einer Klinik mit entsprechend ausgebildeten Fachleuten ereignet sich eine Uterusruptur selbstverständlich viel seltener als im Privathaus.

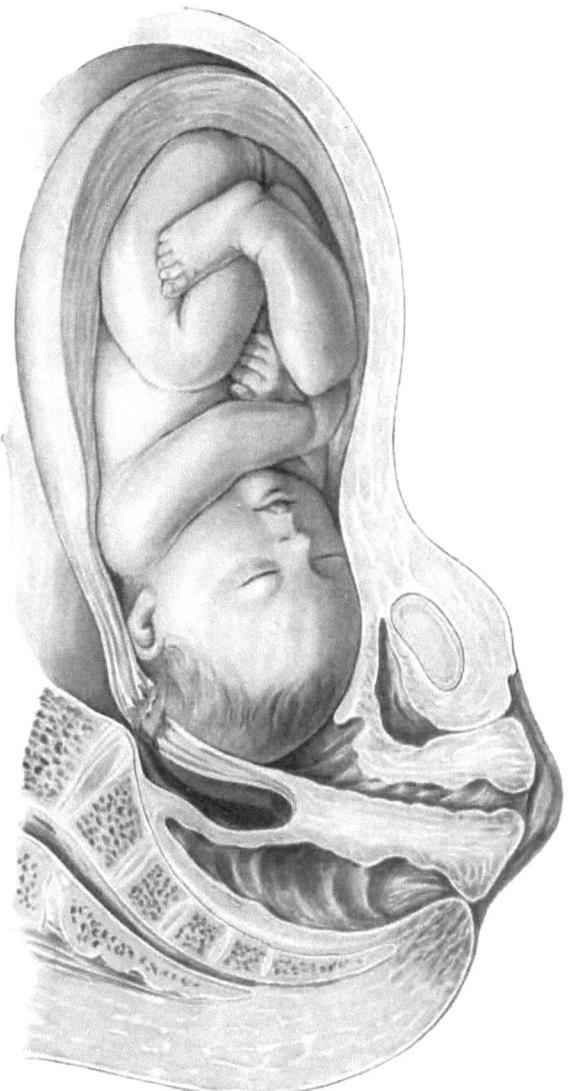

Abb. 481. Kolpaporrhexis.

Auch unter ähnlichen äußeren Bedingungen tritt die Uterusruptur nicht gleich häufig ein, weil es bestimmte *disponierende Faktoren* gibt. Hierher gehört z. B. die mangelhafte Entwicklung des Genitale *(Hypoplasia genitalis).* Die Muskulatur der Gebärmutter ist in solchen Fällen ebenso wie bei anderen *Entwicklungsanomalien* (Uterus arcuatus, bicornis usw.) schwächer und weist weniger Muskelelemente, dagegen reichlicher Bindegewebe auf. Eine Vermehrung des Bindegewebes kommt in gewissem Maße auch unter physiologischen Umständen vor, z. B. im *Uterus von Mehrgebärenden.* Aus diesem Grunde beobachtet man eine Uterusruptur bei Mehrgebärenden häufiger als bei Erstgebärenden. Zudem besteht bei Mehrgebärenden meist noch ein Hängebauch, weshalb die Uteruskontraktionen nicht in Richtung der Beckenachse angreifen, sondern die Frucht an die Rückwand des unteren Uterusabschnittes anpressen. Bei Mehrgebärenden kommen auch häufiger Haltungs- und Lageanomalien vor. Zur Uterusruptur

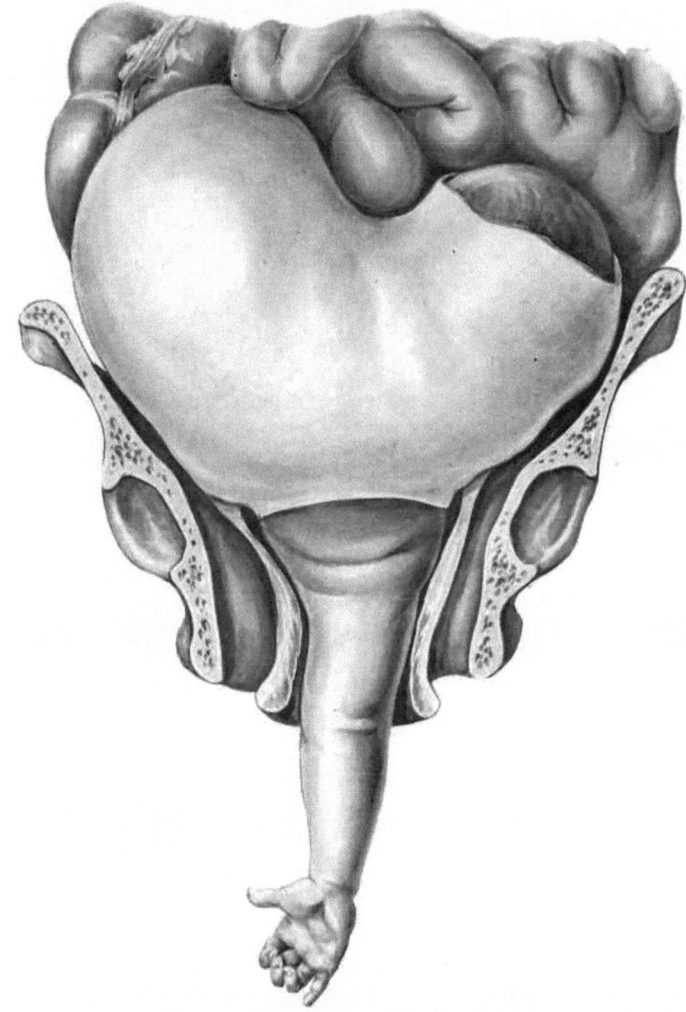

Abb. 482. Komplette Uterusruptur.

disponiert ferner *jede Veränderung, welche die Uterusmuskulatur schwächt*, so z. B. die *Placenta accreta*, bei der die Zotten in tiefere Schichten der Decidua, eventuell sogar darüber hinaus bis in die Muskulatur eindringen. Auch eine *Adenomyosis* kann die Widerstandsfähigkeit der Gebärmutter schwächen. Bekanntlich sind hierbei in der Uteruswand heterotope Inseln von Gebärmutterschleimhaut anzutreffen, und die Schnittfläche der Gebärmutter zeigt ein Bild, das mit einem wurmstichigen Holz zu vergleichen ist. Ferner vermindern *vorangegangene Entzündungen* die Elastizität der Uteruswand. Leicht verständlich ist es auch, warum eine Gebärmutter, deren Wand eine von einer früheren

Verletzung oder Operation stammende Narbe aufweist (z. B. nach einer länger zurückliegenden Perforation, nach einem Kaiserschnitt oder eventuell nach einer Myomenucleation), leichter rupturiert. Ein vorausgegangener Kaiserschnitt schließt jedoch eine spätere Spontangeburt nicht immer aus, besonders wenn er nicht wegen eines Mißverhältnisses durchgeführt wurde. Auch nach Myomenucleationen sahen wir schon des öfteren Spontangeburten, sogar in Fällen,

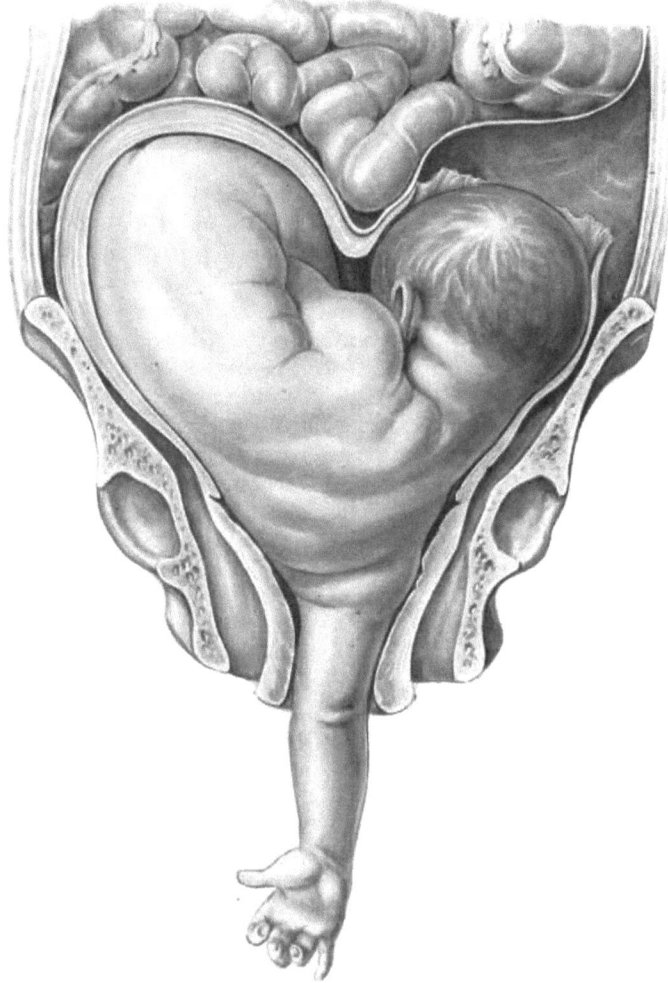

Abb. 483. Inkomplette Uterusruptur.

in denen die Operation während derselben Schwangerschaft vorgenommen worden war. Solche Geburten sind natürlich mit erhöhter Aufmerksamkeit zu beobachten; denn, abgesehen von einer Uterusruptur kann es hierbei auch zu einer *Narbendehiszenz* kommen. Letztere sahen wir in meinem früheren Material innerhalb von 15 Jahren 3mal (NAGY). In allen diesen Fällen waren die vorausgegangenen Kaiserschnitte mit einem fieberhaften Wochenbett verbunden und bei einer Patientin fanden wir bei der Operation eine in der Narbe sitzende Placenta praevia (NAGY). Vor kurzem sahen wir hier in Würzburg einen Fall, in dem eine Ruptur am Fundus uteri entstand, nachdem ein Kaiserschnitt (querer

Fundusschnitt), zwei manuelle Placentalösungen und eine operative Abortbeendigung vorausgegangen waren (NEUHAUS). In solchen Fällen dringt die Fruchtblase im Verlaufe der Geburt meist zwischen das auseinanderweichende Narbengewebe ein und drängt es vollends auseinander. Die Ursache ist also der auf die Gebärmutter wirkende hydraulische Druck, der sich nach allen Richtungen gleichmäßig ausbreitet, aber in der Richtung besser zur Geltung gelangt, in der die Uteruswand weniger elastisch ist. Diese Anomalie kommt eher dann vor, wenn eine Wunde in der Gebärmutter nicht glatt verheilt war. Nach den früher üblichen korporalen Kaiserschnitten ereigneten sich Uterusrupturen häufiger als nach Einführung der cervicalen Methode.

Ursache. Ursache einer Uterusruptur kann jeder Umstand sein, der den Geburtsverlauf in größerem Maße erschwert bzw. unmöglich macht. Hierher gehören z. B. das *enge Becken*, wodurch ein Mißverhältnis zwischen Beckeneingang und kindlichem Schädel entsteht, ein relativ zu *großer* und zu *harter Schädel* (z. B. Hydrocephalus) oder *regelwidrige Geburtsmechanismen* (z. B. LITZMANNsche Obliquität, Gesichtslage mit nach hinten gerichtetem Kinn, Stirnlage mit kreuzbeinwärts rotierter Leitstelle, eventuell auch eine Steißlage, bei der der Kopf an der Symphyse hängen bleibt, verschleppte Querlage). Weiter wären hier zu erwähnen: im kleinen Becken eingekeilte *Geschwülste* (s. S. 309), von früheren Geburten herrührende rigide *Narben*, welche die Scheide und besonders das Scheidengewölbe einengen oder zu einer Schrumpfung der Parametrien führen, ein *Hängebauch* stärkeren Grades, neuerdings auch besonders *falsche Anwendung von Wehenmitteln.* Schließlich kämen noch *forcierte geburtsbeendende Operationen* in Betracht, für die die Voraussetzungen nicht gegeben sind.

Eine Uterusruptur tritt gewöhnlich nicht unerwartet ein. Meist gehen ihr charakteristische Symptome voraus. Kommt die Ruptur in einer Narbe zustande oder handelt es sich um eine Muskeldehiszenz, so können diese Symptome allerdings teilweise oder ganz fehlen. Falls man überhaupt mit der Möglichkeit einer Uterusruptur rechnen muß, hat man den Verlauf der Geburt mit erhöhter Aufmerksamkeit zu verfolgen. Ganz anders ist die Situation, wenn bei einem bisher gesunden Uterus die Ruptur droht. In diesem Falle treten die klassischen Zeichen der drohenden Uterusruptur in Erscheinung. Diese muß man genau kennen, um im Bedarfsfalle rechtzeitig eingreifen und andererseits ruhiger und sicherer den Verlauf der Geburt beobachten zu können. Wer diese Anzeichen gut kennt und richtig bewertet, wird nicht überflüssigerweise eingreifen, weil er eine Ruptur befürchtet, ohne daß dafür wirklich ein Grund vorhanden wäre.

Die drohende Uterusruptur. Der untere (passive) Abschnitt der Gebärmutter dehnt sich stark aus, der Kontraktionsring steigt hoch, bis in die Nähe des Nabels oder darüber und ist in Gestalt einer schräg über den Leib verlaufenden Linie zu sehen. Allein dieses Symptom bedeutet aber nicht immer eine unmittelbare Gefahr; denn mitunter steht der Kontraktionsring auch bei normalen Geburten hoch. Auf jeden Fall muß man aber hierbei nach den übrigen Zeichen einer drohenden Uterusruptur suchen. Den Kontraktionsring erkennt man in der Regel schon durch einfache Inspektion, und zwar in Gestalt einer schräg über den Leib verlaufenden Kontur. Am besten gelingt das, wenn man den Bauch der Schwangeren etwas von der Seite her betrachtet. Der Grund für den schrägen Verlauf des Kontraktionsringes liegt nicht etwa in einer ungleichmäßigen Zusammenziehung der Muskulatur des Uteruskörpers oder in einer einseitigen Streckung des unteren Abschnittes der Gebärmutter, sondern in der physiologischen leichten Rechtsneigung des schwangeren Uterus. Dadurch gelangt die Abgangsstelle des linken Ligamentum rotundum etwas höher als die des rechten.

Der Kontraktionsring bildet die Grenze zwischen dem aktiven und passiven Abschnitt der Gebärmutter. Ist er hoch oder sogar über den Nabel hinaus gestiegen, so ersieht man daraus die beträchtliche Ausdehnung des passiven Abschnittes. In solchen Fällen findet man seine Wand nicht nur *verdünnt*, sondern infolge der Anspannung, auch *empfindlich*. Die lebhafte Schmerzäußerung beim Abtasten des vorliegenden Fruchtteiles ist also ganz typisch. Das untere Uterinsegment erscheint oft papierdünn ausgezogen (daß es wirklich so sein kann, ist bei cervicalen Kaiserschnitten oft zu sehen). Da die Abgangsstelle der *Ligamenta rotunda* hoch hinauf gelangt ist, dehnen sich diese Bänder stark und sind als *straff gespannte, empfindliche Stränge zu tasten*. Die bisher erwähnten Zeichen der drohenden Uterusruptur beruhen also eigentlich alle auf einer einzigen Regelwidrigkeit, nämlich auf der starken Ausdehnung des unteren Uterinsegmentes.

Bis das untere Uterinsegment so weit gedehnt ist, vergeht meist eine lange Zeit, so daß die Gebärende inzwischen *erschöpft* ist und ihr *Allgemeinzustand* sich verschlechtert hat. Der *Puls* wird *frequent*, die *Temperatur* steigt an und die Patientin klagt über *sehr heftige Schmerzen*. Dies ist leicht verständlich, wenn man bedenkt, welch große Anstrengungen der Uterus macht, um sich seines Inhaltes zu entledigen. Weil dies aber wegen des bestehenden Geburtshindernisses unmöglich ist, verstärkt sich die Wehentätigkeit andauernd und führt schließlich zu einer *Dauerkontraktion*. Der vorliegende Teil drückt bei drohender Ruptur außerordentlich stark auf den Beckeneingang und läßt sich von dort nicht mehr zurückschieben. Auch bei Querlage kann man die im Becken eingeklemmte Schulter nicht wegdrücken. Während dieser verzweifelten Anstrengung des Uterus wird die Gebärende selbst von *Todesangst* ergriffen; denn sie fühlt, wie gefährlich die Situation ist, in der sie sich befindet. Infolge der Erschöpfung wird ihr Blick starr, Mund, Lippen und Zähne werden trocken.

Die Verzögerung der Geburt, noch mehr aber die häufigen Wehen und die tonischen Kontraktionen der Gebärmutter ziehen auch die Frucht in Mitleidenschaft. Bei Schädellage besteht die Gefahr eines Hirndruckes. Eine weitere erhebliche Gefahr liegt in der Störung des Placentakreislaufes. Die Herztöne sind in der Regel schlecht. Wenn die Frucht nämlich bei den schweren Anstrengungen zur Überwindung des Geburtshindernisses abgestorben ist, hört man sie überhaupt nicht mehr.

Bei der inneren Untersuchung findet man die Fruchtblase schon längst gesprungen und den Muttermund eingeklemmt, stark ödematös und, infolge der Stauung von bläulich-roter Farbe. Am vorliegenden Teil fühlt man meist eine große Geburtsgeschwulst.

Bei drohender Uterusruptur muß die Geburt sofort beendet werden, und zwar *auf die für die Mutter schonendste Art*. Andernfalls führt man durch die geburtsbeendende Operation, welche die Ruptur verhindern sollte, diese selbst herbei. Zunächst narkotisiert man die Patientin oder verabreicht ihr wenigstens eine größere Dosis Morphium, damit die Heftigkeit der Wehen nachläßt. Selbstverständlich darf man die Operation nur in tiefer Narkose ausführen. Auf die Rettung des kindlichen Lebens muß man in diesem Falle verzichten. Gewöhnlich ist das Kind ohnedies nicht mehr lebensfähig; außerdem fehlen für geburtsbeendende Operationen, durch die man ein lebendes Kind erhalten könnte, die Voraussetzungen. Die Zange kann in der Regel *noch nicht*, die Wendung und die anschließende Extraktion *nicht mehr* ausgeführt werden. Der Kopf steht nämlich noch hoch und hat mit seinem größten Umfang die Verengerung noch nicht passiert. Wenden darf man nicht, weil die Frucht nicht mehr beweglich ist. Dem praktischen Arzt bleibt in solchen Fällen nichts übrig, als eine zerstückelnde Operation (Perforation, Dekapitation, Evisceration) vorzunehmen.

Wenn möglich, rufe er einen Facharzt hinzu. Bis dahin lindere er aber mit einer großen Dosis Morphium die Wehen.

In der Klinik kann in ganz besonderen Ausnahmefällen der Kaiserschnitt in Frage kommen. Meist ist aber auch hierfür der geeignete Zeitpunkt verstrichen, weil sich die Geburt sehr in die Länge gezogen hat und gewöhnlich Fieber besteht. Ist die Kreißende schon nahe an den Wechseljahren, so kann ausnahmsweise auch in einem infizierten Fall eine Schnittentbindung mit anschließender supravaginaler Amputation der Gebärmutter in Erwägung gezogen werden. Der gut ausgebildete Fachmann darf, falls kein Mißverhältnis vorliegt und der Kopf mit seinem größten Umfang schon im Beckeneingang oder tiefer steht, nach sehr reiflicher Überlegung noch eine Zangenoperation versuchen. Diese ist aber mit größter Vorsicht durchzuführen. Die Situation muß auf alle Fälle vorher genau erwogen werden.

Die *Vorbeugung* der Uterusruptur besteht nicht allein in der Erkennung der Zeichen einer drohenden Ruptur. Dann befindet sich nämlich die Mutter schon in sehr großer Gefahr und die Frucht ist meist, wenigstens außerhalb der Klinik, nicht mehr zu retten. Darum ist es äußerst wichtig, *in jedem Fall, in dem eine Ruptur auch nur im entferntesten möglich ist* (enges Becken, Lage-, Haltungs-, Einstellungsanomalien, Narben in der Gebärmutter, Hängebauch usw.), *die Geburt von Anfang an genauestens zu beobachten*. Dies ist nur möglich, wenn man auch schon die Schwangere einer regelmäßigen Kontrolle unterzieht. Trifft der praktische Arzt bereits während der Schwangerschaft oder zu Beginn der Geburt auf eine Regelwidrigkeit, die eine Uterusruptur zur Folge haben könnte, so weise er die Frau zum Zeitpunkt der Geburt in eine Klinik ein. Solche Geburten können nämlich nur dort richtig und unter der geringsten Gefährdung des kindlichen und mütterlichen Lebens geleitet werden. Zur Prophylaxe der Uterusruptur gehört auch eine richtige Indikationsstellung sowie eine **technisch gute und sorgfältige Ausführung** geburtshilflicher und gynäkologischer Operationen.

Nach Eintritt der Ruptur ändert sich das bisherige Bild vollkommen. Im Augenblick der Ruptur hat die Gebärende mitunter das Gefühl, als wäre etwas in ihr gerissen. Nachher wird sie ruhiger, aber nicht in einer für den Arzt beruhigenden Weise; denn gleichzeitig treten die Anzeichen eines schweren *Kollapses* auf. Der Puls wird noch frequenter, filiform, kaum fühlbar, die Patientin ist von kaltem Schweiß bedeckt und auffallend blaß. Beim Betasten des Leibes *fühlt man die kindlichen Teile*, die man bisher kaum, oder infolge der ständigen Kontraktion der Gebärmutter überhaupt nicht tasten konnte, *auf einmal gut* und zwar *unmittelbar unter den Bauchdecken*. Neben der Frucht, besonders wenn sie ganz oder größtenteils in die Bauchhöhle gelangt ist, palpiert man die kontrahierte Gebärmutter in Form eines runden, harten Knotens. Das gesamte Bild ist so charakteristisch, daß es nicht zu verkennen ist. Mit Eintritt der Ruptur schwindet die bis dahin so schmerzhafte Kontraktion des Uterus und auch die *Wehen hören meist auf*. Dies braucht aber *nicht immer* so zu sein. Die Gebärmutter hat die Eigenschaft, unter allen Umständen die Frucht ausstoßen zu wollen, auch wenn dies durch den Muttermund nicht möglich ist. Das Kind wird also durch die Rupturstelle in die Bauchhöhle gepreßt. Die Wehen können so lange fortbestehen, bis sich der größte Teil der Frucht außerhalb der Rupturstelle befindet. Allerdings sind sie nicht mehr so heftig wie zur Zeit der drohenden Ruptur. Wenn also allem Anschein nach eine Ruptur erfolgt ist, darf eine weiterhin anhaltende mäßige Wehentätigkeit den Arzt nicht irreführen; denn dadurch wird die Möglichkeit einer Ruptur nicht ausgeschlossen.

Außer den bisher erwähnten Symptomen ist noch die nach außen oder innen erfolgende *Blutung* charakteristisch. In letzterem Falle stehen die Zeichen einer inneren Blutung im Vordergrund. Der Blutverlust kann mitunter außerordentlich stark sein und innerhalb weniger Minuten den Tod der Gebärenden herbeiführen. Doch kommt dies glücklicherweise nur selten vor. Häufig treten Blasenbeschwerden (Anurie) auf, und der Harn ist mitunter blutig verfärbt. Eine Blutung muß jedoch nicht unbedingt vorhanden sein; sie kann z. B. bei Muskeldehiszenz genau so fehlen wie der heftige Schmerz. Kennzeichnend ist weiterhin, daß sich der Kopf (bzw. der *vorliegende Teil*), der sich schon tief im Becken befand und dessen Geburtsgeschwulst bei starker Konfiguration eventuell schon in der Schamspalte sichtbar war, *plötzlich in den Beckeneingang zurückzieht oder dort verbleibt*. In anderen Fällen sieht man den Kopf, der dem Beckeneingang schon fest aufgepreßt war, wieder gut beweglich werden. Der Grund für alle diese Erscheinungen liegt in dem Aufhören des nach abwärts gerichteten Wehendruckes, sobald die Ruptur erfolgt ist.

Die Uterusruptur, besonders die inkomplette, verursacht nicht immer alarmierende Symptome. Deshalb muß sich der Arzt *nach jeder geburtshilflichen Operation, die mit einer Uterusruptur verbunden sein könnte (Beckeneingangs- oder hohe Zange, Wendung auf den Fuß, Zerstückelung), durch innere Untersuchung davon überzeugen, ob eine solche Verletzung erfolgt ist oder nicht*. Aus diesem Grunde tastet man nach beendeter Operation mit dem Finger der in die Scheide eingeführten Hand den passiven Anteil der Gebärmutter und des Scheidengewölbes aus und überzeugt sich, ob sie tatsächlich unverletzt sind.

Wegen der weiter zu unternehmenden Schritte genügt es nicht, die Ruptur nur festzustellen, sondern es muß auch geklärt werden, ob das Peritoneum mit verletzt wurde (komplette Ruptur) oder nicht (inkomplette Ruptur). Dies läßt sich nur durch eine innere Untersuchung entscheiden, indem man mit dem Finger der untersuchenden Hand vorsichtig — um den vorhandenen Riß nicht noch zu vergrößern — in die Rupturstelle eingeht und sich davon zu überzeugen versucht, ob der Finger in die freie Bauchhöhle gelangt. Ist das Bauchfell durchrissen, so fühlt man unmittelbar die Därme. Ist dies nicht der Fall, so liegt zwischen dem Finger und den Därmen noch das Peritoneum. Die Entscheidung dieser Frage ist außerordentlich wichtig, weil das Schicksal der Kranken bei kompletter Ruptur ein ganz anderes ist als bei inkompletter. Im Augenblick hängt zwar in beiden Fällen alles von der Größe der Blutung ab, im weiteren Verlauf droht aber noch die Infektionsgefahr. Letztere ist bei kompletter Uterusruptur wesentlich größer, weil in diesem Falle das infizierte Fruchtwasser in die freie Bauchhöhle gelangen und eine Peritonitis hervorrufen kann. Demgegenüber ist bei inkompletter Ruptur, bei der sich der ganze Vorgang subperitoneal abspielt, die Gefahr einer Bauchfellentzündung viel geringer.

Behandlung. Die beste Behandlung der Uterusruptur besteht in der rechtzeitigen Vorbeugung. Wenigstens muß man die drohende Uterusruptur beizeiten erkennen und entsprechend behandeln.

Sobald die Ruptur erfolgt ist, besteht die erste und wesentlichste Aufgabe in der *Stillung der Blutung* und der *Schockbekämpfung*. Wichtig ist die Feststellung, wie stark die Blutung ist. Hauptsächlich bei inkompletter Ruptur blutet es erst dann stärker in Richtung der Scheide, also nach außen, wenn man bei der inneren Untersuchung den vorliegenden Teil zurückschiebt. Vorher kann dieser nämlich den Beckeneingang verschließen, so daß das Blut subperitoneal weiterdringt, mitunter sogar bis in die Nierengegend bzw. bei kompletter Ruptur in die freie Bauchhöhle gelangt. Falls auch Luft in das subperitoneale Bindegewebe einströmt, nachdem das Peritoneum durch die sich ausbreitende Blutung abgehoben worden ist, fühlt sich der Leib über der Leistengegend unter Umständen knisternd an.

Zur Blutstillung bzw. zur Versorgung der Uterusruptur kommen entweder *palliative Methoden* (Tamponade, Drainage) oder ein *operatives Vorgehen* in Betracht. Der unbedingte Vorzug des operativen Verfahrens liegt in der Möglichkeit, außer der Blutstillung auch die Versorgung der Verletzung selbst vornehmen zu können. Deswegen soll *im Prinzip jede Uterusruptur operiert werden*. Da jedoch hierzu im Privathaus kaum eine Möglichkeit vorhanden ist und ferner, auf Grund älterer Erfahrungen, besonders bei weniger schweren Fällen auch mit palliativen Mitteln ein Erfolg zu erzielen ist, müssen wir uns mit diesen ebenfalls beschäftigen, um so mehr, als dem praktischen Arzt außer dem Transport der Patientin in eine Klinik nur diese Verfahren zur Verfügung stehen.

Die Bewertung der verschiedenen Methoden war lange Zeit schwierig; denn das Material des einzelnen Geburtshelfers oder einer einzelnen Klinik ist meist zu klein, um zu diesem Problem Stellung nehmen zu können. Nach der Sammelstatistik von PETRÉN (1909), die 754 Fälle umfaßt, sind mit palliativen Mitteln nur 28%, durch operatives Vorgehen hingegen 47% der Mütter zu retten. Heutzutage hat man in nicht vernachlässigten Fällen noch günstigere Ergebnisse.

Unterschiede in der Behandlung der Uterusruptur ergeben sich auch daraus, ob bei der Stellung der Diagnose die Frucht schon geboren war oder nicht.

Ist die Frucht noch nicht geboren, so führt man am besten eine *Laparotomie* aus, bei der man das Kind entfernen und die verletzte Gebärmutter operativ versorgen kann.

Da diese Möglichkeit dem praktischen Arzt im Privathaus nicht zur Verfügung steht, ist es am zweckmäßigsten, wenn er eine Morphiuminjektion verabreicht und die Patientin in eine Klinik bringt. Zuvor soll er versuchen, den Allgemeinzustand zu bessern. Zur Bekämpfung des Schockes empfiehlt sich außer der Applikation von Kreislaufmitteln eine subcutane Infusion oder intravenöse Verabreichung von Traubenzucker. Die Infusion darf natürlich nicht zu groß sein, weil es sonst zu einer Erhöhung des Blutdruckes und zu einer Verstärkung der Blutung käme. Falls die Blutung zu stark ist, tamponiere der Praktiker die Scheide fest aus, lege einen Druckverband über den Leib und bringe eventuell ein Aortenkompressorium an. Ist der Blutverlust nicht sehr erheblich, so wird das Leben der Frau in der Klinik noch zu retten sein; besteht jedoch die Gefahr des Verblutens, so kann der Praktiker auch dann nicht zurecht kommen, wenn er mit palliativen Mitteln dagegen angeht.

In den äußerst seltenen Fällen, in denen eine Klinikeinweisung nicht möglich ist, wird also der praktische Arzt gezwungen, den Fall selbst zu versehen. Je nach der Situation kommt dann eine Perforation des vorliegenden Kopfes, bei Querlage eine Dekapitation oder Evisceration, eventuell auch eine Wendung auf den Fuß mit Extraktion und — falls nötig — eine Perforation des nachfolgenden Kopfes in Frage. Bei der Wendung auf den Fuß wende man möglichst auf beide Füße, damit nicht die gegen den Bauch emporgeschlagene Extremität dessen Umfang noch vergrößert und dadurch die Ruptur weiter verschlimmert. Man denke auch daran, die Placenta zu entfernen. Falls sie sich in der Bauchhöhle befindet, gelangt man längs der Nabelschnur zu ihr hin. Nach Entfernung der Frucht tamponiert man die Rupturstelle locker und die Gebärmutter sowie das Scheidengewölbe und die Scheide mit einem zweiten Gazestreifen fester aus. Auf den Bauch gibt man einen Druckverband. Falls die Blutung nicht erheblich ist, kann man in die Rupturstelle einen Gummidrain einführen. Der in den Riß gelegte Gazestreifen dient zur Ableitung des Wundsekretes und, im Falle eines kompletten Risses, der Verhütung eines Vorfalles von Bauchorganen sowie der Abkapselung der Bauchhöhle oberhalb des Tampons. Bei Uterusruptur entfernen wir den Tampon aus der Gebärmutter erst nach 24 Std und nicht, wie sonst, nach 6 Std. Den in den Riß gelegten Streifen beginnen wir nach 6—8 Tagen zu lockern und sukzessive zu entfernen. An seine Stelle legen wir dann eventuell einen Gummidrain.

Etwas einfacher gestaltet sich das Vorgehen, wenn sich die Uterusruptur erst *nach der Geburt des Kindes* herausstellt, was meist der Fall ist, wenn sie während einer geburtsbeendenden Operation *(violente Ruptur)* erfolgte. Im Zusammenhang damit sei hier noch einmal darauf aufmerksam gemacht, daß man sich nach jeder geburtshilflichen Operation, bei der eine Ruptur erfolgen kann (schwere Zangenoperation, Wendung auf den Fuß, schwere Extraktion, zerstückelnde Operation) stets durch Austastung des Scheidengewölbes und des passiven Uterusabschnittes davon zu überzeugen hat, ob nicht eine Ruptur erfolgt ist und, falls es zu einer solchen gekommen sein sollte, ob sie komplett oder inkomplett ist.

Eine komplette Uterusruptur muß in der Klinik operativ versorgt werden. Bei inkompletter Ruptur ist mit Rücksicht auf die Gefahr einer Nachblutung eine Laparotomie ebenfalls das Beste. Der praktische Arzt hat zwei Möglichkeiten: Einlieferung in eine Klinik, die heutzutage fast überall durchführbar ist oder palliative Behandlung, diese aber nur im Falle der Unmöglichkeit einer Einlieferung. Die palliative Behandlung besteht, wie erwähnt, in Tamponade und Druckverband.

In einem *ganz besonders günstigen* Falle von inkompletter Uterusruptur (keine oder nur schwache Blutung) kommt auch in der Klinik ausnahmsweise das palliative Verfahren zur Anwendung, und zwar deshalb, weil eine Laparotomie selbst auch mit einer Gefahr verbunden ist. Außerdem heilen solche Fälle mitunter recht schnell. Wir sahen eine Patientin, bei der zwei Wochen nach der Ruptur die Öffnung auf etwa Kleinfingerbreite zusammengeschrumpft war. Der praktische Arzt vermag im Privathaus leider auch bei starker Blutung nichts anderes zu unternehmen, er kann höchstens die Aorta abdominalis komprimieren und versuchen, die Frau in eine Klinik zu bringen.

Bei Uterusruptur ist die *Bluttransfusion* zur Bekämpfung der Anämie und des Schocks *von ganz besonderer Bedeutung.* Zweckmäßigerweise führt man sie im Bedarfsfalle schon vor oder während der Operation und im Anschluß daran sogar wiederholt aus.

Die Operation läßt sich ausnahmsweise vaginal vornehmen, obzwar die Laparotomie im allgemeinen das bessere Verfahren darstellt. Der Vorteil des vaginalen Vorgehens liegt in dem kleineren Operationsschock, der Nachteil in der Schwierigkeit der Blutstillung, die sogar unmöglich sein kann, wenn sich das verletzte Gefäß in das Parametrium zurückgezogen hat. Die sog. Bauchhöhlentoilette ist bei vaginalem Operieren ebenfalls weniger vollkommen durchführbar als bei abdominalem, d. h. man kann den während der langen Geburtsdauer verunreinigten Gebärmutterinhalt weniger gut aus der Bauchhöhle entfernen und ein eventuell in Frage kommendes Desinfektionsmittel schlechter einbringen. *Deshalb geben wir fast immer der abdominalen Methode den Vorzug.* Hierbei läßt sich der Riß in der Gebärmutter unter Umständen auch nähen; doch scheint es, wenn er größer ist, ratsamer, den Uterus zu amputieren oder zu exstirpieren. Welches von beiden Verfahren ausgeführt werden soll, wird durch die jeweiligen Umstände (Lokalisation des Risses, Allgemeinzustand der Patientin, Grad der Infektion) bestimmt. Das Schicksal der Patientin ist in erster Linie von der Infektiosität des in die Bauchhöhle gelangten Uterusinhaltes abhängig, falls sie sich nicht vorher verblutet. Handelt es sich um eine massive Infektion mit virulenten Erregern, so geht die Frau meistens auch nach einer operativen Lösung zugrunde. Im allgemeinen ist es jedoch das Zweckmäßigste zu operieren, weil man dadurch bessere Wundverhältnisse schafft.

Akute Anämie und Schock.

Sobald der Arzt eine mit der Geburt zusammenhängende schwere Blutung gestillt hat, darf er seine Aufgabe noch nicht als beendet betrachten, weil er noch die akute Anämie behandeln muß. In früherer Zeit war man allgemein der Auffassung, man solle solange nichts zum Ersatz des verlorenen Blutes bzw. der Flüssigkeit unternehmen, als die Blutung nicht zum Stillstand gekommen sei. Heute ist dieser Standpunkt überholt und bei *großem Blutverlust sorgt man schon vor oder während der Operation für Ersatz des verlorenen Blutes.*

Die Behandlung der Anämie richtet sich nach der Schwere des Zustandes der Patientin. *Die Menge des verlorenen Blutes ist dabei nicht immer das Entscheidende, weil nicht jede Frau gegen einen Blutverlust gleich empfindlich ist.* Von dem sehr wirksamen Verfahren der Bluttransfusion darf man sich auch nicht zurückhalten lassen, wenn der Zustand der Patientin vielleicht gar nicht wegen des Blutverlustes, sondern wegen des Schocks so schlecht ist; *denn auch hierfür stellt die Bluttransfusion die erfolgreichste Therapie dar.* Eine akute Anämie von einem Schock zu unterscheiden, ist übrigens gar nicht so leicht. In beiden Fällen ist die Patientin blaß, von kaltem Schweiß bedeckt, atmet schnell und der Puls ist kaum fühlbar. Der deutlichste Unterschied besteht vielleicht in der bei einer Anämie auftretenden Todesangst, die bei einem Schock fehlt. Bei schweren Zirkulationsstörungen sind die Nägel mehr cyanotisch, bei erheblicher Anämie dagegen blaß. Die beiden Krankheitsbilder können deshalb leicht miteinander verwechselt werden, weil die Patientin im Schock ebenfalls viel Blut aus dem Kreislauf verliert. Dieses ergießt sich zwar weder nach außen noch nach innen in die Gebärmutter, sondern es versackt in den Capillaren des Splanchnicusgebietes. Das dort befindliche Blut fällt für die Zirkulation aus, das Herz läuft leer, und der Blutdruck sinkt wie bei einer akuten Anämie rapid ab.

Der Grund für das erschreckende Bild, das eine Schockpatientin bietet, ist nicht ganz geklärt. In gewissen Fällen ist er allerdings nachweisbar. Am wahrscheinlichsten hängt er mit der Wirkung histaminartiger Stoffe zusammen, die durch die Gewebsverletzung frei werden. Daß ein Schock auch durch ein Trauma ausgelöst werden kann, ersieht man z. B. aus dem GOLTZschen Klopfversuch an Fröschen. In diesem Sinne könnte ja auch ein Schock durch eine forcierte CREDÉsche Expression oder eine Inversio uteri zustande kommen. Die Bedeutung histaminartiger Stoffe für die Entstehung des Schocks ist bei operativen Geburten wegen der Nebenverletzungen leicht verständlich. Zum mindesten stellen diese Überlegungen einen Versuch dar, das Zustandekommen eines Schocks zu erklären. Schwieriger liegen die Verhältnisse bei Spontangeburten, bei denen keinerlei Nebenverletzungen erfolgt sind. Aber auch da können natürlich subcutane Verletzungen in den tieferen Schichten bestehen. Man denke nur an Verletzungen des Levator in der Nähe der absteigenden Äste des Os pubis, die nur schwer festzustellen sind. Genau so kann eine von außen nicht wahrnehmbare Verletzung im Diaphragma urogenitale sitzen. Dies zeigen Fälle ohne nachweisbare Gewebsverletzungen, bei denen trotzdem die 6 Wochen nach der Geburt stattfindende Nachuntersuchung eine klaffende Scheide, eine vollständig lose und defekte Muskulatur des Beckenbodens und manchmal sogar eine Cystocele zeigt. Zweifellos bleibt aber *der Geburts- oder Operationsschock in den meisten Fällen nicht so rätselhaft, falls es nach einem Exitus letalis zur Sektion kommt.* Sehr oft beobachtet man dann organische Veränderungen: eine Herzerkrankung, eine latente Toxikose oder eine fettig degenerierte Leber, die mit der meist gleichzeitig nachweisbaren akuten Anämie zusammen die Todesursache bilden.

Behandlung. Ob es sich um eine akute Anämie, einen Schock oder Kollaps handelt, praktisch *wichtig* ist in jedem Fall, *mit der Unterscheidung der verschiedenen Krankheitsbilder keine Zeit zu verlieren;* denn die Therapie ist in allen diesen Fällen ungefähr die gleiche. Sowohl bei der akuten Anämie als auch beim Schock ist die zirkulierende Blutmenge gering. In dem einen Fall ist das Blut aus den Gefäßen abgeflossen, im anderen stagniert es im Splanchnicusgebiet. Man bemüht sich also, den *Blutdruck* mit entsprechenden Medikamenten (Cardiazol, Ephetonin, Sympatol usw.) zu *heben* und die *Patientin* mit einer Wärmflasche oder einem Thermophor *gut warm zu halten.*

Die nächste Aufgabe besteht *im Ersetzen der verlorenen Flüssigkeit.* Dies erreicht man oft schon durch eine *Autotransfusion.* Zu diesem Zweck wickelt man die Beine mit straff sitzenden Bindentouren, an den Fußsohlen beginnend, bis oben. Dadurch gelangt die zur Verfügung stehende Blutmenge aus den Extremitäten in die lebenswichtigen Organe (Herz, Hirn). Demselben Ziele dient die Lagerung der Patientin auf eine schiefe Ebene. Man stellt unter das Fußende des Bettes einen Schemel, damit der Kopf tiefer als das Becken zu liegen kommt.

In schweren Fällen muß man die verlorene *Flüssigkeit von außen ersetzen.* Früher gab man gewöhnlich Kochsalz in Form subcutaner Infusionen. Wir verabreichen gewöhnlich LOCKEsche Lösung:

Na. chloratum 9,0 g, Na. hydrocarbonicum 0,30 g, Ca. chloratum ($2 H_2O$) 0,30 g, K. chloratum 0,42 g, Aqua dest. ad 1000,0 g.

Neuerdings gibt man vor allem bei Toxikosen Traubenzucker statt Kochsalz und erzielt damit erfahrungsgemäß auf Herz und Leber eine ausgezeichnete Wirkung. Je nach dem Blutverlust verabfolgt man den Zucker in mehr oder weniger konzentrierter Lösung (von einer 40%igen oder 25%igen hypertonischen Lösung 20—100 cm^3 intravenös oder von einer 4,8%igen physiologischen [isotonischen] Lösung sogar einige Liter subcutan). Die geringen Konzentrationen eignen sich auch für Dauerinfusionen, bei denen man durch eine in die Armvene eingebundene Kanüle die physiologische Zuckerlösung langsam einfließen läßt. Die Schnelligkeit des Einfließens wird durch eine Tropfvorrichtung geregelt, die zwischen Kanüle und Lösungsbehälter geschaltet ist. Die so verabreichte Zuckerlösung wird vom Organismus am besten verarbeitet, wenn stündlich pro Kilogramm Körpergewicht 0,8 g Zucker verabreicht werden. Eine Frau mit Durchschnittsgewicht erhält also innerhalb von 30 min ungefähr 25 g Zucker. Von der 4,8%igen Lösung lassen wir maximal 15 cm^3 pro Minute einfließen. Bei dauernder Verabfolgung wird man aber nach der ersten Stunde zweckmäßigerweise nicht mehr als 60—75 Tropfen pro Minute (4—5 cm^3) geben. Eventuell erforderliche Injektionen können bei einer Dauertropfinfusion durch Einspritzen des Medikamentes in den Ansatzschlauch zugeführt werden.

Bezüglich der Zuckerverabreichung bestehen gewisse Zweifel theoretischer Natur. So wäre eine paradoxe Hypoglykämie infolge einer Pankreasüberreizung durch den zugeführten Zucker denkbar (THALHIMER). Vor allem bei einem Schock wendet man lieber viscösere Lösungen an (Plasma, Periston usw.).

Der wirksamste Ersatz für das verlorene Blut ist die *Bluttransfusion,* die möglichst direkt ausgeführt werden kann. Die Beschreibung der Methode gehört nicht hierher. An dieser Stelle möchten wir nur noch einmal empfehlen, mit diesem segensreichen Verfahren nicht zu sparsam zu sein. Man transfundiere nicht erst dann, wenn eine hochgradige Anämie ein Verbluten befürchten läßt, sondern schon viel früher. *Der Zweck ist ja nicht nur die Beseitigung der augenblicklichen Lebensgefahr, sondern auch die Erhöhung der Widerstandskraft sowie die schnellere Genesung im Wochenbett.*

Auf Grund der neueren Erkenntnisse bezüglich des Rh-Faktors, dessen pathologische Bedeutung sich nicht nur auf die augenblickliche, sondern auch auf spätere Schwangerschaften erstreckt (Erythroblastosen), empfiehlt es sich, nur nach Vornahme der entsprechenden Reaktionen zu transfundieren.

XII. Regelwidrigkeiten im Wochenbett.

Blutungen im Wochenbett.

Die Wochenbettblutungen kann man in zwei Gruppen unterteilen, in die sog. *frühen Wochenbettblutungen*, die kurz nach Geburt der Placenta, also unmittelbar nach der Geburt oder in den ersten Tagen danach einsetzen und in die *späten Wochenbettblutungen*, die längere Zeit nach der Geburt der Placenta, also erst nach mehreren Tagen, eventuell nach Wochen auftreten. Erstere wurden bereits bei Besprechung der Blutungen in der Placentarperiode erwähnt.

Die *späten Wochenbettblutungen* äußern sich entweder in langdauernden, ständigen, aber geringfügigen oder am Ende der ersten Woche des Wochenbettes, eventuell noch später, in unerwartet einsetzenden starken Blutungen. Mitunter sind jedoch beide Arten kombiniert, und es folgt nach einer anfänglich geringfügigen Blutung eine stärkere. Der Grund für eine sich lang hinziehende schwache Blutung liegt gewöhnlich in einer *Subinvolutio uteri*, die vielerlei Ursachen haben kann. Hierher gehören: entzündliche Hyperämie, auf pathologischen Lageveränderungen beruhende Blutstauungen, alle Umstände, die während der Schwangerschaft eine hochgradige Ausweitung der Gebärmutter verursachen, ferner in der **Uteruswand** sitzende Myome. Außerdem kommt eine Subinvolution vor, wenn **die Wöchnerin** nicht stillt und der Reiz, den das Stillen auf die Gebärmutter **ausübt**, fehlt. Nach Regelwidrigkeiten des Placentasitzes (Placenta praevia) sind Blutungen häufiger, weil sich das untere Uterinsegment nicht entsprechend kontrahiert.

Therapeutisch kommen bei allen diesen Blutungen Uterotonica in Frage. Wenn eine länger dauernde Blutung durch eine Retroflexio uteri verursacht ist, richtet man, falls seit der Geburt mindestens 2—3 Wochen vergangen sind und in der Umgebung des Uterus keine Empfindlichkeit besteht, die Gebärmutter auf, bringt sie in normale Lage (Anteflexio) und unterstützt sie mit einem entsprechenden Ring (Pessar).

Viel ernster sind jene späten Wochenbettblutungen zu beurteilen, die sofort stark auftreten und am häufigsten durch zurückgebliebene Placentareste hervorgerufen werden. Es können aber auch andere Ursachen, wie *Deciduapolypen*, *Sklerose der Gefäße*, *Phlebectasia uteri* und in ganz seltenen Fällen eine *Blutungsbereitschaft* (essentielle Thrombopenie, Hypoprothrombinämie) in Frage kommen. Ausnahmsweise tritt auch einmal eine Nachblutung aus einer schweren Geburtsverletzung auf, die nach der Geburt gestillt wurde. In anderen Fällen, in denen eine Atonie, bei der bekanntlich die Stillung der von der Placentastelle stammenden Blutung großenteils durch Thrombenbildung geschieht, vorausgegangen war, wird ein schon in Organisation befindlicher *Thrombus* durch plötzliche *Steigerung des intraabdominalen Druckes* (Niesen, Husten usw.) abgelöst.

Von allen diesen Möglichkeiten ist das *Zurückbleiben von Placentaresten*, seiner relativen Häufigkeit wegen, die wichtigste. Ein zurückgebliebener Placentarest wird früher oder später von Blutgerinnseln überzogen, und es entsteht ein Placentapolyp. Ein solcher verursacht oft erst Wochen nach der Geburt unter

Umständen heftige Blutungen infolge teilweiser Lösung. Noch häufiger aber sieht man, besonders nach Fehlgeburten, daß die zum erstenmal zurückkehrende Menstruation sehr stark ist und nicht aufhören will.

Um die Gefahr des Zurückbleibens von Placentaresten zu vermeiden, ist es sehr wichtig, die ausgestoßene Placenta auf ihre Vollständigkeit hin zu untersuchen. Da der zurückgebliebene Placentarest einen ausgezeichneten Nährboden für die in die Gebärmutter gelangenden Keime darstellt, beginnt der Verlauf oft mit hohem Fieber. Bei einem charakteristischen Krankheitsbild sieht man *nach geringen Temperatursteigerungen im Wochenbett und einem andauernden blutigen Ausfluß plötzlich heftige Blutungen in Begleitung von hohem Fieber, eventuell von Schüttelfrösten auftreten.* Bei der Untersuchung findet man den Uterus gewöhnlich größer als es der Zeit des Wochenbettes entsprechen würde und den Muttermund noch geöffnet. Zunächst könnte es am zweckmäßigsten scheinen, die Gebärmutter sofort auszuräumen. Das ist jedoch, besonders wenn die Umgebung des Uterus empfindlich ist, oder wenn sich darin eine entzündliche Veränderung tasten läßt, unbedingt zu vermeiden. Selbst wenn kein Fieber besteht, ist *ein intrauteriner Eingriff sehr gefährlich,* weil in dem zurückgebliebenen Placentagewebe auch eitererregende Keime vorhanden sein können. Deshalb sucht man am besten einen Spontanabgang des die Blutung verursachenden Placentarestes zu erreichen. Zur Beschleunigung dieses Vorganges verabreicht man Uterotonica und tamponiert, hauptsächlich wenn die Blutung stärker ist, die Cervix und das Scheidengewölbe fest aus. (Gegen eine eventuell vorhandene Infektion gibt man Sulfonamide oder Penicillin.) Mit Hilfe der genannten Methode stillt man die Blutung zum Teil unmittelbar und zum Teil durch Erzeugung von Uteruskontraktionen. Falls die Blutung stärker ist und die Kranke Zeichen einer Anämie aufweist, sollte man eine Bluttransfusion durchführen. Bis zu einem gewissen Grade erreicht man damit ebenfalls eine Blutstillung. Das Hauptziel ist jedoch, die Widerstandskraft des Organismus zu steigern, da bekanntlich eine anämische Patientin einer Infektion viel leichter zum Opfer fällt.

Wenn die Kranke fieberfrei ist, und besonders wenn sich durch eine Sekretuntersuchung keine virulenten (RUGE-PHILIPP) eitererregenden Keime in der Gebärmutter nachweisen lassen, kann ebenso wie bei einem Deciduapolypen nach entsprechender Dilatation der Cervix die digitale Entfernung eines zurückgebliebenen Placentarestes in Frage kommen; eine instrumentelle Entfernung ist wegen der Perforationsgefahr gefährlicher. In infizierten Fällen soll man möglichst konservativ-expektativ vorgehen, weil eine Ausräumung zu einer tödlichen Sepsis führen kann.

In seltenen Fällen können im Wochenbett nach *Rißverletzung* während der Geburt auch *Nachblutungen* aus dem Gebiet der A. uterina entstehen, die nach Feststellung der Blutungsquelle versorgt werden müssen. Dies ist aber in dem granulierenden Wundgebiet nicht immer möglich, so daß man oft gezwungen ist, sich mit einer Tamponade zu begnügen. Läßt sich eine allerdings äußerst selten auftretende arterielle Blutung im Bereich der Cervix in keiner Weise stillen, so kommt als Ultimum refugium eventuell eine Uterusexstirpation in Frage, wozu man auch einmal bei einem *traumatischen Aneurysma* des Ramus cervicalis der A. uterina gezwungen wird.

Ein solches Aneurysma entsteht, wenn sich das verletzte Uteringefäß zurückzieht und deshalb nicht exakt versorgt werden kann. Hinter der eingeführten Tamponade drängt das strömende Blut das benachbarte Gewebe beiseite, wodurch ein blutgefüllter Hohlraum entsteht, in den die eröffnete Arterie hineinreicht. Die Gewebshöhle wird dann mit Thrombenmassen ausgekleidet; im Innern des Aneurysma besteht weiterhin eine Blutströmung, die durch die seitlich verletzte Arterie oder einen ihrer Äste einen Abfluß haben kann. Besteht dazu noch eine Blutdrucksteigerung, so kommt es unter Umständen zu lebensgefährlichen Nachblutungen.

Ein Gebärmuttercarcinom kommt im Wochenbett nur sehr selten vor. Sobald die Diagnose gestellt ist, führt man, wenn noch eine Möglichkeit dazu besteht, eine Radikaloperation durch.

In seltenen Fällen kann eine Wochenbettblutung durch ein *submuköses Myom* bedingt sein. Dieses wird manchmal unter wehenartigen Schmerzen ausgestoßen, bisweilen muß es operativ entfernt werden.

Die Luftembolie.

Glücklicherweise gehört der tragische Tod einer Frau während der Geburt oder unmittelbar danach an einer Luftembolie zu den größten Seltenheiten. Damit eine Luftembolie entstehen kann, muß Luft unter gesteigertem Druck in eine eröffnete Vene eindringen. Die Voraussetzungen hierfür sind während der Geburt am ersten dann gegeben, wenn sich die Placenta schon zum Teil abgelöst hat, d. h. also sowohl bei vorzeitiger Lösung der richtig sitzenden Placenta als auch bei Placenta praevia. Der erhöhte Druck der Luft wird durch Uteruskontraktionen erzeugt; das Eindringen erfolgt meist im Zusammenhang mit einer Operation. In der Nachgeburtsperiode, also nach Geburt der Placenta, ist eine Luftembolie noch seltener, weil dann der gesteigerte Luftdruck gewöhnlich fehlt und der sich kontrahierende Uterus die in der Muskelwand verlaufenden Venen komprimiert. Begünstigt wird eine Drucksteigerung durch Knie-Ellenbogenlage oder Beckenhochlagerung der Gebärenden und in gewissem Maße auch durch Seitenlagerung. In allen Fällen, in denen die Geburt in Seitenlagerung geleitet wird (SIMS), ist es empfehlenswert, auf den Uterus durch die schlaffe Bauchwand hindurch mit der Hand einen Druck auszuüben, wenn sich die Gebärende wieder auf den Rücken legt. Eine weitere Möglichkeit bieten Scheiden- und noch mehr Uterusspülungen. Dabei darf man das Spülrohr nicht in die Gebärmutterhöhle und auch nicht in die Scheide einführen, solange sich in dem Verlängerungsschlauch noch Luftblasen befinden.

Sobald eine Luftembolie eingetreten ist, wird es der Gebärenden plötzlich übel, sie erblaßt, atmet schwer, kalter Schweiß bricht aus, ihre Gesichtsfarbe wird etwas bläulich, sie verliert das Bewußtsein, und der Puls wird frequent, unregelmäßig und leicht unterdrückbar. Der praktische Arzt soll in einem solchen Falle die Patientin auf eine steil geneigte Ebene legen, so daß sich der Kopf tiefer befindet. Dies bezweckt, die im Herzen vorhandene Luft in die Kammerspitze gelangen zu lassen. Wenn die Luftblase nicht groß ist, verlegt sie auf diese Weise dem Blut nicht den Weg und dieses kann aus der Herzkammer in die A. pulmonalis gelangen. Mehr Erfolg ist von der Punktion der rechten Herzkammer zu erwarten. Wenn es gelingt, die in der Kammer befindliche Luft abzusaugen, ist sie dem Blutstrom nicht mehr im Wege, und das Leben der Patientin kann gerettet werden.

Die Mastitis puerperalis.

Durch das Stillen, besonders wenn es nicht in der richtigen Weise geschieht, werden die Brustwarzen stark beansprucht und eventuell sogar verletzt. Je besser sich die Brustwarze heraushebt und in je größerem Umkreis das Neugeborene den Warzenhof (Areola mammae) beim Saugen in den Mund nimmt, desto weniger droht eine Verletzung der die Warze bedeckenden Haut. Außerdem hängt auch viel von der Konstitution der Frau ab. Erfahrungsgemäß neigen weißhäutige, blonde und besonders rothaarige Frauen, deren Warzen durchschnittlich weniger pigmentiert sind, mehr zu Verletzungen der Brustwarzen (Rhagaden). Das

Ausmaß dieser Rhagaden kann sehr verschieden sein. Gesellt sich dazu noch eine Infektion, können sie tiefer werden, ja sogar die ganze Brustwarze wallartig umgeben und das Stillen unmöglich machen.

Die *Behandlung* geschieht am besten durch Verhütung der Rhagaden (siehe Diätetik des Wochenbettes). Hat sich das Übel aber erst entwickelt, so ist es ratsam, nach dem Stillen in 2%iger Carbollösung getränkte Gazestückchen auf die Brustwarzen zu legen, wodurch man eine desinfizierende und schmerzstillende Wirkung erzielt. Vor dem nächsten Anlegen des Kindes muß natürlich die Brustwarze abgewaschen werden. Dies geschieht am einfachsten mit Borwasser. Bei hartnäckigen Rhagaden kann eine Ätzung mit dem Argentumstift in Frage kommen. Von mancher Seite werden auch verschiedene desinfizierende und schmerzstillende Salben empfohlen. Eine gute Wirkung beobachteten wir bei der Verwendung A-vitaminhaltiger Salben. Wenn die Rhagaden nicht sehr groß sind, darf das Stillen fortgesetzt werden. Bei größeren Rissen ist es zweckmäßig, je ein Stillen auszulassen. Dabei soll man aber nicht vergessen, die Brust mit einer Milchpumpe zu entleeren, sonst kann eine Milchstauung das Übel neuerdings vergrößern. Auch die Verwendung von Warzenhütchen ist in Betracht zu ziehen.

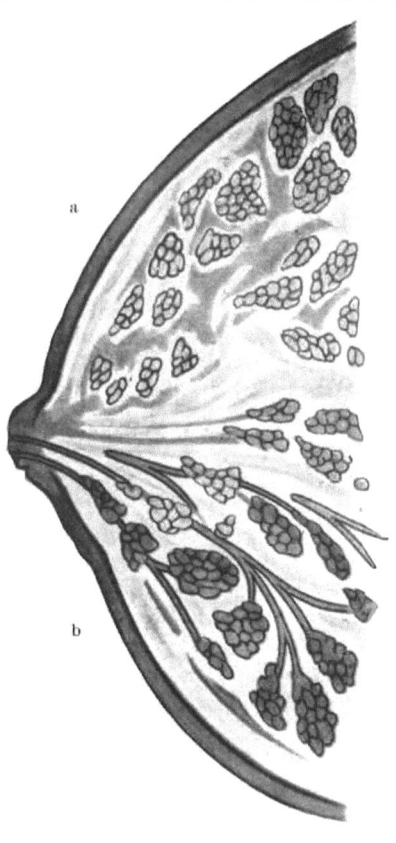

Abb. 484 a u. b. Infektionsweg: a durch die Lymphbahnen, b durch die Milchgänge.

Durch Infektion einer Warzenverletzung kann eine Brustdrüsenentzündung (Mastitis) entstehen. Die Infektion verbreitet sich durch die *Lymphgefäße* oder durch die *Milchgänge* (Abb. 484). Dementsprechend erkranken entweder das Zwischendrüsengewebe der Brust (Mastitis interstitialis) oder die Drüsengänge selbst (Mastitis parenchymatosa). In manchen Fällen beschränkt sich allerdings die Entzündung auf die Umgebung des Warzenhofes und führt nach Einschmelzung zu einem *subareolären Absceß*. Bei schwerer interstitieller Mastitis kann sich die Phlegmone auch unter das Mammagewebe verbreiten und, falls eine Einschmelzung erfolgt, einen *retromammären Absceß* erzeugen.

Das erste Zeichen einer Mastitis ist gewöhnlich hohes Fieber. Man muß sich also in allen Fällen, in denen bei einer Wöchnerin hohe Temperaturen zur Beobachtung kommen, überzeugen, ob der Grund nicht in einer beginnenden Mastitis liegt. Es ist ganz merkwürdig, wie hohes Fieber selbst eine geringfügige entzündliche Erkrankung des Mammagewebes, ja schon eine infektionsfreie Stauungsmastitis mit sich bringt.

Wenn man die erkrankte Brust näher betrachtet, findet man dort gewöhnlich schon früh eine leichte Rötung der Haut, meist auf dem äußeren oberen oder unteren Quadranten der Mamma. Bei fortgeschrittener Erkrankung fühlt man beim Abtasten auch eine Infiltration. Nach eitriger Einschmelzung einer circumscripten Infiltration läßt sich durch sorgfältige Untersuchung in der infiltrierten Stelle eine Fluktuation nachweisen. Begreiflicherweise ist die erkrankte Brust zumeist etwas größer als die gesunde. In der überwiegenden Zahl der Fälle gelingt es, eine beginnende Mastitis zu coupieren. Eine gute Wirkung sieht man dabei von *Umschlägen* auf die Brust. Wir verwenden jedoch lieber einen *Eisbeutel*, da unserer Erfahrung nach Umschläge die Milchsekretion ungünstig beeinflussen können. Ausgezeichnet bewährt hat sich die schon seit langem gebräuchliche künstliche Stauung mittels der BIERschen *Glocke*. Diese muß aber so groß sein, daß sie die erkrankte Brust eben aufnehmen kann. Um einen luftdichten Abschluß und festes Haften an der Haut zu erreichen, fettet man den unnunteren Rand der Glocke mit Vaseline ein. Neuerdings konnten wir auch nach *Röntgenbestrahlungen* ausgezeichnete Erfolge beobachten. Im allgemeinen pflegen wir die auch sonst bei Entzündungen übliche Strahlendosis von etwa 110—150 r zu geben. Nötigenfalls, wenn sich die Erkrankung nicht bessert, wiederholt man die Behandlung mit 50—60% der angegebenen Dosis innerhalb von 48 Std. Kommt die Kranke in den ersten 24 Std in Behandlung, geht die Entzündung unter der Einwirkung der Bestrahlung in den meisten Fällen (95%) zurück. Aber auch bei später erfolgender Röntgenbestrahlung sieht man eine Verkürzung des Krankheitsverlaufes, weil die eitrige Einschmelzung begünstigt wird (WINTZ, GOEDEL, WIESER, KOROMPAI usw.). Manche Autoren sahen gute Erfolge durch die Behandlung mit Quarzlicht und Solluxlampe. Wie bei jeder Entzündung kann auch hier eine Injektion von *Eigenblut* günstig wirken. Von innerlich zu verabreichenden Mitteln kommen Sulfonamide und Penicillin in Frage.

Sobald die infizierte Stelle eitrig einschmilzt, hat eine weitere konservative Behandlung keinen Sinn mehr und der Absceß muß operativ freigelegt werden. Man wird aber, solange noch keine Einschmelzung erfolgt ist, besser mit der Eröffnung zuwarten. Die Incision muß immer in radiärer Richtung erfolgen, um die Milchgänge nicht zu verletzen. Nach dem Einschnitt dringt man mit dem Finger in das Mammagewebe ein und eröffnet stumpf auch eventuell verborgene Absceßhöhlen. Bei fortgeschrittenem Verlauf ist es unter Umständen ratsam, eine Gegenincision anzulegen, durch die man den auch sonst gebräuchlichen Gummidrain herausführen kann. Nach der Eröffnung legt man einen feuchten Dunstverband auf die Brust. Den Drain läßt man solange liegen, als die Eiterabsonderung anhält. Eine zu frühe Entfernung des Drainrohres ist schädlich und führt zu erneuter Eiteransammlung. Ebenso nachteilig ist eine zu späte Entfernung, weil es dadurch zu Bildung von Milchfisteln kommen kann. In ganz schweren Mastitisfällen ist bisweilen die ganze Brust voller Abscesse, und man wird ausnahmsweise sogar zur Amputation der Brust gezwungen. Meist erlebt man auch nach diesem Eingriff eine allgemeine Sepsis, der die Kranke zum Opfer fällt. Glücklicherweise kommen so schwere Erkrankungen außergewöhnlich selten vor.

Über die Frage, ob eine Frau mit Mastitis ihr Kind weiterstillen soll oder nicht, gehen die Meinungen auseinander. Nach unserer Ansicht kann bei beginnender Mastitis das Stillen nur vorteilhaft sein; denn es verhindert eine Milchstauung. Sobald sich aber ein Absceß gebildet hat, sollte man damit doch aufhören; andernfalls können eiterbildende Keime auch die Frucht infizieren.

Das Puerperalfieber.

Die Frage des Kindbettfiebers ist vielleicht ebenso alt wie die Menschheit selbst. Es kam nachweislich schon in den ältesten Zeiten vor. In den Schriften von HIPPOKRATES, ARISTOTELES und GALENUS können wir bereits von dieser Erkrankung lesen, die damals allerdings anders aufgefaßt wurde als heute.

HIPPOKRATES z. B. führte sie auf Verhaltung der Lochien zurück und verfolgte damit in gewissem Maße richtige Spuren. Nach einer uralten Aufzeichnung, der Ajur Veda (1000 v. Chr.), sonderte man die Schwangeren und Gebärenden ab, räucherte die Vulva mit aromatischen Kräutern und wusch die Wöchnerin in Flußwasser, strebte also eine besondere Reinlichkeit an. Wilde Völker waschen noch heute das Genitale der Wöchnerinnen mit aus Bananen hergestelltem Wein.

Die Häufigkeit des Kindbettfiebers war im Laufe der Zeit verschieden. Eine größere Bedeutung erlangte diese Erkrankung erst mit der Errichtung von Gebäranstalten. Hier verbreitete sich das Kindbettfieber oft epidemieartig wie das Wundfieber auf den chirurgischen Abteilungen, weil in den Spitälern die Übertragung von einer Kranken auf die andere leichter erfolgen konnte. So war schon in der Mitte des 17. Jahrhunderts (1652—1655) eine große Seuche in der Leipziger Klinik (HERRIEUX), im Jahre 1660 im Pariser Hôtel Dieu. Diese wurde von MAURICEAU beschrieben. Nach seinem Bericht starben damals durch Monate hindurch zwei Drittel der Gebärenden an Kindbettfieber. Im 18. Jahrhundert stieg ebenfalls die Zahl der Kindbettfieberfälle zeitweise epidemisch an, so 1750 und 1761 in London, 1772 in Edinburgh, 1778 in Berlin. Aber auch unser Jahrhundert blieb nicht frei von dieser Gefahr. Man denke nur an die Kindbettfiebererkrankungen im New Yorker Sloane-Hospital des Jahres 1927.

Die Geburtshelfer hatten sich schon seit langem über die großen Kindbettfieberepidemien ihre Gedanken gemacht und sich bemüht, diese schwere, mit riesiger Sterblichkeit verbundene Erkrankung irgendwie zu klären. Im allgemeinen war man der Auffassung, es spiele hier ein nicht nachweisbares Miasma eine Rolle, dessen Auftreten und Verbreitung mit tellurischen, kosmischen und atmosphärischen Veränderungen in Zusammenhang stehe. Einige sahen die Ursache in dem „Genius loci" und versuchten der Krankheit durch Errichtung neuer Krankenhäuser Herr zu werden. Die Ergebnisse wurden aber auch dadurch nicht besser. Diese Auffassung vom Wesen des Kindbettfiebers herrschte etwa, als SEMMELWEIS seine Laufbahn als Geburtshelfer begann.

Semmelweis, sein Leben und seine Lehre.

IGNAZ PHILIPP SEMMELWEIS wurde am 11. Juli 1818 in Buda (Teil des heutigen Budapest) als Sohn eines Kaufmanns geboren (Abb. 485). Zuerst studierte er in Wien und Pest die Rechte. Später, als er sich durch die Bekanntschaft mit Medizinern seines eigentlichen Berufes bewußt wurde, trat er zur medizinischen Fakultät über. Er wurde dann Assistent bei Professor KLEIN an der Frauenklinik in Wien. In diese Zeit fällt seine hochbedeutsame Entdeckung. Die Wiener Klinik hatte damals zwei geburtshilfliche Abteilungen. In der einen wurden die Hebammenschülerinnen, in der anderen die Medizinstudenten ausgebildet. Die zwei Abteilungen zeigten eine sehr unterschiedliche Häufigkeit an Wochenbetterkrankungen. In der ersten Abteilung (Studenten) war die Sterblichkeit fast dreimal so groß wie in der zweiten. Diese Tatsache war auch der Bevölkerung der Stadt Wien bekannt. Die beiden Abteilungen nahmen die Gebärenden abwechselnd auf, und SEMMELWEIS erlebte oft herzzerreißende Szenen, wenn Frauen kniefällig flehten, entlassen zu werden, da sie — obwohl sie in die zweite Abteilung gehen wollten — in Unkenntnis der Verhältnisse in die erste Abteilung geraten waren, doch dies erst zu spät an der Anwesenheit der vielen Männer erkannten. SEMMELWEIS schreibt in seinem Buche: „Wöchnerinnen mit unzählbaren Pulsschlägen, meteoristisch aufgetriebenem Bauche, trockener Zunge, d. h. am Puerperalfieber schwer erkrankte beteuerten wenige Stunden vor dem Tode, vollkommen gesund zu sein, um nur nicht ärztlich behandelt zu werden, weil sie wußten, daß ärztliche Behandlung der Vorläufer des Todes sei." An der Wiener Universität kam damals unter Führung ROKITANSKYS die anatomische Richtung auf. Der Grund des großen Unterschiedes in der Mortalität lag darin, daß die Studenten unmittelbar vom Sektionssaal kommend die Gebärenden untersuchten, und *sich zuvor nur mit Seife oder überhaupt nicht wuschen.* Der Oberarzt, die Assistenten und auch SEMMELWEIS selbst begannen ihre tägliche Arbeit mit der Sektion der am Vortage verstorbenen Frauen. Anschließend gingen sie in die Klinik und untersuchten die Gebärenden. Uns ist es heute leicht verständlich, warum die Sterblichkeit so riesengroß war

In der damaligen Zeit war man sich aber über die Ursache der hohen Sterblichkeit im unklaren. So lesen wir bei SEMMELWEIS: ,,Selbst die religiösen Gebräuche sind einer Beschuldigung nicht entgangen. Die Kapelle des Krankenhauses hatte eine derartige Lage, daß der von dort kommende, die Sterbesakramente spendende Priester in das Krankenzimmer der zweiten geburtshilflichen Klinik gelangen konnte, ohne die übrigen Wöchnerinnenzimmer zu berühren, während er an der ersten geburtshilflichen Klinik fünf Zimmer passieren mußte." SEMMELWEIS schreibt weiter: ,,Die Priester pflegten im Ornate unter Glockengeläute eines vorangehenden Kirchendieners, wie der katholische Ritus es mit sich bringt, sich zu den Kranken zu begeben, um sie mit den heiligen Sterbesakramenten zu versehen. Man trachtete zwar, daß dies durch 24 Std nur einmal geschehe, aber 24 Std sind für das Kindbettfieber eine sehr lange Zeit, und manche, die während der Anwesenheit des Priesters noch ziemlich wohl war und deshalb mit den heiligen Sterbesakramenten nicht versehen wurde, war nach Verlauf von einigen Stunden schon so übel, daß der Priester neuerdings geholt werden mußte. Man kann sich denken, welchen Eindruck das öfters im Tage hörbare verhängnisvolle Glöckchen des

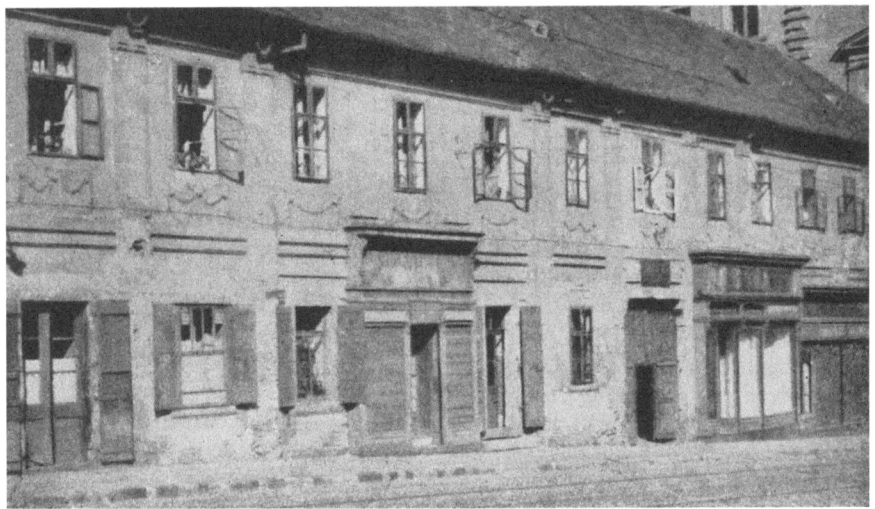

Abb. 485. SEMMELWEIS' Geburtshaus in Budapest.

Priesters auf die anwesenden Wöchnerinnen hervorbrachte. Mir selbst war es unheimlich zu Mute, wenn ich das Glöckchen an meiner Türe vorübereilen hörte; ein Seufzer entwand sich meiner Brust für das Opfer, welches schon wieder einer unbekannten Ursache fällt. Dieses Glöckchen war eine peinliche Mahnung, dieser unbekannten Ursache nach allen Kräften nachzuspüren." Dies war die Lage an der Wiener Klinik, als SEMMELWEIS nach Venedig auf Urlaub reiste, ,,um an den Kunstschätzen Venedigs seinen Geist und sein Gemüt zu erheitern, welche durch die Erlebnisse im Gebärhause so übel affiziert wurden." Als er am 20. März 1847 an Leib und Seele erfrischt nach Hause kam, hörte er, während seiner Abwesenheit sei sein Freund KOLLETSCHKA, Professor der gerichtlichen Medizin, an Pyämie gestorben, weil ihn ein Hörer beim Sezieren am Finger verletzt habe. SEMMELWEIS erfuhr aus dem Sektionsprotokoll folgendes: ,,Professor KOLLETSCHKA bekam hierauf Lymphangoitis, Phlebitis an der entsprechenden oberen Extremität und starb an beiderseitiger Pleuritis, Perikarditis, Peritonitis, Meningitis, und es bildete sich noch einige Tage vor dem Tode eine Metastase in einem Auge." Als SEMMELWEIS dies las, fiel ihm die Identität der im Sektionsprotokoll KOLLETSCHKAS zu lesenden Veränderungen mit den an den Leichen an Kindbettfieber verstorbener Frauen zu findenden auf. Da wurde es ihm mit einem Male bewußt, daß das Kindbettfieber durch eine Infektion hervorgerufen wird. ,,Tag und Nacht verfolgte mich das Bild von KOLLETSCHKAS Krankheit, und mit immer größerer Entschiedenheit mußte ich die Identität der Krankheit, an welcher KOLLETSCHKA gestorben, mit derjenigen Krankheit, an welcher ich so viele Wöchnerinnen sterben sah, anerkennen."

Mit genialer Intuition erkannte er den näheren Zusammenhang zwischen den beiden Krankheitsbildern. KOLLETSCHKAS Tod war, ebenso wie der so vieler Wöchnerinnen, die er sterben sah, durch Infektion mit Leichenteilchen verursacht worden. Bei der anatomischen Richtung der Wiener Medizinischen Schule hatten die Professoren, Assistenten und Studenten häufig Gelegenheit, mit Leichen in Berührung zu kommen.

SEMMELWEIS' nächster Gedanke war: „Wenn die Voraussetzung, daß die an der Hand klebenden Kadaverteile bei den Wöchnerinnen dieselbe Krankheit hervorbringen, welche die am Messer klebenden Kadaverteile bei KOLLETSCHKA hervorgebracht haben, richtig ist, so muß, wenn durch eine chemische Einwirkung die Kadaverteile an der Hand vollkommen zerstört werden und daher bei Untersuchungen von Schwangeren, Kreißenden und Wöchnerinnen, deren Genitalien bloß mit den Fingern und nicht gleichzeitig mit Kadaverteilen in Berührung gebracht werden, diese Krankheit verhindert werden können, in dem Maße, als sie durch Einwirkung von Kadaverteilen mittels des untersuchenden Fingers bedingt war." Um dieses Ziel zu erreichen, empfahl er Chlorina liquida zur Waschung der Hände. Hierdurch gelang es ihm, die Wochenbettsterblichkeit auf 3,04% zu verringern. Später, im März und August 1848, kam auf der unter seiner Leitung stehenden Abteilung kein einziger Todesfall vor.

SEMMELWEIS erkannte im Zusammenhang mit der Leicheninfektion, daß eine Wundinfektion der Grund des Kindbettfiebers sei, die — wie er sich ausdrückte — durch zersetzte tierische organische Stoffe, die auch in Leichen vorkommen, verursacht werde. Deswegen waren damals viele und sind auch heute noch *manche, die seine grundlegende Arbeit nicht gelesen haben, der irrigen Ansicht,* SEMMELWEIS *habe eine Leicheninfektion für die Ursache des Kindbettfiebers gehalten. Dies trifft aber durchaus nicht zu; denn er schreibt selbst in seinem Buche, das Kindbettfieber werde nicht nur durch Leichenteilchen übertragen.* So erwähnt er eine Übertragung des Kindbettfiebers durch die Absonderung einer an Gebärmutterkrebs leidenden Frau und durch den Eiter eines Unterschenkelgeschwürs. Er beschränkte sich aber *nicht nur auf klinische Beobachtungen,* sondern machte zusammen mit LAUTNER, dem Assistenten ROKITANSKYS, auch *Tierversuche.* Bei 9 frisch entbundenen Kaninchen führte er mit verschiedenen Infektionsstoffen angefeuchtete Pinsel in die Scheide und in die Gebärmutter ein und beobachtete dann in allen Fällen beim Sezieren die gleichen Veränderungen wie an den Leichen der an Kindbettfieber verstorbenen Frauen. Da SEMMELWEIS zu diesen Versuchen Endometritiseiter, Pleuraexsudat, Eiter aus einem Absceß (zwischen den Rippen) eines an Cholera Verstorbenen sowie Peritonitisexsudat, also von verschiedensten Stellen stammende Infektionsstoffe benützte, wird damit klar bewiesen, daß er nicht nur eine Leicheninfektion für die Ursache des Kindbettfiebers hielt. *Verschiedene Infektionsarten* müssen ihm demnach genau als Ursache des Kindbettfiebers bekannt gewesen sein. Seine Versuche widerlegten von vornherein die bei einigen auf einem Irrtum, bei anderen aber auf bösem Willen beruhende Auffassung, SEMMELWEIS habe einzig und allein die Leicheninfektion für die Ursache des Kindbettfiebers gehalten. HEBRA erwähnte in seiner 1847 erschienenen Veröffentlichung, in der er die Entdeckung von SEMMELWEIS bekannt gab, das Kindbettfieber könne auch durch Übertragung jauchiger Exsudate eines lebenden Organismus verursacht werden. Wenn wir in der Arbeit von SEMMELWEIS den Ausdruck „zersetzte tierische organische Stoffe" durch das Wort „Bakterien" ersetzen, so ist sein Buch über das Kindbettfieber auch heute noch in jeder Beziehung vollkommen auf der Höhe. Er mußte sich auf diese Weise ausdrücken, da man zu seiner Zeit noch keine Bakterien kannte. Daß er dennoch eine Infektion für das Auftreten des Kindbettfiebers verantwortlich machte, für diese Lehre bis zu seinem Tode kämpfte und, wie SINCLAIR sagte, den Kampf erst dann aufgab, als er ins Grab stieg, ist sein überragendes Verdienst.

Sein kämpferisches Leben brachte ihm viel Verbitterung. Sir WILLIAM SINCLAIR, Gynäkologe in Manchester, schrieb in seinem Buch über SEMMELWEIS, in der Geschichte der Geburtshilfe gäbe es ein dunkles Blatt, über dem der Name SEMMELWEIS stehe. Bekanntlich fand SEMMELWEIS nicht einmal bei seinem eigenen Lehrer die gebührende Anerkennung, obwohl die praktischen Erfolge durch eindeutige statistische Feststellungen bewiesen waren. Am 20. März 1849, nach seiner zweijährigen Assistentenzeit, mußte er gehen und wurde nicht, wie sein Vorgänger BREIT, prolongiert.

Daneben erntete er aber von mancher Seite auch Anerkennung. Einige hervorragende Mitglieder der Wiener Universität wie ROKITANSKY, SKODA und HEBRA, unterstützten und ermutigten ihn, seine Entdeckung auch öffentlich bekannt zu geben. Da er aber dennoch nicht geneigt war, das zu tun, beschrieb HEBRA — wie erwähnt — 1847 die Entdeckung von SEMMELWEIS, und SKODA gab sie 1849 vor der Wiener Akademie im Rahmen eines Vortrages bekannt. Erst im Jahre 1850 ließ sich SEMMELWEIS von seinen Freunden dazu bewegen, im Wiener Ärzteverein einen Vortrag darüber zu halten. Einen begeisterten Verehrer fand er in dem Engländer ROUTH, der sich nach seiner Rückkehr von einer Studienreise nach Wien bemühte, die SEMMELWEISschen Lehren in England bekannt zu machen und ihnen dort auch Anhänger verschaffte.

Inzwischen wurde ein Gesuch SEMMELWEIS' um die Privatdozentur abschlägig beschieden. Als er sich dann an die Professoren der Geburtshilfe im Ausland mit der Bitte wandte, seine Entdeckung zum Gegenstand einer Untersuchung zu machen, erhielt er nur von der Kieler Klinik (MICHAELIS) eine Antwort. Bereits einen Monat nachdem er am 15. Mai 1850 vor dem Wiener Ärzteverein über seine neuen Erkenntnisse gesprochen hatte, mußte er am 18. Juni wieder vor die Öffentlichkeit treten, um die gegen seine Lehren vorgebrachten Einwände zu widerlegen. Ein zum 15. Juli auf Vorschlag ROKITANSKYS einberufener Diskussionsabend über die Ursachen des Kindbettfiebers endete mit einem glänzenden Erfolg für SEMMELWEIS. Die Privatdozentur erhielt er jedoch erst auf ein zweites Ansuchen am 10. Oktober 1850, und zwar mit der Beschränkung, den Hörern Operationen nur am Phantom demonstrieren zu dürfen. Empört verließ er Wien endgültig und kehrte nach Pest zurück. Die ganzen Vorgänge kränkten ihn so schwer, daß er sich nicht einmal von seinen Freunden und Gönnern (ROKITANSKY, SKODA, HEBRA) verabschiedete. In Pest wurde er bald Chefarzt der geburtshilflichen Abteilung des St.-Rochus-Spitals, wo er jahrelang wirkte und sich bemühte, seine Lehren zu verwirklichen und durchzusetzen.

1855 wurde er Professor der Pester Universität. Auch hier hatte er mit vielen Schwierigkeiten zu kämpfen. Einmal war seine Abteilung und später seine Klinik in ziemlich primitivem Zustande, zum anderen entschlossen sich seine Ärzte und Hebammen zum Teil nur schwer, seine Lehren anzunehmen und verstießen oft dagegen, weil sie deren Bedeutung nicht erfaßten. Er, das Muster der Gutherzigkeit, war jedoch in dieser Beziehung unerbittlich und konnte in heftigem Zorn aufbrausen, wenn er Verstöße des Personals gegen seine Anordnungen oder Unkenntnisse eines Examenskandidaten über das Wesentliche seiner Lehren feststellte. Am Ende des ersten Studienjahres beobachtete er mit Genugtuung ein Absinken der Sterblichkeit an Kindbettfieber auf 0,19%. Das nächste Jahr brachte ihm jedoch wieder eine Enttäuschung, da die Mortalität auf 3% angestiegen war. Als Ursache hierfür fand er bald die Verwendung nicht entsprechend gereinigter Wäsche auf der Abteilung für Wöchnerinnen.

In den letzten Jahren seines Pester Aufenthaltes beschäftigte er sich besonders mit der Gynäkologie. Auf diesem Gebiete war er vollständig self made man, hatte aber durch seine großen pathologisch-anatomischen Erfahrungen die entsprechenden Grundlagen. Als Assistent in Wien besaß er die Erlaubnis ROKITANSKYS, des Professors für pathologische Anatomie, alle weiblichen Leichen sezieren zu dürfen. Davon machte er auch reichlich Gebrauch und nützte die Gelegenheit gründlich aus. Täglich sezierte er an dem großen zur Verfügung stehenden Material. Auf Grund dieser pathologisch-anatomischen Kenntnisse begann er dann in Pest zu operieren. Am 22. Juni 1863 führte er seine erste Ovariotomie durch. Wie sehr er sich auch theoretisch mit der Gynäkologie beschäftigte, beweisen seine wissenschaftlichen Arbeiten, z. B. „Ältere und neuere Theorien über die Menstruation", „Die Menstruation und deren Unregelmäßigkeiten" oder „Die operative Behandlung der Ovarialcyste." Die allgemeine Beliebtheit, die ihn schon damals in Pest umgab, äußerte sich auch bald im Aufschwung seiner Privatpraxis. 1857 heiratete er. Seine glückliche Ehe brachte seiner gequälten Seele viel Freude und Beruhigung. Freunde sammelten sich um ihn, und in ärztlichen Kreisen wuchs sein Ansehen ständig. Sein Leben war in so ruhige Bahnen gekommen, daß er eine Berufung an die Züricher Universität ohne Bedenken ablehnte. In seinem zu dieser Zeit recht ausgeglichenen Leben konnte ihn nur eines aus dem Gleichgewicht bringen: wenn irgendwo von der Ursache des Kindbettfiebers die Rede war. Wie wenig er sich dann beherrschen konnte, geht aus den heftigen und mehr als einmal in merkwürdigem Ton verfaßten Erklärungen und Briefen hervor, die er an die damals führenden Professoren der Geburtshilfe richtete. In einem Brief an SPAETH in Wien schrieb er: „Ich trage in mir das Bewußtsein, daß seit dem Jahre 1847 Tausende und Tausende von Wöchnerinnen und Säuglingen gestorben sind, welche nicht gestorben wären, wenn ich nicht geschwiegen, sondern jedem Irrtum, welcher über das Puerperalfieber verbreitet wurde, die nötige Zurechtweisung hätte zuteil werden lassen." Aus all seinen Briefen, z. B. an SCANZONI in Würzburg und SIEBOLD in Göttingen, sowie an sämtliche Professoren der Geburtshilfe, gehen zwei Tatsachen hervor: erstens die große Verbitterung über die Ablehnung seiner Entdeckung, mit der man nicht nur seiner Überzeugung nach, sondern auch auf Grund statistischer Daten das Leben der Frauen hätte retten können, und zweitens die Anzeichen einer beginnenden Zerrüttung seines Nervensystems. In derselben Schärfe, mit der er andere anklagte, beschuldigte er auch sich selbst, indem er sagte, sicherlich habe auch er — solange er noch nicht die Ursache des Kindbettfiebers kannte — den Tod vieler Frauen verursacht, weil sie im Anschluß an Sektionen von ihm untersucht worden seien. An SIEBOLD schrieb er: „Herr Hofrat haben mein Werk ohne allen Nutzen gelesen, Herr Hofrat verbreiten eine Lehre nach Lesung meines Werkes, welche ein Konglomerat von Irrtümern ist, welche sämtlich in meinem Werke in überzeugender Weise widerlegt sind." Eine Stelle des Briefes an SCANZONI lautet: „Herr Hofrat haben 13 Jahre recht behalten, weil ich 13 Jahre geschwiegen. Jetzt habe ich das Schweigen aufgegeben, und jetzt behalte ich recht, und zwar für solange, als das menschliche Weib gebären wird. Ihnen, Herr Hofrat, bleibt nichts anderes übrig, wenn Sie von Ihrem Ansehen noch retten wollen, was noch zu retten ist, als sich meiner Lehre anzuschließen." Natürlich weckten seine in solchem Stile geschriebenen offenen Briefe besonders bei seinen Gegnern keine großen Sympathien, weil man in diesen Schreiben nur den Mangel an der in der Wissenschaft üblichen Objektivität sah. Andererseits ist es das große Verdienst SEMMELWEIS', mit solcher Kraft und Energie bis an sein Lebensende um die Anerkennung seiner Lehren gekämpft zu haben, ein Zeichen dafür, wie sehr er sich seines Rechtes bewußt war. Von mancher Seite wurde jedoch seine Entdeckung anerkannt, so, neben dem schon erwähnten ROUTH, von MICHAELIS in Kiel. Leider beendete dieser treue Anhänger SEMMELWEIS' aus Gram und Gewissensqualen — er hatte kurz zuvor seine Nichte im Wochenbett verloren — sein Leben durch Suicid. In Unkenntnis der SEMMELWEISschen Lehren hatte er nämlich von einer Sektion kommend die Geburt selbst geleitet.

1861 erschien SEMMELWEIS' grundlegende Arbeit „*Die Ätiologie, der Begriff und die Prophylaxis des Kindbettfiebers*", die jeder Arzt kennen müßte. Der SEMMELWEIS-Kult soll nicht allein in der Aufstellung seines Bildes oder seiner Statue, sondern vor allem in der Befolgung seiner Lehren bestehen. Leider begnügen sich manche auch heute noch mit leeren Äußerlichkeiten.

In der letzten Zeit seines Lebens begann SEMMELWEIS sich absonderlich zu betragen, so fing er z. B. an, seine Kranken nachts zu besuchen. Der letzte Akt der Tragödie kam aber, als SEMMELWEIS während einer Fakultätssitzung, in der die Prolongierung von Assistenten verhandelt wurde, anstatt seine Vorschläge zur Ernennung der Assistenten zu unterbreiten, zum Schrecken seiner Professorenkollegen die Hand zum Schwur erhob und den Hebammeneid herzusagen begann. Er wurde in die Wiener Irrenanstalt gebracht, wo er, nachdem er sich bei einer septischen Operation an einem Finger infiziert hatte, binnen kurzer Zeit an einer Sepsis starb, an der Krankheit, gegen die er sein ganzes Leben lang gekämpft hatte.

SEMMELWEIS *wies als erster nach, daß das Kindbettfieber eine Wundinfektion ist* und durch Kontakt mit infektiösem Material übertragen wird. Nach seiner Lehre kann die Übertragung nicht nur durch den untersuchenden Finger, sondern durch alle Gegenstände, die, wie er sich ausdrückte, mit zersetzten tierischen organischen Stoffen verunreinigt sind, erfolgen, z. B. durch Instrumente, Schwämme, Bettschüsseln usw. Was in den heutigen Büchern als Kontaktinfektion bezeichnet wird, war ihm also schon durchaus bekannt.

Von mancher Seite wird auch heute noch behauptet, die Entdeckung SEMMELWEIS' sei nichts Neues gewesen, weil schon vor seiner Zeit in England die sog. Kontagionisten das Kindbettfieber als eine ansteckende Krankheit bezeichnet hätten. DENMAN (1768), GORDON (1785) und BLACKMAN (Edinburg) gehörten dieser Richtung an. Nach DENMAN überträgt der Arzt bei der Untersuchung die Infektion von einer Frau auf die andere. BLACKMAN machte den unter den Nägeln befindlichen Schmutz für die Infektion verantwortlich. Die Kontagionisten hielten aber das Kindbettfieber schlechthin für eine kontagiöse Krankheit wie Blattern, Scharlach, Diphtherie usw. SEMMELWEIS dagegen vertrat eine ganz andere Meinung: „Das Kindbettfieber ist keine kontagiöse Krankheit. ... Blattern bringen bei einem anderen Individuum nur wieder Blattern und keine andere Krankheit hervor. Scharlach kann man z. B. von einem Blatternkranken nicht bekommen; sowie umgekehrt eine andere Krankheit nie Blattern hervorbringen kann. ... Nicht so verhält sich die Sache beim Kindbettfieber; dieses Fieber kann bei einer gesunden Wöchnerin hervorgerufen werden durch Krankheiten, welche nicht Kindbettfieber sind. So sahen wir dieses Fieber an der ersten Gebärklinik zu Wien entstehen durch einen verjauchenden Medullarkrebs der Gebärmutter, durch Exhalationen eines kadaverösen Kniegelenkes ... durch Kadaverteile, welche von den heterogensten Leichen herrührten. Das Kindbettfieber ist demnach keine Krankheitsspezies, das Kindbettfieber ist eine Varietät der Pyämie." *Mit anderen Worten, das Kindbettfieber ist eine Krankheit, die jeder eitererregende Keim verursachen kann.* Den englischen Kontagionisten steht der Bostoner Amerikaner OLIVER WENDELL HOLMES nahe, der, obwohl er kein Geburtshelfer war, schon 1843 in seinem „The contagiousness of puerperal fever" betitelten Vortrag Lehren verkündete, die denen von SEMMELWEIS ähnlich sind. Er forderte im wesentlichen, wer an Kindbettfieber verstorbene Frauen seziere, solle sich anschließend gründlich waschen, von Kopf bis Fuß umziehen und innerhalb der nächsten 24 Std bei keiner Geburt anwesend sein. Fälle von Erysipel zu behandeln oder zu sezieren, sei unvereinbar mit der Tätigkeit eines Geburtshelfers.

Die Auffindung eines Zusammenhanges zwischen Kindbettfieber und zuvor durchgeführten Sektionen sowie die Annahme, jede Sektion sei in gleicher Weise gefährlich, war zweifellos eine geniale Erkenntnis. Im Gegensatz zu SEMMELWEIS, der noch andere Ursachen auffand, war ihm lediglich die Übertragung von Leichenpartikeln nach Sektionen als Ursache des Kindbettfiebers bekannt. DELEE sagt sehr richtig, SEMMELWEIS gebühre, abgesehen von all dem schon deswegen die Ehre, weil er sich im Gegensatz zu HOLMES mit der ganzen Kraft seiner Persönlichkeit für die Anerkennung seiner Lehren und für die Rettung vieler tausender Mütter einsetzte und dafür bis an sein Lebensende kämpfte. Hinsichtlich des Kleiderwechsels, den auch die englischen Kontagionisten für wichtig hielten, sagte SEMMELWEIS folgendes: ,,Wo der Geburtshelfer, ohne die Kleider gewechselt zu haben, gesunde Kreißende besuchte, welche dann am Kindbettfieber gestorben sind, waren gewiß nicht die Kleider, sondern die Hände die Träger des zersetzten Stoffes, welche, weil sie nicht gewechselt werden konnten, desinfiziert hätten werden sollen. Wenn durch die angeführten Beschäftigungen die Kleider mit zersetzten Stoffen verunreinigt wurden, so wurden es die Hände gewiß noch mehr, und mit diesen Händen wurde innerlich untersucht. ... Die Kleider könnten dadurch zur Entstehung des Kindbettfiebers Veranlassung geben, daß z. B. der Ärmel des Rockes, wenn er mit zersetzten Stoffen verunreinigt ist, bei der inneren Untersuchung einer Wöchnerin mit den durch die Geburt verletzten Genitalien in Berührung kommt."

OLIVER WENDEL HOLMES war der erste, der auf die *Noninfektion* aufmerksam machte und von dem Geburtshelfer die Reinhaltung seiner Hände verlangte. Dieselbe Forderung bildete unabhängig von HOLMES auch einen Kernpunkt der Lehren von SEMMELWEIS. Er schreibt: ,,So wende ich mich an sämtliche Regierungen mit der Bitte um Erlassung eines Gesetzes, welches jedem im Gebärhause Beschäftigten für die Dauer seiner Beschäftigung im Gebärhause verbietet, sich mit Dingen zu beschäftigen, welche geeignet sind, seine Hände mit zersetzten Stoffen zu verunreinigen." Er war sich im klaren darüber, daß das Waschen vor der Operation nicht zur Verhütung des Puerperalfiebers genüge, sondern daß der Geburtshelfer seine Hände vor jeder Verunreinigung schützen müsse.

Zu SEMMELWEIS' Vorläufern gehört auch der Schwede PER GUSTAF CEDERSCHIÖLD (1782—1848), Professor für Geburtshilfe in Stockholm. Das Kindbettfieber kam mit größerer oder geringerer Häufigkeit auch an seiner Klinik vor und es ist verständlich, wenn sich der hervorragend geschulte Geburtshelfer intensiv damit beschäftigte. In seinem 1836 erschienenen Lehrbuch der Geburtshilfe äußert er die Ansicht, die Ausdünstungen der in großen Kliniken zusammengedrängten Wöchnerinnen entfalten eine ungünstige Wirkung. Dem von den Schamteilen der Wöchnerinnen ausgehenden Kontagium schreibt er eine wichtige Rolle zu. Deswegen ließ er jedes Bett mit einem eigenen Handtuch versehen und verpflichtete die Hebammen, zur Reinigung der Frauen nur die jeweils zu dem betreffenden Bett gehörige Garnitur zu verwenden. Dem Waschwasser mischte er etwas Chlor bei. Bald zeigten sich die guten Resultate seines Verfahrens.

CEDERSCHIÖLD hielt das Kindbettfieber für ein Krankheitsbild sui generis und vertrat eine ähnliche Auffassung, wie die englischen Kontagionisten, die aber SEMMELWEIS im einzelnen widerlegte. Chlorwaschungen schrieb CEDERSCHIÖLD nur zur Reinigung der Geschlechtsteile vor. SEMMELWEIS hingegen erfaßte den Zusammenhang zwischen Kindbettfieber und Wundinfektion. Er verlangte prinzipiell von allen, die mit Gebärenden und Wöchnerinnen zu tun hatten, die Desinfektion der Hände.

Die dritte wichtige Lehre SEMMELWEIS' forderte die *Isolierung infizierter Fälle*. ,,Es ist ein Erfordernis der Prophylaxis des Kindbettfiebers, daß jedes Gebärhaus mehrere abgesonderte Räume besitze, um in denselben diejenigen Individuen, welche zersetzte Stoffe exhalieren oder deren Krankheiten zersetzte Stoffe erzeugen, vollkommen von den Gesunden gesondert verpflegen zu können." Es sollen also die infizierten Fälle aus den aseptischen chirurgischen und geburtshilflichen Abteilungen herausgenommen werden. Wie viele handeln noch nicht einmal in unseren

Tagen dementsprechend, oder, falls sie es tun, wie stolz sind sie darauf und wissen meist nicht, daß schon SEMMELWEIS diese Forderung deutlich aussprach. SEMMELWEIS kannte bereits die Möglichkeit einer Infektion durch Geräte, Schwämme und Schüsseln, wenn reine und unreine Fälle in einem Raume zusammenliegen. Ferner war er sich der später von LISTER in den Vordergrund gestellten Ansteckungsgefahr auf dem Wege der Luft bewußt. Dieser Infektionsweg (Tröpfcheninfektion) konnte später von FLÜGGE u. a. nachgewiesen werden. Zu LISTERs Zeit begann man im Karbolspray zu operieren und legte vor Laparotomien einen Karboldunstverband auf den Leib. Grundsätzlich besteht, wie die neuesten Untersuchungen von COLEBROOK und seinen Mitarbeitern zeigten (s. S. 200), auch die Möglichkeit einer Infektion durch den Staub der Luft. Wenn wir betonen, daß die Lehren SEMMELWEIS' ihre Gültigkeit auch heute noch in vollem Umfang besitzen, so soll dadurch in keiner Weise das große Verdienst LISTERs geschmälert werden. Letzten Endes waren es ja LISTER und PASTEUR, die durch ihre bakteriologischen Untersuchungen die Lehren SEMMELWEIS' unterbauten und ihnen auf der ganzen Welt Anerkennung verschafften.

Obwohl man zur damaligen Zeit noch keine Bakterien kannte, finden wir in SEMMELWEIS' Lehren doch schon die Begriffe und das Wesen der *Autoinfektion* erläutert. Er wußte bereits um die Fälle, bei denen sich die Erreger der Infektion schon im Organismus befinden und nicht erst von außen eingeführt werden. So schrieb er :,,Der zersetzte tierisch-organische Stoff, welcher resorbiert das Kindbettfieber hervorbringt, wird in seltenen Fällen den Individuen nicht von außen beigebracht, sondern er entsteht innerhalb der Grenzen des betroffenen Individuums . . . . Die Teile, wenn resorbiert, erzeugen das Kindbettfieber durch Selbstinfektion." Er hielt die Autoinfektion für die am schwersten zu bekämpfende Art des Kindbettfiebers. Daß dies wirklich so ist, zeigen die Versuche, die sich auf die Entkeimung der Scheide beziehen (ZWEIFEL u. a.). Wie sehr sich SEMMELWEIS über diese Frage im klaren war, beweisen folgende Zeilen: ,,Wenn ich mit meiner gegenwärtigen Überzeugung in die Vergangenheit zurückblicke, so kann ich die Wehmut, die mich befällt, nur durch einen gleichzeitigen Blick in jene glückliche Zukunft verscheuchen, in welcher in und außerhalb der Gebärhäuser in der ganzen Welt nur Fälle von Selbstinfektion vorkommen werden. Im Vergleiche mit diesen beiden ungeheuren Zahlen ist die Zahl derjenigen, welche mir und denen, welche meine Lehre befolgen, bis jetzt zu retten gelungen ist, verschwindend klein. Sollte es mir aber, was Gott verhüten möge, nicht gegönnt sein, diese glückliche Zeit mit eigenen Augen zu schauen, so wird die Überzeugung, daß diese Zeit früher oder später nach mir unaufhaltsam kommen muß, noch meine Todesstunde erheitern."

Die Verdienste SEMMELWEIS' wurden auch nach seinem Tode noch lange Zeit hindurch nicht anerkannt. Erst viel später, zu Beginn des 20. Jahrhunderts, fing man an, seine Größe zu würdigen. Ein erstes äußeres Zeichen hierfür war die Errichtung eines Denkmals in Budapest (1906), dessen Kosten durch internationale Spenden gedeckt wurden (Abb. 486).

SEMMELWEIS lehrte, daß das Kindbettfieber eine Wundinfektion ist. Er kannte die Bedeutung der Kontaktinfektion, der Noninfektion und der Isolierung der infizierten Fälle in Krankenhäusern. Bei ihm lernten wir Begriff und Bedeutung der sog. Autoinfektion kennen. Er lehrte uns nicht nur die Ätiologie, sondern auch die verschiedenen Wege der Prophylaxe des Kindbettfiebers. Leider sterben auch noch in unseren Tagen jährlich viele Tausende Frauen an Kindbettfieber. Viele andere überstehen zwar die Infektion, behalten aber lebenslänglich einen Schaden zurück. Nach einer Feststellung von BUMM zu Beginn unseres Jahrhunderts starben in Preußen im Jahre 1875 von ungefähr 25 Millionen Einwohnern

8000—9000 Frauen an Kindbettfieber. 1923—1930 fielen in Deutschland 27 000 Frauen dieser schrecklichen Krankheit zum Opfer; in den Vereinigten Staaten waren es, wie DeLee angibt, jährlich etwa 8000.

Sicherlich wäre die Zahl der Frauen, die dem Puerperalfieber zum Opfer fällt, kleiner, wenn Ärzte und Hebammen die Lehren Semmelweis' genau befolgen würden. Einen weiteren Fortschritt könnte man von der Vervollkommnung

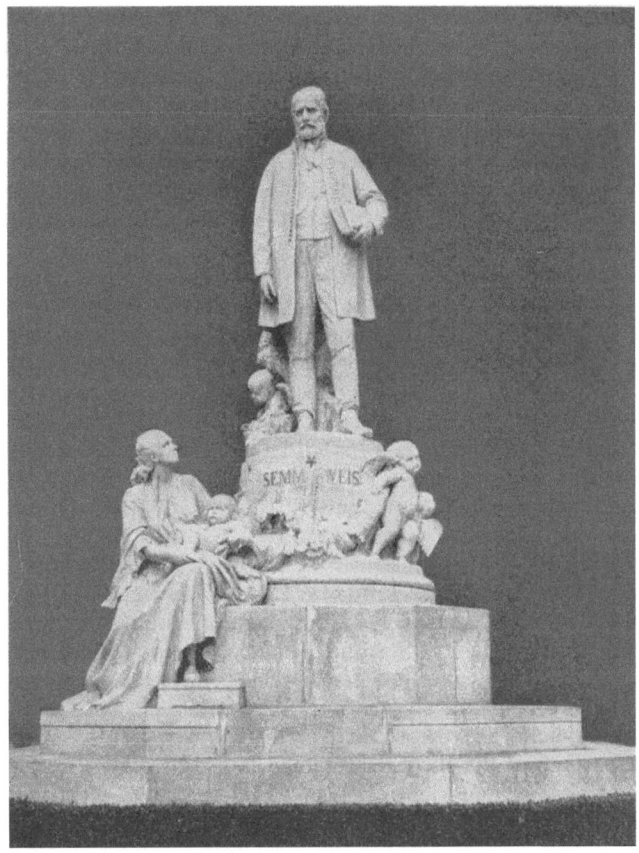

Abb. 486. Semmelweis' Denkmal in Budapest.

der Therapie des Puerperalfiebers erwarten. Gerade in letzter Zeit wurden in dieser Hinsicht, vor allem durch die Bereitstellung der Sulfanomide (Domagk) und des Penicillins (Fleming), bedeutende Fortschritte gemacht.

Pathologie und Klinik des Kindbettfiebers.

Unter Kindbettfieber versteht man im allgemeinen eine Erkrankung der Schwangeren, Kreißenden oder Wöchnerin, die durch Bakterien hervorgerufen wird und vom Genitale ihren Ausgang nimmt. So ist z. B. durch Mastitis oder Pyelitis bedingtes Fieber nicht als Kindbettfieber zu bezeichnen. Meist ist das Puerperalfieber die Folge einer Kontaktinfektion. Es kann aber seinen Grund auch in einer Tröpfchen-, Staub- oder Autoinfektion haben. Als Erreger kommen vor allem der Streptococcus pyogenes haemolyticus und der Streptococcus putridus in Frage (90%). Andere Erreger, wie Streptococcus viridans, Staphylococcus aureus, Gonococcus, Coli-, Gasödembacillen usw. spielen demgegenüber eine geringere Rolle.

Die Unterteilung der puerperalen bakteriellen Erkrankungen in bakterielle Intoxikationen und bakterielle Infektionen wird auch heute noch von den meisten aufrecht erhalten.

Bei der ersten Gruppe handelt es sich um eine harmlosere Erkrankung, bei der sich die Keime im Genitalsekret, im Fruchtwasser und in den Eiteilen aufhalten und vermehren, ohne in das gesunde mütterliche Gewebe einzudringen.

Bei einer puerperalen bakteriellen Infektion hingegen befallen die Erreger auch das gesunde Gewebe des mütterlichen Organismus und führen zu einer schweren, oft tödlichen Erkrankung.

Die Unterteilung des Kindbettfiebers in eine bakterielle Intoxikation und Infektion wird von einigen Autoren nicht anerkannt. Nach ihrer Auffassung soll das unterschiedliche klinische Bild in erster Linie von den Abwehrkräften des mütterlichen Organismus und nur sekundär von der Art und Pathogenität der verschiedenen Erreger abhängen. Das pathologisch-anatomische Bild und der klinische Verlauf rechtfertigen jedoch nach unserer Meinung durchaus die Unterteilung in eine bakterielle Intoxikation und Infektion. Auch die zu ergreifenden Maßnahmen entsprechen dieser Einteilung.

A. Die bakterielle Intoxikation.

Pathologie. Nach der älteren Auffassung kommen bei einer bakteriellen Intoxikation nur fäulniserregende Bakterien (Saprobakterien) als Krankheitserreger in Frage. Wir wissen aber jetzt, daß auch bei dieser Krankheitsform die anderen erwähnten Keime vorhanden sein können. Ob es nur zu einer bakteriellen Intoxikation kommt, ist in erster Linie durch die erfolgreiche Tätigkeit der mütterlichen Abwehrkräfte und erst in zweiter Linie durch die Art und Pathogenität der Erreger bedingt.

Bei der *bakteriellen Intoxikation* befinden sich die *Keime im Genitalsekret, im Fruchtwasser* bzw. siedeln sich *auf den Eiteilen oder Eiresten* an. *Eine aktive Invasion in das lebende mütterliche Gewebe findet nicht statt.* Besteht die Schwangerschaft noch, so gelangen die Bakterien auf das Amnion, das Chorion und die Decidua. Diese werden in kleinerem oder größerem Ausmaße nekrotisch. In der Oberfläche der Decidua ist ein bald schmäleres, bald breiteres Fibrinnetz zu sehen. Innerhalb dieses Fibrinnetzes sowie zwischen diesem und der Decidua trifft man kleinere und größere Exsudatbildungen an, in denen sich Leukocyten sowie intra- und extracelluläre Keime befinden. Gelangen die Infektionserreger bis zur Placenta, so kommt es zu einer Blutgerinnung in den intervillösen Räumen; die Zotten gehen zugrunde, und die Keime siedeln sich dort an. Die Blutgerinnsel und die abgestorbenen Zotten verkleben miteinander und werden ebenfalls mit Bakterien besiedelt. Falls nun Kontraktionen der Gebärmutter auftreten, kann das keimhaltige Sekret zwischen dem infizierten Zottengewebe und den Blutgerinnseln in die benachbarten intervillösen Räume gelangen. Auf diese Weise vermögen die Bakterien also durch das zirkulierende Blut passiv, ohne invasiv zu sein, in den mütterlichen Kreislauf zu gelangen (WARNEKROS). In den Gefäßwänden kommt es dabei zu keiner entzündlichen Reaktion. Weiterhin können die Keime auch infolge eines operativen Eingriffes in den Blutkreislauf gelangen.

Nach teilweiser oder vollständiger Ausstoßung des Eies ist das pathologisch-anatomische Bild ähnlich, doch lassen sich die mikroskopischen Vorgänge nicht so klar verfolgen.

Klinik. Ein charakteristisches Intoxikationsfieber beobachtet man z. B. bei langdauernden Geburten. Ascendieren nach dem Blasensprung Bakterien aus der Scheide in die Gebärmutterhöhle, so beginnt das Fieber anzusteigen (Febris sub partu). Wenn sich im Fruchtwasser auch Gase entwickeln, entleeren sie sich nach der Geburt des Kindes unter Gebrodel aus der Gebärmutter. Bei Gasbildung stärkeren Ausmaßes erhält man während der Geburt über dem Fundus uteri tympanitischen Klopfschall (Tympania uteri). Ab und zu wird die Uterushöhle schon bei stehender Blase infiziert (ALBERT, HARRIS-BROWN). Die intrauterine Infektion kann die Wehentätigkeit durch Überdehnung der Gebärmutter infolge Gasbildung sowie durch Toxinwirkung beeinträchtigen. In diesem Zusammenhang sei an die Auffassung KERMAUNERs, nach der die Atonie in der Placentarperiode das Zeichen und die Folge einer extrauterinen Infektion darstellen kann, erinnert.

Sobald sich die Gebärmutter entleert hat, d. h. mit anderen Worten, sobald die Geburt oder Fehlgeburt erfolgt ist, bilden sich die Symptome der Intoxikation meist rasch zurück. Ist das nicht der Fall oder entwickelt sich die Intoxikation erst im Wochenbett, so äußert sie sich in einem *übelriechenden Ausfluß (Endometritis putrida)*. Solange sich dieser ungehindert entleeren kann, bleibt die Patientin fieberfrei und das Allgemeinbefinden ungestört. Tritt jedoch eine Behinderung in der Entleerung auf, bekommt die Wöchnerin Fieber. Die Erkrankung hat aber in diesem Falle einen rein lokalen Charakter. Die Ursache ist meist eine regelwidrige Lage der Gebärmutter (Hyperanteflexio, Retroflexio) oder eine mechanische Behinderung des Lochienabflusses infolge eines teilweisen oder vollständigen Verschlusses des Cervicalkanals (z. B. Krampf des Muttermundes oder noch häufiger ein den Muttermund teilweise verschließender Eihautfetzen). Wenn die Stauung nur vorübergehend ist, pflegt auch das Fieber nicht lange anzuhalten. Auf diese Weise erklärt sich das sog. „*Eintagefieber*" der Wöchnerin. Sollten auch einmal pathogene Keime ins Blut gelangen, so werden sie durch dessen bactericide Fähigkeit schnell vernichtet. Nur ausnahmsweise dringt bei Lochienstauung der Inhalt der infizierten Gebärmutter durch die Tuben bis in die Bauchhöhle und ruft dadurch peritoneale Reizerscheinungen hervor.

Behandlung. Im Falle einer bakteriellen Intoxikation während der Geburt sind eine Geburtsbeschleunigung sowie prophylaktische Verabreichung von Antibiotica indiziert. Bezüglich der bakteriellen Intoxikation bei Aborten sei auf das entsprechende Kapitel verwiesen (s. S. 399). Im Wochenbett besteht die Therapie in einem exspektativen Vorgehen, verbunden mit entsprechender medikamentöser Behandlung. *Uterotonica* (Hypophysenhinterlappenpräparate) können der Resorption von Giftstoffen vorbeugen; sie sollen im Wochenbett nicht nur verabreicht werden, wenn wenig oder keine Lochien abfließen, sondern auch dann, wenn der Ausfluß übelriechend ist. Aus dem nämlichen Grunde soll man die innere Untersuchung und ein Herumdrücken an der Gebärmutter vermeiden. Auch Versuche einer Lageverbesserung bei einer eventuell bestehenden Retroflexio sind zu unterlassen. Falls der fieberhafte Zustand nicht bald aufhört oder ein intrauteriner Eingriff vorgenommen wird, ist (in letzterem Falle prophylaktisch) die Anwendung von *Sulfonamidpräparaten* bzw. *Penicillin* angezeigt. Vor nicht sehr langer Zeit bediente man sich bei Lochienstauung fast überall jod- oder alkoholhaltiger Uterusspülungen. Seit Einführung gut wirkender Uterotonica sind diese Spülungen ebenso wie das Einlegen eines Glasdrains in den Muttermund außer Gebrauch gekommen. Wir machen Spülungen auch deshalb nicht gerne, weil dadurch ein im Uterus gebildeter und vor allem auch ein noch im Entstehen begriffener Schutzwall gestört werden kann.

B. Die bakterielle Infektion.

Pathologie und Klinik der bakteriellen Infektion.

Die zweite Art des Puerperalfiebers wird — wie erwähnt — durch das aktive *Eindringen pathogener Keime in das gesunde mütterliche Gewebe* verursacht.

Gewisse Infektionserreger, z. B. *Gonokokken*, befallen ausschließlich die *Schleimhäute* und verursachen dort entzündliche Veränderungen und Epitheldefekte. Demgegenüber können die anderen Eitererreger nur über einen *Epitheldefekt* als Eintrittspforte in den Organismus gelangen. Gegen diese eindringenden Keime wehrt sich der Körper, indem er seine Abwehreinrichtungen mobilisiert und einen Leukocytenwall aufbaut. Nur ausnahmsweise ist bei besonders virulenten Infektionserregern die Abwehr des Organismus zu schwach, um an der Eintrittspforte einen Leukocytenwall entstehen zu lassen. In solchen Fällen ist man oft nicht in der Lage, die Eintrittspforte festzustellen, und die Patientin geht häufig an einer foudroyanten Sepsis zugrunde, weil die Bakterien nach ihrem Eindringen auf keinen stärkeren Widerstand von seiten des Organismus stoßen.

Die Infektion ist um so gefährlicher, je größer die Virulenz der Keime ist. Sie ist von vielen Umständen abhängig. Es sei hier nur an die Bedeutung der Passage erinnert. Die Keime werden oft virulenter, wenn sie aus einem Organismus in einen anderen gelangen. Wir erwähnen dies, weil es praktisch von größter Bedeutung ist. Ein Erreger, der bei einer Wöchnerin nur eine leichte Erkrankung, z. B. eine Intoxikation hervorruft, kann nach Übertragung auf eine andere Frau die Ursache einer schweren Infektion darstellen. Nach einigen Autoren ändert sich sogar der Charakter eines Bakterienstammes gelegentlich unter gewissen äußeren Umständen. Die Schwere der Infektion hängt aber nicht ausschließlich von den Eigenschaften der Infektionserreger sondern noch von anderen Umständen, die ein Eindringen in den lebenden Organismus begünstigen, ab. Es spielen also zwei Faktoren eine Rolle, einmal die Eigenart der Bakterien und zum andern die Widerstandskraft des Organismus.

Das *pathologisch-anatomische Bild* hängt hauptsächlich davon ab, ob sich die Infektionserreger entlang der Schleimhäute ausbreiten oder ob sie durch das Epithel bzw. durch die Schleimhäute in den Organismus eindringen. Eine Rolle spielt auch noch, inwieweit die Infektion ortsgebunden bleibt oder sich weiter ausbreitet und generalisiert.

1. Befallen die Infektionserreger die Schleimhäute, so äußert sich die Wochenbetterkrankung in Gestalt einer *Endometritis*. Der Gonococcus, aber auch grampositive Kokken sowie das Bacterium coli und andere vermehren sich in der Schleimhaut. Diese stirbt in der Folge ab und eine reichliche Sekretbildung setzt ein. Den Leukocytenwall findet man meist in tieferen Schichten der erkrankten Schleimhaut. Der Weiterverlauf hängt von der Entleerung des Sekretes ab. Ist ein Abfluß vorhanden, so lassen sich an der Gebärmutter palpatorisch keine erheblichen Veränderungen nachweisen. Die Infektion kann aber entlang der Schleimhaut noch weiter ascendieren und auf die Tuben, ja sogar auf den Eierstock und das Bauchfell übergreifen (Abb. 487).

Infolgedessen schwellen Eileiter *(Salpingitis)* und Eierstock an *(Oophoritis, Abscessus ovarii)* und das Bauchfell reagiert mit charakteristischen Entzündungserscheinungen *(Douglasabsceß, Pelveoperitonitis, Peritonitis)*.

Bei Behinderung des Sekretabflusses kommt es in erster Linie zu einer Stauung in der Gebärmutter *(Lochiometra)*. Wenn sich das Sekret in den Tuben ansammelt, infolge des Anschwellens der Schleimhaut aber nicht gegen die Gebärmutterhöhle hin abfließen kann, und wenn gleichzeitig das abdominale Tubenostium verschlossen ist, kommt es zu dem bekannten Bild der *Pyosalpinx*. Gelangt jedoch aus dem abdominalen Tubenende auch Eiter in die Bauchhöhle, so geht zwar ein Teil der Bakterien infolge der bactericiden Eigenschaften des Bauchfells zugrunde, andererseits entsteht aber durch Fibrinablagerung und Verklebungen eine *circumscripte Bauchfellentzündung* oder ein *Douglasabsceß*. Eine *allgemeine Peritonitis* tritt meist nur dann auf, wenn eine Pyosalpinx oder ein Ovarialabsceß aus irgendeinem Grunde platzt.

Ein *Ovarialabsceß* kommt durch Infektion eines eben geplatzten Follikels mit dem eitrigen Tubensekret zustande. In dem Follikel vermehren sich dann die Keime weiter.

2. *Dringen die Infektionserreger durch das meist geschädigte Epithel in den Organismus ein*, dann entsteht ein Krankheitsbild, das viel häufiger als das vorher

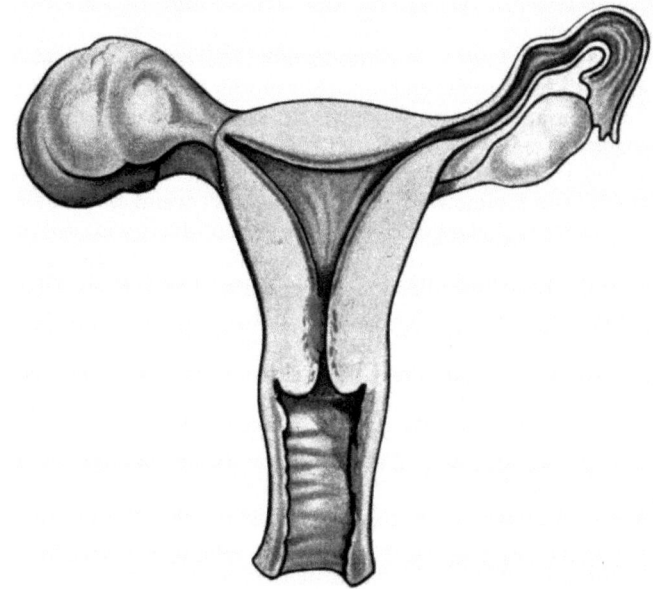

Abb. 487. Ausbreitung der Infektion entlang der Schleimhaut (Ascension).

beschriebene und vor allem von viel größerer Bedeutung ist; denn es gefährdet das Leben in hohem Maße.

An der Eintrittsstelle (Vulva, Vagina, Portio) sieht man mit freiem Auge in einer stark ödematösen Umgebung einen von einem lebhaft roten Hofe umrandeten, schmutzigen Belag: das *Puerperalgeschwür (Ulcus puerperale)*. Histologisch besteht der Belag aus nekrotischem Gewebe, die Zellstruktur ist verschwunden und die Kerne sind nicht gefärbt. Bei Bakterienfärbung sieht man viele Bakterien. Die nekrotischen Gebiete werden durch einen Leukocytenhof von dem intakten Gewebe deutlich abgegrenzt. *Der weitere Verlauf hängt vom Ausgange des Kampfes zwischen Infektionserregern und Organismus ab.* Erweist sich der Organismus als stärker, wird der Belag allmählich abgestoßen und an seiner Stelle entsteht eine reine Granulation, bis sich langsam wieder ein Epithelüberzug bildet.

Erlangen die Keime die Oberhand, d. h. erweist sich die Widerstandskraft des Organismus als ungenügend, so schreitet die Infektion weiter fort.

Ähnlich liegen die Verhältnisse, wenn sich die Eintrittsstelle der Keime im Cavum uteri befindet. Dann kommt es zu einer *Endometritis puerperalis septica*. Den die Demarkation bezeichnenden Fibrinstreifen und den Leukocytenwall trifft man aber nicht nur in der oberflächlichen auch physiologischerweise nekrotisierenden Schicht der Decidua (wie bei puerperaler bakterieller Intoxikation), sondern auch tiefer, unter Umständen sogar in der Muskelwand an.

Eine weitere Ausbreitung ist möglich entlang der Schleimhaut, über die Blut- oder Lymphbahn.

a) Von der *entlang der Schleimhaut* sich ausbreitenden Infektion war schon die Rede.

b) *Die über die Blutbahn sich ausbreitende Infektion:*

Ist die Eintrittspforte für die Infektionserreger die *Lösungsstelle der Placenta*, so setzen sich die Bakterien vor allem auf den die Blutgefäße verschließenden Thromben fest und dringen in sie ein. Unter physiologischen Umständen, also bei ungestörter Placentarperiode, werden die aus den utero-placentaren Gefäßen

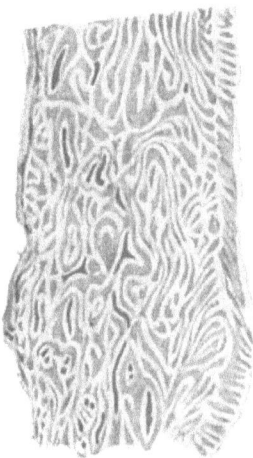 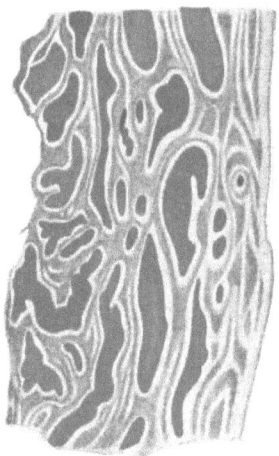

Abb. 488. Bei guter Kontraktion der Gebärmuttermuskulatur werden die Gefäße komprimiert. Abb. 489. Bei unvollständiger Kontraktion der Gebärmuttermuskulatur werden die Gefäße nicht komprimiert.

stammenden Blutungen in erster Linie durch die Kontraktionen der Uterusmuskulatur (Abb. 488) und erst in zweiter Linie durch Thrombenbildung gestillt. Wenn aber die Blutstillung in der Placentarperiode infolge mangelhafter Uteruskontraktionen unvollkommen ist, nimmt die Thrombenbildung größere Ausmaße an (Abb. 489). Hierbei gelangen die Keime natürlich viel eher in die Thromben.

Ein Eindringen der Infektionserreger in die Blutbahn kann aber auch so erfolgen, daß sie zunächst eine Periphlebitis verursachen, dann sekundär durch die Gefäßwände eindringen und die im Gefäßlumen befindlichen Thromben infizieren.

Die *infektiöse Thrombophlebitis* ist also die erste Station der in der Blutbahn sich ausbreitenden Infektion.

Doch gibt es auch sog. aseptische (blande) Thromben. Zuweilen beobachtet man nämlich nach absolut fieberfreiem Wochenbett, gewöhnlich im Laufe der zweiten Woche, eine Thrombose. Noch deutlicher sprechen die Fälle dafür, bei denen nach vollständig glattem Verlaufe post partum bzw. post operationem die Patientin ganz unerwartet unter den Symptomen einer Embolie in große Lebensgefahr gerät oder sogar stirbt. In der Venenwand findet man bei der Obduktion keine oder kaum eine Reaktion. Deshalb sind die aseptischen Thrombosen hinsichtlich der Embolie gefährlicher als die anderen. Wegen der geringen Beteiligung der Gefäßwand lösen sich die Thromben leichter ab, und ganz unerwartet kann eine Embolie zustande kommen.

Für das Entstehen einer infektiösen Thrombophlebitis bedarf es keiner besonderen Virulenz der Infektionserreger. Bei einer relativ geringeren Virulenz der Keime kann sich natürlich die Widerstandskraft des Organismus eher entfalten. In den Gefäßwänden und deren Umgebung entsteht eine entzündliche Reaktion, welche sich gegen die in die Thromben eingedrungenen Bakterien richtet. *Die infektiöse Thrombophlebitis ist zwar einerseits das erste Anzeichen für die Ausbreitung der Infektion* durch die Blutbahn *bis zu einem gewissen Grade spricht sie aber auch für die Lokalisation des Prozesses.* Dies zeigt hauptsächlich die klinische Erfahrung; denn in jedem Falle, in dem sich bei hochfieberhaftem Wochenbett irgendwelche Zeichen einer Thrombose einstellen, darf man die begründete Hoffnung hegen, daß schließlich doch die Widerstandskraft des Organismus die Oberhand gewinnen wird.

Wenn die entzündliche Reaktion der Gefäßwand relativ gering ist, dringt der Thrombus mit seiner Spitze immer weiter in Richtung des Herzens vor und gelangt z. B. von der Haftstelle der Placenta durch die Uteruswand hindurch in die Venen des Parametrium, in die V. ilica interna, die V. ilica communis und schließlich in die V. cava caudalis. Eine Thrombenbildung ist auch in der V. ovarica möglich und kann sich von dort in die V. renalis ausdehnen. Aus der langsamen Ausbreitung erklärt sich, warum eine fortschreitende infektiöse Thrombose vor dem Ende der ersten Woche keine deutlichen Symptome zu verursachen pflegt. Wenn nach Entwicklung einer infektiösen Thrombose die Entzündung der Uterusschleimhaut abklingt, kann der thrombotische Prozeß in den Venen der Placentalösungsstelle ebenfalls zur Ruhe kommen. Werden aber aus irgendeinem Grunde, z. B. durch starke Erhöhung des intraabdominalen Druckes (bei Stuhlgang oder Aufstehen) die in den Thromben eingeschlossenen Keime wieder frei, flackert die Erkrankung leicht erneut auf. Darum ist es zweckmäßig, bei größeren Temperaturerhöhungen die Wöchnerin im Bett zu halten und erst nach mehrtägiger Fieberfreiheit aufstehen zu lassen. Die Thrombose der V. ovarica verursacht keine klinischen Erscheinungen, die eine sichere Diagnose gestatten. Meistens findet man lediglich eine Frequenzerhöhung des Pulses sowie eine Druckempfindlichkeit, eventuell eine kleine Resistenz in der Umgebung der Gebärmutter. Ebenso liegen die Verhältnisse bei einer infektiösen Thrombose des zum Bereich der V. uterina gehörenden Plexus venosus. Ausgesprochene Symptome einer Thrombose findet man, der Natur der Sache entsprechend, in der Regel nur dann, wenn die Erkrankung über die V. uterina in die V. ilica interna, in die V. ilica externa und somit in die V. femoralis fortgeschritten ist. In den unteren Extremitäten treten dann Stauungserscheinungen auf, das Bein schwillt in der Knöchelgegend beginnend nach oben immer mehr an, und endlich wird das ganze Bein einschließlich des Oberschenkels, je nach Schwere des Verlaufes, zunehmend dicker und erreicht mitunter einen ganz enormen Umfang. Wenn sich die Thrombose außer auf die Beckenvenen auch auf die V. epigastrica ausdehnt, wird sogar der Unterbauch und die Leistengegend ödematös. In manchen Fällen greift die Erkrankung auf das andere Bein über, meist aber erst, wenn sich der Zustand auf der primär erkrankten Seite bereits zu bessern beginnt. Die Ausbreitung auf die andere Extremität ist auf zwei Arten möglich. Entweder entsteht in der anderen Seite ein neuer Prozeß oder aber es dehnt sich die Thrombose gegen die V. cava caudalis weiter aus, erreicht die anderseitige V. ilica communis und befällt dann auch die gegenüberliegende Extremität.

Der Engländer WHITE hat am Ende des 18. Jahrhunderts das Anschwellen der Beine (nach HIPPOKRATES) als *Phlegmasia alba dolens* bezeichnet. Die Haut wird weißlich, glänzend, prall gespannt, bei Eindrücken eines Fingers bleibt keine

Delle zurück. Das Krankheitsbild, das wir auf Grund unserer pathologisch-anatomischen Kenntnisse heute infektiöse Thrombophlebitis nennen, ist mit der von WHITE beschriebenen Phlegmasia alba dolens nicht ganz identisch. WHITE war nämlich der Meinung, das Anschwellen werde durch die im oberen Drittel des Schenkels einsetzende Lymphstauung oder Lymphdurchtränkung der Bindegewebe verursacht. Zweifellos kommt ausnahmsweise einmal das Anschwellen der unteren Extremitäten als Folge einer Lymphstauung im kleinen Becken vor (FREUND). Es kann auch die Begleiterscheinung einer Phlegmone im Becken sein. In diesem Falle weist aber die Haut des Oberschenkels meist entzündliche Veränderungen auf. Nach ASCHOFF ist die genannte Erkrankung „eine Kombination eines infektiösen thrombophlebitischen Ödems der Becken- und Oberschenkelvenen mit einem durch Kompression der letzteren bedingten reinen Stauungsödem". Der Ausdruck Phlegmasia alba dolens wird heutzutage kaum mehr gebraucht und ist am besten ganz zu vermeiden.

Die infektiöse Thrombophlebitis der unteren Extremität entsteht durchaus nicht immer dadurch, daß die Thrombose im Gebiete der V. uterina per continuitatem in die untere Extremität gelangt. Sie kann auch durch eine *Fernwirkung* zustande kommen, indem bei Thrombophlebitis im kleinen Becken Bakterien in den Blutkreislauf eingeschwemmt werden und den gesamten Organismus schädigen. Eine Verlangsamung des Kreislaufes infolge großen Blutverlustes, Herzschwäche und langen Liegens disponiert zu einer Thrombose der unteren Extremität. Auf diese Weise kann besonders das Gefäßsystem des Unterschenkels Schaden nehmen und die Zirkulation in diesem verlangsamt werden. Dies bildet dann die Voraussetzung für die Entstehung einer neuen Thrombose im Unterschenkel, fern von dem ursprünglichen Sitz der Erkrankung. Mit der Eintrittspforte braucht durchaus kein direkter Zusammenhang zu existieren.

Das erste Zeichen einer infektiösen Thrombophlebitis der unteren Extremität besteht nicht immer in einer Druckempfindlichkeit des Trigonum *Scarpae*, sondern öfter noch in einer Erhöhung der Pulsfrequenz und einer Druckschmerzhaftigkeit der Wade. Bei weiterer Ausdehnung der Thrombose gesellt sich dazu noch ein Stauungsödem des Beines. Besonders schnell bildet sich diese Stauung aus, falls der von unten beginnende thrombotische Prozeß dem aus der V. uterina auf die V. ilica und femoralis übergreifenden begegnet.

Das Schicksal der Patientin bei infektiösen Thrombophlebitiden hängt, wie erwähnt, in erster Linie von der Widerstandskraft des Organismus ab, die sich in dem Grad und der Ausdehnung der entzündlichen Infiltration der Gefäßwand demonstriert. Ist die Abwehrkraft des Organismus schwächer als die Virulenz der Erreger, so zerstören diese die Thromben, es kommt zu einer Leukocyteneinwanderung und der Thrombus vereitert *(Thrombophlebitis purulenta)*. Bei der Sektion solcher Fälle sieht man das Lumen der Venen (z. B. in der Uteruswand und im Parametrium) von einem schmutzigen grüngelben Belag erfüllt. Reicht die Reaktion der Gefäßwand über diese erweichte, vereiterte Grenze des Thrombus nicht hinaus, können sich *zeitweilig* kleine Teile ablösen, in die Blutbahn gelangen und weiterverschleppt werden. Sobald die vereiterten Thrombenteile mit den darin befindlichen Bakterien in den Blutkreislauf gelangen, wird die bis dahin mehr oder weniger lokalisierte Erkrankung *generalisiert* und es entsteht das mit dem Namen *Pyämie* bezeichnete Krankheitsbild. Auf das Eindringen von bakterienhaltigen Thrombenteilen in den Blutkreislauf reagiert die Patientin mit einem Schüttelfrost und hohem Fieber. Den größeren Teil der Bakterien vermag das Blut durch seine bactericide Fähigkeit unschädlich zu machen. Gelangen jedoch von Thrombenteilen umgebene Bakterien in das Blut, so werden sie von diesen Thrombenmassen vor dem bactericiden Einfluß des Blutes geschützt. Losgelöste Thromben können über die V. cava caudalis in die rechte Herzhälfte und von da in die Lunge eindringen.

Werden Thrombenteile durch die A. pulmonalis in die Lunge verschleppt, so entstehen dort kleinere oder größere anämische Infarkte. Innerhalb der Infarkte können sich dann die Bakterien vermehren *(septischer Infarkt)* und infolge des Einschmelzungsprozesses und der Reaktion des benachbarten gesunden Lungengewebes zu *Lungenabscessen* führen. Ähnliche septische Vorgänge beobachtet man auch im *Rippenfell*. Beim Einbrechen dort entstandener kleinerer Abscesse in den Pleuraraum ist die Entwicklung eines *Empyems* möglich. Nach Vereiterung der Thromben in den Lungenvenen können die Bakterien durch die linke Herzhälfte in den großen Kreislauf gelangen und auch entfernte Stellen des Organismus befallen. Manchmal bilden sich auch in den Herzwänden Abscesse und auf den Herzklappen bakterienhaltige Fibrinablagerungen *(Endocarditis puerperalis)*. Von hier abbröckelnd gelangen sie in die verschiedensten Organe *(Organabscesse)*, Gelenke *(Arthritis purulenta)*, ins Knochenmark *(Osteomyelitis)*, ins Gehirn *(Hirnabsceß)*, in die Hirnhaut *(Meningitis purulenta)* und sogar in das Auge. Eine solche Absceßbildung vernichtet unter Umständen das ganze Auge *(Panophthalmia puerperalis metastatica)*. In gleicher Weise entstehen auch Metastasen in den *Nieren* und im *perirenalen Bindegewebe*. An der Haut kann es infolge einer Schädigung des Endothels der Hautgefäße zu masern- und *scharlachähnlichen Exanthemen*, ja sogar zu capillären und präcapillären Blutungen kommen *(Purpura)* (Abb. 490).

Eine seltenere, aber schwere Komplikation der Wochenbettpyämie stellt die *Gangrän von Extremitäten* dar. Unter starken Schmerzen wird z. B. ein Bein blaß, eiskalt und der Puls der A. tibialis anterior ist nicht mehr zu fühlen. Meist handelt es sich hier um einen Arterienverschluß, manchmal allerdings auch um eine Venenthrombose. Eine Venenthrombose kann aber nur in recht seltenen Fällen schuld sein, wenn nämlich alle ableitenden Venen verlegt sind. Ein Arterienverschluß ist infolge einer Embolie oder einer Endarteriitis möglich. Im gegebenen Falle läßt sich natürlich schwer entscheiden, welchen Ursprungs das Leiden ist.

Wenn bei Pyämie in einem vereiterten Thrombus vorhandene Keime den Organismus ständig überschwemmen, entsteht aus der Pyämie eine *Sepsis*. Es gelangen sehr virulente Bakterien nicht nur schubweise ins Blut, sondern sie zirkulieren fortwährend in ihm. Diese schnelle Invasion in die Blutbahn erfolgt nur bei sehr massiver Infektion. *In diesem Falle breiten sich die Keime meist nicht nur über die im Bereiche der Eintrittspforte sitzenden Thromben, sondern auch über die Lymphbahnen aus.* Die Fieberkurve zeigt dann nicht das gewohnte Bild, da die Temperatur, wenn auch mitunter Schüttelfröste auftreten, hoch bleibt. Eine Sepsis kann ferner dadurch entstehen, daß die Keime in eine nicht durch einen Thrombus verschlossene Vene gelangen. Dies findet man manchmal bei foudroyant verlaufenden Fällen.

Bei der Sektion von solchen Sepsisfällen finden sich keine Metastasen und in den Venen, selbst in denen der Gebärmutter sieht man kaum eine Spur von Thrombenbildung. In der vergrößerten, weichen, septischen Milz, in den Capillaren der Niere und der Leber sind Streptokokken nachzuweisen.

c) *Die durch die Lymphbahn sich ausbreitende Infektion.*

Wie schon erwähnt, kann sich die Infektion auch in den Lymphgefäßen ausbreiten. Ihr Ausgangspunkt ist in diesem Falle auch ein im unteren Abschnitt des Geburtskanals, am Damm, in der Scheide, im Scheidengewölbe oder an der Cervix sitzendes Puerperalgeschwür oder eventuell eine septische Endometritis. Der Organismus errichtet auch in solchen Fällen gegen die Infektionserreger

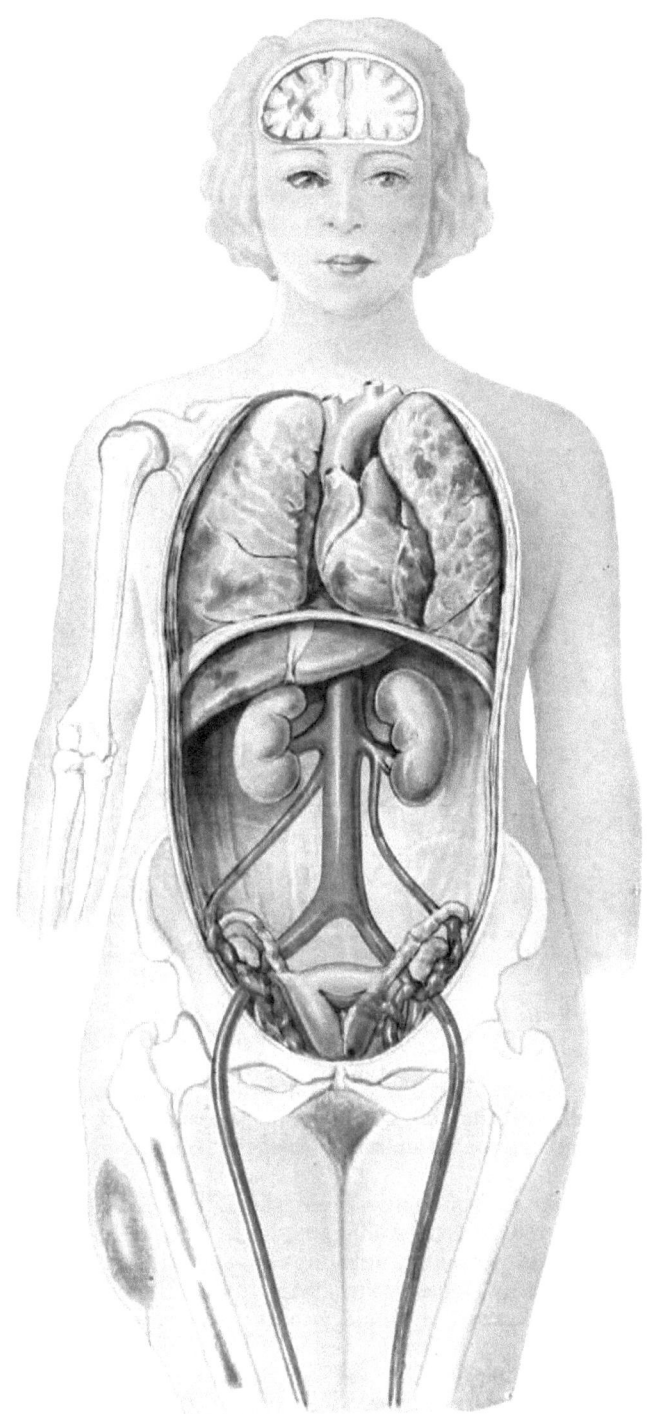

Abb. 490. Pyämie. Ausbreitung der Infektion durch die Blutbahn. Metastasen an den verschiedensten Stellen des Organismus.

einen Leukocytenwall; in den Lymphbahnen selbst finden sich ebenfalls Leukocyten in großer Menge. Ein weiteres Bollwerk in der Verteidigung gegen die vordringenden Keime stellen die Lymphdrüsen dar. Hat die durch die Lymphgefäße fortschreitende Infektion den ersten Schutzwall durchbrochen, so dringt sie z. B. aus dem oberen Scheidenteil oder der Cervix in das Parametrium vor. Wenn sich jedoch die Eintrittspforte der Infektion im Uterus befindet, wird zunächst die Gebärmuttermuskulatur und deren Lymphsystem befallen.

Als erstes Zeichen der fortschreitenden Infektion beobachtet man in der Gegend der Eintrittspforte eine ödematöse Schwellung, aus der sich sodann eine *Bindegewebsphlegmone* entwickelt. Die am Damm befindliche Phlegmone kann so groß sein, daß das begleitende Ödem sogar auf die Gesäßbacken übergreift. Spielen dabei auch gasbildende Keime eine Rolle, so fühlt sich das Gewebe knisternd, wie ein Roßhaarkissen, an. In schweren Fällen wird der erkrankte Teil unter Umständen sogar nekrotisch. Falls es jedoch zur Ausheilung kommt, können die entstandenen zähen Narben eine Scheidenstenose und späterhin eventuell eine Atresie verursachen.

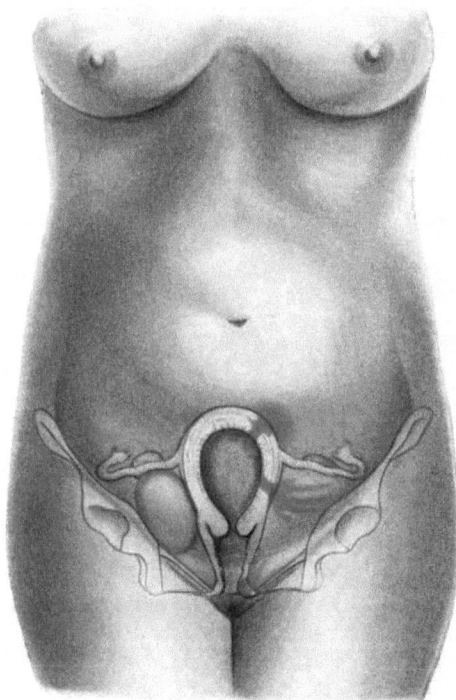

Abb. 491. Ausbreitung der Infektion durch die Lymphbahn. Absceß im rechten Parametrium.

Ist die Eintrittspforte die Uterusinnenfläche, so gelangen die Erreger in ein die Muskelwand dicht umgebendes Lymphgefäßnetz. Von hier aus vermögen sie in das benachbarte Gewebe vorzudringen und es zum Einschmelzen zu bringen. Die infolge des entzündlichen Prozesses auseinandergedrängten Muskelfasern werden dann von eitrigem Sekret umgeben. Falls das Muskelgewebe in größerem Ausmaße nekrotisiert, können sich ganze Teile der Uterusmuskulatur nach Demarkation abstoßen: *Metritis dissecans*. Manche empfehlen statt dieser Bezeichnung, die den Anschein einer speziellen Erkrankung erwecken könnte, die pathologisch-anatomisch richtigere Benennung *Gangraena uteri partialis*.

Auf dem Wege der Lymphbahnen breitet sich die Infektion vom Damm, von der Scheide und vom Scheidengewölbe aus direkt und von der Cervix her nach Durchdringung der Uterusmuskulatur in das paravaginale und parametrane Bindegewebe aus *(Parakolpitis, Parametritis)* (Abb. 491). Eigentlich handelt es sich hierbei um eine Phlegmone des Bindegewebes. Eine besondere Bedeutung gewinnt dieser Vorgang nur dadurch, daß die Infektion infolge der besonderen anatomischen Verhältnisse des Beckenbindegewebes in vielen Richtungen fortschreiten und auch auf andere Organe, wie Blase und Mastdarm, übergreifen kann. Das erkrankte Bindegewebe schwillt in erster Linie ödematös an. Das entstandene Exsudat vermag sich aber nicht zu entleeren und sammelt sich infolgedessen an. Durch Einschmelzung der infizierten Lymphwege und der umschriebenen ödematösen Gebiete können kleinere oder größere Abszeßbildungen zustande kommen. Eventuell anwesende gasbildende Keime führen unter Umständen infolge Ernährungsstörungen der auseinandergedrängten Bindegewebsfasern zu Gangrän.

Ob das entstandene Exsudat resorbiert wird oder vereitert, hängt zum Teil von der Virulenz der Keime, zum Teil von der Widerstandskraft des Organismus ab.

Ein *vereitertes Exsudat*, das nicht rechtzeitig eröffnet wird, bricht in irgendeiner Richtung durch. Oft liegt die Durchbruchstelle oberhalb des Ligamentum Pouparti; sie kann aber, je nach Lage des Abscesses, auch wo anders sitzen. Meist bricht der Absceß an seinem tiefstgelegenen Punkt durch und entleert sich z. B. in die Blase, den Mastdarm und die Scheide, wesentlich seltener durch das Foramen ischiadicum majus oder minus bzw. durch das Foramen obturatum. Noch seltener findet der Eiter einen Weg in die Fossa ischiorectalis. Dies ist aber nur möglich, wenn der Absceß unter der Levatorfascie sitzt. In solchen Fällen pflegt er in der Dammgegend nahe dem Mastdarm durchzubrechen. Im Cavum *Retzii* befindliche Exsudate können sich ausnahmsweise auch durch die Bauchdecken unterhalb des Nabels entleeren. Die seltenste Möglichkeit, die eigentlich nur eine theoretische Bedeutung besitzt, ist der Durchbruch eines parametranen Exsudates durch das Bauchfell in die freie Bauchhöhle. Das Bauchfell weicht nämlich infolge seiner Dehnbarkeit und Verschieblichkeit, indem es sich nach oben abhebt, dem wachsenden Druck des Exsudates immer weiter aus. Viel ungünstiger als größere Abszeßbildungen sind die Fälle, bei denen das Exsudat weder resorbiert noch zu einem großen Absceß eingeschmolzen wird, sondern zu nur kleinen, umschriebenen, schleichenden Eiterungen führt. Letztere können lange Zeit hindurch bestehen, bis sie eventuell doch einschmelzen und in den Darm oder die Blase durchbrechen.

Bei einer schweren Infektion erkranken auch die das Bindegewebe durchziehenden Venen. Es können sich darin Thromben, ja sogar vereiterte Thromben bilden. Aus diesem Grunde läßt sich oft schwer entscheiden, ob sich der Vorgang ursprünglich in den Lymphbahnen oder in den Blutgefäßen ausbreitete, ob also die Erkrankung der Gefäße oder der Lymphwege das Primäre war. In seltenen Fällen kommt es auch vor, daß ein vereitertes Exsudat in eine Vene einbricht. In manchen foudroyant verlaufenden Sepsisfällen werden die Keime mit der aus dem weiblichen Genitale und anderen Organen der unteren Körperhälfte stammenden Lymphe durch den Ductus thoracicus in die linke Halsvene und somit in das strömende Blut verschleppt.

An dieser Stelle müssen wir noch ein Krankheitsbild erwähnen, das, obwohl ganz anderen Ursprunges, trotzdem mit einem parametranen, septischen Exsudat verwechselt werden kann: die nachträgliche, also sekundäre *Vereiterung eines im Parametrium liegenden Hämatoms*. Im Bindegewebe des kleinen Beckens entstandene Hämatome kommen nach verschiedenen Geburtsverletzungen (Cervixrisse, Risse des Scheidengewölbes usw.) meist in Zusammenhang mit geburtshilflichen Operationen zustande. Wenn ein solches Hämatom sekundär vereitert, sind die Erscheinungen die gleichen wie bei dem eben erwähnten parametranen Exsudat. Während es sich aber in letzterem Falle um Keime invasiver Natur handelt, kann die Vereiterung eines Hämatoms auch unter der Einwirkung nicht invasiver Bakterien entstehen. Dementsprechend ist die Prognose der vereiterten Hämatome in der Regel günstiger.

Die Peritonitis puerperalis ist von größter Wichtigkeit. Sie entsteht durch eine auf verschiedene Weise mögliche Infektion des Bauchfells mit pathogenen Keimen. Einmal kann während einer Geburt oder Fehlgeburt — meist in Zusammenhang mit einer Operation — die Bauchhöhle eröffnet werden (Ruptur, Perforation), oder aber bei einem Kaiserschnitt infektiöser Inhalt der Gebärmutter in den Peritonealraum gelangen. Außerdem platzt gelegentlich, wenn auch selten, während der

Geburt oder des Wochenbettes irgendein abgekapselter Eiterherd in der Bauchhöhle.

Die Peritonitis puerperalis, die in einem so gefürchteten Rufe steht und eine Teilerscheinung des Puerperalfiebers darstellt, wird hervorgerufen, indem Infektionserreger von der Haftstelle der Placenta, besser gesagt, von der Endometritis septica aus, den Schutzwall des Organismus durchbrechend in den Lymphgefäßen zwischen den Muskelfasern der Uteruswand weiterkriechen und bis auf die Serosa der Gebärmutter gelangen. Eine andere Möglichkeit bietet das Übergreifen einer Entzündung vom Parametrium auf das Bauchfell. Schließlich können Krankheitserreger das Peritoneum durch Weiterwandern eines entzündlichen Prozesses im Endometrium über die offenen Tuben infizieren. Der Verlauf der Krankheit hängt von der Widerstandskraft des Organismus und der Virulenz der Keime ab. Auch bei dieser Erkrankung *wehrt sich der Organismus gegen die Infektion*, und zwar, wie bei jeder Infektion der Bauchhöhle, durch *Verwachsungen*

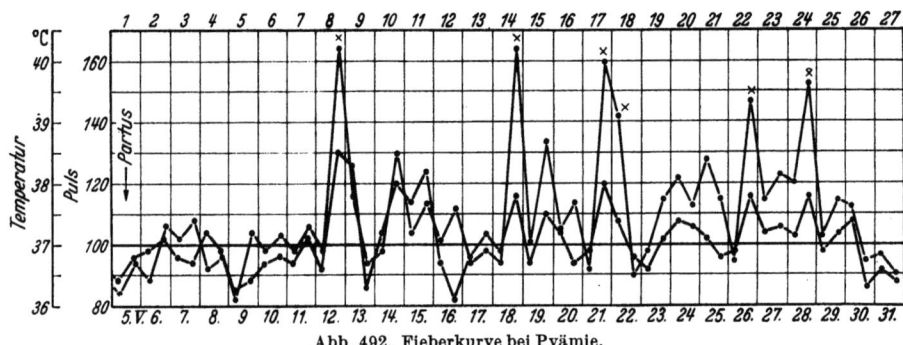

Abb. 492. Fieberkurve bei Pyämie.

und *Abkapselungen*. Meistenteils entstehen solche Verwachsungen zwischen den oberhalb des kleinen Beckens liegenden Darmschlingen, und häufig sieht man eine Verklebung des Sigma mit dem Peritoneum der Blase und damit eine Abgrenzung der Bauchhöhle. Kommt es wegen außerordentlicher Penetranz der Erreger nicht zu einer Abkapselung, weil hierzu gar keine Zeit bleibt, oder weil die Infektion zwischen den verklebten Darmschlingen weiter aufwärts schreitet, dann tritt eine *allgemeine Bauchfellentzündung* auf. Bei sehr heftiger Infektion sind die Veränderungen am Peritoneum und in der Bauchhöhle oft gar nicht erheblich, weil sich in solchen Fällen nicht nur eine Peritonitis puerperalis entwickelt, sondern der Prozeß sich auch über die Blutbahn ausbreitet. Wenn sich aber eine Bauchfellentzündung zusammen mit einer Sepsis einstellt, wobei die Peritonitis meist nur eine Teilerscheinung der Sepsis ist, kommt die Patientin durch diesen von zwei Seiten her erfolgenden Angriff virulenter Keime in der Mehrzahl der Fälle binnen kurzem um, eventuell noch bevor sich auf dem Bauchfell gröbere Veränderungen entwickeln konnten. Aber auch in Fällen, in denen nicht gleichzeitig eine Sepsis besteht, wird der gesamte Organismus durch die eitrigen Exsudate in der Bauchhöhle und die durch die Darmlähmung gesteigerte Resorption von Toxinen schwer geschädigt.

In der folgenden Tabelle sind die verschiedenen Ausbreitungs- und Lokalisationsformen der puerperalen Infektion schematisch dargestellt.

Bei puerperaler Wundinfektion pflegt die Temperatur schon vom Beginn des Wochenbettes an höher als normal zu sein. Ausgesprochen hohes Fieber ist jedoch während der ersten Tage verhältnismäßig selten. (Am ehesten kommt es noch in Fällen von bakterieller Intoxikation vor, doch pflegt die Patientin innerhalb

Ausbreitung und Lokalisation des Puerperalfiebers.

Ausbreitungsmöglichkeiten	Erste Lokalisation	Eventuelle spätere Krankheitsbilder
Entlang der Schleimhäute .	a) Endometrium (Endometritis purulenta) b) Tube (Endosalpingitis purulenta) c) Ovarium (Ovarialabsceß)	Pyometra, Endosalpingitis purulenta, Pyosalpinx, Ovarialabsceß, Pelveoperitonitis per continuitatem, Douglasabsceß. Peritonitis diffusa per continuitatem
Über die Blutbahn. . . .	a) Eintrittspforte (Ulcus puerperale an der Vulva, Vagina, Portio usw., Endometritis puerperalis septica) b) Thrombophlebitis septica der zur Eintrittspforte gehörenden Venen	Pyämie, metastatische Abscesse bzw. Prozesse in den verschiedenen Organen (Endokarditis, Organabscesse, Osteomyelitis, Meningitis, Pleuritis, Peritonitis usw.), Sepsis
Über die Lymphbahn . .	a) Eintrittspforte (Ulcus puerperale an der Vulva, Vagina, Portio usw., Endometritis puerperalis septica) b) Lymphangitis des zur Eintrittspforte gehörenden Lymphsystems	Phlegmonöse Erkrankungen der in der Umgebung der Eintrittspforte gelegenen Gewebe (Myometritis, Parametritis, Parakolpitis), Absceßbildung durch Einschmelzung der Phlegmonen (paravaginale, parametrane Abscesse usw.), Pelveoperitonitis, Peritonitis diffusa infolge Durchwanderung, Sepsis

weniger Tage fieberfrei zu werden.) Bei sehr schwerer Infektion, z. B. bei einer foudroyanten Sepsis, kann das Fieber von Anbeginn an hoch sein. Im übrigen steigt es meist erst gegen Ende der ersten Woche höher an.

Die *Pyämie* setzt bei der bis dahin eventuell ganz fieberfreien Wöchnerin mit einem Schüttelfrost ein. Häufiger gehen jedoch kleinere Temperatursteigerungen voraus. Das dem Schüttelfrost folgende hohe Fieber (40⁰ C) pflegt nach einigen Stunden kritisch abzufallen, meist unter 37⁰ C, um später, nach einem erneuten Schüttelfrost, wieder anzusteigen. Dieser *intermittierende, eventuell remittierende Fiebertyp ist kennzeichnend für Pyämie.* Der Puls entspricht zur Zeit des Fiebers meist der Temperatur, im fieberfreien Intervall jedoch, besonders bei schwerem Verlauf, bleibt die Pulsfrequenz höher als es der Temperatur entsprechen würde (Abb. 492).

Während des Schüttelfrostes ist das Allgemeinbefinden der Patientin natürlich schlecht. Der Temperatursturz wird von einem Schweißausbruch begleitet. Die großen Temperaturschwankungen nehmen den Organismus sehr in Anspruch; sie haben aber den großen Vorteil, daß sich die Patientin während des fieberfreien Intervalles, besonders in der ersten Zeit der Erkrankung, relativ wohl fühlt und, was die Hauptsache ist, auch essen kann. Die Dauer der Schüttelfröste ist verschieden und schwankt zwischen wenigen Minuten und einer halben Stunde oder noch mehr. Während des Schüttelfrostes erblaßt die Patientin und infolge der Kontraktion des peripheren Capillarsystems fühlt sich ihre Haut kühl an. Die Gesichtsfarbe kehrt erst nach dem Schüttelfrost wieder. Große Temperaturschwankungen ziehen eine starke Erschöpfung und Müdigkeit der Patientin nach sich.

Je nach dem Grade der Infektion treten die Schüttelfröste häufiger oder seltener auf und wiederholen sich in schweren Fällen auch mehrmals am Tage.

Bei reiner Pyämie lassen sich durch bimanuelle Untersuchung meist keine wesentlichen Veränderungen feststellen, aber man kann bisweilen die thrombosierten Venen in Gestalt harter Stränge fühlen. Die bakteriologische Untersuchung ergibt gewöhnlich ein negatives Resultat, da das Blut während der zwischen den Schüttelfrösten liegenden Zeitspanne keimfrei zu sein pflegt. Einen Erfolg von dieser Untersuchungsmethode darf man sich höchstens zu Beginn des Schüttelfrostes versprechen.

Der für Pyämie kennzeichnende intermittierende Fiebertyp bleibt auch noch nach Bildung metastatischer Abscesse erhalten, obzwar hierbei wegen der sekundären Erkrankung gewisser Organe des öfteren eine Kontinua beobachtet wird.

Bei *Sepsis* ist im Gegensatz zu Pyämie das Fieber nicht intermittierend, sondern zeigt *Kontinuacharakter* (Abb. 493). Schüttelfröste treten normalerweise nicht auf.

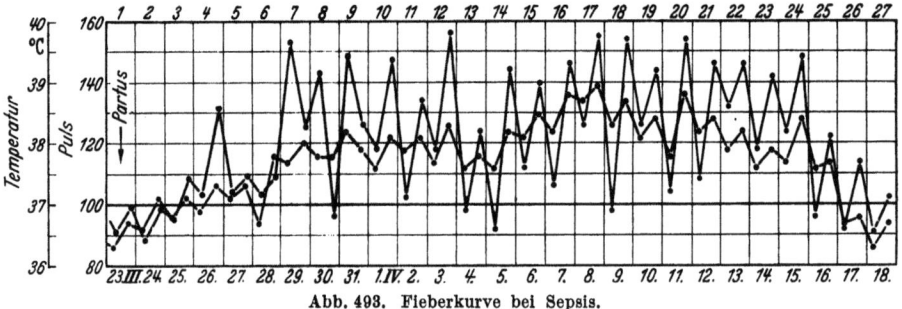

Abb. 493. Fieberkurve bei Sepsis.

Durch das ständig hohe Fieber wird die Patientin sehr mitgenommen, befindet sich häufig in einem deliranten Zustand und ist andererseits mitunter auch in schweren Fällen auffallend euphorisch. Im Anfangsstadium einer durch nicht zu virulente Erreger hervorgerufenen Erkrankung kann der Zustand der Patientin lange Zeit hindurch verhältnismäßig gut sein. Die Ernährung stößt hier aber, im Gegensatz zu Pyämie, auf größere Schwierigkeiten. Die bakteriologische Blutuntersuchung zeigt, wie erwähnt, bei Sepsis meist ein positives Ergebnis.

Sepsis und Pyämie können sich, worauf schon hingewiesen wurde, miteinander kombinieren. Aus diesem Grunde lassen sich die beiden Erkrankungen auch klinisch nicht immer voneinander trennen.

Durch beide Krankheitsformen werden schließlich die lebenswichtigen Organe sehr in Anspruch genommen. Die Herztätigkeit wird langsam schwächer und dementsprechend sinkt der Blutdruck ab; der Puls wird immer schneller und leicht unterdrückbar. Störungen der Nierenfunktion treten auf, im Urin erscheint Eiweiß, im Sediment sind rote Blutkörperchen und granulierte Cylinder zu finden. Das im Harn nachweisbare Urobilinogen läßt auf eine Leberbeteiligung schließen, die sich gelegentlich in einem Ikterus manifestiert. Auch der Wasserhaushalt des Organismus leidet. Zunge und Lippen werden trocken, Augen und Gesicht sind eingefallen. Durch den Ductus parotideus können Bakterien in die Parotis gelangen und daselbst eine Entzündung hervorrufen (Parotitis).

Bei Fieber im Wochenbett hat man in erster Linie *zu entscheiden, ob es von einer Wundinfektion oder einer akzessorischen Erkrankung herrührt.* Besondere Aufmerksamkeit ist der Untersuchung der Brust (Mastitis) und der Niere (Pyelitis) zuzuwenden. Ferner ist nach Erkrankungen des Magens, des Darmes, nach reine Grippe usw. zu fahnden. *Man soll aber nicht in den Fehler verfallen, die*

Ursache der Erkrankung um jeden Preis in irgendeiner extragenitalen Erkrankung sehen zu wollen. Läßt sich kein anderer Grund finden, dann nimmt das Fieber mit größter Wahrscheinlichkeit vom Genitale seinen Ausgang. Durch die Möglichkeit einer Verwechslung mit Miliartuberkulose, Typhus, ja sogar mit schwerer Grippe (s. dort) wird die Diagnose noch erschwert.

Bei der genitalen Untersuchung betrachtet man den Scheideneingang genau und revidiert, falls genäht wurde, die Dammnaht, indem man sich überzeugt, ob auf dem Damm keine Schwellung, kein Belag oder kein Puerperalgeschwür zu finden ist. In früherer Zeit stellte man in diesem Falle die Portio vaginalis nach Entfaltung der Scheide mittels Specula ein. Befindet sich nämlich dort ein Belag, so kann man daraus auf den Zustand der Cervix- und Uterusschleimhaut schließen. Von einer inneren Untersuchung während der ersten Wochenbettstage ist abzuraten, weil durch das Herumdrücken auf den inneren Genitalorganen eine eventuell beginnende Lokalisierung der puerperalen Infektion gestört und in der Uterushöhle vorhandene Bakterien in den Blut- und Lymphstrom hineingepreßt werden können. Besteht jedoch der fieberhafte Zustand schon länger, dann ist es nicht nur zweckmäßig, sondern sogar *unbedingt erforderlich*, eine *innere Untersuchung* vorzunehmen. Man denke nur daran, daß der Arzt bei einem das hintere Scheidengewölbe stark vorwölbenden und den Uterus weit nach vorne und oben drängenden Douglasabsceß durch Ablassen des eitrigen Exsudates mittels einer Kolpotomie gleichsam Wunder wirken kann. Manchmal fällt das Fieber sozusagen von einer Minute auf die andere ab, und die Patientin wird in der kürzesten Zeit gesund. Für das Suchen nach der Infektionsquelle durch vaginale Untersuchung bestehen aber noch andere Gründe. Findet man einen Adnextumor oder ein Exsudat in der Umgebung des Uterus, so ist das stets ein relativ günstiges Symptom; denn es spricht für eine Neigung und Fähigkeit des Organismus zum Aufhalten der Infektion. Ein anderes Zeichen dafür ist es, wenn man bereits in den ersten Wochenbettstagen, in denen eine innere Untersuchung nicht ratsam erscheint, beim Abtasten des Leibes die Umgebung der Gebärmutter empfindlich findet oder wenn die Patientin über Unterleibsschmerzen klagt.

In der Adnexgegend sitzende „Tumoren" (Pyosalpinx, Ovarialabsceß) können in Gestalt gut abgrenzbarer kugelförmiger Gebilde getastet werden. Ihre untere Grenze ist jedoch oft verwaschen, weil sie in ein Exsudat eingebettet sind.

Im Gegensatz zu dem bereits beschriebenen Tastbefund bei einem *Douglasabsceß* ist für die *parametranen* Exsudate eine deutlichere Begrenzung nach oben hin typisch, während der untere Rand wegen der Lage im Beckenbindegewebe unschärfer ist. Die untere Grenze erscheint nur dann scharf, wenn das Exsudat bis zur Levatorfascie reicht. Charakteristisch ist ferner eine Fixation und Unverschieblichkeit gegenüber der Levatorfascie und gegen die Beckenwand. Ein parametranes Exsudat kann sich, wenn es das bedeckende lockere Bauchfell abhebt, hoch hinauf, ja sogar bis in das perirenale Bindegewebe ausbreiten. In diesem Falle ist es von außen oberhalb des Ligamentum *Pouparti* zu tasten, und man erhält darüber einen dumpfen Klopfschall. Bei Einschmelzung und Vereiterung eines parametranen Exsudats kann, wie bereits erwähnt, in verschiedenen Richtungen eine Perforation erfolgen. Ein im Parakolpium sitzendes Exsudat liegt natürlich tiefer als ein im Parametrium befindliches. In der Regel geht eines in das andere über, besonders wenn das Exsudat größere Ausmaße annimmt.

Die Symptome der puerperalen Peritonitis sind die gleichen wie die einer jeden Bauchfellentzündung. Wissen muß man jedoch, daß peritoneale Symptome nicht nur durch eine beginnende diffuse Peritonitis, sondern auch durch eine auf das kleine Becken beschränkte sog. Pelveoperitonitis, ja sogar durch ein größeres parametranes Exsudat verursacht werden können.

Bei Puerperalfieber darf sich der Arzt nicht mit der Untersuchung des weiblichen Genitale begnügen. Besonders bei Pyämie und Sepsis ist die Aufmerksamkeit auf den *gesamten Organismus* zu lenken. Nur auf diese Weise können metastatische Abscesse rechtzeitig erkannt und chirurgisch versorgt werden. Auch auf die Anzeichen einer beginnenden infektiösen Thrombophlebitis muß geachtet werden. Zu den charakteristischen Zeichen gehört eine Frequenzerhöhung des Pulses im Verhältnis zur Temperatur. Die Pulskurve überschneidet die Temperaturkurve (MAHLER) (Abb. 494). Bei einer beginnenden infektiösen Thrombophlebitis der unteren Extremität besteht weiterhin eine Druckempfindlichkeit des SCARPAschen Dreiecks und besonders der Wade.

Das kennzeichnendste Symptom der puerperalen Infektion ist, wie erwähnt, das Ansteigen der Temperatur. Das Fieber kann über 40° C betragen, muß

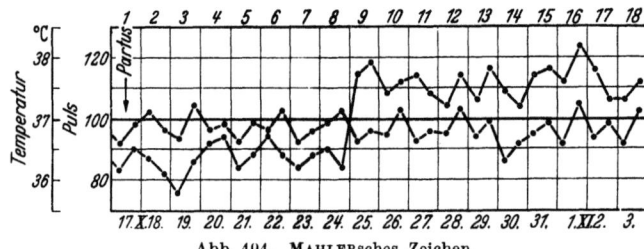

Abb. 494. MAHLERsches Zeichen.

aber *nicht immer im Verhältnis zur Schwere der Erkrankung stehen*. Hohes Fieber von 40° C trifft man nämlich bei puerperaler Intoxikation genau so an wie in Fällen von schwerer Infektion.

Beide Erkrankungen klinisch zu trennen ist, wenigstens zu Beginn der Krankheit, im allgemeinen schwer. Einen verläßlichen Anhaltspunkt bietet diesbezüglich weder die bakteriologische Untersuchung des Scheidensekretes noch der Lochien bzw. die des Blutes. Falls ausschließlich pathogene Keime nachweisbar sind oder wiederholt nachgewiesen wurden, liegt wohl eine ernste Erkrankung vor. Invasive Keime können sich jedoch wie nichtinvasive verhalten und umgekehrt. Übelriechende Lochien, die man früher als kennzeichnend für die bakterielle Intoxikation hielt, sind ebenfalls kein genügend zuverlässiges Zeichen, weil auch pathogene Keime anwesend sein können. Ob es sich bei einer fieberhaften Wochenbetterkrankung um eine einfache Intoxikation oder um eine echte Infektion handelt, *läßt sich mit Sicherheit meist erst auf Grund des späteren Krankheitsverlaufes entscheiden*. Manche *klinischen Symptome* weisen aber trotz des hohen Fiebers mehr oder weniger zuverlässig auf eine nicht zu schwere Infektion hin, vor allem eine im Vergleich zur Temperatur nicht gesteigerte, sondern eher etwas *verlangsamte Pulsfrequenz*. Demgegenüber gilt es als ein ungünstiges Zeichen, wenn der Puls wesentlich frequenter ist und wenn diese Beschleunigung nicht durch den höheren Blutverlust während der Geburt erklärt werden kann. *Besonders verdächtig erscheint* ein Weiterbestehen der *beschleunigten Herztätigkeit nach dem Temperaturabfall*. Ein relativ günstiges Symptom ist das Fehlen von Frösteln und Schüttelfrösten. Vor allem sollen sich diese Erscheinungen nicht wiederholen. Ein bis zwei Schüttelfröste können möglicherweise auch durch eine Intoxikation hervorgerufen werden, besonders wenn gleichzeitig eine Lochienstauung besteht. Fällt hierbei das Fieber unter der Einwirkung von Uterotonica ab und steigt nicht mehr hoch an, darf man die begründete Hoffnung hegen, keiner schweren Infektion, sondern nur einer Intoxikation gegenüberzustehen.

Von großer Wichtigkeit, vor allem zur wissenschaftlichen Beurteilung der Fälle und zur Prüfung therapeutischer Maßnahmen, ist die bakteriologische *Blutuntersuchung* (SCHOTTMÜLLERsche Blutagarplatten). Diese pflegt aber oft nur in schweren Fällen von Sepsis, falls nämlich pathogene Keime ständig im Blute kreisen und sich dort vermehren, positiv auszufallen. Handelt es sich um eine Pyämie, so kann man aus dem Blute in der Regel nur zu Beginn des Schüttelfrostes Bakterien züchten. Erwähnt sei in diesem Zusammenhang noch die Virulenzprobe nach RUGE-PHILIPP.

Bei der Untersuchung des *Blutbildes* soll man berücksichtigen, daß das Ansteigen der Leukocytenzahl nicht immer in einem Verhältnis zur Schwere der Erkrankung steht. Eine sehr hohe Leukocytenzahl muß auch nicht unbedingt mit dem Vorhandensein eines Eiterherdes im Organismus gleichbedeutend sein. Bekanntlich kommen ja auch bei einem normalen Geburts- und Wochenbettverlauf Leukocytenzahlen bis zu 14000 vor. Ein bedrohliches Zeichen ist ein Abfallen der Leukocytenzahl, eine allmähliche Linksverschiebung des qualitativen Blutbildes und ein Verschwinden der Eosinophilen. Bei schweren Erkrankungen pflegen auch die Zahl der roten Blutkörperchen und der Hämoglobingehalt zu sinken. Erfolgt diese Abnahme sehr schnell, so spricht das für das Vorhandensein hämolytischer Keime als Krankheitserreger.

Die Behandlung der bakteriellen Infektion.

Je nachdem, ob die puerperale Wundinfektion lokal oder allgemein ist, kommen therapeutische Maßnahmen zur Bekämpfung der *lokalen* bzw. *generalisierten* Infektion in Frage. Außerdem steht noch eine symptomatische und eventuell auch eine operative Therapie zur Verfügung.

Die Behandlung der lokalen Infektion: Das erste Symptom einer Lokalisation der Infektion ist das Puerperalgeschwür und die Endometritis septica. Die Behandlung des Geschwürs kommt hauptsächlich an leicht erreichbaren Stellen, also am Damm, in Frage. Diese Behandlung kann auf mehrere Arten geschehen. In erster Linie möchten wir die Anwendung des bereits von SEMMELWEIS empfohlenen Chlorwassers (Aqua chlorata) erwähnen. Mit einem in solcher Lösung getränkten Watte- oder Gazebausch macht man Umschläge auf das Geschwür. Von anderen Behandlungsmöglichkeiten ist das Ätzen des Geschwürs mit Jodtinktur am verbreitetsten. Anschließend pflegt man das Geschwür und seine Umgebung mit einem Desinfektionspulver (Sulfonamid-, Penicillinpuder usw.) zu bestreuen. Sobald es sich gereinigt und mit Granulationen bedeckt hat, kann auch eine Ätzung mit Argentum nitricum in Betracht kommen, andernfalls wendet man irgendeine epidermisierende Salbe an. Dies ist jedoch nicht unbedingt erforderlich. Vor jeder Behandlung hat man die von Lochien bedeckte Wunde zu säubern, wozu man sich einer neutralen Lösung (Kamillentee) oder einer ungiftigen Desinfektionslösung (Kalium permanganicum, Hydrogenium peroxydatum) bedient.

Manchmal wird man das am Damm oder am Scheideneingang sitzende Puerperalgeschwür nicht gut sehen, weil die bei der Geburt entstandene Verletzung genäht wurde. Bei genauerem Hinsehen ist aber meist auch in diesem Falle ein grauer Belag in einer ödematösen Umgebung wahrnehmbar. Mitunter findet man jedoch nur ein großes Ödem, welches das Geschwür völlig verdecken kann. Darum soll es in jedem Falle, in dem die Wöchnerin fiebrig wird und der genähte Damm ödematös erscheint, noch eher aber, wenn die Naht empfindlich ist, die *erste Aufgabe des Arztes sein, diese aufzutrennen.* Dadurch wird die Spannung des infizierten Gewebes gelockert, und es ist eher eine Lokalisierung der Infektion zu erwarten. Außerdem erreicht man dabei eine bessere Zugänglichkeit des infizierten Gebietes.

Ein in einem höheren Scheidenabschnitt oder in der Nähe des Muttermundes gelegenes Puerperalgeschwür pflegte man früher ebenfalls lokal zu behandeln. Neuerdings, seitdem die Entfaltung der Scheide bei einer Wöchnerin ziemlich außer Gebrauch gekommen ist, tritt die lokale Behandlung solcher höher sitzender Puerperalgeschwüre in den Hintergrund. Dies bedeutet aber kein besonderes Versäumnis; denn die lokale Behandlung (Ätzung) der Puerperalgeschwüre ist nicht so wichtig, wie man früher annahm. Zumindest braucht man die Scheide deswegen nicht überflüssigerweise einzustellen, was an sich kein unbedenkliches Verfahren ist.

Bei *septischer Endometritis* waren besonders in früherer Zeit Spülungen des Uteruscavum mit ungiftigen desinfizierenden Flüssigkeiten beliebt. Auch davon ist man heutzutage abgekommen. Eine derartige Behandlung ist nämlich, wie sich herausgestellt hat, nicht ganz ungefährlich. Das zeigen schon die dabei auftretenden Schüttelfröste. Durch die Spülung kann eine entstehende oder bereits ausgebildete Schutzzone gestört werden. Ausnahmsweise könnte sogar der keimhaltige Gebärmutterinhalt, besonders wenn der Rücklauf der Spülflüssigkeit nicht vollkommen ist, durch die Tuben hindurch in die Bauchhöhle geraten. Von Spülungen der Gebärmutterhöhle ist schon deshalb abzuraten, weil sie eventuelle Entzündungen in der Umgebung des Uterus zum Aufflackern bringen können. Heute führt sie fast niemand mehr aus.

Außer den genannten lokalen Verfahren kommen bei Puerperalgeschwür und septischer Endometritis auch Medikamente zur Bekämpfung bzw. Vorbeugung einer allgemeinen Infektion in Frage (s. S. 632).

Bei beginnenden entzündlichen Prozessen der inneren Genitalorgane (Adnexitis, **Parametritis**, Pelveoperitonitis usw.) vermag eine antiphlogistische Behandlung kombiniert mit Antibiotica gute Dienste zu leisten. Dadurch kann man oft größere Gewebsschädigungen vermeiden oder doch wenigstens die Ausdehnung des Prozesses einschränken.

An dieser Stelle sei auch die Behandlung der *puerperalen Thrombophlebitis* der unteren Extremitäten erwähnt. Wenn hierbei die Infektion die Eintrittsstelle auch schon überschritten hat, ist die Erkrankung in gewisser Hinsicht doch noch lokalisiert. Jedenfalls spricht die Thrombophlebitis für eine Tendenz des Organismus, die Infektion zu lokalisieren.

Es empfiehlt sich, durch Lagerung auf ein Kissen für die absolute Ruhigstellung der erkrankten Extremität zu sorgen. Für diesen Zweck sind mit Häcksel gefüllte Kissen besonders geeignet, weil sie sich dem darauf gebetteten Bein vorzüglich anpassen. Dies ist deshalb von großer Bedeutung, weil die Patientin ihre Beine nur dann ruhig halten kann, wenn sie möglichst bequem liegen. Wir lagern das Bein der Ruhestellung entsprechend und gehen dabei von dem Gedanken aus, daß stärkeres Abbeugen die ohnedies gestörte Blutzirkulation noch weiter verschlechtern würde. Wichtig ist auch, eine Plantarflexion des Fußes zu vermeiden; denn diese Stellung verursacht der Patientin früher oder später, manchmal sogar noch nach dem Aufstehen, große Schmerzen. Am Fußende des Bettes bringt man ein härteres, womöglich in der Mitte zusammengelegtes Roßhaarkissen an, gegen das die Patientin ihre Fußsohlen stützen kann (Abb. 495).

Auf das kranke Bein macht man *Umschläge*. Stärkere und überflüssige Bewegungen sind dabei möglichst zu vermeiden. Am besten hebt man das Bein vorsichtig an der *Ferse* an und wechselt dann das auf dem Kissen liegende trockene Leintuch, den *Billroth*battist und das nasse Tuch.

Für Thrombophlebitiden, vor allem im Saphenagebiet, wird auch ein Zinkleimverband empfohlen. Die Patientin kann dann aufstehen und sich frei bewegen. Außer der Stillegung des erkrankten Beines kommen natürlich noch andere Maßnahmen in Frage, um den Krankheitsverlauf möglichst abzukürzen. Wir erzielten in dieser Hinsicht gute Erfolge mit einem sehr alten und ehedem weit verbreiteten Verfahren, nämlich dem *Ansetzen von Blutegeln*. Gewöhnlich setzen wir 4—5 Stück in der Leistengegend an. Dieses Verfahren ist auch zur Anwendung im Privathause geeignet. Neuerdings wurden verschiedentlich Versuche mit blutgerinnungshemmenden Stoffen (Heparin, Dicumarol, Cumid usw.) zur Thrombosebehandlung angestellt. Etwas Endgültiges läßt sich aber wohl hierüber im Augenblick noch nicht sagen. Eine andere sehr gute Methode in der

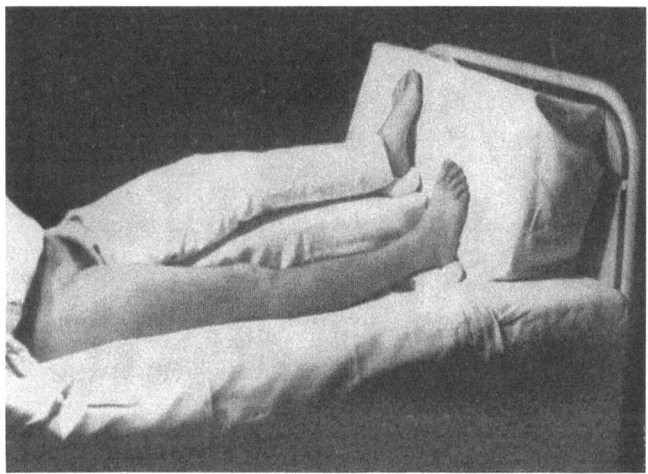

Abb. 495. Lagerung des Beines bei Thrombophlebitis.

Therapie der beginnenden Thrombophlebitis, die *Röntgenbehandlung*, steht nur in der Klinik zur Verfügung. Man verabreicht, wenn die Patientin über Schmerzen längs des Verlaufes der V. femoralis klagt, 150—180 r auf die Leistengegend. Bei Empfindlichkeit der Waden kann man darauf dieselbe Dosis geben. Den Wert des Verfahrens erblicken wir in einem anscheinend doch milderen und kürzeren Verlauf der Thrombophlebitis bei rechtzeitiger Anwendung.

Schließlich soll man auch für die *Linderung der Schmerzen* durch Analgetica sorgen. Nach dem ersten Tage pflegen die Schmerzen übrigens wesentlich nachzulassen. Oft nehmen sie aber, sobald der Verlauf zum Stillstand gekommen ist und sich die kollaterale Zirkulation soweit entwickelt hat, daß die Schwellung der kranken Extremität zurückzugehen beginnt, wieder zu. Darauf sollte man die Patientin rechtzeitig aufmerksam machen, damit sie nicht glaubt, ihr Zustand habe sich wieder verschlechtert. Wie bei jeder Krankheit von langer Dauer ist es auch bei der Thrombophlebitis sehr wichtig, auf die Psyche der Patientin einzuwirken. Diesem Zwecke dient unter anderem auch der eben erwähnte Hinweis.

Die Behandlung der allgemeinen Infektion. Der Augenblick, in dem die lokale Infektion in eine allgemeine übergeht, läßt sich nicht erkennen. Dies stellt sich erst im Verlaufe der Krankheit heraus, wenn z. B. das Puerperalgeschwür abheilt, aber weiterhin Fieber besteht oder sogar Schüttelfröste auftreten. Noch schwieriger ist es, den Übergang in eine allgemeine Infektion festzustellen, wenn die Erkrankung nicht mit einem Ulcus puerperale, sondern mit einer septischen Endometritis begonnen hat. Bei einer intrauterinen Infektion läßt sich, wie erwähnt, anfänglich nicht einmal entscheiden, ob es sich um eine Intoxikation oder um eine echte schwere puerperale Wundinfektion handelt.

Aus all dem ergibt sich die Forderung, *die an Puerperalfieber erkrankte Patientin möglichst frühzeitig und energisch so zu behandeln, als läge eine allgemeine Infektion vor*. Tritt Fieber auf, das offensichtlich nicht die Folge einer extragenitalen Erkrankung darstellt, so trachte man gleich von Anfang an, die Infektion mit allen Mitteln zu bekämpfen.

Die Bekämpfung der bakteriellen Infektion mit *Sulfonamiden* hat sich zweifellos gut bewährt. DOMAGK, der die biologische Wirkung der Sulfonamide ausarbeitete, empfiehlt, für eine erfolgreiche Behandlung genügend große und häufige Dosen zu geben, um im Blute dauernd eine hohe Konzentration zu erhalten. Amerikanische Autoren verabreichen ziemlich hohe Dosen von Sulfanilamidpräparaten. So gibt z. B. GORDON in 2 Tagen 80 g per os. Demgegenüber hat sich in Europa eine derart massive Dosierung nicht durchsetzen können. Wir sahen gute Erfolge bei Puerperalsepsis, wenn eine Stoßtherapie angewandt und innerhalb von 5—6 Tagen 40—50 g Sulfanilamid per os gegeben wurden. Wegen der Möglichkeit schädlicher Nebenwirkungen (Nierenveränderungen, Agranulocytose, Erbrechen, Cyanose) soll man den Allgemeinzustand der Patientin beobachten und den Urin sowie das Blutbild kontrollieren. Bei schwerer Nephropathie und Präeklampsie ist besondere Vorsicht geboten.

Außer nach Sulfonamidverabreichung wurde neuerdings auch nach *Penicillinverordnung* über recht beachtliche Erfolge berichtet. Unsere eigenen Erfahrungen damit sind ebenfalls gut. Wichtig bei der Penicillintherapie ist es, dauernd eine bestimmte Konzentration im Blute aufrecht zu erhalten. Dies erreicht man durch 3stündige Verabreichung von 25000—50000 iE intramuskulär oder durch eine Dauertropfinfusion. In letzter Zeit erschien auch ein Depotpenicillin im Handel. In schweren Fällen kann man Penicillin in größeren Dosen und über längere Zeit in einer Gesamtmenge von mehreren Millionen iE verabreichen.

Vor allem bei penicillinresistenten (vorwiegend gramnegativen) Keimen wird auch die Anwendung von *Streptomycin* empfohlen. Dieses kann gleichzeitig mit anderen bakteriostatischen Medikamenten verabreicht werden. Während einer Streptomycinbehandlung ist auf die vorgeschriebene Dosierung genau zu achten, da sonst mitunter toxische Nebenerscheinungen auftreten (Exantheme, Nierenveränderungen, Schwindelgefühl, Ohrensausen, Taubheit usw.). Diese sollen sich nach neueren Mitteilungen durch Verabreichung des weniger toxischen Aureomycins weitgehend vermeiden lassen.

Sowohl bei der Sulfonamid- als auch bei der Penicillin- und Streptomycinbehandlung muß man sich darüber im klaren sein, daß die bakteriostatische Wirkung auf die verschiedenen Erreger nicht die gleiche ist. Diesbezüglich sei auf die entsprechenden pharmakologischen und bakteriologischen Fachbücher verwiesen.

Eine große praktische Bedeutung besitzt die *Bluttransfusion*, deren Anwendung bei der Behandlung der puerperalen Infektion allgemein verbreitet ist. Selbstverständlich kommen nur Spender entsprechender Blutgruppen unter Berücksichtigung des Rh-Faktors in Frage. Durch Kräftigung des Organismus und Steigerung der Abwehrkraft erzielt man zweifellos eine ausgezeichnete Wirkung, besonders in Fällen, in denen eine starke, durch die Geburt verursachte Anämie besteht, oder die Zahl der roten Blutkörperchen infolge der Puerperalinfektion erheblich abgesunken ist. Auf Grund dieser Indikation, aber auch sonst, machen wir von der Blutübertragung gerne auch wiederholt Gebrauch. Auf einmal kann man bis zu einem halben Liter Blut transfundieren. Bei wiederholter Anwendung gibt man meist nur 200—300 cm^3.

Außer den erwähnten Verfahren kommt bei der bakteriellen Infektion auch der *symptomatischen Behandlung* eine besondere Bedeutung zu.

Wie bei jeder entzündlichen Erkrankung ist auch hier die *Ruhigstellung* des erkrankten Teiles eine wesentliche Aufgabe. Zu diesem Zwecke läßt man die Patientin ruhig zu Bett liegen und nimmt keine überflüssige, besonders aber keine kombinierte gynäkologische Untersuchung vor. Natürlich darf dieser Standpunkt nicht übertrieben werden; denn so richtig auf der einen Seite die Ruhe der Patientin und hauptsächlich die Ruhigstellung des erkrankten Genitale ist, so schädlich kann auf der anderen Seite eine zu große und unbegründete Zurückhaltung sein. Das vorhin erwähnte Prinzip bedeutet in keiner Weise, daß die Patientin, wie man besonders früher betonte, unbeweglich liegen soll. Dadurch kann nämlich eine Verlangsamung der Blutzirkulation mit allen ihren schädlichen Folgen (Thrombosen, Hypostase) eintreten. Wenn der Verdacht auf einen metastatischen Absceß besteht, oder wenn gewisse Anzeichen einer Bauchfellreizung, hohes, intermittierendes Fieber und hochgradige Leukocytose auf die Bildung eines Douglasabscesses schließen lassen, darf man im Interesse einer gründlichen Untersuchung auch nicht vor der Bewegung der Patientin zurückschrecken. Der durch die Untersuchung entstandene Schaden steht jedenfalls in keinem Verhältnis zu dem Nachteil, den es bedeutete, wenn man einen eventuell vorhandenen Absceß nicht eröffnen würde.

Die an hohem Fieber leidende Kranke verliert besonders durch die verstärkte Transspiration bei großen Temperaturschwankungen viel *Flüssigkeit*, für deren reichlichen Ersatz man unbedingt sorgen muß. Ist dies aber infolge einer bestehenden Soporosität, Störungen des Sensorium oder Schluckbeschwerden umständlich oder gar unmöglich, oder ruft die viele Flüssigkeit eine Appetitlosigkeit hervor, so versuche man Flüssigkeit auch in Gestalt von subcutanen Infusionen oder durch Tropfklysmen (KATZENSTEIN) zu ersetzen. Für die Infusion kommen physiologische Kochsalz- und Traubenzuckerlösungen in Frage. Der Traubenzucker wirkt bekanntlich auch ausgezeichnet auf das Herz. Man wendet ihn mit Vorteil intravenös in Form hypertonischer Lösungen (20—40%ig) an. Wenn der Organismus der Patientin sehr heruntergekommen ist, oder auch noch eine Bauchfellreizung den mit dem hohen Fieber einhergehenden Flüssigkeitsverlust steigert, noch mehr aber, wenn die Patientin an einer Peritonitis leidet, kann eine intravenöse Dauertropfinfusion hervorragende Dienste leisten. Unter der Wirkung der größeren und ständigen Flüssigkeitsaufnahme pflegt sich der Blutdruck wieder zu heben. Mit der Steigerung der Diurese werden die Toxine in größerer Menge aus dem Organismus entfernt. Eine in solchen Fällen sehr günstig wirkende Dauertropfinfusion kann gleichzeitig zur Verabreichung von Antibiotica benutzt werden.

Zu Beginn eines *Schüttelfrostes* gibt man der Patientin *warme Getränke* und *hält den Körper* mit angewärmten Tüchern, mit einem Thermophor usw. *warm*. Sobald das Schwitzen, das dem Absinken des Fiebers folgt, beendet ist, soll die Pflegerin die Haut der Kranken mit einem Tuche abreiben und ihr frische, saubere Wäsche anziehen. Damit verbessert man nicht nur das Allgemeinbefinden, sondern schützt die Patientin auch vor einer eventuellen Erkältung.

Wichtig ist die Kontrolle des Herzens und der Blutzirkulation. Im Bedarfsfalle gibt man Herz- und Kreislaufmittel.

Eine sehr wichtige Aufgabe stellt die *Ernährung* der an Wochenbettfieber Erkrankten dar. Bei hohem Fieber verabreicht man selbstverständlich keine schwer verdaulichen Speisen. Diese Vorsichtsmaßregel darf aber auch nicht übertrieben werden; denn es gibt Frauen, die in diesem Zustand noch gut essen können. Vor allem haben die an Pyämie leidenden Kranken im fieberfreien Intervall glücklicherweise häufig einen guten, mitunter sogar einen auffallend guten Appetit. Die Qualität der Nahrung spielt natürlich ebenfalls eine wichtige Rolle. Man sorge für einen entsprechenden Vitaminreichtum und verabreiche die Vitamine womöglich in den Nahrungsmitteln, weil sie so viel wirksamer sind als in Form von Tabletten. Trotzdem kann man aber zur medikamentösen Verabfolgung gezwungen sein. Des öfteren läßt sich eine ausgezeichnete Wirkung des als Injektion verabreichten Vitamin C beobachten. Manche versuchten die Ernährung so zu gestalten, daß im Organismus eine alkalische Reaktion entsteht. Andere (SCIPIADES) wollten dies durch Injektionen einer Natrium bicarbonicum-Lösung erreichen.

Auch der Bedeutung des *Alkohols* bei der Behandlung des Puerperalfiebers sei kurz gedacht. Man kann zur Appetitanregung kleine Mengen schwerer Weine (Tokayer, Malaga) sowie Kognac, Wermut oder zur Calorienergänzung auch etwas größere Mengen Sekt verabreichen. Alkohol läßt sich auch in Gestalt einer intravenösen Injektion oder einer Dauertropfinfusion zuführen. Wir selbst sahen von diesen Verfahren nicht viel Gutes. Sie sind schmerzhaft und führen oft zur Thrombosierung der Venen. Dieser Nachteil ist aber nicht zu unterschätzen; denn bei der Behandlung einer an schwerem Puerperalfieber leidenden Frau ist es wichtig, die Venen in gutem Zustand zu erhalten, um im Bedarfsfalle die mitunter unvermeidliche intravenöse Verabreichung wichtiger Medikamente vornehmen zu können.

Für den *Stuhlgang* der an Puerperalfieber Erkrankten sorge man am besten durch milde Einläufe. Bei der einer Bauchfellentzündung folgenden Darmlähmung kommen die auch sonst gebräuchlichen Methoden in Betracht.

Wenn die Patientin unter dem Fieber leidet, vor allem, wenn eine Kontinua vorliegt, wird man auch Antipyretica verabreichen. Hinsichtlich der Komplikationen, die in den Bereich des Internisten gehören (Endokarditis, Meningitis, Nephritis usw.), sei auf die entsprechenden Fachbücher verwiesen.

Die operative Behandlung der bakteriellen Infektion. Gleichsam einen Übergang zwischen den bisher angegebenen Verfahren und der operativen Behandlung bildet das Hervorrufen eines *Terpentinabscesses*. Auf diese Weise versuchte man besonders zu Beginn des Jahrhunderts die Widerstandskraft des Organismus zu steigern. Heute gehört dieses Verfahren mehr der Vergangenheit an.

Von den in Frage kommenden operativen Methoden ist gegebenenfalls die bereits erwähnte Eröffnung eines Douglasabscesses durch eine *Kolpotomie* die wirksamste. In ähnlicher Weise kann man durch Eröffnung parametraner Abscesse den Zustand der Patientin wesentlich verbessern. Die Stellen, an denen diese Abscesse anzugehen sind, zeigt die Natur selbst dem Operateur. Es ist am ratsamsten, sie dort zu eröffnen, wo sie von selbst durchzubrechen pflegen. Selbstverständlich denken wir hier nicht an jene seltenen Fälle, in denen ein Abszeß in die Blase, durch das Foramen ischiadicum oder durch das Foramen obturatum durchbricht. Nach Möglichkeit öffnet man die Abscesse von der Scheide her und zwar schon deshalb, weil sie sich dann am besten entleeren können, wenn die Incisionsstelle dem tiefsten Punkt entspricht. In anderen Fällen, in denen der Abszeß höher sitzt, kann man ihn auch oberhalb des Ligamentum Pouparti angehen. Eine absolute Indikation für die Eröffnung ist gegeben, wenn sich die Bauchhaut über dem Abszeß bereits gerötet hat.

In die eröffnete Absceßhöhle legt man am besten einen Glasdrain ein, den man jedoch, besonders bei intraperitonealer Unterbringung, nicht zu lange an einer Stelle liegen lassen soll. Wenigstens muß man ihn ab und zu etwas bewegen, um einem Decubitus benachbarter Darmschlingen vorzubeugen. Später, sobald die Absceßwand zu schrumpfen beginnt, und das Sekret nicht mehr so reichlich fließt, wird man den Glasdrain durch einen Gummidrain und diesen hernach durch einen Gazestreifen ersetzen.

Eine andere operative Maßnahme wäre die *Entfernung der infizierten Gebärmutter*, die jedoch mehr auf Grund theoretischer Überlegungen in Frage käme. *Eine praktische Bedeutung besitzt diese Methode nicht.* Die Exstirpation des Uterus wegen einer puerperalen Infektion würde mehr schaden als nützen. Hat nämlich die Infektion die Grenzen der Gebärmutter noch nicht überschritten, so besteht immer noch Hoffnung auf Lokalisierung des Prozesses. Mit der Operation aber würde man nur zur weiteren Verbreitung der Keime beitragen. Hat sich aber der Vorgang erst über die Grenzen der Gebärmutter hinaus entwickelt, dann nützt die Entfernung des Uterus auch nichts mehr.

Etwas mehr Sinn hätte schon die *Venenunterbindung* im Falle von Pyämie. In der Praxis bewährte sich aber dieses Vorgehen ebenfalls nicht sehr. Im Prinzip will man dabei durch Abbinden der Vene oberhalb, also proximal der septischen Thrombose die Ausbreitung der Infektionserreger und die Entstehung einer Embolie verhindern. Die Erfolglosigkeit dieses Verfahrens liegt nicht in der Operationstechnik, sondern in der Indikationsstellung begründet. Führt man die Operation zu früh aus, dann ist sie oft überflüssig, entschließt man sich aber im Falle einer chronischen Pyämie zu spät dazu, dann hat sich die Thrombose, wie die Angaben der Literatur und auch unsere eigenen Erfahrungen zeigen, in der Mehrzahl der Fälle über das Gebiet der V. ilica interna ausgedehnt, und der Eingriff bleibt deshalb ohne Erfolg. Die Venenunterbindung wurde zwar auch schon früher durchgeführt, systematisch aber erst von TRENDELENBURG propagiert und deshalb nach ihm benannt. Über die Technik der Operation soll nur soviel erwähnt werden, daß man sowohl den transperitonealen als auch den extraperitonealen Weg wählen kann. In letzterem Falle führt man den Schnitt ähnlich wie bei den Ureteroperationen.

Bezüglich der *operativen Behandlung der Peritonitis puerperalis* sind die Ansichten, soweit es sich um *circumscripte* Abscesse des kleinen Beckens handelt (Douglasabsceß), gleichlautend. Alle Autoren sind der Ansicht, solche Abscesse seien durch eine Kolpotomie zu eröffnen.

Der Wert der chirurgischen Behandlung einer *diffusen* Peritonitis ist jedoch umstritten. Wir selbst vertreten den Standpunkt, man solle bei einer beginnenden allgemeinen Bauchfellentzündung eine *beidseitige Onkotomie* ausführen. Wir sind natürlich nicht der Meinung, eine diffuse Peritonitis sei dadurch zu heilen, verfolgen aber die Absicht, durch dieses einfache und ungefährliche Vorgehen eine Lokalisierung des Prozesses zu begünstigen. Es empfiehlt sich, den Eingriff *möglichst früh*, beim Auftreten der ersten Symptome, auszuführen; denn je später die Operation erfolgt, desto kleiner ist die Hoffnung, das Leben der Patientin retten zu können. Wichtig ist, bei dem Eingriff alles Überflüssige zu vermeiden, um *nicht etwa eine beginnende Abkapselung zu stören*. Wir pflegen die Operation in Lokalanästhesie auszuführen. Nach Eröffnung des Bauchfells legen wir einen möglichst nach unten gerichteten, mit einem Gazestreifen umwickelten Glasdrain ein. Zusätzlich kann man auch noch Sulfonamide oder Penicillin einstreuen. Falls der DOUGLASsche Raum nicht frei zu sein scheint, schließen wir auch noch eine Kolpotomie an. Mit der Operation hat man aber noch nicht alle Aufgaben gelöst; denn es ist vielleicht von noch größerer Bedeutung, den Allgemeinzustand der Patientin zu heben. Eine intravenöse Dauertropfinfusion vermag hierbei geradezu Wunder zu wirken. Andere erforderlich werdende intravenöse Injektionen (Cardiazol usw.) können durch den Gummischlauch der Apparatur verabfolgt werden.

Die Behandlung des Puerperalfiebers gehört, wie aus dem bereits Gesagten ersichtlich ist, zu den schwierigsten, die größte Geduld und Ausdauer erfordernden Aufgaben des Arztes. Eine ganze Reihe von Heilverfahren kommt in Frage; aber nur derjenige wird sie richtig anwenden, der über eine große Erfahrung verfügt. Mit jeder der angeführten Methoden ist man im gegebenen Fall in der Lage, den Zustand der Patientin wesentlich zu bessern. *Am meisten hängt aber von sorgfältiger und guter Pflege sowie rechtzeitiger Erkennung und Eröffnung eventuell vorhandener metastatischer Abscesse ab.* Nicht minder wichtig ist es, für die Psyche der Patientin zu sorgen, indem man seinen ganzen Einfluß geltend macht, damit sie den Glauben an ihre Genesung nicht verliert. Eine weitere wichtige Sorge gilt dem Allgemeinzustand der Patientin und der Besserung ihres Kräftezustandes. Diesem Zwecke dient in erster Linie die Ernährung, die man durch Flüssigkeitszufuhr und Transfusionen oft sehr erfolgreich unterstützen kann.

Das Entscheidende in der Behandlung der puerperalen Infektion ist auch heute noch die *Vorbeugung*, wozu in erster Linie die *strenge Befolgung der Lehren von* SEMMELWEIS *dient*. Man hat alles zu unternehmen, um die Möglichkeit einer Infektion zu vermeiden und in der geburtshilflichen Tätigkeit die Prinzipien der Asepsis immer vor Augen zu haben (sterile Isolierung, sterile Handschuhe, Maske, Noninfektion usw.). Innere Untersuchungen und operative Eingriffe dürfen — da sie die Möglichkeit einer Infektion erhöhen — nicht überflüssigerweise, sondern **nur bei tatsächlich gegebener Indikation ausgeführt werden.** Nach schweren, mit einer größeren Infektionsgefahr verbundenen Operationen können der Bekämpfung der Infektion dienende Mittel (z. B. Sulfonamide, Penicillin) eventuell schon prophylaktisch gegeben werden. Bei der Geburt entstandene Verletzungen sind gewissenhaft zu versorgen, weil jede offene Wunde das Eintrittstor für Infektionserreger bilden kann. Wenn wir diese Prinzipien streng befolgen, werden lediglich Fälle von Autoinfektion vorkommen, wie das bereits SEMMELWEIS scharfsinnig vorhersagte. Zur Vermeidung der Autoinfektion ist es ratsam, den Organismus schon vor der Schwangerschaft von jedem eitrigen Prozeß zu befreien (eitriger Cervicalfluor, fokale Herde) und Personen, die an einer Infektionskrankheit oder eiternden Wunden leiden, von der Schwangeren fernzuhalten. Die Vorbeugung der Autoinfektion durch Anwendung von Desinfektionsmitteln hat sich nicht bewährt (s. S. 202). Eine übertrieben konservative Geburtsleitung kann schädlich sein, wie das seinerzeit schon SEMMELWEIS zum Ausdruck brachte, wenn er sagte: „Die Austreibungsperiode muß, wenn selbe so zögernd verläuft, daß Quetschungen der Genitalien zu besorgen stehen, rechtzeitig mittels der entsprechenden Operation beendet werden... Die Operation selbst muß so schonend wie möglich gemacht werden, damit infolge der Operation nicht das entstehe, was man mit der Operation verhüten wollte." Wir möchten dem hinzufügen, daß man auch die Eröffnungsperiode sich nicht allzu sehr in die Länge ziehen lassen soll; denn die „zersetzten Stoffe" — heute bezeichnet man sie als Bakterien — bilden auch hierbei in erhöhtem Maße eine Infektionsgefahr. Man mache die Schwangere auch auf die Gefahren der Kohabitation während der letzten Schwangerschaftsmonate aufmerksam (s. S. 169). Nach der Geburt des Kindes sorge man für die richtige Leitung der Placentarperiode. Bei schlechter Kontraktion der Gebärmutter nach der Geburt der Placenta fällt bekanntlich den in den Gefäßen sich bildenden Thromben eine größere Rolle für die Blutstillung zu. Dadurch werden den pathogenen Keimen bessere Möglichkeiten gegeben. Die große Bedeutung, die das Zurückbleiben von Placentaresten für die Entstehung des Kindbettfiebers besitzt, brachte schon SEMMELWEIS mit folgenden Worten zum Ausdruck: ,,Die Placentareste müssen vor ihrem Übergang in Fäulnis aus dem Organismus entfernt werden . . . denn zurückgehalten gehen selbe in Fäulnis über und liefern dadurch den Stoff (heute würde man sagen eine gesteigerte Möglichkeit) zur Selbstinfektion."

XIII. Verletzungen des Kindes während der Geburt.

Bei der Geburt kommt die Frucht durch den knöchernen und weichen Geburtskanal zur Welt. Der kindliche Schädel ist im allgemeinen so groß, daß er durch ein normales Becken gerade hindurchgeht. Doch muß er sich meist dem Becken anpassen, besonders wenn es verengt ist. Während dieses Vorganges (Konfiguration) vollziehen sich am Kopf gewisse Veränderungen, die innerhalb bestimmter Grenzen als mehr oder minder physiologisch angesehen werden können, und zwar schon deshalb, weil sie normalerweise keine pathologischen Erscheinungen hervorrufen und sich bald nach der Geburt wieder zurückbilden.

Der Geburtsverlauf zieht nicht nur den knöchernen Schädel, sondern auch dessen Weichteile in Mitleidenschaft, besonders dann, wenn das Becken etwas enger als normal ist und der Kopf länger als gewöhnlich an einer Stelle verharrt. Man nimmt dann mitunter an der Kopfhaut des Neugeborenen, meist an der Stirngegend, einen kleinen rosafarbenen Streifen als Zeichen des erlittenen Druckes wahr. In anderen Fällen kommt eine deutlichere Veränderung, die sog. Kopfgeschwulst (Caput succedaneum) zustande, die aber auch nicht in jedem Falle eine pathologische Bedeutung haben muß.

Wie schon erwähnt, befindet sich die Frucht im Uterus innerhalb der Fruchtblase im Fruchtwasser. Sobald die Wehentätigkeit während der Eröffnungsperiode beginnt, entsteht infolge der Uteruskontraktionen ein hydraulischer Druck auf die vom Fruchtwasser umgebene Frucht. Auf die gesamte Oberfläche des Fruchtkörpers wirkt also, solange die Fruchtblase steht, ein gleichmäßiger Druck ein. Nach dem Blasensprung wird der im Muttermund befindliche Bezirk des vorliegenden Teiles von dem in der Uterushöhle herrschenden Druck befreit und ist nur noch dem Druck der Atmosphäre ausgesetzt. Da dieser wesentlich geringer ist, drängt der Saftstrom der Frucht in diese Richtung, und es entsteht an dieser Stelle des vorliegenden Teiles eine ödematöse Schwellung. Die Kopfgeschwulst ist demnach nichts anderes als ein Ödem des unter der Haut befindlichen Bindegewebes. Infolge der erwähnten Saugwirkung können in den tieferen Schichten des Kopfes, an der Haut, ja sogar in der Gehirnsubstanz selbst Veränderungen zustande kommen. Während die Kopfgeschwulst, besonders solange sie gewisse Ausmaße nicht überschreitet, gerade wegen ihrer Häufigkeit noch als physiologisch betrachtet werden kann, stehen wir bei einer großen Kopfgeschwulst oder bei der Auswirkung des Soges auf den Inhalt der knöchernen Schädelkapsel unbedingt pathologischen Erscheinungen gegenüber.

Genau so wie in der Schwangerschaft zwischen physiologischen und pathologischen Veränderungen nicht immer scharfe, sondern fließende Übergänge bestehen (z. B. im Falle von Toxikose), ebenso kann die Geburt an der Frucht, besonders am vorliegenden Teil, mehr oder weniger physiologische oder schon ausgesprochen pathologische Veränderungen hervorrufen.

638 Verletzungen des Kindes während der Geburt.

Die Geburtsverletzungen, von denen das Neugeborene betroffen wird, lassen sich von den verschiedensten Gesichtspunkten aus behandeln. Manche Autoren ordnen diese Verletzungen und Veränderungen nach dem Sitz an den einzelnen Körperteilen des Kindes ein. Zweckmäßiger erscheint jedoch folgende Gruppierung:

durch das knöcherne Becken verursachte Verletzungen,
durch die Beckenweichteile verursachte Verletzungen,
durch geburtshilfliche Eingriffe, also durch geburtshilfliche Operationen oder Instrumente *verursachte Verletzungen.*

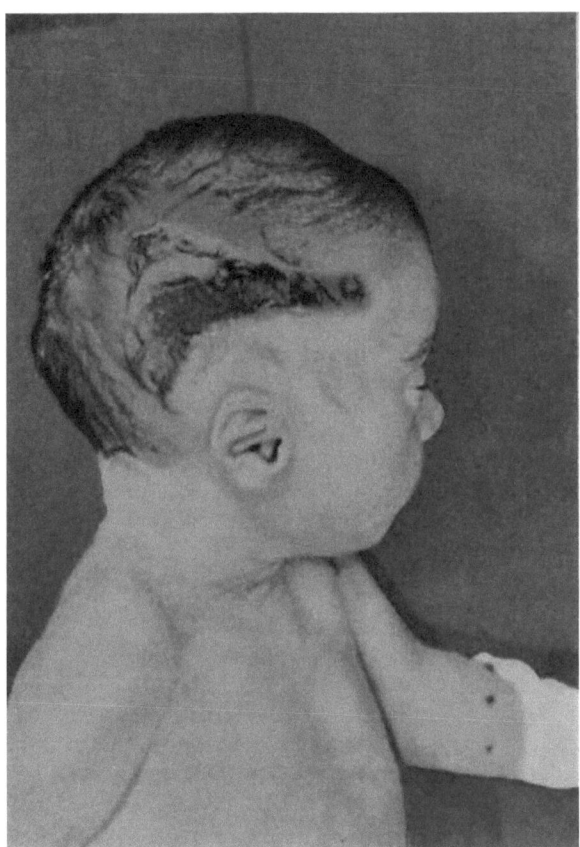

Abb. 496. Geburtsverletzungen am kindlichen Kopf.

Durch das knöcherne Becken verursachte Verletzungen.

Geburtsverletzungen pflegen an dem härtesten und größten Teil des Kindes, nämlich am Kopf, zu sitzen. Die Bedeutung dieser Läsionen ist deshalb so groß, weil sie das Leben des Kindes gefährden können. Die Verletzungen des kindlichen Schädels lassen sich in drei Gruppen einteilen:

a) Verletzungen der äußeren Weichteile,
b) Verletzungen der Knochen,
c) Verletzungen des Schädelinhaltes.

a) Unter den *Verletzungen der äußeren Weichteile* sind die der Kopfhaut am häufigsten. Man beobachtet sie — wie erwähnt — gewöhnlich bei einem Mißverhältnis zwischen Becken und Kopf. Sie entstehen durch eine Einklemmung der kindlichen Kopfhaut zwischen knöchernem Becken und Schädelknochen im Verlaufe der Geburt, am leichtesten, wenn der Kopf längere Zeit an einer Stelle verweilt. Dementsprechend kommen dann, je nach Stärke und Dauer des Druckes, die verschiedensten Veränderungen von einer einfachen Hyperämie bis zur Nekrosebildung vor. Meist finden sie sich an dem Teil des Kopfes, der während der Geburt in der Nähe des Schambogens oder des Promontorium lag (Abb. 496). Vom Promontorium verursachte Schäden sind mehr rundlich, vom Druck des Schambogens erzeugte mehr streifenförmig. Bogenförmige Druckverletzungen werden manchmal von der Linea terminalis verursacht. In

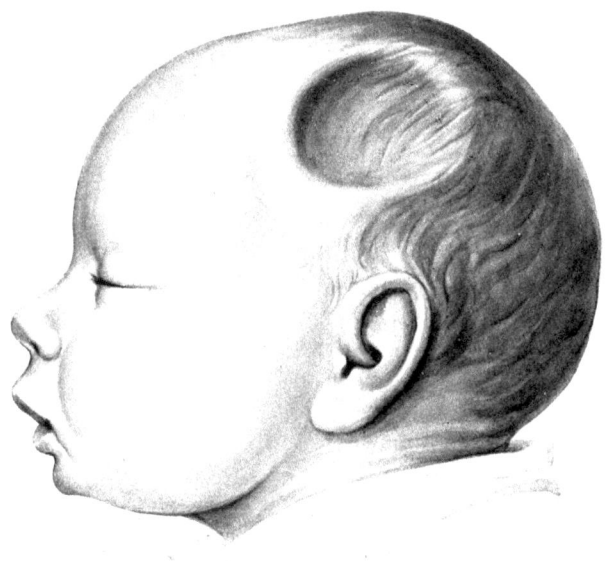

Abb. 497. Schädelimpression.

Fällen, in denen der Kopf nicht in normaler Schädellage, sondern in einer regelwidrigen Deflexionshaltung das Becken passiert, können entsprechende Abschnitte des Kopfes unter Druck geraten. Bei Gesichtslage beobachtet man oft Schädigungen längs des Kopfumfanges, der dem Höhendurchmesser entspricht. Bei Stirnlage kann, wenn sich das Durchtreten des Kopfes verzögert, an der Oberlippe eine Druckverletzung entstehen. In einem unserer Fälle war diese so groß, daß auch das Bindegewebe unter der Haut nekrotisch wurde. Bei Stachel- oder Geschwulstbecken können an den verschiedensten Stellen des kindlichen Kopfes Läsionen zustande kommen.

Diese Druckverletzungen bedürfen im allgemeinen keiner besonderen Behandlung. Reichen sie tiefer, scheint es jedoch angebracht, zur Vermeidung sekundärer Infektionen einen sterilen, mit Sulfonamid- oder Penicillinpuder bestreuten Schutzverband anzulegen.

b) *Verletzungen des knöchernen Schädels* kommen am häufigsten während Geburten bei engem Becken vor. Die Verletzung entsteht gewöhnlich an der Stelle des Kopfes, die sich vor dem Promontorium befindet und hat die Form einer rinnen- oder löffelartigen Delle (Abb. 497). Vielfach bestehen gleichzeitig Druckverletzungen der darüberliegenden Haut. Kleinere Dellen gleichen sich oft von selbst aus. Ist das nicht der Fall, noch mehr aber, wenn irgendwelche Anzeichen für einen Hirndruck vorhanden sind, erscheint es angezeigt, die Delle operativ zu korrigieren. Im allgemeinen erfordert dies keinen großen chirurgischen Eingriff und wird von den Neugeborenen recht gut vertragen. Brüche von Schädelknochen, die ebenfalls vorkommen, besitzen dagegen eine schwerwiegende Bedeutung und verlaufen, falls es sich nicht um eine einfache Fissur handelt, gewöhnlich tödlich.

c) *Verletzungen des Schädelinhaltes.* Innerhalb des knöchernen Schädels können sich Verletzungen der Hirnhaut, der Blutgefäße und der Hirnsubstanz ereignen (Abb. 498a und b). Unter den Verletzungen der Hirnhaut ist der Tentoriumriß die häufigste. Er entsteht hauptsächlich bei stärkerer Dehnung der Falx cerebri

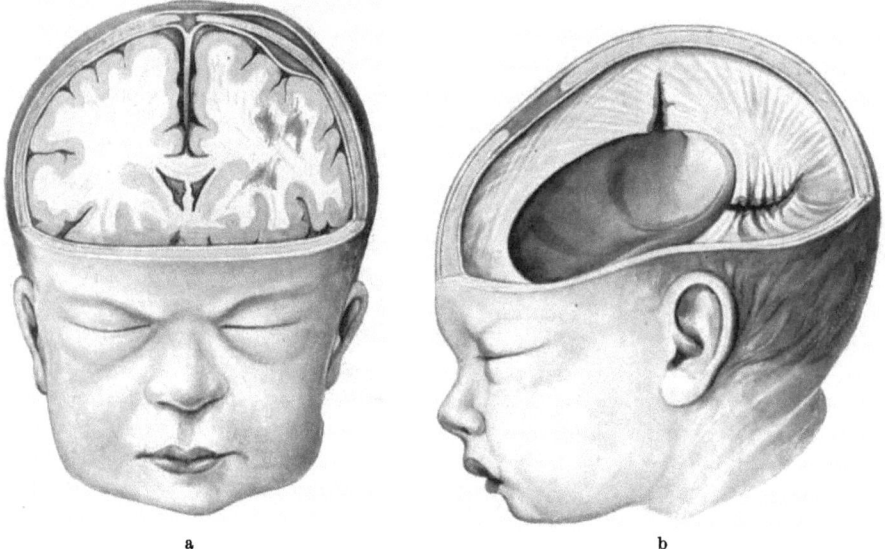

Abb. 498a u. b. Entstehungsmöglichkeiten intrakranieller Blutungen.

durch stärkeres Zusammendrücken des Kopfes. Natürlich geht ein Tentoriumriß meist mit einer intrakraniellen Blutung einher.

Intrakranielle Blutungen sind wegen Gefährdung des kindlichen Lebens durchaus ernst zu nehmen. Die Einteilung erfolgt zweckmäßigerweise nach dem Sitz der Blutung. Demnach unterscheiden wir epidurale, subdurale, intermeningeale, intracerebrale und intraventrikuläre Blutungen. Eine epidurale Blutung kann auch dadurch zustande kommen, daß im Falle eines Cephalhämatoms Blut infolge mangelhafter Verknöcherung des Schädels zwischen Dura und Knochen dringt. Im allgemeinen werden intrakranielle Blutungen durch den Druck des knöchernen Beckens auf den kindlichen Schädel erzeugt. Ätiologisch kommt auch dem Widerstand der Weichteile infolge der bereits erwähnten Saugwirkung (s. S. 637) eine gewisse Rolle zu. Falls eine Gehirnblutung durch den bestehenden Druck verursacht wird, stellt meist ein Tentoriumriß den Ausgangspunkt der subduralen Blutung dar. Solche Blutungen beobachtet man eher bei reifen Früchten, wohingegen man bei Frühgeburten hauptsächlich leptomeningeale Blutungen antrifft. Bei intracerebralen Blutungen sieht man bald kleinere, bald größere Hämatome in der Gehirnsubstanz. In anderen Fällen treten sie nur in Gestalt punktartiger Extravasate auf. Bei in der Gehirnsubstanz sitzenden Blutungen nahm man lange Zeit hindurch ausschließlich eine traumatische Genese an. Einige Autoren (SEITZ, MEIER) machten jedoch darauf aufmerksam, daß der bei

Gehirnblutungen zu beobachtende Scheintod nicht nur die Folge, sondern auch die Ursache der Blutung sein kann. Bei Kompression des Kopfes durch den Beckenring entstehen in den Gehirnsinus Zirkulationsstörungen. Der auf eine Stelle des Schädels ausgeübte Druck verbreitet sich gleichmäßig in der Schädelhöhle und führt zu einer allgemeinen Steigerung des Hirndruckes. Die Folge kann eine Asphyxie sein. Kommt es nun durch Erregung des Vasomotorenzentrums zu einer Blutdruckerhöhung, so können die Wände des von der Zirkulationsstörung betroffenen Gefäßes zerreißen. Bei Frühgeburten sind intracerebrale Blutungen so häufig, daß, wie YLPPÖ nachwies, die meisten Frühgeburten nicht deshalb umkommen, weil sie lebensunfähig sind, sondern weil sie das Geburtstrauma nicht überstehen und eine Gehirnblutung erleiden.

In den Gehirnventrikeln auftretende Blutungen haben in Verletzungen der Äste der V. magna Galeni ihren Ursprung, kommen ebenfalls meist bei Frühgeburten vor und enden gewöhnlich tödlich.

Bei Blutungen im Wirbelkanal stammt das Blut von dort selbst oder ist von der Schädelhöhle heruntergeflossen. In ersterem Falle sieht man meist gleichzeitig Verletzungen der Rückenmarksubstanz.

Als Folge der Geburt können weiterhin Nekrosen und Erweichungsherde in der Gehirnsubstanz auftreten. Diese sind zum Teil auf Quetschungen, zum Teil auf die bereits erwähnte Saugwirkung zurückzuführen. Nach Ansicht von SCHWARTZ und seinen Mitarbeitern, die auf diese Veränderungen aufmerksam machten, können die genannten Veränderungen eine Erklärung für im späteren Leben auftretende Lähmungen, Epilepsie und Schwachsinn geben. Die Möglichkeit dieser mit besonderer Technik nachgewiesenen Veränderungen wurde jedoch nicht allseits bestätigt, sondern von manchen sogar abgelehnt (WOHLWILL).

Eine Hirnblutung des Neugeborenen äußert sich, je nach Schwere der Blutung, entweder sofort bei der Geburt oder erst etwas später. Gewöhnlich sehen solche Kinder blaß aus, schreien nicht kräftig, sondern wimmern nur, sind somnolent und haben eine oberflächliche Atmung sowie einen ganz charakteristischen Blick. Bei einer sehr schweren Hirnblutung wird die Frucht meist in algider Asphyxie geboren, aus welcher sie in der Regel nicht mehr erweckt werden kann. Mitunter ist die Frucht unmittelbar post partum lebensfrisch, schreit kräftig und erst nach einigen Minuten oder noch später beginnt sie zu wimmern und zu erblassen. Nach der Schwere der Blutung richtet sich die Deutlichkeit der kennzeichnenden Symptome und die Schnelligkeit, mit der sie in Erscheinung treten. Bei größerer Ausdehnung der Blutung treten außer den bereits erwähnten Anzeichen alsbald Krämpfe, Lähmungen und Nystagmus auf. Gewisse Symptome lassen auch mit mehr oder weniger großer Sicherheit auf den Sitz der Blutung schließen (supratentorial, infratentorial, intracerebral). Diese Feststellung ist jedoch, wenigstens vom Standpunkt der Praxis aus, im Augenblick durchaus nicht wichtig. Das Entscheidende ist, ob es gelingt, die Frucht am Leben zu erhalten oder nicht. In erster Linie hängt das von der Schwere der Blutung ab. Der Arzt kann nichts unternehmen, als eine weitere größere Blutung möglichst zu verhüten, wozu er vor allem für die Ruhe des Neugeborenen sorgen muß. Eine Vitamin K-Verabreichung erscheint auch dann noch angezeigt, wenn die Mutter bereits am Ende der Schwangerschaft ein entsprechendes Vitaminpräparat bekommen hat. (Eine Vitamin K-Gabe am Ende der Gravidität ist hauptsächlich in jenen Fällen ratsam, in denen die Geburt voraussichtlich keinen leichten Verlauf nehmen wird.) Da die Temperatur so geschädigter Neugeborener oft, besonders am Anfang, niedrig ist, muß man für Erwärmung sorgen. Auf den Kopf legt man jedoch einen kühlen Umschlag. Die Körpertemperatur ist mit besonderer Sorgfalt zu kontrollieren, weil sie in manchen Fällen, vor allem später, auch sehr hoch sein kann. Falls sich Krämpfe hinzugesellen sollten, leistet die Anwendung von Chloralhydratklysmen (0,2—0,5 g) gute Dienste. (Heute verabreicht man statt dessen eher Luminal 0,02—0,04 g per os.) Später kann man auch mit der vorsichtigen Ernährung des Kindes beginnen. Selbstverständlich kommt nur abgepumpte Muttermilch, die mit einem Löffel gegeben wird, in Frage. Sollte auch das Schlucken erschwert sein, hilft man sich mit einer Nährsonde. Stellt sich innerhalb von 3—4 Tagen eine Besserung ein, darf man hoffen, das Kind am Leben erhalten zu können. Wenn keine Besserung zu verzeichnen ist, der Zustand sich weiterhin verschlechtert und Krampfanfälle häufiger auftreten, ist die Prognose für das Leben und die Gesundung sehr schlecht. Hier kann eine Lumbalpunktion in Betracht kommen. Manche machen im äußersten Notfall auch eine Trepanation.

Durch die Beckenweichteile verursachte Verletzungen.

Die weichen Geburtswege beeinträchtigen die Frucht unter Umständen infolge der schon erwähnten Saugwirkung. Eine Schädigung ist auch möglich, wenn der rigide oder verkrampfte Muttermund den vorliegenden Teil fest umschlossen hält und einen kleinen Bezirk desselben gleichsam abschnürt, so daß die Blutzirkulation darin erschwert oder verhindert wird. Ist diese Wirkung stärker und länger anhaltend, so entstehen durch die Zirkulationsstörungen unter Umständen sogar kreisförmige Hautnekrosen. Diese dürfen nicht mit eventuell angeborenen Hautdefekten verwechselt werden. Die Kopfgeschwulst bildet einen Übergang von den noch physiologischen zu den pathologischen Geburtsschädigungen der Frucht. Wie erwähnt, ist sie die Folge einer Saugwirkung. Dieser Sog wirkt sich bekanntlich nicht nur auf die außerhalb der knöchernen Schädelkapsel gelegenen Weichteile aus, sondern erstreckt sich manchmal auch auf die Organe im Schädelinnern, und es entstehen bisweilen intrakranielle Blutungen, ja sogar Blutungen in der Gehirnsubstanz. Der Saugwirkung wird auch die Bildung des sog. Cephalhämatoms zugeschrieben. Eine solche Blutung zwischen Knochen und Periost entsteht jedoch meist durch Verschiebungen dieser beiden Schichten zueinander und Zerreißung der verbindenden Blutgefäße. Darum sieht man diese Regelwidrigkeit vorwiegend dann, wenn man den Kopf mit der Zange zu drehen genötigt war, oder wenn sich bei engem Becken die Pfeilnaht nur schwer in den geraden Durchmesser des Beckenausgangs drehte.

Weder die Kopfgeschwulst noch das Cephalhämatom erfordern eine besondere Behandlung. Erstere bildet sich bekanntlich nach kurzer Zeit zurück; letzteres bleibt hingegen seiner Natur entsprechend länger bestehen und wird früher oder später organisiert. Die größte Gefahr besteht dabei in einer Infektion oder Vereiterung. Darum muß man das Cephalhämatom mit Watte schützen und steril verbinden.

Durch geburtshilfliche Eingriffe verursachte Verletzungen.

Weichteilverletzungen. Bei normal verlaufenden Geburten pflegen sich ernsthafte Verletzungen der Frucht selten zu ereignen. Durch unsanft ausgeführte *vaginale Untersuchungen* können besonders bei Gesichtslage Hautverletzungen entstehen; denn hierbei befindet sich die Kopfgeschwulst im Bereich des Gesichtes, und dieses schwillt stark an. Beim *Dammschutz* kann die die Geburt leitende Person eine subcutane Blutung, ja sogar ein Cephalhämatom verursachen, wenn sie den Kopf mit den aufgelegten Fingern nicht nur stützt, sondern gleichsam zu ergreifen trachtet, wodurch die Kopfhaut in starken Falten abgehoben wird. Der Versuch bei der *Entwicklung der Schultern*, die rückwärtige Schulter zum Durchschneiden zu bringen, bevor sich die vordere unter dem Schambogen angestemmt hat, zieht eventuell einen Schlüsselbeinbruch nach sich. Diese Regelwidrigkeit ist, wie schon an anderer Stelle erwähnt, viel häufiger, als man allgemein annimmt und wird gewöhnlich nicht sofort festgestellt, sondern erst später, nachdem sich bereits Callus gebildet hat. Eine praktische Bedeutung besitzt sie kaum. Ist die *Entwicklung des Rumpfes* besonders schwierig und wird dabei der schon geborene Kopf zu steil nach unten gezogen, so kann es durch eine starke Abbeugung des Rumpfes im Knie des Geburtskanals zu einer Leberverletzung kommen. Meist handelt es sich um eine subkapsuläre Blutung. Das Neugeborene wird nach einer solchen Verletzung zunehmend blasser und die Leber erscheint palpatorisch größer als normal. Diese Symptome zeigen sich oft erst nach vielen Stunden. Therapeutisch kann man nichts anderes tun, als für die Ruhe des Neugeborenen sorgen; man soll es auch nicht an die Brust anlegen lassen. Empfehlenswert ist es, eine Bluttransfusion durchzuführen. Läsionen dieser Art zählen glücklicherweise zu den Seltenheiten.

Weichteilverletzungen am Kopf der Frucht entstehen am ehesten bei Anwendung der *Zange* und stellen teils Abschürfungen, teils durch den Druck der Zangenlöffel hervorgerufene Läsionen dar. Am leichtesten treten sie auf, wenn man mit der Zange den Kopf nicht in dem günstigsten Durchmesser (biparietaler Durchmesser) erfassen kann, wie z. B. bei Behandlung eines Querstandes mit der NAEGELE*schen Zange*, die hierbei nicht im geraden, sondern im schrägen Durchmesser angelegt werden darf. Darum ist in solchen Fällen die *Kiellandzange*, die auch im geraden Durchmesser des Beckens verwendbar ist, zweckmäßiger. Facialislähmungen, eher noch Facialispresen, entstehen, wenn die Zangenlöffel auf den Nerven selbst oder auf dessen Austrittsstelle (Foramen stylomastoideum) oder die Gegend der Parotis drücken. Durch Läsionen des N. facialis kommt es mitunter auch — meist jedoch nur vorübergehend — zu einem Lagophthalmus. Veränderungen infolge von Verletzungen peripherer Nervenäste pflegen bei entsprechender Behandlung abzuheilen. Ganz anders sind zentral bedingte, durch intrakranielle Blutungen hervorgerufene Facialislähmungen und -paresen zu beurteilen. Verletzungen anderer Nerven entstehen gewöhnlich bei der Extraktion und sitzen vor allem nach Armlösung und Entwicklung des nachfolgenden Kopfes meist an den oberen Extremitäten in Gestalt einer Plexuslähmung. Wenn eine solche Lähmung ausnahmsweise auch bei einer Zangenoperation vorkommt, ist sie weniger durch die direkte Einwirkung der Zange als durch den Druck eines in den Weichteilen entstandenen Hämatoms bedingt. Die Plexuslähmung tritt in zwei Arten auf. Die häufigere ist die vom Typ DUCHENNE-ERB, bei der die 5. und 6. Cervicalwurzel betroffen ist. Gelähmt werden hierbei: Deltoideus, Biceps, Brachialis, Brachioradialis, Supinator antebrachii und Infraspinatus. Bei der anderen, der KLUMPKEschen Lähmung sind Fasern aus der 7. und 8. Cervical- sowie der 1. Thorakalwurzel geschädigt. Man sieht vor allem Ausfallserscheinungen im Bereiche des N. medianus und ulnaris. In diesem Falle beobachtet man auch Sensibilitätsstörungen und, als charakteristisches Merkmal, eine Ptosis des oberen Augenlides. Bei Nervenverletzungen ist zunächst nichts zu unternehmen. Nach einigen Wochen soll man aber mit leichter Massage und Faradisierung beginnen, sowie Vitamin B_1 verabreichen. Außer den durch die Zange verursachten schweren Weichteilverletzungen (Einreißen der Ohrmuschel, schwere Hämatome, Augenverletzungen), die selten sind, wäre noch eine besondere Läsion zu erwähnen, die sich in circumscripten Verhärtungen der Gesichtshaut äußert. Es handelt sich um rundliche oder streifenförmige Infiltrationen, die durch den Druck der Zangenlöffel zustande kommen und mitunter erst nach einer gewissen Zeit bemerkbar werden. Sie pflegen spurlos zu heilen. Auch die *Galeazange* kann, vor allem bei längerem Liegen, Verletzungen an der Kopfhaut des Neugeborenen verursachen. Wir legen in solchen Fällen einen sterilen, mit Sulfonamid- oder Penicillinpuder bestreuten Verband an, besonders wenn die betreffende Stelle der Haut nekrotisch ist und sich abstößt. Auf diese Art pflegen solche Verletzungen glatt zu heilen. Ausnahmsweise (z. B. bei infizierten Geburtswegen) kann sich jedoch eine Infektion dazu gesellen, so daß es auch einmal zu einer tödlichen Sepsis kommt.

Am Bein der Frucht, das bei der *Wendung auf den Fuß* oder bei der *Extraktion* vom Operateur erfaßt wird, treten mitunter Verletzungen auf. Falls die bedeckende

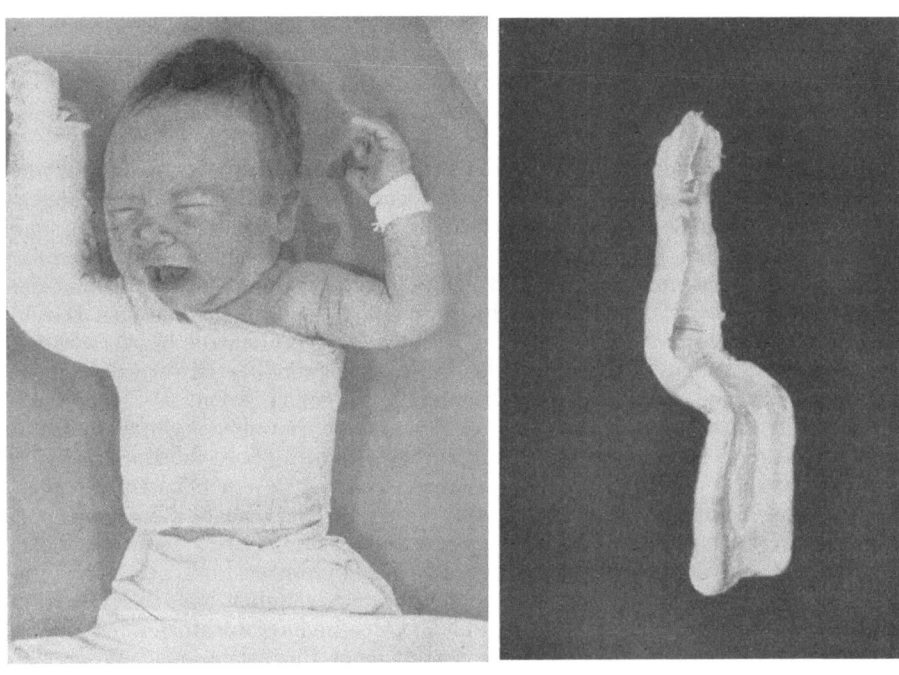

Abb. 499a u. b. a Versorgung einer Oberarmfraktur nach GOCHT; b die hierzu dienende Schiene.

Haut nicht verletzt wurde, sind sie bedeutungslos. Andernfalls ist zur Vermeidung einer sekundären Infektion ein Schutzverband anzulegen. Gelegentlich der Extraktion können ähnliche Läsionen auch an den oberen Extremitäten und am Rumpf vorkommen. Bei der Entwicklung des Kopfes entstehen dort mitunter verschiedene Weichteilverletzungen (Abschürfungen, Cephalhämatom usw.). Andere schwere Läsionen, wie Verletzungen der Zunge und der Mundhöhle, sowie Verrenkungen oder Brüche des Unterkiefers sprechen für eine äußerst rohe Technik. Hier wollen wir auch Weichteilverletzungen erwähnen, die manchmal im Zusammenhang mit *Wiederbelebungsversuchen* auftreten. Stärkeres Abklatschen oder Reiben der Haut kann, besonders bei Frühgeburten, zu Suffusionen führen. Die heute kaum mehr angewandten SCHULTZEschen Schwingungen verursachen des öfteren Leberverletzungen. Weitere innere Verletzungen (Milz, Niere, Darm) entstehen am ehesten bei Extraktionen und verlaufen meistens tödlich. In verletzten Muskeln bilden sich gewöhnlich Hämatome. Bei der Entwicklung des Kopfes kann der Masseter, bei der Armlösung der Sternocleidomastoideus Schaden erleiden. Diese Verletzungen bedürfen keiner Behandlung. Vom Beginn der 3. Woche ab kann man mit leichter Massage beginnen.

Knochenverletzungen. Wenn auch selten, so kommt es doch immerhin gelegentlich zu Schädelimpressionen und Schädelbrüchen infolge geburtshilflicher Operationen. Meist ist daran eine falsche Operationstechnik schuld. Verletzungen der kindlichen Wirbelsäule treten mitunter bei Extraktionen vor allem am Hals und an höheren Thorakalsegmenten auf. Sie entstehen hauptsächlich beim Durchziehen des Rumpfes durch das Knie des Geburtskanals. Wie schon erwähnt, ist es deshalb wichtig, vor der Extraktion eine ausgiebige Episiotomie zu machen,

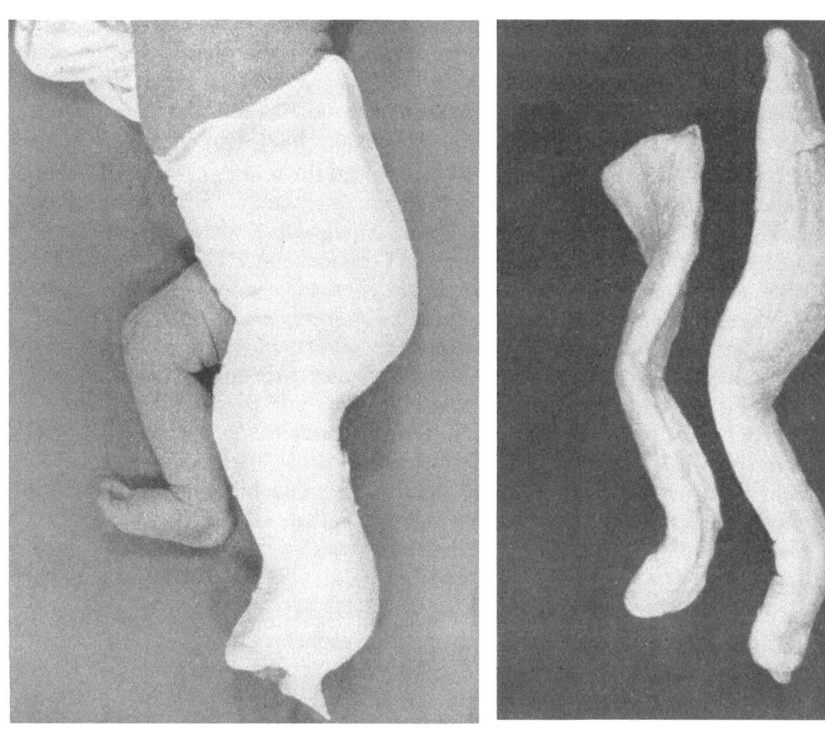

Abb. 500a u. b. a Versorgung einer Oberschenkelfraktur nach DOLLINGER; b die hierzu dienende Schiene.

besonders bei alten Erstgebärenden, weil dadurch das Weichteilansatzrohr durchschnitten wird und das Knie des Geburtskanals zu bestehen aufhört. In manchen Fällen kommen auch *Oberarm- und Oberschenkelbrüche* vor. Erstere entstehen hauptsächlich dann, wenn man die Armlösung nicht durch einen auf ein Gelenk ausgeübten Druck vornimmt. Eine *Epiphysiolyse* kann entstehen, falls man den Unterschenkel in eine falsche Richtung zieht. Es besteht aber auch die Möglichkeit eines Diaphysenbruches, wenn man bei einfacher Steißlage mit in die Schenkelbeuge eingehaktem Finger senkrecht zum Femur oder mit zwei Fingern zieht. Schlüsselbeinbrüche können bei operativen Entbindungen ebenfalls vorkommen. Verhältnismäßig seltener sieht man Verrenkungen. Betreffen sie die Wirbelsäule, so pflegen sie tödlich zu enden. Am zweckmäßigsten ist es also, Beckenendlagegeburten möglichst nach der BRACHTschen Methode zu leiten, weil dabei kaum Schädigungen des Kindes vorkommen.

Bei Frakturen ist das gebrochene Glied in Schienen zu legen. Das Verfahren nach GOCHT bei Oberarmbrüchen und die Methode nach DOLLINGER bei Oberschenkelfrakturen haben sich bei uns bewährt (Abb. 499a, b und Abb. 500a, b).

Geht man in der Geburtsleitung weder zu konservativ noch zu aktiv vor und führt geburtshilfliche Operationen mit entsprechender Schonung und Vorsicht aus, so lassen sich Verletzungen des Neugeborenen weitgehend vermeiden.

Die Asphyxie des Neugeborenen.

Die Frucht erhält während ihres intrauterinen Daseins die zur Aufrechterhaltung des Lebens erforderlichen Stoffe, also auch den Sauerstoff, durch die Nabelschnur. Solange in der Placentazirkulation keine Störungen auftreten, sind auch die Herztöne gut. Wenn irgendeine Schädigung die Frucht trifft oder bedroht, *ändern sich die Herztöne* und *es entleert sich Meconium*. Die Änderung der Herztöne kann die Folge einer Vagusreizung oder -lähmung sein. Dementsprechend wird die Herztätigkeit bald langsamer, bald schneller.

Vielerlei Umstände vermögen die Frucht während ihres intrauterinen Lebens, noch mehr aber während der Geburt, zu schädigen. Es kann zu Umschlingungen, zu Knotenbildungen und zu *Kompression* der *Nabelschnur* zwischen dem vorliegenden Teil und dem Beckenring kommen (Vorliegen und Vorfall der Nabelschnur). Eine vorzeitige Placentalösung sowie sehr lang dauernde oder rasch aufeinander folgende Wehen führen manchmal zu *Störungen im Placentakreislauf*. In anderen Fällen umschließt die Gebärmutter die Frucht nach Abfließen des Fruchtwassers, indem sie sich ihr dicht anlegt. Außer Störungen des Placentakreislaufs und vielen anderen Ursachen, die in den entsprechenden Kapiteln angeführt wurden, kann die Frucht auch schwer geschädigt werden bzw. absterben, wenn *der Kopf* während der Geburt *unter erhöhten Druck* gerät. Dies sieht man sehr deutlich aus der vorübergehenden Verschlechterung der Herztöne beim Eintreten des Kopfes in den Beckeneingang. Selbstverständlich beobachtet man dies eher im Falle eines kleinen Mißverhältnisses.

Charakteristische Merkmale für den Scheintod oder den drohenden Scheintod der intrauterinen Frucht stellen die Änderung der Herztöne und das Auftreten von Meconium im Fruchtwasser dar, worauf schon mehrfach hingewiesen wurde. In diesen Fällen hat man eine rasche Beendigung der Geburt anzustreben. Noch zweckmäßiger ist es, der Mutter Herz- und Kreislaufmittel (Strophanthin, Coramin) oder Traubenzucker (intravenös) zu geben.

Wenn die Frucht nicht, wie es normalerweise zu sein pflegt, einige Augenblicke nach der Geburt zu atmen beginnt, kann dies durch verschiedene Ursachen bedingt sein. Entweder atmet sie nicht, weil in ihrem Organismus noch eine ausreichende Sauerstoffmenge vorhanden ist (Apnoe), oder weil das Atemzentrum gelähmt ist, oder weil das Neugeborene nicht atmen kann, da die Atmung irgendwie behindert ist (Asphyxie), obwohl das Atemzentrum intakt ist.

Atmet das Kind nicht, weil es zunächst noch keinen Sauerstoff braucht, dann ist seine Hautfarbe wie die eines jedem gesunden Neugeborenen. Atmet es jedoch wegen einer Asphyxie nicht, so sieht es entweder bläulich-rot oder blaß aus. Die bläulich-rote Verfärbung erklärt sich aus einer mangelnden Erregbarkeit des Atemzentrums oder in einer Verlegung der Luftwege durch Scheidensekret oder Fruchtwasser, wodurch das Blut mit Kohlensäure übersättigt wird. Bei einem Atemstillstand durch Lähmung des Atemzentrums sieht das Kind blaß aus. In der geburtshilflichen Praxis ist somit außer der Apnoe die *blaue (livide)* und die *weiße (algide) Asphyxie* zu unterscheiden.

Bei *blauer Asphyxie* ist das Blut mit Kohlendioxyd übersättigt und die Erregbarkeit des Atemzentrums herabgesetzt. Dieses spricht jedoch noch auf energischere Reize an und nimmt daraufhin seine normale Funktion auf. Außer der bereits erwähnten bläulich-roten Verfärbung der Haut beobachtet man hierbei eine zwar verlangsamte, aber kräftige Herztätigkeit. Der Muskeltonus ist erhalten und alle Reflexe, auch der Gaumenreflex, sind auslösbar.

Bei *weißer Asphyxie* ist die Haut des Kindes blaß, blutleer und kalt. Der Muskeltonus ist verschwunden, die Glieder hängen schlaff herab, die Nabelschnurgefäße sind kollabiert und der Gaumenreflex ist erloschen. Das einzige noch vorhandene Lebenszeichen ist eine oberflächliche Herztätigkeit.

Bei blauer Asphyxie ist also das Atemzentrum noch erregbar, bei weißer jedoch nicht. Dementsprechend gestalten sich die Wiederbelebungsmaßnahmen verschieden.

Die *Behandlung der blauen Asphyxie* besteht in erster Linie in der *Beseitigung irgendwelcher Hindernisse für die Atmung*. Man streicht den Schleim aus der Luftröhre aus, oder noch besser, man saugt ihn mit einem Trachealkatheter ab und hält das Kind inzwischen mit abwärts hängendem Kopf, damit sich das aspirierte Fruchtwasser, dem Schwergewicht folgend, entleert. Die *nächste Aufgabe* ist die *Reizung des Atemzentrums*. Zu diesem Zweck nimmt man das Kind aus dem Badewasser von üblicher Temperatur und taucht es wiederholt für einen Augenblick in kaltes Wasser. Sodann läßt man es, indem man die Füße mit der Hand in der Knöchelgegend umgreift, abwärtshängen, reibt sanft die Haut des Rückens und klatscht eventuell mit leichter Hand auf das Gesäß. In schwierigeren Fällen verabreicht man auch Medikamente in Gestalt subcutaner Injektionen (Lobelin, Coffein usw.).

Bei weißer Asphyxie überzeugt man sich ebenfalls, *ob die oberen Luftwege nicht verlegt sind*. Aspirierter Schleim ist selbstverständlich abzusaugen. Außerdem sorgt man für die *Erwärmung* des kindlichen Körpers, *reizt das Atemzentrum* durch Lobelin und beginnt mit *künstlicher Atmung*, wozu man sich verschiedener Methoden bedienen kann. Die Besprechung dieser Verfahren gehört in den Rahmen der Operationslehre. Aber auch hier machen wir darauf aufmerksam, *daß man die* SCHULTZE*schen Schwingungen auf alle Fälle unterlassen muß, wenn die Frucht irgendwelche Verletzungen, besonders eine Fraktur, aufweist, oder wenn nur der geringste Verdacht auf eine Gehirnblutung besteht*. In diesen Fällen kann man mit den SCHULTZEschen Schwingungen nur Schaden anrichten. Auch sonst sind wir nicht für diese Methode, die heute fast allgemein aufgegeben ist, vor allem, weil man, falls keine Hirnblutung besteht, durch die Anwendung anderer entsprechender Verfahren, der künstlichen Atmung und gewisser Medikamente, auch sein Ziel erreicht. Nach Aussetzen der Herztätigkeit kann man im Notfall noch eine intrakardiale Injektion von 0,5 cm^3 Adrenalin versuchen. Meist hilft dies allerdings auch nicht mehr. Bei der Behandlung der algiden Asphyxie kommt schließlich die Insufflation, d. h. das vorsichtige Einblasen von Luft oder Sauerstoff mittels Trachealkatheter (oder eines Apparates) in die Lunge, bei blauer Asphyxie dagegen die Zuführung von Kohlendioxyd, die einen Atemreiz ausübt, in Betracht.

XIV. Die Aufgaben des Geburtshelfers in der Prophylaxe von geburtshilflichen Regelwidrigkeiten und von Genitalerkrankungen der Frau.

Der Gedanke, Krankheiten vorzubeugen, ist nicht neu und man kannte schon seit langem seinen Wert und seine Zweckmäßigkeit. Dies ersieht man z. B. aus einer alten chinesischen Sitte, nach der das Honorar des Hausarztes größer ist, wenn in der Familie keine Erkrankungen vorkommen.

Von einer Vorbeugung von Erkrankungen war aber lange Zeit nur insofern die Rede, als der Arzt seine Patienten *individuell* mit seinem Rat versorgte. Solange die Prophylaxe von gelegentlichen Ratschlägen einzelner Ärzte abhing, konnte sie natürlich nicht so erfolgreich sein wie später, als man sich systematisch mit dieser Frage befaßte. Die erste und wichtigste Aufgabe war die Organisation der diesbezüglichen Arbeit. Ein schönes Beispiel dafür bietet der Gesundheitsschutz in der Industrie, der Kampf gegen die Tuberkulose und neuerdings die die Bekämpfung der Geschlechtskrankheiten anstrebende Bewegung, welche sich heute schon über die ganze Welt ausgebreitet hat.

Im Kampf gegen die Krankheiten muß man aber auch immer das einzelne Individuum mit seinen persönlichen Umständen und Verhältnissen berücksichtigen. Letzten Endes geschieht ja auch der Schutz der Gesundheit der Masse im Interesse des Einzelnen.

Der erste und größte Schritt in der Prophylaxe geburtshilflicher und gynäkologischer Erkrankungen ist mit dem Namen SEMMELWEIS verbunden. SEMMELWEIS entdeckte nicht nur die Ursache des Puerperalfiebers, sondern zeigte auch den Weg zu dessen *Vermeidung*. Wir denken hier nicht nur an das Waschen der Hände mit Chlorwasser, wodurch er die bis dahin ungeheuer große Sterblichkeit infolge Puerperalfieber herabminderte, sondern auch an seine trefflichen Ratschläge, die sich auf die *Noninfektion* beziehen. Er forderte schon damals, der Geburtshelfer solle sich mit nichts befassen, was seine Hände verunreinigen könne.

Seitdem die epochemachenden Lehren von SEMMELWEIS Anerkennung fanden, ist die Sterblichkeit an Puerperalfieber wesentlich gesunken. Die in seinem Sinne wirkenden Geburtshelfer waren seitdem bestrebt, die Ergebnisse noch weiter zu verbessern. Es stellte sich z. B. heraus, daß Regelwidrigkeiten der Geburt leichter zu beherrschen sind, wenn man sie rechtzeitig, eventuell schon während der Schwangerschaft, erkennt und entsprechend behandelt, oder wenn man im Bedarfsfalle die Gebärende in eine Klinik einweist.

Wir erwähnten bereits (s. S. 162) die Notwendigkeit der Beratung auch gesunder Schwangerer durch den Arzt. Von besonderer Bedeutung ist dies bei pathologischen oder durch irgendwelche Krankheiten komplizierten Schwangerschaften. Um wirklich beraten zu können, muß man die Schwangere gründlich untersuchen. Diese Untersuchung soll nicht nur eine geburtshilfliche sein, sondern vor allem bei Vorliegen irgendwelcher Erkrankungen, den gesamten Organismus betreffen.

Erkrankungen lebenswichtiger Organe der Schwangeren erfordern eine ernste Beurteilung (s. Kapitel VIII). Stellt man einen hohen Blutdruck, Ödeme, pathologische Bestandteile und Eiweiß im Urin fest, liegt mit anderen Worten eine *Schwangerschaftstoxikose* vor, so ist diese entsprechend zu behandeln. Zur Erkennung latenter Ödeme ist eine Kontrolle des Körpergewichtes erforderlich. Bei rechtzeitig einsetzender Therapie, die möglichst in einer Klinik durchzuführen ist, kann man der Entstehung einer Eklampsie, die das Leben der Schwangeren in außerordentlich hohem Maße gefährdet, vorbeugen. Zweckmäßig wäre es auch, im Rahmen einer systematischen Untersuchung und Betreuung der Schwangeren besondere Sprechstunden für Herz- und Lungenkranke sowie für Schwangere, die an einer Toxikose leiden, einzurichten, wo die betreffenden auch durch einen Internisten gründlicher untersucht und betreut werden könnten.

Das frühzeitige Erkennen anderer Regelwidrigkeiten ist ebenfalls von großer Bedeutung. Ein gegen Ende der Schwangerschaft in *Beckenend-* oder *Querlage* befindliches Kind läßt sich beispielsweise in der Mehrzahl der Fälle durch einen einfachen, gefahrlosen äußeren Eingriff *auf den Kopf wenden*, so daß eine

Schädellage entsteht, die für die Mutter, noch mehr aber für das kindliche Leben von größter Wichtigkeit ist.

Bei *Blutungen während der Schwangerschaft* wird es, z. B. im Falle eines drohenden Abortes, *zu Beginn der Gravidität*, meist durch zweckdienliche Maßnahmen gelingen, die Schwangerschaft zu erhalten. Sollte die Blutung von einer Regelwidrigkeit des Eies (Blasenmole) oder der Implantation (z. B. Extrauteringravidität) herrühren, kann man durch rechtzeitig ausgeführte, entsprechende Eingriffe das Leben und die Gesundheit der Frau erhalten. *Blutungen am Ende der Schwangerschaft* sind, wie schon im Vorhergehenden erwähnt, meist auf eine vorzeitige Lösung der Placenta zurückzuführen. Hat sich eine richtig sitzende oder, was noch häufiger vorkommt, eine vorliegende Placenta vorzeitig gelöst, so läßt sich durch entsprechende Maßnahmen das Leben der Mutter und oft auch das des Kindes retten. Die Therapie dieser Fälle gestaltet sich in einer Klinik unvergleichlich erfolgreicher als außerhalb. Darum sollte man jede Frau, bei der eine Blutung während der Schwangerschaft, besonders während der zweiten Hälfte, auftritt, möglichst früh in eine Klinik einweisen. *Die Vorbeugung von Krankheiten und Regelwidrigkeiten besteht also nicht immer nur in einer rechtzeitigen Erkennung und Behandlung durch den Arzt an Ort und Stelle, sondern nötigenfalls auch in der möglichst raschen Einweisung der Fälle, die man in einer Klinik besser versorgen kann.* Dies bezieht sich aber nicht nur auf Blutungen bei Placenta praevia oder vorzeitiger Lösung, sondern auch auf jene Fälle, bei denen die Blutung während der Geburt von einer *ernsteren Verletzung* oder sogar von einer Uterusruptur herrührt.

Wie aus dem Kapitel über das enge Becken hervorgeht, bedarf die Behandlung und richtige Versorgung solcher Fälle einer sehr großen Erfahrung, und nur ein Facharzt für Geburtshilfe ist in der Lage, sie richtig zu beurteilen. Weiterhin war ersichtlich, daß bei einem Teil der Geburten der Kaiserschnitt die einzig richtige Lösung für Mutter und Kind darstellt. Dieser kommt aber nur solange in Betracht, als der Geburtskanal nicht infiziert ist. Eben darum gehört die *Geburt bei engem Becken* gleichfalls in die *Klinik*. Der Arzt *unterlasse* eine vorangehende *innere Untersuchung* im Interesse der Asepsis, falls späterhin ein Kaiserschnitt in Frage kommen könnte.

Lange Zeit hindurch herrschte allgemein die Anschauung, in den *Fällen, in denen der Kopf am Ende der ersten Schwangerschaft nicht im Beckeneingang fixiert ist, sondern beweglich darüber steht,* handle es sich um ein enges Becken. Wie man heute weiß, verhält sich dies nur in der Minderzahl der Fälle so. Trotzdem gehören solche Frauen *in eine Klinik*; denn erfahrungsgemäß kommt es bei ihnen viel häufiger als sonst zu einer operativen Entbindung. Aus ähnlichen Gründen soll man auch *alte Erstgebärende* einweisen.

Manchen Krankheiten und Regelwidrigkeiten kann man also durch rechtzeitige Erkennung und entsprechende Ratschläge (Diät) oder Eingriffe (Wendung auf den Kopf) gleich abhelfen. Es handelt sich demnach hierbei im engsten Sinne des Wortes um eine Vorbeugung. In anderen Fällen, in denen sich an der bestehenden Regelwidrigkeit nichts mehr ändern läßt, kann man nur noch verversuchen, den Fall so gut wie möglich zu Ende zu führen. Die beste Lösung ist es, die Kreißende in eine Klinik zu schicken.

Eine *Vorbeugung* kommt nicht nur während der Schwangerschaft, sondern auch noch nach dem Einsetzen der Wehen in Betracht. So kann man z. B. die bereits erwähnte Operation zur Korrektur der Lage während der Geburt erstmalig vornehmen, falls man zuvor keine Gelegenheit dazu hatte, weil man die Frau während der Schwangerschaft nicht zu Gesicht bekam, oder neuerdings versuchen, falls man die Operation zuvor vergeblich probiert hatte. Außerdem hat man während der Geburt manchmal auch pathologische Einstellungen zu korrigieren, so im Falle eines hohen Geradstandes oder einer persistierenden hinteren Hinterhauptslage (s. S. 450).

Die gute und erfolgreiche geburtshilfliche Tätigkeit besteht darin, das Leben und die Gesundheit der Mutter und des Kindes mit einem möglichst kleinen Eingriff, also bei der geringsten Gefährdung der Mutter, zu erhalten. Dies ist aber nur möglich, wenn man Regelwidrigkeiten rechtzeitig erkennt. Nur durch systematische Untersuchungen der Schwangeren ist dieses Ziel zu erreichen. Von ärztlicher Seite besteht jede Möglichkeit: denn auch die ärmste Frau hat Gelegenheit, sich in Kliniken, Krankenhäusern und Mütterberatungsstellen untersuchen und beraten zu lassen. An irgendwelchen Mängeln in dieser Hinsicht sind lediglich die Schwangeren selbst schuld, wenn sie von diesen Einrichtungen keinen Gebrauch machen. Darum ist es auch wichtig, die Bedeutung der systematischen Untersuchung der Schwangeren der breiten Masse klarzumachen. Schließlich wäre noch ein dritter Faktor von Bedeutung, nämlich die Besserung der wirtschaftlichen Lage der Schwangeren. Die Ratschläge des Arztes sind vergeblich, wenn die Frauen nicht in der Lage sind, ihnen Folge zu leisten.

Auch vor vielen *späteren Unannehmlichkeiten und Krankheiten* kann die Gebärende bewahrt werden. Die systematische Untersuchung und Versorgung der Schwangeren dient nicht nur der Vorbeugung von Regelwidrigkeiten der Geburt, sondern auch der Prophylaxe vieler Frauenkrankheiten. Sie stellen also eine *präventive Geburtshilfe* und gleichzeitig auch eine *präventive Gynäkologie* dar.

Zur letzteren gehört vor allem die *Nachuntersuchung nach dem Wochenbett*. Für das weitere Leben und den Gesundheitszustand der Frau ist es sehr wichtig, nach Ablauf des Wochenbettes noch eine Zeitlang unter ärztlicher Aufsicht zu bleiben.

Die *Aufgaben des Geburtshelfers* haben sich also mit Abschluß des Wochenbettes und vor allem mit der Klinikentlassung der Wöchnerin (nach 6—10 Tagen) *noch nicht erschöpft*. Ungefähr 6 Wochen nach der Geburt *ist jede Frau noch einmal zu untersuchen*, im Bedarfsfall sogar wiederholt, eventuell noch nach Monaten. Diese Forderung ist deshalb zu stellen, weil sich die meisten Frauen, besonders wenn sie von ihrer Beschäftigung sehr in Anspruch genommen werden, mit kleineren Klagen, die eventuell auf Regelwidrigkeiten infolge der Geburt zurückzuführen sind, nicht an den Arzt wenden, und weil mitunter eine Anomalie zurückgeblieben ist, die zunächst keine wesentlichen Beschwerden macht. Kleinere Schäden lassen sich aber unmittelbar nach der Geburt oder kurz nachher leichter beseitigen als später, nachdem sie sich schon stärker ausgebildet haben.

Besonders wichtig ist die Nachuntersuchung für jene Frauen, bei denen als Folge der Schwangerschaft oder Geburt irgendeine ausgeprägtere Schädigung zurückgeblieben ist. Solche Frauen sind in genauerer und nötigenfalls auch in längerer Kontrolle zu behalten.

Bei der Nachuntersuchung hat man außer dem Allgemeinzustand auch die lebenswichtigen Organe, in erster Linie natürlich die Genitalorgane, sowie die durch die Gravidität bedingte Ausweitung der Bauchdecken zu berücksichtigen. Man überzeugt sich von dem Zustand der *Beckenbodenmuskulatur*, weil diese, selbst wenn sie bei der Geburt anscheinend nicht verletzt wurde, oft nicht einwandfrei ist. Diese Mängel lassen sich durch entsprechende Gymnastik oder durch eine Operation beheben. Obwohl nach unseren heutigen Anschauungen eine mangelhafte Dammuskulatur nicht die einzige Ursache einer später eventuell auftretenden Gebärmuttersenkung darstellt (diese hängt noch von anderen Umständen ab: Retinaculum uteri, Konstitution usw.), halten wir dennoch die Kontrolle der Dammuskulatur für nötig, weil man auf diese Art späteren Komplikationen vorbeugen kann.

Die Nachuntersuchung ist weiterhin hinsichtlich einer *Retroflexio uteri* wichtig. In Kliniken mit großem Betrieb müssen die Wöchnerinnen mitunter schon entlassen werden, bevor sich die Gebärmutter vollständig zurückgebildet hat. Deshalb kann sie infolge ihres Gewichtes nach hinten übersinken. Aus diesem Grunde findet man bisweilen einen Uterus, der bei der Entlassung an der richtigen Stelle lag, gelegentlich einer späteren Nachuntersuchung, selbst in Fällen retroflektiert, in denen vor der Geburt keine konstitutionelle Retroflexio bestand. Eine Aufrichtung und vorläufige Stützung mit einem Pessar wird viele Frauen von Beschwerden befreien (Blutungsanomalien, Kreuzschmerzen usw.), die später nicht mehr so einfach zu beseitigen sind. Man denke nur daran, daß bei einer Retroflexio uteri die Gebärmutter eventuell durch einen entzündlichen Vorgang und Verwachsungen fixiert werden kann. Spätere Beschwerden lassen sich nur mehr durch eine lange Behandlung, eventuell allein durch eine Operation beseitigen.

Nicht zu versäumen ist die *Kontrolle des Muttermundes*. Bei einer normalen Geburt ereignen sich größere Einrisse zwar selten, kommen aber doch immerhin vor. Nicht nur bei uns, sondern wohl auf der ganzen Welt ist es die herrschende Ansicht, Cervixrisse, die keine stärkere Blutung verursachen, brauchten nicht gleich nach der Geburt versorgt und daher auch gar nicht aufgesucht zu werden. Wenn der Muttermund aber nach der Geburt offen oder sogar klaffend bleibt, kann er die Ursache eines schweren Cervicalkatarrhs darstellen, der seinerseits wieder Ausfluß und unter Umständen sogar Unfruchtbarkeit zur Folge hat. Falls nötig, läßt sich alledem durch eine rechtzeitig ausgeführte Operation vorbeugen.

Im Zusammenhang mit den Cervixrissen wollen wir auch die Frage der Prophylaxe des Collumcarcinoms berühren. Besonders amerikanische Autoren betonen die diesbezügliche Bedeutung der Cervixrisse und bemühen sich an Hand einer großen Zahl von Fällen zu beweisen, daß sich mit Hilfe operativer Behandlung der Muttermundsrisse (Konisation, EMMETsche oder STURMDORFsche Operation) die Zahl der Fälle von Collumcarcinom vermindern läßt. Eine exakte Beweisführung ist jedoch nur schwer oder kaum möglich. Es scheint aber zweckmäßig, klaffende, ständigen, hartnäckigen Katarrh verursachende Cervixrisse entsprechend (Konisation usw.) zu behandeln.

Die Nachuntersuchung hat ferner den Zustand der *Bauchdecken* zu berücksichtigen, die infolge der Schwangerschaft stark ausgeweitet sind und deswegen spätere Schwangerschaften, sowie den Allgemeinzustand der Frau ungünstig beeinflussen können. Schlaffe, ausgedehnte Bauchdecken stellen unter Umständen die Ursache für Senkungen der Bauchorgane, für Verstopfung, für Kreuzschmerzen usw. dar. In vielen Fällen läßt sich durch eine passende Leibbinde oder durch Gymnastik Abhilfe schaffen.

Die der Geburt folgende Nachuntersuchung darf sich aber, wie erwähnt, nicht allein auf die Kontrolle der Genitalorgane und den Zustand der Bauchdecken beschränken. Die Aufmerksamkeit muß sich auf den *gesamten Organismus*, besonders auf die lebenswichtigen Organe, erstrecken. Außer der Untersuchung des Herzens und der Lunge ist vor allem die Kontrolle der Nieren wichtig, besonders wenn eines dieser Organe erkrankt ist oder sich während Schwangerschaft und Geburt als nicht ganz einwandfrei erwies. Bekanntlich bleiben bei Frauen, die an einer präklamptischen Toxikose erkrankt waren, häufiger Krankheiten der Niere oder des Gefäßsystems zurück, als man früher annahm. Dieser Umstand spielt für spätere Schwangerschaften eine wichtige Rolle. Von noch größerer

Bedeutung sind, was im allgemeinen nicht genügend berücksichtigt wird, chronische Nierenleiden, die bereits vor der Schwangerschaft bestanden. Diese disponieren nicht nur zu gewissen bekannteren Regelwidrigkeiten, wie z. B. zu einer vorzeitigen Placentalösung, sondern führen auch mit dem Fortschreiten jeder Gravidität zu einer dauernden Verschlechterung des Zustandes. Die Frucht wird öfter frühzeitig, eventuell noch vor Erreichen der Lebensfähigkeit, geboren oder stirbt sogar innerhalb der Gebärmutter ab (s. S. 276). Darum muß in jedem Fall, in dem irgendeine dauernde Nierenveränderung nachweisbar ist, genau erwogen werden, ob man eine neue Schwangerschaft gestatten kann oder nicht.

Große Bedeutung kommt der geburtshilflichen Tätigkeit in der Prophylaxe *entzündlicher Erkrankungen* der weiblichen Genitalorgane zu. Rechtzeitige Ausführung der erforderlichen therapeutischen Maßnahmen und Eingriffe vermindert die Häufigkeit der Infektionen und infolgedessen auch die Zahl der entzündlichen Erkrankungen. Demselben Zweck dient die Anordnung, Wöchnerinnen, die während der Gravidität reichlichen, eitrigen Ausfluß, eventuell gonorrhoischen Ursprungs, hatten, nach der Geburt längere Zeit liegen zu lassen. Auf diese Weise kann man Entzündungen der Adnexe und des parametranen Bindegewebes sowie dem Aufflackern entzündlicher Vorgänge, die bereits vor der Geburt oder Schwangerschaft vorhanden waren, vorbeugen. Die Prophylaxe und rechtzeitig einsetzende Therapie entzündlicher Erkrankungen ist von größter Bedeutung; denn ihre Vernachlässigung kann bekanntlich die Quelle von jahrelang andauernden Krankheiten, von Arbeitsunfähigkeit und sogar von Unfruchtbarkeit sein.

Für die Entstehung entzündlicher Erkrankungen der Gebärmutter und ihrer Umgebung sind noch zwei weitere Faktoren sehr wichtig. Beide können als Gesellschaftskrankheiten angesprochen werden und bezwecken die Verhütung der natürlichen Vermehrung. Gemeint sind die *kriminellen Schwangerschaftsunterbrechungen* und die vielen *konzeptionsverhütenden Verfahren*. Auf der ganzen Welt ist die Zahl der kriminellen Eingriffe gewachsen. Die verheerende Wirkung auf den weiblichen Organismus sehen die Ärzte am besten. Von den Fällen mit tödlichem Ausgang, bei denen die den Eingriff vollführende Person von einem Furor operativus besessen, die unglaublichsten Verletzungen setzt, oder bei denen die Frau, die den Eingriff selbst überstanden hat, an einer Infektion zugrunde geht, wollen wir gar nicht sprechen. Die Zahl derjenigen, die Jahre hindurch kränkeln und arbeitsunfähig werden, ist noch größer. Viele Frauen gehen später, nachdem in ihren Lebensverhältnissen ein Umschwung eingetreten ist, flehend von einem Arzt zum anderen und sind bereit, sich den schwierigsten Operationen zu unterziehen, um die Unfruchtbarkeit beheben zu lassen, die als Folge eines oder mehrerer früher ausgeführter verbotener Eingriffe zurückgeblieben ist.

Die Vorbeugung von Frauenleiden infolge artefizieller Aborte ist keine ärztliche Frage; denn sie hängt in erster Linie von der Besserung der Moral und der wirtschaftlichen Verhältnisse ab. Wir Ärzte haben aber als Hüter der Gesundheit die Pflicht, die Masse über die Gefährlichkeit der künstlichen Eingriffe aufzuklären und solchen Frauen, die sich mit der Bitte, eine Schwangerschaftsunterbrechung vorzunehmen, an uns wenden, von ihrer unüberlegten und strafbaren Absicht abzuraten. Später, wenn sie an ihrem Kinde Freude erleben, werden sie uns dafür dankbar sein.

Auch die meisten empfängnisverhütenden Mittel gefährden die Gesundheit der Frau. Wir wollen uns nicht näher mit dieser Frage befassen, müssen jedoch erwähnen, daß im Uterus untergebrachtes Silkwormgut und Intrauterinpessare schwere Entzündungen, Unfruchtbarkeit und sogar tödliche Sepsis verursachen können. Okklusivpessare, die längere Zeit hindurch getragen werden, sind für die Gesundheit ebenfalls nicht unbedenklich, weil sich das Sekret der Cervix nicht zu entleeren vermag, in Zersetzung übergeht und dadurch leicht zu Katarrhen und Entzündungen führt; besonders in den Fällen, in denen die Betreffende schon früher an einem Cervicalkatarrh litt. Noch bedenklicher für die Gesundheit und auch hinsichtlich der Empfängnisfähigkeit erscheinen Injektionen in die Gebärmutterhöhle (Jodtinktur, Salicyl, Alkohol usw.).

Da eine große Zahl der Frauenkrankheiten mit der geschlechtlichen Funktion, also mit Schwangerschaft und Geburt in Zusammenhang steht, soll dafür gesorgt werden, daß die damit verbundenen Krankheiten und Regelwidrigkeiten die Frau bei der Erfüllung der erhabensten Aufgabe ihres Lebens möglichst nicht gefährden. Dies bezweckt die Untersuchung vor und nach der Geburt. Einen ausreichenden Schutz hat man aber dadurch noch nicht; denn es gibt Erkrankungen, bei denen eine Behandlung während der Schwangerschaft zu spät kommt. Hierher gehört beispielsweise die Rachitis, die zwar eine Krankheit des Kindesalters ist, aber dennoch während der Geburt eine Gefahr darstellen kann, weil sie am Becken bleibende Veränderungen hervorruft. Es ist wichtig, die Mädchen schon in frühem Alter vor Schädigungen zu schützen, die später ihre Gebärfähigkeit beeinträchtigen. Der Kampf gegen die Rachitis, der in erster Linie Aufgabe der Kinderärzte ist, stellt also in gewisser Hinsicht schon eine geburtshilfliche Prophylaxe dar. Demselben Zweck dient auch die *Gesundheitspflege der weiblichen Jugend*, besonders zur Zeit der Pubertät. Licht, Luft, Turnen, Sport und selbstverständlich auch richtige Ernährung sind von großer Bedeutung. Turnen und Sport müssen aber natürlich zweckentsprechend sein. Es darf dabei nicht vergessen werden, daß der weibliche Sport nicht auf die Erlangung sportlicher Erfolge ausgerichtet sein darf. Was wir erstreben, sind keine sportlichen Höchstleistungen, sondern gesunde Mütter. Leider wird auch bei diesen Zielsetzungen, schon wegen der Verschiedenheit der Konstitution, das Ergebnis nicht in allen Fällen gleich gut sein. Frauen von pyknischem Typ sind für die Geburt immer geeigneter als asthenische und intersexuelle Frauen. Durch entsprechende Lebensweise, angemessene Gymnastik und Sport kann ein günstiger Einfluß ausgeübt werden. Heutzutage sieht man aber leider oft das Gegenteil. Der pyknische Typ ist bestrebt, sich dem augenblicklich modernen Typ der Frau anzupassen und ein intersexuelles Äußeres anzunehmen. Die Frauenärzte sehen manche pyknische Frau, die durch übertriebenes, ungesundes Fasten bestrebt ist, eine schlanke Figur zu erlangen. Dies gelingt oft auch scheinbar, aber nur solange, als modische Kleider den Körper bedecken. Bei der ärztlichen Untersuchung tritt die traurige Wahrheit zutage. Die Muskeln, das subcutane Fettpolster und die Haut sind schlaff, die Gesundheit ist untergraben. Die Schwächung des Organismus kann später die Ursache einer schweren, das Leben gefährdenden Geburt sein.

Das Ziel der geburtshilflichen Tätigkeit ist nicht nur, möglichst viele, gesunde Kinder zur Welt zu bringen, sondern auch den Frauen während der Erfüllung ihrer mütterlichen Berufung jegliches Leid fernzuhalten. Um uns diesem Ziele zu nähern, müssen wir den Regelwidrigkeiten der Geburt und den nach der Entbindung auftretenden Beschwerden begegnen, also für die Gesundheit der Schwangeren und Mütter sorgen. Weiterhin ist es notwendig, auch die kommenden Mütter, die weibliche Jugend zu betreuen. Schon LYKURGOS sagte: Im Schoße ihrer blühenden Frauen ruht das Glück der Völker verborgen.

Literatur.

I. Das Becken und die weiblichen Geschlechtsorgane. (1—36.)

BAYER: Morphologie der Gebärmutter. In Gynäkologische Klinik von FREUND, Bd. I. Straßburg 1885. — Beitr. Geburtsh. **1**, 167 (1898). — BUDIN: Leçons de clinique obstétrical. Paris 1889. — BURGER: Arch. Gynäk. **166**, 284 (1938). — COLUMBUS: De re anatomica libri XV. Venetiis 1559. — FARRÉ: Uterus and its appendages. In The Cyclopedia of Anatomy and Physiology von TODD, Bd. V. London 1859. — FRANKENHÄUSER: Die Nerven der Gebärmutter. Jena 1867.—FREUND: Gynäkologische Klinik, Bd. I. Straßburg 1885. — GOERTTLER: Gegenbaurs Jb. **65**, 45 (1930). — GURLT: Über einige Mißgestaltungen des weiblichen Beckens. Berlin 1854. — HALBAN-TANDLER: Anatomie und Ätiologie der Genitalprolapse des Weibes. Wien-Leipzig 1907. — HEISS: Arch. Anat. u. Physiol., Anat. Abt. **1915**. — Med. Klin. **1928**, 156. — Die mechanischen Faktoren des Verschlusses und der Eröffnung der Harnblase. Halle 1928. — HÉLIE: Recherches sur la disposition des fibres musculaires de l'uterus développées par la grossesse. Paris 1864. — HENLE: Eingeweidelehre. Braunschweig 1873. — HERTWIG: Handbuch der vergleichenden und experimentellen Entwicklungslehre der Wirbeltiere. Jena 1906. — HODGE: The Principles and Practice of Obstetrics. Philadelphia 1860. — KALISCHER: Die Urogenitalmuskulatur des Dammes mit besonderer Berücksichtigung des Harnblasenverschlusses. Berlin 1900. — LEVRET: L'art des accouchements. Paris 1751. — LÜDINGHAUSEN: Z. Anat. u. Entw.gesch. **97**, 757 (1932). — LUSCHKA: Die Anatomie des menschlichen Beckens. Tübingen 1864. — MARTIN: Der Haftapparat der weiblichen Genitalien. Berlin 1911. — Die Erkrankungen des Beckenbindegewebes. In Biologie und Pathologie des Weibes von HALBAN-SEITZ, Bd. V/1. Berlin-Wien 1926. — MARTIUS: Die gynäkologischen Operationen und ihre topographisch-anatomischen Grundlagen. Stuttgart 1947. — NOVAK-EVERETT: Amer. J. Obstetr. **16**, 499 (1928). — PARÉ: Siehe Oeuvres complètes d'AMBROISE PARÉ von MALGAIGNE. Paris 1840. — POWER: Amer. J. Obstetr. **38**, 27 (1939). — RIELÄNDER: Das Paroophoron. Marburg 1905. — SELLHEIM: Die Beziehungen des Genitalkanales und des Geburtsobjektes zum Geburtsmechanismus. Leipzig 1906. — SKENE: Amer. J. Obstetr. **13**, 265 (1880). — TANDLER: Lehrbuch der systematischen Anatomie, Bd. II. Leipzig 1923. — TURNER: J. Anat. a. Physiol. **20**, 125 (1886). — VESALIUS: De humani corporis fabrica libri VII. Basilae 1543. — WALCHER: Zbl. Gynäk. **13**, 892 (1889). — WALDEYER: Eierstock und Ei. Leipzig 1870. — WILLIAMS: Obstetrics. New York-London 1927. — Amer. J. med. Sci. **10**, 377 (1891).

II. Die Bedeutung der Hormone und Vitamine in der Geburtshilfe. (36—48.)

Die Hormone. (36—43.)

ALLEN-DOISY: J. amer. med. Assoc. **81**, 819 (1923). — ASCHHEIM-ZONDEK: Klin. Wschr. **1928**, 1404, 1453. — BUTENANDT: Ber. dtsch. chem. Ges. **3**, 695 (1930). — Naturwiss. **4**, 49 (1933). — BUTENANDT-WESTPHAL: Ber. dtsch. chem. Ges. **8**, 1440 (1934). — BUTENANDT-WESTPHAL-HOHLWEG: Z. physiol. Chem. **227**, 1 (1934). — CLAUBERG: Zbl. Gynäk. **54**, 1154 (1930); **55**, 459, 2768 (1931). — Ovarium, Hypophyse, Placenta und Schwangerschaft in ihrer innersekretorischen Beziehung zur Frauenheilkunde. Im Handbuch der Gynäkologie von VEIT-STOECKEL, Bd. IX. München 1936. — CORNER-WILLARD: Amer. J. Physiol. **88**, 326 (1929). — DODDS-FITZGERALD-LAWSON: Nature (Lond.) **140**, 772 (1937). — DODDS-GOLDBERG-LAWSON-ROBINSON: Nature (Lond.) **142**, 34 (1938). — DODDS-LAWSON: Nature (Lond.) **139**, 627, 1068 (1937). — EULER: Bedeutung der Wirkstoffe (Ergone), Enzyme und Hilfsstoffe im Zellenleben. In Ergebnisse der Vitamin- und Hormonforschung von RUZICZKA-STEPP, Bd. I. Leipzig 1938. — HOEHNE: Arch. Gynäk. **125**, 356 (1925). — HOHLWEG-DOHRN: Klin. Wschr. **1932**, 233. — KAUFMANN: Zbl. Gynäk. **57**, 42 (1933). — KNAUS: Arch. Gynäk. **138**, 201 (1929); **140**, 181 (1930); **141**, 374 (1930); Zbl. Gynäk. **56**, 710 (1932). — MARRIAN: Biochemic. J. **23**, 1090 (1929). — PHILIPP: Zbl. Gynäk. **55**, 12, 929 (1931). — SHUTE: Amer. J. Obstetr. **35**, 810 (1938).

Die Vitamine. (43—48.)

BENTIVOGLIO: Ber. Gynäk. Ref. **33**, 456 (1937). — BLAZSÓ-DUBRAUSZKY: Z. Vitaminforschg **14**, 13 (1943). — CAFFIER: Arch. Gynäk. **161**, 388 (1936). — DIETEL: Arch. Gynäk. **159**, 94 (1935). — DUBRAUSZKY-BLAZSÓ: Z. Vitaminforschg **14**, 2 (1943). — EVANS: Zit. in Die Bedeutung der Vitamine für das Weib von GUGGISBERG. Berlin-Wien 1935. — FINKELSTONE-HOWARD-MARCUS: Amer. J. Obstetr. **32**, 113 (1936). — GAEHTGENS: Arch. Gynäk. **164**, 199, 398 (1937). — Klin. Wschr. **1937**, 444, 893, 1073. — Der Vitaminhaushalt in der Schwangerschaft. Dresden-Leipzig 1937. — GAEHTGENS-WERNER: Arch. Gynäk. **163**, 475 (1937); **164**, 51 (1937). — GUGGISBERG: Vitamine und Fortpflanzung. In Ergebnisse der Vitamin- und Hormonforschung von RUZICZKA-STEPP, Bd. I. Leipzig 1938. — HELLMANN-SHETTLES-EASTMAN: Amer. J. Obstetr. **40**, 844 (1940). — HUSZÁK: Z. physiol. Chem. **219**,

275 (1933). — JAKOWLEW-PODSOROW-DERTSCHINSKIJ: Ber. Gynäk. Ref. **33**, 346 (1937). — JUHÁSZ-SCHÄFFER: Zit. in Die Bedeutung der Vitamine für das Weib von GUGGISBERG. Berlin-Wien 1935. — LAPORTA-RINALDI: Boll. Soc. ital. Biol.sper. **11**, 141 (1936). — LEY: Arch. Gynäk. **164**, 408 (1937). — MAXWELL-PRESTON: J. Obstetr. **39**, 764 (1932). — NAHMMACHER: Zbl. Gynäk. **54**, 1820 (1930). — NEUWEILER: Arch. Gynäk. **162**, 384 (1936). — Klin. Wschr. **1935**, 1040. — Ber. Gynäk. Ref. **30**, 296 (1936). — NICHOLAS-KUHN: J. clin. Invest. **11**, 1313 (1932). — PODSOROW-KULIKOWSKAJA: Z. Vitaminforschg Ref. **5**, 158 (1936). — POLICARD-FERRAND: Klin. Wschr. **1937**, 308. — REYHER-E. WALKHOFF-O. WALKHOFF: Münch. med. Wschr. **1928**, 2087. — RODECURT: Dtsch. med. Wschr. **1936**, 1880. — SHUTE: J. Obstetr. **43**, 74 (1936); **44**, 121 (1937). — STEPP-KÜHNAU-SCHRÖDER: Die Vitamine und ihre klinische Anwendung. Stuttgart 1944. — TÖRÖK-NEUFELD: Klin. Wschr. **1934**, 1205, 1816; **1936**, 417. — UENO: Zit. von GUGGISBERG, Vitamine und Fortpflanzung. In Ergebnisse der Vitamin- und Hormonforschung von RUZICZKA-STEPP, Bd. I. Leipzig 1938. — ZSIGMOND-SCIPIADES: Arch. Gynäk. **174**, 204 (1943).

III. Die Grundlagen der Fortpflanzungsvorgänge. (49—72.)

Die Entwicklung der Eizelle. (49—55.)

AHLFELD: Lehrbuch der Geburtshilfe. Leipzig 1898. — ASCHOFF: Zbl. Gynäk. **50**, 1400 (1926). — BAER: De ovi mammalium et hominis genesi. Leipzig 1827. — CLARK: Hopkins Hosp. Rep. **7**, 181 (1898). — CORNER: Amer. J. Anat. **26**, 117 (1919). — CORNER-ALLEN: Amer. J. Physiol. **86**, 74 (1928). — ESCHER: Z. physiol. Chem. **83**, 198 (1913). — GRAAF: De mulierum organis generationi inservientibus tractatus novus. Leyden 1672. — HARTMANN: Amer. J. Obstetr. **7**, 40 (1924); **26**, 600 (1933). — WILLIAMS: Obstetrics. New York-London 1927.

Die Menstruation. (55—63.)

DUBRAUSZKY: Zbl. Gynäk. **70**, 1196 (1948). — HITSCHMANN-ADLER: Mschr. Geburtsh. **27**, 1 (1908). — MACHT: Proc. Soc. exper. Biol. a. Med. **20**, 265 (1923). — MACHT-LUBIN: J. of Pharmacol. **22**, 413 (1924). — MEYER: Arch. Gynäk. **100**, 1 (1913); **113**, 259 (1920). — MOERICKE: Z. Geburtsh. **7**, 84 (1882). — OKKELS-ENGLE: Acta path. scand. (København). **15**, 150 (1938). — SCHICK: Wien. klin. Wschr. **1920**, 395. — SCHRÖDER: Arch. Gynäk. **88**, 1 (1909); **104**, 27 (1915). — Der mensuelle Genitalzyklus des Weibes und seine Störungen. Im Handbuch der Gynäkologie von VEIT-STOECKEL, Bd. I/2. München 1928. — WESTPHALEN: Arch. Gynäk. **52**, 35 (1896).

Die Zusammenhänge zwischen Eireifung und Menstruation. (63—64.)

CORNER: Contrib. to Embryol. **1921**, No 276; **1923**, No 332; **1924**, No 323. — J. amer. med. Assoc. **89**, 1838 (1927). — Amer. J. Anat. **59**, 433 (1936). — Amer. J. Obstetr. **38**, 862 (1939). — EVANS-LONG: The Oestrus Cycle in the Rat. Memoirs of the University of California 1922. — HALBAN: Zbl. Gynäk. **35**, 1585 (1911). — HALBAN-KÖHLER: Arch. Gynäk. **103**, 575 (1914). — HARTMANN: Contrib. to Embryol. **1932**, No 134 u. 433. — J. amer. med. Assoc. **97**, 1863 (1931). — Amer. J. Obstetr. **37**, 605 (1939). — HARTMANN-BALL: Amer. J. Obstetr. **29**, 117 (1935). — KAUFMANN: Zbl. Gynäk. **57**, 42 (1933). — KNAUER: Arch. Gynäk. **60**, 322 (1900). — LEOPOLD: Arch. Gynäk. **21**, 347 (1883). — MARSHALL-HALNAN: Proc. roy. Soc., Lond. B **89**, 546 (1917). — NOVAK: Amer. J. Obstetr. **37**, 605 (1939). — PFLÜGER: Über die Bedeutung und Ursache der Menstruation. Berlin 1865. — SCHRÖDER: Der mensuelle Genitalzyklus des Weibes und seine Störungen. Im Handbuch der Gynäkologie von VEIT-STOECKEL, Bd. I/2. München 1928. — STOCKARD-PAPANICOLAU: Amer. J. Anat. **22**, 225 (1917).

Die Wanderung des Eies. (64—66.)

CAFFIER: Zbl. Gynäk. **60**, 1873, 2466 (1936). — CORNER: Bull. Hopkins Hosp. **32**, 78 (1921). — ELERT: Zbl. Gynäk. **69**, 38 (1947). — JANI: Virchows Arch. **103**, 522 (1886). — KEHRER: Über die Zusammenziehungen des weiblichen Genitalkanals. In Beiträge zur vergleichenden und experimentellen Geburtskunde und Gynäkologie, Bd. I. Gießen 1864. — LODE: Arch. Gynäk. **45**, 293 (1894). — MIKULICZ-RADECKI: Arch. Gynäk. **125**, 484 (1925); **128**, 318 (1926). — Zbl. Gynäk. **54**, 2183 (1930). — PINNER: Arch. Anat. u. Physiol., Physiol. Abt. **1880**, 241. — ROUGET: J. de Physiol. **1**, 320, 479, 735 (1851). — VÉGH: Zbl. Gynäk. **64**, 2019 (1940). — WESTMAN: Acta Obstetr. scand. (Stockh.) Suppl. 5, 1 (1926). — WILLIAMS: Obstetrics. New York-London 1927. — WISLOCKI-SNYDER: Bull. Hopkins Hosp. **52**, 379 (1933).

Die Befruchtung und die Geschlechtszellen. (66—72.)

ALLEN-PRATT-NEWELL-BLAND: Contrib. to Embryol. **1930** No 414. — BELONOSCHKIN: Arch. Gynäk. **169**, 151 (1939). — CREW: J. of Anat. **56** (1922). — Biol. generalis (Wien) **3**,

207 (1927). — HART: Pflügers Arch. **196,** 151 (1922). — HARTMANN: Contrib. to Embryol. **1932,** No 134. — KNAUS: Zbl. Gynäk. **57,** 1393 (1933). — Die periodische Fruchtbarkeit des Weibes. Wien 1934. — LANZ: Z. Anat. **74,** 761 (1924). — Klin. Wschr. **1930,** 1899. — MOENCH: Zbl. Gynäk. **51,** 2730 (1927). — Z. Geburtsh., Beil.-H. **1931.** — Arch. Gynäk. **161,** 64 (1936). — MOORE: Endocrinology **8,** 493 (1924). — Amer. J. Anat. **37,** 351 (1926). — NIENDORF: Geburtsh. u. Frauenheilk. (im Druck). — OGINO: Zbl. Gynäk. **54,** 464 (1930); **56,** 721 (1932). — SIEGEL: Gewollte und ungewollte Schwankungen der weiblichen Fruchtbarkeit. Berlin 1917. — STIEVE: Anat. Anz. **57** (Erg.-H.), 38 (1923). — Z. mikrosk.-anat. Forschg **40,** 281 (1936).

IV. Die Entwicklung der Frucht. (72—106.)
Die frühe Entwicklung. (72—89.)

AHLFELD: Z. Geburtsh. **69,** 91 (1911). — ALLEN-THOMPSON: Zit. im Handbuch der Entwicklungsgeschichte des Menschen von KEIBEL-MALL. Leipzig 1910. — BENEDEN: Anat. Anz. **16,** 305 (1899). — BRYCE-TEACHER: Early Development and Imbedding of the Human Ovum. Glasgow 1908. — COSTE: Recherches sur la génération des mammifères. Paris 1834. — FRANQUÉ: Cervix und unteres Uterinsegment. Stuttgart 1897. — GOLDMANN: Beitr. klin. Chir. **78,** 1 (1912). — GRÄFENBERG: Z. Geburtsh. **65,** 1 (1910). — GROSSER: Entwicklungsgeschichte des Menschen von der Keimzelle bis zur Ausbildung der äußeren Körperform usw. — Vergleichende und menschliche Placentationslehre. In Biologie und Pathologie des Weibes von HALBAN-SEITZ, Bd. VI/1. Berlin-Wien 1925. — Frühentwicklung, Eihautbildung und Plazentation des Menschen und der Säugetiere. München 1927. — Arch. Gynäk. **137,** 861 (1929). — HAMILTON: Excerpta med. Sect. I **2,** 10 (1948). — HERTIG-ROCK: Zit. in Developmental Anatomy von L. B. AREY. Philadelphia-London 1948. — LANGHANS: Arch. Anat. u. Physiol., Anat. Abt. **1877,** 188. — Über die Zellschicht des menschlichen Chorions. In Beiträge zur Anatomie und Embryologie. Bonn 1882. — LINZENMEIER: Arch. Gynäk. **102,** 1 (1914). — LYNCH: Surg. etc. **6,** 694 (1913). — MILLER: Berl. klin. Wschr. **1913,** 865. — PELS-LEUSDEN: Z. Geburtsh. **36,** 1 (1897). — PETERS: Über die Einbettung des menschlichen Eies. Wien-Leipzig 1899. — POLANO: Zbl. Gynäk. **29,** 1203 (1905). — PORTAL: Zit. von SARWEY, Anatomie und Physiologie der Schwangerschaft, Teil 2. Im Handbuch der Geburtshilfe von DÖDERLEIN, Bd. 1. Wiesbaden 1915. — RUNGE: Arch. Gynäk. **132,** 49 (1927). — SCHALLER: Arch. Gynäk. **57,** 566 (1899). — SPANNER: Zbl. Gynäk. **59,** 1442 (1935). — SPEE: Verh. dtsch. Ges. Gynäk. **11,** 421 (1906). — Arch. Anat. u. Physiol., Anat. Abt. **1896.** — STIEVE: Zbl. Gynäk. **59,** 434 (1935); **64,** 1570 (1940). — Arch. Gynäk. **161,** 160 (1936). — STOECKEL: Verh. dtsch. Ges. Gynäk. **14,** 448 (1911). — Zbl. Gynäk. **52,** 2578 (1928). — SZENDI: Arch. Gynäk. **155,** 197 (1934); **170,** 205 (1940). — VOLK: Arch. Gynäk. **69,** 681 (1903). — WAGNER: Arch. Gynäk. **137,** 699 (1929). — WEISS: Zbl. Gynäk. **21,** 641 (1897). — WILLIAMS: Obstetrics. New York-London 1927.

Das Problem der Geschlechtsbestimmung. (90—92.)

BAK: Mschr. Geburtsh. **101,** 45 (1935). — DANTSCHAKOFF: Bull. biol. France et Belg. **71,** 269 (1937). — Gewebeplastizität, Hormone und Geschlecht. Erg. Physiol. **40,** 101 (1938). Zit. von GREENE-IVY. Ber. Gynäk. Ref. **37,** 74 (1938). — DAWSON: The Causation of Sex in Man. London 1921. — DONCASTER: The Determination of Sex. Cambridge-New York 1914. — DORN-SUGARMAN: J. amer. med. Assoc. **99,** 1659 (1932). — DÜSING: Jena. Z. Naturwiss. **16,** 428 (1883). — GOLDSCHMIDT: Mechanismus und Physiologie der Geschlechtsbestimmung. Berlin 1920. — Physiologische Theorie der Vererbung. Berlin 1927. — Sexuelle Zwischenstufen. Berlin 1931. — GREENE-IVY: Ber. Gynäk. Ref. **37,** 74 (1938). — HOFACKER: Über die Eigenschaften, die sich bei Menschen und Tieren von den Eltern auf die Nachkommen vererben. Tübingen 1928. — KING: J. of exper. Zool. **27** (1918). — LENZ: Die krankhaften Erbanlagen des Mannes und die Bestimmung des Geschlechtes beim Menschen. Jena 1912. — Münch. med. Wschr. **1920,** 543. — Erblichkeitslehre und Rassenhygiene (Eugenik). In Biologie und Pathologie des Weibes von HALBAN-SEITZ, Bd. I. Berlin-Wien 1924. — LUDWIG-RIES: Zbl. Gynäk. **60,** 1925 (1936); **62,** 2366 (1938). — PLOSS: Mschr. Geburtsh. **12,** 321 (1858). — SADLER: Law of Population. London 1930. — SCHENK: Einfluß auf das Geschlechtsverhältnis. Magdeburg 1898. — SIEGEL: Gewollte und ungewollte Schwankungen der weiblichen Fruchtbarkeit. Berlin 1917. — UNTERBERGER: Dtsch. med. Wschr. **1930,** 304. — WILLIAMS: Bull. Hopkins Hosp. **32,** 173 (1921).

Die spätere Entwicklung der Frucht. (92—106.)

ABDERHALDEN: Die ABDERHALDENsche Reaktion. Berlin 1922. — ABELS: Klin. Wschr. **1922,** 1785. — Zbl. Gynäk. **48,** 359 (1924). — ADAIR-SCAMMON: Amer. J. Obstetr. **2,** 35 (1921). — AHLFELD: Verh. dtsch. Ges. Gynäk. **2,** 203 (1888). — ANSELMINO: Arch. Gynäk. **138,** 710 (1929). — ASCOLI: Z. physiol. Chem. **36,** 526 (1902). — BECLARD: Zit. im Lehrbuch der Geburtshilfe von SCHROEDER. Bonn 1888. — BERGELL-FALK: Münch. med. Wschr. **1908,** 2217. —

BICKENBACH-RUPP: Z. Geburtsh. **103**, 170 (1932). — BURGER-KOROMPAI: KUBINYI-Sonderh. (ung.) 1938. — Zbl. Gynäk. **63**, 1290 (1939). — DUBRAUSZKY-LAJOS: Zbl. Gynäk. **63**, 1069 (1939). — EASTMAN: Bull. Hopkins Hosp. **47**, 221 (1930). — EHRHARDT: Münch. med. Wschr. **1939**, 915. — FRANQUÉ: Med. Klin. **1911**, 331. — GAEHTGENS: Der Vitaminhaushalt in der Schwangerschaft. Dresden-Leipzig 1937. — GROSSER: Entwicklungsgeschichte des Menschen von der Keimzelle bis zur Ausbildung der äußeren Körperform usw. In Biologie und Pathologie des Weibes von HALBAN-SEITZ, Bd. VI/1. Berlin-Wien 1925. — GUGGISBERG: Arch. Gynäk. **137**, 710 (1929). — Die Bedeutung der Vitamine für das Weib. In Biologie und Pathologie des Weibes von HALBAN-SEITZ, Bd. VIII/3. Berlin-Wien 1929. — Vitamine und Schwangerschaft. Ber. Gynäk. **37**, 401 (1938). — Vitamine und Fortpflanzung. In Ergebnisse der Vitamin- und Hormonforschung von RUZICZKA-STEPP, Bd. I. Leipzig 1938. — HELLMUTH: Z. Geburtsh. **93**, 147 (1928). — HIS: Anatomie menschlicher Embryonen. Leipzig 1880. — HOFBAUER: Z. Geburtsh. **64**, 668 (1909). — HOLZBACH: Mschr. Geburtsh. **24**, 429 (1906). — KEHIDAI: KUBINYI-Sonderh. (ung.) 1938. — KOROMPAI: Zbl. Gynäk. **63**, 1627 (1939). — LÜTTGE-MERTZ: Münch. med. Wschr. **1924**, 576. — Mschr. Geburtsh. **70**, 1 (1925). — Arch. Gynäk. **124**, 279 (1925). — LUND: J. amer. med. Assoc. **128**, 5 (1945). — LUND-KIMBLE: Amer. J. Obstetr. **46**, 207 (1943). — MAEDA: Biochem. Z. **143**, 347 (1923). — MAYER: Med.-chir. Ztg **2**, 431 (1817). — MAURICEAU: Traité des maladies des femmes grosses. Paris 1721. — NEUWEILER: Arch. Gynäk. **162**, 384 (1936). — Z. Geburtsh. **116**, 1 (1938); **118**, 27 (1939). — PHILIPP: Arch. Gynäk. **133**, 573 (1928). — POHLMAN: Anat. Rec. **3**, 75 (1909). — PROCHOWNICK: Zbl. Gynäk. **33**, 577 (1889). — REIFFERSCHEID-SCHMIEMANN: Zbl. Gynäk. **63**, 146 (1939). — SCHLOSSMANN: Erg. Physiol. **34**, 741 (1932). — SCHNEIDER-SZATHMÁRY: Mitteilungen aus dem Gebiete der vergleichenden Physiologie und Pathologie (ung.). Budapest 1940. — SEITZ: Arch. Gynäk. **137**, 322 (1929). — Physiologische Biologie in der Schwangerschaft. Im Lehrbuch der Geburtshilfe von STOECKEL. Jena 1938. — SLEMONS-STANDER: Bull. Hopkins Hosp. **34**, 7 (1923). — SOLTH: Statistische Methoden der ärztlichen Forschung (ung.). Budapest 1938. — SZELLÖ: Mschr. Geburtsh. **89**, 35 (1931). — VOGT: Arch. Gynäk. **137**, 207 (1929). — WAHL: Münch. med. Wschr. **83**, 311 (1936). — Dtsch. med. Wschr. **1937**, 125. — WEHEFRITZ-GIERHAKE: Arch. Gynäk. **135**, 212 (1929). — ZANGEMEISTER: Lehrbuch der Geburtshilfe. Leipzig 1927.

V. Die normale Schwangerschaft. (106—170.)

Die Schwangerschaftsveränderungen des Organismus. (106—126.)

ALBERS: Zbl. Gynäk. **63**, 1377 (1939). — ANSELMINO-HOFFMANN: Zbl. Gynäk. **58**, 2770 (1934). — ASCHHEIM-ZONDEK: Klin. Wschr. **1928**, 1404. — ASCHOFF: Mschr. Geburtsh. **22**, 611 (1905). — BACMEISTER-HAVERS: Dtsch. med. Wschr. **1914**, 385. — BAUMANN-SZEMESI: BURGER-Sonderh. (ung.) 1944. — BEHRENDT-BERBERICH-EUFINGER: Arch. Gynäk. **143**, 537 (1930). — BERGMANN: Zbl. Gynäk. **48**, 1346 (1924). — BIRÓ: TÓTH-Sonderh. (ung.) 1932. — BOCK: Arch. Gynäk. **131**, 287, 468 (1927); **140**, 1 (1930). — BOKELMANN-BOCK: Z. Geburth. **92**, 184 (1928). — BOMPIANI: Zbl. Path. **25**, 929 (1914). — BURGER: Orv. Hetil. (ung.) **73**, 1214, 1242 (1929). — Zbl. Gynäk. **57**, 634 (1933). — J. Obstetr. **41**, 968 (1934). — BURGER-RADVÁNY: Orv. Hetil. (ung.) **74**, 558 (1930). — CORNER: Amer. J. Physiol. **95**, 43 (1930). — DREYSEL: Über Herzhypertrophie bei Schwangeren und Wöchnerinnen. Inaug.-Diss. München 1891. — EHRLICH: Dtsch. med. Wschr. **1892**, 393. — FARKAS-SCIPIADES: Pflügers Arch. **98**, 557 (1903). — Beitr. Geburtsh. **9**, 84 (1905). — FAUVET: Zbl. Gynäk. **69**, 91 (1947). — FELLNER: Mschr. Geburtsh. **54**, 88 (1921). — FLIESS: Die Beziehungen zwischen Nase und weiblichen Geschlechtsorganen. Wien 1893. — FRANK-UNGER: Arch. int. Med. **7**, 812 (1911). — FRANKENHÄUSER: Die Nerven der Gebärmutter. Jena 1867. — FRIGYESI: Med. Klin. **1927**, 1844, 1886, 1926. — GASSNER: Mschr. Geburtsh. **19**, 1 (1862). — GRÄFENBERG: Arch. Gynäk. **108**, 628 (1918). — HALBAN: Z. Geburtsh. **53**, 191 (1904). — Wien. klin. Wschr. **1906**; **1907**. — HALSTED: Zit. in Innere Sekretion von BIEDL. Berlin-Wien 1913. — HASSELBACH: Skand. Arch. Physiol. (Berl. u. Lpz.) **27**, 1 (1912). — HASSELBACH-GAMMELTOFT: Biochem. Z. **68**, 206 (1915). — HOFBAUER: Slg klin. Vorträge, Gynäk. **1909**—**1911**, Nr 586. — Arch. Gynäk. **93**, 409 (1911). — JAGIĆ: Erkrankungen des Zirkulationsapparates in Beziehung zur Biologie und Pathologie des Weibes. In Biologie und Pathologie des Weibes von HALBAN-SEITZ, Bd. V/3. Berlin-Wien 1927. — JORES: Klin. Wschr. **1936**, 1433. — KRAUSE: Zit. im Grundriß zum Studium der Geburtshilfe von BUMM. Wiesbaden 1922. — KÜSTNER: Zbl. Gynäk. **48**, 1325 (1924). — LARCHER: Zit. von ROSTHORN, Anatomische Veränderungen im Organismus während der Schwangerschaft. Im Handbuch der Geburtshilfe von WINCKEL, Bd. I/1. Wiesbaden 1903. — LEWIS-WELLS: J. amer. med. Assoc. **78**, 863 (1922). — PHILIPP: Zbl. Gynäk. **55**, 12, 929 (1931). — PIGHINI: Ber. Gynäk. Ref. **9**, 88 (1926). — PISKAČEK: Über Ausladungen umschriebener Gebärmutterabschnitte als diagnostisches Zeichen am Anfange der Gravidität. Wien-Leipzig 1899. — Gynäk. Rdsch. **8**, 1 (1914). — PRIBRAM: Arch. Gynäk. **119**, 57 (1923). — ROFFO: Ber. Gynäk. Ref. **26**, 568

(1934). — SCHAUTA: Gynäk. Rdsch. 4, 437 (1910). — SCHMIDT-BICKENBACH-JONEN: Z. Geburtsh. 91, 527 (1927). — SCHROEDER: Arch. Gynäk. 150, 1 (1932). — SELLHEIM: Die Geburt des Menschen. In Deutsche Frauenheilkunde, Bd. I. Wiesbaden 1913. — Das Geheimnis vom Ewig-Weiblichen. Stuttgart 1924. — Mschr. Geburtsh. 63, 185 (1923). — SIEDENTOPF: Mschr. Geburtsh. 85, 325 (1930). — Die physiologische Chemie der Geburt. Leipzig 1932. — SIEDENTOPF-EISSNER: Z. Geburtsh. 96, 76 (1929); 97, 17 (1929). — SILVESTRI-TOSSATI: Zit. in Innere Sekretion von BIEDL. Berlin-Wien 1913. — SLEMONS-STANDER: Bull. Hopkins Hosp. 34, 7 (1923). — STARLING-CLAYPON: Proc. roy. Soc. Lond. 77, 505 (1905—1906). — STIEVE: Z. mikrosk.-anat. Forschg 3, 308 (1925); 4, 351 (1925); 11, 292 (1927); 13, 44 (1928); 14, 549 (1928); 17, 371 (1929). — Zbl. Gynäk. 52, 218 (1928). — SZARKA: KUBINYI-Sonderh. (ung.) 1928. — THOMSON-JEFFERSON-HIRSHEIMER-GIBSON-EVANS: Amer. J. Obstetr. 36, 48 (1938). — WALLACE-BOSE: J. Obstetr. 39, 274 (1922). — WIRZ: Arch. Gynäk. 139, 511 (1930). — WYCHGEL: Z. Geburtsh. 47, 288 (1902). — ZANGEMEISTER: Z. Geburtsh. 49, 92 (1903); 68, 325 (1916). — ZWEIFEL: Arch. Gynäk. 86, 564 (1908). — Dtsch. med. Wschr. 1922, 759.

Schwangerschaftsdiagnose, Schwangerschaftszeitrechnung, Schwangerschaftsdauer, Leben oder Tod der Frucht. (126—142.)

ABDERHALDEN: Dtsch. med. Wschr. 1912, 2160. — Abwehrfermente. Berlin 1922. — AHLFELD: Mschr. Geburtsh. 34, 180 (1869). — Arch. Gynäk. 2, 353 (1871). — ALLEN-DOISY: J. amer. med. Assoc. 81, 819 (1923). — ASCHHEIM-ZONDEK: Klin. Wschr. 1928, 1404, 1453. — ASCOLI: Münch. med. Wschr. 1910, 62. — BLUMENTHAL-FRÄNKEL: Münch. med. Wschr. 1914, 1996. — BRINNITZER: Studien zur Schwangerschaftsdiagnose mittels der Adrenalinglykosurie. Inaug.-Diss. Breslau 1922. — BURGER: Zbl. Gynäk. 47, 260 (1923). — BURGER-KOROMPAI: KUBINYI-Sonderh. (ung.) 1938. — Zbl. Gynäk. 63, 1290 (1939). — DIENST: Zbl. Gynäk. 48, 1987 (1924). — Mschr. Geburtsh. 77, 157 (1927). — DUNCAN: Mechanism of Natural and Morbid Parturition. Edinburgh 1875. — ENGELHORN-WINTZ: Münch. med. Wschr. 1914, 689. — FRANK-NOTHMANN: Münch. med. Wschr. 1920, 1433. — FREUND-KAMINER: Wien. klin. Wschr. 1910, 1221. — FRIEDMAN: Amer. J. Physiol. 90, 617 (1920). — FRIEDMAN-LAPHAM: Amer. J. Obstetr. 21, 405 (1931). — HALBAN-LANDSTEINER: Münch. med. Wschr. 1902, 473. — HEGAR: Dtsch. med. Wschr. 1895, 565. — HICKS: Tr. London Obstetr. Soc. 13, 216 (1872). — HOEHNE: Arch. Gynäk. 125, 356 (1925). — HOLZAPFEL: Zbl. Gynäk. 45, 917 (1921). — KAMNITZER-JOSEPH: Ther. Gegenw. 62, 321 (1921). — KERGARADEC: Mémoire sur l'auscultation appliqué à l'étude de la grossesse. Paris 1822. — KNAUS: Zbl. Gynäk. 57, 2658 (1933); 59, 2642 (1935). — KOTTMANN: Korresp.bl. Schweiz. Ärzte 10, 12, 20, 29, 31 (1917). — LAURIE: Thèse de Paris 1899. — LINZENMEIER: Zbl. Gynäk. 44, 816 (1920). — LÜTTGE-MERTZ: Münch. med. Wschr. 1924, 576. — Zbl. Gynäk. 48, 1139 (1924). — Mschr. Geburtsh. 70, 1 (1925). — MAYOR: Bibl. univ. des sciences etc., Bd. IX. Genève 1818. — MIKULICZ-RADECKI: Zbl. Gynäk. 69, 99 (1947). — NAEGELE: Erfahrungen und Abhandlungen. Mannheim 1812. — NOVAK-PORGES: Berl. klin. Wschr. 1911, 1757. — OGINO: Zbl. Gynäk. 54, 464 (1930); 56, 721 (1932). — PATAKY: KUBINYI-Sonderh. (ung.) 1938. — PISKAČEK: Über Ausladungen umschriebener Gebärmutterabschnitte als diagnostisches Zeichen am Anfange der Gravidität. Wien-Leipzig 1899. — Gynäk. Rdsch. 8, 1 (1914). — PREGL: Fermentforschg 1, 7 (1916). — PREGL-DE CRINIS: Fermentforschg 2, 58 (1919). — RACIBORSKY: De la puberté et de l'age critique chez la femme et de la ponte périodique etc. Paris 1844. — REZEK: Amer. J. Obstetr. 32, 976 (1936). — ROEMER: Z. Geburtsh. 71, 350 (1912). — ROSENTHAL: Gynaekologia (ung.) 1911, H. 40. — ROUBITSCHEK: Klin. Wschr. 1922, 220. — SELLHEIM: Beitr. Geburtsh. 5, 399 (1901). — SIEGEL: Zbl. Gynäk. 45, 984 (1921). — SPALDING: Surg. etc. 34, 754 (1922). — STIEVE: Zbl. Gynäk. 66, 977 (1942); 67, 58 (1943). — SZEMKÖ: Orv. Hetil. (ung.) 61, 259 (1917). — THALER: Wien. klin. Wschr. 1909, 850. — VEIT: Z. Geburtsh. 44, 466 (1901). — WAHL: Dtsch. med. Wschr. 1937, 125. — WILLIAMS: Obstetrics. New York-London 1927. — ZUBRZYCKI: Arch. Gynäk. 102, 152 (1914).

Die Lage der Frucht im Uterus (Lage, Stellung, Haltung). (142—144.)

BAUDELOCQUE: L'art des accouchements. Paris 1789. — DUBOIS: Mémoires de l'Académie Royale de Médecine. Paris 1833. — DUNCAN: The Position of the Foetus. Researches in Obstetrics. Edinburgh 1868. — LACHAPELLE: Pratique des accouchements. Paris 1821. — RÖSSLIN: Der Swangern frawen und hebamme roszgarte. Straßburg 1513. — SCANZONI: Lehrbuch der Geburtshilfe. Wien 1853. — SCHATZ: Zbl. Gynäk. 24, 1033 (1900). — Arch. Gynäk. 71, 541 (1904). — SEITZ: Arch. Gynäk. 86, 114 (1908). — SELLHEIM: Arch. Gynäk. 106, 1 (1917). — SIMPSON: Monthly J. med. Sci. 9, 423 (1848/49). — VEIT: Scanzonis Beitr. 4, 729 (1860). — WARNEKROS: Schwangerschaft und Geburt im Röntgenbilde. München 1921. — WOLF: Geburtsh. u. Frauenheilk. 7, 33 (1947).

Die äußere Untersuchung und Beckenmessung.
(Unterschiede zwischen Erst- und Mehrgebärenden.) (144—162.)

BAUDELOCQUE: L'art des accouchements. Paris 1789. — BUDIN: L'obstétrique 6, 499 (1897). — BYLICKI: Mschr. Geburtsh. 20 (Erg.-H.), 441 (1904). — CALDWELL-MOLOY: Amer. J. Obstetr. 26, 479 (1933). — DELEE: Principles and Practice of Obstetrics. Philadelphia-London 1925. — DOHRN: Slg klin. Vortr., Gynäk. 1899, Nr 4. — GAUSS: Zbl. Gynäk. 30, 766 (1906). — HOERDER: Zbl. Gynäk. 33, 1041 (1909). — HOHL: Die geburtshülfliche Exploration. Halle 1834. — KLIEN: Slg klin. Vortr., Gynäk. 1896, Nr 61. — KNEBEL: Zbl. Gynäk. 63, 108 (1939). — LEOPOLD: Die geburtshülfliche Untersuchung von CREDÉ-LEOPOLD. Leipzig 1892. — LEOPOLD-PANTZER: Arch. Gynäk. 38, 330 (1890). — LEOPOLD-SPÖRLIN: Arch. Gynäk. 45, 337 (1894). — MICHAELIS: Das enge Becken. Leipzig 1851. — PINARD: L'acommodation foetale. Traité du palper abdominal. Paris 1878. — ROEDERER: Elementa artis obstetricae. Göttingen 1766. — SELLHEIM: Beitr. Geburtsh. 9, 253 (1905). — SKUTSCH: Die Beckenmessung. Jena 1887. — Dtsch. med. Wschr. 1891, 700. — THOMS: Amer. J. Obstetr. 72, 121 (1915). — VÉGH: Mschr. Geburtsh. 107, 224 (1938). — WIEGAND: Die Geburt des Menschen. Berlin 1820. — WILLIAMS: Med. News 3, 321 (1891).

Schwangerenberatung, Schwangerschaftsschutz und Lebensregeln für die Schwangere. (162—170.)

ABELS: Klin. Wschr. 1922, 1785. — Zbl. Gynäk. 48, 359 (1924). — ARNELL-GOLDMANN-BERTUCCI: J. amer. med. Assoc. 127, 17 (1945). — BURKE-HARDING-STUART: J. Pediatr. 23, 506 (1943). — FRITSCH: Geburtshilfe, eine Einführung in die Praxis. Leipzig 1904. — KATZ-KÖNIG: Klin. Wschr. 1923, 2077. — KEHIDAI: KUBINYI-Sonderh. (ung.) 1938. — KUBINYI: Der Gebärmutterkrebs und seine Behandlung (ung.). Budapest 1907. — LUND: J. amer. med. Assoc. 128, 5 (1945). — MAURICEAU: Traité des maldies des femmes grosses. Paris 1721. — MAYER: Zbl. Gynäk. 41 569 (1917). — PROCHOWNICK: Zbl. Gynäk. 13, 577 (1889). — SCHLOSSMANN: Klin. Wschr. 1923, 304. — SELLHEIM: Die Geburt des Menschen. In Deutsche Frauenheilkunde, Bd. I. Wiesbaden 1913. — Das Geheimnis vom Ewig-Weiblichen. Stuttgart 1924. — SIMPSON: Zit. in The Principles and Practice of Obstetrics von DELEE. Philadelphia-London 1925. — SNOO: Mschr. Geburtsh. 91, 1 (1932). — Arch. Gynäk. 156, 211 (1934). — SONTAG-WINES: Amer. J. Obstetr. 54, 994 (1947). — ZWEIFEL: Lehrbuch der Geburtshilfe. Stuttgart 1895. — Dtsch. med. Wschr. 1922, 759.

VI. Die normale Geburt. (170—245.)

Die Ursachen des Geburtsbeginnes. (171—173.)

ARVAY: Orv. Hetil. (ung.) 79, 585 (1935). — BENEDEK-KEHIDAI: KUBINYI-Sonderh. (ung.) 1938. — BROWN-SEQUARD: Zit. von GUGGISBERG, Die Wehen. In Biologie und Pathologie des Weibes von HALBAN-SEITZ, Bd. VI/2. Berlin-Wien 1925. — GRAVES: Female Sex Hormonology. Philadelphia 1931. — HEIDE: Münch. med. Wschr. 1911, 1705. — HOFBAUER: Amer. J. Obstetr. 16, 245 (1928). — JEFFCOATE: J. Obstetr. 39, 67 (1932). — KEILMANN: Z. Geburtsh. 22, 106 (1891). — KNAUS: Münch. med. Wschr. 1927, 355. — KNÜPFFER: Über die Ursachen des Geburtseintrittes. Inaug.-Diss. Dorpat 1892. — LÖWENHARDT: Arch. Gynäk. 3, 456 (1872). — MAURICEAU: Traité des maladies des femmes grosses. Paris 1721. — MENDE: Ausführliches Handbuch der gerichtlichen Medizin für Ärzte und Rechtsgelehrte, Bd. II. Leipzig 1821. — MIKLÓS: Zbl. Gynäk. 54, 1755 (1930). — NEU: Münch. med. Wschr. 1910, 2533. — PINARD: Zit. von GUGGISBERG, Die Wehen. In Biologie und Pathologie des Weibes von HALBAN-SEITZ, Bd. VI/2. Berlin-Wien 1925. — REYNOLDS: Amer. J. Obstetr. 29, 630 (1935). — ROBINSON-DATNOW-JEFFCOATE: Brit. med. J. 1935, No 3875, 749. — RUNGE: Z. Geburtsh. 4, 75 (1879). — SAUERBRUCH-HEYDE: Münch. med. Wschr. 1910, 2617. — SCHAUTA: Gynäk. Rdsch. 4, 437 (1910). — SELLHEIM: Die normale Geburt. In Biologie und Pathologie des Weibes von HALBAN-SEITZ, Bd. VII/1. Berlin-Wien 1928. — SIMPSON: Zit. in Textbook of Obstetrics von STANDER. New York-London 1945. — SLEMONS: Hopkins Hosp. Rep. 12, 11 (1904). — SMITH: Amer. J. Physiol. 99, 345 (1932). — SNYDER: Bull. Hopkins Hosp. 54, 1 (1934). — SPIEGELBERG: Mschr. Geburtsh. 24, 11 (1864). — TAPFER: Arch. Gynäk. 164, 435 (1937). — TYLER-SMITH: The Principles and Practice of Obstetrics. London 1849. — WAEGELI: Rev. méd. Suisse Rom. 53, 827 (1933).

Die Geburtswehen. (173—175.)

BAUMANN: Zbl. Gynäk. 59, 144 (1935). — CRODEL: Z. Geburtsh. 97, 138 (1930). — FREY: Die Beeinflussung der Geburt durch den spontanen vorzeitigen Blasensprung. In Biologie und Pathologie des Weibes von HALBAN-SEITZ Bd. VIII/3. Berlin-Wien 1929. — LÓRÁND: Zbl. Gynäk. 61, 1285 (1937). — SCHATZ: Arch. Gynäk. 3, 58 (1872). — TEMESVÁRY: Zbl. Gynäk. 56, 130 (1932).

Die Perioden der Geburt. (176—184.)

Bandl: Verhalten des Uterus und der Cervix in der Schwangerschaft und Geburt. Stuttgart 1876. — Burger: Zbl. Gynäk. 58, 2611 (1934). — Duncan: Mechanism of Natural and Morbid Parturition. Edinburgh 1876. — Frankl: Mschr. Geburtsh. 50, 184 (1919). — Mason: Amer. J. Obstetr. 26, 394 (1933). — Schultze: Dtsch. med. Wschr. 1880, 252. — Sellheim: Die Geburt des Menschen. In Deutsche Frauenheilkunde, Bd. I. Wiesbaden 1913. — Zbl. Gynäk. 47, 691 (1923). — Arch. Gynäk. 120, 309 (1923). — Die normale Geburt. In Biologie und Pathologie des Weibes von Halban-Seitz, Bd. VII/1. Berlin-Wien 1927. — Snoo: Zbl. Gynäk. 60, 2162 (1936). — Stieve: Der Halsteil der menschlichen Gebärmutter. Leipzig 1927. — Z. mikrosk.-anat. Forschg. 14, 549 (1928). — Warnekros: Arch. Gynäk. 109, 266 (1918). — Weibel: Arch. Gynäk. 111, 413 (1919). — Wichmann: Acta obstetr. scand. (Stockh.) 17, 158 (1937).

Der Durchtritt der Frucht durch den Geburtskanal, die Wirkung des Geburtsverlaufs auf die Frucht. (184—191.)

Ahlfeld: Verh. dtsch. Ges. Gynäk., Kongr. 2, 203 (1888). — Mschr. Geburtsh. 21, 143 (1905). — Ehrhardt: Münch. med. Wschr. 1939, 915. — Michaelis: Das enge Becken. Leipzig 1865. — Olshausen: Arch. Gynäk. 20, 288 (1882). — Berl. klin. Wschr. 1894, 1079. — Die Lehre vom Mechanismus der Geburt. Stuttgart 1901. — Zbl. Gynäk. 30, 1113 (1906). — Preyer: Spezielle Physiologie des Embryo. Leipzig 1885. — Schwartz: Z. Kinderheilk. 29, 103 (1921). — Szendi: Arch. Gynäk. 170, 205 (1940).

Der Geburtsmechanismus. (191—197.)

Dubois: J. des connaiss. medico-chir. 34, 35 (1833). — Fritsch: Klinik der geburtshilflichen Operationen. Halle 1880. — Gauss, K. F.: Gauss' Werke 5, 23 (1867). — Kohler: Zbl. Gynäk. 51, 2413 (1927). — Küstner: Mschr. Geburtsh. 71, 14 (1925). — Lahs: Theorie der Geburt. Bonn 1877. — Zur Mechanik der Geburt. Berlin 1872. — Litzmann: Arch. Gynäk. 2, 433 (1871). — Müller: Berl. klin. Wschr. Ref. 1907, 1361. — Naegele: Die Lehre vom Mechanismus der Geburt. Mainz 1838. — Olshausen: Arch. Gynäk. 20, 288 (1882). — Berl. klin. Wschr. 1894, 1079. — Die Lehre vom Mechanismus der Geburt. Stuttgart 1901. — Zbl. Gynäk. 30, 1113 (1906). — Ould: A Treatise on Midwifery. Dublin 1742. — Schroeder: Der schwangere und kreißende Uterus. Bonn 1886. — Lehrbuch der Geburtshilfe. Bonn 1888. — Sellheim: Die Beziehungen des Genitalkanales und des Geburtsobjektes zum Geburtsmechanismus. Leipzig 1906. — Die Geburt des Menschen. In Deutsche Frauenheilkunde, Bd. I. Wiesbaden 1913. — Mschr. Geburtsh. 68, 87 (1925). — Die normale Geburt. In Biologie und Pathologie des Weibes von Halban-Seitz, Bd. VII/1. Berlin-Wien 1927. — Spiegelberg: Mschr. Geburtsk. 29, 89 (1867). — Stork: Zbl. Gynäk. 49, 641 (1925). — Stumpf: Arch. Gynäk., 82, 215 (1907). — Varnier: Ann. d'Obstr. 48, 422 (1897). — Warnekros: Schwangerschaft und Geburt im Röntgenbilde. Wiesbaden 1921. — Geburt und Nachgeburtsperiode im Röntgenbilde. München 1925. — Williams: Obstetrics. New York-London 1927.

Die Asepsis in der Geburtshilfe. (197—204.)

Ahlfeld: Mschr. Geburtsh. 1, 262 (1895). — Dtsch. med. Wschr. 1897, 113; 1906, 1700. — Slg klin. Vortr. 1907—1909, Nr 492 u. 493. — Colebrook: J. Obstetr. 53 (1946). — Döderlein: Arch. Gynäk. 31, 412 (1887). — Zbl. Gynäk. 18, 779 (1894). — Froewis: Zbl. Gynäk. 64, 1393 (1940). — Fürbringer: Untersuchungen und Vorschriften über die Desinfektion der Hände des Arztes. Wiesbaden 1888. — Loeser: Arch. Gynäk. 108, 137 (1918). — Mayes: Amer. J. Obstetr. 23, 627 (1932). — Semmelweis: Die Ätiologie, der Begriff und die Prophylaxis des Kindbettfiebers. Pest-Wien-Leipzig 1861. — Smorodinzeff-Dertschinsky-Wygodskaja: Arch. Gynäk. 159, 155 (1935). — Tscherne: Zbl. Gynäk. 62, 2306 (1938). — Williams: Amer. J. med. Sci. 106, 45 (1893). — Amer. J. Obstetr. 38, 807 (1898). — Willits-Hare: Canad. med. Assoc. J. 14, 479 (1941). — Zangemeister: Arch. Gynäk. 92, 123 (1910). — Zangemeister-Kirstein: Arch. Gynäk. 104, 1 (1915). — Zweifel: Dtsch. med. Wschr. 1922, 757.

Die Vorbereitungen zur Geburt, die geburtshilflichen Untersuchungen. (204—220.)

Gauss: Zbl. Gynäk. 51, 449 (1927); 56, 1 (1932). — Piskaček: Lehrbuch für Schülerinnen des Hebammenkurses. Berlin-Wien 1913. — Schwarzenbach: Zbl. Gynäk. 38, 965 (1914). — Smellie: Zit. von Krönig, Arch. Gynäk. 123, 542 (1925). — Unterberger: Zbl. Gynäk. 38, 164 (1914).

Die Aufgaben des Geburtshelfers während der drei Geburtsperioden.
(Versorgung des Neugeborenen.) (220—240.)

AHLFELD: Abwartende Methode oder CREDÉscher Handgriff. Leipzig 1888. — Z. Geburtsh. **33**, 419 (1895); **36**, 443 (1897); **51**, 341 (1904). — Zbl. Gynäk. **36**, 1385 (1912). — BAER: J. amer. med. Assoc. **72**, 1543 (1919). — BAR: Zit. von TORDAY, Gynaekologia (ung.) **1905**, H. 64. — BERWIND: Geburtsh. u. Frauenheilk. **10**, 312 (1950). — BURGER: Zbl. Gynäk. **48**, 1082 (1924). — CALMANN: Zbl. Gynäk. **47**, 1768 (1923). — CREDÉ: Klin. Vorträge über Geburtshilfe, Abt. I. Berlin 1853. — Mschr. Geburtsk. **17**, 274 (1861). — Arch. Gynäk. **17**, 260 (1880). — Die Verhütung der Augenentzündung der Neugeborenen. Berlin 1884. DOHRN: Dtsch. med. Wschr. 1880. — Verh. dtsch. Ges. Gynäk., Kongr. **2**, 34 (1888). FRANKEN: Zbl. Gynäk. **54**, 2456 (1930). — GABASTOU: Münch. med. Wschr. **1914**, 651. — GIFFARD: Cases in Midwifery. London 1734. — HARVEY: Practical Directions Showing a Method of Preserving the Perineum. In Childbirth and Delivering the Placenta without Violence. London 1767. — HOCHENBICHLER: Mschr. Geburtsh. **52**, 1 (1920). — KLEIN: Med. Klin. **1925**, 698. — KÜSTER: Med. Klin. **1914**, 1409. — KÜSTNER: Zit. von STOECKEL, Arch. Gynäk. **125**, 22 (1925). — LICHTENSTEIN: Münch. med. Wschr. **1925**, 585. — MAURICEAU: Traité des maladies des femmes grosses. Paris 1721. — MOJON: Zit. von SCHMID, Pathologie und Therapie der Nachgeburtsperiode. In Biologie und Pathologie des Weibes von HALBAN-SEITZ, Bd. VIII/1. Berlin-Wien 1926/27. — OLSHAUSEN: Slg klin. Vortr. Gynäk. **1872**, Nr 44. RACHMANOW: Zbl. Gynäk. **38**, 590 (1914). — RITGEN: Mschr. Geburtsh. **6**, 321 (1855). — SACHS: Zbl. Gynäk. **43**, 963 (1919). — SCHAUTA: Wien. med. Bl. **9** (1886). — STOECKEL: Arch. Gynäk. **125**, 1 (1925). — STRASSMANN: Z. Geburtsh. **57**, 275 (1906). — VÉGH: Mschr. Geburtsh. **107**, 296 (1938). — WILLIAMS: Obstetrics. New York-London 1927.

Die Schmerzlinderung in der Geburtshilfe. (240—245.)

DAVIS: Painless Childbirth, Eutocia and Nitrous Oxide-Oxygen Analgesia. Chicago 1916. — EDWARDS-HINGSON: Amer. J. Surg. **57**, 459 (1942). — FRIGYESI: Gynaekologia (ung.) **1908**, H. 65. — Orvosképzés (ung.) **21**, 81 (1931); **22**, 1 (1932). — Ber. Gynäk. Ref. **21**, 141 (1932). — FRIGYESI-MANSFELD: Arch. Gynäk. **117**, 320 (1922). — GAUSS: Arch. Gynäk. **78**, 579 (1906). — Zbl. Gynäk. **35**, 1531 (1911). — GELLERT: Mschr. Geburtsh. **73**, 143 (1926). — GWATHMEY: Bull. Lying-In Hosp. New York **13**, 83 (1924). — HALLAUER: Z. Geburtsh. **86**, 359 (1923). — ILMER: Zbl. Gynäk. **34**, 699 (1910). — KILLIAN: Arch. klin. Chir. **141**, 357 (1926). — KRÖNIG: Dtsch. med. Wschr. **1908**, 993. — LYNCH: Zit. in Obstetrics von WILLIAMS. New York-London 1927. — OETTINGEN: Münch. med. Wschr. **1921**, 265. — RISSMANN: Zbl. Gynäk. **52**, 2774 (1928). — SCHROEDER: Zit. von BRAMMER, Schmerz usw. **3**, 399 (1930/31). — SELLHEIM: Zbl. Gynäk. **34**, 897 (1910). — Arch. Gynäk. **144**, 1 (1931). — SIEGEL: Dtsch. med. Wschr. **1914**, 1049. — Münch. med. Wschr. **1918**, 904. — SIMPSON: Monthly J. med. Sci. **7**, 728 (1847). — Superinduction of Anaesthesia in Natural and Morbid Parturition. Boston 1848. — SNOW: On Chloroform and other Anaesthetics. London 1858. — STEINBÜCHEL: Zbl. Gynäk. **26**, 1304 (1902). — STOECKEL: Zbl. Gynäk. **33**, 1 (1909). — THALER-HÜBEL: Zbl. Gynäk. **47**, 338 (1923). — THURN-RUMBACH: Arch. Gynäk. **144**, 225 (1931). — WEBSTER: J. amer. med. Assoc. **64**, 812 (1915).

VII. Das normale Wochenbett. (Die Pflege des Neugeborenen.) (245—259.)

AHLFELD: Abwartende Methode oder CREDÉscher Handgriff. Leipzig 1888. — ASCHHEIM-ZONDEK: Zit. von CLAUBERG, Ovarium, Hypophyse, Placenta und Schwangerschaft in ihrer innersekretorischen Beziehung zur Frauenheilkunde. Im Handbuch der Gynäkologie von VEIT-STOECKEL, Bd. IX. München 1936. — BATISWEILER: Orv. Hetil. (ung.) **75**, 701 (1931). BENEDEK: Mschr. Geburtsh. **107**, 73 (1938). — BIRÓ-SZÉKÁCS: TÓTH-Sonderh. (ung.) 1934. DUBRAUSZKY: Verh. dtsch. Ges. Gynäk., Kongr. **27** (1949). — GOODELL: Obstetr. J. Great Brit. a. Ireland **16** (1875). — HAINISS: Med. Klin. **1923**, 1258. — HAINISS-Sonderh. (ung.) 1932. HANNES: Icterus neonatorum. Ber. Gynäk. **5**, 193 (1924). — HARRIS-BROWN: Amer. J. Obstetr. **13**, 133 (1927). — KEIFFER: Gynéc. et Obstétr. **14**, 1 (1926). — KERPEL-FRONIUS-KAMOCSAY: Orv. Hetil. (ung.) **84**, 245 (1940). — MORSE: J. amer. med. Assoc. **65**, 1613 (1915). — PANKOW: Zbl. Gynäk. **54**, 1794 (1930). — PHILIPP: Arch. Gynäk. **166**, 185 (1938). — SLEMONS: Bull. Hopkins Hosp. **21**, 195 (1914). — STIEVE: Zbl. Gynäk. **53**, 2706 (1929). — WHITE: A Treatise on the Management of Pregnant and Lying-In Women. London 1776. — YLPPÖ: Z. Kinderheilk. **9**, 208 (1913).

VIII. Die regelwidrige Schwangerschaft. Die Veränderungen und Krankheiten des mütterlichen Organismus. (259—429.)

Die Infektionskrankheiten. (260—271.)

ABRUZZESE: Ber. Gynäk. Ref. **17**, 440 (1930). — BAB: Z. Geburtsh. **60**, 161 (1907). — BALLANTYNE-MILLIGAN: Tr. Edinburgh Obstetr. Soc. **18**, 177 (1893). — BEAUMÉ: Zit. in

Pathologie und Therapie der Syphilis von POÓR (ung.). Budapest 1914. — BIRÓ: TÓTH-Sonderh. (ung.) 1934. — BOAS: Die Wassermannsche Reaktion. Berlin 1914. — BODNAR-KRAUL: Arch. Gynäk. **128**, 238 (1926). — BRAEUNING: Lungentuberkulose und Schwangerschaft. Leipzig 1935. — BURGER-HEINER: Zbl. Gynäk. **48**, 676 (1924). — COUVELAIRE: Gynéc. et Obstétr. **15**, 1 (1927). — COLLES: Zit. in Pathologie und Therapie der Syphilis von POÓR (ung.). Budapest 1914. — DELEE: The Principles and Practice of Obstetrics. Philadelphia-London 1939. — EASTMAN: Amer. J. Obstetr. **21**, 60 (1931). — FORSSNER: Acta obstetr. scand. (Stockh.) **3**, 256 (1925). — GRÄFENBERG: Arch. Gynäk. **87**, 190 (1909). — GUSZMANN: Orv. Hetil. (ung.) **69**, 215 (1925). — HANDORN-GEORGI: Zbl. Gynäk. **47**, 898 (1923). — HEYNEMANN: Dtsch. med. Wschr. **1927**, 1039. — HOCHSINGER: Über das Kongenitalitätsproblem der Syphilis. Berlin 1926. — HOFBAUER: Zit. in Lungentuberkulose und Schwangerschaft von BRAEUNING. Leipzig 1935. — KLAFTEN: Arch. Gynäk. **123**, 283 (1925); **128**, 371 (1926). — Zbl. Gynäk. **49**, 30 (1925); **55**, 385 (1931). — LYNCH: Hopkins Hosp. Rep. **10**, 283 (1902). — MATZENAUER: Syphilis, Ulcus molle, parasitäre Hautkrankheiten am äußeren Genitale. In Biologie und Pathologie des Weibes von HALBAN-SEITZ, Bd. V/1. Berlin-Wien 1926. — MCCORD: Amer. J. Obstetr. **28**, 743 (1934). — MCKELVEY-TURNER: J. amer. med. Assoc. **102**, 503 (1934). — MEYER: Z. Geburtsh. **77**, 20 (1915). — NÜRNBERGER: Geburtsh. u. Frauenheilk. **8**, 181 (1948). — PHILIPP: Zbl. Gynäk. **52**, 420 (1928). — Z. Geburtsh. **93**, 443 (1928). — Arch. Gynäk. **133**, 573 (1928). — POÓR: Pathologie und Therapie der Syphilis (ung.). Budapest 1914. — PROFETA: Zit. in Pathologie und Therapie der Syphilis von POÓR (ung.). Budapest 1914. — RUGE: Z. Geburtsh. **1**, 57 (1877). — SEITZ: Die pathologischen Vorgänge im Organismus der Mutter während Schwangerschaft und Geburt. Im Lehrbuch der Geburtshilfe von STOECKEL. Jena 1938. — SHIPLEY-PEARSON: Bull. Hopkins Hosp. **32**, 75 (1921). — SNYDER-SPEERT: Amer. J. Obstetr. **36**, 579 (1938). — SZÜLE: Kampf gegen die Tuberkulose (ung.). Budapest 1941. — UHLENHUTH-MULZER: Berl. klin. Wschr. **1912**, 152. — Dtsch. med. Wschr. **1913**, 879. — WAGNER: Med. Klin. **1923**, 18. — WILLIAMS: Bull. Hopkins Hosp. **31**, 335 (1920); **33**, 383 (1922). — WOLLNER: Zbl. Gynäk. **43**, 303 (1919). — ZIEMKE: Dtsch. Z. gerichtl. Med. **13**, 217 (1929).

Anderweitige Erkrankungen. (272—290.)

BATISWEILER: Orv. Hetil. (ung.) **76**, 365 (1932). — BATIZFALVY: Z. Geburtsh. **119**, 65 (1939). — BAUEREISEN: Zbl. Gynäk. **35**, 1180 (1911). — BENTHIN: Mschr. Geburtsh. **37**, 305 (1913). — BLOT: C. r. Acad. Sci. Paris **43**, 676 (1856). — BUMKE: Med. Klin. **1913**, 1194. — BURGER: Zbl. Gynäk. **48**, 257 (1924). — RIEGLER: RIEGLER-Festschrift (ung.). Szeged **1926**. — COLLIP: J. of biol. Chem. **63**, 395 (1925). — CUSHING: Amer. J. Path. **9**, 539 (1933); **10**, 145 (1933). — DELEE: The Principles and Practice of Obstetrics. Philadelphia-London 1939. — DUNCAN: Tr. London Obstetr. Soc. **24**, 256 (1882). — DÓZSA: Z. urol. Chir. **25**, 344 (1928). — ESCH: Z. Geburtsh. **79**, 1 (1917). — Zbl. Gynäk. **45**, 341 (1921). — Arch. Gynäk. **144**, 393 (1931). — FAUVET: Arch. Gynäk. **144**, 502 (1931); **155**, 100 (1933). — FINLAY: Arch. Ophthalm. **12**, 207 (1934). — FRIGYESI: FRIGYESI-Sonderh. (ung.) 1927. — FRONGEA: Zit. in Fruchtabtreibung von FRITSCH. Wien-Leipzig 1911. — HALSTED: Zit. in Innere Sekretion von BIEDL, Bd. I. Berlin-Wien 1913. — HOFBAUER: Z. Geburtsh. **61**, 200, 258 (1908). — ILLYÉS: Z. Urol. **33**, 158 (1939). — JARDINE: J. Obstetr. **12**, 28 (1907). — KEHRER: Der Veitstanz der Schwangeren. München 1942. — KETTERINGHAM-AUSTIN: Amer. J. Obstetr. **37**, 1000 (1939). — MARTIUS: Die Kreuzschmerzen der Frau. Stuttgart 1947. — MCCALLUM: Zbl. Path. **16**, 385 (1905). — J. of exper. Med. **18**, 618 (1913). — MCCALLUM-VOEGTLIN: Bull. Hopkins Hosp. **19**, 91 (1908). — MCDONALD-STRAUSS: J. amer. med. Assoc. **100**, 1320 (1933). — MIKULICZ-RADECKI: Zbl. Gynäk. **57**, 1886 (1933); **58**, 2264 (1934). — OHLIGMACHER: Klin. Wschr. **1933**, 1404. — PHILIPP: Zbl. Gynäk. **61**, 2549 (1937). — PLASS-MENGERT: J. amer. med. Assoc. **101**, 2020 (1933). — SCHUCK: Arch. Gynäk. **169**, 571 (1939). — SEITZ: Die Schwangerschaftstoxikosen (Gestosen) und -dyskrasien. In Biologie und Pathologie des Weibes von HALBAN-SEITZ, Bd. VII/1. Berlin-Wien 1928. — STANDER: Amer. J. Obstetr. **26**, 183 (1933). — STOECKEL: Z. gynäk. Urol. **1**, 43 (1909). — Münch. med. Wschr. **1924**, 251. — Zbl. Gynäk. **53**, 1462 (1929). — Die infektiösen Erkrankungen der Harnorgane. Im Handbuch der Gynäkologie von VEIT-STOECKEL, Bd. X/1. München 1938. — SZOLNOKI: KUBINYI-Sonderh. (ung.) 1938. — VÉGH-PALLÓS: Klin. Wschr. **1937**, 1536; **1940**, 1286. — VÉGH-PALLÓS-ENGEL: Arch. internat. Pharmacodynamie **1941**, H. 3. — WILLIAMS: Amer. J. med. Sci. **177**, 1 (1909). — J. amer. med. Assoc. **64**, 95 (1915). — WILSON-PREECE: Arch. int. Med. **49**, 471, 671 (1932). — ZANGEMEISTER: Lehrbuch der Geburtshilfe. Leipzig 1927. — ZWEIFEL: Arch. Gynäk. **72**, 1 (1904).

Krankheiten und Mißbildungen des weiblichen Genitale. (290—316).

ABERNETTY: Med. Klin. **1921**, 1475. — BATIZFALVY: Z. Geburtsh. **115**, 176 (1937). — BENEDEK: BURGER-Sonderh. (ung.) 1944. — BLAND-SUTTON: Lancet **1901** I, 382. — BURGER:

Zbl. Gynäk. 48, 1651 (1924). — DeLee: The Principles and Practice of Obstetrics. Philadelphia-London 1939. — Franqué: Med. Klin. 1912, 1451. — Frauta: Ann. Gynéc. 57, 165 (1902). — Frigyesi: Zbl. Gynäk. 54, 2642 (1930). — Hoehne: Arch. Gynäk. 125, 356 (1925). — Hofmeier: Z. Geburtsh. 30, 199 (1894). — Kermauner: Klinik und operative Behandlung der Krebsformen der Gebärmutter. In Biologie und Pathologie des Weibes von Halban-Seitz, Bd. IV. Berlin-Wien 1928. — Kubinyi: Gynaekologia (ung.) 1907. — Maslowsky: Mschr. Geburtsh. 4, 109 (1896). — Mayer: Zbl. Gynäk. 45, 629 (1921). — Arch. Gynäk. 120, 215 (1923). — Meyer-Rüegg: Z. Geburtsh. 51, 419 (1904). — Neer: J. amer. med. Assoc. 72, 479 (1919). — Pedersen: Acta obstetr. scand. (Stockh.) 1, 445 (1922). — Petényi: Orv. Hetil. (ung.) 67, 18 (1923). — Pinard: Ann. Gynéc. 56, 309 (1901). — Piskaček: Über Ausladungen umschriebener Gebärmutterabschnitte als diagnostisches Zeichen am Anfange der Gravidität. Wien-Leipzig 1899. — Gynäk. Rdsch. 8, 1 (1914). — Schmidt: Mschr. Geburtsh. 70, 44 (1925). — Seeligmann: Zbl. Gynäk. 26, 547 (1913). — Sellheim: Z. Geburtsh. 96, 500 (1929). — Stander: Textbook of Obstetrics. New York-London 1945. — Stoeckel: Die Cystoskopie des Gynäkologen. Leipzig 1904. — Die infektiösen Erkrankungen der Harnorgane. Im Handbuch der Gynäkologie von Veit-Stoeckel, Bd. X/1. München 1938. — Szathmáry: Z. Geburtsh. 104, 454 (1933). — Varnier: Zit. von Kermauner, Klinik und operative Behandlung der Krebsformen der Gebärmutter. In Biologie und Pathologie des Weibes von Halban-Seitz, Bd. IV. Berlin-Wien 1928. — Wagner: Zbl. Gynäk. 51, 1300 (1927). — Weibel: Arch. Gynäk. 135, 1 (1929). Wertheim: Schwangerschaft und Geburt bei Myom des Uterus, sowie Schwangerschaft und Geburt bei Uteruscarcinom. Im Handbuch der Geburtshilfe von Winckel, Bd. II/1. Wiesbaden 1904. — Williams: Obstetrics. New York-London 1927. — Williams-Stander: Obstetrics. New York-London 1936. — Zweifel: Zit. von Kermauner, Klinik und operative Behandlung der Krebsformen der Gebärmutter. In Biologie und Pathologie des Weibes von Halban-Seitz, Bd. IV. Berlin-Wien 1928.

Die Schwangerschaftstoxikosen. (Allgemeine Erkenntnisse.) (316—321.)

Bak: Mschr. Geburtsh. 105, 24 (1937). — Bar: L'obstétrique 8, 193 (1903). — Bársony: Frigyesi-Sonderh. (ung.) 1927. — Benthin: Z. Geburtsh. 71, 544 (1912). — Burger: Orv. Hetil. (ung.) 73, 1214, 1242 (1929). — Burger-Radwány: Orv. Hetil. (ung.) 74, 558 (1930). — Ebergényi: Arch. Gynäk. 169, 360 (1939). — Hellmuth: Arch. Gynäk. 127, 293 (1926). — Hinselmann: Arch. Gynäk. 117, 161 (1922). — Hofbauer: Arch. Gynäk. 93, 405 (1911). — Hüssy: Z. Geburtsh. 91, 60 (1927). — Labhardt: Zbl. Gynäk. 44, 387 (1920). — Laferty: Amer. J. Obstetr. 22, 637 (1931). — Marrack-Boone: Brit. J. exper. Path. 4, 261 (1923). — Mauriceau: Traité des maladies des femmes grosses. Paris 1721. — McQuarrie: Bull. Hopkins Hosp. 34, 51 (1923). — Merriman: Zit. von Essen-Möller; Eklampsismus und Eklampsie. In Biologie und Pathologie des Weibes von Halban-Seitz, Bd. VII/1. Berlin-Wien 1927. — Minot-Cutler: Proc. Soc. exper. Biol. a. Med. 26, 607 (1929). — Oard-Peters: J. of biol. Chem. 81, 9 (1929). — Obata: J. of Immun. 4, 111 (1919). — Obata-Hayashi: Arch. Gynäk. 119, 80 (1923). — Pribram: Arch. Gynäk. 119, 57 (1923). — Randall-Murray-Mussey: Amer. J. Obstetr. 29, 362 (1935). — Rossenbeck: Arch. Gynäk. 145, 331 (1931). — Seitz: Die Schwangerschaftstoxikosen (Gestosen) und -dyskrasien. In Biologie und Pathologie des Weibes von Halban-Seitz, Bd. VII/1. Berlin-Wien 1927. — Siegel-Wylie: Amer. J. Obstetr. 26, 29 (1933). — Stadtmüller: Dtsch. med. Wschr. 1946, 302. — Stander: The Toxemias of Pregnancy. Baltimore 1929. — Titus: J. amer. med. Assoc. 74, 874 (1920). — Titus-Dodds: Amer. J. Obstetr. 16, 90 (1928). — Titus-Dodds-Willetts: Amer. J. Obstetr. 15, 303 (1928). — Titus-Willetts: Amer. J. Obstetr. 18, 27 (1929). — Veit: Die Verschleppung der Chorionzotten. Wiesbaden 1905. — Walthard: Arch. Gynäk. 116, 68 (1923). — Zangemeister: Z. Geburtsh. 79, 124 (1917). — Zbl. Gynäk. 42, 153 (1918).

Die Toxikosen in der ersten Schwangerschaftshälfte. (321—327.)

Ahlfeld: Arch. Gynäk. 18, 307 (1881). — Zbl. Gynäk. 15, 329 (1891). — Anselmino: Arch. Gynäk. 161, 273 (1936). — Bársony: Frigyesi-Sonderh. (ung.) 1927. — Biró: Tóth-Sonderh. (ung.) 1935. — Bokelmann-Bock: Z. Geburtsh. 92, 184 (1928). — Dieckmann-Crossen: Amer. J. Obstetr. 14, 3 (1927). — Dubois: Bull. Acad. Méd. Paris 3 (1852). — Duncan: London Med. Times a. Gazette 1, 57 (1879). — Eufinger-Bader: Zbl. Gynäk. 50, 514 (1926). — Freeman-Melick: Amer. J. Obstetr. 29, 602 (1935). — Haden-Guffey: Amer. J. Obstetr. 8, 486 (1924). — Harding: Lancet 1921 II, 327. — Hegar: Dtsch. med. Wschr. 1884, 582. — Heinrichsdorff: Z. Geburtsh. 70, 620 (1912). — Arch. Gynäk. 99, 555 (1913). — Herold: Arch. Gynäk. 159, 166 (1935). — Heynemann: Zbl. Gynäk. 52, 2417 (1928). — Hirst: J. amer. med. Assoc. 76, 772 (1921). — Kaltenbach: Z. Geburtsh. 21, 200 (1891). — Kemp: Endocrinology 16, 434 (1932). — Kerkring: Zit. in Obstetrics von

WILLIAMS. New York-London 1927. — KESSLER-ALBERS: Zbl. Gynäk. **57**, 2479 (1933). — LEATHES: Proc. roy. Soc. Med. **3**, (1908). — LONGRIDGE: J. Obstetr. **12**, 48 (1907). — NAUJOKS: Z. Geburtsh. **91**, 1 (1927). — NÜRNBERGER: Fortschr. Ther. **6**, 390 (1930). — PECKHAM: Amer. J. Obstetr. **17**, 776 (1929). — PINARD: Ann. Gynéc. **6**, 385 (1909). — SCHULTZE-RHONHOFF: Arch. Gynäk. **157**, 462 (1934). — SEITZ: Die Schwangerschaftstoxikosen (Gestosen) und -dyskrasien. In Biologie und Pathologie des Weibes von HALBAN-SEITZ, Bd. VII/1. Berlin-Wien 1927. — SIMMOND: Zit. in Principles and Practice of Obstetrics von DELEE. Philadelphia-London 1939. — STANDER: Surg. etc. **54**, 129 (1932). — THALHIMER: J. amer. med. Assoc. **82**, 696 (1924). — TITUS: J. amer. med. Assoc. **85**, 488 (1925). — TITUS-GIVENS: J. amer. med. Assoc. **78**, 92 (1922). — TITUS-HOFFMANN-GIVENS: J. amer. med. Assoc. **74**, 777 (1920). — VOGT: Klin. Wschr. **1927**, 1339. — WILLIAMS: Amer. J. med. Sci. **132**, 343 (1906). — Bull. Hopkins Hosp. **20**, 71 (1909). — J. Obstetr. **22**, 245 (1912). — Obstetrics. New York-London 1927.

Die Toxikosen in der zweiten Schwangerschaftshälfte. (327—342.)

ACOSTA-SISON: Amer. J. Obstetr. **22**, 35 (1931). — ALBERS: Geburtsh. u. Frauenheilk. **2**, 78 (1940). — ALBRECHT: Mschr. Geburtsh. **100**, 301 (1935). — ASCOLI: Zbl. Gynäk. **26**, 1321 (1902). — BARÁTH-MAGYARY: Zbl. Gynäk. **54**, 2434 (1930). — BARÁTH-WEINER: Z. klin. Med. **125**, 243 (1933). — BATISWEILER: Arch. Gynäk. **134**, 62 (1928). — BAUMANN: KUBINYI-Sonderh. (ung.) 1938. — BERNARD, CL.: Zit. von ESSEN-MÖLLER, Eklampsismus und Eklampsie. In Biologie und Pathologie des Weibes von HALBAN-SEITZ, Bd. VII/1. Berlin-Wien 1927. — BIRÓ: Orv. Hetil. (ung.) **77**, 5 (1933). — TÓTH-Sonderh. (ung.) 1936. — BIRÓ-LÁM: KUBINYI-Sonderh. (ung.) 1938. — BOISSIER DE SAUVAGES: Nosologia methodica. Lipsiae 1795. — BOKELMANN: Arch. Gynäk. **129**, 802 (1927). — BOKELMANN-BOCK: Z. Geburtsh. **92**, 184 (1928). — Arch. Gynäk. **133**, 308 (1928). — BOUCHARD: Leçons sur les autointoxications dans les maladies. Paris 1887. — BUMM: Dtsch. med. Wschr. **1907**, 1945. — CHAMBRELENT: Soc. d'obstetr. France **180** (1893). — CHAUSSIER: Considérations sur les convulsions. Paris 1823. — COLVIN-BARTHOLOMEW: Amer. J. Obstetr. **36**, 909 (1938); **37**, 584 (1939). — CUSHING: Amer. J. Path. **9**, 539 (1933). — DELEE: Principles and Practice of Obstetrics. Philadelphia-London 1939. — DELMAS: Zbl. Gynäk. **63**, 1889 (1939). — DIECKMANN: Amer. J. Obstetr. **29**, 472 (1935). — DIENST: Arch. Gynäk. **65**, 369 (1902). — DOLÉRIS-RODET: Zit. in Textbook of Obstetrics von STANDER. New York-London 1945. — DOUGLAS: Amer. J. Obstetr. **34**, 565 (1937). — DUBRAUSZKY-BLAZSÓ: Arch. Gynäk. **170**, 651 (1940). — DUBRAUSZKY-OTT: Geburtsh. u. Frauenheilk. **8**, 376 (1948). — DÜHRSSEN: Arch. Gynäk. **43**, 49 (1893). — EASTMAN: Amer. J. Obstetr. **34**, 549 (1937). — EDEBOHLS: New York M. News **77**, 1022 (1903). — ENGELMANN: Zbl. Gynäk. **44**, 1113 (1920). — ESSEN-MÖLLER: Eklampsismus und Eklampsie. In Biologie und Pathologie des Weibes von HALBAN-SEITZ, Bd. VII/1. Berlin-Wien 1927. — EUFINGER-BADER: Arch. Gynäk. **128**, 309 (1926). — FAHR: Pathologische Anatomie des Morbus Brightii. Im Handbuch der speziellen pathologischen Anatomie von HENKE-LUBARSCH, Bd. VI/2. Berlin 1933. — FAUVET: Arch. Gynäk. **155**, 100 (1934). — FEKETE-FUCHS-MOLNAR: Wien. Arch. inn. Med. **3**, 397 (1922). — GAEHTGENS: Mschr. Geburtsh. **103**, 321 (1936). — GEHLER: Kleine Schriften über Entbindungskunst. Leipzig 1795. — GYULAY: Orv. Hetil. (ung.) **81**, 574 (1937). — GYULAY-ROHONYI: Orv. Hetil. (ung.) **81**, 475 (1937). — HEIM: Klin. Wschr. **1934**, 1614. — HERRICK-TILLMAN-GREBENC: Amer. J. Obstetr. **31**, 832 (1936). — HINSELMANN: Arch. Gynäk. **116**, 443 (1923). — HOEVEN: Ber. Gynäk. **21**, 809 (1932). — Zbl. Gynäk. **58**, 298 (1934). — HOFBAUER: Z. Geburtsh. **61**, 200 (1908). — Amer. J. Obstetr. **12**, 159 (1926). — HOFFMANN-ANSELMINO: Arch. Gynäk. **147**, 597, 604, 621, 645, 652 (1931). — LACHAPELLE: Pratique des accouchements. Paris 1825. — LANGE: Z. Geburtsh. **40**, 34 (1899). — LAUVERJAT: Zit. in Principles and Practice of Obstetrics von DELEE. Philadelphia-London 1939. — LAZARD: Amer. J. Obstetr. **26**, 647 (1933). — LEYDEN: Z. klin. Med. **2**, 171 (1880). — LUBARSCH: Erg. Path. **1**, 113 (1896). — MACHT-LOSEE: Bull. Hopkins Hosp. **46**, 217 (1930). — MAUKS: Zbl. Gynäk. **63**, 1409 (1939). — MAURICEAU: Traité des maldies des femmes grosses. Paris 1721. — MUSSEY-MUNDELL: Amer. J. Obstetr. **37**, 30 (1939). — OHLIGMACHER: Klin. Wschr. **1933**, 1404. — PLAYFAIR: A Treatise on the Science and Practice of Midwifery. London 1876. — PUZOS: Traité des accouchements. Paris 1759. — RAADT: Arch. Gynäk. **151**, 256 (1932). — RAKOFF: Amer. J. Obstetr. **38**, 371 (1939). — RISSMANN: Med. Klin. **1930**, 383. — RIVIÈRE: Thèse de Paris. 1888. — ROSSENBECK: Arch. Gynäk. **145**, 331 (1931). — RUNGE-KESSLER: Arch. Gynäk. **126**, 45 (1925). — SCHMORL: Pathologisch-anatomische Untersuchungen über puerperale Eklampsie. Leipzig 1893. — Arch. Gynäk. **65**, 504 (1902). — SCHÖNBERG: Zit. von ESSEN-MÖLLER, Eklampsismus und Eklampsie. In Biologie und Pathologie des Weibes von HALBAN-SEITZ, Bd. VII/1. Berlin-Wien 1927. — SEITZ: Die Schwangerschaftstoxikosen (Gestosen) und -dyskrasien. In Biologie und Pathologie des Weibes von HALBAN-SEITZ, Bd. VII/1. Berlin-Wien 1927. — Arch. Gynäk. **142**, 52 (1930). — Mschr. Geburtsh. **97**, 325 (1934). — SELLHEIM: Zbl. Gynäk. **34**,

1609 (1910). — SIDDALL-MACK: Amer. J. Obstetr. 36, 380 (1938). — SMITH-SMITH: Amer. J. Obstetr. 38, 618 (1939). — STROGANOFF: Zbl. Gynäk. 25, 1309 (1901). — Mschr. Geburtsh. 13, 603 (1901). — SZOLNOKI: BURGER-Sonderh. (ung.) 1944. — TARNIER-CHAMBRELENT: Ann. Gynéc. 37, 321 (1892). — TAYLOR: Zit. von ESSEN-MÖLLER, Eklampsismus und Eklampsie. In Biologie und Pathologie des Weibes von HALBAN-SEITZ, Bd. VII/1. Berlin-Wien 1927. TITUS: The Management of Obstetric Difficulties. St. Louis 1937. — J. amer. med. Assoc. 85, 488 (1925). — TITUS-HOFFMANN-GIVENS: J. amer. med. Assoc. 74, 777 (1920). — TSCHAIKOWSKY: Arch. Gynäk. 150, 583 (1932). — VÉGH-PALLÓS: Klin. Wschr. 1937, 1536. KUBINYI-Sonderh. (ung.) 1938. — VÉGH-PALLÓS-ENGEL: KUBINYI-Sonderh. (ung.) 1938. — VEIT: Z. Geburtsh. 44, 466 (1901). — Die Verschleppung der Chorionzotten. Wiesbaden 1905. VOLHARD: Mschr. Geburtsh. 66, 79 (1924). — WILSON: Zit. von ESSEN-MÖLLER, Eklampsismus und Eklampsie. In Biologie und Pathologie des Weibes von HALBAN-SEITZ, Bd. VII/1. Berlin-Wien 1927. — WILLIAMS-STANDER: Obstetrics. New York-London 1936. — WOODNIX: J. amer. med. Assoc. 110, 332 (1938). — ZANGEMEISTER: Z. Geburtsh. 79, 124 (1917); 81, 491 (1919). — Zbl. Gynäk. 42, 153 (1918). — ZWEIFEL: Arch. Gynäk. 72, 1 (1904); 76, 537 (1905); 97, 1 (1912).

Anomalien der Eihäute und des Fruchtwassers. (343—359.)

ABRAHÁM: Orv. Hetil. (ung.) 78, 962 (1934). — AETIUS: Zit. von KLOSSMANN, Arch. Gynäk. 62, 153 (1901). — AHLFELD: Berichte und Arbeiten Bd. III. Leipzig 1887. — ASCHHEIM-ZONDEK: Klin. Wschr. 1928, 1453. — BAPTISTI: Amer. J. Obstetr. 35, 688 (1938). — BOIVIN: Nouvelles recherches sur la nature, l'origine et le traitement de la mole vésiculaire. Paris 1827. BURGER: Zbl. Gynäk. 48, 2651 (1924); 58, 2611 (1934); 61, 2437 (1937). — Verh. d. internat. Kongr. Geburtsh. 2, 48 (1938). — Amer. J. Obstetr. 37, 572 (1939). — DODDS: Zit. in Obstetrics von WILLIAMS. New York-London 1927. — DURANTE: Bull. Soc. Obstétr. Paris 10, 244 (1907). — ESSEN-MÖLLER: Studien über Blasenmole. Wiesbaden 1912. — FÁTYOL: KUBINYI-Sonderh. (ung.) 1938. — FORSELL: Arch. Gynäk. 96, 436 (1912). — FRIGYESI: Orvosképzés (ung.) 16, 181 (1926). — GRAAF: De mulierum organis generationi inservientibus tractatus novus. Leyden 1672. — GRÄFENBERG: Observationes medicae rariores. Frankfurt 1565. — GUTHMANN-ENDRES: Mschr. Geburtsh. 105, 216 (1937). — HENKEL: Zbl. Gynäk. 43, 841 (1919). — Dtsch. med. Wschr. 1930, 1249. — HINSELMANN: Normales und pathologisches Verhalten der Placenta und des Fruchtwassers. In Biologie und Pathologie des Weibes von HALBAN-SEITZ, Bd. VI/1. Berlin-Wien 1925. — JAGGARD: Amer. J. Obstetr. 29, 433 (1894). — KOVÁCS: Orv. Hetil. (ung.) 72, 304 (1928). — KÜSTNER: Z. Geburtsh. 20, 445 (1890). — MARCHAND: Z. Geburtsh. 32, 405 (1895); 39, 173, 206 (1898). — Mschr. Geburtsh. 1, 419 (1895). — MASON: Amer. J. Obstetr. 26, 394 (1933). — MEYER: Amer. J. Obstetr. 78, 641 (1918). — NUMERS: Acta obstetr. scand. (Stockh.) 16, 249 (1936). — PATAKY: TÓTH-Sonderh. (ung.) 1935. — Zbl. Gynäk. 62, 1554 (1938). — SAENGER: Arch. Gynäk. 49, 89 (1893). — SALLINGER: Über Hydramnios usw. Inaug.-Diss. Zürich 1875. — SCHATZ: Zit. von HENKEL, Dtsch. med. Wschr. 1930, 1249. — SCHNEIDER: Zit. in Obstetrics von WILLIAMS. New York-London 1927. — SCHUMANN: Trans. amer. gynec. Soc. 40, 12 (1915). — SIMONART: Zit. von SEITZ, Die Erkrankungen der Eihäute. Im Handbuch der Geburtshilfe von WINCKEL, Bd. II/2. Wiesbaden 1904. — SNOO: Mschr. Geburtsh. 105, 88 (1937). — STOECKEL: Geburtsstörungen infolge von Anomalien der Eihäute und der Nabelschnur. Im Handbuch der Geburtshilfe von WINCKEL, Bd. II/3. Wiesbaden 1905. — SZATHMÁRY: Arch. Gynäk. 155, 453 (1934). — TAUSSIG: Amer. J. Obstetr. 14, 505 (1927). — TEMESVÁRY: Zbl. Gynäk. 57, 1180 (1933). — VELPEAU: Zit. in Obstetrics von WILLIAMS. New York-London 1927. — VIRCHOW: Die krankhaften Geschwülste aus Vorlesungen über Pathologie. Berlin 1863. — VOGT: Mschr. Geburtsh. 70, 322 (1925). — WALZ: Mschr. Geburtsh. 65, 167 (1924). — WICHMANN: Acta obstetr. scand. (Stockh.) 17, 158 (1937). — WILLIAMS: Obstetrics. New York-London 1927. — WOLFF: Arch. Gynäk. 89, 177 (1909). — ZONDEK: Hormone. Berlin-Wien 1935.

Anomalien der Placenta. (359—363.)

ACKERMANN: Virchows Arch. 96, 439 (1884). — VIRCHOWS Festschrift. Berlin 1891. — BARTHOLOMEW: Amer. J. Obstetr. 36, 909 (1938). — COLVIN-BARTHOLOMEW: Amer. J. Obstetr. 37, 584 (1939). — EMGE: Amer. J. Obstetr. 19, 35 (1927). — MEYER: Arch. Gynäk. 89, 542 (1909); 98, 493 (1912). — ORSÓS: KENYERES-Gedenkschrift (ung.), 1936. — PALLÓS: Arch. Gynäk. 163, 63 (1937). — SENGE: Beitr. path. Anat. 53, 532 (1912). — WALZ: Verh. dtsch. path. Ges., Kongr. 10, 279 (1906). — WILLIAMS: Amer. J. Obstetr. 41, 775 (1900).

Anomalien der Nabelschnur. (364—372.)

BAUMANN: Magy. Nöorvosok Lapja (ung.) 12, 81 (1943). — BUDIN: Femmes en couches et nouveau-nés. Paris 1897. — BURGER: Zbl. Gynäk. 48, 2651 (1924). — DEMME: Zbl. Gynäk. 48, 1691 (1924). — DÖDERLEIN: Handbuch der Geburtshilfe. Erg.-Bd. München 1925. —

HAENDLY: Arch. Gynäk. **116**, 578 (1923). — KLEINE: Arch. Gynäk. **143**, 146 (1930). — KRISZT: Zbl. Gynäk. **63**, 1313 (1939). — MEYER: Verh. dtsch. path. Ges., Kongr. 17, 582 (1914). — OTTOW: Arch. Gynäk. **116**, 176 (1923). — ZANGEMEISTER: Münch. med. Wschr. **1920**, 1375.

Entwicklungsanomalien des Feten. Hydrops fetus universalis et placentae. (372—383.)

AIGNER: Zbl. Gynäk. **64**, 884 (1940). — ABLITT-WELLS: J. amer. med. Assoc. **1917**, 2149. — AUSTIN-SMITH: Brit. med. J. **123**, No 4464 (1946). — BARDEEN: Zit. von MULLER, Strahlenther. **55**, 207 (1936). — BRASCHE: Die fetalen Mißbildungen bei Placenta praevia usw. Inaug.-Diss. Würzburg 1949. — BURGER: Verh. internat. Kongr. Geburtsh. 2, 48 (1938). — Zbl. Gynäk. **69**, 533 (1947). — FISCHER: Dtsch. med. Wschr. **1912**, 410. — GIERKE: Klin. Wschr. **1931**, 2295. — Zbl. Gynäk. **57**, 2310 (1933). — GREENHILL: Amer. J. Obstetr. **37**, 624 (1939). — GUYER-SMITH: J. of exper. Zool. **31**, 171 (1920). — HELLMANN-HERTIG: Amer. J. Path. **14**, 111 (1938). — HERRNBERGER: Arch. Gynäk. **170**, 287 (1940). — KÄUFFLER: Zbl. Gynäk. **67**, 1617 (1943). — KOVÁCS: Zbl. Gynäk. **54**, 1948 (1930). — LANDSTEINER-WIENER: Proc. Soc. exper. Biol. a. Med. **43**, 223 (1940). — LEVINE-KATZIN-BURNHAM: J. amer. med. Assoc. **116**, 825 (1941). — LEWIS: Anat. Rec. **3**, 267 (1909). — PALLÓS: Zbl. Gynäk. **63**, 2352 (1939). — POLAYES: Amer. J. Dis. Childr. **69**, 71 (1945). — RAUTMANN: Beitr. path. Anat. **54**, 332 (1912). — SCHRIDDE: Münch. med. Wschr. **1910**, 397. — Dtsch. med. Wschr. **1911**, 432. — SCHULTHEISS-LINDER: Helvet. med. Acta **9**, 810 (1942). — SOLTH: Persönliche Mitteilung. — STOCKARD: Amer. J. Obstetr. **59**, 582 (1909). — TSCHERNE: Arch. Gynäk. **167**, 489 (1938). — ZSIGMOND: Zbl. Gynäk. **65**, 1258 (1941).

Überentwicklung und Übertragung. (383—387.)

ABELS: Klin. Wschr. **1922**, 1785. — Zbl. Gynäk. **48**, 359 (1924). — ÁRVAY: Orv. Hetil. (ung.) **129**, 585 (1935). — BÄCKER: Gynäk. Rdsch. **9**, 29 (1915). — BOSSI: Gynäk. Rdsch. **1**, 30 (1907). FRIGYESI: Zbl. Gynäk. **50**, 2253 (1926). — Arch. Gynäk. **166**, 249 (1938). — GREENHILL: Amer. J. Obstetr. **37**, 624 (1939). — HOHL: Lehrbuch der Geburtshilfe. Leipzig 1862. — KEHIDAI: KUBINYI-Sonderh. (ung.) 1938. — KUBINYI: Der Gebärmutterkrebs und seine Behandlung (ung.). Budapest 1907. — KUBOTA: Jap. J. Obstetr. **22**, 128 (1939). — LAHM: Fortschr. Röntgenstr. **37**, 34 (1928). — MIKLÓS: Zbl. Gynäk. **54**, 1755 (1930). — NAHMMACHER: Zbl. Gynäk. **54**, 1820 (1930). — PATAKY: KUBINYI-Sonderh. (ung.) 1938. — PELLER-BASS: Z. Geburtsh. **88**, 127 (1925). — PROCHOWNICK: Zbl. Gynäk. **13**, 577 (1889). — ROSENKRANZ: Arch. Gynäk. **168**, 51 (1939). — RUNGE: Geburtsh. u. Frauenheilk. **8**, 401 (1948). — SCIPIADES-BURG: Arch. Gynäk. **141**, 577 (1930). — SNYDER: Bull. Hopkins Hosp. **54**, 1 (1934). — SOLTH: Geburtsh. u. Frauenheilk. **7**, 134 (1947). — STAMPFEL-TSCHERNE: Z. Geburtsh. **119**, 31 (1939). — STEIN: Zbl. Gynäk. **44**, 1152 (1920). — SZELLÖ: Mschr. Geburtsh. **89**, 35 (1931). — WATSON: Amer. J. Obstetr. **4**, 603 (1922). — WEST: Amer. J. Obstetr. **36**, 241 (1938).

Der intrauterine Fruchttod. (387—393.)

BIRÓ: TÓTH-Sonderh. (ung.) 1934. — BURGER: KUBINYI-Sonderh. (ung.) 1938. — Orv. Hetil. (ung.) **82**, 459 (1938). — Verh. internat. Kongr. Geburtsh. **2**, 48 (1938). — Arch. Ostetr. **4** (1940). — FRIGYESI: Zbl. Gynäk. **50**, 2253 (1926). — PATAKY: KUBINYI-Sonderh. (ung.) 1938. — ZONDEK: Hormone. Berlin-Wien 1935.

Die Fehlgeburt (Abortus). (393—414.)

BAUDELOCQUE: Zit. im Lehrbuch der Geburtshilfe von ZWEIFEL. Stuttgart 1895. — BENEDEK: KUBINYI-Sonderh. (ung.) 1938. — BREUS: Das tuberöse subchoriale Hämatom der Decidua. Leipzig-Wien 1892. — BROOKE-BLAND: Study von TITUS. The Management of Obstetric Difficulties. St. Louis 1937. — CLAUBERG: Ovarium, Hypophyse, Placenta und Schwangerschaft in ihrer innersekretorischen Beziehung zur Frauenheilkunde. Im Handbuch der Gynäkologie von VEIT-STOECKEL, Bd. IX. München 1936. — DELEE: The Principles and Practice of Obstetrics. Philadelphia-London 1939. — FRIGYESI: Orv. Hetil. (ung.) **74**, 1001 (1930). — FRITSCH: Geburtshilfe, eine Einführung in die Praxis. Leipzig 1904. — GROTJAHN: Handwörterbuch der sozialen Hygiene. Leipzig 1912. — HOEVEN: Zbl. Gynäk. **58**, 298 (1934). — HUNT: Ann. Meeting amer. Assoc. Obstetr. **1946**. — HUSZÁK: Z. physiol. Chem. **219**, 275 (1933). — KNAUS: Arch. Gynäk. **138**, 201 (1929). — KORONKA: BURGER-Sonderh. (ung.) 1944. — LITZENBERG: Amer. J. Obstetr. **12**, 763 (1926). — MALL: Amer. J. Anat. **22**, 49 (1917). — MOENCH: Amer. J. Obstetr. **13**, 334 (1927). — Studien zur Fertilität. Stuttgart 1931. — Arch. Gynäk. **161**, 64 (1936). — Mschr. Geburtsh. **105**, 154 (1937). — NEMECSKAY: Orv. Hetil. (ung.) **86**, 317 (1940). — ROBINSON-DATNOW-JEFFCOATE: Brit. med. J. **1935**, No 3875, 749. — RODECURT: Dtsch. med. Wschr. **1936**,

1880. — RUBESKA: Arch. Gynäk. **54**, 1 (1897). — SCHNEIDER: Zit. im Lehrbuch der Geburtshilfe von STOECKEL. Jena 1938. — SCHOTTMÜLLER: Mitt. Grenzgeb. Med. u. Chir. **21**, 450 (1910). — SHUTE: J. Obstetr. **43**, 74 (1936); **44**, 253 (1937). — VINAY: Arch. de tocol. **19**, 179 (1892). — WINTER: Zbl. Gynäk. **35**, 569 (1911); **47**, 1489 (1923). — Arch. Gynäk. **120**, 17 (1923).

Die Extrauteringravidität. (414—429.)

AREY: Amer. J. Obstetr. **5**, 163 (1923). — BATISWEILER: Arch. Gynäk. **136**, 388 (1929). — BLAND-SUTTON: Lancet **1904 II**, 1625. — CULLEN: Contrib. Med. a. Biol. Res. **1**, 420 (1919). — HENROTIN-HERZOG: Rev. Gynéc. **1898**, 633. — HOEHNE: Z. Geburtsh. **63**, 106 (1908). — Zbl. Gynäk. **47**, 51 (1923). — Arch. Gynäk. **125**, 356 (1925). — Die ektopische Schwangerschaft. In Biologie und Pathologie des Weibes von HALBAN-SEITZ, Bd. VII/2. Berlin-Wien 1928. — KOK: Arch. Gynäk. **127**, 384 (1925). — KOVÁCS: Orv. Hetil. (ung.) **72**, 610 (1928). — Z. Geburtsh. **106**, 100 (1933). — LICHTENSTEIN: Zbl. Gynäk. **44**, 657 (1920). — LOENBERG: Zit. von STOECKEL, Extrauteringravidität. Im Lehrbuch der Geburtshilfe von STOECKEL. Jena 1945. — MANDL-SCHMIT: Arch. Gynäk. **56**, 401 (1898). — MICHOLITSCH: Z. Geburtsh. **49**, 42 (1903). — MIKULICZ-RADECKI: Arch. Gynäk. **128**, 318 (1926). — NEUMANN: Mschr. Geburtsh. **104**, 265 (1937). — PARRY: Extra-uterine Pregnancy. London 1876. — PHILIPP-HUBER: Zbl. Gynäk. **63**, 7 (1939). — PISKAČEK: Über Ausladungen umschriebener Gebärmutterabschnitte als diagnostisches Zeichen am Anfang der Gravidität. Wien-Leipzig 1899. — Gynäk. Rdsch. **8**, 1 (1914). — RECKLINGHAUSEN: Dtsch. med. Wschr. **1889**, 709. — RUGE: Zit. von WERTH, Die Extrauterinschwangerschaft. Im Handbuch der Geburtshilfe von WINCKEL, Bd. II/2. Wiesbaden 1904. — SCHAUTA: Beitr. Kasuistik, Prognose und Therapie der Extrauterinschwangerschaft. Prag 1891. — SCIPIADES: Zbl. Gynäk. **35**, 1203 (1911). — SIMON: Zit. von WERTH, Die Extrauterinschwangerschaft. Im Handbuch der Geburtshilfe von WINCKEL, Bd. II/2. Wiesbaden 1904. — SPIEGELBERG: Arch. Gynäk. **13**, 73 (1878). — STOECKEL: Extrauteringravidität. Im Lehrbuch der Geburtshilfe von STOECKEL. Jena 1938. TAINTURIER: Etiologie des grosses extra-utérines. Inaug.-Diss. Paris 1895. — TAIT: Lectures on Ectopic Pregnancy, etc. Birmingham 1888. — TEUFFEL: Arch. Gynäk. **22**, 57 (1884). — VÉGH: Orvosképzés (ung.) **30**, 252 (1940). — VEIT: Zit. von WERTH, Die Extrauterinschwangerschaft. Im Handbuch der Geburtshilfe von WINCKEL, Bd. II/2. Wiesbaden 1904. — WALDEYER: Z. Geburtsh. **27**, 177 (1893). — WALTHARD: Z. Geburtsh. **69**, 553 (1911). — WEBSTER: Ectopic Pregnancy. Edinburgh-London 1895. — Amer. J. Obstetr. **1**, 28 (1904). — WENZEL: Blasenmole im Eileiter. Wiesbaden 1893. — WERTH: Beiträge zur Anatomie und zur operativen Behandlung der Extrauterinschwangerschaft. Stuttgart 1887. — WERTHEIM: Zbl. Gynäk. **27**, 1403 (1903).

IX. Die Zwillingsschwangerschaft. (429—445.)

AHLFELD: Arch. Gynäk. **9**, 196 (1876). — BAK: Mschr. Geburtsh. **99**, 271 (1935). — BOËR: Zit. von ENGELHORN, Die mehrfache Schwangerschaft und Geburt. In Biologie und Pathologie des Weibes von HALBAN-SEITZ, Bd. VII/1. Berlin-Wien 1927. — BONNET: Mschr. Geburtsh. **13**, 149 (1901). — CURTIUS: Arch. Gynäk. **140**, 361 (1930). — DAWSON: J. Obstetr. **43**, 507 (1936). — FRANQUÉ: Z. Geburtsh. **39**, 326 (1898). — GAUSS: Persönliche Mitteilung 1947. — GEISSLER: Zit. von STRASSMANN, Mehrfache Schwangerschaft. Im Handbuch der Geburtshilfe von WINCKEL, Bd. I/2. Wiesbaden 1904. — GREULICH: Amer. J. physic. Anthrop. **19**, 391 (1934). — GUZZONI: Zit. von STRASSMANN, Mehrfache Schwangerschaft. Im Handbuch der Geburtshilfe von WINCKEL, Bd. I/2. Wiesbaden 1904. — HALBAN: Zbl. Gynäk. **38**, 332 (1914). — HELLIN: Die Ursache der Multiparität usw. München 1895. — HETZEL: Tierärztliche Geburtshilfe (ung.). Gödöllö 1925. — HIRST: Amer. J. Obstetr. **37**, 634 (1939). — LASSEN: Zit. von OTTOW, Die Mehrlingsschwangerschaft und die Mehrlingsgeburt. Im Lehrbuch der Geburtshilfe von STOECKEL. Jena 1945. — NEWMAN: The Physiology of Twinning. Chicago 1917. — NEWMAN-PATTERSON: J. Morph. **21**, 359 (1910). ROBERTSON: Kansas Univ. Sc. Bull. **10**, 293 (1917). — RUNGE: Arch. Gynäk. **173**, 159 (1942). — SCHATZ: Arch. Gynäk. **24**, 337 (1884); **27**, 1 (1886); **29**, 419 (1887); **30**, 169 (1887); **53**, 144 (1897); **55**, 485 (1898); **58**, 1 (1899); **60**, 81 (1900). — SCHULTZE: Zit. von VEIT, Physiologie der Schwangerschaft. Im Handbuch der Geburtshilfe von P. MÜLLER, Bd. I. Stuttgart 1888. — SCIPIADES-BURG: Arch. Gynäk. **141**, 577 (1930). — SIEMENS: Z. Abstammgslehre **61**, 206 (1932). — STOCKARD: Amer. J. Anat. **28**, 115 (1921). — STRASSMANN: Mehrfache Schwangerschaft. Im Handbuch der Geburtshilfe von WINCKEL, Bd. I/2. Wiesbaden 1904. — SUE: Zit. in Traité de l'art des accouchements von TARNIER-CHANTREUIL. Paris 1882. — SZENDI: Arch. Gynäk. **165**, 624 (1938); **167**, 108 (1938). — VAJNA: Zbl. Gynäk. **62**, 349 (1938). VASALLI: Frommels Jber. Ref. **2**, 180 (1888). — VEIT: Mschr. Geburtsk. **6**, 126 (1855). — VERSCHUER: Arch. Gynäk. **156**, 362 (1933). — VIARDEL: Anmerkungen über der weiblichen Frucht. Frankfurt 1676. — VORTISCH: Münch. med. Wschr. **1903**, 1639. — WERTH: Die Physiologie der Geburt. Im Handbuch der Geburtshilfe von P. MÜLLER, Bd. I. Stuttgart 1888. — WILLIAMS: Bull. Hopkins Hosp. **39**, 271 (1926). — Obstetrics. New York-London 1927.

X. Die regelwidrige Geburt. (445—548.)

Drehungsanomalien. (445—452.)

BELL: West. J. Surg. 41, 563 (1933). — BILL: Amer. J. Obstetr. 9, 342 (1925). — BURGER: Surg. etc. 59, 236 (1934). — CROTTY: Amer. J. Obstetr. 30, 97 (1935). — DANFORTH: Amer. J. Obstetr. 28, 756 (1934). — KERMAUNER: Wien. klin. Wschr. 1926, 12. — LÁNYIK: KUBINYI-Sonderh. (ung.) 1938. — LIEPMANN: Das geburtshilfliche Seminar. Berlin 1924. — MARTIUS: Die regelwidrige Geburt (regelwidrige Lage, Haltung und Einstellung der Frucht). In Biologie und Pathologie des Weibes von HALBAN-SEITZ, Bd. VII/2. Berlin-Wien 1928. — SIEDENTOPF: Arch. Gynäk. 159, 126 (1935). — VÉGH: Orv. Hetil. (ung.) 82, 74 (1938).

Haltungsanomalien. (452—462.)

AHLFELD: Zbl. Gynäk. 27, 481 (1903). — BALASSA: TÓTH-Sonderh. (ung.) 1934. — BENEDEK: Zbl. Gynäk. 62, 2057 (1938). — BOËR: Sieben Bücher über natürliche Geburtshülfe. Wien 1834. — KERMAUNER: Wien. klin. Wschr. 1926, 12. — LAHS: Zur Mechanik der Geburt. Marburg 1869. — Theorie der Geburt. Bonn 1877. — MAURICEAU: Traité des maladies des femmes grosses. Paris 1721. — PETITJEAN: Thèse de Paris 1904. — SCANZONI: Lehrbuch der Geburtshilfe. Wien 1855. — THORN: Z. Geburtsh. 13, 186 (1886). — VÉGH: Orv. Hetil. (ung.) 82, 4 (1938). — WILLIAMS: Obstetrics. New York-London 1927. — ZANGEMEISTER: Münch. med. Wschr. 1913, 21.

Einstellungsanomalien. (462—470.)

BALASSA: KUBINYI-Sonderh. (ung.) 1938. — BREISKY: Arch. Gynäk. 1, 173 (1870). — BURGER: Zbl. Gynäk. 57, 527 (1933). — CALDWELL-MOLOY: Amer. J. Obstetr. 28, 824 (1934). LITZMANN: Arch. Gynäk. 2, 433 (1871). — NAEGELE: Die Lehre vom Mechanismus der Geburt. Mainz 1838. — PANKOW: Mschr. Geburtsh. 38, 128 (1913). — SELLHEIM: Die Beziehungen des Geburtskanales und des Geburtsobjektes zur Geburtsmechanik. Leipzig 1906. — Die Geburt des Menschen. In Deutsche Frauenheilkunde, Bd. I. Wiesbaden 1913. Die normale Geburt. In Biologie und Pathologie des Weibes von HALBAN-SEITZ, Bd. VII/1. Berlin-Wien 1927. — TARNIER: Semaine méd. 9, 1 (1889). — VARNIER: Ann. Gynéc. 48, 442 (1897). — Obstétrique journalière. Paris 1900. — WEINZIERL: Z. Geburtsh. 86, 221 (1923). — Zbl. Gynäk. 52, 266 (1928).

Lageanomalien. (470—489.)

BAUMM: Dtsch. med. Wschr. 1913, 1201. — BRACHT: Verh. internat. Kongr. Geburtsh., Kongr. 2, 93, 119 (1938). — BUMM: Grundriß zum Studium der Geburtshilfe. Wiesbaden 1922. DENMAN: London med. J. 5, 64, 301 (1785). — DOUGLAS: An Explanation of the Real Process of the Spontaneous Evolution of the Fetus. Dublin 1819. — HICKS: On Combined External and Internal Version. London 1864. — KÜSTNER: Zbl. Gynäk. 46, 1074 (1922). — LENZI: Orvosképzés (ung.) 30, 503 (1940). — LUTTUR: BURGER-Sonderh. (ung.) 1944. — PORTES: Gynéc. et Obstétr. 10, 225 (1924). — ROEDERER: Observationes medicae de partu laborioso decad. duae. Göttingen 1756. — SELLHEIM: Zbl. Gynäk. 32, 133 (1908). — STUMPF: Der Mechanismus der Geburt. Im Handbuch der Geburtshilfe von WINCKEL, Bd. I/2. Wiesbaden 1904. VÉGH: Gyógyászat (ung.) 76, 533 (1936). — WINTER: Z. Geburtsh. 12, 153 (1886).

Vorliegen und Vorfall kleiner Teile. (489—492.)

HOFMEIER: Z. Geburtsh. 6, 138 (1881). — VÉGH: Orv. Hetil. (ung.) 85, 455 (1941).

Anomalien der Wehentätigkeit. (492—499.)

BELL: Brit. med. J. 1909, 1609. — DELMAS: Bull. Soc. Obstétr. Par. 17, 413 (1928). — DÖDERLEIN: Rechtsfragen in der Geburtshilfe. Im Lehrbuch der Geburtshilfe von STOECKEL. Jena 1938. — GAUSS: Arch. Gynäk. 156, 396 (1933). — Zbl. Gynäk. 58, 93 (1934). — GOODALL: J. Obstetr. 41, 256 (1934). — HIRST: Zit. in The Principles and Practice of Obstetrics von DELEE. Philadelphia-London 1939. — HOFBAUER: Zbl. Gynäk. 35, 137 (1911). — HOHL: Lehrbuch der Geburtshilfe. Leipzig 1862. — KLEIN: Zit. von GUGGISBERG, Die Wehen. In Biologie und Pathologie des Weibes von HALBAN-SEITZ, Bd. VI/2. Berlin-Wien 1925. — LÓRÁND: Zbl. Gynäk. 61, 1285, 1291 (1937). — OLSHAUSEN: Mschr. Geburtsk. 16, 33 (1860). — PÁLL: Orv. Hetil. (ung.) 78, 355 (1934). — POTTER: Amer. J. Obstetr. 37, 675 (1939). — ROBINSON-DATNOW-JEFFCOATE: Brit. med. J. 1935, No. 3875, 749. — STÄHLER: Münch. med. Wschr. 1937, 327. — Dtsch. med. Wschr. 1938, 1137. — STRASSMANN: Dtsch. med. Wschr. 1890, 968. — TEMESVÁRY: Orvosképzés (ung.) 23, 24 (1933). — VAJNA: Zbl. Gynäk. 63, 1315 (1939). — VÉGH: Geburtsh. u. Frauenheilk. 4, 366 (1942). — WILLETT: Proc. roy. Soc. Med. 18, 90 (1925).

Der Widerstand der weichen Geburtswege. (499—505.)

Bíró: Mschr. Geburtsh. **117**, 185 (1944). — Burger: Zbl. Gynäk. **60**, 276 (1936). — Dávid-Székely: Orv. Hetil. (ung.) **68**, 817 (1924). — Koller-Zoller: Schweiz. med. Wschr. **1941**, 1296. — Matthews-Brucke: J. amer. med. Assoc. **110**, 554 (1938). — Robinson: Brit. med. J. **47** (1930). — Salacz: Zbl. Gynäk. **69**, 988 (1947). — Szolnoki: Zbl. Gynäk. **61**, 2941 (1937).

Der Widerstand der knöchernen Geburtswege, das enge Becken. (505—548.)

Arantius: Anatomicae observationes. Venetiis 1572. — Aschner: Die Konstitution der Frau. München 1924. — Baudelocque: L'art des accouchements. Paris 1789. — Borst: Pathologische Histologie. Berlin 1938. — Bossi: Zbl. Gynäk. **31**, 172 (1907). — Bumm: Grundriß zum Studium der Geburtshilfe. Wiesbaden 1922. — Caldwell-Moloy: Amer. J. Obstetr. **26**, 479 (1933). — Delmas: Bull. Soc. Obstétr. Par. **17**, 413 (1928). — Deventer: Operationes chirurgicae novum lumen exhibentes obstetricantibus etc. Lugduni Bataviae 1701. — Fehling: Arch. Gynäk. **11**, 172 (1877); **39**, 171 (1891). — Hannon: Chinese med. J. **48**, 623 (1934). — Hofmeier: Z. Geburtsh. **6**, 138 (1881). — Kerr: Gynäk. Rdsch. **5**, 865 (1911). — Kilian: De spondylolisthesi gravissimae pelvangustiae causa nuper detecta. Bonn 1853. — Litzmann: Die Formen des Beckens usw. Berlin 1861. — Die Geburt bei engem Becken. Leipzig 1884. — Mauriceau: Observations sur la grossesse et l'accouchement des femmes etc. Paris 1712. — Maxwell-Miles: J. Obstetr. **32**, 433 (1925). — Michaelis: Das enge Becken. Leipzig 1851. — Miller: Amer. J. Obstetr. **16**, 662, 724 (1928). — De la Motte: Traité complet des accouchements naturels ect. Leyden 1729. — Müller: Slg klin. Vortr. Gynäk. **1885**, Nr 73. — Arch. Gynäk. **27**, 311 (1886). — Naegele: Das schrägverengte Becken. Mainz 1839. — Neuhaus-Holländer: Geburtsh. u. Frauenheilk. (im Druck). — Paré: Zit. in Geschichte der Geburtshilfe von Fasbender. Jena 1906. — Pawlik: Zit. in Obstetrics von Williams-Stander. New York-London 1936. — Portes: Gynéc. et Obstétr. **10**, 225 (1924). — Potter: Amer. J. Obstetr. **37**, 675 (1939). — Prochownick: Zbl. Gynäk. **13**, 577 (1889). — Puzos: Traité des accouchements. Paris 1749. — Robert: Beschreibung eines im höchsten Grade querverengten Beckens usw. Karlsruhe-Freiburg 1842. — Rotter: Zbl. Gynäk. **36**, 385 (1912); **37**, 1752 (1913). — Schauta: Die Beckenanomalien. Im Handbuch der Geburtshilfe von P. Müller, Bd. II. Stuttgart 1889. — Schmid: Zbl. Gynäk. **47**, 824 (1923). — Schroeder: Schwangerschaft, Geburt und Wochenbett. Bonn 1867. — Mschr. Geburtsh. **32**, 162 (1868). — Lehrbuch der Geburtshilfe. Bonn 1874. — Schwartz: Z. Kinderheilk. **29**, 103 (1921). — Scipiades: Z. Geburtsh. **81**, 156 (1919). — Sellheim: Beitr. Geburtsh. **9**, 253 (1905). — Zbl. Gynäk. **32**, 133 (1908). — Smellie: Treatise on the Theorie and Practice of Midwifery with Collection of Cases. London 1774. — Sigault: Discours sur les avantages de la section symphyse dans les accouchements. Paris 1779. — Simpson: Zit. in The Obstetrics Memoirs and Contributions of J. Y. Simpson von Priestley-Storer. Edinburgh 1856. — Vesalius: De humani corporis fabrica libri septem. Basel 1543. — Walcher: Zbl. Gynäk. **13**, 892 (1889). — Willett: Proc. roy. Soc. Med. **18**, 90 (1925). — Williams-Stander: Obstetrics. New York-London 1936.

XI. Blutungen während der Schwangerschaft und Geburt. (548—600.)

Placenta praevia. (549—563.)

Ahlfeld: Z. Geburtsh. **32**, 118 (1895). — Verh. dtsch. Ges. Gynäk., Kongr. **7**, 268 (1897). Ahlfeld-Aschoff: Z. Geburtsh. **51**, 544 (1904). — Bernays: J. amer. med. Assoc. **22**, 687 (1894). — Bumm: Zbl. Gynäk. **29**, 4 (1905). — Frigyesi: Orvosképzés (ung.) **22**, 693 (1932). — Hicks: On Combined External and Internal Version. London 1864. — Hofmeier: Verh. dtsch. Ges. Gynäk., Kongr. **2**, 159 (1888). — Die menschliche Plazenta. Wiesbaden 1890. — Z. Geburtsh. **29**, 1 (1894). — Störungen der Schwangerschaft durch fehlerhaften Sitz der Placenta. Im Handbuch der Geburtshilfe von Winckel, Bd. II/2. Wiesbaden 1904. — Holly-Menees-Miller: Amer. J. Roentgenol. **24**, 363 (1930). — Kaltenbach: Z. Geburtsh. **18**, 1 (1890). — Krönig: Zbl. Gynäk. **32**, 1497 (1908). — Mikulicz-Radecki: Arch. Gynäk. **123**, 245 (1925). — Pankow: Die Placenta praevia. In Biologie und Pathologie des Weibes von Halban-Seitz, Bd. VIII/1. Berlin-Wien 1926/27. — Ruge: Verh. dtsch. Ges. Gynäk., Kongr. **7**, 290 (1897). — Schweitzer: Arch. Gynäk. **109**, 618 (1918). — Zbl. Gynäk. **43**, 42 (1919). — Sellheim: Zbl. Gynäk. **32**, 1297 (1908). — Stoeckel: Die pathologischen Geburtsblutungen. Im Lehrbuch der Geburtshilfe von Stoeckel. Jena 1945. — Tait: Med. Rec. **55**, 1 (1869). — Ude-Weum-Urner: Amer. J. Roentgenol. **31**, 230 (1934). — Varian: Zit. von Zweifel, Placenta praevia. Im Handbuch der Geburtshilfe von Döderlein, Bd. II. München 1916. — Willett: Proc. roy. Soc. Med. **18**, 90 (1925). —

ZANGEMEISTER: Lehrbuch der Geburtshilfe. Leipzig 1927. — ZANGEMEISTER-SCHILLING: Mschr. Geburtsh. **60**, 15 (1922). — ZWEIFEL: Placenta praevia. Im Handbuch der Geburtshilfe von DÖDERLEIN, Bd. II. München 1916.

Die vorzeitige Lösung der richtigsitzenden Placenta. (563—569.)

BARTHOLOMEW: Amer. J. Obstetr. 18, 818 (1929). — BATIZFALVY: TÓTH-Sonderh. (ung.) 1936. — BOMPIANI: Ber. Gynäk. Ref. 14, 852 (1928). — BOURGOIS: Zit. in Obstetrics von WILLIAMS. New York-London 1927. — BROWNE: Brit. med. J. **1926**, No 3407, 683. — BROWNE-DODDS: J. Obstetr. **35**, 661 (1928). — CHANTREUIL: Zit. von PANKOW, Die Placenta praevia. In Biologie und Pathologie des Weibes von HALBAN-SEITZ, Bd. VIII/1. Berlin-Wien 1926/27. — COUVELAIRE: Ann. Gynéc. 8, 591 (1912); **9**, 416 (1912). — DAVIS-MCGEE: Surg. etc. **53**, 768 (1931). — DELEE: Amer. J. Obstetr. 44, 785 (1901). — DIECKMANN: Amer. J. Obstetr. **31**, 734 (1936). — DUNCAN: Mechanism of Natural and Morbid Parturition. Edinburgh 1875. — ESMANN: Mschr. Geburtsh. **20**, 411 (1904). — FRANKL: Wien. med. Wschr. **1922**, 1693. — GOODELL: Amer. J. Obstetr., N. Y. 2, 281 (1870). — HOFBAUER: Amer. J. Obstetr. **12**, 159 (1926). — MANLEY-KLIMAN: Amer. J. Obstetr. 14, 802 (1927). — SCHICKELE: Beitr. Geburtsh. 8, 337 (1904). — SCHULTZE: Dtsch. med. Wschr. **1880**, 252. — SEITZ: Arch. Gynäk. **69**, 71 (1903). — SIEDENTOPF: Münch. med. Wschr. 77, 217 (1930). — WEISS: Arch. Gynäk. 46, 256 (1894). — WESTMAN: Acta obstetr. scand. (Stockh.) 7, 235 (1928). — WILLETT: Proc. roy. Soc. Med. 18, 90 (1925). — WILLIAMS: Surg. etc. **21**, 541 (1915). — J. Obstetr. **32**, 259 (1925). — Obstetrics. New York-London 1927. — WINTER: Z. Geburtsh. 11, 398 (1885).

Von der Lösungsstelle der Placenta stammende (atonische) Blutungen. (569—578.)

BELL: Brit. med. J. **1909**, 1609. — CREDÉ: Mschr. Geburtsk. 17, 274 (1861). — DÜHRSSEN: Zbl. Gynäk. 11, 553 (1887). — GABASTOU: Münch. med. Wschr. **1914**, 651. — HASELHORST: Arch. Gynäk. **120**, 333 (1923). — HENKEL: Z. Geburtsh. 47, 197 (1902). — HOFF-SPANNAGEL: Zbl. Gynäk. **64**, 945 (1940). — KERMAUNER: Arch. Gynäk. **125**, 149 (1925). — KWOROSTANSKY: Arch. Gynäk. **70**, 113 (1903). — LABHARDT: Z. Geburtsh. **66**, 374 (1910). — MARTIN: Mschr. Geburtsh. **23**, 207 (1906). — MITTELSTRASS: Zbl. Gynäk. **63**, 2211 (1939). — MOJON: Zit. von SCHMID, Pathologie und Therapie der Nachgeburtsperiode. In Biologie und Pathologie des Weibes von HALBAN-SEITZ, Bd. VIII/1. Berlin-Wien 1926/27. — MOMBURG: Zbl. Gynäk. **33**, 716 (1909). — RISSMANN: Zbl. Gynäk. 47, 960 (1923). — SEHRT: Zbl. Gynäk. 44, 8 (1920). — STOECKEL: Arch. Gynäk. 125, 1 (1925).

Inversio uteri. (578—582.)

FRANQUÉ: Störungen der Schwangerschaft und Geburt usw. Im Lehrbuch der Geburtshilfe von STOECKEL. Jena 1938. — KELLOGG: Amer. J. Obstetr. 18, 815 (1929). — PHILLIPS: J. Obstetr. **1912**, No 3. — VOGT: Arch. Gynäk. **121**, 28 (1924).

Blutungen infolge Verletzungen. (582—588.)

BOUDREAU: J. Méd. Bordeaux **32**, 493 (1902). — BURGER: Zbl. Gynäk. **50**, 1160 (1926). — HENKEL: Z. Geburtsh. 47, 197 (1902). — SZATHMÁRY: Orv. Hetil. (ung.) 76, 1119 (1932). — VÉGH: Msch. Geburtsh. **107**, 296 (1938). — WAGNER: Mschr. Geburtsh. 86, 1 (1930).

Die Uterusruptur. (588—597.)

BAUMANN: KUBINYI-Sonderh. (ung.) 1938. — NAGY: Orv. Hetil. (ung.) **79**, 314 (1935). — NEUHAUS: Geburtsh. u. Frauenheilk. 8, 333 (1948). — PETRÉN: Mschr. Geburtsh. **29**, 299 (1909). — SCIPIADES: Abhandlungen aus der Gynäkologie und Geburtshilfe von TAUFFER, Bd. I, S. 168. 1909. — SELLHEIM: Die normale Geburt. In Biologie und Pathologie des Weibes von HALBAN-SEITZ, Bd. VII/1. Berlin-Wien 1927. — WILLIAMS: Obstetrics. New York-London 1927.

Akute Anämie und Schock. (598—600.)

THALHIMER: J. amer. med. Assoc. 81, 383 (1923); **82**, 696 (1924).

XII. Regelwidrigkeiten im Wochenbett. (600—637.)

Die Blutungen im Wochenbett, Luftembolie, Mastitis puerperalis. (600—604.)

BIER: Münch. med. Wschr. **1899**, 1598. — GOEDEL: Strahlentherapie 58, 651 (1937). — KOROMPAI: KUBINYI-Sonderh. (ung.) 1938. — PHILIPP: Arch. Gynäk. **121**, 320 (1924). — RUGE: Arch. Gynäk. **121**, 363 (1924). — WIESLER: Strahlenther. **62**, 143 (1938). — WINTZ: Strahlenther. **62**, 159 (1938).

Das Puerperalfieber. (604—637.)

ALBERT: Arch. Gynäk. **63**, 487 (1901); **138**, 148 (1929). — ARONSON: Berl. klin. Wschr. **1902**, 1006. — Dtsch. med. Wschr. **1906**, 1369. — ASCHOFF: Med. Klin. **1909**, 374. — BACELLI: Berl. klin. Wschr. **1894**, 301. — BÁRSONY: Über Puerperalfieber (ung.). Budapest 1912. — BENTHIN: Zbl. Gynäk. **52**, 858 (1928). — BESREDKA: Immunisation locale. Paris 1925. — BUMM: Zbl. Bakter. I **2**, 343 (1887). — Arch. Gynäk. **40**, 398 (1891). — Zbl. Gynäk. **17**, 975 (1893). — Grundriß zum Studium der Geburtshilfe. München-Wiesbaden 1922. — BURGER: Cyclopedia of Med. by SAJOUS. 1931. — Zbl. Gynäk. **58**, 1649 (1934). — COLEBROOK: J. Obstetr. **53** (1946). — DAMME: Zbl. Gynäk. **55**, 523 (1931). — DELEE: The Principles and Practice of Obstetrics. Philadelphia-London 1939. — DÖDERLEIN: Das Scheidensekret und seine Bedeutung für das Puerperalfieber. Leipzig 1892. — DOMAGK: Dtsch. med. Wschr. **1935**, 250. — Klin. Wschr. **1936**, 1585. — DUNCAN: Zit. im Grundriß zum Studium der Geburtshilfe von BUMM. München-Wiesbaden 1922. — FAURE: Bull. mém. Soc. chir. Paris **27**, 335 (1901). — FREUND: Gynäkologische Klinik, Bd. I. Straßburg 1885. — FRIGYESI: Orv. Hetil. (ung.) **77**, 213, 236 (1933). — FROEWIS: Zbl. Gynäk. **64**, 1393 (1940). — GORDON: Surg. etc. **69**, 631 (1939). — GYÖRY: SEMMELWEIS' Gesammelte Werke. Jena 1905. — HAMM: Arch. Gynäk. **108**, 110 (1918). — HARRIS-BROWN: Amer. J. Obstetr. **13**, 133 (1927). — HOFBAUER: Bull. Hopkins Hosp. **38**, 255 (1926). — KERMAUNER: Arch. Gynäk. **125**, 149 (1925). — KRÖNIG: Zbl. Gynäk. **17**, 157 (1893); **18**, 3, 749 (1894). — MAHLER: Dtsch. med. Wschr. **1895**, 72. — MARMOREK: Ann. Inst. Pasteur **9**, 593 (1895). — C. r. Soc. Biol. Paris **2**, 122 (1895). — PHILIPP: Münch. med. Wschr. **1923**, 493. — Arch. Gynäk. **121**, 320 (1924). — RUGE: Arch. Gynäk. **121**, 363 (1924). — SCIPIADES: Zbl. Gynäk. **52**, 3277 (1928). — Arch. Gynäk. **144**, 521 (1931). — Mitteilungen aus der Frauenklinik der Kgl. Ung. Elisabeth-Universität in Pécs (ung.) 1933. — Zbl. Gynäk. **57**, 681 (1933). — SEMMELWEIS: Die Ätiologie, der Begriff und die Prophylaxis des Kindbettfiebers. Pest-Wien-Leipzig 1861. — SINCLAIR: SEMMELWEIS; his life and his doctrine. Manchester 1909. — SMORODINZEFF-DERTSCHINSKY-WYGODSKAJA: Arch. Gynäk. **159**, 155 (1935). — STIEVE: Zbl. Gynäk. **53**, 2706 (1929). — STRASSMANN: Z. Geburtsh. **96**, 171 (1929). — TRENDELENBURG: J. amer. med. Assoc. **47**, 81 (1906). — TSCHERNE: Zbl. Gynäk. **62**, 2306 (1938). — WALTHARD: Arch. Gynäk. **48**, 201 (1895). — Z. Geburtsh. **47**, 241 (1902). — WARNEKROS: Arch. Gynäk. **104**, 301 (1915). — WARNEKROS-LOUROS-BECKER: Münch. med. Wschr. **1926**, 2155. — WHITE: Inquiry into the nature and cause of that swelling on one or both of the lower extremities, which sometimes happens the lying-in women. Manchester 1784. — ZWEIFEL: Das Kindbettfieber. Im Handbuch der Geburtshilfe von DÖDERLEIN, Bd. III. München-Wiesbaden 1920.

XIII. Verletzungen des Kindes während der Geburt. (637—647.)

BURGER: Mschr. Geburtsh. **97**, 75 (1934). — MEIER: Mschr. Kinderheilk. **19**, 470 (1921). — SCHULTZE: Zbl. Gynäk. **14**, 89 (1890). — SCHWARTZ: Z. Kinderheilk. **29**, 102 (1921). — Erkrankungen des Zentralnervensystems nach traumatischer Geburtsschädigung. Berlin 1924. — SEITZ: Arch. Gynäk. **82**, 528 (1907). — SPITZY: Verletzungen. Im Handbuch der Kinderheilkunde von PFAUNDLER-SCHLOSSMANN. Leipzig 1915. — WOHLWILL: Z. Neur. **68**, 384 (1921). — YLPPÖ: Z. Kinderheilk. **24**, 1 (1919).

XIV. Die Aufgaben des Geburtshelfers in der Prophylaxe von Regelwidrigkeiten in der Geburtshilfe und von Genitalerkrankungen der Frau. (647—653.)

BURGER: J. Obstetr. **41**, 968 (1934).

Weitere Literaturangaben in den entsprechenden Kapiteln.

Sachverzeichnis.

ABDERHALDENsche Reaktion 132.
Abdichtung des Geburtskanals, äußere 192.
—, —, innere 192.
Abdominale Schwangerschaft 415.
Abklemmung der Parametrien bei atonischen Blutungen 577.
Abortus s. Fehlgeburt.
— tubaris s. Extrauteringravidität.
Absceßeröffnung bei Kindbettfieber 627, 634, 635.
Abscessus Bartholini 297, 298.
— cerebri bei Kindbettfieber 620.
— Douglasi bei Kindbettfieber 615, 616.
— ovarii bei Kindbettfieber 615, 616.
— paracolpii bei Kindbettfieber 622, 623.
— parametrii bei Kindbettfieber 622, 623.
Abschnürung von Gliedmaßen der Frucht 346.
Absterben der Frucht s. Fruchttod.
Acardius 379.
Accouchement forcé 341.
Acetonurietest 132.
Achoriaten 76.
ADDISONsche Krankheit und Schwangerschaft 287.
Adenomyose und Schwangerschaft 316.
Aderlaß bei Eklampsie 341.
Adiuretin 40.
Adnexentzündungen bei Kindbettfieber 630.
— und Schwangerschaft 299, 300.
Adrenalintest 132.
Äther, geburtshilfliche Schmerzlinderung 241, 242.
Äußere Beckenmessung s. Beckenmessung.
— Geschlechtsorgane 14—16.
— Überdrehung 452.
— Überwanderung des Eies 66, 414, 415.
— Untersuchung s. Untersuchung geburtshilfliche.
— Wendung bei Beckenendlage 478.
— — bei Querlage 486.
Akkommodationstheorie der Fruchtlage 143.
Aktiver Teil, Gebärmutter 110, 176.
Akute Anämie s. Anämie, akute.
Albuminurie bei Hyperemesis gravidarum 322.
— bei Nephropathie 330.
— in der Schwangerschaft 125.
— im Wochenbett 246.
Allgemein gleichmäßig verengtes Becken s. enges Becken.
— verengtes plattes Becken s. enges Becken.
Alkoholismus und Schwangerschaft 290.
Allantois 77.
Alte Erstgebärende, Geburt 501—503.
Amenorrhoe in der Schwangerschaft 135.
— im Wochenbett 247.
Amniale Stränge, Abschnürung von Gliedmaßen 346.

Amnion 87, 88.
—, Entzündung des 346.
Amnioncysten 347.
Amnionhöhle, Entwicklung 75.
Amputatio praecaesarea bei Placenta praevia 561.
— — bei vorzeitiger Placentalösung 569.
— supravaginalis bei atonischer Blutung 576, 578.
— — bei vorzeitiger Placentalösung 569.
Anaemia neonatorum 253, 259, 382.
Anämie, akute 598, 599.
—, —, Behandlung 599.
—, —, Diagnose 598.
Anaphylaxie, Ursache des Geburtsbeginnes 172.
Anencephalie 372.
Aneurin s. Vitamin B_1.
Aneurisma traumaticum der A. uterina 601.
Ankleiden des Neugeborenen 232.
Ankylotisches Becken s. enges Becken.
Anomalien der Nabelschnur s. Nabelschnuranomalien.
— der Placenta s. Placentaanomalien.
Anorganische Stoffe, Stoffwechsel in der Schwangerschaft 124.
Anovulatorische Blutung 64.
Anteflexio und Schwangerschaft 300.
Antithrombinreaktion 132.
Aortengeräusch 130.
Aortenkompression bei atonischen Blutungen 577, 578.
Apertura pelvis caudalis 1.
— — cranialis 1.
Apnoe der Frucht 646.
Apoplexia uteroplacentaris 567.
Apoplexie in der Schwangerschaft 336.
Appendicitis und Schwangerschaft 282, 283.
Arbeit, tägliche, in der Schwangerschaft 164.
Arbor vitae 19.
Arcus pubis, Bestimmung 159.
— tendineus 10.
Arm, Hochschlagen bei Beckenendlage 476, 477.
Armvorfall s. Vorliegen und Vorfall kleiner Teile.
Arrhythmie der Herztöne 214.
Arsenvergiftung und Schwangerschaft 290.
Arteria cervicovaginalis 31.
— femoralis 31.
— haemorrhoidalis media 31.
— hypogastrica 31.
— ilica interna 31.
— ovarica 25, 31.
— —, Ramus tubarius 31.
— pudendalis externa 31.
— — interna 15.
— rectalis caudalis 31.

Arteria umbilicalis 79, 87, 99, 101.
— uterina 31.
— —, Ramus ovaricus 31.
— —, — tubarius 31.
— vesicalis 31.
Arterien, Schwangerschaftsveränderungen 121.
Arthritis purulenta bei Kindbettfieber 620.
Articulatio sacroiliaca 9.
ASCHHEIM-ZONDEKsche Reaktion s. Schwangerschaftsproben.
Ascorbinsäure s. Vitamin C.
Asepsis, Autoinfektion 201, 202.
— in der Geburtshilfe 197—204.
—, Gummihandschuhe 198.
—, Kontaktinfektion 200.
—, Noninfektion 199, 200.
—, Reinigung der Hände 197, 198.
—, Staubinfektion 200.
—, Tröpfcheninfektion 200, 201.
Asphyxie s. Frucht, Asphyxie.
Assimilationsbecken s. enges Becken.
Asynklitismus 463—467.
—, Begriff 463.
—, Behandlung 466, 467.
—, Diagnose und Verlauf 464—466.
—, Prognose 466.
—, Ursache 464.
—, Vorkommen 463, 464.
Atmungsorgane, intrauterine Funktion bei der Frucht 106.
— in der Schwangerschaft 122.
Atonische Blutungen 569—578.
— —, Behandlung 572—578.
— —, — des Allgemeinzustandes 573, 574.
— —, —, Aortenkompression 577.
— —, —, bimanuelle Kompression 575.
— —, —, — Massage 575.
— —, —, CREDÉscher Handgriff 562, 572, 573.
— —, —, DÜHRSSEN-Tamponade 562, 575, 576.
— —, —, Gebärmutteramputation 576, 578.
— —, —, Gebärmutterexstirpation 576, 578.
— —, —, manuelle Placentalösung 573, 574.
— —, —, medikamentöse 572.
— —, —, MOMBURGscher Schlauch 577.
— —, —, Parametrienabklemmung 577.
— —, —, Uterusspülung 575.
— —, Diagnose 569.
— —, Ursache 570, 571.
— —, Verlauf 571, 572.
Atresia hymenalis 290.
— vaginae 291.
Atrophia hepatis flava 326.
Aufgaben des Geburtshelfers in der Austreibungsperiode 222—228.
— — in der Eröffnungsperiode 220—222.
— — in der Placentarperiode 232—240.
Aufhängeapparat der Gebärmutter 29.
Auflockerung der Symphyse in der Schwangerschaft 9.
Augenerkrankungen des Neugeborenen 257.
— und Schwangerschaft 278, 279.

Augenhintergrundveränderungen bei chronischen Nierenleiden 275.
— bei Eklampsie 334.
Augenverletzungen der Frucht 643.
Augenversorgung des Neugeborenen 228, 229.
Ausgetragene Extrauteringravidität 424.
Ausladung der Gebärmutter 296, 297.
Ausscheidungsorgane, intrauterine Funktion der Frucht 106.
Austreibungsperiode s. Geburtsperioden.
Austreibungswehen 175.
Autoinfektion 201, 202.
Autotransfusion 599.
Avertin, geburtshilfliche Schmerzlinderung 243.
Axerophthol 44.
Axis pelvis 8.

Baden der Gebärenden 206, 207, 493.
Bakteriengehalt des Geburtskanals 203, 204.
— der Scheide 18.
Bakteriologische Blutuntersuchungen bei Kindbettfieber 629.
Ballonbehandlung bei Placenta praevia 557, 558.
— bei vorzeitiger Placentalösung 568.
— bei Querlage 488, 489.
BARTHOLONIsche Drüsen 16.
Bauchpresse 181.
Bauchspeicheldrüse, Erkrankungen und Schwangerschaft 285, 286.
—, Schwangerschaftsveränderungen 120.
—, Überlastung in der Schwangerschaft 317.
Bauchstiel 77.
Bauchwand bei Erst- und Mehrgebärenden 161.
Becken, Anatomie 1—10.
—, Conjugata s. Conjugata.
—, Distantia s. Distantia.
—, Durchmesser s. Durchmesser.
—, enges s. enges Becken.
—, Gelenke 9—10.
—, großes 1.
—, kleines 1.
—, knöchernes 1.
—, Querspannung 3.
Beckenachse 8.
Beckenausgang 1, 6.
—, Bestimmung des Arcus pubis 159.
—, Messung s. Beckenmessung.
Beckenbindegewebe 29—31.
Beckenbindegewebsphlegmone bei Kindbettfieber 622, 623.
Beckenboden 10—14.
Beckenebenen 8.
—, Hodge 8.
—, Levret 8.
Beckenform, Einflüsse auf die 2—5.
— des Erwachsenen 2.
— des Neugeborenen 2.
Beckeneingang 1, 6.
Beckenmessung, äußere 148—152, 155—159.
—, —, Beckenausgang 155—159.
—, —, Conjugata externa 150—151.

Beckenmessung, äußere, Distantia cristarum 149.
—, —, — spinarum 149.
—, —, — trochanterum 149.
—, —, schräge Durchmesser 151, 152.
—, innere 152—155.
—, —, Conjugata diagonalis 152—155.
—, —, — vera obstetrica 153.
—, —, instrumentelle 153, 154.
—, —, manuelle 152, 153.
—, —, röntgenologische 154, 155.
Beckenendlage 470—479.
—, Diagnose 472—474.
—, Einteilung 470.
—, Komplikationen 476, 477.
—, —, Hochschlagen der Arme 476, 477.
—, —, regelwidrige Rotation des Schädels 477.
—, Prognose und Behandlung 478, 479.
—, Ursache 472.
—, Verlauf 475—477.
Beckenneigung 2, 9.
—, Einflüsse 9.
Beckenverengerung s. enges Becken.
Beckenweite 1, 6.
Beckenzirkel nach BUDIN 149.
— nach MARTIN 149.
Beeinflussung des Geschlechtes 91, 92.
Befruchtungsmechanismus 72.
Befruchtungsoptimum, Geschlechtszellen 67, 70.
Befruchtungsvorgänge 66—72.
Beginn der Geburt s. Geburtsbeginn.
Beginnender Abort s. Fehlgeburt.
Behaarung in der Schwangerschaft 118.
Berufsarbeit in der Schwangerschaft 164.
Berührungsgürtel 178, 192.
Bestimmung des Arcus pubis 159.
— des Geschlechtes 90—92.
Bimanuelle Kompression des Uterus bei Atonie 575.
— Massage des Uterus bei Atonie 575.
Bindegewebe des Beckens 29—31.
Biologische Schwangerschaftsproben s. Schwangerschaftsproben.
Blasenmole 351—355.
—, biologische Schwangerschaftsprobe bei 354.
—, destruierende 353.
—, Diagnose 353, 354.
— und Eklampsie 335.
—, Entstehungsursache 353.
—, gonadotropes Hormon 39, 354, 357.
—, Luteincysten 353.
—, pathologische Anatomie 352.
—, Prognose 354, 355.
—, Symptome 353, 354.
—, Therapie 354, 355.
—, Vorkommen 353.
Blasensprengung 349, 350.
Blasensprung 347—351.
—, Diagnose 347.
—, frühzeitiger 347, 349.
—, —, Bedeutung 349.
—, hoher 351.

Blasensprung, verzögerter 347, 350.
—, —, Behandlung 350.
—, vorzeitiger 347.
—, —, Bedeutung 348.
—, —, Behandlung 348, 349, 350.
—, —, Komplikationen 348.
—, —, Latenzzeit 348, 349.
Blastomeren 72.
Bleivergiftung in der Schwangerschaft 290.
Blennorrhoe des Auges bei Neugeborenen 257.
— des Nabels bei Neugeborenen 258.
Blut, Schwangerschaftsveränderungen 122, 123.
Blutbild in der Schwangerschaft 122.
— im Wochenbett 247.
Blutdruckkontrolle in der Schwangerschaft 169.
Bluterkrankungen in der Schwangerschaft 284, 285.
— —, Diathesis haemorrhagica 285.
— —, ESCHsche Anämie 284.
— —, Hämophilie 285.
— —, Leukämie 285.
— —, thrombopenische Purpura 285.
Blutgefäßversorgung der Geschlechtsorgane 31—33.
Blutgruppen und Schwangerschaftstoxikosen 318.
Blutkreislauf der Frucht s. Frucht, Blutkreislauf.
—, Placenta 83, 84, 99.
Blutlipoide in der Schwangerschaft 124.
Blutplasma, Veränderungen in der Schwangerschaft 122, 123.
Blutreinfusion bei Extrauteringravidität 427.
Bluttransfusion in der Anämiebehandlung 598.
— bei Extrauteringravidität 427.
— bei Kindbettfieber 632, 633.
— in der Schockbehandlung 598.
Blutung, akute Anämie s. Anämie, akute.
—, anovulatorische 64.
Blutungen, intrakranielle, der Frucht s. Frucht, Geburtsverletzungen.
—, pathologische, während der Geburt s. entsprechende Regelwidrigkeiten.
—, physiologische in der Placentarperiode 182, 184, 232.
— in der Schwangerschaft s. entsprechende Regelwidrigkeiten.
— im Wochenbett s. Wochenbettblutungen.
Blutuntersuchungen, bakteriologische bei Kindbettfieber 629.
Blutveränderungen in der Schwangerschaft 122, 123.
BRAXTON HICKSsche Wendung bei Placenta praevia 557, 559.
— — bei Querlage 487.
BREUSsche Hämatommole 407.
Brust, Colostrumnachweis 114.
—, Entzündung s. Mastitis.
— bei Erst- und Mehrgebärenden 161.
—, Follikelhormonwirkung 115.
—, Formunterschiede bei Erst- und Mehrgebärenden 114.

Brust, Gelbkörperhormonwirkung 115.
—, Pflege in der Schwangerschaft 170.
—, Schwangerschaftsveränderungen 115, 129.
—, Veränderungen bei Neugeborenen 253.
Brutraum, Rolle des Isthmus uteri 83.
BUDINscher Beckenzirkel 149.

Capillaren, Schwangerschaftsveränderungen 121.
Caput succedaneum 186, 187, 188, 637.
Carcinoma uteri s. Geschwülste und Schwangerschaft.
Carunculae myrtiformes 16.
Cavum pelvis 1.
— — ischiorectale 13.
— — subcutaneum 13.
— — subperitoneale 13.
— Retzii 28.
— uteri 20.
Cephalhämatom 187, 188, 642.
Cervicalkanal 18.
Cervicalschleimhaut 19.
Cervix, Geburtsverletzungen 586.
—, Schleimpfropf 67.
— uteri 18.
Cervixscheidentamponade 400.
Cervixschleimhaut 19.
—, cyclische Veränderungen 19.
Cervixschwellkörper 177, 178.
Cervixverletzungen 586.
Chloasma uterinum 118.
Chloräthyl, geburtshilfliche Schmerzlinderung 242.
Chloroform, geburtshilfliche Schmerzlinderung 241.
Cholecystitis in der Schwangerschaft 282.
Cholera in der Schwangerschaft 261.
Chorda uteroinguinalis 22, 23.
— uteroovarica 22, 23, 25.
Chorea gravidarum 288.
Choriale Wanderzellen 80.
Chorion frondosum 77, 79.
— laeve 79.
Chorionepitheliom 356—359.
—, Behandlung 358.
—, biologische Schwangerschaftsprobe 357, 358.
—, Diagnose 357, 358.
—, ektopisches 359.
—, gonadotropes Hormon 39, 357, 358.
—, pathologische Anatomie 356.
—, Symptome 356, 357.
Chorionprolan 39, 118.
Chorionzotten, Epithel 77, 79.
—, primäre 76, 77.
—, sekundäre 79.
—, Struktur 80.
—, tertiäre 79.
Chromosome und Geschlecht 72, 90.
Chromosomengarnitur, männlich 72, 90.
—, weiblich 72, 90.
Chromosomenkonjugation 70.
Circumferentia frontooccipitalis 97.

Circumferentia mentooccipitalis 97.
— sublinguoparietalis 97.
— suboccipitobregmatica 97.
Cölom, extraembryonales 76, 77.
Colostrum 114.
—, Immunkörper 116.
—, Nachweis 114.
—, Zusammensetzung 116.
Colpitis granularis 113.
Condylomata accuminata 266.
Conglutinatio orif. uteri externi 291.
Conjugata s. auch Diameter, Distantia und Durchmesser.
— diagonalis 7.
— —, Messung 152, 153, 154, 155.
— externa (BAUDELOCQUE) 148, 149, 150.
— vera anatomica 6, 7.
— — obstetrica 6, 7.
— — —, Messung 153, 154, 155.
— — —, —, instrumentell 153, 154.
— — —, —, röntgenologisch 154, 155.
Constrictor cunni 15.
Corona radiata 51.
Corpus albicans 55.
— fibrosum 55.
— luteum s. Gelbkörper.
— uteri 18.
Corpusschleimhaut s. Gebärmutterschleimhaut.
Coxalgisches Becken s. enges Becken.
CREDÉsche Expression bei Atonie 572, 573.
CREDÉscher Handgriff 236, 237.
Crista ilica 6.
Crossing over 70.
CULLENsches Zeichen 421.
Cumulus oophorus 51.
Cyclische Veränderungen, Cervixschleimhaut 19.
— —, Corpusschleimhaut 20, 58—63.
— —, Isthmusschleimhaut 21.
— —, Scheidenschleimhaut 17.
— —, Tubenschleimhaut 24.
Cysten des Amnion 347.
— der Placenta 361, 362.
Cystitis dissecans gangraenescens 303, 305.
— in der Schwangerschaft 276.
Cytotrophoblast 75, 76, 77.

Damm 14.
—, Geburtsverletzungen 583—585.
Dammnaht 584, 585.
—, Kontrolle im Wochenbett 251.
Dammschnitt 224.
Dammschutz 223—227.
Dammverletzungen 224, 583—585.
Darmbein 2.
Darmgeräusch 130, 131.
Darmspülung bei Eklampsie 339.
Darmtätigkeit in der Schwangerschaft 169.
Dauer der Austreibungsperiode 222.
— der Eröffnungsperiode 221.
— der Schwangerschaft 139, 140.
Dauertropfinfusion bei Kindbettfieber 633.
Decidua basalis 80.

Decidua capsularis 80.
— ectopica 111, 122.
— des Eileiters 111.
— bei Extrauteringravidität 80, 420.
—, Histologie 63.
—, Hydrorrhoea der 299.
— vera 80.
Dekapitation bei verschleppter Querlage 488, 489.
Dementia praecox in der Schwangerschaft 288.
Desinfektion der Hände 197, 198.
Desquamationsphase, Gebärmutterschleimhaut 58, 59.
Dextroseinfusion bei Eklampsie 339, 340.
Diabetes insipidus und Schwangerschaft 285.
— mellitus und Schwangerschaft 285, 286.
Diagnose der Schwangerschaft s. Schwangerschaftsdiagnose bzw. Schwangerschaftsproben.
Diameter s. auch Conjugata, Distantia und Durchmesser.
— biparietalis 97.
— bitemporalis 97.
— frontooccipitalis 97.
— mediana 6.
— mentooccipitalis 97.
— sublinguoparietalis 97.
— suboccipitobregmaticus 97.
Diaphragma pelvis 10, 12, 14.
— urogenitale 10, 12, 14, 29.
Diathesis haemorrhagica und Schwangerschaft 285.
Digitale Ausräumung bei Fehlgeburt 403, 404.
Dilatation des Muttermundes 494, 495, 501.
Diphtherie und Schwangerschaft 261.
Diprosopus 377.
Dipygus 377.
Discus ovigerus 51.
Distantia s. auch Conjugat, Diameter und Durchmesser.
— cristarum 148, 149.
— spinarum 148, 149.
— trochanterum 148, 149.
Diverticulum Meckeli 79.
— uteri 296, 297.
DÖDERLEINsche Bacillen 18.
Doppelmißbildungen s. Frucht, Entwicklungsanomalien.
Dotterblatt 75.
Dottersack 77.
Douglasabsceß bei Kindbettfieber 615, 616.
Douglaspunktion bei Extrauteringravidität 421, 423.
DOUGLASscher Raum 22.
Drehungen des kindlichen Schädels 184.
— — —, Ursachen 193, 194, 195.
Drehungsanomalien s. einzelne Drehungsanomalien.
Drohende Uterusruptur s. Ruptura uteri.
Druckstreifen bei der Frucht 637, 643.
Ductus arteriosus Botalli 99, 101.
— omphaloentericus 79, 87.
— paraurethrales 15, 28.

Ductus venosus Arantii 99, 101.
DÜHRSSENsche Tamponade bei Atonie 562, 575, 576.
Durchlässigkeit, Placenta s. Placentafunktion.
Durchmesser s. auch Conjugata, Diameter und Distantia.
—, äußerer schräger des Beckens 151, 152.
— des Beckenausgangs, gerader 7.
— —, querer 7.
— des Beckeneingangs, gerader 6.
— —, querer 7.
— —, schräger 7.
— der Beckenweite, gerader 7.
— —, querer 7.
Dysmenorrhoe 56, 122.
Dysmenorrhoea membranacea 420.

Echte Knoten der Nabelschnur 366, 367.
Eclampsia sine eclampsia 336.
Ectopia vesicae 372.
Eheschließung bei Lues 271.
Ei, Begriff des 92.
Eiausstoßung in toto 83, 397.
Eieinnistung 80.
Eierstock 25.
—, Funktion in der Schwangerschaft 287.
—, Schwangerschaftsveränderungen 111, 113.
Eierstockshormone s. Follikel- bzw. Gelbkörperhormon.
Eihäute, Entfernung 238.
—, Entwicklung 79.
Eihautdiagnose bei ein- und zweieiigen Zwillingen 431, 432.
Eihauttransplantation 88.
Eileiter 23, 24.
—, cyclische Veränderungen 24.
—, Schwangerschaftsveränderungen 111.
Einfaches plattes Becken s. enges Becken.
Einleitung der Geburt s. Geburtseinleitung.
Einnistung des Eies 80.
Einschlußconjunctivitis 229.
Einstellung (Praesentatio) des Fruchtschädels 143.
Einstellungsanomalien s. die einzelnen Einstellungsanomalien.
Eintritt der Geburt s. Geburtsbeginn.
Eintrittseffekt 214.
Eireifung und Menstruation, Zusammenhang 63, 64.
Eisenstoffwechsel in der Schwangerschaft 124.
Eitransport 65, 66.
Eiwanderung 64—66.
Eiweiß, Schwangerenernährung 167, 168.
Eiweißstoffwechsel in der Schwangerschaft 123.
Eizelle 50—51.
—, befruchtete, Entwicklung 72—79.
—, Befruchtungsoptimum 67, 70.
—, Entwicklung 49—55, 70—72.
—, Lebensdauer 68.
—, Reifung 70—72.
Eklampsie 332—342.

Eklampsie, Anfälle 335, 336.
—, Augenhintergrundveränderungen 334.
—, Behandlung 338—342.
—, —, aktive 340, 341.
—, —, Darmspülungen 339.
—, —, Dextroseinfusion 339, 340.
—, —, konservative 339, 340.
—, —, Lumbalpunktion 340.
—, —, Magnesiumsulfat 339.
—, —, mittlere Linie 341, 342.
—, —, Narkose 340.
—, —, Nierendekapsulation 340.
—, —, Schwitzkuren 339.
—, —, Sectio caesarea 340, 341, 342.
—, —, STROGANOFF-Kur 339.
—, —, STROGANOFF-RISSMANN-Kur 339.
—, —, vaginale Geburtsbeendigung 341.
—, —, Venaesectio 341.
— und Blasenmole 335.
—, Diagnose 336, 337.
—, Differentialdiagnose 336, 337.
—, Fruchttod 342, 389.
—, Häufigkeit 335.
—, Hinterlappenhormone 333.
—, Ikterus 338.
—, interkurrente 335.
—, Komplikationen 338.
—, Krankheitsformen (SEITZ) 335.
—, mütterliche Mortalität 337.
—, Oligurie 340.
—, Organveränderungen, Augenhintergrund 334.
—, —, Gehirn 333, 334.
—, —, Leber 333.
—, —, Myokard 334.
—, —, Niere 333.
—, Präeklampsie s. Präeklampsie.
—, Prognose 337, 338.
—, Prophylaxe 337, 342.
—, Puls 338.
—, Schwangerschaftsverlauf 335.
—, Schwangerschaftszahl 335.
—, Spätschäden 338.
—, Symptome 335, 336.
—, Temperatur 338.
—, Ursache 332, 333.
—, Verlauf 335—337.
—, Zwillingsschwangerschaft 335.
Eklampsismus 331.
Ektoderm, Morula 75.
Ektopisches Chorionepitheliom 359.
Elongatio colli 308.
Embryo, Begriff des 92.
—, Nebenteile 79—89.
Embryoblast 75.
Embryonalschild 76.
Empyem bei Kindbettfieber 620.
Encephalocele 372.
Endocarditis bei Kindbettfieber 620.
Endometritis cervicalis 298.
— decidualis 298.
— polyposa 298.
— puerperalis 614, 615, 616, 630.
Endometrium s. Gebärmutterschleimhaut.
Endothelsymptom in der Schwangerschaft 285.

ENGELHORN-WINTZsche Probe 132.
Enges Becken 505—548.
— —, allgemein gleichmäßig verengtes 510—512.
— —, Behandlung 542—548.
— —, —, Blasenschutz 543.
— —, — bei drohender Uterusruptur 545.
— —, — bei Fieber 544, 545.
— —, —, Geburtsleitung 544.
— —, —, Hebosteotomie 546.
— —, —, HOFMEIERsche Impression 543.
— —, —, Indikationsstellung 548.
— —, —, Kaiserschnitt 547.
— —, —, — bei Infektion 547.
— —, —, Kopfschwartenzange 545.
— —, —, künstliche Frühgeburt 542.
— —, —, PETER MÜLLERscher Handgriff 543.
— —, —, PROCHOWNICKsche Diät 542.
— —, —, Symphyseotomie 546.
— —, —, WALCHERsche Hängelage 544.
— —, —, bei Wehenschwäche 543.
— —, —, WILLINKsches Kissen 544.
— —, —, Zangenoperationen 545, 546.
— —, Diagnose 531—534.
— —, —, Anamnese 531.
— —, —, Beckenmessung 531.
— —, —, Beurteilung einer Prominenz 534.
— —, —, Inspektion 531.
— —, —, MICHAELISsche Raute 531.
— —, —, Röntgenuntersuchung 533.
— —, Einteilung nach CALDWELL und MOLOY 507.
— —, — nach LITZMANN 507.
— —, — nach SCHAUTA 507.
— —, Geburtsdauer 537.
— —, Geburtsmechanismus s. Geburtsmechanismus.
— —, Geburtsverlauf 536—540.
— —, Geburtsverletzungen 537—540.
— —, —, kindliche 540.
— —, —, mütterliche 537—540.
— —, Neuritis traumatica 538.
— —, Steißbeinbruch 539, 540.
— —, Symphyse s. Symphysenverletzungen.
— —, Geschichtliches 505.
— —, gleichmäßig verengtes 510—512.
— —, — —, allgemein gleichmäßig verengtes 510.
— —, — —, hypoplastisches 510.
— —, — —, infantiles 510.
— —, — —, Liegebecken 512.
— —, — —, Zwergbecken 511.
— — Grad der Verengerung 535, 536.
— —, Häufigkeit 506.
— —, nicht gleichmäßig verengtes 512—531.
— —, — — —, allgemein verengtes, plattes 515, 516.
— —, — — —, ankylotisches 518.
— —, — — —, Assimilationsbecken 527, 528.
— —, — — —, im Ausgang verengtes 527—530.

Enges Becken, nicht gleichmäßig verengtes, coxalgisches 517.
— —, — — —, einfach plattes 512.
— —, — — —, Geschwulstbecken 530.
— —, — — —, kyphotisches 518—519, 529.
— —, — — —, Luxationsbecken 514.
— —, — — —, osteodystrophisches 527.
— —, — — —, osteomalacisches 519—527.
— —, — — —, osteopsatyrotisches 527.
— —, — — —, plattes 512—517.
— —, — — —, querverengtes 518.
— —, — — —, rachitisch plattes 514, 515.
— —, — — —, schrägverengtes 517, 518.
— —, — — —, skoliotisches 517, 518.
— —, — — —, Spaltbecken 530.
— —, — — —, spondylolisthetisches 519.
— —, — — —, trichterförmiges 527.
— —, Probegeburt 534.
— —, Prognose 534—536.
— —, — bei Verengerung I.—IV. Grades 535, 536.
— —, Wehenschwäche bei 543.
Entfernung der gelösten Placenta 236—238.
— der Eihäute 238.
Entleerungsmechanismus der Harnblase 27, 28.
Entwicklung, Amnionhöhle 75.
—, befruchtete Eizelle 72—79.
—, Eihäute 79.
—, Eizelle 49—55, 70—72.
—, Frucht, frühe 72—89.
—, —, späte 92—97.
—, —, Zwillingsschwangerschaft 434, 435.
—, Spermien 70—72.
Entwicklungsanomalien der Frucht s. Frucht, Entwicklungsanomalien.
— der Geschlechtsorgane 290—297.
— —, Gebärmutter 294—297.
— —, Scheide 291, 292, 293.
— —, Scheideneingang 290.
Entwicklungsgrad, Frucht 92—97.
—, —, Einflüsse 95, 96, 97.
Entzündliche Genitalerkrankungen und Schwangerschaft s. Schwangerschaft und entzündliche Genitalerkrankungen.
Epignatus 377.
Epilepsie in der Schwangerschaft 289, 336.
Epiphyse s. Zirbeldrüse.
Epiphysiolyse bei der Frucht 645.
Episiotomie 224.
Epithelkörperchen, Erkrankungen und Schwangerschaft 285.
—, Schwangerschaftsveränderungen 120.
Epoophoron 26.
Ernährung, Einfluß auf die Schwangerschaftstoxikosen 319.
— bei Kindbettfieber 634.
— des Neugeborenen 253, 254.
— —, künstliche 256.
— in der Schwangerschaft 167, 168, 169.
— im Wochenbett 250.
Ernährungsstörungen beim Neugeborenen 258, 259.
Eröffnung des Muttermundes 176, 215, 216.
— —, Ursache 176—179.

Eröffnungsperiode s. Geburtsperioden.
Eröffnungswehen 175, 221.
Erstgebärende, alte, Geburt 501, 502, 503.
—, junge, Geburt 504, 505.
—, Unterschiede zwischen Erst- und Mehrgebärenden 159—162.
—, — — — —, Bauchwand 159.
—, — — — —, Brust 161.
—, — — — —, Eintritt des Schädels in das Becken 161.
—, — — — —, Geschlechtsorgane 161, 162.
—, — — — —, Hautveränderungen 159.
Erysipel und Schwangerschaft 263.
Erythema cutis in der Schwangerschaft 280.
Erythroblastosen 253, 259, 381—383.
Erythrocytenzahl in der Schwangerschaft 122.
Escusche Anämie 284.
Eunarkon, geburtshilfliche Schmerzlinderung 243.
Evipan, geburtshilfliche Schmerzlinderung 243.
Evolutio spontanea 483, 484.
Excavatio rectouterina 22.
— vesicouterina 22.
Exitus pelvis 1.
Exstirpatio uteri totalis bei Atonie 576, 578.
— — — bei Carcinom in der Gravidität 313.
— — — bei Kindbettfieber 635.
Extraamniotische Fruchtentwicklung 345.
Extramembranöse Fruchtentwicklung 345.
Extrauteringravidität 414—429.
—, abdominale 415.
—, Abortus tubaris 416, 417.
—, — —, Diagnose 421—423.
—, äußere Überwanderung 414, 415.
—, ausgetragene 423, 424.
—, Begriff 414.
—, Behandlung 426—429.
—, biologische Schwangerschaftsreaktion 418, 419, 428.
—, Blutreinfusion 427.
—, Bluttransfusion 427.
—, Decidua 80, 420.
—, Diagnose und Verlauf 418—426.
—, Haematocele retrouterina 417.
—, Haematoma peritubare 417.
—, infizierte 423.
—, innere Überwanderung 415.
—, intakte 418.
—, —, Diagnose 418, 419.
—, interstitielle 426.
—, intraligamentäre 426.
—, intramurale 426.
—, Lithokelyphos 423.
—, Lithopädion 423.
—, ovarielle 415, 425.
—, primäre abdominale 415.
—, Regelwidrigkeiten des Eies 429.
—, Ruptura tubae 417.
—, — —, Diagnose 420, 421.
—, sekundäre abdominale 415.
— bei Tieren 414.
—, tubare Mole 417.

Extrauteringravidität, tuboovarielle 425.
—, Ursache 414, 415, 416.
—, Verhalten der Uterusmucosa 80, 420.
—, Vorkommen 414.

Facialisläsion der Frucht 643.
Falsche Knoten der Nabelschnur 367.
FARRÉ-WALDEYERsche Linie 25.
Fascia diaphragmatis urogenit. externa 11.
— — — inferior 11.
— — — interna 11.
— — — superior 11.
Fehlgeburt 393—414.
— und Adnexentzündungen 300.
—, artefizielle 411—414.
—, —, Indikationen 412, 413.
—, Behandlung 398—406.
—, — bei Abortus afebrilis 401—406.
—, — — —, digitale Ausräumung 403, 404.
—, — — —, instrumentelle Ausräumung 403, 404.
—, — — febrilis 399—401.
—, — — —, aktive 399, 400.
—, — — —, exspektative 400.
—, — — —, konservative 399.
—, — — imminens 398, 399.
—, — — incipiens 398, 399.
—, — — incompletus 399.
—, —, Cervixscheidentamponade 400, 401.
—, cervicale 397.
—, Eiausstoßung in toto 83, 397.
—, Einteilung 396, 397.
—, Fistula cervicolaqueatica 397.
—, Gebärmutterverletzungen 406, 409, 410.
—, —, Behandlung 406, 411.
—, habituelle 406, 407.
—, —, Behandlung 407, 408.
—, —, Ursache 406.
—, kriminelle 408—411.
—, —, verwandte Mittel 408—409.
— bei Lageanomalien der Genitalorgane 394.
—, Mechanismus der Eiausstoßung 83, 397.
—, missed abortion 392.
—, Ursachen, allgemeine 394—396.
—, —, Entwicklungsanomalien des Eies 394.
—, —, — der Geschlechtsorgane 294, 295, 296, 394.
—, —, Erkrankungen der Genitalorgane 298, 310, 314, 360, 394.
—, —, — der innersekretorischen Organe 286, 287, 389, 394, 395, 406.
— — Herzerkrankungen 272, 388.
—, —, Infektionskrankheiten 261, 262, 268, 395.
—, —, letale Gene 391.
—, —, Lues 268, 395.
—, —, Nierenleiden 276.
—, —, psychische Traumen 395.
—, —, Rhesusfaktor 407.
—, —, Traumen 395.
—, —, Tuberkulose 388, 395.
—, —, Vergiftungen 290, 395.
—, —, Vitamine 46, 48, 395, 407.
Fermente 37.

Fermente des Eies 80.
Feststellung des Geschlechtes, LÜTTGE-MERTZ 132.
Fetale Erythroblastosen 253, 259, 380—383.
Fett, Schwangerenernährung 167, 168.
Fettstoffwechsel in der Schwangerschaft 124.
Fetus s. auch Frucht.
—, Begriffsbestimmung 92.
— compressus 435.
—, Lithopädion 392, 423.
— papyraceus 392, 435.
Fieberhafter Abort s. Fehlgeburt.
Fistelbildungen bei engem Becken 537.
Fistula cervicolaqueatica 397.
Fleischmole 407.
Flüssigkeit, Schwangerenernährung 168.
Flüssigkeitszufuhr in der Anämiebehandlung 599.
— in der Schockbehandlung 599.
Folliculus primordialis 49.
Follikel, reifer (R. DE GRAAF) 50.
Follikelatresie, Kindesalter 55.
—, Schwangerschaft 55, 111, 113.
Follikelhormon 41, 42.
—, Chemie 41, 42.
—, Einheit 41.
—, Wirkungen, anderweitige 38, 41, 42.
—, — auf die Brustdrüse 115.
—, — auf den Geburtsbeginn 172.
—, — bei Wehenschwäche 494.
Follikelreifung 49—51.
Follikelreifungshormon 38, 39 s. auch gonadotrope Hormone.
Follikelsprung 51.
Fontanelle, große 98.
—, kleine 98.
Fontanellen, Bedeutung 98.
Fonticulus major 98.
— minor 98.
Foramen ischiadicum majus 6.
— — minus 6.
— ovale 99, 101.
Fornix vaginae 18.
Fortpflanzung und Vitamine s. einzelne Vitamine.
Fossa navicularis 15.
FRANKENHÄUSERsches Ganglion 35.
— —, Schwangerschaftsveränderungen 111.
Frenulum labiorum 15.
Frequenz der Herztöne 130.
FREYsche Höchstwehenzahl 174.
FRIEDMAN-LAPHAMsche Probe 133, 134.
Frucht s. auch Fetus und Neugeborenes.
—, Abschnürung von Gliedmaßen 346.
—, aktive Rolle bei der Geburt 197.
—, Apnoe 646.
—, Arrhythmie der Herztöne 214.
—, Asphyxie 646—647.
—, —, algide 646.
—, —, Behandlung 647.
—, —, livide 646.
—, —, Ursache 646.
—, Atmung während der Geburt 190, 191.
—, Augenverletzungen 643.
—, Blutkreislauf ante partum 99, 102.

Frucht, Blutkreislauf post partum 101, 102.
—, Caput succedaneum 186, 187, 637.
—, Cephalhämatom 187, 188, 642.
—, Drehungen des Schädels 184.
—, — —, Ursachen 193—195.
—, Drehungsanomalien s. die einzelnen Drehungsanomalien.
—, Einfluß auf den Geburtsbeginn 171, 172.
—, Einstellungsanomalien s. die einzelnen Einstellungsanomalien.
—, Entwicklung bei Zwillingsschwangerschaft 434, 435.
—, —, frühe 72—89.
—, —, spätere 92—97.
—, Entwicklungsanomalien 372—380.
—, —, Acardius 379.
—, —, Anencephalus 372, 375.
—, —, Bedeutung 379.
—, —, Diprosopus 377.
—, —, Dipygus 377.
—, —, Doppelmißbildungen 377—379.
—, —, —, Ischiopagen 377.
—, —, —, Kraniopagen 377.
—, —, —, Pygopagen 377.
—, —, —, Sternopagen 377.
—, —, —, Thorakopagen 377.
—, —, —, Xyphopagen 377.
—, —, Ectopia vesciae 372.
—, —, Encephalocele 372.
—, —, Epignatus 377.
—, —, Hasenscharte 372.
—, —, Hernia diaphragmatica 372.
—, —, Hydrocephalus 375, 376.
—, —, —, Bedeutung 376.
—, —, Hydrops s. Hydrops fetus.
—, —, Hygroma colli 375.
—, —, Meningocele 372.
—, —, Nabelbruch 372.
—, —, Organüberentwicklung 377.
—, —, Rachischisis 372.
—, —, Steißgeschwulst 375.
—, —, Ursache 380.
—, —, Wolfsrachen 372.
—, Entwicklungsgrad 92—97.
—, —, Einflüsse 95, 96, 97.
—, Erythroblastosen 259, 381—383.
—, Geburtsverletzungen 637—646.
—, —, Augenverletzungen 643.
—, — bei engem Becken 540.
—, —, Cephalhämatom 642.
—, —, —, Behandlung 642.
—, —, Druckstreifen der Haut 637, 643.
—, —, Epiphysiolyse 645.
—, —, Facialisläsion 643.
—, —, Hautnekrosen 639, 642.
—, —, intrakranielle Blutungen, Behandlung 640, 641, 642.
—, —, — —, Vitamin K 48.
—, —, intralumbale Blutung 641.
—, —, Knochenbrüche 645.
—, —, —, Behandlung 645.
—, —, infolge operativer Eingriffe 642—646.
—, —, Organverletzungen 643.
—, —, Plexuslähmung 643.
—, —, Schädelimpression 639.

Frucht, Geburtsverletzungen, Schlüsselbeinbruch 643.
—, —, Tentoriumriß 640.
—, Gewicht in den einzelnen Monaten 92.
—, Haltung (Habitus) 142, 143, 144.
—, Haltungsanomalien s. die einzelnen Haltungsanomalien.
—, Haltungsspannung 196.
—, Herztöne s. Herztöne.
—, intrauterine Lage 142—144.
—, — —, Akkommodationstheorie 143.
—, — —, Einfluß der Gebärmutterform 144.
—, — —, Gravidationstheorie 143.
—, — —, Korrektivbewegungen 144.
—, — —, Verteilung 143.
—, — —, Zwillingsschwangerschaft 437—439.
—, Kontrolle der Herztöne 213, 214, 222.
—, Kuppenweichschädel 98.
—, Lage (Situs) 142.
—, Lageanomalien s. die einzelnen Lageanomalien.
—, — bei Genitalgeschwülsten 311, 472, 480.
—, — bei Mißbildungen der Geschlechtsorgane 295, 472, 480.
—, — — des Eies s. die einzelnen Mißbildungen.
—, — bei Placenta praevia 554.
—, Länge 92.
—, Lebensäußerungen, intrauterine 105, 106.
—, —, —, Atmungsorgane 106.
—, —, —, Ausscheidungsorgane 106.
—, —, —, Haut 106.
—, —, —, Muskeln 106.
—, —, —, Nahrungsbedarf 105.
—, —, —, Nervensystem 106.
—, —, —, Verdauungsorgane 106.
—, —, —, Wärmeproduktion 105.
—, Maceration bei Lues 268.
—, Messung der intrauterinen Länge 139.
—, — — — bei Zwillingen 439.
—, Nähte des Schädels s. Sutura.
—, Nebenteile 79—89.
—, Reifezeichen 94, 95.
—, Schädel der 97, 98.
—, —, Fontanellen s. Fontanellen.
—, —, Nähte s. Sutura.
—, Schädeldurchmesser s. Diameter.
—, Schädelebenen s. Circumferentia.
—, Schädeleinstellung (Praesentatio) 143.
—, Schädelkonfiguration bei Gesichtslage 460.
—, — bei Hinterhauptslage 185.
—, — bei Stirnlage 456.
—, — bei Vorderhauptslage 454.
—, Schädelumfang s. Circumferentia.
—, Stellung (Positio) 142.
—, Tiefertreten des Schädels, Diagnose 215, 216.
—, Überentwicklung 95, 383, 384.
—, —, Bedeutung 384.
—, — und Übertragung 383—387.
—, —, Ursache 383, 384.
—, Übertragung, Behandlung 385, 386, 387.

Frucht, Übertragung, Diagnose 385.
—, —, Ursache 385.
—, Wirkung der Geburt auf die 184—191.
—, — auf den Geburtsbeginn 171, 172.
—, Zwangshaltung 196.
Fruchtabtreibung s. Fehlgeburt, kriminelle.
Fruchtblase, Rolle bei der Muttermundseröffnung 176, 177, 178.
—, Schutz bei engem Becken 543.
—, — bei Querlage 487.
Fruchtentwicklung, extraamniotische 345.
—, extramembranöse 345.
Fruchtgröße, Schwangerschaftszeitrechnung 138, 139.
Fruchthüllen, Entwicklung 79.
Fruchttod 140—142, 387—393 s. auch bei Fehlgeburt.
—, Geburtseinleitung 393.
—, Kontrolle der Gebärmuttergröße 141.
—, — der Herztöne 141.
—, — der Kindsbewegungen 141.
—, Röntgendiagnose 141.
—, Schwangerschaftsproben 141.
—, subjektive Symptome 141.
—, Ursachen, allgemeine 387—393.
—, —, chronische Nierenleiden 276, 388, 389.
—, —, Eklampsie 342.
—, —, Entwicklungsanomalien des Feten 387.
—, —, — der Geschlechtsorgane 388.
—, —, Erkrankungen der Geschlechtsorgane 388.
—, —, Geburtstrauma 387.
—, —, Herzerkrankungen 388.
—, —, Hypertension 329.
—, —, Infektionskrankheiten der Mutter 388.
—, —, innersekretorische Erkrankungen 286, 389, 390.
—, —, Lageanomalien der Geschlechtsorgane 388.
—, —, letale Gene 391.
—, —, Lues 268, 388.
—, —, Nabelschnuranomalien 387.
—, —, Placentaanomalien 387.
—, —, Rhesusfaktor 407.
—, —, Schwangerschaftstoxikosen 342, 389.
—, —, Tuberkulose 388.
—, —, Vergiftungen 388.
— und Vitamine 44, 45, 46, 47, 48, 390, 391.
Fruchtwasser 88, 89.
—, Bedeutung 88, 89.
—, Bestandteile 88, 89.
—, Bildung 88, 89.
—, Untersuchung 214.
Fruchtwasseranomalien s. Hydramnion und Oligohydramnie.
Fruchtwirbelsäulendruck 195.
Fruchtzylinder 195.
Frühaufstehen im Wochenbett 249.
Frühdiagnose der Schwangerschaft s. Schwangerschaftsproben.
Frühgeborene, Pflege 256, 257.
Frühgeburt, künstliche, bei engem Becken 542.
Frühzeitiger Blasensprung s. Blasensprung.

Fundus uteri 19.
Fundusstand in der Placentarperiode 234.
— in der Schwangerschaft 128.
— im Wochenbett 248.
Funiculus umbilicalis 87.
— — bifurcatus 365.
Funktion der Placenta s. Placenta, Funktion.
Furchung 72.
Furunkel in der Schwangerschaft 263.
Fußlage s. Beckenendlage.

Galeazange bei engem Becken 545.
— bei Nabelschnurvorfall 371.
— bei Placenta praevia 560.
— bei vorzeitiger Placentalösung 568.
— bei Wehenschwäche 495.
Gallenblasenentzündung und Schwangerschaft 282.
Ganglion cervicale 35.
— coeliacum 35.
— mesentericum caudale 35.
— — craniale 35.
— — inferius 35.
— — superius 35.
Gangraena uteri partialis bei Kindbettfieber 622.
— vesicae urinariae 303, 305.
Gangrän des Beines bei Kindbettfieber 620.
— des Nabels bei Neugeborenen 258.
GARTNERscher Gang 26.
Gasaustausch in der Placenta 103.
Gebärmutter 18.
—, aktiver Teil 110, 176.
—, Amputation bei Atonie 576, 578.
—, — bei Placenta praevia 561.
—, — bei vorzeitiger Placentalösung 569.
—, Aufhängeapparat 29.
—, Ausladung 296, 297.
—, Einfluß auf den Geburtsbeginn 171.
—, Entfernung bei atonischen Blutungen 576, 578.
—, — bei Carcinom in der Gravidität 315.
—, — bei vorzeitiger Placentalösung 569.
—, Entwicklungsanomalien 294—297.
—, Fundusstand in der Placentarperiode 234.
—, — in der Schwangerschaft 128.
—, — im Wochenbett 248.
—, Halteapparat 29.
—, Invagination 580.
—, Kompression, bimanuelle bei Atonie 575.
—, Kontraktionsring 110, 148, 176.
—, Lage 29.
—, Massage bei Atonie 575.
—, Muskulatur 19.
—, passiver Teil 110, 176.
—, Rückbildung im Wochenbett 246—249.
—, Schwangerschaftsveränderungen s. Schwangerschaftsveränderungen.
—, Stützapparat 29.
—, Umstülpung s. Inversio uteri.
—, Verankerung 29, 192.
—, Verhältnis zum Peritoneum 21, 22.
—, Verletzungen bei Fehlgeburt 406, 409, 410, 411.

Gebärmutter, Zerreißung s. Ruptura uteri.
Gebärmutterband, breites 22.
Gebärmuttercarcinom s. Geschwülste und Schwangerschaft.
Gebärmutterform, Einfluß auf die Fruchtlage 144.
Gebärmuttergeräusch 130.
Gebärmuttergröße, Kontrolle bei Fruchttod 141.
— bei der Schwangerschaftszeitrechnung 128.
Gebärmuttergrund 19.
Gebärmutterhals 18.
Gebärmutterhöhle 20.
Gebärmutterkörper 18.
Gebärmutterschleimhaut, Cervix, cyclische Veränderungen 19.
—, Corpus 19, 20.
—, —, cyclische Veränderungen 56, 58, 59, 60, 61, 63.
—, —, Stratum basale 56.
—, —, — functionale 56.
— bei Extrauteringravidität 80, 420.
—, Isthmus 21.
— im Kindesalter 20.
— in der Menopause 20.
—, Regeneration im Wochenbett 246.
Gebärmutterspülung bei Atonie 575.
Gebrauchsgegenstände zur Geburt 208.
Geburt bei Adnexentzündungen 300.
—, aktive Rolle der Frucht 197.
—, bei alten Erstgebärenden 501—503.
—, — Mehrgebärenden 503—504.
—, Aufgaben des Geburtshelfers, Austreibungsperiode 222—228.
—, — —, Eröffnungsperiode 220—222.
—, — —, Placentarperiode 232—240.
—, Dammschutz 223—227.
— bei Entwicklungsanomalien der Geschlechtsorgane 290—296, 499.
— bei Genitalgeschwülsten 309—316, 500.
— bei Herzerkrankungen 273, 274.
— bei jungen Erstgebärenden 504, 505.
—, Kontrolle der Herztöne 222.
— bei Lageveränderungen der Geschlechtsorgane 300—308.
— bei Rigidität des Muttermundes 498, 499, 500, 501.
—, Schmerzlinderung s. Schmerzlinderung in der Geburtshilfe.
— bei später Zweitgeburt 504.
— bei Trismus uteri 498, 499, 500, 501.
— bei übergewichtigen Frauen 504.
—, überstürzte 497.
— bei Übertragung und Überentwicklung 383—387.
—, Verletzungsblutungen bei s. Verletzungsblutungen.
—, Vorbereitungen 204—211.
—, —, Bad 206, 207.
—, —, Gebrauchsgegenstände 208.
—, —, geburtshilflicher Koffer 210, 211.
—, —, Hebammenkoffer 209, 210.
—, —, Kreißbett 204—206.
—, —, Scheidenspülungen 207, 208.

Geburt bei Widerstand (erhöhtem) der Weichteile 499—505.
—, Wirkung auf die Frucht 184—191.
Geburtsbeginn, Ursachen 171—173.
—, — in der Frucht 171, 172.
—, — in der Gebärmutter 171.
—, —, Hormonwirkungen 172, 173.
—, — im Nervensystem 173.
—, — in der Placenta 172.
—, — im Stoffwechsel 172.
Geburtsdauer 221, 222.
— bei engem Becken 537.
Geburtseinleitung 386, 493, 494.
— bei Fruchttod 393.
—, künstliche, bei engem Becken 542.
Geburtseklampsie s. Eklampsie.
Geburtshilfliche Asepsis s. Asepsis.
— Prophylaxe 647—653.
— Untersuchungen s. Untersuchungen, geburtshilfliche.
Geburtshilflicher Koffer 210, 211.
Geburtshindernis bei engem Becken 535, 536.
— bei Entwicklungsanomalien der Geschlechtsorgane 290—297, 499.
— bei Genitalgeschwülsten 309—315, 500.
— bei Lageveränderungen der Geschlechtsorgane 300—308.
Geburtskanal 191.
—, äußere Abdichtung 192.
—, Bakteriengehalt 203, 204.
—, innere Abdichtung 192.
Geburtsleitung, Austreibungsperiode 222—228.
—, Eröffnungsperiode 220—222.
— bei Fruchttod 393.
— bei pathologischer Geburt s. die einzelnen Regelwidrigkeiten.
—, Placentarperiode 232—240.
— in Rückenlage 226.
— in Seitenlage 226.
Geburtsmechanismus 191—197.
—, äußere Abdichtung 192.
—, aktive Rolle der Frucht 197.
— bei allgemein verengtem plattem Becken 541.
— bei Beckenendlage 475, 476.
—, Berührungsgürtel 192.
—, Fruchtzylinder 195.
—, Geburtskanal 191.
—, Geburtsobjekt 191.
— bei Gesichtslage 458.
— bei gleichmäßig verengtem Becken 540, 541.
—, Haltungsspannung der Frucht 196.
— bei Hinterhauptslage 184.
— bei hinterer Hinterhauptslage 448, 449.
—, innere Abdichtung 192.
— bei plattem Becken 541.
—, Ursachen der Schädeldrehungen 193—196.
— bei schräg verengtem Becken 541, 542.
— bei Stirnlage 455.
— bei Vorderhauptslage 454.
—, Rolle der Wehentätigkeit 191—193.
—, Zwangshaltung der Frucht 196.
Geburtsobjekt 191.

Geburtsperioden, Austreibungsperiode 180, 181.
—, —, Aufgaben des Geburtshelfers 222 bis 228.
—, —, Dauer 222.
—, —, Kontrolle der Herztöne 222.
—, —, Wehentätigkeit 175, 222.
—, Eröffnungsperiode 176—180.
—, —, Aufgaben des Geburtshelfers 220 bis 222.
—, —, Dauer 221.
—, —, Kontrolle der Herztöne 221, 222.
—, —, Wehentätigkeit 175, 221.
—, Placentarperiode 181—184.
—, —, CREDÉscher Handgriff 236—238.
—, —, Eihautretention 238.
—, —, Entfernung der gelösten Placenta 236—238.
—, —, Fundusstand 234.
—, —, Lagerung der Frau 238.
—, —, Lösungszeichen nach AHLFELD 235.
—, —, — nach CALMANN 235.
—, —, — nach HOHENBICHLER 236.
—, —, —, Kantenstellung 234.
—, —, — nach KÜSTNER 234, 235.
—, —, — nach STRASSMANN 236.
—, —, pathologische Blutungen s. die einzelnen Regelwidrigkeiten.
—, —, physiologische Blutungen 182, 184, 232.
—, —, Untersuchung der Placenta auf Vollständigkeit 238—240.
—, —, Wehentätigkeit 175, 232.
Geburtsverletzungen, kindliche s. Frucht, Geburtsverletzungen.
—, mütterliche 224, 583—588.
—, — bei engem Becken 537—540.
—, —, Cervix 586.
—, —, Damm 224, 583—585.
—, —, Haematoma vaginae 587, 588.
—, —, — vulvae 587, 588.
—, —, Scheide 585.
—, —, Vulva 583.
Geburtsweg 191.
Geburtswehen 173—175.
— und Bauchpresse 180, 181.
—, Eigenschaften 173, 174.
—, Einfluß auf den Geburtsmechanismus 191—193.
—, — auf die Herztöne 189.
—, Einteilung 175.
—, Höchstwehenzahl (FREY) 174.
—, Messung 174.
—, mütterliche Reaktion 175.
—, Wehenschwäche 492—497.
—, — bei engem Becken 543.
—, —, Einteilung 492.
—, — bei Hydramnion 344.
—, —, hypertonische 495.
—, —, primäre 492—495.
—, —, —, Behandlung 493—495.
—, —, —, Follikelhormon 494.
—, —, —, Galeazange 495.
—, —, —, Hinterlappenpräparate 494, 496.
—, —, —, Muttermundsdilatation 494—495.

Geburtswehen, Wehenschwäche, primäre, Ursache 492, 493.
—, —, sekundäre 495, 496.
—, —, —, Behandlung 496.
—, —, —, Hinterlappenpräparate 496.
—, —, —, Ursache 496.
—, —, Vitamine B₁ 45, 494.
—, zu starke 497—499.
—, —, Komplikationen 497.
—, —, Strictura uteri s. Strictura uteri.
—, —, Tetanus uteri s. Tetanus uteri.
—, —, Trismus uteri s. Trismus uteri.
Gefäßsystem, Schwangerschaftsveränderungen 121.
Gehirntumor in der Schwangerschaft 336.
Gehirnveränderungen bei Eklampsie 333.
Gelbkörper, Proliferation 54.
—, Rückbildung 54.
—, Schwangerschafts- 111.
—, Vaskularisation 54.
—, Vitamin C 46.
Gelbkörperhormon 42—43.
—, Chemie 43.
—, Einheit 43.
—, Wirkung, andersartige 38, 41, 42, 43.
—, — auf die Brustdrüse 115.
—, — auf den Geburtsbeginn 172.
Gelenke, Becken 9.
Gelenkrheumatismus und Schwangerschaft 263.
Genitale s. Geschlechtsorgane bzw. die einzelnen Organe.
Geschlecht, Beeinflussung 91, 92.
— und Chromosome 72, 90.
—, Feststellung (LÜTTGE-MERTZ) 132.
—, Häufigkeit 90.
Geschlechtsbestimmende Faktoren (GOLDSCHMIDT) 90.
Geschlechtsbestimmung 90—92.
Geschlechtscharakter 90.
Geschlechtsorgane, Arterien s. Arterien.
—, äußere 14—16.
—, Blutversorgung 31—33.
—, Entwicklungsanomalien 290—297.
—, entzündliche Erkrankungen in der Schwangerschaft s. Schwangerschaft.
—, Erst- und Mehrgebärende 161, 162.
—, Geschwülste s. Geschwülste und Schwangerschaft.
—, innere 16—26.
—, Lageveränderungen s. Lageveränderungen der Geschlechtsorgane.
—, Lymphversorgung 33—35.
—, nervöse Versorgung 35, 36.
—, nervös-motorische Versorgung 35.
—, nervös-sensible Versorgung 35.
—, nervös-vegetative Versorgung 35.
—, Reinhaltung im Wochenbett 250, 251.
—, Verletzungen in der Gravidität 582.
— und Vitamine 43—48.
Geschlechtsverkehr in der Schwangerschaft 169.
Geschlechtszellen s. Spermium und Eizelle.
Geschwulstbecken s. enges Becken.
Geschwülste der Nabelschnur 372.

Geschwülste, nicht genitalen Ursprungs 316.
— der Placenta 362.
— und Schwangerschaft 309—316.
— —, Gebärmuttercarcinom 314—316.
— —, —, Behandlung 315, 316.
— —, —, Diagnose 314, 315.
— —, —, Verlauf 314.
— —, Myom 309—312.
— —, —, Behandlung 311, 312.
— —, —, Diagnose 310.
— —, —, Verlauf 310, 311.
— —, Ovarialtumor 312—314.
— —, —, Behandlung 313, 314.
— —, —, Diagnose 312.
— —, —, Verlauf 312, 313.
Gesichtslage 458—462.
—, Begriff 458.
—, Behandlung 461, 462.
—, Diagnose 459, 460.
—, Geburtsmechanismus 458.
—, Komplikationen 460, 461.
—, —, regelwidrige Rotation des Schädels 461.
—, Konfiguration des Schädels 458, 460.
—, Prognose und Verlauf 460, 461.
—, Ursache 458, 459.
Gestosen s. Schwangerschaftstoxikosen.
Gesundheitspflege der Schwangeren 166, 167, 168, 169, 170, 652—653.
Gewicht der Frucht in den einzelnen Monaten 92.
Glandula Bartholinii 16.
— parathyreoidea s. Epithelkörperchen.
— suprarenalis s. Nebenniere.
— thyreoidea s. Schilddrüse.
Glandulae vestibulares majores 16.
Gleichmäßig verengte Becken s. enges Becken.
Glückshaube 180.
Glykosurie in der Schwangerschaft 124, 132, 285, 286.
Gonadotrope Hormone 38.
— — bei Blasenmole 39, 354, 357.
— —, Chemie 38.
— — bei Chorionepitheliom 39, 357, 358.
— —, Einheit 38.
— —, Geburtsbeginn 172.
— —, Gehalt im Blute 39.
— —, — in der Hypophyse der Schwangeren 39.
— —, — im Urin 39.
— —, Hypophyse 38.
— — bei Schwangerschaftstoxikose 39.
— —, verschiedener Herkunft 39.
— —, Wirkung 38, 39, 40.
Gonorrhoe s. Infektionskrankheiten in der Schwangerschaft.
— des Auges bei Neugeborenen 257.
Graafscher Follikel 50.
Granulom des Nabels bei Neugeborenen 258.
Granulosazellen 49.
Gravidationstheorie der intrauterinen Fruchtlage 143.
Gravidität s. Schwangerschaft.

Grenzstrang des sympathischen Nervensystems 35.
Grippe und Schwangerschaft 261, 262.
Grossesse imaginnaire 130.
Grundumsatz, Schwangerschaft 120.
Gummihandschuhe 198.
Gwathmey, geburtshilfliche Schmerzlinderung 242.
Gymnastik in der Schwangerschaft 164, 165.

Habitueller Abort s. Fehlgeburt.
Habitus (Haltung) der Frucht 142, 143.
Haematocele retrouterina 417.
Hämatokolpos 290.
Haematoma parametrii 623.
— peritubare 417.
— retrouterinum 417.
— vaginae 587, 588.
— vulvae 587, 588.
Hämatometra 290.
Hämatommole (Breuss) 407.
Hämatosalpinx 290.
Hämoglobingehalt in der Schwangerschaft 122.
Hämophilie in der Schwangerschaft 285.
Händedesinfektion 197, 198.
Haftmesoderm 76.
Haftzotten 83.
Halteapparat der Gebärmutter 29.
Haltung (Habitus) der Frucht 142, 143.
Haltungsanomalien s. die einzelnen Haltungsanomalien.
— bei Genitalgeschwülsten 311, 455, 459.
Haltungsspannung der Frucht 196.
Harnblase 26.
—, Entleerungsmechanismus 27, 28.
Harnblasengangrän bei Retroflexio und Retroversio uteri gravidi 303, 305.
Harnleiter 27.
Harnorgane, weibliche 26—28.
Harnröhre 28.
Hasenscharte 372.
Haut, intrauterine Funktion bei der Frucht 106.
—, Schwangerschaftserkrankungen 279 bis 281.
—, Schwangerschaftsveränderungen 117, 118.
Hauterkrankungen beim Neugeborenen 257.
Hautexanthem bei Kindbettfieber 620.
Hautfunktion, intrauterine, der Frucht 106.
Hautnekrosen der Frucht 639, 642.
Hautpflege, Schwangerschaft 166.
Hebammenkoffer 209, 210.
Hebosteotomie 546.
Hegarsches Zeichen 109, 126, 127.
Hemeralopie, Vitamin A 44.
Herdinfektion und Schwangerschaftstoxikosen 317.
Hernia diaphragmatica 372.
Hernien und Schwangerschaft 283.
Herpes und Schwangerschaft 280.
Herz, Hypertrophie in der Schwangerschaft 120, 121.

Herz, Lageveränderungen in der Schwangerschaft 120, 121.
—, Schwangerschaftsveränderungen 120, 121.
Herzerkrankungen, Geburt 273, 274.
— und Schwangerschaft 272—274.
— —, Diagnose 272.
— —, gegenseitiger Einfluß 272, 273.
— und Schwangerschaftsunterbrechung 273.
Herzgeräusche, mütterliche, in der Schwangerschaft 121.
Herzmuskelhypertrophie in der Schwangerschaft 120, 121.
Herzmuskelveränderungen bei Eklampsie 333.
Herztöne 130, 131.
—, Arrhythmie 214.
—, Austreibungsperiode 222.
—, Bedeutung beim Fruchttod 141.
—, Beschleunigung 131, 646.
—, Einfluß der Wehentätigkeit 189.
—, erste 94.
—, Eröffnungsperiode 221, 222.
—, Frequenz 130.
—, Kontrolle während der Geburt 221, 222.
—, Schwangerschaftsuntersuchung 147.
—, Verlangsamung 131, 646.
— bei Zwillingsschwangerschaft 440.
Hexenmilch 253.
Hiatus subarcuatus 11.
Hintere Hinterhauptslage 445—450.
— —, Begriff 445.
— —, Behandlung 449, 450.
— —, Diagnose 446, 447.
— —, Prognose 447—449.
— —, Ursache 445, 446.
— —, Vorkommen 445.
Hinterhauptslage 184.
Hochschlagen der Arme bei Beckenendlage 476, 477.
HODGEsche Beckenebenen 8, 9.
Höchstwehenzahl (FREY), Bedeutung 174.
HOEHNsche Schwangerschaftsprobe 127, 128, 310.
HOFMEIERsche Impression 543.
Hoher Blasensprung s. Blasensprung.
— Geradstand 467—470.
— —, Begriff 467.
— —, Behandlung 469, 470.
— —, Diagnose 468.
— —, Prognose und Verlauf 468, 469.
— —, Ursache 467, 468.
HOLZAPFELsches Zeichen 109, 127.
Hormonale Veränderungen, Einfluß auf den Geburtsbeginn 172, 173.
Hormone s. die einzelnen Hormone.
Hüftbein 2.
—, Verschmelzung 2.
Hüllmesoderm 76.
Hydrämie in der Schwangerschaft 122.
Hydramnion 343, 344.
—, Behandlung 344.
—, Diagnose 343.
—, und Eklampsie 335.
—, Symptome 343, 344.
—, Ursache 343.

Hydramnion, Verlauf 344.
—, Wehenschwäche 344.
Hydrocephalus 375, 376.
Hydrops fetus et placentae 253, 259, 359, 380—383.
— — —, Behandlung 283.
— — —, Pathologie 380, 381.
— — —, Prophylaxe 383.
— — —, Ursache 381, 382.
— — —, —, Rhesusfaktor 382—383.
Hydrops gravidarum 327, 328.
— —, Stoffwechselveränderungen 327.
— —, Symptome 327, 328.
— —, Ursache 327.
— placentae 359.
Hydrorrhoea decidualis 299.
— uteri gravidi 345.
Hygroma colli 375.
Hymen 16.
—, Form 16.
Hymenatresie 290.
Hymenincision 290.
Hyperemesis gravidarum 321—325.
— —, Albuminurie 322.
— —, Behandlung 323—325.
— —, Ikterus 325.
— —, Leberveränderungen 321, 325.
— —, Prognose 325.
— —, Schwangerschaftsunterbrechung 325.
— —, Stoffwechselveränderungen 322.
— —, Symptome 321, 322.
— —, Ursachen 322, 323.
— —, Vitamin B_1 45.
Hypertension als Zeichen einer Schwangerschaftstoxikose 328, 329.
Hyperthyreose in der Schwangerschaft 287.
Hypertonia essentialis und Schwangerschaft 329.
Hypertonische Wehenschwäche 495.
Hypertrichosis lanuginensis 118.
Hypertrophie des Herzens in der Schwangerschaft 120, 121.
Hypnose, geburtshilfliche Schmerzlinderung 245.
Hypophyse, Adiuretin 40, 119.
—, Melanophorenhormon 40, 119.
—, Oxytocin 40, 119.
—, Prolactin 38, 115.
—, Prolan A 38, 39.
—, — B 38, 39.
—, Schwangerschaftsveränderungen 39, 118, 119.
—, Stoffwechselhormon 38.
—, Vasopressin 40, 119.
—, Vitamin B_1 45.
—, — E 47, 48.
—, Wachstumshormon 38, 119.
Hypophysenerkrankungen in der Schwangerschaft 285.
Hypophysenhinterlappenhormone in der Ätiologie der Eklampsie 333.
—, Geburtsbeginn 172, 173.
— bei Wehenschwäche 494, 496.
Hypoplasia uteri 296.
Hypoplastisches Becken s. enges Becken.

Hypothyreose in der Schwangerschaft 287.
Hypotonie in der Schwangerschaft 329.
Hysterie 336.

Ikterus bei Eklampsie 338.
— bei Hyperemesis gravidarum 325.
— bei Lebererkrankungen in der Schwangerschaft 326.
Ileus und Schwangerschaft 283, 284.
Im Ausgang verengtes Becken s. enges Becken.
Immunkörper des Colostrums 116.
Impetigo herpetiformis in der Schwangerschaft 280, 281.
Implantation des Eies 80.
Implantationssyncytium 75.
Imprägnation der Eizelle 72.
Impressio cranii infolge Geburtsverletzungen 639.
Incarceration bei Retroflexio und Retroversio uteri gravidi 303, 305.
Incisura ischiadica major 6.
— — minor 6.
Inclinatio pelvis 9.
Infantiles Becken s. enges Becken.
Infektionen des Nabels beim Neugeborenen 258.
Infektionskrankheiten und Schwangerschaft 260—271.
— —, Cholera 261.
— —, Diphtherie 261.
— —, Gelenkrheumatismus 263.
— —, Gonorrhoe 266—268.
— —, Grippe 261, 262.
— —, Haut 263.
— —, Lues 268—271.
— —, —, Diagnose 270, 271.
— —, —, Eheschließung 271.
— —, —, Frage des Stillens 271.
— —, —, Fruchttod 268, 288.
— —, —, Therapie 271.
— —, Malaria 262.
— —, Masern 260.
— —, Pneumonie 262.
— —, Pocken 261.
— —, Scharlach 260, 261.
— —, Tetanus 261.
— —, Tonsillitis 262.
— —, Tuberkulose 263—266.
— —, —, Schwangerschaftsunterbrechung 265, 266.
— —, —, Therapie 264.
— —, —, Verlauf 263, 264.
— —, Typhus abdominalis 261.
Infektionsmöglichkeiten in der Geburtshilfe 199—201.
Infizierte Extrauteringravidität 423.
Innere Abdichtung 192.
— — bei engem Becken 536.
— Beckenmessung s. Beckenmessung.
— Geschlechtsorgane 16—26.
— Überdrehung 452.
— Überwanderung des Eies 66, 415.
— Untersuchung s. Untersuchung, geburtshilfliche.

Innere Wendung bei Nabelschnurvorfall 371.
— — bei Placenta praevia 557, 558, 559.
— — bei Querlage 486, 487, 488.
— — bei vorzeitiger Placentalösung 568.
Innersekretorische Drüsen, Erkrankungen und Schwangerschaft, s. Schwangerschaft und innersekretorische Erkrankungen.
Insertio marginalis 364.
— excentrica 364.
— velamentosa 364.
Instrumentelle Ausräumung bei Fehlgeburt 404.
Intakte Extrauteringravidität 418, 419.
Interkurrente Eklampsie 335.
Intermedin 40.
Interpositio und Schwangerschaft 302.
Interspinallinie 6.
Interstitielle Extrauteringravidität 426.
Intertrigo beim Neugeborenen 257.
Intervillöser Raum 80, 81, 83.
Intrakranielle Blutungen s. Frucht, Geburtsverletzungen.
Intraligamentäre Gravidität 426.
Intralumbale Blutung bei der Frucht 641.
Intramurale Extrauteringravidität 426.
Intrauterine Fruchtlage (Haltung, Stellung, Lage) 142, 143, 144.
— — bei Zwillingsschwangerschaft 437, 438, 439.
— Längenmessung der Frucht 139, 439.
— Lebensäußerungen der Frucht s. Frucht, Lebensäußerungen.
Intrauterines Absterben der Frucht s. Fruchttod.
Introitus pelvis 1.
Invaginatio uteri 580.
Inversio uteri 578—582.
— —, Behandlung 580—582.
— —, —, Blutstillung 580, 581.
— —, —, Reposition 581, 582.
— —, Diagnose 579, 580.
— —, Einteilung 579.
— —, Häufigkeit 578.
— —, Ursache 579.
Ischiopagen 377.
Ischuria paradoxa bei Retroflexio und Retroversio uteri gravidi 302, 305.
Isthmus uteri 19.
— —, Teilnahme an der Brutraumbildung 83, 110.
Isthmusschleimhaut 21.
—, cyclische Veränderungen 21.

Junge Erstgebärende, Geburtsverlauf 504, 505.

Käseschmiere 106.
Kaiserschnitt s. Sectio caesarea.
Kalkstoffwechsel in der Schwangerschaft 124.
Kaltblüterprobe, Schwangerschaft 134, 135.
Kapillar s. Capillar.
Karzinom s. Carcinom.

Katheterisieren 238.
Keimschild 76.
Kephalhämatom s. Cephalhämatom.
Kind s. Frucht, Fetus, Neugeborenes.
Kindbettfieber 604—637.
—, bakterielle Infektion 615—637.
—, — —, Absceßeröffnung 627, 634, 635.
—, — —, Abscessus ovarii 615, 616.
—, — —, Adnexentzündungen 630.
—, — —, allgemeine Pflege 634.
—, — —, Arthritis purulenta 626.
—, — —, Ausbreitung über die Blutbahn 617—620.
—, — —, — durch die Lymphbahn 620—629.
—, — —, —, entlang der Schleimhaut 615—617.
—, — —, — der Thrombophlebitis infectiosa 617, 618, 619.
—, — —, bakteriologische Untersuchungen 629.
—, — —, Beckenbindegewebsphlegmone 622, 623.
—, — —, Behandlung der Adnexentzündungen 630.
—, — —, — der Allgemeininfektion 631—634.
—, — —, — der Endometritis 630.
—, — —, — der Parametritis 630.
—, — —, — der Peritonitis 635.
—, — —, — des Puerperalgeschwürs 629, 630.
—, — —, — bei Schüttelfrost 633.
—, — —, — der Thrombophlebitis 630, 631.
—, — —, Bluttransfusion 632, 633.
—, — —, Blutuntersuchungen 629.
—, — —, Dauertropfinfusion 633.
—, — —, Diagnose 627—629.
—, — —, Douglasabsceß 615, 616.
—, — —, Durchbruch, parametraner Absceß 623.
—, — —, Empyem 620.
—, — —, Endocarditis puerperalis 620.
—, — —, Endometritis puerperalis 614, 615, 616, 630.
—, — —, Ernährung 634.
—, — —, Eröffnung von Abscessen 627, 634, 635.
—, — —, Gangraena uteri partialis 622.
—, — —, Gangrän des Beines 620.
—, — —, Gebärmutterentfernung 635.
—, — —, Hautexanthem 620.
—, — —, Heparinbehandlung bei Thrombophlebitis 631.
—, — —, Hirnabsceß 620.
—, — —, innere Untersuchung 627.
—, — —, Kochsalzinfusion 633.
—, — —, Kolpotomie 634.
—, — —, Lagerung des Beines bei Thrombophlebitis 630.
—, — —, Lochiometra 615.
—, — —, Lungenabsceß 620.
—, — —, MAHLERsches Zeichen 628.
—, — —, medikamentöse Behandlung 632—634.

Kindbettfieber, bakterielle Infektion, Meningitis purulenta 620.
—, — —, Metritis dissecans 622.
—, — —, Nierenabsceß 620.
—, — —, Onkotomie 635.
—, — —, Oophoritis 615.
—, — —, operative Behandlung 634—636.
—, — —, Organabscesse 620.
—, — —, Osteomyelitis 620.
—, — —, Panophthalmia puerperalis 620.
—, — —, Parakolpitis 622, 623.
—, — —, Parametritis 622, 623.
—, — —, Pathologie und Klinik 615—629.
—, — —, Pelveoperitonitis 615, 616.
—, — —, Peritonitis universalis 615, 616, 624.
—, — —, Phlegmasia alba dolens 618, 619.
—, — —, Phlegmone in der Gegend der Eintrittspforte 622, 623.
—, — —, Prophylaxe 636, 637.
—, — —, Pyämie 619, 620, 625.
—, — —, Pyosalpinx 615.
—, — —, Röntgenbehandlung der Thrombophlebitis 631.
—, — —, Salpingitis puerperalis 615.
—, — —, Sepsis 620, 623, 626.
—, — —, septischer Lungeninfarkt 620.
—, — —, symptomatische Behandlung 633.
—, — —, Thrombophlebitis infectiosa 617, 618, 619.
—, — —, — purulenta 619.
—, — —, Traubenzuckerinfusion 633.
—, — —, Ulcus puerperale 616, 620.
—, — —, Untersuchungsverfahren 627—629.
—, — —, Venenunterbindung 635.
—, — —, Verhalten des Pulses 628.
—, — —, — der Temperatur bei Pyämie 625.
—, — —, — bei Sepsis 626.
—, — —, Zinkleimverband bei Thrombophlebitis 631.
—, — Intoxikation 613, 614.
—, — —, Behandlung 614.
—, — —, Diagnose 614.
—, — —, Pathologie 613.
—, — —, Symptome 614.
—, Einteilung 612, 613.
—, Geschichtliches 604, 605.
—, Krankheitserreger 202, 203, 612, 613.
—, SEMMELWEIS, sein Leben und seine Lehre 605—612.
Kindsbewegungen 130.
—, erste 94.
—, Fruchttod 141.
—, Geräusche 130, 131.
—, Schwangerschaftszeitrechnung 136.
Kindsteile, große 129, 130.
—, kleine 129, 130.
Kitzler 11, 15.
Kleidung des Neugeborenen 232.
— in der Schwangerschaft 166, 167.
Klima und Schwangerschaftstoxikosen 317.
Klitoris 11, 15.
KNAUS-OGINOsche Theorie 69, 70.
Knielage s. Beckenendlage.

Knochenbrüche der Frucht 645.
— —, Behandlung 645.
Knotenbildung der Nabelschnur 366, 367.
Kochsalzinfusion bei Kindbettfieber 633.
Koffer für Hebammen 209, 210.
—, geburtshilflicher 210, 211.
Kohabitation, Schwangerschaftszeitrechnung 137.
Kohlenhydratbelastungsprobe 132.
Kohlenhydrate in der Schwangerenernährung 167, 168.
Kohlenhydratstoffwechsel in der Schwangerschaft 124.
Kollision der Zwillinge 443.
Kolostrum s. Colostrum.
Kolpaporrhexis 588.
Kolpitis s. Colpitis.
Kompression der Gebärmutter, bimanuelle bei Atonie 575.
Kondylome s. Condyloma.
—, spitze 266, 268.
Konfiguration des Schädels bei Gesichtslage 458, 460.
— — bei Hinterhauptslage 185.
— — bei Stirnlage 456.
— — bei Vorderhauptslage 454.
Konstitution und Schwangerschaftstoxikosen 319.
Kontaktinfektion 197, 200.
Kontraktionsring 110, 148, 176, 215.
Kopf, Frucht s. Frucht, Schädel.
Kopfblutgeschwulst 187, 188, 642.
Kopfgeschwulst 186, 187, 637, 642.
Kopfschwartenzange s. Galeazange.
Korpus s. Corpus.
Korrektivbewegungen, Rolle für die Fruchtlage 143, 144.
Korsett in der Schwangerschaft 281.
Kotyledonen 83, 86.
Kraniopagen 377.
Kranznaht 98.
Kreißbett 204—206.
Kreuzbein 1.
Kreuzschmerzen in der Schwangerschaft 281.
Krimineller Abort s. Fehlgeburt.
Künstliche Ernährung des Neugeborenen 256.
Kuppenweichschädel 98.
Kurze Nabelschnur 365.
Kyphotisches Becken s. enges Becken.

Labia majora 14.
— minora 14.
Lachgas, geburtshilfliche Schmerzlinderung 241, 242.
Lactationshormon s. Hypophyse.
Länge der Frucht 92.
— der Nabelschnur 365, 366.
Lage der Gebärmutter, normale 29.
— (Situs) der Frucht 142.
Lageanomalien der Frucht s. die einzelnen Lageanomalien.
— — bei Genitalgeschwülsten 311, 472, 480.
— — bei Mißbildungen der Geschlechtsorgane 295, 472, 480.

Lageanomalien der Frucht bei Mißbildungen des Eies s. die einzelnen Mißbildungen.
— — bei Placenta praevia 554.
Lagerung der Frau bei der Geburt 226.
— — in der Placentarperiode 238.
Lageveränderungen der Geschlechtsorgane und Schwangerschaft 300—308.
— — —, Anteflexio 300.
— — —, Elongatio colli 308.
— — —, Interpositio 302.
— — —, Prolapsus uteri 306, 307.
— — —, Retroflexio 302—306.
— — —, Rotatio uteri 308.
— — —, Vaginaefixatio 302.
— — —, Ventrofixatio 301, 302.
— des Herzens in der Schwangerschaft 120, 121.
LANGHANSsche Zellen, Chorionzotten 79, 81.
Lanugo 94, 118.
Lebensäußerungen der Frucht s. Frucht, Lebensäußerungen.
Lebensdauer, Eizelle 68.
—, Spermium 67, 68.
Lebensregeln für die Schwangere s. Schwangerenberatung.
Leber, Schwangerschaftsveränderungen 125, 318, 326.
Leberatrophie, akute gelbe 326.
Lebererkrankungen in der Schwangerschaft 326, 327.
— —, Atrophia hepatis flava 326.
— —, Schwangerschaftsunterbrechung 327.
— —, Stoffwechselveränderungen 326, 327.
— —, toxische Entartung 326.
Leberveränderungen bei Eklampsie 333.
— bei Hyperemesis gravidarum 321, 325.
Leitstelle 194.
LEOPOLDsche Handgriffe 145, 146, 147, 213.
Letale Gene 391.
Leukämie und Schwangerschaft 285.
Leukocytenzahl in der Schwangerschaft 122.
LEVRETsche Beckenebenen 8.
Liegebecken s. enges Becken.
Ligamentum cardinale 29.
— infundibulopelvicum 25.
— ovarii proprium 22, 23, 25.
— rotundum 22, 23, 29.
— sacrospinale 3, 6.
— sacrospinosum 3, 6.
— sacrotuberale 3, 6.
— sacrotuberosum 3, 6.
— sacrouterinum 23, 29.
— suspensorium ovarii 25.
Linea terminalis 1, 6.
Liquor folliculi 50.
Lithokelyphos 423.
Lithopädion 392, 423.
LITZMANNsche Einteilung des engen Beckens 507.
— Obliquität 463, 464, 465, 466, 467.
Lividität, Schwangerschaft 129.
Lochien 246.
Lochiometra 615.
LOCKEsche Lösung 599.

Lösungsmechanismus der Placenta s. Geburtsperioden, Placentarperiode.
Lokalanästhesie, geburtshilfliche Schmerzlinderung 244.
Low reserve kidney 317.
— — pancreas 317.
Lues und Schwangerschaft s. Infektionskrankheiten und Schwangerschaft.
Luftembolie 602.
Lumbalanästhesie, geburtshilfliche Schmerzlinderung 244.
Lumbalpunktion bei Eklampsie 340.
Lungeninfarkt, septischer, bei Kindbettfieber 620.
Lungentuberkulose und Schwangerschaft s. Infektionskrankheiten und Schwangerschaft.
Luteincysten bei Blasenmole 353.
Luteinisierungshormon 38, 39.
Luxationsbecken s. enges Becken.
Lymphonodi anorectales 35.
— ilici 33, 35.
— — interni 33, 35.
— inguinales superficiales 33.
— lumbales 33.
— sacrales 35.
— subinguinales superficiales 33.
Lymphversorgung der Geschlechtsorgane 33—35.

Maceration bei Lues 268.
Magma reticulare 76.
MAHLERsches Zeichen 628.
Malaria und Schwangerschaft 262.
Manuelle Aortenkompression bei Atonie 577.
— Placentalösung bei Placenta praevia 562.
— —, Technik 573, 574.
MARTINscher Beckenzirkel 149.
Masern und Schwangerschaft 260.
Massage der Gebärmutter, bimanuelle bei Atonie 575.
Mastitis neonatorum 253.
— puerperalis 602—604.
— —, Behandlung 603—604.
— —, Erscheinungsformen 603.
— —, Ursachen 602, 603.
Mechanismus der Eiausstoßung bei Fehlgeburt 397.
— der Geburt s. Geburtsmechanismus.
MECKELsches Divertikel 79.
Mehrgebärende, alte, Geburtsleitung 503, 504.
—, —, Geburtsverlauf 503, 504.
—, Unterschiede zwischen Erst- und Mehrgebärenden s. Erstgebärende.
Mehrlingsschwangerschaft s. Zwillingsschwangerschaft.
Meiostagminprobe 132.
Melaena neonatorum 259.
Melanophorenhormon 40.
Menarche 55.
Meningitis und Schwangerschaft 336.
— purulenta bei Kindbettfieber 620.
Meningocele 372.

Menopause 21, 55.
Menstruation 55—63.
—, Blutverlust 55.
—, Dauer 56.
—, Einflüsse 55.
—, Eireifung, Zusammenhang 63—64.
—, Intervall 56.
—, Molimina 56.
—, Ovulation, Zusammenhang 64.
—, Schwangerschaft 129, 136.
—, Schwangerschaftszeitrechnung 136.
—, vikariierende 56.
—, Wochenbett 247.
Mesoderm der Morula 75.
—, embryonales 79.
Messung der Wehentätigkeit 174.
Metritis dissecans 622.
MICHAELISsche Raute 151.
— — bei engem Becken 531.
Miktion des Neugeborenen 252, 253.
— im Wochenbett 250.
Miktionsbeschwerden bei Retroflexio und Retroversio uteri gravidi 302, 304, 305.
Milch, Zusammensetzung 116.
Milchproduktion, Prolactin 115.
—, Saugreiz 116.
Milchpumpe 255.
Milchsekretion, Vitamin B_1 45.
Milchzucker, Schwangerschaft 124.
Mineralien, Schwangerenernährung 168.
Mißbildungen der Frucht s. Frucht, Entwicklungsanomalien.
— der Geschlechtsorgane s. Entwicklungsanomalien der Geschlechtsorgane.
Missed abortion 392.
— labour 392.
Mola destruens 353.
— hydatidosa s. Blasenmole.
MOMBURGscher Schlauch bei Atonie 577.
Mons veneris 14.
Morbus Addisoni und Schwangerschaft 287.
Morphinismus und Schwangerschaft 290.
Morphium, geburtshilfliche Schmerzlinderung 242.
Morula 72.
Morulamesoderm 75.
Mundpflege in der Schwangerschaft 169.
Musculus bulbocavernosus 11, 12.
— ischiocavernosus 11, 12.
— levator ani 10, 12.
— transversus perinei profundus 11, 12.
— — — superficialis 11, 12.
Muskulatur, Beckenboden 10, 11, 12, 13.
—, intrauterine Funktion bei der Frucht 106.
—, Uterus 18—21.
Muttermund, äußerer 18, 20.
—, Anatomie 18, 19.
—, Dilatation 494, 495, 501.
—, Einklemmung 537.
—, Eröffnung 176, 215, 216.
—, —, Ursache 176, 177, 178, 179.
—, Incision 291.
—, innerer 18.
—, Rigidität 498, 500.
—, —, Behandlung 501.

Muttermund, Rigidität, Diagnose 498, 499, 500.
Mutterschaftsfürsorge s. Schwangerenberatung.
Myelitis und Schwangerschaft 288.
Myocarditis und Schwangerschaft s. Herzerkrankungen und Schwangerschaft.
Myokardveränderungen bei Eklampsie 334.
Myom und Schwangerschaft s. Geschwülste und Schwangerschaft.
Myometrium 19, 20.

Nabel in Beziehung zum Fundusstand 128.
Nabelschnur 87.
Nabelschnuranomalien 364—372.
—, dicke Nabelschnur 368.
—, echte Knoten 366.
—, — — bei Zwillingen 367.
—, falsche Knoten 367.
—, Funiculus umbilicalis bifurcatus 365.
—, Geschwülste 372.
—, Insertio excentrica 364.
—, — marginalis 364.
—, — velamentosa 364.
—, — —, Bedeutung 364.
—, kurze Nabelschnur 365.
—, — —, Bedeutung 365.
—, lange Nabelschnur 365, 366.
—, relative Verkürzung 365.
—, Torsion 367.
—, Umschlingung 365—366.
—, —, Behandlung 366.
—, —, Diagnose 366.
— ‚Vasa praevia 364.
—, Vorliegen und Vorfall s. Vorliegen und Vorfall der Nabelschnur.
—, Zerreißung 372.
Nabelschnurgeräusch 130, 366.
Nabelschnurzerreißung bei Sturzgeburt 497.
NABOTHsche Eier 20.
Nachgeburtsperiode s. Geburtsperioden.
Nachgeburtswehen 175.
Nachweis der Schwangerschaft s. Schwangerschaftsdiagnose bzw. -proben.
NAEGELEsche Obliquität 463, 464, 465, 466, 467.
Nähte des Fruchtschädels s. Sutura.
Narkolepsie in der Schwangerschaft 289.
Nebenniere, Schwangerschaftsveränderungen 120.
Nebennierenerkrankungen und Schwangerschaft 287.
Nephropathia gravidarum, Behandlung 330, 331.
— —, Diagnose 330.
— —, Klinik 329—331.
— —, Symptome 330.
Nervensystem, Einfluß auf den Geburtsbeginn 173.
—, intrauterine Funktion bei der Frucht 106.
—, Schwangerschaftsveränderungen 125.
Nervöse Versorgung der Geschlechtsorgane s. Geschlechtsorgane.
Nervus pudendalis 35, 36.

Nervus pudendus 35, 36.
Netzhautablösung bei chronischen Nierenleiden 279.
— ,bei Schwangerschaftstoxikosen 278.
Neugeborenes s. auch Frucht, Säugling.
—, Anämie 259, 382.
—, Ankleiden nach der Geburt 232.
—, Atmung post partum, Ursache 189, 190.
—, Augenprophylaxe 228, 229.
—, Brustveränderungen 253.
—, Cephalhämatom 187, 188.
—, Erkrankungen der Haut 257.
—, Ernährung 253, 254.
—, Ernährungsstörungen 258, 259.
—, Ikterus 253, 259, 382.
—, Kopfgeschwulst 186, 187, 188, 637.
—, künstliche Ernährung 256.
—, Lues 268—270.
—, Meläna 259.
—, Miktion 252, 253.
—, Nabelinfektion 258.
—, Nabelversorgung 229—232.
—, — bei Zwillingsschwangerschaft 441.
—, Ophthalmoblennorrhoe 257.
—, Reinhaltung 252.
—, Reinigung nach der Geburt 231.
—, Rhinitis 258.
—, Soor 258.
—, Stillen bei Lues 271.
—, — bei Tuberkulose 266.
—, Stillgeschäft 254.
—, Stillschwierigkeiten 254—256.
—, —, Behandlung 255.
—, Stuhlkontrolle 252.
—, Temperatur 252.
—, transitorisches Fieber 252.
—, Versorgung nach der Geburt 228—232.
Neugeborenenpflege 251—259.
Neuralgien in der Schwangerschaft 289.
Neuritis traumatica 538.
Neuro- und Psychopathien in der Schwangerschaft 288, 289.
— —, Chorea gravidarum 288.
— —, Dementia praecox 288.
— —, Epilepsie 289.
— —, Myelitis 288.
— —, Narkolepsie 289.
— —, Neuralgien 289.
— —, Paralysis progressiva 289.
— —, psychische Störungen 288.
— —, Sclerosis multiplex 288.
— —, Tabes dorsalis 289.
Nicht gleichmäßig verengte Becken s. enges Becken.
Nicotinsäureamid 45.
—, Schwangerschaft 45.
Nicotinvergiftung in der Schwangerschaft 290.
Niere, Schwangerschaftsveränderungen 125.
Nierenabsceß bei Kindbettfieber 620.
Nierendecapsulation bei Eklampsie 340.
Nierenleiden, Augenhintergrundveränderungen 275.
— und Schwangerschaft 275—278.
— —, gegenseitiger Einfluß 275.

Nierenleiden und Schwangerschaftsunterbrechung 276, 278.
Nierentuberkulose und Schwangerschaft 278.
Nierenüberbelastung in der Schwangerschaft 317.
Nierenveränderungen bei Eklampsie 333.
— bei Hyperemesis gravidarum 325.
Nodus spurius gelatinosus 367.
Non ovulating bleeding 64.
Noninfektion 199, 200, 648.
Novalgin, geburtshilfliche Schmerzlinderung 244.

Oestradiol 41.
Oestriol 41.
Oestron 41.
OGINO-KNAUSsche Theorie 69, 70.
Ohrenerkrankungen und Schwangerschaft 279.
Oligohydramnie 345.
—, primäre 345.
—, sekundäre 345.
Onkotomie 635.
Oophoritis puerperalis 615.
Operationsverletzungen, kindliche s. Frucht, Geburtsverletzungen.
—, mütterliche s. Geburtsverletzungen 583—588.
Ophthalmoblennorrhoea neonatorum 257.
Organabscesse bei Kindbettfieber 620.
Organüberentwicklung bei der Frucht 377.
Organverletzungen der Frucht bei der Geburt 643.
Orgasmus 67.
Os coccygis 2.
— coxae 2.
— —, Verschmelzung 2.
— ischii 2.
— pubis 2.
— Sacrum 1.
Osteochondritis syphilitica 269.
Osteodystrophisches Becken s. enges Becken.
Osteomalacie 519—527.
—, Behandlung 527.
—, Diagnose 522—527.
—, Ursachen und Symptome 47, 519—522.
Osteomalacisches Becken s. enges Becken.
Osteomyelitis bei Kindbettfieber 620.
Osteopsatyrotisches Becken s. enges Becken.
Ostitis deformans (PAGET) 527.
— fibrosa generalisata (RECKLINGHAUSEN) 527.
Ostium anatomicum externum uteri 19.
— — internum uteri 18.
— histologicum uteri 19.
Otosklerose und Schwangerschaft 279.
Ovarialabsceß bei Kindbettfieber 615, 616.
Ovarialfunktion Stillperiode 247.
—, Wochenbett 247.
Ovarialtumoren und Schwangerschaft s. Geschwülste und Schwangerschaft.
Ovarielle Schwangerschaft 415, 425.
Ovarium s. Eierstock.

Ovula Nabothi 20.
Ovulation, provozierte 70.
—, Zusammenhang mit der Menstruation 64.
Oxytocin 40, 119.
—, Einheit 40.

Pancreas s. Bauchspeicheldrüse.
Panophthalmia puerperalis 620.
Parakolpitis bei Kindbettfieber 622, 623.
Paraldehyd, geburtshilfliche Schmerzlinderung 243.
Paralumbalanästhesie, geburtshilfliche Schmerzlinderung 244.
Paralysis progressiva und Schwangerschaft 289.
Parametranabsceß, Durchbruch 623.
Parametrananästhesie, geburtshilfliche Schmerzlinderung 244.
Parametrienabklemmung bei Atonie 577.
Parametritis bei Kindbettfieber 622, 623.
— puerperalis, beginnende, Behandlung 630.
Parathyreoidea s. Epithelkörperchen.
Paroophoron 26.
Parovarium 26.
Partus conduplicato corpore 483, 484.
— praecipitatus 497.
Passiver Teil, Gebärmutter 110, 176.
Pellagraschutzstoff s. Nicotinsäureamid.
Pelveoperitonitis bei Kindbettfieber 615, 616.
Pelvis obtecta 529.
— ossea 1.
Pemphigus neonatorum 257.
— syphiliticus 268.
Penicillin in der Augenprophylaxe 229.
— s. auch bei der Behandlung der einzelnen genitalen und extragenitalen Infektionen.
Perineum 14.
Perioden, Geburt s. Geburtsperioden.
Peritoneum der Beckenorgane 21, 22.
Peritonitis puerperalis 615, 616, 624.
— —, Behandlung 635.
Pernocton, geburtshilfliche Schmerzlinderung 243.
PETER MÜLLERscher Handgriff 543.
Pfählungsverletzungen 582.
Pfeilnaht 97.
Pflege des Frühgeborenen 256, 257.
— des Neugeborenen 251—259.
— im Wochenbett 249—251.
Phlegmasia alba dolens 618, 619.
Phlegmone bei Kindbettfieber 622, 623.
— des Beckenbindegewebes bei Kindbettfieber 622, 623.
Phosphorvergiftung in der Schwangerschaft 290.
Pigmentation in der Schwangerschaft 118.
PISKAČEKsches Zeichen 109.
Placenta 80—87.
— accreta 83, 363, 574.
— adhaerens 363, 574.
— Apoplexia uteroplacentaris 567.
—, Blutkreislauf 83, 84, 99.
—, Chorionprolan 118.
—, Durchlässigkeit s. Placenta, Funktion.

Placenta, Einfluß auf den Geburtsbeginn 172.
—, endotheliochoriale 102, 103.
—, Entfernung der gelösten 236—238.
—, epitheliochoriale 102.
—, Funktion 102—105.
—, —, Bakterien 104.
—, —, Eiweißstoffe 104.
—, —, Fermente 104.
—, —, Fette 103, 104.
—, —, Gasaustausch 103.
—, —, Hormone 104, 105.
—, —, Immunkörper 104.
—, —, Kohlenhydrate 103.
—, —, Medikamente 103.
—, —, organische Stoffe 103.
—, —, Vitamine 104, 105.
— haemochoriale 102, 103.
— bei Hydrops fetus 359, 380.
— increta 83, 574.
—, Kotyledonen 83, 86.
—, Lösungsmechanismus nach DUNCAN 182.
—, — nach SCHULTZE 182.
—, Lösungszeichen s. Geburtsperioden, Placentarperiode.
— bei Lues 270, 359.
— percreta 83, 363.
— praevia 549—563.
— —, Anomalien der intrauterinen Fruchtlage 554.
— —, Behandlung, Amputatio praecaesarea 561.
— —, —, Ballontherapie 557, 558.
— —, —, Blasensprengung 555.
— —, —, Bluttransfusion 562.
— —, —, DÜHRSSEN-Tamponade 562.
— —, —, Galeazange 560.
— —, —, Hysterotomia vaginalis 561.
— —, —, Placentalösung, manuelle 562.
— —, —, Placentarperiode 561, 562.
— —, —, Scheidentamponade 555.
— —, —, Sectio caesarea 560, 561.
— —, —, Wendung auf den Fuß 557, 559.
— — cervicalis 551.
— — — accreta 551.
— —, Einteilung 549.
— —, Entstehungsmöglichkeiten 551, 552.
— —, Häufigkeit 551.
— —, Infektionsgefahr 554.
— —, Mortalität 551, 555.
— —, seltene Formen 550, 551.
— —, Symptome und Diagnose 552, 553.
— —, — —, innere Untersuchung 553.
— —, — —, Röntgenuntersuchung 553.
— —, Verblutungsgefahr 553, 554.
—, Randsinus 83.
—, Rolle im Geburtsbeginn 172.
—, Struktur nach SPANNER 83.
—, — nach STIEVE 83.
—, syndesmochoriale 102, 103.
— bei Tuberkulose 263.
—, Untersuchung auf Vollständigkeit 238 bis 240.
—, Ursache der Lösung 182.
—, Vitamin-C-Gehalt 46.

Placenta, vorzeitige Lösung 563—569.
—, — —, Behandlung 567—569.
—, — —, — des Allgemeinzustandes 568.
—, — —, —, Amputatio praecaesarea 569.
—, — —, —, — supravaginalis 569.
—, — —, —, Ballontherapie 568.
—, — —, —, Galeazange 568.
—, — —, —, Hysterotomia vaginalis 569.
—, — —, —, medikamentöse 567.
—, — —, —, Sectio caesarea 568.
—, — —, —, Wendung auf den Fuß 568.
—, — —, Diagnose 567.
—, — —, Symptome 565—567.
—, — —, Ursache 563—565.
— bei Zwillingsschwangerschaft 431, 432, 433, 434.
Placentaanomalien 359—363.
—, Cysten 361, 362.
—, Endarteriitis 363.
—, Entzündung 362.
—, Geschwülste 362.
Placentaanomalien, Infarkte 361.
—, Kalkablagerungen 361.
—, Placenta bipartita 360.
—, — circumvallata 360.
—, — duplex 360.
—, — extrachorialis 360.
—, — fenestrata 360.
—, — lobulata 360.
—, — marginata 360.
—, — membranacea 360.
—, — pseudozonaria 361.
—, — succenturiata 87, 360.
—, — zonaria 361.
Placentalösung, manuelle, bei Placenta praevia 562.
—, —, Technik 573, 574.
Placentarperiode s. Geburtsperioden.
Placentasepten 83.
Placentaveränderungen als Ursache des Geburtsbeginnes 172.
Placentazotten s. Chorionzotten.
Placentitis 362.
Plattes Becken s. enges Becken.
Plexus aorticus abdominalis 35.
— haemorrhoidalis 32.
— ovaricus 35.
— rectalis 32.
— — caudalis 35.
— — cranialis 35.
— renalis 35.
— sacralis 35.
— uterovaginalis (N.) 35.
— — (V.) 32.
Plexus vesicalis (N.) 35.
— — (V.) 32.
— vesicopudendalis 32, 33.
Plexuslähmung der Frucht 643.
Plica lata uteri 22.
— suspensoria ovarii 25.
Plicae palmatae 19.
Pneumonia alba 268.
Pneumonie und Schwangerschaft 262.
Pocken und Schwangerschaft 261.
Portio in der Schwangerschaft 129.

Portio vaginalis 18.
Positio (Stellung) der Frucht 142.
— occipitalis pubica s. hoher Geradstand.
— — sacralis s. hoher Geradstand.
Präcipitinprobe 132.
Präeklampsie 331, 332.
—, Diagnose 331.
—, Symptome 331, 332, 337.
—, Therapie 331.
Praesentatio (Einstellung) des Fruchtschädels 143.
Pregnandiol 43.
Primäre Wehenschwäche s. Geburtswehen.
Primärzotten, Chorion 76, 77.
Primordialfollikel 49.
Probegeburt bei engem Becken 534.
Prochownicksche Diät 542.
Progesteron s. Gelbkörperhormon.
Prolactin 38, 115.
Prolan A 38, 39.
— B 38, 39.
Prolapsus placentae 550, 565.
— uteri 306, 307.
Proliferationsphase, Gebärmutterschleimhaut 58.
Prominenz des Fruchtschädels 534.
Promontorium 1, 6.
Prophylaxe in der Geburtshilfe 647—653.
— — während der Geburt 649, 650.
— —, Gesundheitspflege 652, 653.
— —, Nachuntersuchungen 650—652.
— —, Noninfektion 648.
— —, Organerkrankungen der Mutter 648, 652.
— —, Regelwidrigkeiten der Frucht 648, 649.
— —, — der Gravidität 649.
— —, Schwangerenberatung 648, 649.
— —, Schwangerschaftsunterbrechung 652.
— — während des Wochenbettes 650.
Pruritus in der Schwangerschaft 280.
Psyche, Schwangerschaftsveränderungen 125.
Psychische Störungen in der Schwangerschaft 288.
Ptyalismus 326.
Pubertät 21, 49, 55.
Pudendusanästhesie, geburtshilfliche Schmerzlinderung 244.
Puerperalfieber s. Kindbettfieber.
Punctum maximum, Herztöne 131.
Purpura und Schwangerschaft 285.
Pyämie 619, 620, 625.
Pyelitis gravidarum 276, 277.
— —, Schwangerschaftsunterbrechung 276.
— —, Therapie 277, 278.
Pygopagen 377.
Pyodermie in der Schwangerschaft 263.
Pyonephrose in der Schwangerschaft s. Pyelitis gravidarum 277.
Pyosalpinx bei Kindbettfieber 615.

Quecksilbervergiftung in der Schwangerschaft 290.
Querlage 480—489.

Querlage, Armvorfall 482.
—, Begriff 480.
—, Behandlung 486—489.
— — Ballontherapie 488, 489.
—, —, Dekapitation bei verschleppter Querlage 488, 489.
—, —, Schutz der Fruchtblase 487, 488.
—, —, Wendung auf den Fuß 487, 488.
—, —, — auf den Kopf 486, 487.
—, Diagnose 481, 482.
—, Ursache 480.
—, Verlauf 483—486.
—, —, Evolutio spontanea 483, 484.
—, —, Partus conduplicato corpore 483, 484.
—, —, verschleppte Querlage 485, 486.
—, —, Versio spontanea 483, 484.
—, Vorkommen 480.
Querspannung, Becken 3.
Querverengtes Becken s. enges Becken.

Rachischisis 372.
Rachitisch plattes Becken s. enges Becken.
Randmesoderm 76.
Randsinus, Placenta 83.
Rattentest 135.
Receptaculum seminis 18.
Rectale Untersuchung 219, 220.
Rectidon, geburtshilfliche Schmerzlinderung 243.
Reduktionsteilung, Geschlechtszellen 70.
Regeneration der Gebärmutterschleimhaut im Wochenbett 246.
Regenerationsphase, Gebärmutterschleimhaut 58, 61, 63.
Reifezeichen der Frucht 94, 95.
Reifung der Eizelle 70—72.
Reinfusion bei Extrauteringravidität 427.
Reinhaltung des Neugeborenen 252.
Reinigung der Hände 197, 198.
— des Neugeborenen 231.
Renale Glykosurie in der Schwangerschaft 124.
Retinaculum uteri 29.
Retinopathia albuminurica 279.
— gravidarum 278.
Retroflexio uteri fixata 303—305.
— — incarcerata 303, 305, 306.
— — und Schwangerschaft 302—306.
Rhagaden der Brustdrüse 602.
—, luische 268.
Rhesusfaktor, Fehlgeburt 407.
—, fetale Erythroblastosen 259, 382—383.
— und Hydrops fetus et placentae 382—383.
— und Schwangerschaftstoxikosen 318.
Rheumatismus uteri 299.
Rhinitis luetica 268.
— neonatorum 258.
Röntgenuntersuchung bei engem Becken 533.
— bei Fruchttod 141.
— in der Schwangerschaft 129.
— bei Zwillingsschwangerschaft 440.
Rotatio manualis 450, 469.
— uteri 308.
Ruptura tubae s. Extrauteringravidität.

Ruptura uteri 582, 588—597.
— —, Behandlung 595—597.
— —, — vor der Geburt des Kindes 596.
— —, — nach der Geburt des Kindes 597.
— —, —, operative 596, 597.
— —, —, palliative 596, 597.
— —, drohende 592, 593.
— —, —, Diagnose 593.
— —, —, Prophylaxe 594.
— —, —, Symptome 592—594.
— —, —, Therapie 593, 594.
— —, Einteilung 588, 589.
— —, Symptome 594—595.
— —, Ursache 589—592.

Sacralanästhesie, geburtshilfliche Schmerzlinderung 244.
Säugling s. Neugeborenes.
Säurebasengleichgewicht bei Schwangerschaftstoxikose 318.
— in der Schwangerschaft 123.
Salpingitis bei Kindbettfieber 615.
Schädel der Frucht s. Frucht, Schädel.
—, manuelle Rotation bei hinterer Hinterhauptslage 450.
—, — — bei hohem Geradstand 469.
Schädeldurchmesser, Frucht s. Diameter.
Schambein 2.
Schamberg 14.
—, **Behaarung** 14.
Schamfuge s. Symphyse.
Schamlippen, große 14.
—, kleine 14.
Scharlach und Schwangerschaft 260, 261.
SCHATZscher dritter Kreislauf 434, 441.
SCHAUTAsche Einteilung des engen Beckens 507.
Scheide 16—18.
—, Bakteriengehalt 18.
—, Entwicklungsanomalien 291, 292, 293.
—, Schwangerschaftsveränderungen 113.
—, Vorhof 15.
Scheidenatresie 291.
Scheidengewölbe 18.
Scheidenhaut, cyclische Veränderungen 17.
Scheidensekret in der Schwangerschaft 129.
—, normales 18.
Scheidenspülung während der Geburt 207, 208.
— in der Schwangerschaft 113, 167, 202.
Schilddrüse, Schwangerschaftsveränderung 119, 120.
Schilddrüsenerkrankungen und Schwangerschaft 287.
Schizophrenie und Schwangerschaft 288.
Schlagvolumen in der Schwangerschaft 120.
Schleimpfropf, Cervix 67.
Schlüsselbeinbruch der Frucht 643.
Schmerzlinderung in der Geburtshilfe 240 bis 245.
— —, Äther 241, 242.
— —, Avertin 243.
— —, Chloräthyl 242.

Schmerzlinderung in der Geburtshilfe, Chloroform 241.
— —, Eunarkon 243.
— —, Evipan 243.
— —, GWATHMEY 242.
— —, Hypnose 245.
— —, Lachgas 241, 242.
— —, Lokalanästhesie 244.
— —, Lumbalanästhesie 244.
— —, Morphium 242.
— —, Novalgin 244.
— —, Paraldehyd 243.
— —, Paralumbalanästhesie 244.
— —, Parametrananästhesie 244.
— —, Pernocton 243.
— —, Pundendusanästhesie 244.
— —, Rectidon 243.
— —, Sacralanästhesie 244.
— —, Scopolamin 243.
— —, Skopan 244.
— —, Somnifen 243.
Schnittentbindung s. Sectio caesarea.
Schock 598, 599.
—, Behandlung 599.
—, Diagnose 598.
Schräger Durchmesser, äußerer, des Beckens 151, 152.
Schrägverengtes Becken s. enges Becken.
Schwangerenberatung 162—170, 648, 649.
—, Berufsarbeit 164.
—, Blutdruckkontrolle 169.
—, Brustpflege 170.
—, Erkennung von Regelwidrigkeiten 163, 164.
—, Ernährung 167, 168, 169.
—, —, Eiweiß 167, 168.
—, —, Fett 167, 168.
—, —, Flüssigkeit 168.
—, —, Kohlenhydrate 167, 168.
—, —, Mineralien 168.
—, —, Vitamine 168.
—, geburtshilfliche Prophylaxe s. Prophylaxe in der Geburtshilfe.
—, Geschlechtsverkehr 169.
—, Gesundheitspflege 166, 167, 168, 169, 170, 652—653.
—, Gymnastik 164, 165.
—, Hautpflege 166.
—, Kleidung 166, 167.
—, Miktion 169.
—, Mundpflege 169.
—, Scheidenspülungen 113, 167, 202.
—, Sport 165.
—, Stuhlregelung 169.
—, tägliche Arbeit 164.
Schwangerenuntersuchung s. Untersuchung, geburtshilfliche.
Schwangerschaft und Adnexentzündungen 299, 300.
—, Alkoholismus 290.
— und Appendicitis 282, 283.
— und Augenerkrankungen 278, 279.
—, Baden in der 166, 493.
— und Bluterkrankungen 284, 285.
— —, Diathesis haemorrhagica 285.

Schwangerschaft und Bluterkrankungen, ESCHsche Anämie 284.
— —, Hämophilie 285.
— —, Leukämie 285.
— —, thrombopenische Purpura 285.
—, Blutungen s. entsprechende Regelwidrigkeiten.
— und Cystitis 276.
—, eingebildete 130.
— und Entwicklungsanomalien der Geschlechtsorgane 290—297.
— und entzündliche Genitalerkrankungen 297—300.
— — —, Abscessus BARTHOLINI 297, 298.
— — —, Adnexentzündungen 299, 300.
— — —, Endometritis cervicalis 298.
— — —, — decidualis 298.
— — —, — polyposa 298.
— — —, Scheide 297.
— — —, Vulva 297.
—, extrauterine s. Extrauteringravidität.
—, Follikelatresie 55, 111, 113.
— und Gallenblasenentzündung 282.
— und Geschwülste s. Geschwülste und Schwangerschaft.
—, Gesundheitspflege s. Schwangerenberatung.
— und Hauterkrankungen 279—281.
— —, Erythem 280.
— —, Herpes 280.
— —, Impetigo herpetiformis 280, 281.
— —, Prurigo 280.
— —, Pruritus 280.
— und Hernien 283.
— und Herzerkrankungen s. Herzerkrankungen in der Schwangerschaft.
— und Hypertonia essentialis 329.
— und Hypotonie 329.
— und Ileus 283, 284.
— und Infektionskrankheiten s. Infektionskrankheiten und Schwangerschaft.
— und innersekretorische Erkrankungen 285—287.
— — —, Hypophyse 285.
— — —, Nebenniere 287.
— — —, Pankreas 285, 286.
— — —, Parathyreoidea 285.
— — —, Schilddrüse 287.
— — —, Thymus 287.
— und Kreuzschmerzen 281.
— und Lageveränderungen der Geschlechtsorgane s. Lageveränderungen der Geschlechtsorgane.
— und Lebererkrankungen 326, 327.
—, Mehrlingsschwangerschaft s. Zwillingsschwangerschaft.
—, Menstruation 129, 135, 136.
— und Neuropsychopathien s. Neuropsychopathien in der Schwangerschaft.
— und Nierenleiden s. Nierenleiden in der Schwangerschaft.
— und Nierentuberkulose 278.
— und Ohrenerkrankungen 279.
— und Pyelitis 276, 277, 278.

Schwangerschaft und Pyelonephritis 277.
— und Varicenbildung 274, 275.
— und Vergiftungen 290.
— —, Alkohol 290.
— —, Arsen 290.
— —, Blei 290.
— —, Morphium 290.
— —, Nicotin 290.
— —, Phosphor 290.
— —, Quecksilber 290.
— —, Schwefel 290.
—, Vitamine 43—48, 168.
—, Zahnerkrankungen 279.
Schwangerschaftsamenorrhoe 135.
Schwangerschaftsdauer 139, 140.
—, gerichtsmedizinische Bedeutung 140.
Schwangerschaftsdiagnose s. auch Schwangerschaftsproben.
—, röntgenologische 129.
—, sichere Zeichen 129, 130, 131.
—, unsichere Zeichen 126.
—, wahrscheinliche Zeichen 126, 127, 128, 129.
Schwangerschaftseklampsie s. Eklampsie.
Schwangerschaftserbrechen s. Hyperemesis gravidarum.
— physiologisches 125, 321.
Schwangerschaftsfrühdiagnose s. Schwangerschaftsproben.
Schwangerschaftsgelbkörper 111.
Schwangerschaftshypertension 328, 329.
—, Behandlung 329.
—, Symptome 328, 329.
Schwangerschaftshypotonie 329.
Schwangerschaftskorsett 281.
Schwangerschaftsleber 125, 318.
Schwangerschaftsnachweis s. Schwangerschaftsdiagnose bzw. -proben.
Schwangerschaftsnarben 117, 159.
Schwangerschaftsniere 125.
Schwangerschaftsproben, ABDERHALDENsche Reaktion 132.
—, Acetonurietest 132.
—, Adrenalintest 132.
—, Antithrombinreaktion 132.
—, ASCHHEIM-ZONDEK 39, 132, 133.
—, biologische, bei Blasenmole 354.
—, —, bei Chorionepitheliom 357, 358.
—, —, bei Extrauteringravidität 418, 419, 428.
—, —, bei Fruchttod 141.
—, —, im Wochenbett 248.
—, ENGELHORN-WINTZ 132.
—, FRIEDMAN-LAPHAM 133, 134.
—, HOEHNE 127, 128, 310.
—, Kaltblüterreaktion 134, 135.
—, Kohlenhydratbelastung 132.
—, Lipoidreaktion 132.
—, Meiostagminreaktion 132.
—, Präcipitinreaktion 132.
—, Rattentest 135.
Schwangerschaftsschutz s. Schwangerenberatung.
Schwangerschaftsstreifen 117, 159.
Schwangerschaftstoxikosen 316—342.

Schwangerschaftstoxikosen, Allgemeines 316 bis 320.
—, Apoplexia uteroplacentaris 567.
—, Augenveränderungen 278, 279, 334.
—, Benennung 319.
—, Einfluß der Ernährung 319.
—, Einteilung 320.
—, Eklampsie s. Eklampsie.
—, Fruchtschädigung 342, 389.
—, Gonadotrophormonspiegel 39.
—, Häufigkeit 316.
—, Herdinfektion 317.
—, Hydrops gravidarum s. Hydrops gravidarum.
—, Hyperemesis gravidarum s. Hyperemesis gravidarum.
—, Hypertension 328, 329.
—, Lebererkrankungen s. Lebererkrankungen.
—, Nephropathia gravidarum s. Nephropathia gravidarum.
—, Präeklampsie s. Präeklampsie.
—, Ptyalismus 326.
—, Ursache 317—320.
—, —, Blutgruppen 318.
—, —, Ernährung 319.
—, —, Herdinfektion 317.
—, —, Klima 317.
—, —, Konstitution 319.
—, —, low reserve kidney 317.
—, —, — — pancreas 317.
—, —, mechanische Momente 317.
—, —, Nervensystem 319.
—, —, Rhesusfaktor 318.
—, —, Stoffwechselveränderungen 318, 319.
—, —, Witterung 317, 319.
—, Vitamin A 45.
Schwangerschaftsunterbrechung 412, 413, 650—652.
—, chronisches Nierenleiden 276, 278.
—, Herzerkrankungen 273.
—, Hyperemesis gravidarum 325.
—, Lebererkrankungen 327.
—, Pyelitis gravidarum 276.
—, Tuberkulose 265, 266.
Schwangerschaftsveränderungen 106—126.
—, Albuminurie 125.
—, Amenorrhoe 135.
—, Arterien 121.
—, Atmungsorgane 122.
—, Auflockerung der Symphyse 9.
—, Bauchspeicheldrüse 120.
—, Blut 122, 123.
—, Blutbild 122.
—, Blutkörperchensenkung 123.
—, Blutplasma 122, 123.
—, Brust 115, 129.
—, Capillaren 121.
—, Eierstock 111, 113.
—, Eileiter 111.
—, Endothelsymptom 285.
—, Epithelkörperchen 120.
—, Frankenhäusersches Ganglion 111.
—, Gebärmutter, Bänder 110.
—, —, Cervix 110, 129.

Schwangerschaftsveränderungen, Gebärmutter, Form 109, 126.
—, —, Gefäße 107.
—, —, Größe 107, 126, 128.
—, —, Konsistenz 107, 109, 126.
—, —, Lage 110, 126.
—, —, Muskulatur 107.
—, —, Schleimhaut 107.
—, Gebärmutterwachstum 107, 126, 128.
—, Gefäßsystem 121.
—, Grundumsatz 120.
—, Haut 117, 118.
—, —, Behaarung 118.
—, —, Pigmentation 118.
—, Herz 120, 121.
—, Herzgeräusche, mütterliche 121.
—, Hypophyse 39, 118, 119.
—, Leber 125, 318, 326.
—, Lividität 129.
—, Nabel 128.
—, Nebenniere 120.
—, Nervensystem 125.
—, Niere 125.
—, Psyche 125.
—, Rückbildung im Wochenbett 245—248.
—, Scheide 113.
—, Scheidensekret 129.
—, Schilddrüse 119, 120.
—, Schlagvolumen des Herzens 120.
—, Stoffwechsel 120, 123, 124.
—, Thymus 120.
—, Wasserhaushalt 123, 124.
—, Zirbeldrüse 119.
Schwangerschaftszeichen 126—131.
—, Hegar 109, 126, 127.
—, Holzapfel 109, 127.
—, Piskaček 109.
—, sichere 129, 130, 131.
—, unsichere 126.
—, wahrscheinliche 126—129.
Schwangerschaftszeitrechnung 135—139.
—, Fruchtgröße 138, 139.
—, Gebärmuttergröße 128.
—, Kindsbewegungen 136.
—, Kohabitation 137.
—, Menstruation 136.
—, Naegele 136.
—, Senkung des Leibes 138.
Schwefelvergiftung in der Schwangerschaft 290.
Schwellkörper der Cervix 177, 178.
Sclerosis multiplex und Schwangerschaft 288.
Scopan, geburtshilfliche Schmerzlinderung 244.
Scopolamin, geburtshilfliche Schmerzlinderung 243.
Sectio caesarea bei Eklampsie 340, 341, 342.
— — bei engem Becken 547.
— — bei Genitalgeschwülsten s. Geschwülste und Schwangerschaft.
— — bei Genitalmißbildungen 291, 295.
— — bei Placenta praevia 560, 561.
— — bei vorzeitiger Placentalösung 568.
Segmentatio adaequalis 72.
— totalis 72.

Segmentation des Spermovium 72.
Sekretionsphase, Gebärmutterschleimhaut 58, 59.
Sekundäre Wehenschwäche s. Geburtswehen.
Sekundärzotten, Chorion 79.
SEMMELWEIS, sein Leben und seine Lehre 605—612.
Senkung des Leibes, Schwangerschaftszeitrechnung 138.
Sepsis 620, 623, 626.
Serosa uteri 21, 22.
Sichere Schwangerschaftszeichen 129, 130, 131.
SIMONARTsche Stränge 345, 346.
Situs (Lage) der Frucht 142.
Sitzbein 2.
SKENEsche Gänge 15, 28.
Skoliotisches Becken s. enges Becken.
Somnifen, geburtshilfliche Schmerzlinderung 243.
Soor beim Neugeborenen 258.
— in der Vagina während der Schwangerschaft 268.
Späte Zweitgeburt 504.
Spaltbecken s. enges Becken.
Spermien 72.
—, Befruchtungsfähigkeit 67.
—, Degenerationsformen 67.
—, Geschwindigkeit 67.
—, Lebensdauer 67, 68.
—, Reifung 70—72.
—, Zahl 67.
Spermovium 72.
Sphincter ani externus 11, 12.
Spina bifida 372.
— iliaca anterior superior 6.
— — ventralis 6.
— ischiadica 6.
— ossis ischii 6.
Spitze Kondylome 266, 268.
Spondylolisthetisches Becken s. enges Becken.
Sport in der Schwangerschaft 165.
Spülung der Gebärmutter bei Atonie 575.
— der Scheide während der Geburt 207, 208.
— — in der Schwangerschaft 113, 167, 202.
Status thymicolymphaticus 287.
Staubinfektion 200.
Steißbein 1.
Steißbeinbruch 539, 540.
Steißfußlage s. Beckenendlage.
Steißgeschwulst der Frucht 375.
Steißlage s. Beckenendlage.
Stellung (Positio), Frucht 142.
Sterilität bei Bleivergiftung 290.
— bei Morphinismus 290.
Sternopagen 377.
Stickoxydul, geburtshilfliche Schmerzlinderung 241, 242.
Stigma folliculi 51.
Stilbene 42.
Stillgeschäft 254.
— und Lues 271.

Stillgeschäft und Tuberkulose 266.
Stillperiode, Amenorrhoe 247.
—, Menstruation 247.
—, Ovarialfunktion 247.
Stillschwierigkeiten 254—256.
—, Behandlung 255.
Stirnlage 455—458.
—, Begriff 455.
—, Behandlung 457, 458.
—, Diagnose 455.
—, Komplikationen 456.
—, Konfiguration des Schädels 456.
—, Prognose und Verlauf 456.
—, regelwidrige Rotation des Schädels 456.
—, Ursache 455.
Stirnnaht 97.
Stoffwechselhormon, Hypophyse 38.
Stoffwechselveränderungen, Einfluß auf den Geburtsbeginn 172.
— bei Hydrops gravidarum 327.
— bei Hyperemesis gravidarum 322.
— bei Lebererkrankungen in der Schwangerschaft 326, 327.
— in der Schwangerschaft 120, 123, 124.
— bei Schwangerschaftstoxikosen 318, 319.
— im Wochenbett 246.
Stratum basale, Corpusschleimhaut 56.
— functionale, Corpusschleimhaut 56.
Streptomycin s. Behandlung der einzelnen genitalen und extragenitalen Infektionen.
Striae gravidarum 117.
Strictura uteri 498.
STROGANOFF, Kur 339.
STROGANOFF-RISSMANN, Kur 339.
Stützapparat der Gebärmutter 29.
Stuhlkontrolle des Neugeborenen 252.
Stuhlregelung im Wochenbett 250.
— in der Schwangerschaft 169.
Sturzgeburt 497.
Subjektive Symptome des Fruchttodes 141.
Sulfonamide s. Behandlung der einzelnen genitalen und extragenitalen Infektionen.
Superfekundation 436.
Superfetation 435.
Sutura coronaria 98.
— frontalis 97.
— lambdoides 98.
— sagittalis 97.
Symphyse, Auflockerung in der Schwangerschaft 9.
—, Beweglichkeit 9.
Symphysenverletzungen 538, 539.
—, Behandlung 539.
—, Symptome 539.
—, Ursache 538.
Symphyseolysis s. Symphysenverletzungen.
Symphysetomie 546.
Symphysis ossium pubis 9.
Syncytiumdeportation in der Schwangerschaft 318.
Syncytiumzellen der Chorionzotten 77.
Syphilis s. Infektionskrankheiten und Schwangerschaft, Lues.

Tabes dorsalis und Schwangerschaft 289.
Telegonie 436.
Tentoriumriß 640.
Tertiärzotten 79.
Tetania gravidarum 120, 285.
Tetanus in der Schwangerschaft 261.
— uteri 497.
—, Behandlung 497, 498.
Theca externa 49.
— folliculi 49.
— interna 49.
Thiamin s. Vitamin B_1.
Thorakopagen 377.
Thrombopenische Purpura und Schwangerschaft 285.
Thrombophlebitis der Beinvenen bei Kindbettfieber, Heparinbehandlung 631.
— — —, Lagerung 630.
— — —, Röntgenbehandlung 631.
— — —, Zinkleimverband 631.
— infectiosa bei Kindbettfieber 617, 618, 619.
— purulenta 619.
— der Vena cava caudalis bei Kindbettfieber 618.
— — epigastrica bei Kindbettfieber 618.
— — femoralis bei Kindbettfieber 618, 619.
— — ilica communis bei Kindbettfieber 618.
— — — interna bei Kindbettfieber 618.
— — ovarica bei Kindbettfieber 618.
— — uterina bei Kindbettfieber 618.
Thrombose der Gehirnvenen in der Schwangerschaft 336.
Thrombus, blander 617.
Thymus, Schwangerschaftsveränderungen 120.
Tiefer Querstand 451—452.
— —, Begriff 451.
— —, Behandlung 452.
— —, Ursache 451, 452.
— —, Vorkommen 451.
Tiefertreten des Kopfes bei der Geburt, Diagnose 215, 216.
Tokodynamometer 174.
Tokopherol s. Vitamin E.
Tonsillitis und Schwangerschaft 262.
Torsion der Nabelschnur 367.
Toxikose s. Schwangerschaftstoxikosen.
Toxische Leberentartung 326.
Transfusion s. Bluttransfusion.
Transitorisches Fieber 252.
Transport des Eies 65, 66.
Traumatisches Aneurysma der A. uterina 601.
Trichomonas vaginalis in der Schwangerschaft 268.
Trichterbecken s. enges Becken.
Trismus uteri 498, 499, 500, 501.
— —, Behandlung 501.
— —, Diagnose 489, 499, 500.
Tröpfcheninfektion 200, 201.
Trophoblast 75.
Tuba uterina FALLOPII s. Eileiter.
Tubare Mole 417.

Tubargravidität s. Extrauteringravidität.
Tuberkulose, Frage des Stillens 266.
— in der Schwangerschaft s. Infektionskrankheiten.
—, Wochenbett 266.
Tuboovarielle Gravidität 415, 416.
Tunica albuginea 51.
Tympania uteri 614.
Typhus abdominalis in der Schwangerschaft 261.

Überdrehung, äußere 452.
—, innere 452.
Überentwicklung s. Frucht, Überentwicklung.
Übergewichtige Frauen, Geburt 504.
Übertragung s. Frucht, Übertragung.
Überstürzte Geburt 497.
Überwanderung, äußere 66, 414.
—, innere 66, 415.
Ulcus puerperale 616, 620.
— —, Behandlung 629, 630.
Umfang des kindlichen Schädels s. Circumferentia.
Umschlingung der Nabelschnur 365—366.
Unsichere Schwangerschaftszeichen 126.
Unterschiede zwischen Erst- und Mehrgebärenden s. Erstgebärende, Unterschiede.
Untersuchung der Placenta 238—240.
—, geburtshilfliche 211—220.
—, —, äußere 213, 214, 215.
—, —, Anamnese 212, 213.
—, —, Beckenmessung s. Beckenmessung.
—, —, Fruchtwasser 214.
—, —, Herztöne 147, 213, 214.
—, —, Inspektion 211, 212.
—, —, LEOPOLDsche Handgriffe 145—147, 213.
—, —, Muttermundweite 215, 216.
—, —, rectale 219, 220.
—, —, Tiefertreten des Schädels 215, 216.
—, —, vaginale 217—219.
Untersuchungsverfahren bei Kindbettfieber 627—629.
Unvollständiger Abort s. Fehlgeburt.
Urämie 336.
Ureter 27.
Urethra muliebris 28.
Uterus s. Gebärmutter.
— arcuatus 294, 295.
— bicornis bicollis 294.
— — cum cornu rudimentario 294.
— — unicollis 294, 295.
— duplex separatus 294, 295.
— septus 294, 296.
— subseptus 294.
Uterusruptur s. Ruptura uteri.

Vagina s. Scheide.
— duplex 294.
— septa 292.
Vaginaefixatio und Schwangerschaft 302.
Vaginalatresie 291.

Vaginale Untersuchung 217—219.
— — bei Kindbettfieber 627.
Vagitus uterinus 191.
Valvula EUSTACHII 99.
Varicenbildung in der Schwangerschaft 121, 274, 275.
Vasa praevia 364.
Vasopressin 40, 119.
Vaterschaft, gerichtsmedizinische Beurteilung 140.
Vena cava caudalis 32.
— — —, Thrombophlebitis 618.
— — inferior 32.
— dorsalis clitoris 33.
— epigastrica, Thrombophlebitis 618.
— femoralis, Thrombophlebitis 618, 619.
— hypogastrica 32.
— ilica communis, Thrombophlebitis 618.
— — interna 32.
— — —, Thrombophlebitis 618.
— ovarica 25, 32.
— —, Thrombophlebitis 618.
— pudenda interna 33.
— pudendalis externa 33.
— — interna 33.
— saphena magna 33.
— umbilicalis 79, 87, 99, 101.
— uterina 32.
— —, Thrombophlebitis 618.
Venaesectio bei Eklampsie 341.
Venen, Schwangerschaftsveränderungen 121.
Venenunterbindung bei Kindbettfieber 635.
Ventrofixatio und Schwangerschaft 301, 302.
Verankerung der Gebärmutter 29, 192.
Verdauungsorgane, intrauterine Funktion bei der Frucht 106.
Vergiftungen in der Schwangerschaft s. Schwangerschaft und Vergiftungen.
Verkürzung der Nabelschnur 365.
Verlängerung der Nabelschnur 365, 366.
Verletzungen der Frucht s. Frucht, Geburtsverletzungen.
— der Genitalorgane bei Fehlgeburt 406, 409, 410, 411.
— — in der Schwangerschaft 582.
Verletzungsblutungen 582—588.
— bei der Fehlgeburt 406, 409, 410.
— bei der Geburt, aus Dammrissen 583 bis 585.
— — aus der Cervix 586.
— — aus der Gebärmutter 594, 595.
— —, Haematoma vaginae 587, 588.
— —, — vulvae 587, 588.
— — aus Scheidenrissen 585.
— — aus der Vulva 583.
—, kindliche s. Frucht, Geburtsverletzungen.
— in der Schwangerschaft 582.
Vernix caseosa 94.
Verschleppte Querlage 485, 486.
Verschmelzung, Hüftbein 2.
—, Os coxae 2.
—, Os ilei. 2.
Versio spontanea 483, 484.
Versorgung der Augen beim Neugeborenen 228, 229.

Versorgung des Nabels 229, 230, 231.
— — bei Zwillingen 441.
Verzögerter Blasensprung s. Blasensprung.
Vesica urinaria s. Harnblase.
Vestibulum vaginae 15.
Vikariierende Menstruation 56.
Vitamin A 44, 45.
— B 45.
— B_1 45.
— B_2 45.
— C 46.
— D 47.
— E 47.
— K 48.
Vitamine, Schwangerenernährung 167, 168.
Vollständiger Abort s. Fehlgeburt.
Vorbereitungen zur Geburt s. Geburt, Vorbereitungen.
Vorderhauptslage 453—455.
—, Begriff 453.
—, Behandlung 455.
—, Diagnose 453, 454.
—, Konfiguration des Schädels 454.
—, Prognose und Verlauf 454, 455.
—, Ursache 453.
Vorliegen und Vorfall der Nabelschnur 368—372.
— — —, Bedeutung 368.
— — —, Behandlung 369—372.
— — —, —, Galeazange 371.
— — — bei Beckenendlage 479.
— — — bei engem Becken 540.
— — —, Diagnose 368, 369.
— — — bei Querlage 484.
— — —, Ursache 368.
— — — kleiner Teile 489—492.
— — — —, Behandlung 491, 492.
— — — —, Begriff 489, 490.
— — — —, Diagnose 491.
— — — — bei Querlage 482, 483.
— — — —, Ursache 490, 491.
Vormilch s. Colostrum.
Vorwehen 175.
Vorzeitige Placentalösung s. Placenta, vorzeitige Lösung.
Vorzeitige Blasensprung s. Blasensprung.
Vulva 14.
Vulvaödem bei Hydrops gravidarum 328.
Vulvaverletzungen 582, 583.

Wachstumshormone (Hypophyse) 38, 119.
Wärmeproduktion, intrauterine, der Frucht 105.
Wahrscheinliche Schwangerschaftszeichen 126—129.
WALCHERsche Hängelage 544.
Wanderung des Eies 64—66.
Wasserhaushalt in der Schwangerschaft 123, 124.
Wasserretention in der Schwangerschaft 123, 124.
Wechseljahre 55.
Wehen s. Geburtswehen.
Wehenschwäche s. Geburtswehen.

Weichteilansatzrohr 12, 14, 191.
Wendung auf den Kopf bei Querlage 486.
— — bei Steißlage 478.
— auf den Fuß bei Nabelschnurvorfall 371.
— — bei Placenta praevia 557, 558, 559.
— — bei Querlage 486, 487, 488.
— — bei vorzeitiger Placentalösung 568.
Widerstand der Weichteile bei der Geburt 499—505.
WILLETsche Zange s. Galeazange.
WILLINKsches Kissen 544.
Witterung und Schwangerschaftstoxikosen 317, 319.
Wochenbett, Amenorrhoe 247.
—, Aufgaben des Arztes 248—251.
—, Blutbild 247.
—, Ernährung 250.
—, Frühaufstehen 249.
—, Fundusstand 248.
—, Gebärmutterschleimhaut-Regeneration 246.
—, Geschlechtsverkehr 251.
—, klinischer Verlauf 248, 249.
—, Lochien 246.
—, Menstruation 247.
—, Ovarialfunktion 247.
—, Rückbildung der Gebärmutter 246—249.
—, — der Schwangerschaftsveränderungen 245—248.
—, Schwangerschaftsreaktion 248.
—, Stoffwechselveränderungen 246.
—, Tuberkulose 266.
Wochenbettblutungen 600—602.
—, Behandlung 600, 601.
—, frühe 575, 600.
—, späte 600.
—, Ursache 600.
Wochenbetteklampsie s. Eklampsie.
Wochenbettfieber s. Kindbettfieber.
Wochenbettpflege 249—251.
—, Bad 251.
—, Ernährung 250.
—, Kontrolle der Dammnaht 251.
—, Miktion 250.
—, Reinhaltung des Genitale 250, 251.
—, Stuhlregelung 250.
Wolfsrachen 372.

Wurmfortsatzentzündung in der Schwangerschaft 282, 283.
Xyphopagus 377.
Zahnerkrankungen in der Schwangerschaft 279.
Zeitrechnung in der Schwagerschaft s. Schwangerschaftszeitrechnung.
Zerreißung der Nabelschnur 372.
Zervix s. Cervix.
Zirbeldrüse, Schwangerschaftsveränderungen 119.
Zona pellucida 51.
Zu starke Geburtswehen s. Geburtswehen.
Zurückhaltung der Eihäute 238.
— der gelösten Placenta 238.
Zwangshaltung der Frucht 196.
Zweitgeburt, späte 504.
Zwergbecken s. enges Becken.
Zwillingsschwangerschaft 429—445.
—, Behandlung 441—445.
— Diagnose 439, 440.
—, —, erbbiologische 434.
—, dritter Kreislauf (SCHATZ) 434, 441.
—, Eihautdiagnose 431, 432.
—, eineiige, Entstehungsmöglichkeiten 433.
—, —, Entstehungsursache 432.
—, Einteilung 430, 431.
— bei Eklampsie 335.
—, Fetus compressus 435.
—, — papyraceus 392, 435.
—, Fruchtentwicklung 434, 435.
—, geburtshilfliche Bedeutung 437—439.
—, Häufigkeit 430.
—, Herztöne 440.
—, intrauterine Lage 437—439.
—, Placenta 431—434.
—, Superfekundation 436.
—, Superfetation 435.
—, Telegonie 436.
—, Verlauf der Geburt 440, 441.
—, —, Kollision der Zwillinge 443—444.
—, Vorkommen 429, 430.
—, zweieiige, Entstehungsmöglichkeiten 431 bis 433.
Zyklus s. Cyclus.
Zyste s. Cyste.

MIX
Papier aus verantwortungsvollen Quellen
Paper from responsible sources
FSC® C105338

If you have any concerns about our products,
you can contact us on
ProductSafety@springernature.com

In case Publisher is established outside the EU,
the EU authorized representative is:
**Springer Nature Customer Service Center GmbH
Europaplatz 3, 69115 Heidelberg, Germany**

Printed by Libri Plureos GmbH
in Hamburg, Germany